Leitfaden Altenpflege

Gisela Mötzing, Grit Wurlitzer

Leitfaden

Altenpflege

Begleitung, Betreuung, Beratung
Pflege, Rehabilitation

Herausgegeben von Gisela Mötzing, Kassel
und Grit Wurlitzer, Quedlinburg

Lektorat: Lektorat Altenpflege Quedlinburg

Unter Mitarbeit von Silke Arnold, Stuttgart; Gisela Degenhardt-Wiegmann, Kassel; Gunther de Frenne, Birkenhard; Gabriele Greiner, München; Prof. Dr. Erich Grond, Hagen; Susan Holst, Friedrichshafen; Waltraud Lange, Liebenau; Dr. Hans-Joachim Naurath, Neumünster; Ricarda Raabe, Berlin; Karin Roxin, Kirchhain; Dr. Anna-Maria Schoppmeyer, San Diego, USA; Rudolf Schramm, Kassel; Johanna Schüler, Mönkeberg; Sabine Stelter-Linden, Bergheim

GUSTAV FISCHER

Lübeck, Stuttgart, Jena, Ulm

Zuschriften und Kritiken an:
Gustav Fischer Verlag, Lektorat Altenpflege, Am Bleicheberg 18, 06484 Quedlinburg

Wichtiger Hinweis

Die Erkenntnisse in der Altenpflege und der Medizin unterliegen laufendem Wandel durch Forschung und berufliche Praxis. Die AutorInnen dieses Werkes haben große Sorgfalt darauf verwendet, daß die gemachten Angaben dem derzeitigen Wissensstand entsprechen. Das entbindet die BenutzerIn jedoch nicht von der Verpflichtung, anhand der Beipackzettel zu verschreibender Präparate und Pflegehilfsmitteln zu überprüfen, ob die dort gemachten Angaben von denen in diesem Buch abweichen, und seine Verordnung und Anwendung in eigener Verantwortung zu bestimmen.

Die Deutsche Bibliothek – CIP-Einheitsaufnahme

Leitfaden Altenpflege : Begleitung, Betreuung, Beratung,
Pflege, Rehabilitation / hrsg. von Gisela Mötzing und Grit Wurlitzer.
Unter Mitarb. von Silke Arnold ... - 1. Aufl. - Lübeck ; Stuttgart ;
Jena ; Ulm : G. Fischer, 1998
ISBN 3-437-55070-5

1. Auflage 1998
99 00 01 02 03 5 4 3 2 1

Satz: Utesch GmbH, Hamburg
Druck: Clausen & Bosse, Leck
Titelabbildung: Karin Wurlitzer, Greifswald
Umschlag: prepress ulm GmbH

Vorwort

Der Altenpflegeleitfaden ist ein Nachschlagewerk für die tägliche Berufspraxis, das sich vorwiegend an junge BerufskollegInnen, an Auszubildende in der Altenpflege, aber auch an andere MitarbeiterInnen der Altenpflege richtet.
Das Taschenbuch orientiert sich an den alltäglichen Anforderungen der Berufspraxis in verschiedenen Arbeitsfeldern: Besonderheiten der Tätigkeit in einer ambulanten oder stationären Altenpflegeeinrichtung werden berücksichtigt.
Ein solches Nachschlagewerk ersetzt kein Lehrbuch oder die Vermittlung von Grundlagenwissen, will aber in knapper und übersichtlicher Form Auskunft über wichtige Aspekte von Pflege, Betreuung, Begleitung, Rehabilitation und Therapie geben.
Altenpflege ist noch immer ein junges Berufsfeld, das gerade jetzt unter dem Einfluß der Pflegeversicherung einem Wandel und vielen Veränderungen unterlegen ist. Der vorliegende Leitfaden zeigt diesbezüglich aktuelle Entwicklungen, kann aber für grundsätzliche strukturelle Probleme in der Altenhilfe keine Lösungen anbieten. Dafür berücksichtigt er neueste Entwicklungen aus der Pflegeforschung, Psychologie, neuere therapeutische und betreuerische Ansätze wie Validation® und Basale Stimulation®, aber auch Tabuthemen wie Sexualität und Gewalt in der Altenpflege.
Die Herausgeberinnen sind sich der Grenzen eines Leitfadens insbesondere hinsichtlich der psychosozialen und sozialpflegerischen Aufgaben des Altenpflegeberufs bewußt. Es werden jedoch zahlreiche Denkanstöße in diese Richtung geboten.
Wir wünschen Ihnen mit diesem Buch Unterstützung in der täglichen Arbeit und nehmen Kritik, Verbesserungswünsche und Vorschläge gern entgegen.

Die Herausgeberinnen

Danksagung

Dank gebührt allen AutorInnen für ihre kooperative Zusammenarbeit. An dieser Stelle möchten wir uns bei Frau Heike Hennig bedanken, die durch so hilfreiche Tugenden wie Geduld, Schaffensfreude und Verläßlichkeit ebenfalls zum Gelingen des Buches beigetragen hat.
Unseren Reihenherausgebern, Herrn Dr. med. Arne Schäffler und Herrn Ulrich Renz, danken wir für die Unterstützung und Geduld bei der Entstehung des Leitfadens Altenpflege.

Bedienungsanleitung

Das Buch ist als Praxisleitfaden konzipiert und ersetzt nicht das Grundlagenwissen eines Lehrbuches. Die zahlreichen kurzgehaltenen und leicht nachvollziehbaren Tips und Ratschläge können dafür unmittelbar auf die Praxis übertragen und angewendet werden. Dadurch stellt der Leitfaden eine sinnvolle Ergänzung zum Lehrbuch dar.
Den Kapiteln ist ein vollständiges Abkürzungsverzeichnis und ein umfangreicher Index zum schnellen Auffinden des jeweiligen Praxisproblems beigefügt. Zur besseren Übersicht befindet sich vor jedem Kapitel nochmals eine detaillierte Gliederung.
Auch die folgenden Symbole können Ihnen helfen, sich schnell in dem Buch zurechtzufinden:

- Hinweis auf wichtigen Bezug von der Anatomie und Physiologie auf die Geriatrie
- Tips, Tricks & Fallen
- Checkliste
- ! Wichtige Information

In der Altenpflege sind bestimmte häufig benutzte Begriffe aufgrund ihrer diskriminierenden und stigmatisierenden Bedeutung sehr unbeliebt geworden. Deshalb haben wird die Bezeichnung „die oder der Pflegebedürftige" mit dem Begriff „der zu Pflegende (Mensch)" ersetzt. Für die ambulante Altenpflege wird die inzwischen weit verbreitete Bezeichnung „KlientIn" benutzt.
In der Geschlechteransprache haben wir sicherlich keine perfekte Lösung gefunden, doch waren wir bemüht, der Gleichberechtigung von Mann und Frau Rechnung zu tragen. Für männliche und weibliche Tätige in der Altenpflege steht der geschlechtsneutrale Begriff „Pflegeperson". Andere Berufsgruppen werden mit dem großen „I" angesprochen, womit ebenfalls immer beide Geschlechter gemeint sind.

Abkürzungsverzeichnis

Symbole

®	Handelsname
☞	Verweis, siehe
°	Grad
=	ist gleich
<	weniger, kleiner als
>	mehr, größer als
→	daraus folgt; führt zu
+	plus
A.	Arteria
Abb.	Abbildung
ärztl.	ärztlich
ATL	Aktivitäten des täglichen Lebens
BE	Broteinheiten
BGH	Bundesgerichtshof
BGB	Bürgerliches Gesetzbuch
BSHG	Bundessozialhilfegesetz
BZ	Blutzucker
°C	Grad Celsius
Ch	Charriere
cm	Zentimeter
CO_2	Kohlendioxid
chron.	chronisch
ca.	circa
Diab. mell.	Diabetes mellitus
Diagn.	Diagnostik/Diagnose
EEG	Elektroenzephalographie
EKG	Elektrokardiogramm
evtl.	eventuell
g	Gramm
GKV	Gesetzliche Krankenversicherung
ggf.	gegebenenfalls
hyg.	hygienisch
i.m.	intramuskulär
i.v.	intravenös
jährl.	jährlich
KG	Krankengymnastik
KI	Kontraindikation
KK	Krankenkasse
l	Liter
LA	Lebensaktivitäten
li.	links
Lsg.	Lösung
M.	Morbus
max.	maximal
MDK	Medizinischer Dienst der Krankenkasse
mg	Milligramm
Min.	Minute
mind.	mindestens
ml	Milliliter
mm	Millimeter
mmHg	Millimeter Quecksilbersäule
MS	Multiple Sklerose
MSHD	Mobile Soziale Hilfsdienste
Mon.	Monate
O/W	Öl in Wasser
O_2	Sauerstoff
PVG	Pflegeversicherungsgesetz
RR	Blutdruck
Reha	Rehabilitation
re.	rechts
s.c.	subcutan
Sek.	Sekunde
SGB	Sozialgesetzbuch
Std.	Stunde
stdl.	stündlich
StGB	Strafgesetzbuch
tägl.	täglich
u. a.	unter anderem, und andere
Vw	Verbandwechsel
v. a.	vor allem
W/O	Wasser in Öl
Wo.	Wochen
ZNS	Zentralnervensystem
z. B.	zum Beispiel

Silke Arnold (Kapitel 1.1, 1.9), Sabine Stelter-Linden (Kapitel 1.2),
Gisela Degenhardt-Wiegmann (Kapitel 1.2.12),
Gisela Mötzing (Kapitel 1.3, 1.6), Gabriele Greiner (Kapitel 1.4),
Johanna Schüler (Kapitel 1.5, 1.8), Rudolf Schramm (Kapitel 1.7)

Tips für die tägliche Arbeit 1

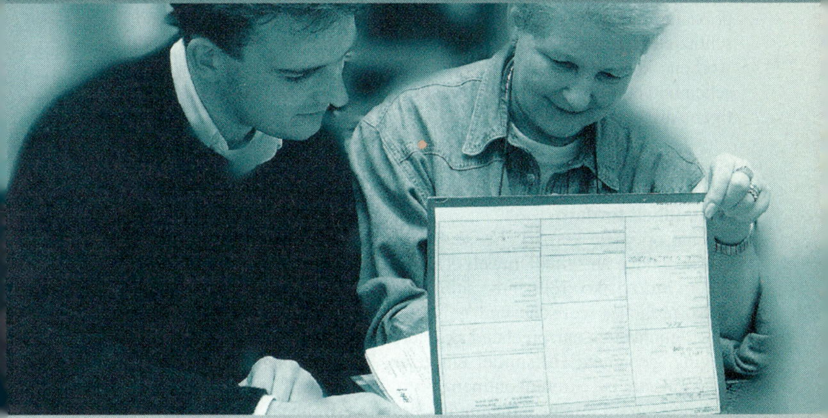

1

1.1 Die Pflegeperson

Die professionelle Pflegeperson in der Altenpflege verfügt über eine theorie- und praxisbezogene Ausbildung mit staatlich anerkanntem Abschluß und der geschützten Berufsbezeichnung AltenpflegerIn. Das während der Ausbildung erworbene Wissen in pflegerischen, medizinischen, soziologischen, psychologischen und ethischen Bereichen befähigt professionelle Pflegekräfte, die vielfältigen Aufgaben zu erfüllen.

Aufgaben von AltenpflegerInnen

Gesundheit fördern

- Eine optimale körperliche, seelisch-geistige und soziale Anpassung des zu Pflegenden an seine Umwelt erreichen, z. B. Wohnraum anpassen bei erhöhtem Sturzrisiko, Teilnahme an Seniorennachmittagen ermöglichen
- Körperliche, seelische und geistige Fähigkeiten des zu Pflegenden seinen Möglichkeiten entsprechend aktivieren und gesund erhalten, z. B. Gehirnjogging, geeignete Hilfsmittel einsetzen, Toilettentraining und Beckenbodengymnastik bei Streßinkontinenz
- Selbst- und Fremdwahrnehmung fördern, z. B. Nicht-Wahrhaben-Wollen bestehender Einschränkungen und unrealistische Einschätzung der eigenen Fähigkeiten korrigieren, kommunikative und kreative Bereiche des zu Pflegenden stärken.

Krankheit verhüten

- Maßnahmen zur Prävention, Diätetik, Hygiene, Psychohygiene, Wohnraumanpassung in Pflege integrieren (prophylaktische Maßnahmen ☞ 3.1)
- Eigenes Wissen über krankmachende und gesunderhaltende Faktoren ständig aktualisieren, den zu Pflegenden beraten und informieren.

Gesundheit wiederherstellen

- Maßnahmen der Grund- und Behandlungspflege, z. B. Lagern, Aktivieren und Mobilisation, nach neuesten Kenntnissen der Pflege und Medizin durchführen
- Zu Pflegenden bei der Bewältigung seiner Krankheit unterstützen: z. B. Kontakte zu Selbsthilfegruppen herstellen, Rehabilitation fördern
- Ärztliche Anweisungen gewissenhaft durchführen.

Leiden lindern

- Geeignete Pflegemaßnahmen und Pflegehilfsmittel einsetzen: z. B. Basale Stimulation®, Lagerungshilfen
- Zu Pflegenden begleiten, seine individuellen Wünsche berücksichtigen
- Sterbende und deren Angehörige begleiten.

Fähigkeiten professioneller Pflegekräfte

Zu dem während der Ausbildung erworbenen Fachwissen benötigt jede professionelle Pflegeperson zur Ausübung ihres Berufes Fähigkeiten, die sich meist erst mit zunehmender Berufserfahrung festigen:

- Sich mit Grenzsituationen auseinandersetzen können
- Zu Pflegende in Grenz- und Krisensituationen begleiten
- Auf zwischenmenschliche Beziehungen mit zu Pflegenden, Angehörigen, KollegInnen einlassen
- Kooperation von MitarbeiterInnen anderer Berufsgruppen fördern (☞ 1.4)
- LaienhelferInnen anleiten
- Eigenes Wissen ständig aktualisieren
- Den Pflegeprozeß berücksichtigen, Pflege planen
- Innovativ und kreativ sein, um sich z.B. veränderten Rahmenbedingungen anpassen zu können
- Frustrationstoleranz; Positives und Negatives sehen können
- Zur Selbstanalyse und Selbstpflege fähig sein.

1.1.1 Motive zur Berufswahl

Aus einzelnen Motiven, die den Altenpflegeberuf attraktiv erscheinen lassen, entsteht die Motivation, den Altenpflegeberuf zu ergreifen. Motive können sein:

- Mit Menschen zu arbeiten
- Etwas Sinnvolles zu tun
- Alten Menschen zu helfen, sie zu begleiten und evtl. an der Heilung mitzuwirken
- Pflegerisches und medizinisches Wissen anwenden zu können
- Notwendigkeit, sich mit ethischen Grundregeln auseinanderzusetzen
- Möglichkeit, im Team arbeiten zu können
- Absehbare, praxisorientierte und staatlich anerkannte Ausbildung
- Abwechslungsreiche Tätigkeit
- Krisensicherer Arbeitsplatz
- Möglichkeit der Weiterqualifikation als Pflegeleitung, Wohngruppenleitung, Heimleitung, Lehrkraft für Altenpflege, Gerontopsychiatrie, Fachkraft für geriatrische Rehabilitation
- Gesellschaftlich anerkanntes Berufsbild.

1.1.2 Berufliche Konflikte und ihre Lösung

Die steigende Zahl betagter und hochbetagter Menschen bei gleichzeitig knapper werdenden finanziellen Ressourcen birgt ein hohes Maß an Konfliktpotential. Probleme im Umgang mit alten Menschen ☞ auch 1.8.

1

Institutionelle Konflikte

- Verlust ganzheitlicher Pflegekonzepte durch Richtlinien des Pflegeversicherungsgesetzes, sog. Leistungspakete. Fremdbestimmung von Hilfebedarf durch zum Teil fachfremde Gutachter des MDK
- Veränderung von Personalregelungen, Abgrenzung Laienhelfer zu Fachkraft, Steigerung des Tätigkeitsprofils bei reduzierten personellen Ressourcen, Zunahme schwerstpflegebedürftiger und dementer hochbetagter Menschen
- Rückläufige Tendenz bei Vergütung von notwendigen Fortbildungsmaßnahmen, fehlende Vergütung von Zusatzqualifikationen, fehlende leistungsgerechte Vergütung
- Öffnung des Marktes für freie Anbieter.

Konfliktlösungsmöglichkeiten

- Schnittstellen zu anderen Berufsgruppen analysieren, Aufgaben trennen und genau beschreiben
- Regelmäßige Teambesprechungen, um Organisationsabläufe gemeinsam festzulegen
- Pflegeplanung als Argumentationsgrundlage bei Verhandlungen mit den Trägern der Einrichtung verwenden. Dazu muß die Erstellung von Pflegediagnosen und das Planen der entsprechenden Pflegemaßnahmen sicher beherrscht werden (☞ 1.5).
- In regelmäßigen Besprechungen mit den Trägern der Einrichtung Konflikte ansprechen und nach Lösungsmöglichkeiten suchen
- Eine eigenverantwortliche Budgetverwaltung, z. B. für Fortbildungen, einfordern.

Teaminterne Konflikte

Konfliktpotential im Team	Konfliktlösungsmöglichkeiten
Multiprofessionelles Team	• Ausbildungsinhalte aller Teammitglieder kennen • Einsatz gemäß Qualifikation planen • Differenzierte Stellenbeschreibung
Unterschiedliche Wert- und Zielvorstellungen der Teammitglieder	• Gemeinsame Ziele zur Gestaltung des Pflegealltags erarbeiten • Pflegemaßnahmen und Arbeitsabläufe standardisieren • Regelmäßige Teambesprechungen
Zusammenarbeit mit pflegefremden Mitarbeitern, z. B. Physio-, Ergotherapie (☞ auch 1.4)	• Schnittstellen analysieren, genau festlegen, wer was macht • Termine absprechen • Pflegefremde Mitarbeiter zum Umgang mit dem verwendeten Dokumentationssystem anleiten
Persönliche Risiken für Pflegekräfte	Gefahren erkennen (☞ 1.1.3)
Hierarchische Struktur	• An Entscheidungsfindung möglichst alle Teammitglieder beteiligen • Gemeinsame Konzeptionen erarbeiten • Individuelle Fähigkeiten fördern

Tips, Tricks & Fallen

- Unterschiedliche Arbeitsschwerpunkte akzeptieren
- Gemeinsame Fachsprache verwenden, z. B. Pflegediagnosen
- Verantwortung übernehmen, Anerkennung annehmen, Selbstentfaltung fördern.

Konflikte mit zu Pflegenden

Konflikte mit zu Pflegenden	Konfliktlösungsmöglichkeiten
Übersteigerte Erwartungen des zu Pflegenden	• Über Erwartungen sprechen • Evtl. zu Inhalt des Pflegevertrags informieren
Unkooperative alte Menschen	• Ursache erforschen • Evtl. Pflegeplanung an individuelle Bedürfnisse anpassen
Übersteigerte Reaktion des zu Pflegenden z. B. bei gestörtem Nachtschlaf durch unruhige Zimmer-Mitbewohner	• Selbst Ruhe bewahren, zu Pflegenden beruhigen • Ruhige, korrekte, bestimmte Tonlage • Konzentriert arbeiten
„Schwierige" alte Menschen	• Persönlichkeit des zu Pflegenden akzeptieren • Sich professionell verhalten und kommunizieren • Eigene Belastbarkeit berücksichtigen • Evtl. Wechsel in eine Pflegesituation angepaßter Form

Konfliktsituation mit Angehörigen

Konflikte mit Angehörigen	Konfliktlösungsmöglichkeit
Pflegehinweise ,-kritik	• Berechtigung selbstkritisch prüfen • Wünsche erfragen, mit zu Pflegendem besprechen • Pflegemaßnahmen und -ziele erläutern • Bei berechtigten Hinweisen dankend für deren Umsetzung sorgen
Kritik z. B. an Speiseplan, staubigen Bilderrahmen	• Kritik ernst nehmen • An jeweiligen Ansprechpartner verweisen
Übersteigerte Anspruchshaltung	Ansprüche prüfen, evtl. auf Pflegevertrag hinweisen
Mangelnder Informationsfluß	• Informationen schriftlich übermitteln • Angehörigenveranstaltung 3–4 x jährl. • Regelmäßige Sprechstunde einrichten

Tips, Tricks & Fallen

- Konfliktsituationen und Störgefühle rechtzeitig und offen mitteilen
- Aktive Teilnahme an bereichsinterner Gestaltung ermöglichen
- Individuelle Fähigkeiten durch Fortbildungsangebote fördern
- Umgang mit allen Beteiligten transparent gestalten
- Supervision verbessert die Professionalität und trägt zur konstruktiven Konfliktlösung bei.

1.1.3 Helfer-Syndrom, Burnout-Syndrom, Psychohygiene

Helfer-Syndrom

Innere Leere und Ängste hinter äußerlich intakter, „helfender“ Fassade. Das offene Eingestehen emotionaler Bedürfnisse wird bei anderen begrüßt und unterstützt, das eigene Selbstbild von solchen „bedrohlichen Elementen“ freigehalten. Häufiger als andere Berufsgruppen sind Angehörige helfender Berufe betroffen. Folgen sind psychosomatische Beschwerden, Depressionen, Sucht und Suizidversuche.

Ursachen und begünstigende Faktoren

- Vermutet werden Mangel an emotionaler Zuwendung, Anerkennung und Akzeptanz während der Kindheit. Resultat ist die Überzeugung, nur für das geliebt zu werden, was man macht, nicht für das, was man ist
- Fehlende Einsicht in die Notwendigkeit, eigene Bedürfnisse, z.B. nach Zuwendung, zu befriedigen
- Häufige Konfrontation mit Belastungs- und Konfliktsituationen, Überforderung der eigenen Anpassungsfähigkeit, Verlust von Ausgleichsmöglichkeit, keine Aufarbeitungsmöglichkeit

Gefördert wird das Helfer-Syndrom durch eine Ausbildung, die hohe Normen fordert, z.B. Einsatzbereitschaft, Freundlichkeit, Zurückhaltung, und dazu führt, daß Auszubildende meinen, es sei besonders wichtig, es allen recht zu machen.

Prävention

- Emotionale Erziehung und Selbsterfahrung in die Ausbildung integrieren, z.B. Psychohygiene als Ausbildungsinhalt
- Belastende Anteile als Bestandteil des Lebens akzeptieren lernen
- Mit Schmerz, Gebrechlichkeit, Verlust, Sterben und Tod aktiv auseinandersetzen
- Lernen, mit ausgelösten Gefühlen umzugehen, sie nicht zu verdrängen
- Arbeitszeit nur in Ausnahmen überschreiten. Freizeit und Freiräume sinnvoll nutzen, um daraus Kraft und Freude für die Arbeit zu schöpfen
- Sich eigene Bedürfnisse bewußt machen und lernen, auch mal „nein“ sagen zu können, keine selbstlose Aufopferung leben
- Offene Gespräche im KollegInnenkreis, offene Konfliktverarbeitung, ggf. Supervision, Balint-Gruppen
- Mit möglichen Ursachen des Helfer-Syndroms auseinandersetzen, evtl. Psychotherapie.

Burnout-Syndrom

Zustand totaler psychischer und körperlicher Erschöpfung. Betroffene fühlen sich „ausgebrannt“. Entsteht durch anhaltend hohe Belastung verbunden mit hoher Erwartungshaltung und Berufsidealen, die im krassen Widerspruch zur Realität stehen. Das Burnout-Syndrom ist eine Ursache für die hohe Abwanderungsrate aus dem Pflegeberuf.

Ursachen

- Anhaltender Streß als Schlüsselphänomen für das Burnout-Syndrom
- Überhöhte Erwartungshaltung. Berufsideale lassen sich angesichts der tatsächlichen Arbeitsbedingungen nicht erfüllen. Berufliche Enttäuschung und Frustration, Gefühl, mehr Zuwendung und Anerkennung zu geben, als man selbst bekommt
- Rollenunklarheit, Überforderung, z.B. bei Zeitdruck und mangelnder Fachkompetenz
- Rollenkonflikte: verschiedene Forderungen an die eigene Rolle. Beispiel: Vorgesetzte erwarten anderes Verhalten als zu Pflegender, Angehörige, KollegInnen
- Ungelöste Konflikte im Berufs- oder Privatleben, biographische Krisen
- Helfer-Syndrom (☞ oben)
- Unzulängliche Organisation im pflegerischen Bereich.

Symptome

Schwindende berufliche Belastbarkeit und Motivation. Abneigung, morgens zur Arbeit zu gehen. Arbeitsunzufriedenheit löst weder Kampf noch Wechsel, sondern dramatische persönliche Symptome aus:

- Emotionale Erschöpfung, Desillusion, Resignation, Selbstverleugnung, Selbstzweifel, Wutausbrüche
- Körperliche Erschöpfung: Schlaflosigkeit, Erkältungskrankheiten, Kopfschmerzen
- Gesteigerter Alkohol-, Nikotin- und Tablettenkonsum, psychosomatische Beschwerden
- Verlust von Sympathie und Achtung gegenüber zu Pflegenden, emotionale Härte.

Interventionsmöglichkeit

- Situation analysieren
  - Gezielt nach Gründen für die Frustration suchen
  - Brachliegende Fähigkeiten benennen
  - Eigene Vorstellungen, Glaubenssätze und Denkmuster auf Realitätsbezug prüfen
  - Input-Output und Umweltbedingungen analysieren
- Persönlichen Beitrag zu Symptomen klären, Lebensweise anpassen
- Nach Freiräumen bei der Arbeit suchen, z.B. kreative Problemlösung, die die Arbeitsweise erleichtert. Freizeit evtl. neu gestalten: Wo „tanke" ich auf. Freizeit von Arbeitsproblemen freihalten
- Entspannungsübungen wie Autogenes Training, musizieren, Supervision, Selbsthilfegruppen
- Zeitmanagement, Delegation, Job-Rotation: Belastende Anteile und Routinearbeiten reduzieren

- Enttabuisieren, zum Burnout-Syndrom aufklären
- Sich selbst pflegen: Nur wer genug hat, kann auch geben.

Tips, Tricks & Fallen
- Im Team sensibel miteinander umgehen
- Mögliche Burnout-Symptomatik verbalisieren
- Regelmäßig Arbeitsorganisation prüfen: Wo stehen wir, wo wollen wir hin, welche Mittel stehen zur Umsetzung bereit?
- Auch Hyperaktivität in Fortbildungsmaßnahmen kann Hinweis auf Burnout-Symptomatik sein.

Psychohygiene

Zur Psychohygiene gehören alle Maßnahmen, die die eigene physische und psychische Gesundheit erhalten.

Persönliche und soziale Handlungskompetenz steigern
- Bewältigung von Lebensproblemen und Umgang mit Erfahrungen lernen
- Eigene Bedürfnisse, Wünsche und Gefühle wahrnehmen und verbalisieren
- Eigene Vehaltensmuster verstehen und kritisch hinterfragen
- Sensibel mit dem Gegenüber umgehen
- Fähigkeit zur Kommunikation und Kooperation, zum positiven Erleben und zur adäquaten Konfliktlösung bei sich selbst entwickeln
- Eigenen Handlungsspielraum abgrenzen
- Arbeitszeit und Freizeit trennen.

Selbstwertgefühl und Selbständigkeit wahren
- Persönliche Fähigkeiten und Grenzen wahrnehmen, bejahen und beachten
- Fähigkeiten fördern, Feedback anderer Personen reflektieren, dazu Stellung beziehen, keine fremde Sichtweise überstülpen
- Persönliche Problemlösungstechniken erlernen
- Argumentationstechniken lernen. Entscheidungen treffen und dazu stehen
- Reflexion der Anspruchshaltung anderer. Lernen, auch mal „nein“ zu sagen.

Konfliktfähigkeit steigern
- Akzeptieren, daß Konflikte Bestandteil des Lebens sind
- Lernen, Probleme aus verschiedenen Perspektiven zu betrachten
- Einfühlungsvermögen, Sensibilität und Gerechtigkeit in Konfliktsituationen wahren
- Störgefühle rechtzeitig ansprechen, bevor man „platzt“.

Möglichkeiten zur Bewältigung beruflicher Probleme
- Praxisberatung, Supervision im Einzelgespräch oder in der Gruppe
- Teaminterne Fortbildung z. B. zur Verbesserung von Streßsituationen und zum Umgang mit Konflikten anregen und umsetzen
- Selbsthilfegruppe gründen.

Maßnahmen zur Verminderung der Arbeitsbelastung

- Abbau starrer hierarchischer Strukturen
- Mitspracherecht aller MitarbeiterInnen fördern. Ziele:
  - Arbeitsbeziehungen auf allen Ebenen verbessern
  - Positive Arbeitseinstellung steigern
  - Arbeitszufriedenheit und Effektivität steigern
  - Fachwissen nutzen und fördern
  - Psychische Spannungen reduzieren
  - Entfremdung vermeiden
  - Wünsche der MitarbeiterInnen berücksichtigen.

Tips, Tricks & Fallen

- Bei begründeter Kritik fällt niemand vom Hocker
- Die Vorstellung einer konfliktfreien Gesellschaft ist utopisch
- Gesundes Selbstbewußtsein erleichtert das Auftreten. Wer sicher zu seinem Fachwissen steht und dieses begründet, wird besser akzeptiert.

1.2 Tips für die Arbeit in der ambulanten Altenpflege

Ambulante Altenpflegeeinrichtungen betreuen nicht nur alte, sondern auch junge Menschen, mitunter auch Kinder, mit unterschiedlichen Erkrankungen und Hilfebedürfnissen. Ausführungen dieses Kapitels beziehen sich auf den alten, hilfebedürftigen Menschen.

In der ambulanten Altenbetreuung werden die alten Menschen meist als KlientInnen bezeichnet. Das verdeutlicht, daß bei Inanspruchnahme ambulanter Pflege kein Abhängigkeitsverhältnis entsteht, sondern die „Dienstleistung Pflege" wie jede andere Dienstleistung in Anspruch genommen wird.

Vorteile ambulanter Altenpflege

- Alte Menschen können in gewohnter häuslicher Umgebung betreut werden
- Größtmögliche Selbständigkeit und Selbstbestimmung des alten Menschen bleiben erhalten
- Vorgefundene Möglichkeiten und individuelle Bedürfnisse können in den Pflegeprozeß integriert werden
- Kürzere Krankenhausaufenthalte
- Umzug in stationäre Einrichtung läßt sich hinauszögern oder ganz vermeiden.

Träger

Wohlfahrtsverbände, kirchliche, kommunale und private Träger. Wohlfahrtsverbände bieten meist zur Alten- und Krankenpflege noch andere Hilfsdienste an (☞ 2.1).

1

1.2.1 Organisation

Touren

Beachten, daß gerade alte Menschen Regelmäßigkeit, Zuverlässigkeit und vertraute Beziehungen zur Orientierung und Gestaltung ihres Tagesablaufes benötigen (☞ 1.3.9). Gelegentliche Tourenwechsel sind sinnvoll, um Gefahr des Ausbrennens und zu starker Einbindung in Familiensituation (Vereinnahmung) entgegenzuwirken. Tourenwechsel so organisieren, daß möglichst alle MitarbeiterInnen alle KlientInnen kennen. Das ermöglicht eine bessere Pflegeplanung (☞ 1.5.3).

Feste Touren

Dieselben MitarbeiterInnen fahren immer zu denselben KlientInnen. Ausnahme: Urlaub, Krankheitszeiten, andere Fehlzeiten.

Vorteile

- Konstante Bezugspflegeperson
- Konstante Bezugsperson für MitarbeiterIn
- KlientInnen wissen, wer verantwortlich ist
- Weniger „fremde" MitarbeiterInnen dringen in häusliche Atmosphäre ein
- Dokumentationsmappen werden sorgfältiger geführt
- Kontakt zu ÄrztInnen und Angehörigen ist intensiver
- Umfassendere Kenntnis der Gesamtsituation vereinfacht Durchführung ganzheitlicher Pflege.

Nachteile

- MitarbeiterInnen werden berufsblind, üben vorwiegend gleiche Tätigkeiten aus
- MitarbeiterInnen und KlientInnen werden einander „überdrüssig"
- Konflikte lassen sich nicht einfach durch einen MitarbeiterInnenwechsel lösen
- Höheres Anspruchsdenken von KlientInnen und Angehörigen, wie „meine PflegerIn".

Flexible Touren

Regelmäßiger, z.B. wöchentlicher Wechsel der KlientInnen. Ist nicht immer möglich, da nicht jede MitarbeiterIn gleiche Qualifikation hat.

Vorteile

- MitarbeiterInnen können flexibel eingesetzt werden, Ausnahme: fehlende Qualifikation
- Weniger Routine, immer neues Einstellen auf KlientInnen
- Rotation ermöglicht Wechsel von psychisch und körperlich anstrengenden Tätigkeiten. Beugt Überforderung und Ausbrennen vor.

Nachteile

- Ständig Neuorientierung für MitarbeiterInnen
- KlientInnen müssen sich wöchentlich neu auf MitarbeiterIn einstellen und in Privatsphäre lassen
- Verlust von Informationen bei der Weitergabe zwischen mehreren Personen
- Keine feste Zuständigkeit für eine KlientIn. Häufige Rotation fördert die Denkweise: „Nächste Woche kommt andere KollegIn, die kann Haare waschen"
- MitarbeiterInnen verlassen sich auf KollegInnen.

Tagesablauf

Tagesablauf richtet sich nach:

- Anzahl und Wohnorten der KlientInnen
- Häufigkeit und Dauer des Besuches
- Art der Tätigkeit, Wunsch und Bedürfnis der KlientInnen, z.B. Insulinpflicht, Langschläfer
- Verrichtung von organisatorischen Tätigkeiten, z.B. Arztbesuche, Formalitäten, Öffentlichkeitsarbeit
- Qualifikation und Arbeitszeit der MitarbeiterIn
- Geschlecht der MitarbeiterIn, da manche alte Menschen nur von gleichgeschlechtlicher Pflegeperson gepflegt werden möchten.

Hilfen zur Durchführung

- Pflegeplanung (☞ 1.5.3)
- Pflegedokumentation (☞ 1.5.4)
- Teambesprechungen (☞ 1.2.5)
- Fort- und Weiterbildung, Supervision
- Formularwesen und EDV (☞ 1.2.3, 1.2.4).

Leistungen

Grundpflege

- Hilfe beim Waschen, Duschen, Baden einschließlich Mund- und Zahnpflege, Rasieren, Haut-, Haar- und Nagelpflege, An- und Auskleiden (☞ 2.5)
- Prophylaxen (☞ 3.1)
- Hilfe bei Nahrungsbereitstellung und Aufnahme (☞ 2.6)
- Hilfe bei Ausscheidung (☞ 2.11)
- Lagern und Betten (☞ 2.4)
- Hilfe zur Bewegung und Mobilisation (☞ 2.4.3)
- Dokumentation (☞ 1.5.4)
- Gespräche.

1

Behandlungspflege

Wird von ÄrztIn verordnet. Ausnahme: Notfall.

- Vitalzeichen kontrollieren (☞ 2.12, 2.13)
- Injektionen (☞ 3.3)
- Verbände und Wundbehandlung (☞ 3.2)
- Pflege von Sonden und Kathetern (☞ 3.4)
- Stomapflege (☞ 3.5)
- Abführende Maßnahmen (☞ 3.6)
- Physikalische Behandlungsmaßnahmen (☞ 3.7)
- BZ kontrollieren (☞ 11.1.2)
- Verabreichung und Überwachung von Medikamenten (☞ 4.1).

Sonstige Leistungen

- Haus- und Familienpflege: verrichtet notwendige hauswirtschaftliche Tätigkeiten
- Essen auf Rädern (☞ 2.1.1), MSHD (Mobiler Sozialer Hilfsdienst, ☞ 2.1.1)
- Betreuung von KlientInnen mit speziellen Erkrankungen, z. B. Tumorerkrankungen, Alzheimer-Erkrankung, gerontopsychiatrische Erkrankungen, Aids
- Sterbebegleitung, Nachtwache
- Kurzzeitpflegeangebote, z. B. MitarbeiterInnen begleiten KlientIn in Urlaub
- Hausnotruf (☞ 1.2.11), Verleih von Hilfsmitteln (☞ 2.2.1, 2.2.2), Hilfe bei Beschaffung von Inkontinenz- und Pflegeprodukten (☞ 2.2.1)
- Beratung, Gesprächsgruppen für Angehörige (☞ 2.2.2), Pflegekurse für häusliche Alten- und Krankenpflege (☞ 2.2.2), kulturelle Angebote, z. B. Kaffeenachmittag
- Interne Fortbildungsmöglichkeiten für Angehörige und MitarbeiterInnen.

MitarbeiterInnen der ambulanten Pflege

Individuelle Stellenbeschreibungen für MitarbeiterInnen definieren die Art der Tätigkeiten. Übergang zu pflegefremden Tätigkeiten ist mitunter fließend. Beispiel: KlientIn erhält Hilfe bei der Körperpflege, Injektion und Zubereitung des Frühstücks. Es wäre zu aufwendig, die Frühstückszubereitung einer weniger qualifizierten MitarbeiterIn zu überlassen.
In der ambulanten Pflege arbeiten MitarbeiterInnen mit verschiedenen Qualifikationen:

- MitarbeiterInnen mit Zusatzqualifikation für Leitungsfunktion
- KrankenpflegerInnen
- AltenpflegerInnen. Seit der Einführung der Pflegeversicherung dürfen AltenpflegerInnen alle durch Module erfaßten Pflegetätigkeiten ausführen.
- Zivildienstleistende der Dienststellen: Mobiler Sozialer Hilfsdienst, Familienpflege, Telefondienst
- Alten- und KrankenpflegehelferInnen, sind wegen Qualifikationseinschränkung nur begrenzt einsetzbar
- Alten- und KrankenpflegeschülerInnen.

1.2.2 Häusliche Pflegebedingungen, Verhalten und Hygiene

Pflegebedingungen

Schlechte Pflegebedingungen

Es gibt die unterschiedlichsten Gründe für schlechte Pflegebedingungen (☞ Abb. 1.1). Keine negative Wertung vornehmen, Situation verstehen und offenes Gespräch anstreben, wenn Pflegequalität beeinträchtigt wird, weil z.B.

- Haushalt der KlientIn nicht aufgeräumt und unregelmäßig geputzt wird
- Handtücher, Waschlappen, Bettwäsche und Kleidung unregelmäßig oder falsch gewaschen und weggeräumt werden, Wäsche nicht regelmäßig gewechselt werden kann, frische Wäsche erfragt werden muß
- Wenig Pflegemittel vorhanden sind, z.B. Kernseife, weil KlientIn nicht regelmäßig für Nachschub sorgt oder „unnötige" Sachen ablehnt, z.B. Desinfektionsmittel
- Hilfsmittel nur besorgt werden, wenn sie von Kranken- oder Pflegekasse bezahlt werden
- MitarbeiterInnen vorwiegend für Reinigung und Desinfektionsmittel sorgen müssen
- Verbandsmaterial, Salben und Medikamente nicht oder nicht ausreichend zur Verfügung stehen. MitarbeiterIn muß Rezept beschaffen und Vorräte kontrollieren. Kein übersichtliches Ordnungssystem vorhanden
- Müll nicht unter wirtschaftlichen Gesichtspunkten sortiert wird
- Pflegebereich zwar vorhanden ist, aber von KlientIn oder Angehörigen neu sortiert wird. MitarbeiterIn muß sich immer wieder neu orientieren
- MitarbeiterInnen sich nicht an ein einheitliches, abgesprochenes Ordnungssystem halten
- Haushalt nicht dem heutigen Standard entspricht: z.B. Kohleofen, keine Dusche, kein Bad, schlecht zugänglicher Sanitärbereich, kein Warmwasser, wenig Platz
- Haustiere und Zubehör (Freßnapf, Toilette) schlecht gepflegt werden, sich aber im engen Kontakt zur KlientIn befinden.

Gute Pflegebedingungen

Vorhandene Pflegebedingungen kritisch einschätzen und in Absprache mit KlientIn gemeinsam gute Pflegevoraussetzungen anstreben:

- Haushalt ist sauber und aufgeräumt, es wird regelmäßig geputzt
- Handtücher, Waschlappen, Bettwäsche und Kleidung werden regelmäßig und gründlich gewaschen und systematisch weggeräumt. Vorräte sind vorhanden, MitarbeiterInnen müssen nicht suchen
- Pflegemittel (Waschzusätze, Waschschüssel, Desinfektionsmittel) und Hilfsmittel (Einmalunterlagen, Vorlagen, Toilettenstuhl, Bett) werden in Absprache mit KlientIn ausgewählt und sind ausreichend vorhanden (☞ 2.1.1, 2.2.2)
- Hilfsmittel werden entsprechend des Hilfebedarfs nach Absprache mit KlientIn angeschafft, regelmäßig gereinigt, evtl. desinfiziert (☞ 2.1.1, 2.2.2)

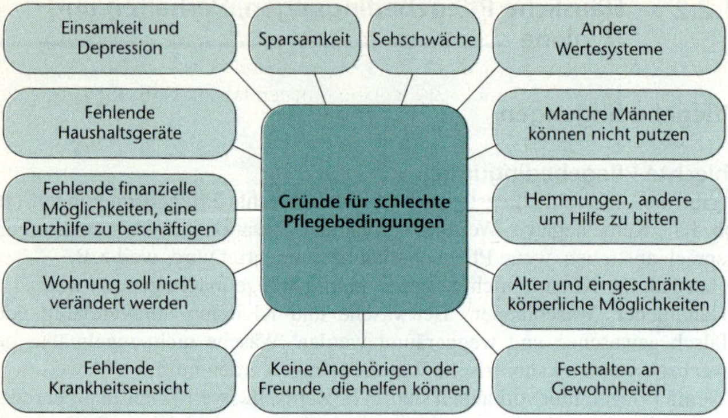
Einsamkeit und Depression
Sparsamkeit
Sehschwäche
Andere Wertesysteme
Fehlende Haushaltsgeräte
Manche Männer können nicht putzen
Fehlende finanzielle Möglichkeiten, eine Putzhilfe zu beschäftigen
Gründe für schlechte Pflegebedingungen
Hemmungen, andere um Hilfe zu bitten
Wohnung soll nicht verändert werden
Alter und eingeschränkte körperliche Möglichkeiten
Fehlende Krankheitseinsicht
Keine Angehörigen oder Freunde, die helfen können
Festhalten an Gewohnheiten

Abb. 1.1: Gründe für schlechte Pflegebedingungen [V 227]

- Verbandsmaterial, Salben, Medikamente werden von KlientIn vorausschauend besorgt, sind ausreichend vorhanden und werden sachgerecht gelagert
- Müll wird nach wirtschaftlichen Gesichtspunkten entsorgt, duales System beachtet
- Pflegebereich in der Wohnung wird gemeinsam eingerichtet
- Pflegeutensilien, Wäsche, Mülleimer, Hilfsmittel werden übersichtlich und für alle zugänglich weggeräumt
- Alle MitarbeiterInnen halten sich an vorgegebenes Ordnungssystem
- Haushalt entspricht heutigem Standard: modernes Heizungssystem, gut erreichbare, sanitäre Anlagen, ausreichend Platz zur Durchführung von Pflegetätigkeiten und Unterbringung von Hilfsmitteln, Wohnungsanpassung nach Bedarf (☞ 1.2.12)
- Haustiere werden ordentlich versorgt und haben tolerierbaren Kontakt zu KlientIn, Tier und Mensch haben eigene Bereiche. Pflegebedürftigkeit ist kein Grund, das Haustier abzuschaffen.

Verhalten im Haushalt

Pflegeperson ist Gast im Haushalt der KlientIn:

- Pfleglich und sparsam nach Gewohnheiten der KlientIn mit den fremden Sachen umgehen
- Eigentum respektieren, nicht ohne Erlaubnis an Schränke oder in andere Zimmer gehen
- Verbands- und Pflegematerialien werden verordnet und sind Eigentum der KlientIn: Materialien nicht ohne Einverständnis von KlientIn aus Haushalt entfernen, sonst Diebstahl
- Gleiche Ordnung absprechen und einhalten, damit KollegInnen sich nicht ständig neu orientieren müssen
- Separaten Pflegebereich in Absprache mit KlientIn einrichten

- Bei Gestaltung des Pflegeumfeldes: Daran denken, daß KlientIn zu Hause wohnt. Keine „Krankenzimmeratmosphäre“ schaffen. So arbeiten, daß einzelne Pflegemaßnahmen nicht beim ersten Betreten des Zimmers gesehen werden, z. B. Einlagen und Vorlagen nicht liegen lassen, Katheterbeutel nicht offensichtlich am Bett befestigen.

Hygiene

Hygiene in der ambulanten Alten- und Krankenpflege ist von den häuslichen Gegebenheiten abhängig. Vorgefundene hygienische Verhältnisse sind je nach Haushalt sehr verschieden und müssen bei Pflegetätigkeiten berücksichtigt und einbezogen werden.

Persönliche Hygiene

Zur persönlichen Hygiene gehört nicht nur die körperliche, sondern auch die geistig-seelische Hygiene. MitarbeiterInnen der ambulanten Altenpflege laufen durch engen Kontakt mit KlientInnen Gefahr, sich nicht abgrenzen zu können. Ständige Reflexion und Hinterfragen notwendig (☞ 1.1.3).

Körperliche Hygiene

- Gesund zu KlientIn fahren, nicht bei Infekt
- Saubere, gut waschbare, bequeme Kleidung und Schuhe tragen (☞ 2.10.1), Kittel als Dienstkleidung nicht unbedingt erforderlich
- Kleidung zum Wechseln im Auto deponieren
- Haare zusammenbinden, keine Schmuckbehänge, kein aufdringliches Parfüm, kein aufdringliches Schminken, kein Nikotingeruch in der Kleidung: Belästigungen und Verletzungsgefahr im engen Kontakt zu KlientIn vermeiden (☞ 2.10.1)
- Schutzkleidung und Handschuhe bereithalten und bei Bedarf benutzen, z. B. bei Infektionskrankheiten, Kontakt mit Blut und Ausscheidungen, Intimpflege
- Hände vor und nach jedem Besuch desinfizieren (☞ 2.10.1)
- Einmalhandtuch benutzen oder KlientIn um Handtuch nur für Pflegekräfte bitten.

Geistig-seelische Hygiene, Selbstpflege

- Im Auto Gedanken sortieren, verarbeiten
- Evtl. kurze Pause nach einem belastenden Besuch machen, Gedanken und Ärger nicht mit zur nächsten KlientIn nehmen, Schweigepflicht beachten (☞ 1.7.2)
- Pausen für Reflexion nutzen: Wo war ich, wo fahre ich hin, wer und was erwartet mich?
- Probleme der MitarbeiterInnen und Teamkonflikte gehören nicht in den Haushalt der KlientInnen
- Professionelle Distanz zu KlientInnen wahren, vor allem bei vereinnahmenden KlientInnen, KlientInnen mit schweren Erkrankungen wie Krebs, Multiple Sklerose, Aids, Sterbende
- Regelmäßige Supervision
- Regelmäßige Teamgespräche.

1

Hygiene im Haushalt der KlientIn

Vorrang hat immer der Geschmack, die Gewohnheiten und das Empfinden der KlientIn von Ordnung und Sauberkeit:

- Hygiene nicht nach festem Schema handhaben, Kompromisse eingehen und Lebensform von KlientIn akzeptieren. Eigene Vorstellungen immer wieder hinterfragen, Rückhalt im Team holen
- Nicht die eigenen Vorstellungen von Hygiene, Ordnung und Sauberkeit auf KlientIn übertragen; genau abwägen, wann strenge Hygiene, z. B. Asepsis bei Verbandwechsel (☞ 3.2.2) notwendig ist und wann nicht
- Bei wirklich untragbaren hygienischen Bedingungen, z. B. Flöhe, keine Heizung im Winter, Beratung anbieten, evtl. Gesundheitsamt einschalten, evtl. Betreuung einbeziehen, evtl. Pflege ablehnen
- Mit KlientIn über Hygienegrundsätze sprechen, z. B. über Desinfektionsmittel. KlientIn aufklären und gemeinsam eine für beide Seiten befriedigende Lösung finden
- Verbands- und Pflegematerialien möglichst steril in Einzelverpackungen, Materialien separat und in Originalverpackung belassen, an hygienischem Ort aufbewahren. Verordnung und Aufbewahrung dokumentieren. Materialien wegen Gefahr der Keimverschleppung nicht in verschiedenen Haushalten benutzen
- Wäsche und Materialien direkt in dafür vorgesehene Behältnisse geben und nicht auf den Fußboden legen
- Waschschüsseln und -becken nach Benutzung mit Haushaltsreiniger reinigen, bei Bedarf desinfizieren
- Werden notwendige Hygiene- oder Pflegemaßnahmen, z. B. Lagern bei Dekubitusgefährdung, abgelehnt, als Nachweis von Pflegetätigkeit und Fürsorgepflicht im Pflegebericht dokumentieren.

Tips, Tricks & Fallen

- Infektionsgefahr ist im häuslichen Bereich im allgemeinen geringer, es gibt z. B. keine Hospitalkeime
- Bei Abwägung von Hygienemaßnahmen bedenken, daß alte Menschen in der Regel abwehrschwächer als jüngere sind.

1.2.3 Formularwesen

Ambulante Dienste sind seit Einführung der Pflegeversicherung verpflichtet, Dienstpläne, KlientInnenkarteien und Abrechnungsbögen zu führen, möglichst per EDV.

MitarbeiterInnenbezogene Formulare

- Dienstplan zur monatlichen Darstellung der Arbeits- und Freizeiten der MitarbeiterInnen
- Urlaubsplaner als Jahresbericht der Urlaubszeiten und anderer feststehender Fehlzeiten, z. B. Fortbildung der MitarbeiterInnen

- Tourenpläne werden in der Regel wöchentlich durch EDV erstellt. Inhalt: Wer fährt wohin, wie oft, an welchen Tagen, wann, in welcher Reihenfolge, mit welchen PKW zu welchen KlientInnen. Informationen, welche organisatorischen Tätigkeiten zu verrichten sind
- Fahrtenbuch zum Nachweis und Abrechnung der zurückgelegten Fahrstrekken der MitarbeiterInnen, Beispiel ☞ unten
- Tarifvertrag (☞ 1.7.3).
- Arbeitsschutzgesetz, Jugendarbeitsschutzgesetz, Mutterschutzgesetz (☞ 1.7.3).

Fahrtenbuch

Datum	Fahrtzeit Von–bis Uhr	Fahrstrecke Von–über–nach	Name der FahrerIn BeifahrerIn	Km-Stand

Dienstanweisungen

Einheitliche Regelungen, die für alle MitarbeiterInnen verbindlich und Grundlage des Arbeitsverhältnisses sind:

- Stellenbeschreibungen
- Arbeitsvertrag
- Arbeitszeit- und Urlaubsregelungen
- Urlaubsantrag, Reiseantrag
- Information über Schweigepflicht
- Verhalten bei Krankheit
- Umgang mit Fahrzeugen, Fahrtenbuch, Verhalten bei Unfall, Verhalten bei Reparaturen, Verhalten bei Fahrtantritt
- Verhalten bei Nichtantreffen der KlientIn
- Ziele und Konzept der Organisation (☞ 1.6.1)
- Pflegestandards (☞ 1.6.2).

Tips, Tricks & Fallen

Institutionen handhaben Eintragungen ins Fahrtenbuch unterschiedlich. Mitunter können Dienstwagen auch privat genutzt werden.

KlientInnenbezogene Formulare

Pflegedokumentation

Dokumentationsmappe wird in der Regel bei KlientIn deponiert (☞ 1.5.4). Angehörige dürfen nur mit Einverständnis von KlientIn Einblick haben, vorher Einverständnis einholen. Unterschiedliche Handhabung durch ambulante Dienste.

- Eine korrekte Dokumentation ist Grundlage von Qualitätssicherung der Pflege (☞ 1.6) und Informationsgrundlage für ÄrztInnen
- Dokumentation ist Rechtsgrundlage bei Schadensersatzforderungen

- Standardisierte, im Handel erhältliche Blätter (☞ 1.5.4)
- Nicht jede Mappe muß alle Blätter enthalten
- Regelmäßig und lückenlos dokumentieren
- Jede Eintragung von durchführenden MitarbeiterInnen: ärztliche Verordnungen von ÄrztIn, andere therapeutische Maßnahmen durch therapeutische MitarbeiterInnen
- Datenschutz beachten (☞ 1.7.2).

Unterlagen für Einrichtung

- Pflegevertrag
- Abrechnungsformulare für Kostenträger
- Duplikat der Tourenpläne
- Stammdaten
- Verordnungen der Maßnahmen der Grund- und Behandlungspflege
- Korrespondenz von Krankenkassen und Pflegekassen
- Pflegenachweise
- Pflegestandards (☞ 1.6.2).

Unterlagen für MitarbeiterIn

- Stunden- und Kilometernachweise
- Tourenpläne
- Wichtige Stammdaten der KlientIn: Adresse, Telefonnummern von Angehörigen, Bekannten, BetreuerInnen
- Wohnsituation, z. B.: 2 x klingeln, 6. Stock, KlientIn lebt bei Tochter
- Diagnose, HausärztIn, Informationen zu Pflegemaßnahmen
- Informationen, die nach Absprache nicht im Dokumentationssystem stehen sollen, z. B.: Mann ist Alkoholiker.

Tips, Tricks & Fallen

- Dokumentationsmappen so gestalten, daß KlientIn und evtl., mit Einverständnis der KlientIn, Angehörige jederzeit Einblick nehmen können. Problematische Informationen, z. B. bei Beziehungsproblemen, im ambulanten Dienst belassen
- Reflexion der Tätigkeit durch Pflegeplanung (☞ 1.5.3)
- Qualitätssicherung (☞ 1.6).

1.2.4 Pflegevertrag und Abrechnung

Der Pflegevertrag wird vor Einsetzen der Pflegetätigkeit zwischen ambulantem Dienst und KlientIn, bevollmächtigter Person oder BetreuerIn abgeschlossen. Er enthält:

- Personalien der KlientIn
- Wer veranlaßt Pflegeleistung: eigener Wunsch, HausärztIn, andere Personen
- Leistungsumfang: Wie oft soll Grund- und Behandlungspflege durchgeführt werden, wie oft andere Leistungen, z. B. Essen auf Rädern, Familienpflege?

- Kostenträger: Selbstzahler, Pflegekasse, KK, Sozialamt
- Einzelvereinbarungen: Welches Modul soll erbracht werden, wer trägt Anfahrtskosten? Vorgehen bei Änderung des Leistungsumfanges, Vorgehen bei nicht erforderlichen Besuchen, Kündigungsmodalitäten
- Datum und Unterschrift des Leistungsnehmers und des Leistungserbringers.

Kostenträger

Für die Pflegeleistungen kommen verschiedene Kostenträger in Frage:

- Krankenkasse: übernimmt Kosten für
  - Ärztliche Verordnungen, Behandlungspflege (☞ 2.2.1)
  - Grund- und Behandlungspflege, die nach Krankenhausaufenthalt notwendig werden (☞ 2.2.1)
- Pflegekasse: übernimmt Geld- und Sachleistungen, die aus einem Anspruch an Pflegeversicherung entstehen (☞ 2.2.2)
- Sozialamt: übernimmt Leistungen, die bei Bedürftigkeit über Leistungen der Pflegeversicherung hinausgehen (☞ 2.2.3)
- Privatzahler (Selbstzahler): können mit eigenen Mitteln zusätzlich oder anstelle der Leistungen aus Kranken- und Pflegekasse alle Hilfsangebote wahrnehmen.

Abrechnungsformalitäten

Modulsystem

- Spitzenverbände der Pflegekassen haben mit Einführung der Pflegeversicherung 1995 eine Bundesempfehlung herausgegeben: besteht aus 18 Leistungskomplexen (Modulen), denen Punkte zugeordnet werden, die in DM (Empfehlung 0,07 DM) vergütet werden sollen. Bewertung der Module ist aus der Relation des Aufwandes der einzelnen Module zueinander entstanden und soll keine Zeitvorgabe sein, obwohl Verbindung naheliegt
- Träger der Sozialstationen führen Einzelverhandlungen mit den Pflegekassen über die Bewertung der Punkte
- Einführung des Modulsystems ist nicht bundesweit einheitlich, ebenso gibt es Unterschiede in Anzahl und Umfang der Module.
  Beispiel NRW: Offizielle Einführung in des Modulsystems erfolgte am 1.4.96, es gelten daher noch Übergangsregelungen. Vereinbarung der Wohlfahrtsverbände mit Landesverbänden enthält 17 Einzelmodule und 9 verbundene Leistungskomplexe, Vergütung der Punkte beträgt 0,078 DM.

1

Leistungskomplexe

(Bundesempfehlung der Spitzenverbände der Pflegekassen)

Leistungskomplex	Leistungsinhalte	Punkte à 7 Pf	Vergütung in DM
Nr. 1 Kleine Morgen-, Abendtoilette (Grundpflege)	Beinhaltet insbesondere Hilfe: 1. beim Aufsuchen oder Verlassen des Bettes 2. beim An-, Auskleiden 3. beim Teilwaschen 4. bei der Mund- und Zahnpflege 5. beim Kämmen	250	17,50
Nr. 2 Kleine Morgen-, Abendtoilette	Beinhaltet insbesondere Hilfe: 1. beim An-, Auskleiden 2. beim Teilwaschen 3. bei der Mund- und Zahnpflege 4. beim Kämmen	200	14,00
Nr. 3 Große Morgen-, Abendtoilette (Grundpflege)	Beinhaltet insbesondere Hilfe: 1. beim Aufsuchen oder Verlassen des Bettes 2. beim An- und Auskleiden 3. beim Waschen, Duschen, Baden 4. beim Rasieren 5. bei der Mund- und Zahnpflege 6. beim Kämmen	450	31,50
Nr. 4 Große Morgen-, Abendtoilette (Grundpflege)	Beinhaltet insbesondere Hilfe: 1. beim An-, Auskleiden 2. beim Waschen, Duschen, Baden 3. beim Rasieren 4. bei der Mund- und Zahnpflege 5. beim Kämmen	400	28,00
Nr. 5 Betten, Lagern (Grundpflege)	Beinhaltet insbesondere Hilfe: 1. beim Betten machen, richten 2. bei der Lagerung	100	7,00
Nr. 6 Hilfe bei der Nahrungsaufnahme (Grundpflege)	Beinhaltet insbesondere Hilfe: 1. bei der mundgerechten Zubereitung der Nahrung 2. beim Essen und Trinken 3. bei der Hygiene im Zusammenhang mit der Nahrungsaufnahme	250	17,50
Nr. 7 Sondenkost bei implantierter Magensonde (PEG) (Grundpflege)	Beinhaltet insbesondere Hilfe: 1. Aufbereitung der Sondennahrung 2. Verabreichung der Sondenkost	50	3,50
Nr. 8 Darm- und Blasenentleerung (Grundpflege)	Beinhaltet insbesondere Hilfe: 1. beim An-, Auskleiden bzw. 2. Unterstützung bei der Blasen- und/oder Darmentleerung 3. beim Teilwaschen	100	7,00
Nr. 9 Hilfestellung beim Verlassen und Wiederaufsuchen der Wohnung (Grundpflege)	Beinhaltet insbesondere Hilfe: 1. An-, Auskleiden im Zusammenhang mit dem Verlassen oder Wiederaufsuchen der Wohnung 2. Treppensteigen	70	4,90

Leistungskomplex	Leistungsinhalte	Punkte à 7 Pf	Vergütung in DM
Nr. 10 Hilfestellung beim Verlassen und Wiederaufsuchen der Wohnung (Grundpflege)	Beinhaltet insbesondere: Begleiten bei Aktivitäten, bei denen das persönliche Erscheinen erforderlich und ein Hausbesuch nicht möglich ist, keine Spaziergänge, kulturelle Veranstaltungen	600	42,00
Nr. 11 Beheizen der Wohnung (hauswirtschaftliche Versorgung)	Beinhaltet insbesondere Hilfe beim: 1. Beschaffen und Entsorgen der Heizmaterials 2. Heizen	90	6,30
Nr. 12 Reinigung der Wohnung (hauswirtschaftliche Versorgung)	Beinhaltet insbesondere Hilfe beim: 1. Reinigen des allgemein üblichen Lebensbereiches 2. Trennen und Entsorgen des Abfalls	90	6,30
Nr. 13 Wechseln und Waschen der Wäsche und Kleidung (hauswirtschaftliche Versorgung)	Beinhaltet insbesondere Hilfe beim: 1. Wechseln der Wäsche 2. Pflegen der Wäsche und Kleidung 3. Einräumen der Wäsche	360	25,20
Nr. 14 Einkaufen (hauswirtschaftliche Versorgung)	Beinhaltet insbesondere Hilfe beim 1. Erstellen eines Einkaufs- und Speiseplans 2. Einkaufen von Lebensmitteln, sonstigen notwendigen Bedarfs gegenständen der Hygiene und hauswirtschaftlichen Versorgung, z. B. Gesichtscreme und Putzmittel 3. Unterbringen der eingekauften Gegenstände in der Wohnung, Vorratsschrank	150	10,50
Nr. 15 Zubereiten einer warmen Mahlzeit in der Häuslichkeit des Pflegebedürftigen (hauswirtschaftliche Versorgung)	Beinhaltet insbesondere Hilfe beim: 1. Kochen 2. Spülen 3. Reinigen des Arbeitsbereiches	270	18,90
Nr. 16 Zubereiten einer sonstigen Mahlzeit in der Häuslichkeit des Pflegebedürftigen (hauswirtschaftliche Versorgung)	Beinhaltet insbesondere Hilfe beim: 1. Zubereiten 2. Spülen 3. Reinigen des Arbeitsbereiches	60	4,20
Nr. 17 Pflegeeinsatz nach §37 Abs. 3 SGB XI	Beinhaltet insbesondere: 1. Beratung 2. Hilfestellung 3. Kurzmitteilung	400	28,00
Nr. 18 Erstbesuch	Beinhaltet insbesondere: 1. Anamnese 2. Pflegeplanung	400	28,00

Nachteile der Abrechnung über Leistungskomplexe

- Zunächst hoher Arbeitsaufwand durch notwendige Aufklärung der KlientInnen, Änderung aller bestehender Pflegeverträge
- Umstellung für Stamm-KlientInnen. Jede Einzelarbeit wird separat berechnet. Erklärungsnotstand für MitarbeiterInnen z.B. beim Bettenrichten, Unverständnis bei Stamm-KlientInnen

1

- Geldleistung der Pflegeversicherung reicht für den selben Aufwand vielfach nun nicht mehr aus: KlientIn muß zuzahlen, öffentliche Mittel beantragen oder auf Leistungen verzichten
- Maßnahmen der Behandlungspflege überschneiden sich, z. B. Unterstützung bei der Darm- und Blasenentleerung
- Jede Pflegetätigkeit wird unter wirtschaftlichem Gesichtspunkt gesehen
- Unklarheit bei Notfallsituationen: Wer bezahlt Bettüberziehen, wenn KlientIn erbricht?
- KlientIn ruft nur noch Leistungskomplexe ab bis zum Betrag der Pflegeversicherung, auch wenn ein höherer Pflegeaufwand erforderlich wäre oder bisher durchgeführt wurde
- Manche einzeln abgerufene Leistungskomplexe sind unwirtschaftlich, z. B. Betten und Lagern 100 Punkte = 7,00 DM. Folge: Kleinstmodule werden von ambulanter Einrichtung nicht angeboten oder müssen höher vergütet werden
- Größeres Konkurrenzverhalten zwischen den Anbietern.

Abrechnung

- Pflegenachweis tägl. dokumentieren
- Pflegenachweis in der Dokumentationsmappe am Ende des Monats von KlientIn, bevollmächtigter Person, z. B. Angehörige oder BetreuerIn, unterschreiben lassen, aus der Mappe entfernen und durch neues Formular ersetzen
- Inhalt von Pflegenachweis: Personalien der KlientIn, Module, Behandlungsmaßnahmen, Zeitraum, Handzeichen
- Jeweils einen Pflegenachweis für Leistungen der Pflegekasse, Leistungen der KK und anderer Kostenträger führen
- Für Abrechnung: Vergütungen für Leistungen (Module) addieren und bis zum bewilligten Betrag der Pflegekasse in Rechnung stellen oder an anderen Kostenträger, z. B. Sozialamt, weiterleiten
- Erbrachte Leistungen im Rahmen der Behandlungspflege addieren und Pflegenachweis an KK weiterleiten.

Beispiel Leistungserfassung

Adresse des ambulanten Dienstes	Personalien der KlientIn										laufender Monat
Tag	**1.**	**2.**	**3.**	**4.**	**5.**	**6**	**7**	**...**	**29**	**30**	**31** **gesamt**
Modul 1: 2 x tägl.											
Modul 7: 1 x tägl.											
Behandlungspflege: 2 x tägl.											
Wegepauschale: 2 x tägl.											
...											
Nicht durchgeführte Einsätze begründen, z. B. A = Arztbesuch, K = Krankenhaus, E = von KlientIn abgesagt											

1.2.5 Teamarbeit

Therapeutisches Team ☞ 1.3.10. In der ambulanten Pflege ist jede Pflegeperson in der Regel allein tätig und entscheidet selbständig vor Ort. Kontakt zum Team wird durch Dienstbesprechungen und Treffen im ambulanten Dienst gehalten.

Teambildung

Wegen „Isolation" bei der täglichen Arbeit ist es besonders wichtig, sich als Mitglied eines Teams zu verstehen. „Wir"-Gefühl läßt sich stärken durch:
- Einheitliche Zielsetzung der Einrichtung. Pflegepläne und Pflegestandards (☞ 1.5.3, 1.6.2) gemeinsam erarbeiten
- Einstellungen und Überzeugungen einzelner Teammitglieder angleichen und aufeinander abstimmen
- Teambesprechungen und Supervision zum Informationsaustausch und zur Reflexion.

Teambesprechung

Gemeinsame Gespräche vermitteln MitarbeiterInnen Sicherheit und Rückhalt für ihre Arbeit im KlientInnenhaushalt. Team- oder Dienstbesprechungen finden je nach Größe und Organisationsstruktur des ambulanten Dienstes regelmäßig 1–2 x in der Woche statt:
- Festgelegte Dauer, z. B. 1,5 Std.
- Im Anschluß an Pflege des Frühdienstes. Diensteinteilung so, daß alle MitarbeiterInnen teilnehmen können
- Systematisches Vorgehen, Moderation durch eine verantwortliche Person, wichtige Inhalte protokollieren
- Kommunikationsregel einhalten (☞ 2.3.2, 2.3.3)
- Individuelle Probleme im Team ansprechen und Lösungen finden
- Sonstige Übergaben einzelner MitarbeiterInnen bei Notwendigkeit täglich. Auch telefonische Übergabe möglich.

KlientInnenbezogene Inhalte

- Dienstplanung, Tourenplanung
- Information über neue KlientInnen
- Erarbeitung einheitlicher Pflegeplanungen und -standards
- Überprüfung von Pflegezielen
- Aktuelle Situation von KlientInnen, dabei Anzahl der KlientInnen und MitarbeiterInnen berücksichtigen, evtl. getrennte KlientInnenbesprechungen durchführen, Probleme mit KlientInnen oder der häuslichen Situation
- Gerüchte aufklären, z. B. KlientIn erzählt, wie unfreundlich sich KollegIn verhalten hat.

1

Probleme mit KlientIn

Häufig angesprochene Probleme mit KlientInnen	Lösungsmöglichkeiten
MitarbeiterIn ist einzige Bezugsperson: KlientIn „klammert" und hat hohe Erwartung an MitarbeiterIn	• Hilfe anbieten, Isolation zu bewältigen • Ressourcen herausfinden und stärken • Biographiearbeit (☞ 1.9.2)
KlientIn wird zudringlich: verbale oder sexuelle Angriffe (☞ 1.8.2, 1.8.3, 2.9)	• Offenes Gespräch suchen • Verhaltensweise konsequent unterbinden • Evtl. MitarbeiterIn wechseln, z. B. gleichgeschlechtliche Pflegebezugsperson • Intimpflege durch KlientIn selbst durchführen lassen
Schwierigkeiten bei der Körperpflege: KlientIn ist zu schwer	• Pflege mit zwei Pflegepersonen organisieren • Mobilisation (☞ 2.4.3) • Zur Mithilfe motivieren • Rückenschonendes Arbeiten (☞ 2.4.4) • Hilfsmittel organisieren, z. B. Lifter
Räumliche Mängel: ungünstige Raumverteilung und -ausstattung	• Keine negative Bewertung • Improvisation, z. B. Schlafraum im EG, Badezimmer 1. Stock, Körperpflege in der Küche im EG durchführen • Wohnungsanpassung anbieten (☞ 1.2.12)
Medizinischer Notfall	• Vorgehen ☞ Kapitel 17

MitarbeiterInnenbezogene Inhalte

- Dienstplanung, Tourenplanung
- Informationen, z.B. Fortbildung, Infoveranstaltung
- Kontaktpflege untereinander
- Probleme mit MitarbeiterInnen
- Gerüchte über MitarbeiterInnen, evtl. dritte Person dazu bitten
- Unaufschiebbare Probleme durch privaten Anruf klären.

Tips, Tricks & Fallen

- Während der Teambesprechungen beim Thema bleiben. Weil MitarbeiterInnen sich selten sehen, besteht Gefahr des „unkontrollierten" Erzählens
- Konflikte sind normal, konstruktive Lösungen anstreben (☞ 2.3.3)
- MitarbeiterInnen betreiben im tägl. Umgang mit KlientIn Öffentlichkeitsarbeit und vertreten Arbeitgeber: sich loyal gegenüber KollegInnen und Vorgesetzten zeigen, merkwürdige Informationen intern klären
- MitarbeiterInnen sind in hohem Maße für Erhaltung ihres Arbeitsplatzes selbst verantwortlich.

1.2.6 Zusammenarbeit mit HausärztInnen, TherapeutInnen und Institutionen

Zusammenarbeit mit anderen Berufsgruppen, Institutionen und einzelnen Abteilungen eines ambulanten Dienstes runden die ganzheitliche Altenpflege ab. Nur ein konstruktives Miteinander führt zum Ziel, dem alten Menschen ein zufriedenes Leben nach seinen Wünschen und Bedürfnissen zu Hause zu ermöglichen.

HausärztInnen

Pflegeperson besitzt qualifizierte Ausbildung, kann kompetent und eigenverantwortlich handeln, ist aber in den meisten pflegerischen und medizinischen Entscheidungen der ÄrztIn untergeordnet: ÄrztIn ordnet an, welche Maßnahmen der Grund- und Behandlungspflege notwendig sind. Daraus ergibt sich besondere Problematik in der Beziehung (☞ 1.4).

Andere Berufsgruppen

Ambulante Pflege hat Kontakt z.B. mit KrankengymnastIn, ErgotherapeutIn, LogopädIn, Gerontopsychiatrischer Fachpflege, AltentherapeutIn, FußpflegerIn, FriseurIn, FachärztInnen wie ZahnärztIn, UrologIn, NeurologIn, GynäkologIn, PsychiaterIn. Aufgaben anderer Berufsgruppen ☞ 1.4.

- Absprachen treffen, wann Hausbesuch stattfindet
- Zeitpunkt der Pflege darauf abstimmen
- Absprache betreffs unterstützender Zusammenarbeit treffen, z.B. Fortführen von Bewegungsübungen durch Pflegeperson.

Unterstützende Institutionen

- Alten- und Pflegeheime, Teilstationäre Einrichtungen, Altentreffs (☞ 2.1)
- Krankenhaus (☞ 1.2.9), Psychiatrisches Krankenhaus, Reha-Kliniken, Schmerzambulanzen
- Spezialabteilungen, Sozialpsychiatrischer Dienst, SozialpädagogIn
- Hospize, Hospizdienste
- Alten- und Krankenpflegeschulen.

Sanitätshäuser

- Zusammenarbeit mit einem Sanitätshaus erspart Wege und Zeit, Verordnungen werden schnell erledigt
- Manche KK arbeiten mit bestimmten Sanitätshäusern zusammen
- Bieten Beratungen an, z.B. zur Stomapflege, enteralen Ernährung.

Beratende Hilfeangebote

- KK, Pflegekassen: Fragen zu Pflegeversicherung, Kostenübernahme bei Behandlungspflege, Heil- und Hilfsmittel, Wohnungsanpassung. SachbearbeiterIn sollte bekannt sein
- Sozialamt: Sozialhilfe, Kostenübernahme von Pflege und Pflegehilfsmitteln. SachbearbeiterIn sollte bekannt sein

- Vormundschaftsgericht, Betreuungsvereine: Fragen zum Betreuungsverfahren (☞ 1.7.2)
- Selbsthilfegruppen (☞ Kapitel 18)
- Beratungsstellen (☞ 2.1)
- Verbraucherberatung.

Apotheken

Vorteile einer Stammapotheke: Kurzfristige Bereitstellung von Medikamenten, Bringdienst von Medikamenten nach Hause oder in ambulanten Dienst, auch wenn Rezept nachgereicht wird, reibungslose Zusammenarbeit bei Notfall.

Tips, Tricks & Fallen

- In wenigen Regionen gibt es Modellprojekte mobiler Rehateams, in denen verschiedene Berufsgruppen gezielt miteinander arbeiten
- Für wichtige Adressen und Telefonnummern Kartei anlegen und Informationen bei Bedarf an Hilfesuchende weitergeben
- Nicht jeder ambulante Dienst bietet alle möglichen Hilfeangebote an. MitarbeiterInnen können aber weitervermitteln.

1.2.7 Zusammenarbeit mit Angehörigen

MitarbeiterInnen sind Gast im Haus der KlientInnen und ihrer Angehörigen. Eine gute Zusammenarbeit mit Angehörigen ist wichtig und fördert das Wohlbefinden und Gesunderhaltung der KlientIn.

Verhaltensregeln

Einige Verhaltensregeln beziehen sich sowohl auf den Umgang mit Angehörigen als auch mit den KlientInnen selbst:

- Angehörige und KlientInnen über alle Maßnahmen informieren, Einverständnis einholen und in Pflege und Pflegeplanung einbeziehen, nicht über- oder unterfordern
- Ressourcen der Angehörigen nutzen
- Vertrauensverhältnis herstellen, ermöglicht Veränderungen
- Sich auch nach Befinden von Angehörigen erkundigen
- Angehörige sind oft sehr belastet oder überbelastet: entlastende Gespräche anbieten (☞ 2.3.2)
- Bei hoher Belastung Angehörigen Entlastung von der Pflege vermitteln: Kurzzeitpflege (☞ 2.2.2), Tagespflegeplatz (☞ 2.1.2), stundenweise Entlastung durch HelferInnen, Nachbarschaftshilfe, Angehörigenberatung, Selbsthilfegruppen, Pflegekurse
- Angehörigen mitteilen, daß sie sehr wichtig sind und daß ihre Pflege und Betreuung zum Wohlbefinden der KlientIn beitragen
- Sich nicht über Angehörige und KlientIn stellen: helfen, aber nicht belehren
- Angehörige unterstützen, mit Schuld- und Versagensgefühlen umzugehen, nach Möglichkeit Druck nehmen, sich helfen lassen zu müssen

- Auf Angewohnheiten von Angehörigen und KlientIn eingehen, z. B. Handtücher 3 x falten
- Pflegehilfsmittel anbieten, nicht aufdrängen. Älteren Menschen fallen Veränderungen und Neuerungen oft schwer, deshalb langsame Gewöhnung an Pflegehilfsmittel
- Kritik ernst nehmen und im Gespräch klären
- Sich von Klatsch distanzieren, vor allem, wenn es KollegInnen betrifft. Sich gegenüber KollegInnen loyal zeigen
- Schweigepflicht beachten (☞ 1.7.2)
- Nicht über andere reden. KlientInnen und deren Angehörige bekommen sonst das Gefühl, es wird auch über sie geredet
- Sich nicht vereinnahmen lassen, professionelle Distanz wahren
- Ob Geschenke und in welcher Form angenommen werden dürfen, durch Dienstanweisung individuell regeln, z. B. Tasse Kaffee oder Apfel annehmen.

Gewalt gegen zu Pflegende in der Familie

Die Pflegeversicherung begünstigt und fördert die Pflege und Betreuung alter Menschen zu Hause. Pflegende sind oft Frauen, die mehrfach belastet, überfordert, isoliert und seelisch erschöpft sind. Folgen:

- Gewalt geht vorwiegend von Frauen aus
- Je länger Pflege andauert, desto wahrscheinlicher ist Gewalt gegen zu Pflegende
- Angehörige von psychisch Kranken sind oft besonders belastet, wollen aber keine Hilfe von außerhalb in Anspruch nehmen. Ursachen können sein: Schuldgefühle, Situation nicht selbst bewältigen zu können; Angst vor Verlust des Erbes

Gewaltformen

- Körperliche Mißhandlung durch Angehörige, auch durch Pflegepersonal möglich: Schläge, Fixierungen, in Wohnung einschließen, an Stuhl anbinden
- Seelische Mißhandlung: anschreien, ignorieren, Genußmittel entziehen, Außenkontakte unterbinden, unnötige Psychopharmaka verabreichen
- Unterlassene oder unzureichende Hilfeleistung: schlechte Körperpflege, keine Mobilisationshilfe, falsche Medikamentengabe, unzureichende Ernährung
- Soziale Mißhandlung: schlechte Wohnbedingungen, z. B. VermieterIn nötigt zum Auszug, vermeidet Instandsetzungsarbeiten, KlientIn wird von Angehörigen zu Umzug in stationäre Einrichtung genötigt, finanzielle Unstimmigkeiten.

Pflegerische Konsequenzen

Entlastende Hilfeangebote vorstellen und vermitteln, z. B. teilstationäre oder stationäre Pflege, Urlaub, Kur, Selbsthilfegruppen.

Vorgehen bei massiver Gewalt
- Gespräch mit Betroffenen suchen
- Gespräch mit Angehörigen, Bezugsperson suchen
- HausärztIn informieren
- Vormundschaftsgericht informieren
- Bei Eigengefährdung oder dem Gefühl von Bedrohung Pflege abbrechen und sofort Pflegedienstleitung und HausärztIn informieren.

Tips, Tricks & Fallen
- Im Umgang mit Angehörigen und KlientInnen immer wieder Kompromisse schließen und sensibel mit ihnen umgehen
- Gewohnheiten und die Umgebung des Angehörigen und der KlientIn so wenig wie nötig verändern und dabei bestmögliche Pflege leisten (☞ 1.2.2)
- Lernen, mit Problemen umzugehen, die durch Eindringen in ein festes Familiengefüge entstehen
- Einheitliches Auftreten von MitarbeiterInnen fördern
- Bei unlösbaren Konflikten zwischen Pflegeperson, Angehörigen und KlientIn einen Wechsel der MitarbeiterIn, evtl. auch der Institution, in Betracht ziehen.

1.2.8 Neuaufnahme und Pflegeüberleitung an MitarbeiterInnen

Eine sachgerecht durchgeführte Neuaufnahme und Pflegeüberleitung ermöglicht sofort eine ganzheitliche Pflege und gibt den KlientInnen und MitarbeiterInnen die nötige Sicherheit zur Durchführung. Für KlientIn bedeutet Kontaktaufnahme zum ambulanten Dienst: Verlust von Selbständigkeit, Hilfe annehmen zu müssen, Fremde zu Hause einzulassen.

Neuaufnahme durchführen

Eine Neuaufnahme wird in der Regel von der Pflegedienstleitung oder eine dafür zuständige MitarbeiterIn durchgeführt. Beim Erstkontakt positiven Eindruck hinterlassen: Ersteindruck ist bleibend. Nach dem Bekanntwerden eines hilfebedürftigen Menschen telefonisch Erstkontakt herstellen und Termin für einen Aufnahmebesuch zu Hause oder einen Besuch im Krankenhaus vereinbaren, evtl. mit SozialpädagogIn.

Formulare: Dokumentationsmappe, Aufnahmeformular (Aufnahmezustandsbogen), Pflegevertrag.

Erstgespräch

- Sich persönlich und ambulanten Dienst vorstellen
- Personalien und Wohnsituation klären
- Gesundheitszustand, Diagnosen erfragen
- Grund der Hilfebedürftigkeit, gewünschte Hilfemöglichkeiten, Erwartungshaltung besprechen
- Beginn der Pflege- oder Hilfeleistung vereinbaren
- Kostenträger, Pflegeversicherung, HausärztIn klären
- Über notwendige Heil- und Hilfsmittel sprechen
- Familiensituation analysieren: Wer kann wie unterstützend mithelfen?
- Über Hilfsangebote des ambulanten Dienstes und weitere Hilfemöglichkeiten wie Reha, Sozialhilfe (☞ 2.2.3) beraten
- Quittung über erhaltene Haustürschlüssel ausstellen.

Erste Formalitäten des ambulanten Dienstes

Durch aufnehmende Mitarbeiterin des Dienstes:

- Kontaktaufnahme zu HausärztIn
- Pflegeüberleitung (☞ 1.3.1)
- Rücksprache mit Krankenhaus: ÄrztIn, Pflegedienstleitung, SozialpädagogIn
- Leistungsumfang abschätzen
- Grobe Zeitplanung
- Vorläufige Pflegeplanung erstellen: Stammdaten, Diagnose, Anamnese, Familiensituation, Wohnsituation
- Dokumentation anlegen.

Aufnahmezustandsbogen

- Allgemeine Körperpflege: Hilfe beim Baden, Anleitung beim Waschen, Hilfe beim Ankleiden
- Mobilität: Gehhilfe, Unterstützung beim Treppensteigen
- Orientierung: zeitlich, örtlich, persönlich, situativ
- Ernährungszustand, Eß- und Trinkgewohnheiten: Größe, Gewicht, Vorlieben, Eßrhythmus
- Ausscheidungen: Urin- und Stuhlinkontinenz, Verstopfung, Hilfsmittel, Katheter
- Hautzustand
- Sensibilitätsstörungen
- Ruhe- und Schlafgewohnheiten
- Soziales Umfeld: z.B. lebt bei Tochter, Kontakte zu Nachbarn
- Wohnverhältnisse: z.B. Schlafraum 1. Stock, Badezimmer im Erdgeschoß, Kohleöfen
- Wünsche an Pflegedienst: z.B. Besuch nicht vor 10.00 Uhr
- Leistungen anderer Personen oder Institutionen.

Erste Pflege

Bis zur ersten Dienstbesprechung und Überleitung zur zuständigen MitarbeiterIn Durchführung der Pflege je nach Arbeitsorganisation z.B. durch Pflegedienstleitung. In dieser Zeit:

- Pflegevertrag abschließen
- Vorläufige Pflegeplanung weiter vervollständigen (☞ 1.5.3)
- Pflegedokumentation vervollständigen (☞ 1.5.4)
- Hilfe bei Antragstellung zur Kostenübernahme anbieten
- Hilfe beim Beschaffen von notwendigen Hilfsmitteln anbieten
- Wohnberatung, Wohnungsanpassung (☞ 1.2.12)
- Rücksprache mit HausärztIn: Medikamente, weitere Maßnahmen der Grund- und Behandlungspflege
- Evtl. Rücksprache mit Krankenhaus
- Mitteilung an die Verwaltung des ambulanten Dienstes.

Pflegeüberleitung an zuständige MitarbeiterIn

- Neue KlientIn in Dienstbesprechung vorstellen
- Zuständige MitarbeiterIn benennen
- Touren veränderter Situation anpassen
- Je nach Hilfebedarf MitarbeiterIn bei KlientIn einarbeiten.

Tips, Tricks & Fallen

- Rahmendaten der Pflegedokumentation regelmäßig überprüfen
- Pflegeplanung in Dienstbesprechung kontrollieren, anpassen und erweitern.

1.2.9 Krankenhauseinweisung und Pflegeüberleitung bei Umzug in eine stationäre Einrichtung

Krankenhauseinweisung durch zuständige ÄrztIn, HausärztIn oder BereitschaftsärztIn und mit Zustimmung der KlientIn oder der zuständigen BetreuerIn. Ausnahme: Notfall.

Ein Umzug in eine stationäre Altenhilfeeinrichtung nur mit Einwilligung und nach Wunsch der KlientIn oder der zuständigen BetreuerIn. Ausschließliche Initiative und Zustimmung von Angehörigen oder guten Freunden ist nicht legitim (☞ 1.7.2).

Krankenhauseinweisung oder Heimeinzug

- Einweisungsschein füllt HausärztIn oder BereitschaftsärztIn aus. Bei absehbarer Erkrankung Formulare vorher bereit halten
- Bei Umzug in stationäre Einrichtung vorherigen Besuch ermöglichen, Formalitäten erledigen (☞ 1.3.1)
- Transportschein von ÄrztIn ausfüllen lassen
- Mitteilung an Verwaltung des ambulanten Dienstes
- Bei unvorhergesehener Krankenhauseinweisung: Angehörige, Bezugspersonen, BetreuerIn informieren, in Dokumentationssystem eintragen
- Klären, in welches Krankenhaus KlientIn eingewiesen wird, dabei auf vorher festgelegte Wünsche der KlientIn eingehen, in Dokumentationssystem eintragen

- Klären, wer sich um KlientIn kümmert, an wen sich MitarbeiterIn als Kontaktperson wenden kann
- Bei Krankenhauseinweisung durch Bereitschaftsdienst: HausärztIn benachrichtigen
- Erhaltene Schlüssel zurückgeben und quittieren lassen
- Pflegeverlegungsbericht (☞ 1.3.1, Abb. 1.6).

1.2.10 Praxisanleitung

Eine systematische, qualifizierte Einarbeitung entsprechend der Stellenbeschreibung (☞ 1.3.14) soll neue MitarbeiterInnen in möglichst kurzer Zeit befähigen:
- Pflegerische Tätigkeiten weitgehend selbständig durchzuführen
- Organisationsstrukturen und Modalitäten der Zusammenarbeit mit anderen Berufsgruppen zu kennen
- Formalitäten richtig und vollständig zu erledigen
- Verwendetes Dokumentationssystem richtig anzuwenden
- Möglichkeiten und Grenzen der ambulanten Altenpflege zu kennen und flexibel damit umzugehen.

Allgemeine Regeln

- Team informieren, daß neue MitarbeiterIn oder SchülerIn kommt
- Teammotivation: Zunächst ist Einarbeitung und Anleitung größerer Aufwand, nach Einarbeitung aber auch Gewinn
- Einarbeitungstouren nach Möglichkeit verkleinern
- Neuer MitarbeiterIn oder SchülerIn offen gegenübertreten, sich Zeit nehmen, im Team aufnehmen und respektieren
- Neuerungs- oder Änderungsvorschläge nicht „abwürgen", sondern ernstnehmen und unterstützen, erhält die Motivation
- KlientIn über neue MitarbeiterIn oder SchülerIn informieren, Einverständnis einholen, für Verständnis sorgen
- Anleitung auch durch KlientIn: Umgebung, Bedingungen, Gewohnheiten, Wünsche, Bedürfnisse kennt KlientIn selbst am besten
- Reflexion ermöglichen
- Zeit geben, über Erlebtes zu sprechen, z.B. in den Pausen im Auto. Fragen sofort klären, aber nicht vor KlientIn
- Problem der Eigenverantwortung besprechen: Was tun bei wichtigen Fragen bei KlientIn?
- Problematik der Zusammenarbeit mit Angehörigen (☞ 1.2.7) klären, Bedürfnisse in Betreuung mit einbeziehen
- Bereitschaft zu Kompromissen, Improvisation und Toleranz vermitteln
- Grundsatz: MitarbeiterIn paßt sich der häuslichen Situation an, nicht umgekehrt.

1

Anleitung neuer MitarbeiterInnen

Vor Arbeitsbeginn Team informieren, Tourenpläne evtl. ändern, zuständige MitarbeiterIn benennen.

Vorgespräch

- Ziele, Erwartungen, Vorgehensweise klären
- Stellenbeschreibung (☞ 1.3.6) aushändigen
- Einarbeitungszeit festlegen. Ist abhängig von Anzahl der KlientInnen und Touren
- Dienstplan erstellen, Wünsche berücksichtigen
- Checkliste (☞ unten) weitergeben
- Arbeitsmittel aushändigen, z. B. RR-Gerät, BZ-Gerät, Fahrtenbuch, Einmalhandschuhe, Desinfektionsmittel, Telefonkarte, Stadtplan, Schlüssel
- In Teambesprechung einführen
- Beginn im Frühdienst, so kann MitarbeiterIn mehr KlientInnen kennenlernen.

Checkliste für neue MitarbeiterInnen

	gezeigt, ausgehändigt durch	gesehen, erhalten am
Vorstellung: • KollegInnen • Vorgesetzte • Organisation und deren Zielsetzung • Räumlichkeiten • Brandschutz • Telefonanlage • Schlüsselsystem		
Hilfeangebote, z. B. • MSHD • Wohnberatung		
Dienstanweisungen, z. B. • Arbeitszeitregelung • Schweigepflicht		
Arbeitsmaterialien, z. B. • RR-Gerät • Fahrtenbuch		
Formularwesen, z. B. • Tourenpläne • Dokumentationssysteme • Pflegeplanung • Abrechnungsformulare • Arbeitsvertrag		

1. Tag

- MitarbeiterIn bei KlientInnen vorstellen
- Neue MitarbeiterIn hält sich im Hintergrund, zu forsches Auftreten wird oft als Eindringen in Privatsphäre erlebt
- KlientIn, Angehörige und MitarbeiterIn haben Zeit zum Kennenlernen.

Ab 2. Tag

- AnleiterIn zieht sich langsam zurück
- Pflege an neue MitarbeiterIn übergeben
- Täglich Tätigkeit bei jeder KlientIn reflektieren, Unklarheiten klären
- Bei selbständiger und richtiger Durchführung der Pflege kann neue MitarbeiterIn gegen Ende der Woche alleine fahren.

2. Woche

- Reflexion der gesamten Woche
- Gemeinsam mit neuer MitarbeiterIn nächste Tour erarbeiten.

Anleitung von Alten- und KrankenpflegeschülerInnen

AnleiterInnen haben Anleitungs- und Überwachungspflicht und haften bei Fehlern für Auszubildende (☞ 1.7.1). Unterschiedliche Handhabung, ob Alten- und KrankenpflegeschülerInnen alleine zu KlientIn fahren dürfen. AnleiterInnen müssen sich vor jeder selbständigen Pflegetätigkeit von Können und Sicherheit der SchülerIn überzeugen.

Vor Praktikumsbeginn

- Team informieren
- Touren ändern
- Praxisanleitung benennen.

Vorgespräch

- Ziele der Schule klären, Unterlagen durchsehen
- Ziele und Möglichkeiten des ambulanten Dienstes darlegen, Vorgehensweise im Praktikum klären, Zeitrahmen vereinbaren
- Dienstplan erstellen, Wünsche und Schultage berücksichtigen
- Checkliste weitergeben (☞ oben)
- Während Teambesprechung SchülerIn einführen
- Beginn im Frühdienst.

1. Tag

- SchülerIn bei KlientIn vorstellen, SchülerIn hält sich im Hintergrund
- KlientIn, Angehörigen und SchülerIn Zeit geben zum Kennenlernen.

Ab 2. Tag

- AnleiterIn zieht sich langsam nach folgendem Prinzip zurück:
  1. Pflegetätigkeit zeigen, SchülerIn zusehen lassen
  2. SchülerIn mithelfen lassen
  3. SchülerIn unter Anleitung selbständig arbeiten lassen
  4. SchülerIn selbständig arbeiten lassen, AnleiterIn ist anwesend
- Nach jedem KlientInnenbesuch Tätigkeit reflektieren, Unklarheiten klären
- Wechsel der Touren von Fähigkeiten und Fertigkeiten der SchülerIn abhängig machen.

Zwischengespräch

- Zwischengespräch zusammen mit SchülerIn in separatem Raum führen
- Anhaltspunkt kann Bewertungsbogen sein, der von der Schule mitgegeben wird. Bewertungskriterien je nach Träger unterschiedlich
- Gegenseitiges Feedback: positive und negative Kritik geben. Stärken, Schwächen ansprechen. Positive Anmerkung immer zuerst, das stärkt Offenheit auch für negative Kritik
- Kritik zulassen und darauf eingehen
- Weitere Lernziele planen: Pflegetätigkeiten, Hilfeangebote
- Weitere Vorgehensweise planen.

Abschlußgespräch

- Beurteilung zusammen mit SchülerIn erstellen
- Gegenseitiges Feedback: positive und negative Kritik anbringen und zulassen
- Praktikum reflektieren, Resümee ziehen.

1.2.11 Rufanlagen für den häuslichen Bereich

Bieten Sicherheit in häuslicher Umgebung, auch wenn Funk nicht mehr selbst bedient werden kann. Vermeiden stationäre Betreuung oder zögern sie hinaus. Ermöglichen sozialen Kontakt. Zentraler Hausnotruf über 24 Std. ☞ 2.1.1.

Prinzip

- Batteriebetriebener Sender (Funkfinger) stellt durch Knopfdruck oder durch Zug am Sender über einen an eine Telefonanlage angeschlossenen Melder Kontakt zur Notrufzentrale her
- Kostenübernahme (☞ 2.1.1). Auch Verleih bei Wohlfahrtsverbänden
- Funkfinger wird um Hals oder als Armband getragen
- KlientIn drückt zu einem vereinbarten Zeitpunkt an einer zur Verfügung gestellten Telefonanlage eine bestimmte Taste: Kontrollruf
- Erfolgt dieser „Ich-bin-da-Ruf" nicht, ergreift Hilfezentrale Initiative: Anruf bei KlientIn, Angehörigen, Nachbarn
- Hilferuf geht erst an gespeicherte Telefonnummern, dann an Notrufzentrale, die weitere Maßnahmen unternimmt
- Daten in Zentrale:
  - Adressen von Angehörigen und Bezugspersonen
  - Angaben über Krankheiten, Behinderungen und Medikation
  - Personen oder Institutionen, die im Notfall benachrichtigt werden sollen
  - Zweitschlüssel.

Tips, Tricks & Fallen

Auch bei guten sozialen Kontakten während Urlaubszeit oder nach Krankenhausaufenthalt Notruf zur Sicherheit des alten Menschen anschließen.

1.2.12 Wohnraumanpassung

Individuelle Anpassung des Wohnraumes und Wohnumfeldes von älteren oder behinderten Menschen, z. B. Möbel umstellen, Handlungsabläufe ändern, Mängel instandsetzen und kleine Umbaumaßnahmen anregen. Finanzierung über Pflegeversicherung, BSHG (☞ 2.2.3). Finanzierung von Hilfsmitteln ☞ 2.2.

Ziele

- Größtmögliche Selbständigkeit im häuslichen Bereich erhalten
- Stationäre Versorgung vermeiden
- Prävention.

Anpassungsbedarf einschätzen

Tagesablauf mit altem Menschen genau durchleben, um Schwierigkeiten und Probleme im tägl. Leben zu erkennen und Hilfen und Anpassungen sinnvoll einsetzen zu können. Alle Handlungen trotz großen Zeitaufwandes genau zeigen lassen.

- **Aktivitäten in der Wohnung:** z. B. Hinlegen und Aufstehen im Bett, Stehen am Bett, Umsetzen auf Stuhl oder Rollstuhl, Sitzen im Stuhl bzw. Rollstuhl, Fortbewegung, Hygiene und Körperpflege, Toilettengang, Zubereitung von Essen und Trinken, Nahrungsaufnahme, Hausarbeiten, Kommunikation, z. B. Tür öffnen, TV, Radio, Telefon
- **Aktivitäten außerhalb der Wohnung:** z. B. Verlassen und Betreten der Wohnung, Weg zur Mülltonne, Einkaufen, Gartenarbeit, Verkehrsmittel.

Hilfreiche Fragen

- Kann Handlung selbständig durchgeführt werden?
- Wo und wann wird Hilfe benötigt?
- Wie wird Handlung ausgeführt?
- Könnte es auch anders gemacht werden?
- Wieso kann Handlung nicht mehr ausgeführt werden?
- Was fällt schwerer als früher?

Mögliche Maßnahmen

Folgende Maßnahmen sind Beispiele, die nach Möglichkeiten und Erfordernissen des Betroffenen anzupassen bzw. zu ergänzen sind.

Haus- und Wohnungszugang

- Ausreichende Beleuchtung, ausreichende Beleuchtungsintervalle
- Trittsicheres Pflaster bzw. Asphalt, auch bei Frost
- Treppenaufgänge mit mindestens einem Handlauf, auch bei Nässe rutschfeste Stufen mit sichtbaren Absätze
- In Boden eingelassene Fußmatten und Abtrittroste, sonst Stolperfallen

1

- Lichtschalter in 85 cm Höhe am Eingang von Räumen, Schalter mit Leuchtdiode
- Zusätzliche Handläufe in Räumen
- Leicht zu öffnende Türen
- Weitwinkelspion an Wohnungstür in richtiger Höhe (☞ Abb. 1.2)
- Von der Innenseite der Wohnungstür zu öffnender Briefkasten in Greifhöhe.

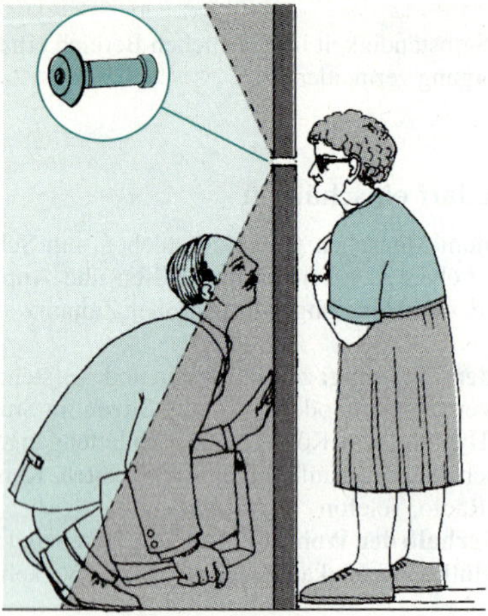

Abb. 1.2: Türspion. Durch einen Türspion wird ein großer Bereich vor der Wohnungstür einsehbar [L 215]

Flur und Wohnraum

- Freier Durchgang in Flur und Räumen, keine im Wege stehenden Möbel, keine Kabel, Bodenvasen oder Zeitungsständer
- Rutschfeste Fußbodenbeläge, keine hochstehenden Teppichkanten oder -fransen
- An Raumübergängen angeglichene Bodenbeläge, evtl. bewegliche Rampe für Rollstuhlfahrer
- Helle, freundliche Wohnräume, Lieblingsplatz mit zusätzlicher Lichtquelle
- Mit Rollen feststellbare Möbel
- Höhe der Sitzmöbel so, daß Füße bequem auf Boden stehen, Knie und Hüfte im 90°-Winkel, rückenangepaßte Rückenlehnen mit Stütze für Kopf, Armlehnen.

Schlafraum

- Beleuchtung in Türnähe und am Bett
- Bett bei Bedarf von drei Seiten zugänglich
- Betthöhe 50–55 cm. Evtl. einfach mit Holzklötzen erhöhen
- Gut zu öffnendes Fenster, Fenstergriff evtl. heruntersetzen

- Ablagetisch, evtl. mit angeschraubter Tischlerplatte vergrößern
- Fußwarmer, rutschfester Bodenbelag.

Küche

- Sitzmöglichkeit
- Kurze Wege zwischen Arbeitsflächen, Schränken
- Kühlschrank, Herd, Backofen erhöhen oder so anordnen, daß sie im Sitzen erreichbar sind. Für Rollstuhlfahrer unterfahrbare Arbeitsflächen
- Einhebelmischarmaturen
- Leicht zu säubernder Fußbodenbelag, der auch bei Nässe rutschfest ist
- Erhöhter Abfalleimer
- Gut zu öffnendes Fenster, Fenstergriff evtl. heruntersetzen.

Badezimmer

- Tür nach außen zu öffnen
- Gut belüftbar und leicht erwärmbar. Evtl. zusätzliche Heizquelle
- Rutschfeste Unterlagen in und vor Badewanne bzw. Dusche. Bodengleicher Zugang der Dusche
- Aus Badewanne gut erreichbare Handtücher
- Schlauchverlängerung an Brause
- WC-Erhöhung mit Armlehnen (☞ Abb. 1.3), auch im Sitzen gut erreichbare Wasserspülung; Toilettenpapierrolle neben oder vor WC
- Zusätzliche Haltegriffe
- Genügend Ablageflächen, die nicht stören
- Höhenverstellbares Waschbecken, am Waschbecken ansetzender großer Spiegel oder evtl. Kippspiegel (☞ Abb. 1.4).

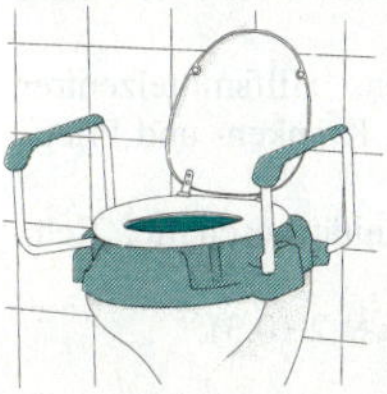

Abb. 1.3: Toilettenaufsatz mit Armlehnen [B 169]

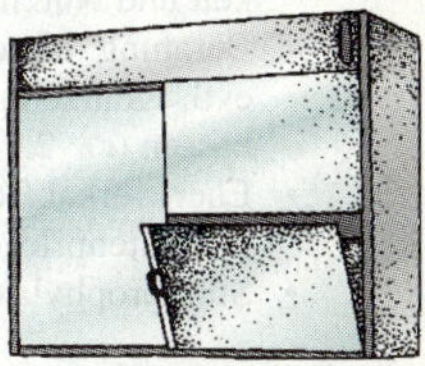

Abb. 1.4: Kippspiegel [L 215]

Freisitz

- Schwellenfreier Zugang
- Griffestes und sicheres Geländer
- Blumentöpfe und Schalen in Ecken oder am Rand.

Gesamte Wohnung

- Alle Türen und Fenster gut schließbar
- Bedienungselemente auf 85 cm Höhe anbringen
- Universalgriffe (☞ Abb. 1.5) für kleine Schraubverschlüsse und Türen

- Genügend breite Türen, besonders für Rollstühle
- Gut temperierbare Räume (18–22 °C)
- Gut zugänglicher Telefonanschluß oder schnurloses Telefon
- Speicherbare Nummern und laute Klingel
- Notrufsystem (☞ 2.1.1).

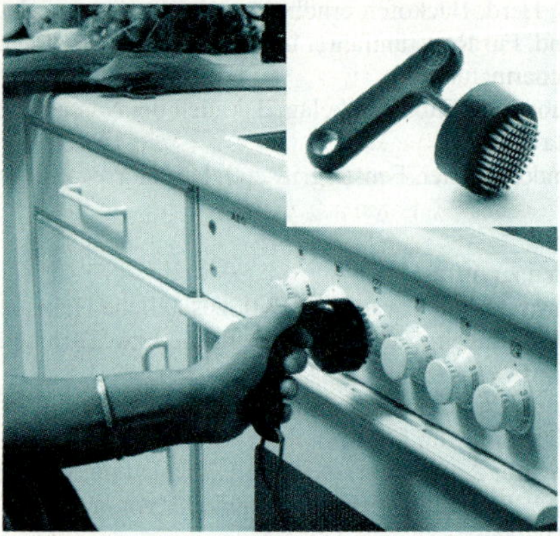

Abb. 1.5: Universalgriff [V 121]

Tips, Tricks & Fallen

- Alten Menschen und seine Angehörigen mit Geduld von Notwendigkeit und Nützlichkeit überzeugen
- Beratung durch Behindertenberatungsstellen, Hilfsmittelzentren, evtl. Krankenhäuser und Reha-Einrichtungen, Kranken- und Pflegekassen (☞ 2.1.3)
- Eher verkaufsorientierte Beratung durch Sanitätsgeschäfte, Reha- und Altenpflegemessen
- Sturzprophylaxe durch Wohnungsanpassung (☞ 2.10.3).

1.3 Tips für die Arbeit in der stationären und teilstationären Altenpflege

Stationäre Einrichtungen sind Alten- und Pflegeeinrichtungen, in denen alte Menschen mit Hilfebedarf leben (☞ auch 2.1.6). Teilstationäre Einrichtungen stellen im Versorgungsnetz zwischen stationärer und ambulanter Hilfe ein wichtiges Betreuungsangebot dar (☞ auch 2.1.2).

1.3.1 Vorbereitung des Heimeinzugs

Vorbereitung erleichtert die Eingewöhnung und gibt Sicherheitsgefühl.

Erstgespräch vor dem Heimeinzug

Durch SozialpädagogIn, Pflegedienstleitung, Wohnbereichsleitung, evtl. Bezugspflegeperson in häuslicher Umgebung oder Krankenhaus mit dem Interessenten, z.B. den alten Menschen, evtl. Angehörigen, BetreuerIn, SozialpädagogIn des Sozialdienstes.

- Vertrauensbasis schaffen: eigene Person vorstellen und Besuch begründen, Erwartungshaltungen erfragen und darauf Antwort geben
- Wünsche erfragen, z.B. Einzelzimmer. Besondere Probleme erfassen
- Aktives, verstehendes Zuhören (☞ 2.3.2)
- Gezielte Informationen geben über Pflege-, Betreuungs- und Therapieangebote der Einrichtung, z.B. durch Informationsschrift. Fragen beantworten
- Evtl. Einzugsdatum absprechen
- Nächste Schritte besprechen. Bedenkzeit, weitere Formalitäten, evtl. Besuchstermin in Einrichtung vereinbaren
- Probewohnen ermöglichen und bei Bedarf anbieten.

Pflegeüberleitung

Pflegeverlegungsberichte (PVB) und ärztliche Verlegungsberichte (ÄVB) erleichtern die Pflegeüberleitung und die weitere Pflegeplanung. Bei Einzug in Einrichtung unbedingt darauf bestehen.

Ärztlicher Verlegungsbericht (Arztbrief)

Wird von behandelnder ÄrztIn erstellt und an HausärztIn weitergeleitet. Enthält Informationen zur Diagnose, Therapie sowie Therapievorschläge. Arztbrief darf ohne Erlaubnis nicht vom Pflegepersonal geöffnet werden, sonst Verletzung des Briefgeheimnisses.

Pflegeüberleitungsbericht (Verlegungsbericht)

Der Pflegeüberleitungsbericht ist Grundlage der Qualitätsbestimmung und der Pflege und wird von Pflegeperson erstellt. Es gibt standardisierte Pflegeverlegungsbögen. Wenn diese nicht zur Verfügung stehen, reicht auch ein formloser Bericht. Alle Eintragungen müssen mit Datum, ggf. Uhrzeit und Handzeichen versehen, die Formulierungen knapp, präzise, objektiv und wertfrei sein.
Pflegebericht enthält:

- **Allgemeine Informationen:** zur Person, behandelnde ÄrztIn, Angehörige bzw. Betreuungsperson, Datum der Krankenhauseinweisung bzw. -entlassung oder Datum vom Eintritt der Pflegebedürftigkeit, mitgegebene Dokumente, z.B. ärztlicher Begleitbrief, Eigentum und Wertsachen, Diagnosen
- **Informationen zur Pflegebedürftigkeit:** benötigte Grund- und Behandlungspflege, notwendige Betreuung, benötigte Hilfsmittel, psychische Verfassung, Probleme und Ressourcen und Selbständigkeitsgrad bei allen ATL.

- **Informationen zum Pflegeverlauf (Pflegeverlaufsbericht):** individuelle Gewohnheiten und Eigenarten, soziale Situation, Pflegeverlauf und -wirksamkeit, Veränderungen der Befindlichkeit und im Krankheitsbild, Reaktionen auf Medikamente, diagnostische und therapeutische Maßnahmen.

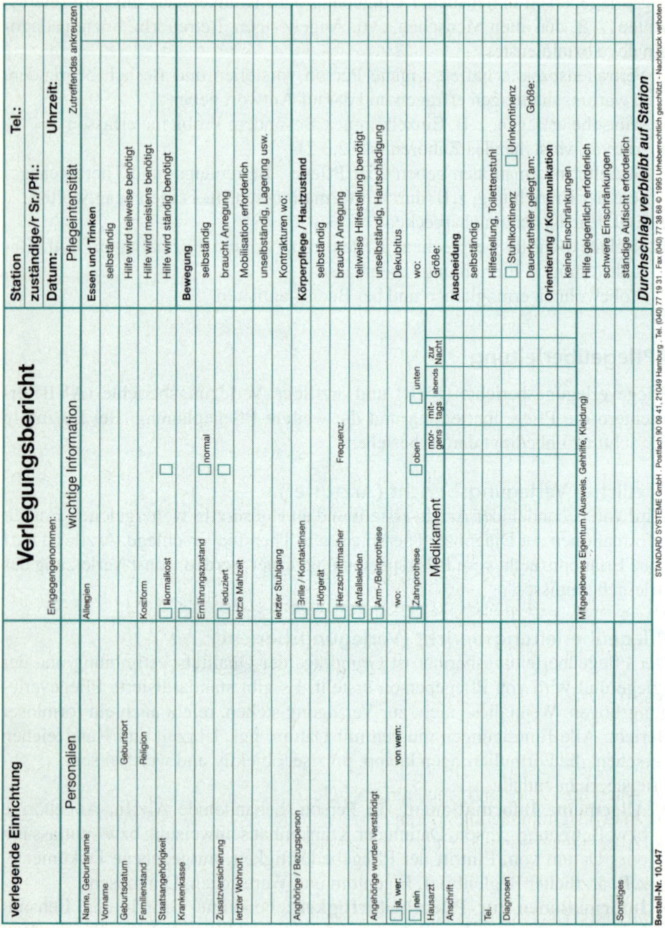

verlegende Einrichtung

Verlegungsbericht

Station
Tel.:
zuständige/r Sr./Pfl.:
Datum:
Uhrzeit:

Personalien
Entgegengenommen:
wichtige Information
Pflegeintensität
Zutreffendes ankreuzen

Name, Geburtsname
Allergien
Essen und Trinken
Vorname
selbständig
Geburtsdatum
Geburtsort
Hilfe wird teilweise benötigt
Familienstand
Religion
Kostform
Hilfe wird meistens benötigt
Staatsangehörigkeit
Normalkost
Hilfe wird ständig benötigt
Krankenkasse
Bewegung
Ernährungszustand
normal
selbständig
Zusatzversicherung
reduziert
braucht Anregung
letzter Wohnort
letzte Mahlzeit
Mobilisation erforderlich
unselbständig, Lagerung usw.
letzter Stuhlgang
Kontrakturen wo:
Anghörige / Bezugsperson
Brille / Kontaktlinsen
Körperpflege / Hautzustand
Hörgerät
selbständig
Herzschrittmacher
Frequenz:
braucht Anregung
Anfallsleiden
teilweise Hilfestellung benötigt
Angehörige wurden verständigt
Arm-/Beinprothese
unselbständig, Hautschädigung
ja, wer:
von wem:
wo:
Dekubitus
nein
Zahnprothese
oben
unten
wo:
Hausarzt
Medikament
morgens
mittags
abends
zur Nacht
Größe:
Anschrift
Ausscheidung
selbständig
Tel.
Hilfestellung, Toilettenstuhl
Diagnosen
Stuhlkontinenz
Urinkontinenz
Dauerkatheter gelegt am:
Größe:
Orientierung / Kommunikation
Mitgegebenes Eigentum (Ausweis, Gehhilfe, Kleidung)
keine Einschränkungen
Hilfe gelegentlich erforderlich
schwere Einschränkungen
Sonstiges
ständige Aufsicht erforderlich
Durchschlag verbleibt auf Station

Bestell-Nr. 10.047
STANDARD SYSTEME GmbH . Postfach 90 09 41, 21049 Hamburg . Tel. (040) 77 19 31 . Fax (040) 77 38 68 © 1995 Urheberrechtlich geschützt - Nachdruck verboten

Abb. 1.6: Verlegungsbericht. Mit freundlicher Genehmigung der STANDARD SYSTEME GmbH [V 227]

1.3.2 Heimeinzug

Der Einzug in eine stationäre Einrichtung ist ein tiefgreifender, angstauslösender Einschnitt im Leben des alten Menschen der durch Verlust von Gewohnheiten und veränderten Lebensumständen eine mehr oder weniger ausgeprägte Krise und Trauer (☞ 2.7.6) beim alten Menschen hervorrufen kann.

Krise durch Heimeinzug

Zeichen einer Krise sind Orientierungslosigkeit, Verwirrtheit, Angst, Hoffnungslosigkeit, Depression, Unglücklichsein.

Krisenphasen

- Eintritt der Krise: Heimeinzug
- Phase der Desorientierung
- Tief: Nichtabfindenkönnen, Nichtakzeptieren, Depression
- Ebene der Neuorientierung: Bewältigung und Anpassung. Evtl. treten neue Schübe auf.

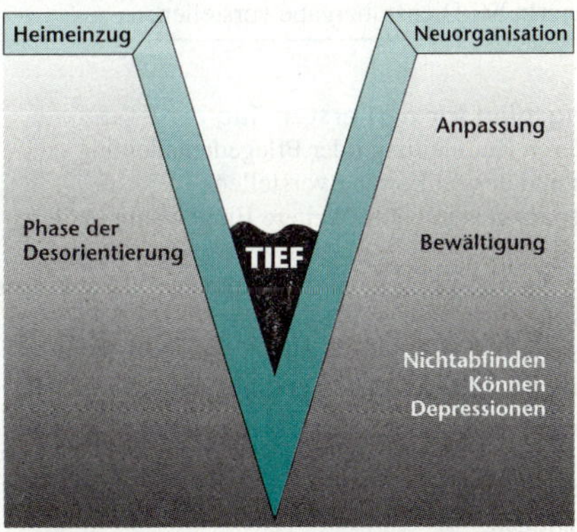

Abb. 1.7: Krisen bei Heimeinzug [V 227]

Pflegeziele bei Heimeinzug

- Alten Menschen und Angehörige begleiten
- In den Heimalltag integrieren
- Akzeptanz der neuen Situation erreichen.

Unterstützung bei Heimeinzug

Das Vorgehen nach einer Checkliste stellt sicher, daß nichts Wichtiges vergessen wird.

1

Heimeinzug

- Information über Leistungen der Einrichtung an BewohnerIn und Angehörige, schriftliches Informationsblatt übergeben
- Über Rechte aufklären und notwendige Formalitäten erledigen, z.B. Vertrag, Heimordnung, Kostenübernahme, Beratung, evtl. Rezeptgebührenbefreiung: Aufgabe der Heimleitung und SozialarbeiterIn
- Pflegekonzept und Leitbild der Einrichtung vorstellen
- MitbewohnerInnen über neuen Einzug von BewohnerIn informieren
- Heimbeirat informieren
- Patenschaft durch MitbewohnerIn ermöglichen
- Bezugspflegeperson festlegen
- Pflegedokumentation anlegen und vorbereiten (☞ 1.5.4)
- Rufanlage, Lampen und evtl. Telefon auf Funktionstüchtigkeit hin überprüfen
- Auf Sauberkeit des Wohnraumes und Mobiliars wie Schrank, Bett, Nachttisch achten
- Namensschild an die Tür anbringen
- BewohnerIn und Angehörige über Möglichkeiten der Mitgestaltung des Wohnraumes informieren und zur Gestaltung des Wohnraumes anregen
- Neue BewohnerIn bei Dienstübergabe vorstellen.

Eingewöhnungsplan für den ersten Tag

- Begrüßung durch Heimleitung oder Pflegedienstleitung
- Wohnbereich und dessen Leitung vorstellen
- Bezugspflegeperson vorstellen. Weitere Eingewöhnung durch Bezugspflegeperson:
  - Begleitung der BewohnerIn in das Zimmer, Willkommensgruß mit Blumenstrauß
  - Bei Zweierzimmer: Vorstellung der MitbewohnerIn
  - Umgang mit Rufanlage, Telefon erklären
  - Sanitäre Anlagen zeigen
  - Wege und Hinweisschilder erklären
  - Unterstützung anbieten bei Unterbringung von Kleidung, Utensilien, persönlichen Dingen
  - Mahlzeiten mitteilen, Mahlzeitenraum zeigen, Tischnachbarn vorstellen
  - Andere Räumlichkeiten zeigen
  - Ersten Eindruck im Dokumentationssystem eintragen
- Intensive Begleitung durch SozialpädagogIn
- Nicht mit zu vielen Eindrücken überfordern.

Aufgabe der Wohnbereichsleitung am ersten Tag:

- Klärt, ob die HausärztIn weiterhin BewohnerIn betreut (☞ 1.4.1)
- Spricht Medikamentengabe mit HausärztIn ab
- Meldet neue BewohnerIn in Küche und Verwaltung an.

Folgende Tage und Wochen

- Weitere Informationen zur Tagesstrukturierung und Wochenstrukturierung geben, tagesstrukturierende Angebote machen (☞ 1.3.9)
- BewohnerIn und Angehörige bei der persönlichen Gestaltung des Wohnraumes Hilfe anbieten, z. B. Bilder aufhängen, evtl. Möbel und Pflanzen aufstellen, persönliche Dinge anbringen
- Angehörige in Pflege miteinbeziehen und in Heimalltag integrieren, Gesprächsbereitschaft signalisieren
- HeimbewohnerIn bei der Bewältigung der neuen Lebensumstände unterstützen. Abschiednehmen von den verlorengegangenen Lebensumständen ermöglichen: viel darüber reden, auch Trauer über den Verlust zulassen, evtl. zum Abschiednehmen alte Wohnung nochmals aufsuchen
- Genaue Beobachtung der seelischen, körperlichen und sozialen Befindlichkeit durch Pflegebezugsperson. Erste Informationssammlungen (☞ 1.5.3)
- Erstes Pflegeplanungsgespräch (☞ 1.5.3) nach genügender Informationssammlung und erstem Kennenlernen nach ca. 4 Wochen.

Tips, Tricks & Fallen

- Bessere Eingewöhnung und größere Akzeptanz durch „Probewohnen", z. B. 4 Wochen Kurzzeitpflege
- Angehörige integrieren
- Organisation durch Heimbeirat: für neue HeimbewohnerIn Patenschaft durch langjährige HeimbewohnerIn anbieten. Muß aber auf Freiwilligkeit und Akzeptanz beruhen
- Angehörige haben oft Schuldgefühle bei Heimeinzug, die sich unterschiedlich äußern können, z. B. Aggression oder ungerechtfertigte Kritik gegen Pflegende, Desinteresse, Rückzug. Verständnis und Gesprächsbereitschaft signalisieren, das Gefühl vermitteln, daß sie wichtig sind
- Angehörigengesprächskreis im Heim vermitteln.

1.3.3 Das Wohnen in stationären Einrichtungen

Stationäre Einrichtungen sind Wohnräume, in denen Pflege gewährleistet wird. Im Rahmen der PVG werden sich Pflegeeinrichtungen wahrscheinlich immer mehr zu Einrichtungen „Betreuten Wohnens" (☞ 2.1.3) entwickeln.

Maßnahmen, die den Wohncharakter fördern:

- Das Wohnen nach Wunsch ermöglichen, z. B. Einzelzimmer
- Eigene Möbel wie Teppiche, Sessel, Gardinen, Tisch, Schrank ermöglichen
- Für Intimsphäre im Wohnraum sorgen
- Haustiere auf Wunsch ermöglichen: Vögel, Katzen, auch Hunde sind möglich und haben therapeutische Wirkung. Sie wirken sich positiv auf Selbständigkeit, Zufriedenheit und Kommunikation der BewohnerInnen aus
- Gemütliche Sitzecken und Räume für Zusammenkünfte schaffen, z. B. kleine Wohnnischen, Wohngruppennischen
- Gemütliche Räume für Betreuungsgruppen schaffen.

1

Tips, Tricks & Fallen

- Wohnraum mit BewohnerInnen und Angehörigen gemeinsam gestalten
- Verlust des eigenen Wohnraumes ist für jede HeimbewohnerIn schwer und mit einer Krisensituation gleichzusetzen (☞ 1.3.2)
- Aktionstage „Wohnraumgestaltung“ anregen, evtl. mit SozialpädagogInnen, SchülerInnen.

1.3.4 Formularwesen

Heimvertrag und Kurzzeitpflegevertrag

Der Heimvertrag wird zwischen Träger und HeimbewohnerIn abgeschlossen. HeimbewohnerIn muß selbst unterschreiben. Angehörige bzw. Betreuungspersonen müssen eine Vollmacht haben, auch mündliche Vollmacht ist gültig.

Vertragsinhalte

- Leistungen über Unterkunft und Verpflegung
- Leistungen für Pflege
- Therapeutische, sozialtherapeutische und rehabilitative Angebote
- Zusatzleistungen
- Ärztliche Versorgung
- Vertragsdauer und Kündigungsfrist, z. B. auf unbestimmte Zeit oder bei Kurzzeitpflege, z. B. 4 Wochen. Beendigung durch beidseitige Kündigung oder Tod der BewohnerIn
- Hausordnung
- Entgelt- und Kostenübernahmeklärung
- Klauseln sind verboten.

Urkunden

Dokumentationssysteme

Wichtigstes Arbeitsdokument für die Pflegeperson. Im Handel gibt es verschiedene standardisierte Systeme (☞ 1.5.4). Eintragungen nicht mit Bleistift. Immer mit Handzeichen und Datum versehen. Dokumentation wurde mit der Einführung der PVG aufwendiger, ist aber rechtlicher Nachweis aller Pflegeleistungen und damit wichtiger Bestandteil der Pflege. Vorteil: Pflegeleistungen werden transparent, es wird sichtbar, was Pflege leistet.

Informationsblatt für Krankenhausaufenthalt

Für jeden Krankenhausaufenthalt, Röntgenuntersuchung oder Untersuchung in einer Ambulanz ein Informationsblatt ausfüllen, Vordrucke auf Vorrat haben. Bei vorbereiteter Krankenhauseinweisung oder Verlegung auch Verlegungsbericht (☞ 1.3.1) aus Dokumentationssystem verwenden.
Informationsblatt für Krankenhausaufenthalt sollte enthalten:

- Name, Geburtsdatum
- Krankenkasse, HausärztIn
- Diagnose, Krankheit, Unfall
- Orientierung, derzeitige Medikamente
- Angehörige informiert? Anschrift
- BetreuerIn informiert? Anschrift
- Hilfsmittel: z.B. Brille, Prothese, Hörgerät
- Mitgenommene Kleidungsstücke
- Sonstiges
- Ort, Datum, Handzeichen
- Einrichtung und Wohnbereich.

Quittungen über Wertgegenstände

Größere Geldbeträge und Wertgegenstände der BewohnerInnen wegen Diebstahlgefahr nicht im Zimmer deponieren.
Gegen Quittung in der Verwaltung oder bei der Wohnbereichsleitung aufbewahren lassen. Empfang muß durch Datum und Unterschrift des Entgegennehmenden quittiert werden.

Quittung über Taschengeld bei EmpfängerInnen von Sozialhilfe

Die Entgegennahme des frei verfügbaren Geldes (Taschengeld) von BewohnerIn oder Betreuungsperson quittieren lassen. Eine Taschengeldkartei anzulegen, gehört in den Aufgabenbereich der Verwaltung.

Zahlungsbelege

Besorgungen für HeimbewohnerInnen aus frei verfügbaren Geldern immer quittieren lassen:

- Name der HeimbewohnerIn
- Geldbetrag
- Für welche Ware oder Leistung
- Datum und Unterschrift.

Versichertenkarte (VK)

Muß immer beim Versicherten sein. In stationären Einrichtungen mit Vollmacht des alten Menschen Aufbewahrung durch Pflegedienst entweder im Dokumentationssystem oder in beschrifteter, gut zugänglicher Kartei. Bei Verlust: 10,– DM an KK.
Versichertenkarte ersetzt die bisher üblichen Krankenscheine für ärztliche Behandlungen. Sie enthält:

- Persönliche Daten
- Versicherungsnummer
- Krankenkasse
- Versicherungsschutz.

Anträge und Bescheinigungen

Testament ☞ 1.7.2.

1

Nachlaßverzeichnis

Nach dem Tod einer BewohnerIn Nachlaß sichern durch Angehörige und Pflegeperson oder zwei Pflegekräfte und in einem Nachlaßverzeichnis dokumentieren. Üblicherweise Aufgabe der Wohnbereichsleitung. Die Verwahrung des Nachlasses ist Aufgabe der Verwaltung.
Nachlaßverzeichnis enthält:

- Anschrift und Name der Einrichtung
- Name der verstorbenen Person
- Aufzählung der Wertgegenstände, Bargeld, sonstige Gegenstände
- Unterschrift der Wohnbereichsleitung oder Vertretung
- Unterschrift und Personalausweisnummer des Erben oder Nachlaßpflegers
- Datum.

Heil- und Hilfsmittelantrag

Nur nach ärztlicher Verordnung (☞ 2.2.1).

1.3.5 Umweltschutz

Bezieht sich auf die Verwendung von wiederverwendbarer Materialien und eine angemessene und umweltfreundliche Entsorgung von anfallenden Abfällen.

Recycling von Abfällen

- Pappe, Kartons, Papier extra zu Papierabfällen
- Alle Gläser zum Glasabfall
- Kunststoffe, Metalle, Aluminium, Styropor extra
- Organische Abfälle wie Küchenabfälle oder Schnittblumen zur Kompostierung, evtl. hauseigener Kompost.

Umweltfreundliche Materialien

- In Papier verpackte Materialien verwenden, z. B. besser in Papier als in großen Kartons verpackte Einlagen
- Wiederverwendbare Baumwolleinlagen und -vorlagen verwenden. Werden von verschiedenen Firmen im Bring- und Waschdienst angeboten. Sind gewöhnungsbedürftig, aber preisgünstiger und auch hautverträglicher
- Wiederverwendbare Baumwollunterlagen für Bett verwenden. Sind praktischer, billiger, hautverträglicher und erleichtern Pflegetätigkeit
- Pflegematerialien mit wenig Verpackungsmaterial bevorzugen. Viele Hersteller von medizinischen Produkten sind auf umweltfreundliche Verpackungen umgestiegen
- Nachfüllpackungen verwenden, z.B. bei Reinigungsmitteln, Desinfektionsmitteln
- Quecksilberthermometer durch elektronische Geräte ersetzen (☞ 2.13.1)
- pH-neutrale Reinigungsmittel verwenden
- Desinfektionsmittel gezielt und begrenzt einsetzen
- Einweggetränkepackungen durch Mehrwegflaschen ersetzen
- Sprays ohne Treibgase verwenden.

Tips, Tricks & Fallen

- Abfallkontainer für verschiedene Abfälle bieten problemlose Sortierung der verschiedenen Abfälle
- Umweltberatung in der Pflege durch einige große Firmen von Pflegeprodukten
- Liste erstellen: Wo können umweltbelastende Materialien durch umweltverträglichere ersetzt werden. Sicherheitsbeauftragte der Einrichtung miteinbeziehen
- Medikamentenreste sammeln und zurück an Apotheke schicken.

1.3.6 Pflegeorganisation

Bereichs- und Zimmerpflege

Gesamtpflegebereich wird in Bereiche von mehreren Zimmern eingeteilt, welche jeweils von einer Pflegeperson bzw. Pflegeperson und SchülerIn betreut werden. Dieser Organisationsform liegt ein ganzheitlich-aktivierendes, ressourcenorientiertes Pflegeverständnis zugrunde. Bedürfnisorientierte Pflege ist nur innerhalb einer Beziehungs- bzw. Bezugspflege möglich.

Prinzip

- Die verantwortliche Pflegeperson versorgt in diesem Bereich während einer Dienstzeit alle BewohnerInnen. Es werden alle Pflegetätigkeiten für die BewohnerInnen zusammenhängend durchgeführt
- Jede Pflegeperson ist für die zugeteilten Zimmer zuständig, z.B. für Pflegeplanung, Pflegemaßnahmen, Dokumentation, Kontakt zur ÄrztIn, zu Angehörigen, therapeutischem Personal
- Anzahl der MitarbeiterInnen pro Bereich ist abhängig von Pflegeintensität, Qualifikation des Pflegenden und Personalstand
- Bereichs- und Zimmerpflege wird rotierend ausgeführt, z.B. Wechsel nach 2 oder 3 Monaten je nach Teamabsprache.

Vorteile

- Es kann eine Beziehung zum alten Menschen aufgebaut werden
- Gutes Kennenlernen
- Bessere Orientierung für BewohnerInnen
- Sicherheit für BewohnerInnen (☞ 2.10.1)
- Umfassende Informationssammlung möglich
- Erleichtert individuelle Pflegeplanung
- Bessere Zusammenarbeit mit Angehörigen möglich, da immer der gleiche Ansprechpartner
- Größere Zufriedenheit der BewohnerInnen und der Pflegepersonen.

Planung von Arbeitsabläufen

Stationäre Einrichtungen sind vom Organisationsprinzip nicht immer auf Bedürfnisse der BewohnerInnen eingestellt. Strukturen der Einrichtungen zwingen zu einheitlichen Arbeitsabläufen. Folgen für BewohnerInnen: Identitätsverlust, Selbstwertverlust, Regression in Form von „Sich versorgen lassen".

Mögliche Änderungen von Arbeitsabläufen

- Tages- und Nachtgestaltung den Bedürfnissen der BewohnerInnen anpassen: Ausschlafen, morgendliches Waschen und Frühstück zu flexiblen Zeiten ermöglichen, Abendbrot nicht vor 18.00 Uhr, keine starren Essenszeiten
- Abbau von Arbeitsspitzen: Änderung der Einstellung, daß bis zum Frühstück alle BewohnerInnen versorgt sein müssen. Besser: über den Tag verteilen, z.B. Hauptversorgung einer schwerstpflegebedürftigen Person erst am späten Vormittag. Baden auch am Abend ermöglichen
- Zusätzlich zum üblichen Früh- und Spätdienst einen späten Spätdienst, gemeinsam mit Nachtwache, einrichten, um späte Zubettgehwünsche zu berücksichtigen.

Stellenbeschreibungen

Für alle MitarbeiterInnen des Pflegebereichs muß es Stellenbeschreibungen geben, die den Aufgabenbereich festlegen und Kompetenz- und Koordinationsfragen im Arbeitsalltag erleichtern.
Es gibt Stellenbeschreibungen für:

- Wohnbereichsleitung, Pflegedienstleitung
- Examinierte Pflegekräfte am Tag
- Examinierte Pflegekräfte in der Nacht
- Nicht examinierte Pflegekräfte
- Zivildienstleistende
- PraktikantInnen.

Stellenbeschreibung erstellen

- Arbeitsgruppe aus Pflegedienstleitung, Wohnbereichsleitung und Pflegekräften bilden und Stellenbeschreibungen ausarbeiten
- Beratung durch Kuratorium Deutsche Altershilfe (KDA, ☞ 18) möglich
- Schnittstellen zu anderen Arbeitsbereichen definieren, z.B. Hauswirtschaftsbereich
- Stellenbeschreibungen regelmäßig aktualisieren, z.B. jährlich.

Pflegefremde Tätigkeiten

Tätigkeiten, die nicht der Pflege zugeordnet werden können. In stationären Einrichtungen gibt es enge Überschneidungspunkte zwischen Pflege und Hauswirtschaft, z.B. bei ATL Essen und Trinken. Keine Übernahme von pflegefremden Tätigkeiten, damit mehr Zeit für die eigentliche Pflege bleibt.
Pflegefremde Tätigkeiten sind z.B.:

- Herrichten von Frühstück und Abendmahlzeit
- Reinigungsarbeiten, z.B. vollständiges Reinigen eines Bades, Fäkalienraumes, BewohnerInnenzimmers
- Reinigungsarbeiten im BewohnerInnenzimmer, die über das Reinigen des Bettes und Zubehör, Nachttisch, hinausgehen
- Ärztliche Tätigkeiten.

Kooperation und Organisation

- Tätigkeitsbereiche genau definieren und beschreiben (☞ oben)
- Das Miteinander in der Einrichtung gewährleisten, genaue Absprachen mit Reinigungspersonal und Hauswirtschaftspersonal treffen
- Genau überlegen, wann es sinnvoll und ökonomisch ist, eine Tätigkeit einem bestimmten Bereich zuzuordnen.

Auswirkungen des Pflegeversicherungsgesetzes (PVG)

Die Einführung des PVG und somit die Einführung des freien Wettbewerbes bei stationären Einrichtungen führt zu organisatorischen Veränderungen in den Einrichtungen, durch die ein ganzheitliches, aktivierendes und bedürfnisorientiertes Pflegeverständnis gefährdet wird:

- Mehr Verwaltungsaufwand. Alle Leistungen werden differenziert: pflegenotwendige, unterkunfts- und verpflegungsnotwendige Aufwendungen. Mehraufwand und komplizierte Abrechnung machen EDV notwendig. Abrechenbar sind verschiedene Einzelleistungen, die in Leistungskomplexen zusammengefaßt werden sollen
- Umorganisationen in der Arbeitsorganisation, was mehr Flexibilität, mehr Einsatz von nicht ausgebildetem Personal, mehr ungeschützte Arbeitsverhältnisse zur Folge haben wird
- Gefährdung einer kontinuierlichen Beziehungspflege durch mehr Flexibilität der Personalplanung
- Derzeit noch keine Trennung in Leistungen durch PVG (Grundpflege) und Leistungen der KK (Behandlungspflege). Betreuungsangebote, z.B. gerontopsychiatrische Gruppen, Tagesgruppen, sozio-kulturelle Angebote, Gespräche, werden primär nicht berücksichtigt und sind in Zukunft evtl. gefährdet
- Es werden sich neue Angebotsstrukturen der stationären Pflege herausbilden, die einerseits notwendige Anpassungen, z.B. Umbauen, Abbau von Mehrbettzimmern, zur Folge haben, aber auch mit Personalabbau verbunden sein können.

Tips, Tricks & Fallen

- Bei Belastung von MitarbeiterInnen Teamgespräch: Wechsel (Rotation), um einseitige Belastungen auszugleichen
- Bei Funktionspflege ist keine ganzheitliche Pflege möglich
- Fortbildungen zu Pflegeorganisation nutzen: Mut haben zu Veränderungen
- Ressourcen in den hauseigenen Strukturen nutzen, Arbeitsorganisation überprüfen.

1

1.3.7 Kurzzeitpflege

Teilstationäre Pflegekonzeption zur Entlastung pflegender Angehöriger. Inzwischen fester Bestandteil eines Hilfesystems für alte Menschen: Zu Pflegende werden für eine begrenzte Zeit in einer Pflegeeinrichtung mit einer 24-Std.-Betreuung betreut. Anspruch auf Kurzzeitpflege ☞ 2.2.2.

Einrichtungen
- Angliederung an stationäre Einrichtung, in der einige Einzelzimmer zur Kurzzeitpflege zur Verfügung stehen
- Spezielle Kurzzeitpflegeeinrichtungen.

Voraussetzungen
- Es muß Pflegebedürftigkeit im Sinne der Pflegeversicherung bestehen (☞ 2.2.2)
- Bescheinigung vom HausärztIn, die Kurzzeitpflegeaufenthalt befürwortet
- Krankenkassen- und Pflegekassenversicherungsnachweis.

Tips, Tricks & Fallen
- Kurzzeitpflege kann zum Probewohnen in der stationären Einrichtung genutzt werden
- Kurzzeitpflege rechtzeitig bei Einrichtungen anmelden, oft gibt es Wartelisten
- Kurzzeitpflegeeinrichtungen können auch als Übergangslösung oder zur Nachbetreuung, z.B. nach Krankenhausaufenthalt, genutzt werden.

1.3.8 Tagespflege

Teilstationäre Betreuungsform (☞ auch 2.1.2), die pflegende Angehörige entlastet oder eine stationäre Betreuung verhindert oder hinauszögert. Betreuung zur Tageszeit, z.B. 8.30 Uhr bis 16.30 Uhr, werktags oder werktags und samstags.

Anspruch auf Tagespflege
Alle alte Menschen, bei denen die häusliche Versorgung nicht ausreicht, eine Versorgung in stationärer Einrichtung nicht notwendig oder nicht erwünscht ist. Anspruch im Rahmen der Pflegeversicherung (☞ 2.2.2).

Einrichtungen
- Angliederung z.B. an stationäre Einrichtungen, Altenzentren
- Ausschließliche Tagespflegestätten.

Zielsetzung
- An den Bedürfnissen der Tagespflegegäste orientierte Betreuung oder Pflege
- Wohlbefinden und soziale Integration der Tagespflegegäste
- Rehabilitation
- Je nach Schwerpunkt der Tagespflege, z.B. gerontopsychiatrische Betreuung.

Leistungen

- Therapeutische Angebote: Krankengymnastik, Logopädie, Massagen durch angestelltes oder zugehendes fachtherapeutisches Personal
- Bewegungs- und Gedächtnistraining
- Beschäftigungs- und Freizeitangebote: Singen, Tanzen, kreative Aktivitäten, Spiele, Ausflüge
- Gesprächskreise
- Medizinisch-pflegerische Versorgung
- Fahrdienste: Abhol- und Bringdienst
- Gemeinsame Mahlzeiten
- Angehörigenarbeit und -beratung.

Betreuungskonzept

- Eine feste Gruppe wird kontinuierlich von einem MitarbeiterInnenstamm betreut (bezugspersonenzentriert)
- Sicherheit durch Tagesstrukturierung (☞ 1.3.9)
- Verzahnung von Betreuung und Therapiekonzepten.

1.3.9 Tagesstrukturierung

Die Tagesstruktur ist grundlegendes therapeutisches und pflegerisches Element in einer stationären oder teilstationären Einrichtung. Strukturierende Angebote ☞ 2.8.4.

Vorteile einer Betreuung mit Tagesstrukturierung

- Bietet Sicherheit, gibt Orientierung
- Bietet Rahmen für eine optimale Förderung des alten Menschen
- Hilft, Ängste und psychomotorische Unruhe abzubauen
- Fördert Kommunikation und Aufbau tragfähiger zwischenmenschlicher Beziehungen.

Prinzipien der Tagesstrukturierung

- Feste und kontinuierliche Gruppen
- Immer gleiche Zeit
- Betreuung in Kleingruppen (bezugspersonenzentriert): ca. 8–10 Personen und 2 Betreuungspersonen
- Wertschätzung des Einzelnen
- Verzahnung von Pflege und Therapie
- Berücksichtigung aller vorhandenen Ressourcen
- Teamarbeit im interdisziplinären Team: Pflegende, SozialpädagogInnen, ErgotherapeutInnen
- Mahlzeiten sind die „Säule“ der Tagesstruktur
- Festgelegte Mahlzeiten mit flexibler Zeitspanne
- Biographischer Ansatz, z. B. durch Ansatz an frühere Hausarbeiten bei Frauen (☞ 1.9.2)
- Gemütliche Atmosphäre in übersichtlicher Gemeinschaft

- Zwischen Mahlzeiten festgelegte, an den Bedürfnissen der alten Menschen orientierte gruppentherapeutische Angebote (Beschäftigungsangebote ☞ 2.8). Zeiten: 10.00–12.00 Uhr und14.00–17.00 Uhr. Beinhalten Elemente des Orientierungstrainings(☞ 1.9.3) und der Validation® (☞ 1.9.4).

Gruppenformen: Gesprächs- und Sozialtherapie; Bewegungsgruppen, Gymnastik; Spaziergänge; Koch- und Backgruppen; Einkaufsgruppen; Werk- und Spielangebote; Kunsttherapie; Ausflüge und Veranstaltungen.

Organisation von tagesstrukturierenden Gruppen

- In Teamarbeit Tagesstrukturierung erarbeiten. Dazu eine Arbeitsgruppe von mehreren Teammitgliedern bilden
- Tagesstrukturierungskonzept muß von allen Mitgliedern des Teams mitgetragen werden, deswegen ist Motivation aller MitarbeiterInnen wichtig
- Regelmäßige wöchentliche Teambesprechung betreffs Koordination von Abläufen in Gruppen
- Feste GruppenleiterInnen als Bezugspersonen
- GruppenleiterInnen können Pflegekräfte, aber auch Pflegekräfte in Zusammenarbeit mit ErgotherapeutIn oder SozialpädagogIn sein. Zusammenarbeit verschiedener Berufsgruppen ist sinnvoll, setzt gute Teamarbeit (☞ 1.3.10) voraus
- Fortbildung für GruppenleiterInnen ermöglichen
- Zusammensetzung der Gruppen genau überlegen:
  - Gemischte Gruppen: z.B. 80% nichtverwirrte und 20% verwirrte Personen
  - Homogene Gruppen: alte Menschen mit gleichen Erkrankungen, z.B. nur demente Personen oder nur Personen mit Apoplexie. Bei homogenen Gruppen nur sehr kleine Gruppen bilden von max. 8 Personen. Intensive Betreuung durch 2 Personen erforderlich.

Schwierigkeiten

- Pflegekräfte müssen sich selbst motivieren, weil Gruppenbetreuungstätigkeit immer noch neu ist
- Gruppenmitglieder müssen ebenfalls motiviert werden
- Evtl. Mangel an Ideen für die Gruppenarbeit.

Tips, Tricks & Fallen

- Immer wieder an Bedürfnissen der Gruppenmitglieder orientieren
- Regelmäßige Rückmeldungen innerhalb der Gruppe und in das Gesamtteam
- Regelmäßige Fortbildung und Supervision für GruppenleiterInnen
- Bei Motivationstief von GruppenleiterInnen Rotation der Leitung ermöglichen, z.B. ½ jährlich
- Kartei anlegen für Aktivitäten. Beliebte sind: kochen, backen, singen, Gedichte vorlesen. Angebote sammeln, können auch wiederholt werden; es braucht nicht immer etwas Neues geboten werden
- Dokumentation in einer Extra-Gruppendokumentationskartei, z.B. Flachkartei.

1.3.10 Teamarbeit

Besondere Form unmittelbarer Zusammenarbeit. Jedes Teammitglied ist Spezialist, aber auf Koordination und Zusammenarbeit mit anderen angewiesen (☞ auch 1.4).

Therapeutisches Team

Kerngruppe: AltenpflegerInnen, PflegehelferInnen, manchmal Krankenpflegekräfte, HausärztInnen.
Entferntere Teammitglieder: Angehörige, ErgotherapeutInnen, SozialpädagogInnen, KrankengymnastInnen, LogopädInnen, Auszubildende, PraktikantInnen, Zivildienstleistende, KonsiliarärztInnen, SeelsorgerInnen, Hauswirtschaftspersonal, FreundInnen.

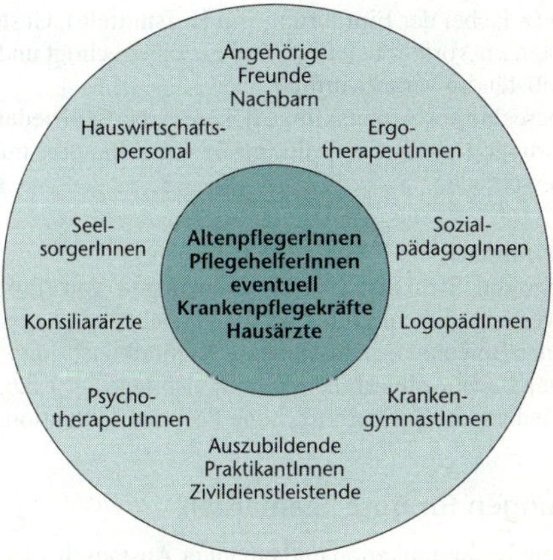

Abb. 1.8: Stationäres Altenpflegeteam [V 227]

AltenpflegerInnen sind meist am besten informiert über alle Aspekte der Biographie, der Fähigkeiten, Bedürfnisse und Ressourcen der alten Menschen. Sie können und sollen aber nicht alles leisten. Kooperation mit anderen Berufsgruppen ist unbedingt erforderlich. Ideal wäre das therapeutische Team, in dem alle Mitglieder:

- Im Interesse und Auftrag der betreuten alten Menschen tätig sind
- ExpertInnen auf ihrem Gebiet sind, die selbständig ihre Behandlungs- oder Pflegepläne erstellen
- Verantwortung für die von ihnen erbrachten Leistungen tragen (Durchführungsverantwortung).

Ziel der Zusammenarbeit: Lebensqualität, Gesundheit und Wohlbefinden der betreuten alten Menschen verbessern.

Vorteile guter Zusammenarbeit

- Höhere Arbeitszufriedenheit und Motivation durch Einbringen eigener Ideen, Beobachtungen, Erfahrungen; Erweiterung und Weitergabe von Wissen
- Effektive Behandlung und Pflege und bessere Problemlösung durch Zusammenwirken aller berufsspezifischen Kenntnisse, Fähigkeiten, Fertigkeiten
- Wirtschaftlichkeit, da miteinander statt aneinander vorbei gearbeitet wird: Zeit- und Kostenersparnis.

Teamstruktur

Team mit Leitung kann mit verschiedenen Arbeitsstilen geführt werden

Demokratischer, kooperativer Arbeitsstil

Aufgaben werden entsprechend den Qualifikationen wechselweise von jeder MitarbeiterIn der Kerngruppe übernommen. MitarbeiterInnen sind an Entscheidungsprozessen (z.B. bei der Einführung von Hilfsmitteln), Gestaltung von Betreuungskonzepten im Vorfeld beteiligt, sind gleichberechtigt und für ihren Aufgabenbereich vollständig verantwortlich.

Folgen: gleichberechtigtes Arbeitsklima, höhere Arbeitszufriedenheit, von pflegerischen Erfahrungen profitieren alle, große Identifikation mit Arbeitsplatz, keine Statusunterschiede.

Autoritärer Arbeitsstil

Strenge hierarchische Struktur, feste Abgrenzungen von Tätigkeiten, unterschiedliche Bewertung verschiedener Arbeitsbereiche, z.B. „niedere“ Pflegearbeiten in Nähe der BewohnerInnen, „höhere“ Schreibtisch- und Organisationsarbeiten in Ferne von BewohnerInnen. Funktionspflege ☞ 1.3.6.

Folgen: Unzufriedenheit, Konkurrenz, hohe Personalfluktuation.

Voraussetzungen für gute Teamarbeit

Eine störungsfreie Kommunikation und ein guter Austausch aller Informationen zwischen Teammitgliedern bilden die Grundlage guter pflegerischer Teamarbeit. Gelungene Teamarbeit: Wenn jeder weiß, daß Gruppenleistung immer besser als die noch so gute Einzelleistung ist.

Bildung eines guten Pflegeteams fördern

- Ausreichende Dienstübergabezeiten (☞ 1.5.5)
- Regelmäßige Dienstbesprechungen, z.B. 1 x pro Woche, an denen alle MitarbeiterInnen teilnehmen: Pflegekräfte, Auszubildende, therapeutisches Personal, hauswirtschaftliches Personal, Pflegedienstleitung
- Kommunikationsregeln (☞ 2.3.3) im Team einhalten: Jeder darf zu Wort kommen, ausreden lassen, jeder wird ernstgenommen. Methoden der Gesprächsführung anwenden (☞ 2.3.2)
- Teamziele formulieren
- Qualitative Arbeitsteilung anstreben. Aufgabe nach Fähigkeiten verteilen

- Klare Absprachen betreffs Arbeitsorganisation, Stellenbeschreibung (☞ 1.3.6) treffen
- Konflikte erkennen, sich ihnen stellen und Ursachen ergründen (☞ 2.3.3)
- Pflegestandards integrieren, ermöglichen einheitliches Arbeiten (☞ 1.6)
- Neue MitarbeiterInnen systematisch einarbeiten (☞ 1.3.14)
- PraxisanleiterInnen einsetzen. Entlastet das übrige Pflegeteam
- Teamsupervision und Balintgruppen, wenn von allen akzeptiert
- Gemeinsame Aktivitäten, z.B. Betriebsausflug
- Fortbildungen.

Kooperation verschiedener Berufsgruppen fördern

- Eigenes Denken, Fühlen und Handeln reflektieren
- Für Erfahrungen, Ansichten, Persönlichkeiten der anderen offen sein
- Sich gegenseitig wertschätzen und akzeptieren
- Spannungen und Konflikte konstruktiv austragen
- Willen zur Zusammenarbeit auf organisatorischer und persönlicher Ebene haben
- Gemeinsame Ziele und Lösungen suchen und finden
- Kompetenzen, Leistungsmöglichkeiten und -grenzen der anderen Berufsgruppen kennen
- Klare Absprachen über Zuständigkeiten und Tätigkeiten der einzelnen Berufsgruppen treffen
- Regelmäßiger, zeitlich festgelegter, geplanter Informationsaustausch über alle wesentlichen Fakten
- Schriftliche Dokumentation für alle Beteiligten zugänglich machen (☞ 1.5.4)
- Persönliche Kontakte fördern, sich kennenlernen
- Demokratische Betriebsstruktur.

Behindernde Faktoren

- Störungen der Kommunikation (☞ 2.3.3): keine Zeit, keine Einsicht in die Notwendigkeit von Absprachen, Hierarchiedenken, Einzelkämpfermentalität, Kommunikation über Dritte
- Fehlende Weitergabe oder Zurückhalten von Informationen
- Intrigen
- Nichtakzeptierende Haltung gegenüber KollegInnen
- Überbewertung oder Leugnung von Fehlern
- Konkurrenzverhalten
- Schuldzuschreibungen bei Konflikten
- Unterschiedliche Ansichten über Fähigkeiten, Bedürfnisse, Defizite der pflegebedürftigen Menschen, gegensätzliche Vorgehensweisen; Menschenbild, Pflegeverständnis
- Abwertung von Qualifikation und Leistungen anderer Berufsgruppen, z.B. Besserwisserei, Konkurrenzdenken, Überheblichkeit, Intoleranz.

1

Tips, Tricks & Fallen

- Teamsupervision kann die Beziehungen innerhalb des Teams klären helfen: von Arbeitgeber fordern
- Konflikte sind in einem guten Team normal, Konflikte nicht verdrängen. Konflikte als Regelfall einplanen und Ursachen erörtern, ohne Schuld zuzuschreiben
- Fachliche Konflikte, z.B. Differenzen über Vorgehensweisen, Situationseinschätzung, Pflegeverständnis, möglichst sachlich diskutieren. Im Zweifelsfall gilt der Wille des zu Pflegenden
- Bei nicht lösbaren Konflikten auf der Beziehungsebene, z.B. Antipathie, ggf. Hilfe von außen holen; Supervision.

1.3.11 Nachtwache

Dienst zur nächtlichen Versorgung und Betreuung von BewohnerInnen in stationären Einrichtungen. Kernarbeitszeit: 20.00 bis 6.00 Uhr, max. 10 Std. arbeitsrechtlich erlaubt.
Durchführungsverantwortung bei examinierten Pflegekräften. Für den Nachtdienst muß eine examinierte Pflegeperson zuständig sein (Heimpersonalverordnung § 7).

Nachtwache

- Sind die Räumlichkeiten des Pflegebereichs bekannt?
- Telefonnummer von NotärztIn, Krankentransportdienst, HausärztInnen, Polizei, evtl. Rufbereitschaft?
- Woher kommt im Notfall Hilfe: Nachbarpflegebereich, wer ist NachtwachenkollegIn, von Bereitschaftsdienst, ist Pflegedienstleitung erreichbar?
- Sind Bedarfsmedikationen geklärt?
- Übergabe des Giftschrankschlüssels?
- Übergabe von Medikamentenschrankschlüssel?
- Bis wieviel Uhr abends können HausärztInnen gerufen werden? Gibt es eine einheitliche Regelung der Einrichtung mit HausärztInnen?
- Sind schwerkranke, sterbende oder gefährdete BewohnerInnen bekannt?
- Welche Angehörige sind bei Schwerkranken und Sterbenden zu benachrichtigen? Telefonnummer?
- Sind alle Dokumentationsmappen da?
- Wo sind Versichertenkarten untergebracht?
- Wo stehen Sauerstoffgerät, Absauggerät, Hebehilfen?
- Ist Bedienung der Rufanlage bekannt? EDV-Anlage?
- Ist die Eingangstür zu verschließen? Wann?
- Sind Notfallpläne, z.B. bei Feuer, bekannt?

Durchführung

Nachtwachenbeginn: ausführliche Dienstübergabe zu allen BewohnerInnen. Aufgabe der Nachtwache umfaßt Kontaktpflege und konkrete Pflegemaßnahmen nach Pflegestandards und individuellen Pflegeplänen.

- Erster Begrüßungsrundgang: Medikamente verteilen, Spätmahlzeiten, Getränke anbieten, alle BewohnerInnen persönlich einschätzen
- Für Sicherheit, Geborgenheit und Beruhigung sorgen. Auf Wünsche, Ängste, Sorgen eingehen, Gesprächsbereitschaft signalisieren, ständige Rufbereitschaft garantieren
- Pflegemaßnahmen nach Plan ausführen: Lagerungen, Ein- und Ausfuhr kontrollieren, Nahrungsverabreichungen, Kontinenz- und Inkontinenzversorgung
- Hilfen beim Ausziehen und Zubettgehen, individuelle Zubettgehwünsche berücksichtigen
- Medizinische Kontrollen bei Bedarf und nach Verordnung
- Physisches und psychisches Befinden der BewohnerInnen kontrollieren und genau beobachten
- Regelmäßige Rundgänge, z.B. alle 3 Std., nach Standardplan der Einrichtung; bei auffälligen, schwerkranken und sterbenden Personen häufiger
- Dokumentation aller Pflegemaßnahmen und besonderer nächtlicher Vorkommnisse.

Besondere Vorkommnisse

Notfälle ☞ Kapitel 17.

- Bei nächtlicher Krankenhauseinweisung durch Haus- oder NotärztIn: Transportschein nötig, wird von ÄrztIn ausgefüllt, Versichertenkarte und Informationsblatt mitgeben (☞ 1.3.4); in Absprache mit kranker Person Krankenhaustasche packen; Absprache, welche Angehörige wann zu benachrichtigen sind, Sicherheit und Ruhe vermitteln
- Für sterbende Person Sitzwache ermöglichen: Bereitschaftsdienst, Angehörige, Kollegen, Hospizdienste? So häufig wie möglich beim Sterbenden sein. Sterbebegleitung hat Vorrang vor Routinearbeiten in der Nacht (☞ 16.2)
- Sterbefall: ÄrztIn benachrichtigen; HausärztIn oder NotärztIn; Versorgung nach Pflegestandard der Einrichtung (☞ 16.4.2)
- Eigene Erkrankung: Nachtwache kann nicht fortgeführt werden. Pflegedienstleitung, Rufbereitschaft benachrichtigen. Pflegebereich erst verlassen, wenn Ersatz eingetroffen ist.

Tips gegen die Müdigkeit

- Leichte Literatur lesen
- Musik hören
- Zwischendurch frische Luft, tiefe Bauchatmung
- Mal ein kurzes Telefongespräch.

Belastungen der Nachtwachen

Nachtpflegekräfte sind besonderen Belastungen ausgesetzt. Lange Nachtarbeitszeit führt zur Gesundheitsgefährdung durch Umkehrung des Tag-Nacht-Rhythmus.

Folgen: Schlafstörungen, Appetitstörungen, erhöhte Reizbarkeit, Magen-Darm-Störungen, Mißbrauch von Alkohol und Medikamenten.
- **Erhöhte psychische Belastung:** Nachtdienste werden meist allein von einer Pflegeperson ausgeführt; erhöhte Beanspruchung und Mehrfachbelastung durch Sterbende, Schwerkranke, gerontopsychiatrisch Erkrankte
- **Körperliche Belastungen:** oft keine Hilfe durch zweite Pflegeperson möglich
- **Arbeitsstrukturelle Belastungen:** Unangemessene Betreuungsformen wie frühes Zubettgehen für alle erschweren nächtliche Betreuung; morgendliches Waschen ist in manchen Einrichtungen noch üblich und ist entschieden abzulehnen; fehlender Austausch mit KollegInnen.

Entlastungsmöglichkeiten für Nachtwachen
- Selbstpflege: für eigenes Wohlbefinden sorgen, kontinuierlich nach Entspannungsmöglichkeiten suchen, Fortbildungen nutzen
- Einführung eines entlastenden späten Spätdienstes. Beispiel: Später Spätdienst endet um 22.00, Nachtwache beginnt um 21.30
- Einführung einer Abendbetreuung für „späte Zubettgeher"
- 3–4 Nachtwachen hintereinander sind besser verkraftbar als mehr
- Keine zusätzlichen Arbeiten, die große Konzentration erfordern, Medikamente durch Tagdienst stellen.

Tips, Tricks & Fallen
- Nachtwache muß selbst ruhig sein, um Sicherheit und Geborgenheit für zu Pflegenden vermitteln zu können
- Manche alte Menschen fühlen sich nachts besonders verlassen und haben Angst: Zuwendung und Gesprächsbereitschaft signalisieren
- Blutzuckerabfall (☞ 11.1.2) nach langer Nachtruhe um ca. 4.00 morgens
- Fixierungen bei BewohnerInnen nur, wenn gerichtlicher Beschluß vorliegt (☞ 1.7.2)
- Verwirrten Personen Orientierung und emotionale Sicherheit geben: Zuwendung, Verständnis, Ruhe, gemeinsame kleine Nachtmahlzeit und Nachtgetränk, in Zimmer begleiten. Nicht gegen Widerstände zu Bett bringen
- Bei Nachtarbeitenden ist der eigene RR niedriger, deswegen eher Fehler aufgrund von Konzentrationsschwäche möglich. Abhilfe: Tasse Kaffee oder schwarzen Tee.

1.3.12 Krankenhauseinweisung

Krankenhauseinweisung
- Krankentransportschein: wird in der Regel von einweisender ÄrztIn ausgefüllt
- Einweisungsschein zur Krankenhausbehandlung: wird von ÄrztIn ausgefüllt
- Informationsblatt (☞ 1.3.4)
- Koffer oder Tasche mit persönlichem Eigentum der BewohnerIn: Kulturtasche, Nachtwäsche, Unterwäsche, Morgenmantel, Hausschuhe, Seh- und Hörhilfen, Zahnprothese, persönliche Gegenstände, Versichertenkarte (☞ 1.3.4)
- Bei Fremdeinweisung die HausärztIn verständigen
- Angehörige nach Absprache mit BewohnerInnen verständigen
- Pflegedienstleitung informieren
- Verwaltung und Hauswirtschaftsleitung informieren.

1.3.13 Zusammenarbeit mit Angehörigen

Altenpflege beinhaltet immer auch Angehörigenarbeit. Pflegende, Angehörige und BewohnerIn stehen im Heim in einem Dreiecksverhältnis mit großem Konfliktpotential.

Konflikte mit Angehörigen
- Angehörige haben oft Schuldgefühle, weil sie zu Pflegenden ins Heim „gegeben" haben. Schuldgefühle werden auf Pflegepersonal in Form von Unzufriedenheit, Kritik und Nörgeleien übertragen
- Angehörige halten große Distanz zur Pflegeeinrichtung. Pflegekräfte können dann Aggressionen gegenüber Angehörige entwickeln, weil sie das Gefühl haben, daß die ganze Last der Pflege auf sie abgewälzt wird
- Pflegekräfte werden in komplizierte Familienbeziehungsgeflechte verwickelt und fühlen sich dem Konfliktpotential der Familie ausgeliefert
- Pflegekräfte erwarten Dankbarkeit von Angehörigen.

Angehörigenarbeit
Fördernd auf die Zusammenarbeit mit den Angehörigen wirken sich aus:
- Gesprächsgruppen für Angehörige, z.B.1 x im Mon. mit Angehörigen und VertreterInnen von MitarbeiterInnen
- Angehörigenberatung durch Fachkraft, z.B. SozialpädagogIn der Einrichtung
- Gezielte Fortbildung für Angehörige anbieten. Information über spezielle Krankheitsbilder
- Offene Strukturen für Angehörige: Tag der offenen Tür einrichten, Angehörige bei Gestaltung von Festen miteinbeziehen. Angehörige Angebote im Rahmen von Wohngruppen, z.B. Singen, Lesungen, Backen, durchführen lassen
- Angehörigen das Gefühl vermitteln, daß sie wichtig sind und zu der Übernahme von Tätigkeiten bei den ATL motivieren

- Angehörige integrieren, z.B. Angehörige gestalten Kaffeenachmittag, übernehmen mit BewohnerIn Arbeiten wie Blumenpflege, Gestaltung von Räumen
- Angehörige Einblick in Pflegedokumentation geben und in Pflegeplanung einbeziehen. Dabei ist das Einverständnis des zu Pflegenden erforderlich
- Überlegen: Angehörige dokumentieren im Pflegebericht des Dokumentationssystems (Einverständnis erforderlich)
- Angehörigenbeirat wählen.

Tips, Tricks & Fallen

- Kritik von Angehörigen ernst nehmen
- Bei nicht gerechtfertigter Kritik: Kritik nicht persönlich nehmen und als Konflikt des Angehörigen verstehen
- Offene Gespräche bei Konflikten anstreben
- Angehörige als Partner akzeptieren.

1.3.14 Anleitung neuer MitarbeiterInnen und Auszubildender

Neue MitarbeiterIn einführen

Eine Personaleinstellung darf nicht nur auf den Vollzug des Arbeitsvertrages reduziert werden. Einarbeitungszeit von ca. 4 Wo. gewähren.

- Alle MitarbeiterInnen über neue KollegIn informieren
- MitarbeiterIn mit Offenheit begegnen: In den ersten Tagen kommt es zu einstellungsprägenden Eindrücken der neuen MitarbeiterIn
- Erster Rundgang durch Einrichtung
- Offiziell einführen und vorstellen: Heimleitung, Pflegedienstleitung, Bereichsleitung
- In neues Arbeitsteam einführen: persönliches Gespräch über Erwartungen an die Einarbeitung in den ersten Wochen, Stellenbeschreibung vorstellen (☞ 1.3.6), in Tätigkeitsabläufe, Dokumentation, bereichsspezifische Kommunikationstechnik einführen
- Bei den jeweilig angrenzenden Berufsbereichen vorstellen: SozialpädagogIn, ErgotherapeutIn, Reinigungsdienst, Küche, Wäscherei, Technik
- Richtlinien für neue MitarbeiterInnen aushändigen
- Vorstellung durch Betriebsrat: Einführung in Dienstzeiten, Dienstplangestaltung, Übergaben, Bereitschaftsdienste, Notfallpläne.

Richtlinien für neue MitarbeiterInnen

- Notfallpläne
- Sicherheitsbestimmungen, Sicherheitsbeauftragte der Einrichtung
- Hygieneplan
- Reinigungsplan
- Spezielle Dienstanweisungen

- Vergütungsrichtlinien
- Grundsätze für Materialanforderung und -lagerung
- Grundsätze im Umgang mit technischen Einrichtungsgegenständen, z. B. Telefon, Waschmaschine, Spülmaschine, Rufanlage, EDV
- Erläuterung zum Formularwesen
- Information über Fortbildungsmöglichkeiten
- Information über berufsgruppenspezifische Informationen.

Tips, Tricks & Fallen

- Soviel wie möglich miteinander sprechen und sich austauschen
- Neuer MitarbeiterIn genügend Raum geben, verschiedene Kenntnisse praktisch umzusetzen
- Einarbeitung durch verantwortungsvolle MitarbeiterIn in den ersten Wochen garantieren.

Praxisanleitung von SchülerInnen

Einsatzmeldung (durch Schule)

- PraxisanleiterIn festlegen und mindestens eine Woche gemeinsam mit SchülerInnen einsetzen
- Dienstplan erstellen.

Vorgespräch, Erstgespräch

- Ideal: 1 Woche vor Einsatzbeginn oder in den ersten Praktikumswochen
- PraxisanleiterIn vorstellen
- Diensteinteilung: Wünsche berücksichtigen
- Lernzielkatalog des Pflegebereichs und Lernziele bzw. Praxisaufgaben der Schule vorstellen
- Gemeinsame Lernziele mit Auszubildendem formulieren und in einem Vorgesprächsprotokoll schriftlich fixieren
- Lernstand der SchülerInnen erfahren
- Wünsche der SchülerIn erfragen.

1. Arbeitstag

- Möglichst Beginn im Spätdienst
- Informationen zu Pflegebereich, Räume, Feuerschutzeinrichtung, Pflegesystem, Dokumentationssystem geben
- MitarbeiterInnen vorstellen
- Zu betreuende BewohnerInnen vorstellen
- Alle Tätigkeiten werden von AnleiterIn und SchülerIn gemeinsam durchgeführt:
  - Sicher eingeübte Tätigkeiten: SchülerIn beobachten; AnleiterIn hilft
  - Unsicher eingeübte Tätigkeiten: AnleiterIn führt aus; SchülerIn beobachtet und hilft
  - Unbekannte Tätigkeiten: AnleiterIn führt aus, SchülerIn hilft nach Anleitung.

Die geplante Anleitungssituation

Anfangs: Demonstration einer Pflegetätigkeit durch AnleiterIn. Dabei:
- Alle Handlungen gut sichtbar durchführen
- Auf kritische Situationen hinweisen
- Begründungen geben
- Nicht zu viel Informationen geben, weil: je unbekannter eine Tätigkeit, desto weniger Informationen können vom Lernenden aufgenommen werden
- Bewußtmachen der Tatsache, daß auch Einstellungen zu bestimmten Tätigkeiten oder zu BewohnerInnen oftmals nonverbal vermittelt werden.

Später: Ausführung der erlernten Pflegetätigkeit durch SchülerInnen unter Aufsicht der AnleiterIn. Dabei:
- Eigenkorrektur geht vor Fremdkorrektur
- Eingreifen der AnleiterIn nur bei Gefährdung für BewohnerIn oder nach Hilfegesuch von Schülerin. Feedback durch AnleiterIn nach der selbständig ausgeführten Tätigkeit.

Bei sicherer selbständiger Ausführung durch SchülerIn: Wenn AnleiterIn sich von der selbständigen sicheren Ausführung einer Pflegetätigkeit überzeugt hat, können Aufgaben zur selbständigen Durchführung an Auszubildende übertragen werden.

Unsichere Tätigkeiten reflektieren
- Was war gut? Was kann beibehalten werden? Positives immer zuerst, erhöht die Motivation
- Was muß modifiziert werden?
- Wo wird nochmaliges Zeigen gewünscht?
- Was kann noch unter Hilfe eingeübt werden?

Unbekannte Tätigkeiten,
- Werden weiterhin durch AnleiterIn ausgeführt, SchülerIn hilft unter Anleitung
- Angemessene Lernziele festlegen.

Zwischengespräch
- Gegenseitig Feedback geben
- SchülerIn nach Wünschen und Kritik fragen und Kritik ernst nehmen
- Lob für alles, was gut war: stärkt die Motivation
- Weitere Lernziele festlegen.

Abschlußgespräch
- Gegenseitig Feedback geben
- Bei Beurteilungsbogen: gemeinsam ausfüllen und Erklärung geben
- Selbsteinschätzung der SchülerIn erfragen und Fremdeinschätzung durch AnleiterIn.

Tips, Tricks & Fallen
- SchülerInnen im Team aufnehmen
- SchülerInnen ernst nehmen und Möglichkeit geben, eigene Vorstellungen nach Absprache mit AnleiterIn umzusetzen

- Geplante Anleitung ist anfangs vermehrter Zeitaufwand, erspart langfristig aber Kontrolle, Zeit und Gefahr für alle Beteiligten
- Feste AnleiterIn für Pflegebereiche im Team festlegen. Fortbildungen für AnleiterInnen im Team ermöglichen
- AnleiterIn durch das restliche Pflegeteam von einigen Arbeiten entlasten, damit genügend Zeit für SchülerInnen da ist
- AnleiterInnen haben Anleitungs- und Überwachungspflicht und haften bei Fehlern für SchülerIn (☞ 1.7.1).

1.3.15 Gewalt in Altenpflegeeinrichtungen

Gewalt in Altenpflegeeinrichtungen ist Tabuthema. In Deutschland gibt es wenig Ergebnisse oder Forschungen. Gewalt ist ein verdrängtes, „stilles" Problem.

Gewaltformen

Strukturelle Gewalt

Alle institutionell bedingten Verhaltensweisen oder Bedingungen, die dem alten Menschen Schädigung zufügen:

- Keine soziale Integration
- Keine bedürfnisorientierte Pflege
- Einschränkung der Individualität z. B. durch festgelegte Mahlzeiten, festgelegte Körperpflegezeiten, Zubettgehzeiten
- Personalknappheit, die keine ausreichende Pflegequalität gewährleistet.

Psychische Gewalt durch Pflegende

Psychische Gewalt wird in Form von Bestrafungen und Entzug von Belohnungen ausgeführt:

- Alten Menschen isolieren, aufs Zimmer schicken
- Beleidigungen
- Keine verbale Ansprache
- Rauhe, unhöfliche Behandlung
- Zuwendungsentzug
- Gegen Willen anziehen oder gegen Willen zu Bett bringen
- Anschreien
- Kein Essen geben, nicht fragen, was jemand essen möchte
- Nicht auf Klingel reagieren, Klingel entfernen
- Ruhigstellende Medikamente verabreichen
- Lächerlich machen, andere bevorzugen und loben
- Unangemessene Betreuungsformen.

Körperliche Gewalt durch Pflegende

- Anwendung von Zwang, z. B. mit Zwang Mund öffnen zur Nahrungsanreichung
- Fixierungen ohne Einwilligung und richterlichen Beschluß

1

- Klaps geben
- Schubsen, Kneifen, Ziehen und rohe Umgangsformen
- Sicherheits- und Hygienemaßnahmen nicht beachten, statt sichere Hilfsmittel und sichere Umgebung zu gewährleisten
- Unterlassene Pflegeleistungen, statt Prophylaxen und ausreichende Flüssigkeitszufuhr zu garantieren
- Mit Händen oder Gegenständen schlagen.

Maßnahmen zur Vermeidung von Gewalt

- Kleine Pflegeeinrichtungen und -einheiten anstreben. Bergen weniger Gewaltpotential
- Arbeitsspezialisierung entgegenwirken
- Personalnotstand abbauen
- Fachkompetenz von Pflegepersonal fördern
- Soziale Kompetenzen von MitarbeiterInnen erweitern. Fortbildung, Supervision, Balintgruppen
- Thema Aggression und Gewalt in Teamgesprächen enttabuisieren
- Überforderung von Pflegenden entgegenwirken. Nach Entlastungsmöglichkeiten suchen, Rotation bei starken Belastungsaufgaben
- Umgang mit HeimbewohnerInnen immer wieder reflektieren
- Bei Gewaltanwendung von Pflegenden gegen alten Menschen: offenes Gespräch anstreben, im Team nach Lösungen suchen, evtl. Pflegedienstleitung einschalten, Abmahnung, evtl. Kündigung.

1.4 Zusammenarbeit mit anderen Berufsgruppen

Therapeutisches Team ☞ 1.3.10. Es gibt eine Vielzahl von Berufsgruppen, die sich mit der Behandlung, Pflege und Betreuung alter Menschen beschäftigen:

- **Häusliche Altenpflege:** Haus- und FachärztInnen, Pflegedienst, evtl. KrankengymnastInnen, evtl. ErgotherapeutInnen, evtl. Haushaltshilfen, evtl. Sozialdienst, evtl. LogopädInnen
- **Pflegeheim:** Haus- und FachärztInnen, Pflegepersonal, Sozialdienst, Hauswirtschaft, evtl. ErgotherapeutInnen, evtl. KrankengymnastInnen, evtl. LogotherapeutInnen, Verwaltung
- **Krankenhaus:** ärztliches, pflegerisches, hauswirtschaftliches Stationspersonal, Ergo-, Logo-, PhysiotherapeutInnen. Verwaltung
- **Reha-Klinik:** ärztlicher Dienst, Pflegepersonal, Physio-, Ergo-, Logo-, Musik-, MaltherapeutInnen, PsychologInnen, SozialarbeiterInnen.

1.4.1 Zusammenarbeit mit ÄrztInnen

☞ auch 1.2.6.

Wichtige Regeln für die Zusammenarbeit mit ÄrztInnen

- Klare Absprachen mit ÄrztInnen treffen
- Feste wöchentliche Visitenzeiten vereinbaren
- Absprechen: Wann kann HausärztIn angerufen werden? Auch am Wochenende? Wie lange abends? Liste erstellen
- ÄrztIn gegenüber genau begründen: Rezeptwünsche, weshalb welches Material benötigt wird. Problem: Kostendeckelung
- Arztinformationen und Anordnungen, auch telefonische, immer dokumentieren
- Telefonische Anordnung nur im Notfall, hinterher schriftlich dokumentieren lassen
- Immer auf schriftliche Anordnung bestehen und ÄrztIn auf Dokumentationssystem hinweisen
- Absprache mit ÄrztIn und Pflegedienstleitung treffen: Welche ärztlichen Tätigkeiten sollen delegiert werden, welche nicht (z.B. i.m. Injektion).

Ärztliche Aufgaben

- Vorbeugung, Diagnostik, Therapie, Heilung, Linderung von Krankheiten
- Beratung, Aufklärung
- Indikationsstellung, Anordnung, Überwachung, Beurteilung, Koordination von pflegerischen und therapeutischen Maßnahmen obliegen der Gesamtverantwortung
- Leitung des therapeutischen Teams (z.B. in Reha-Einrichtung, Krankenhaus).

HausärztIn

In stationären Einrichtungen wie Pflegeheimen gilt meist das Hausarztprinzip: freie Arztwahl der BewohnerInnen.

Vorteile

- Es besteht meist schon eine langjährige Beziehung zwischen ÄrztIn und BewohnerIn
- Vertrauensbeziehung zwischen ÄrztIn und BewohnerIn ist wichtige Voraussetzung für einen positiven Pflegeprozeß
- Erhaltung von Selbstwert und Individualität.

FachärztIn

Bei FachärztInnen gilt ebenfalls das Prinzip der freien Arztwahl. Wichtigste FachärztInnen für die Altenpflege sind: Psychiater zur gerontopsychiatrischen Betreuung, oft in Kooperation mit gerontopsychiatrischen Diensten und Einrichtungen, HautärztIn, UrologIn, GynäkologIn, ZahnärztIn.

Tips für eine gute Zusammenarbeit

- Mit HausärztIn regelmäßige Hausbesuche zu festgelegten Zeiten, z.B. 1 x wöchentlich mittags, vereinbaren, je nach Gesundheitszustand häufiger oder seltener, an Visite teilnehmen. Einverständnis von KlientIn einholen
- Mit HausärztIn Sprechzeiten in der Praxis, abends und am Wochenende abklären und im Dokumentationssystem festhalten
- VertretungsärztIn erfragen, die über Krankheitszustand informiert ist. Das beugt unnötigen Krankenhauseinweisungen am Wochenende durch BereitschaftsärztIn vor
- Notwendige Behandlungspflege mit HausärztIn absprechen. Eigene Erfahrungen können eingebracht werden, z.B. bei Wundversorgung, HausärztIn entscheidet aber
- Nicht an KlientIn „experimentieren“ und dann der HausärztIn Vorschläge machen
- Alle Anordnungen im Dokumentationssystem schriftlich abzeichnen lassen, telefonische Anordnungen evtl. mit Zeugen entgegennehmen und nachträglich abzeichnen lassen
- Vertrauensverhältnis herstellen. In Notfällen muß oft eigenverantwortlich gehandelt werden, Bestätigung nachträglich durch ÄrztIn
- Lieber einmal zuviel die HausärztIn anrufen
- Bei schlechter Kooperation: Gespräch mit KlientIn und gemeinsam einen Arztwechsel in Betracht ziehen.

Tips, Tricks & Fallen

- Keine Änderungen von Behandlungsmaßnahmen ohne Anordnung der ÄrztIn
- Bei schlechter Kooperation kann dem zu Pflegenden andere ÄrztIn empfohlen werden.

1.4.2 Zusammenarbeit mit SozialarbeiterInnen

Sozialarbeiterische Aufgaben

- Krisensituationen erkennen und vorbeugen
- Beratung, Hilfe bei sozialen Problemen verschiedenster Ursache unter Berücksichtigung psychosozialer, gesellschaftlicher und institutioneller Gegebenheiten, Förderung von Selbsthilfe und Eigeninitiative
- Gemeinwesen- und Öffentlichkeitsarbeit.

Einsatzgebiete

- Vermittlung und Beratung bei Konflikten im sozialen Umfeld, z.B. Angehörige, MitarbeiterInnen, Pflegekräfte mit therapeutischem Ansatz, Selbsthilfe- und Lösungsmöglichkeiten aufzeigen
- Beratung, Unterstützung, Organisation von Hilfe bei sozialen, psychischen, finanziellen Problemen in Zusammenhang mit Krankheit und Pflegebedürftigkeit

- Individuelle Hilfe bei Eingliederung in neues Lebensumfeld und Alltagsbewältigung, z.B. bei Umzug in Pflege-, Wohnheim
- Fortbildung
- Betreuung von Heimbeirat, ehrenamtlichen Kräften, Angehörigen.

1.4.3 Zusammenarbeit mit PhysiotherapeutInnen

Physiotherapie = Kranken-, Heilgymnastik. Ärztliche Verordnung im häuslichen und meist auch stationären Bereich nötig. Nach Absprache und Anleitung der KrankengymnastIn Übungen zur Verbesserung der Wirksamkeit in den pflegerischen Ablauf integrieren.

Physiotherapeutische Aufgaben

- Beweglichkeit und selbständige Bewegung erhalten, fördern, wiederherstellen
- Krankheiten, Leiden, Schmerzen, Einschränkungen, Behinderungen am Bewegungsapparat vorbeugen, ausgleichen, lindern, bessern.

Einsatzbereiche

- Orthopädische Erkrankungen, z.B. entzündliche und degenerative Gelenk-, Wirbelsäulen-, Knochen-, Weichteilerkrankungen, Traumata
- Innere Erkrankungen, z.B. Herz-Kreislauf-, Gefäß-, Lungen-, Stoffwechselkrankheiten
- Neurologische Erkrankungen, z.B. Lähmungen, Koordinationsstörungen, Neuropathien
- Psychische Erkrankungen mit Auswirkungen auf Bewegungsfähigkeit, z.B. Wahnwahrnehmung bei Schizophrenie, Depression, Psychosen
- Prophylaxen.

Behandlungsarten

Aktive Bewegungsübungen

- Schulung von Körperwahrnehmung, Lokomotion, gesunden Bewegungsmustern
- Atemgymnastik, Anleitung zum Umgang mit Hilfsmitteln, z.B. Atemtrainer
- Lockerungs-, Dehnungs-, Kraft-, Ausdauer-, Entspannungsübungen in Einzel- oder Gruppensitzungen.

Passive Bewegungsübungen

- Lagern, auch mit Hilfsmitteln
- Dehnen, Strecken, Schütteln
- Massage.

Physikalische Maßnahmen

Wärme, Kälte, Wasser, Strom, Bestrahlung.

1

1.4.4 Zusammenarbeit mit ErgotherapeutInnen

Ergotherapie: Arbeits- und Beschäftigungstherapie. Ärztliche Verordnung nötig oder Angebot des Heimes im stationären Bereich. Nach Absprache und Anleitung ergotherapeutische Maßnahmen in die Pflege einbeziehen.

Ergotherapeutische Aufgaben

Körperliche, geistige, psychische und soziale Fähigkeiten, Selbständigkeit und Eigenverantwortung erhalten, fördern, verbessern, wiederherstellen.

Einsatzbereiche

Störungen von Motorik, Koordination, Wahrnehmung, Sensibilität v.a. im Bereich von Rumpf und oberen Extremitäten, bedingt durch:
- Erkrankungen oder Einschränkungen des Bewegungsapparates
- Neurologische Krankheiten, z.B. Apoplexie, M. Parkinson
- Kognitive und neuropsychische Störungen, z.B. Konzentrations-, Gedächtnisstörungen, Desorientierung
- Psychische Leiden, Krankheiten mit Antriebsarmut, Rückzug in Isolation z.B. bei Schizophrenie.

Behandlungsarten

Funktionelle Ergotherapie
- Training von Beweglichkeit, Fein- und Grobmotorik, Wiederanbahnen gesunder Bewegungsmuster, Verbessern von Koordination, Gleichgewicht, Sensibilität
- Selbsthilfetraining, z.B. Versorgung mit Hilfsmitteln, Anpassen der Umgebung, Einüben von Alltagstätigkeiten, Prothesen-, Rollstuhl-, Einhandtraining, ggf. Anfertigung geeigneter Hilfsmittel.

Psychosoziale, psychiatrische Ergotherapie
- Verbesserung und Förderung von Kontakten, positiver Lebenseinstellung, Sinnfindung, Selbstvertrauen, Realitätsorientierung, Neigungen und Interessen, Merkfähigkeit, Konzentration
- Planen und Durchführen von Freizeitgestaltung, z.B. Ausflüge, Feste, zusammen mit alten Menschen und anderen Berufsgruppen. Kulturelle Veranstaltungen, Tanz, Kochen, Singen, Spielen.

1.4.5 Zusammenarbeit mit LogopädInnen

Logopädie = Sprachtherapie. Ärztliche Verordnung nötig. Nach Absprache und Anleitung logopädische Übungen bei jedem Kontakt mit zu Pflegendem.

Logopädische Aufgaben

- Diagnostik, Therapie von Sprech-, Sprach-, Stimm-, Schluckstörungen
- Verbessern von Sprachverständnis, Gesichts-, Mundmotorik, Kommunikationsfähigkeit mit dem Ziel, die Teilnahme am sozialen Leben zu erleichtern
- Information, Beratung, Schulung von Betroffenen, Angehörigen, Pflegekräften.

Einsatzbereiche

Stimm-, Sprech-, Sprach-, Hör-, Lese-, Schreibstörungen durch z. B.

- Neurologische Erkrankungen, z. B. bei Multipler Sklerose, Apoplexie
- Erkrankungen der Sprech-, Atem-, Hörorgane, z. B. nach Kehlkopfentfernung
- Psychische Erkrankungen, z. B. Stummheit nach psychischen Traumen, Depression.

Behandlungsarten

- Übungen im Rachen-, Mund-, Gesichtsbereich
- Einüben von Kommunikation mit Mimik, Gestik, Körpersprache, Buchstabentafeln, speziellen Geräten.

1.5 Pflegetheorie, Pflegeprozeß, Pflegeplanung und -dokumentation

1.5.1 Pflegetheorie und Pflegeverständnis

Theoretische Grundlage der Pflege ist das Bild, das die Gesellschaft und damit die Pflegeperson vom Menschen hat. Heute wird der Mensch in seiner Ganzheit und Individualität von Körper, Seele, Geist und Geschichte gesehen. Die Begleitung und Betreuung pflegebedürftiger Menschen orientiert sich an individuellen Problemen, Bedürfnissen und Ressourcen. Verschiedene Modelle haben versucht, menschliche Bedürfnisse zu strukturieren und in Bereiche zu gliedern.

Pflegemodelle

Keines der vorgestellten Modelle erhebt den Anspruch auf Perfektion, da sie nur vereinfachte Darstellungsformen komplizierter Theorien sind. Im Pflegealltag können sie aber helfen, Pflege zu verstehen und Pflegeabläufe zu strukturieren.

Virginia Henderson

Beschreibt **14 Grundbedürfnisse** des Menschen. In ihrer Vorstellung übernimmt der Pflegende die Bereiche des Pflegebedürftigen, deren reibungsloses Funktionieren er wegen einer Krankheit oder Behinderung nicht mehr selbst sicherstellen kann. Sie stellt vor allem die körperlichen Bedürfnisse des Menschen in den Vordergrund.

Nancy Roper

Benennt **12 Lebensaktivitäten (LA)**. Bei Einschränkungen hilft die Pflege, Probleme zu überwinden und sich an neue Umstände anzupassen.

Liliane Juchli

Entwickelte das Modell der **12 Aktivitäten des täglichen Lebens (ATL)** . Sie erweitert die Modelle von Henderson und Roper um Fragen der Sinnfindung, der Selbstwerdung, der Transzendenz und der Religiosität und formulierte diese als „Wiederentdeckung der Ganzheitlichkeit" aus.

ATL nach Juchli

- Atmen
- Sich bewegen
- Sich als Mann oder Frau fühlen und verhalten
- Essen und Trinken
- Körpertemperatur regulieren
- Ruhen und Schlafen
- Für Sicherheit sorgen
- Sich waschen und kleiden
- Kommunizieren
- Ausscheiden
- Sich beschäftigen
- Sinn finden.

Monika Krohwinkel

Stellt den ATL von Juchli ein erweitertes Pflege-Modell gegenüber: **Aktivitäten und Existenzielle Erfahrungen des Lebens (AEDL)**. Krohwinkel fügt den 12 ATL einen 13. Punkt hinzu: Mit existentiellen Erfahrungen des Lebens umgehen. Damit meint sie

- Die Existenz gefährdende Erfahrungen: Verlust von Unabhängigkeit, Isolation, Trennung von wichtigen Menschen, Heimatverlust, Sorge, Angst, Sterben
- Die Existenz fördernde Erfahrungen: Vertrauen erleben, Hoffnung entwickeln, Zuversicht, Unabhängigkeit, Freude
- Erfahrungen, welche die Existenz gefährden oder fördern: Kulturgebundene Erfahrungen, Religion, Lebensgeschichte.

Chris Abderhalden

Hat das Pflegemodell von Juchli um sechs ATL erweitert:

- Beziehungen aufnehmen, aufrecht erhalten und beenden
- Sich informieren und orientieren
- Mit Problemen und Realitäten umgehen

- Persönlichen Besitz verwalten
- Wohnen
- Seine Rechte wahrnehmen und Pflichten erfüllen.

Das Modell ist umstritten, findet aber wegen der Differenzierung psychosozialer Aspekte verstärkt Anwendung in der Gerontopsychiatrie.

Tips, Tricks & Fallen

- Für Abrechnung mit dem MDK das Pflegemodell von Roper oder Juchli zugrunde legen: LA bzw. 12 ATL
- Die erweiterte Form von Monika Krohwinkel zur Ergänzung hinzuziehen
- Praktizierte Pflegetheorien werden im Rahmen der Qualitätssicherung beschrieben und sind Grundlage für das Pflegekonzept.

1.5.2 Pflegeprozeßmodell

Der Beschreibung des Pflegeprozeßmodells liegt die Erkenntnis zugrunde, daß der Mensch sich bis an sein Lebensende in seinen Lebensäußerungen und -aktivitäten weiterentwickelt und verändert.

Daß Pflege als ein sich ständig weiterentwickelnder Prozeß aufgefaßt wird, hat folgende Vorteile:

- Durch das Festlegen von Zielen wird Pflege systematisch planbar und überprüfbar
- Nur geplante Pflege ermöglicht Pflegeerfolge im ganzheitlichen Sinn
- Pflege kann sich auf individuelle Bedürfnisse und Gewohnheiten zu Pflegender und Probleme durch Einschränkungen beziehen
- Alle Pflegepersonen werden in Pflegeabläufe einbezogen und sind informiert: ermöglicht Teamarbeit
- Durch Nutzung eines Dokumentationssystems wird allen an der Pflege beteiligten Personen derselbe Informationsstand ermöglicht: bietet größtmögliche Transparenz
- Pflegemaßnahmen werden kontinuierlich dem aktuellen Entwicklungsstand des zu Pflegenden angepaßt
- Gezielter Einsatz von Ressourcen beeinflußt Problemlösungsprozesse positiv.

Der Regelkreis des Pflegeprozesses beschreibt in sechs Schritten (☞ Abb. 1.9) den Vorgang systematischer Pflegeabläufe und ermöglicht die Anpassung an den aktuellen Ist-Zustand des zu Pflegenden.

1.5.3 Pflegeplanung

Pflegeplanung ist wesentlicher Baustein zur Qualitätssicherung in der Altenpflege und dient als Nachweis von Pflegeleistungen. Ziel einer geplanten Pflege ist Verbesserung der Lebensqualität zu Pflegender sowie berufliche Zufriedenheit und Kompetenz der Pflegepersonen.

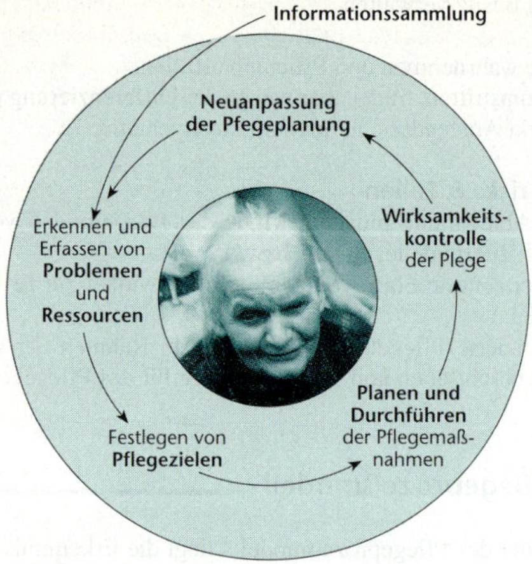

Abb. 1.9: Pflegeprozeß [B 169]

Vorteile einer Pflegeplanung für zu Pflegenden

- Wahrung seiner Identität durch Erhalt individueller Lebensgewohnheiten
- Anerkennung der Individualität: Körper, Seele, Geist und Biographie
- Positives Selbstwertgefühl durch größtmögliche Selbstbestimmung
- Vertrauensbildung und Sicherheit durch Kontinuität der Pflegebeziehung
- Förderung von Kontakten zu Vertrauenspersonen wie Angehörige, Bekannte
- Möglichkeit aktiver Mithilfe im Pflegeprozeß, schafft Sicherheit und Vertrauen bei zu Pflegendem
- Vermeidung von Hospitalisierung (☞ 3.1.1).

Vorteile einer Pflegeplanung für Pflegepersonen

- Pflegeerfolge werden sichtbar und steigern das Selbstwertgefühl der Pflegepersonen
- Konkrete Beschreibung von Pflegemaßnahmen erleichtert Planung, Durchführung und Überprüfbarkeit
- Teamgeist wird gestärkt, da Entscheidungen gemeinsam getroffen und zielgerichtet umgesetzt werden
- Beziehungspflege (☞ 2.3.1) ermöglicht es, Sinnzusammenhänge zu erfassen
- Aufwertung des Berufsbildes durch Erfassung unsichtbarer Pflegeanteile
- Die kontinuierliche Anwendung des Betreuungsprozesses wird überprüfbar.

Pflegeplanung als Instrument der Qualitätssicherung

- Pflegeplanung und -dokumentation ist wesentlicher Bestandteil von Prüfungsverfahren zur Qualitätssicherung (☞ 1.6)

- Leistungserfassung bei erhöhtem Zeitaufwand im Sinne rehabilitativer Pflege nach §5 des Pflegeversicherungsgesetzes, Pflegeabrechnung erfolgt durch MDK und andere Kostenträger
- Rechtliche Absicherung im Falle von juristischen Komplikationen, z.B. bei Verweigerung von Pflegemaßnahmen bei zu Pflegendem
- Sicherung gleichbleibender Pflegequalität durch detaillierte Beschreibung der Abläufe über Dienstanweisung für Pflegepersonen und kontinuierliche Weitergabe aller pflegerelevanter Informationen (☞ 1.5.4).

Voraussetzungen für Pflegeplanung

- Berücksichtigung der veränderten Bedürfnissituation und Flexibilität betagter Menschen
- Regelmäßige Dienstübergaben mit allen anwesenden Pflegepersonen (☞ 1.5.5)
- Durchführung von Pflegeplanungsgesprächen (☞ 1.5.5)
- Nutzung eines auf den zu Pflegenden bezogenen Dokumentationssystems, zu dem alle an der Pflege beteiligten Personen Zugang haben, auch ÄrztInnen, TherapeutInnen, Angehörige
- Kooperativer Führungssstil (☞ 1.3.10)
- Bereitschaft der Pflegenden, Verantwortung zu übernehmen
- Kooperation mit anderen Bereichen der Einrichtung bzw. in der ambulanten Pflege mit sozialen Hilfsdiensten und TherapeutInnen
- Regelmäßige Teilnahme aller MitarbeiterInnen an Fortbildungen, auch z.B. Reinigungs- und Küchenpersonal, Hausmeister, Verwaltungspersonal.

Durchführung der Pflegeplanung

- Zeitfaktor beachten: Langsamer Einstieg in Pflegeplanung erleichtert langfristige Durchführung und vermindert emotionale Abwehr bei Pflegepersonen. Beginn mit einem oder wenigen zu Pflegenden
- Pflegeplanungsgespräche regelmäßig durchführen (☞ 1.5.5)
- Angehörige in Pflegeprozeß integrieren
- Informationssammlung: Biographie, sozialer Hintergrund, Durchführung von Planungsgesprächen, evtl. Übertragen von Pflege- und Betreuungsaufgaben, Beteiligung an wichtigen Entscheidungen, Erfahrungsaustausch, Informationen über bisherigen Hilfebedarf
- Reinigungspersonal einbeziehen
- MitarbeiterInnen zur Übernahme größerer Verantwortung motivieren. Ganzheitliche Betreuung fördert Vertrauensbildung und Arbeitszufriedenheit
- Tagesabläufe umstrukturieren, Bewohnerbedürfnissen anpassen, z.B. flexible Essenszeiten
- Dienstplangestaltung Bewohnerbedürfnissen anpassen: z.B. Dienstbeginn nicht vor 6.30 Uhr, Dienstschluß um 20.30 Uhr.

Tips, Tricks & Fallen

- Realistische Erwartungshaltung beugt Frustration und Konflikten vor: bei 30 zu Pflegenden ca. 6 Monate für die Ersterstellung aller Pflegeplanungen einkalkulieren

- Durch Anpassung der Tagesablauf-Organisation vernetztes Arbeiten im Team ermöglichen und Doppelarbeit vermeiden
- Motiviertes, geduldiges, sicheres Vorgehen der Leitungskräfte fördert Motivation und verhindert Entwicklung von Ängsten bei Pflegepersonen, fördert kooperativen Führungsstil.

Die sechs Schritte der Pflegeplanung

Pflegeplanung orientiert sich an den sechs definierten Schritten des Pflegeprozesses (☞ Abb. 1.9).

1. Schritt: Informationssammlung

Informationen über alle Lebensbereiche des zu Pflegenden sammeln: Grundlage individueller Pflegeplanung.

- Zu Pflegendem freistellen, ob und in welcher Ausführlichkeit er aus seinem Leben berichten möchte
- Alle Informationen vor dem Zugriff Unbeteiligter schützen (Datenschutz ☞ 1.7.2)
- Ziel der Informationssammlung ist nicht der „gläserne Mensch“, sondern das Herausfinden pflegerelevanter Informationen
- Zu Pflegenden über schriftliches Dokumentieren informieren, Einwilligung einholen.

Informationsquellen

- Pflegepersonen: subjektive und objektive Beobachtungen, Erkenntnisse, Pflege- und Betreuungsergebnisse
- ÄrztInnen: Diagnosen, ÄrztIn- und Pflegebericht, Visiten
- Betreuungspersonen: subjektive Wahrnehmungen
- Angehörige oder Freunde: biographische Daten, bisherige Interessen, bekannte Gewohnheiten
- Pfarrer, Pastor: religiöse Anbindung, Glaubensbekenntnis
- Ambulante Dienste: pflegerische Vorgeschichte
- Therapeutische MitarbeiterInnen
- Übrige PflegemitarbeiterInnen: Berichte über besondere Erfahrungen, Beobachtungen
- Stationsfrauen
- Ehrenamtliche MitarbeiterInnen.

Personenbezogene Informationen

Daten zur Person des zu Pflegenden, die für Verwaltung und Organisation von Bedeutung sind:

- Name, Anschrift, Geburtsdatum, Geburtsort und -land
- Familienstand, Staatsangehörigkeit, Konfession
- Name, Adresse, Telefonnummer von Angehörigen, Betreuungspersonen und behandelnden ÄrztInnen, besonders HausärztIn

- Implantate und Prothesen, z. B. Herzschrittmacher, Hörgerät, Glasauge, Zahnprothesen, Hüftgelenksprothese, Insulinpumpe
- Leihgeräte wie Rollstuhl, Gehhilfen, Toilettenstuhl, Hilfsmittel.

Biographische-soziale Informationen

Informationen zur Lebensgeschichte (☞ 1.9.2) und zur aktuellen, sozialen Situation alter Menschen erleichtern Bedürfnisfindung und Erhalt von Lebensqualität. Erfragt werden z. B.:

- **Kindheits- und Jugenderlebnisse:** Elternhaus, Schulzeit, regionale Herkunft, geschichtlicher Hintergrund
- Entwicklung des **Familien- und Soziallebens:** Partnerschaften, Kinder, Enkelkinder, Urenkel, Nachbarschaft, Kontakte in der Umgebung, Engagement in sozialpolitischen Aufgaben
- Entscheidende **Lebensereignisse:** Umzug und Neubeginn in fremder Umgebung, z. B. „Flucht", Heirat der Kinder, Geburt der Enkel
- **Beruflicher Werdegang:** Ausbildung, Berufsausübung, besondere Aufgaben und Verantwortungen
- **Familiäre Situation der Gegenwart:** PartnerIn, Angehörige, Freunde, Nachbarn
- Gegenwärtige Interessen, Hobbys, Wünsche (sind wichtige Ressourcen)
- Kultureller Hintergrund
- Religiöse Glaubensstrukuren und -prägungen
- **Grundfrage bei insitutioneller Pflege:** Kam zu Pflegender aus eigener Entscheidung oder auf Initiative von Angehörigen?

Physische Situation

Medizinisch-pflegerische Informationen zur körperlichen Situation des zu Pflegenden

- Ärztliche Diagnosen und Verordnungen: Vitalzeichen kontrollieren, angeordnete behandlungspflegerische Maßnahmen, Medikamente, Bedarfsmedikation
- Pflegediagnosen und -anamnese entsprechend der pflegerisch-medizinischen Erstaufnahme
- Frühere pflegerelevante Krankheiten und Krankenhausaufenthalte.

Psychische Situation

- Seelische Verfassung: Hoffnungen, Befürchtungen, Stimmungslage, persönliche Einschätzung der Situation
- Geistige Orientierung.

Erstgespräch

Sich Zeit lassen und angenehme Atmosphäre, möglichst in einem separaten Raum, schaffen. Gemeinsame Tasse Kaffee oder Tee hilft beim Aufbau einer Vertrauensebene.

- Kurze, gut verständliche Fragen stellen
- Keine Suggestivfragen stellen. Nicht: „Trinken Sie gerne Tee?" sondern: „Was trinken Sie gerne?"

- Checklistenartiges „Abfragen“ vermeiden
- Informationen nicht bewerten, aber evtl. im Team reflektieren
- Datenschutz gewährleisten (☞ 1.7.2)
- Für ein gemeinsames Gespräch ist Freiwilligkeit des zu Pflegenden Voraussetzung
- Schamgefühl und Privatsphäre des zu Pflegenden erkennen und respektieren: nur pflegerelevante Informationen dokumentieren.

2. Schritt: Pflegeprobleme, Ressourcen, Gewohnheiten erfassen

Mit Hilfe der ATL individuelle Probleme, Ressourcen und Gewohnheiten eines zu Pflegenden erarbeiten und dokumentieren. Jede Aktivität des täglichen Lebens hinterfragen:

- Welche Gewohnheiten oder Bedürfnisse wurden entwickelt und prägen die aktuelle, individuelle Lebenssituation des zu Pflegenden?
- Welche Pflegeprobleme ergeben sich aus Sicht der Pflegenden?
- Welche Probleme ergeben sich aus Sicht des zu Pflegenden bzw. der Angehörigen?
- Gibt es offene und verdeckte Ressourcen, deren Förderung zur Problemlösung beitragen können?

Pflegeprobleme

Jede ATL im Team auf bestehende oder potentielle Probleme überprüfen.

- Probleme entstehen, wenn aufgrund von Krankheiten oder Einschränkungen die ATL nicht mehr selbständig ausgeführt werden können
- Nichtintegration der Probleme führt zu gesundheitlichen Komplikationen, Abhängigkeit, Isolation und Verlust der Identität
- Pflegeprobleme können sowohl zu Pflegenden als auch das Umfeld (z. B. Angehörige) betreffen, z. B. führt Tag- und Nachtumkehr bei Demenz zu Schlafproblemen bei betreuenden Angehörigen.

Ressourcen und Gewohnheiten

Ressourcen (Kraftquellen) sind all jene Erfahrungen, Fähigkeiten und individuelle Gewohnheiten, die den Problemlösungsprozeß günstig beeinflussen können. Pflege betagter Menschen immer an Ressourcen orientieren. Pflegeteam überprüft gemeinsam jede ATL auf Ressourcen und Gewohnheiten.

- Alle offenen und verdeckten Ressourcen erhalten, fördern und sinnvoll zur Problemlösung einsetzen: Ressourcen geben Motivation, Sicherheit, Vertrauen in eigene Kräfte
- Hilfestellung bei Erkennung von Ressourcen leisten, z. B. wird möglicherweise bei der Vorbereitung eines Festes die Freude an künstlerischer Betätigung wiederentdeckt
- Mit aktivierender Pflege Erhalt von Gewohnheiten anstreben, das sind oft Selbsthilfestrategien
- Gezielte Beratung und Unterstützung bei erforderlicher Anpassung an chronische Erkrankung oder Behinderung gewährleisten, vermeidet psychosoziale Komplikationen.

Tips, Tricks & Fallen

- Eine Fähigkeit an sich ist noch keine Ressource: nur wenn Einsatz für zu Pflegenden selbst sinnvoll ist, ist sie als Ressource in die Pflegeplanung zu integrieren
- Alte Gewohnheiten nicht selbstverständlich auf gegenwärtige Situation übertragen
- Bedürfnisse und Gewohnheiten können sich durch Behinderungen, Erkankungen, neue Lebenserfahrungen und -inhalte grundlegend verändern
- Bei eingefahrenen Gewohnheiten nicht erzieherisch wirken, sondern Ziele darauf abstimmen
- Anpassungsfähigkeit alter Menschen an Veränderungen läßt mit zunehmenden Alter nach. Zu Pflegenden nicht überfordern, Zeit lassen und Erwartungen realen Möglichkeiten zu Pflegender anpassen.

3. Schritt: Pflegeziele festlegen

Im Team klären: Welches Ziel ist realistisch zu erreichen und in welchem Zeitraum? Bedürfnisse und Möglichkeiten des zu Pflegenden der Planung zugrunde legen.

Grundsätze beim Festlegen von Pflegezielen

- Ziele können in Nah- und Fernziele unterteilt werden:
  - **Nahziele** werden in überschaubarem Zeitraum festgelegt, z.B. 1 Woche, und beschreiben kleine Schritte
  - **Fernziele** geben die Richtung für die Zukunftsgestaltung vor und beschreiben den optimal zu erreichenden Zustand
- Bei alten Menschen besser Nahziele anstreben, Ziele nicht zu hoch, sondern realistisch ansetzen, sonst Gefahr von Überforderung für zu Pflegende und für Pflege- und Betreuungspersonen. Ziele möglichst mit altem Menschen abstimmen
- Nicht unrealistische, kurative Ziele, sondern Integration von Einschränkungen, chronischer Krankheit und Sterbeprozessen in die Lebenswelt des zu Pflegenden anstreben
- Ziele im multiprofessionellem Team (☞ 1.3.10) besprechen: Ziele müssen für alle MitarbeiterInnen akzeptabel sein
- Ziele konkret formulieren.

Tips, Tricks & Fallen

- Individuelle Lebensziele erfragen und respektieren
- Durch psychosoziale Betreuung Lebensmut stärken und Ziele ggf. gemeinsam höher stecken
- Auch Akzeptanz einer bestehenden Situation kann Ziel einer Pflegeplanung sein, z.B. mit einer Behinderung leben lernen
- Schmerzlinderung hat immer Vorrang. Mit ÄrztIn besprechen.

1

4. Schritt: Planung der Pflegemaßnahmen

Pflegemaßnahmen individuell auf den zu Pflegenden orientiert auswählen. Beachten, daß Pflege dem aktuellen Stand der Pflegerichtlinien entspricht und in allen Teilen mindestens zu einer sicheren, möglichst aber einer optimalen Betreuung von zu Pflegendem führt (☞ 1.6).

Grundsätze bei der Maßnahmenplanung

- Maßnahmen bei Pflegeplanungsgesprächen im Team festlegen und in Dokumentation eintragen (☞ 1.5.4)
- Alle dokumentierten Maßnahmen sind Dienstanweisungen: Durchführung für alle Pflegepersonen bindend
- Daten aus der Informationssammlung berücksichtigen, z.B. individuelle Gewohnheiten
- Maßnahmen müssen geeignet sein, das vorgegebene Pflegeziel (☞ oben) zu erreichen. Aktivierende und rehabilitierende Maßnahmen besonders berücksichtigen
- Pflegemaßnahmen aus verschiedenen Bereichen auswählen:
  - Grund- und Behandlungspflege. Auf Prophylaxen besonders achten
  - Betreuung: psychosoziale Begleitung, übender Umgang mit Hilfsmitteln
  - Beratung: Hilfe zur Selbsthilfe, Einsatz von Hilfsmitteln, Wohnraumanpassung
- Maßnahmen genau und für alle Teammitglieder gut nachvollziehbar beschreiben. 5 W: was, wann, wie, wie lange, wie oft.

Tips, Tricks & Fallen

- Möglichkeiten des Pflegeteams berücksichtigen: Personelle Ausstattung, Qualifikation, Räumlichkeiten, Dienstplan, hierarchische Kompetenzen
- Geplante Pflege- und Betreuungsmaßnahmen mit anderen Bereichen einer Einrichtung abstimmen, z.B. Verwaltung, Küche, Therapie
- In ambulanter Pflege andere Hilfen einbeziehen, z.B. Essen auf Rädern, Nachbarschaftshilfe, HauspflegerInnen, Betreuung durch „Zivis".

5. Schritt: Durchführung der Pflege

Voraussetzung einer fachgerecht durchgeführten Pflege sind gut qualifizierte, motivierte und verantwortungsbewußte Pflegepersonen.

Grundsätze

- Bezugspflege, Zimmerpflege anstreben (☞ 2.3.1, 1.3.6)
- Einheitliche Durchführung der Pflegemaßnahmen gewährleisten Schutz des alten Menschen vor Willkür und Pflegefehlern
- Zu Pflegenden über Durchführung der Maßnahmen informieren und aktiv in Maßnahmen einbeziehen. Befinden und Bedürfnisse erfragen und berücksichtigen
- Erwartung an Mithilfe zu Pflegender realistischen Möglichkeiten anpassen, sonst Gefahr von Aggressionen oder Depressionen bei zu Pflegenden und Burn-out-Syndrom (☞ 1.1.3) bei Pflegepersonen

- Rehabilitativ arbeiten: Verlorengegangene Fähigkeiten des zu Pflegenden nicht kritiklos ersetzen, nur weil es schneller geht
- Zu Pflegenden während der Maßnahme beobachten und Veränderungen in Pflegeplan einbringen, dokumentieren und mündlich weitergeben (☞ 1.5.3)
- Bei eskalierenden Problemen Rotationspflege gewährleisten.

6. Schritt: Beurteilung und Auswertung (Evaluation), Neuanpassung

Verlauf des Pflegeprozesses hinsichtlich Zielvorgaben beobachten, im Pflegebericht dokumentieren und zum vorher festgelegten Zeitpunkt Ergebnis der Pflege auswerten. Anforderungen des § 80 des SGB beachten.

Fragen zur Auswertung

- Wurde das angestrebte Pflegeziel erreicht?
- War das vorgegebene Ziel realistisch und entsprach den Bedürfnissen und Kräften des alten Menschen?
- Kann das Pflegeziel erreicht werden, aber in größerem Zeitraum?
- Wurden individuelle Fähigkeiten, Wünsche oder Gewohnheiten übersehen und nicht in den Pflegeplan einbezogen?
- Können andere Wege zum Erhalt größtmöglicher Lebensqualität gegangen werden?
- Wurden Grenzen erreicht, die den Einsatz weiterer therapeutischer Maßnahmen aus ethischen Gründen fragwürdig erscheinen lassen?

Auswertung (Evaluation)

- Bei Zufriedenheit des zu Pflegenden keine grundlegende Veränderungen der Pflegeplanung
- Bei fortschreitender Verbesserung der gesundheitlichen Situation neue Ziele und Überprüfungstermine festlegen
- Bei nicht erkennbaren Pflegeerfolgen oder Verschlechterung der Verfassung erneut mit Problem- und Ressourcenerfassung (☞ oben) beginnen und Maßnahme ändern.

1

Tips, Tricks & Fallen

- Nicht erreichte Pflegeziele nicht als Versagen des Teams, sondern als Aufforderung zur Reflexion verstehen
- Pflegeplanung als kreative Pflege darstellen und nicht als Zunahme von Leistungsdruck und Kontrollmöglichkeit. Dies motiviert und mindert Versagungsangst
- Supervision bei Frustration, Aggressivität und Einsatzmüdigkeit in Anspruch nehmen.

Beispiel Pflegeplanung

Datum	Probleme, Ressourcen P = Problem R = Ressource	Pflegeziele	Maßnahmen	Datum, Überprüfung
ATL Essen und Trinken				
2.1.	P.: Fr. X kann nicht selbständig Nahrung aufnehmen (Parkinson) R.: Sie bemüht sich, mit Hilfe von krankengymnastischen Übungen ihre eingeschränkten Fähigkeiten zu verbessern	• Fr. X kann in vier Wochen mundgerecht portioniertes, belegtes Brot selbständig essen: 2. Febr. Überprüfung • Sie kann ohne fremde Hilfe Getränke zu sich nehmen.: 2. Febr. Überprüfung	• 1 x tägl. 10 Min. Krankengymnastik, durch KG • Bei jeder Mahlzeit aktivierende Hilfestellung leisten, Zeit lassen und ermutigen, Lob einsetzen • Lieblingsgetränke im Spezialbecher bereitstellen: Selters mit Apfelsaft 1:1, Kräutertee.	
ATL Kommunikation				
15.1.	P.: Fr. X ist aufgrund der Bettlägerigkeit nicht in der Lage, selbständig Kontakt zu anderen Menschen aufzubauen. R.: Sie hat viel Humor und lacht gern. Sie hört gerne Radiosendungen und würde gerne mehr Besuch bekommen	• Fr. X kann bis zum 1. März mehrere Stunden am Tag im Rollstuhl sitzen und bei Mitbewohnern sein • Sie kann am Leben um sie herum teilhaben und sich einbringen.	• Mobilisierungstraining ☞ ATL Sich bewegen • MitbewohnerInnen fragen, ob sie Fr. X besuchen mögen • Tochter fragen, ob sie ein Radio mitbringen kann • In der Siesta-Liege auf Wunsch in den Tagesraum • Täglich 10 Min. aus der Zeitung vorlesen.	

Probleme bei der Pflegeplanung

Bei der Durchführung der Pflegeplanung können sich verschiedene Probleme ergeben, die einer kreativen Pflegeplanung und -dokumentation im Weg stehen und eine Problemanalyse und -bewältigung erforderlich machen.

Überforderung der Pflegepersonen

Vorurteile und unzureichende Qualifikation einzelner werden zum Hindernis für das Team

Ursachen

- Pflegepersonen lehnen Übernahme größerer Verantwortung ab
- Mangelnde Kenntnisse von Pflegeplanung führen zu Verkrampfung und Versagensangst
- Pflegepersonen wehren sich gegen Überprüfbarkeit und Kontrolle der Pflege durch Leitungspersonen
- Pflegepersonen befürchten Verlust individueller Pflegegestaltung und Normierung
- Pflegepersonen vermeiden das Dokumentieren aus Angst vor Fehlern, Beschreibung von Pflegeinhalten ist ungewohnt
- Hohe Erwartungshaltung durch Leitungspersonen, Träger, Angehörige, Öffentlichkeit löst Verunsicherung und emotionale Abwehr bei Pflegepersonen aus.

Lösungswege

- Teilnahme an internen und externen Fortbildungen zum Thema „Pflegeplanung" für alle MitarbeiterInnen, auch Leitende, zur Pflicht machen
- Pflegeorganisation umstrukturieren: Zimmer- und Gruppenpflege durchführen (☞ 1.3.6)
- Angehörige bzw. Betreuungspersonen an Pflegeplanung beteiligen, Infos über Ziele und Maßnahmen, in Betreuung und Pflege einbeziehen
- Regelmäßige Teambesprechungen und Supervision durchführen
- Eigene Erwartungshaltung an Erfolgserlebnisse und Perfektion überprüfen: Supervision
- Positive Erfahrung anderer Einrichtungen einholen: Bei funktionierender Pflegeplanung relativiert sich der Arbeitsaufwand, Pflegeplanung ist „Übungssache".

Unzureichende Personalsituation

Mangelhafte Personalsituation in Bereichen der Altenhilfe verhindert eine kontinuierliche Fortführung der Pflegeplanung.

- Frustration: Geplante Maßnahmen werden auf Dauer gar nicht oder nur unzureichend durchgeführt
- Zunahme von Aggression: erwartete Pflegeerfolge bleiben aus
- Entwicklung von Schuldgefühlen: Kluft zwischen Anspruch und Wirklichkeit ist zu groß.

Lösungswege

- Hilfestellung durch Leitungspersonen sicherstellen: durch Einsatz von Hilfskräften Pflege sichern
- Erwartungshaltung reduzieren: Praxisanleitung, Supervision, Teamgespräch
- Größere Zeiträume für Evaluation festlegen
- Angehörige bzw. Betreuungspersonen verstärkt in Pflege und Betreuung einbeziehen

- Freundes- und Förderkreise aufbauen: ehrenamtliche HelferInnen zur Mithilfe anregen, evtl. GemeindepastorIn einbeziehen.

Fehler bei Informationsvermittlung

Pflegerelevante Informationen „bleiben stecken“, werden unzureichend oder mißverständlich ausgetauscht und führen zu Doppelarbeit oder Pflegefehlern.

- Dokumentation ist unkorrekt, unvollständig oder mißverständlich, Handzeichen, Datum fehlen, wertende oder falsche Darstellung im Pflegebericht
- Pflegeergebnisse werden nicht eingetragen
- Mündliche Darstellung zur besseren Informationsweitergabe ist mangelhaft.

Lösungswege

- Anfängliche Hilfestellung beim Dokumentieren anbieten
- Vorwurfshaltung vermeiden: Dokumentieren muß gelernt werden
- Wertende Textstellen in Team reflektieren, Korrektur in Pflegeplanungsgesprächen erarbeiten
- Zeit zum Dokumentieren in Tagesablauf einkalkulieren: Pflegedokumentation ist Pflegetätigkeit
- Pflegeinformationen bei Übergaben mündlich ergänzen und evtl. erklären, besonders in Problemfällen oder bei möglichen Mißverständnissen
- Informationsweitergabe auf den zu Pflegenden beziehen, Übergabe moderieren (☞ 1.5.5)
- Vollständig und richtig dokumentieren (☞ 1.5.4).

1.5.4 Dokumentation

Dokumentation der geplanten Pflege ist fester Bestandteil der Altenpflege. Das Dokumentieren der angestrebten Ziele und durchgeführten Pflege ist Grundvoraussetzung individueller Pflegeplanung.

Voraussetzungen der Pflegedokumentation

Damit Pflegeplanung auf den zu Pflegenden bezogen durchgeführt werden kann, organisatorische Abläufe überprüfen und Dokumentationsverfahren den Veränderungen anpassen.

Personenbezogene Dokumentationssysteme

- Alle pflegerelevanten Informationen können übersichtlich aufgenommen werden, „Zettelwirtschaft“ entfällt
- Alle Pflegepersonen dokumentieren Veränderungen, Beobachtungen, Ergebnisse selbst
- Pflegemaßnahmen werden über längeren Zeitraum dokumentiert
- Wichtige Informationen werden durch Einsatz von Symbolen deutlich sichtbar gemacht, z.B. „Reiter“ ziehen: Am unteren Rand der Mappe befindliche Farbmarken werden als Signal für Nachfolge-Schicht nach unten geschoben

- Dokumentationssystem für alle Pflegepersonen, TherapeutInnen, ÄrztInnen zugänglich machen, Ort der Aufbewahrung absprechen
- Durch gezielte Informationsweitergabe werden Pflegefehler vermieden.

Teamkooperation

- Gegenseitige Absprachen treffen: Einigungen sind verbindlich, klar und akzeptabel
- Erfahrungen und Wahrnehmungen anderer Pflegepersonen akzeptieren
- Auf den zu Pflegenden bezogene Teambesprechungen und Übergaben durchführen
- Alle pflegerelevanten Informationen mündlich **und** schriftlich weitergeben
- Zuständigkeiten grundsätzlich und aktuell regeln
- Tagesablauf und Schwerpunkte gemeinsam festlegen
- Durch exakte Stellenbeschreibung und Aufgabenverteilung Doppelarbeit vorbeugen, sonst Reibungsverlust durch unnötige Teamkonflikte.

Beteiligung der ÄrztInnen und TherapeutInnen an der Pflegeplanung

- Zur Sicherung der gesundheitlichen Betreuung von Patienten müssen ÄrztInnen alle für die Pflege wichtigen Daten für Pflegepersonen sichtbar machen (§§ 2.1, 6.III. des Heimgesetzes)
- Ganzheitlich, individuelle Betreuung alter Menschen macht Informationsaustausch unter allen Berufsgruppen notwendig (multiprofessionelles Team ☞ 1.3.10).

Dokumentation durchführen

- Alle Dokumentationssysteme unterliegen dem Datenschutz (☞ 1.7.2). Unbeteiligte Personen dürfen keinen Zugang haben
- Dokumentieren im Team üben: keine zu hohen Anforderungen bei Einführung der Pflegeplanung, Formulieren von Pflegeinhalten muß gelernt werden
- Pflegeentwicklung täglich eintragen, Kontrollmöglichkeit der Pflegesituation
- In allen Teilen der Dokumentation Wertungen vermeiden, Reflexion im Team
- Dokumentieren jeweils direkt nach Verrichtung der Pflegemaßnahmen oder zum Dienstende **vor** Übergabe
- Verschiedene Farben als Signal nutzen: z. B. Frühdienst blau, Spätdienst grün, Nachtdienst rot
- Eintragungen kurz, präzis, klar geordnet formulieren
- Dokumentierte Pflege als Handlungsnachweis verstehen, dient als Urkunde (☞ 1.3.4).

Schwierigkeiten bei Dokumentationsdurchführung

- Diagnosen von Haus- oder KlinikärztInnen fehlen
- Medizinisch-therapeutische Maßnahmen werden nicht eingetragen, z. B. RR-, Puls-Kontrollwerte, Laborwerte, durchgeführte Injektionen
- Krankengymnastische und logopädische Erfahrungen und Ergebnisse fließen nicht mit ein

- BeschäftigungstherapeutInnen und SozialarbeiterInnen beteiligen sich nicht an Pflegeplanung
- Pflegeüberleitung von z.B. Klinik, vorherigen Pflegeeinrichtungen, ambulanten Pflegediensten fehlt (☞ 1.3.1).

Lösungswege
- Interdisziplinäre Zusammenarbeit anstreben: regelmäßige Dienstbesprechungen mit anderem therapeutischen Personal
- Alle beteiligten Personen über Pflegeplanung informieren und einbeziehen, auch ÄrztInnen, TherapeutInnen, SozialarbeiterInnen
- Pflegeüberleitungsbericht von Klinik, ambulantem Pflegedienst anfordern (☞ 1.3.1).

Dokumentationssysteme

Im Handel angebotene Dokumentationssysteme haben unterschiedliche Schwerpunkte und Ausführungen, z.B. Danprodukte, Standard System, Hinze. Es gibt Hängekarteien mit Einzelmappen oder Kompaktsysteme für jeweils mehrere zu Pflegende. Das benutzte System sollte der jeweiligen Organisationsstruktur des Arbeitsbereiches angepaßt sein, z.B. Einzelmappen in ambulanter Pflege. Alle Dokumentationssysteme werden zusammengesetzt aus verschiedenartigen Standardblättern, deren Verwendung entweder Vorschrift ist oder als Ergänzung dient.

Grundausstattung für Dokumentationssysteme

- Stammblatt: erfaßt Daten und Informationen zur Person: Name, Geburtsname, Staatsangehörigkeit, Religion, Adresse und Telefonnummer Angehöriger und Betreuungsperson, zu erbringende Leistungen, Hinweise zur Krankenkasse
- Diagnoseblatt und Ärztliche Verordnungen: alle pflegerelevanten Diagnosen sowie ärztlich angeordnete Maßnahmen, verordneten Medikamente, Untersuchungsergebnisse, Bedarfsmedikation mit genauer Beschreibung von Indikation und Maximaldosis in 24 Std. ÄrztIn bestätigt mit Handzeichen
- Biographieblatt: erfaßt biographische und soziale Informationen, vergangene und gegenwärtige Situation (☞ 1.9.2)
- Durchführungskontrollblatt (Grundpflege): Dokumentation durchgeführter Tätigkeiten, z.B. Ganzkörperwäsche, Duschen, Baden, Frisieren, Fußpflege, Mundpflege
- Durchführungskontrollblatt (ärztliche Verordnungen): Tabelle zum Abzeichnen nach Durchführung behandlungspflegerischer Maßnahmen
- Pflegeminutenabrechnung: Einsatzbeginn, Pflegeleistung in Min., z.B. in ambulanter Pflege
- Pflegeplanungsblatt: Ressourcen, Probleme, Pflegeziele, Maßnahmen, Überprüfungsdatum und Auswertung, systematisch fortlaufende Eintragungen
- Überwachungsblatt (Beobachtungsblatt): RR, Puls, Temperatur, Gewicht, Blutzuckerwert
- Pflegeberichtblatt (☞ unten)
- Pflegeüberleitungsblatt (☞ 1.3.1, Abb. 1.6).

Ergänzungsblätter
- Pflegebedürftigkeitsentwicklungsblatt: erfaßt Entwicklung individueller Pflegebedürftigkeit
- Blatt für Fixierungen: ärztliche, richterliche Anordnung für Fixierung, Eintragung der Durchführung (☞ 1.7.2)
- Bilanzierungsblatt: Ein- und Ausfuhr kontrollieren (☞ 2.6.9)
- Blatt für Ausscheidungskontrolle: Miktions- und Defäkationsschema (☞ 2.11.1, 2.11.2)
- Therapieblatt: Ergotherapie, Krankengymnastik, Logopädie
- Aktivitätenübersicht: Teilnahme an regelmäßigen Aktivitäten, z.B. Gottesdienst, Gedächtnistraining, Gruppengymnastik, Singen
- BTM-Blatt: Übersicht über Abgabe von Arzneimitteln, die unter das Betäubungsmittelgesetz fallen
- Diabetikerblatt: Übersicht über Insulingaben, BZ-Kontrollen, Tagesprofile.

Pflegebericht

Alle Informationen im Pflegebericht geben Auskunft über Verlauf und Wirkung der Pflege und Besonderheiten, z.B.:
- Besuch von ÄrztIn, TherapeutIn, PastorIn
- Hinweise auf veränderte Pflegemaßnahmen mit Begründung
- Veränderungen der körperlichen, seelischen, geistigen und sozialen Situation des zu Pflegenden
- Pflegerelevante Äußerungen des zu Pflegenden (verbal, nonverbal). Besonders zur Absicherung bei Verweigerung von Pflegemaßnahmen
- Beschreibungen von besonderen Vorfällen: Stürze, Einweisung ins Krankenhaus, auffälliges Verhalten
- Informationen an zu Pflegenden und Angehörige bzw. von ihnen.

Dokumentation mit EDV

Pflegeplanung kann mit Hilfe von EDV durchgeführt werden. Im Handel sind umfangreiche Computerprogramme erhältlich (Fachzeitschriften, ☞ Kap. 18).
Vorteile: Zeitsparend, da Informationen in komplettes Programm individuell eingetragen und leicht abgerufen werden können. Zentrale Leistungserfassung für Abrechnungen durch Verwaltung bringt Arbeitserleichterung für Pflegepersonen.
Nachteile: „hoher Kostenfaktor". Computer-Programme sind teurer als Dokumentationssysteme, MitarbeiterInnen müssen durch Fachkräfte in Computerarbeit eingewiesen werden, kostspielige Anschaffung von Computeranlagen. Bei einem Gerät kein gleichzeitiges Dokumentieren durch mehrere Pflegepersonen möglich, Zeitverlust durch Wartezeiten beim Dokumentieren.
Einsatztauglichkeit: gute Erfahrungswerte, wenn alle MitabeiterInnen das System beherrschen und nutzen, längere Einarbeitungszeit einkalkulieren. Arbeitserleichterung bei mehreren Geräten und Einsatz von Laptops.

Tips, Tricks & Fallen

- Einzelmappen für jeden zu Pflegenden vorziehen: mehrere Pflegepersonen können gleichzeitig dokumentieren

1

- Zur Information „Probe-Dokumentationsmappe" mit allen zur Verfügung stehenden Standardblättern anfordern: benötigte Blätter in gewünschter Anzahl bestellen, Probedokumentation ca. 4 Wo.
- Bei Bedarf eigene Blätter zur Dokumentation selbst entwerfen, z. B. Biographie- und Sozialblatt
- Für jede ATL jeweils ein eigenes Pflegeplanungsblatt erstellen: Entwicklung einzelner Pflegeprobleme bleibt auch bei weiterer Fortschreibung übersichtlich und nachvollziehbar
- Dokumentation durch Nutzung von Pflegestandards und Codes vereinfachen (Qualitätssicherung ☞ 1.6.2)
- Fachberatung durch Kundendienst der jeweiligen Firma in Anspruch nehmen, innerbetriebliche Schulungen durchführen.

1.5.5 Teambesprechungen zur Pflegeplanung

☞ auch 1.2.5, 1.3.10.

Dienstübergabe

Grundvoraussetzung für die klientenorientierte Durchführung der Pflegeplanung ist die regelmäßige mündliche Übergabe des Pflegebereiches an nachfolgende Schicht.

- Jede anwesende Pflegeperson bekommt notwendige Informationen: zeitraubendes Nachfragen wird vermieden, Verantwortungsfähigkeit nimmt zu, Arbeitszufriedenheit wird gesteigert
- Gemeinsam individuelle Pflegepläne festlegen: Pflegepersonen einigen sich auf akzeptable Ziele, Maßnahmen und Zeitpunkt der Evaluation
- Gewährleistung ganzheitlicher Pflege durch 24-Std.-Übersicht
- Optimale Organisation der Arbeitsabläufe des Pflegebereiches
- Schnelles Erfassen aktuell notwendiger Maßnahmen zur Pflege und Betreuung von zu Pflegenden
- Weitergabe der Informationen an andere Versorgungs- und Therapiebereiche, z. B. Küche, Labor, physikalische Therapie.

Gestaltung von Dienstübergaben

- Zustandekommen der Übergaben nicht vom persönlichen Engagement einzelner MitarbeiterInnen abhängig machen: Übergabezeit ist Dienstzeit
- Übergaben, Zeit und Dauer hausintern festlegen
- Alle MitarbeiterInnen über Notwendigkeit, Sinn und Ablauf von Übergaben informieren
- Dauer einer Übergabe nach Zeitbedarf pro zu Pflegenden. Angenommene **Richtwerte:** ca. 2 Min. pro zu Pflegenden bei Mittagsübergabe und ca. 1 Min. jeweils morgens und abends. Abgeleitete Richtwerte bei 30 zu Pflegenden:
  - Frühdienst–Spätdienst: ca. 60 Min.
  - Spätdienst–Nachtdienst: ca. 30 Min.
  - Nachtdienst–Frühdienst: ca. 30 Min.

- Schichtleitung moderiert Übergaben, nach Absprache Delegation. Jeder zu Pflegende wird thematisiert
- „Übergabeorgan“ ist das Dokumentationssystem. Jede Pflegeperson trägt ihren Zuständigkeitsbereich unter Einsichtnahme in das Dokumentationssystem vor
- Auch bei erschwerten Bedingungen Übergaben regelmäßig durchführen, sonst besteht Gefahr des „Einschlafens“
- Übergabe protokollieren.

Inhalte von Dienstübergaben

- Beobachtungen objektiver und subjektiver Veränderungen oder Auffälligkeiten bei zu Pflegenden: körperlich, geistig, seelisch, sozial
- Pflegerisch Konsequenzen und Ableitungen: Untersuchungsmaßnahmen, Information von ÄrztInnen oder Angehörigen, Änderungen des individuellen Tagesablaufes
- Organisatorische Ableitungen, z.B. zu Pflegender schläft länger nach schlafloser Nacht: Pflegepersonen und Reinigungskräfte gehen später ins Zimmer
- Absprache aktueller Veränderungen: besondere Tagesereignisse, Informationen von Leitungsebene, geänderte Tagesabläufe bei Personalausfall. Grundsätzliche Absprachen werden in Mitarbeiterbesprechung getroffen (☞ 1.2.5, 1.3.10).

Tips, Tricks & Fallen

- Die Qualität der Pflege spiegelt sich in der Qualität der Übergabe
- Übergabezeiten im Dienstplan berücksichtigen: Schichten überlappen sich entsprechend der Übergabezeit
- Angehörige, zu Pflegende und andere Bereiche über festgelegte Übergabezeiten informieren, evtl. Hinweisschild an Dienstzimmertür
- Bereitschaftsdienst während der Übergabezeit organisieren
- Übergaben sind keine Pausen: artfremde Tätigkeiten unterbleiben, z.B. essen, stricken
- Datenschutz beachten: Zimmerlautstärke einhalten, Tür schließen
- Übergaben im Dienstzimmer durchführen, nicht im Aufenthaltsraum, im Personalumkleideraum, zwischen Tür und Angel
- Alle administrativen Arbeitsschritte können in einem „Tagesbericht“ von Schichtleitung zentral erfaßt und nach Erledigung abgehakt werden. Organisatorische Erleichterung, die das Erstellen eines Extrablattes rechtfertigt.

Pflegeplanungsgespräch

Probleme, Ressourcen, Ziele, Maßnahmen und Zeitpunkt der Evaluation im Rahmen von Pflegeplanungsgesprächen im Team besprechen, festlegen und dokumentieren.

- Erarbeiten pflegerelevanter Informationen über zu Pflegenden: Erfahrungen, Beobachtungen, Kenntnisse von Pflegepersonen und Reinigungspersonal

1

- Gemeinsames Festlegen individueller Pflegepläne: auf zu Pflegenden orientierte Ziele, Einigung auf Maßnahmen, Zeitpunkt der Evaluation, durch Einigung Teamarbeit ermöglichen
- Absprachen zu Ablauforganisation
- Informationsweitergabe, -austausch und Reflexion im Pflege- und TherapeutInnenteam.

Gestaltung von Pflegeplanungsgesprächen

- Planungsgespräche im Dienstplan kennzeichnen und ausreichende Überlappungszeit einplanen: Planungsgespräche sind Dienstzeit
- Alle anwesenden Pflegepersonen nehmen teil: bei Bedarf Stationsfrauen, TherapeutInnen und andere Bereiche hinzuziehen
- Bereitschaftsdienst organisieren
- Bei Einführung der Pflegeplanung 14tägig bis 4wöchentlich jeweils individuellen Pflegeplan für **einen** zu Pflegenden erstellen, Dauer 60–90 Min.
- Jeden zu Pflegenden thematisieren und Planung aktualisieren, 4wöchentlich, Dauer nach Anzahl der zu Pflegenden
- Planungsgespräche „moderieren": vorher festlegen, wer Leitung übernimmt und dokumentiert. Rotationsverfahren, damit dokumentieren geübt wird
- Dokumentationssystem als Grundlage verwenden
- Bei Bedarf Organisationspläne, z.B. Dienstplan, hinzuziehen.

Tips, Tricks & Fallen

- Möglichst viele Pflegepersonen am Planungsgespräch teilnehmen lassen, Dienst entsprechend planen
- Bei Heimeinzug eines zu Pflegenden eine Ansprechperson festlegen, die während der ersten 4 Wo. erste Informationssammlung erstellt (☞ 1.5.3)
- Bereitschaftsdienst während der Planungsgespräche sicherstellen: Pflegeablauf und „Klingeldienst" organisieren: kein Rotationssystem, da Störungen
- Datenschutz beachten: Zimmerlautstärke, Tür schließen.

1.6 Qualitätssicherung und Pflegestandards

Qualitätssicherung in der Pflege kann durch ein für alle MitarbeiterInnen gültiges Pflegekonzept, individuelle Pflegeplanung (☞ 1.5.3) und Pflegestandards gewährleistet werden. Jede Einrichtung ist für Sicherung ihrer Pflegequalität zuständig. Pflegestandards können im Rahmen der Pflegeversicherung Leistungsnachweise für angebotene und geleistete Pflegequalität sein. Qualitätsprüfungen werden vom Gesetzgeber durch den MDK vorgesehen (§ 80 PflegeVG).

1.6.1 Pflegekonzept

Jede Einrichtung entwickelt nach Kennenlernen von Pflegetheorien (☞ 1.5.1) ein Pflegekonzept, das Bestandteil einer Gesamtkonzeption ist. Pflegekonzept schriftlich fixieren und allen MitarbeiterInnen der Einrichtung vorstellen. In regelmäßigen Abständen das Pflegekonzept überprüfen, ob es auch von MitarbeiterInnen gelebt werden kann.

Qualitätskriterien für ein Pflegekonzept

- Selbstbestimmung und Mitentscheidung des zu Pflegenden möglich
- Pflege wird gemeinsam mit zu Pflegendem geplant und Pflegemaßnahme festgelegt
- Höchstmögliche Selbständigkeit bei allen Lebensaktivitäten wird gefördert
- Aktivierender und rehabilitativer Anteil der Pflege wird berücksichtigt
- Bei Lebensfragen wird beraten
- Pflege orientiert sich an Bedürfnissen und Biographie zu Pflegender
- Individualität wird bewahrt
- Hilfsmittel werden sinnvoll eingesetzt
- Umgebung ist bedürfnisorientiert
- Selbstpflege von Pflegenden wird gefördert.

1.6.2 Pflegestandards

Schriftlich festgelegte, allgemein gültige und akzeptierte Normen, die einen bestimmten Aufgabenbereich und die Qualität der Pflege definieren. Häufig wiederkehrende Pflegemaßnahmen werden standardisiert, so daß es nicht nötig ist, gleiche Maßnahmen immer wieder neu zu formulieren. Pflegestandards sind Vorgaben zu Pflegeleistungen und beschreiben genau Vorbereitung, Durchführung und Nachbereitung einer Pflegemaßnahme. Auch psychosoziale Aspekte sind beinhaltet. **Allerdings:** Die Pflegebeziehung als das „Zentrale“ in der Altenpflege kann nicht standardisiert werden.
Pflegestandards stellen erbrachte Leistungen dar und ermöglichen Vergleich von Leistungen. Gelten als Leistungsnachweise von Pflegequalität und Pflegeleistungen
Ein Pflegestandard beinhaltet:

- **Strukturstandard:** Rahmenbedingungen, Kompetenzabgrenzung, Räumlichkeiten, Pflegeleitbild und Pflegekonzept, Personalbedarf, Materialien
- **Prozeßstandard:** Art und Umfang der Pflegeleistung im Sinne des Pflegeprozesses: Problemstellung, Zielsetzung, Maßnahmen
- **Ergebnisstandard:** Überprüfung der Pflegequalität anhand des geplanten Pflegeziels im Ist-Soll-Vergleich.

Vorteile von Pflegestandards

- Vereinheitlichte Pflegemaßnahmen und -leistungen erleichtern Umgang mit Pflegeplänen. Standards bilden Bausteine für individuelle Pflegepläne
- Erleichtern Einarbeitung neuer MitarbeiterInnen und SchülerInnen

- Pflegequalität kann durch Beurteilung von Qualitätsstufen eingeschätzt werden
- Verbessert Kooperation mit anderen Berufsgruppen, z.B. ÄrztIn, KG (☞ 1.4)
- Verbessern durch Ist-Soll-Vergleich gezielt Qualität und dienen somit der Qualitätssicherung
- Ermöglichen einheitliches Handeln
- Schaffen Verbindlichkeit, da sie schriftliche Dienstanweisungen sind.

Anforderungen an einen Pflegestandard

- Ist-Zustand definieren, Pflegequalitätsstufe nennen
- Festlegen allgemeiner Pflegeziele, anhand derer im Ist-Soll-Vergleich die Pflegeleistung bewertet werden kann, z.B. Wohlbefinden des alten Menschen und allgemeine Körperhygiene
- Konkrete, leicht verständliche Formulierung der schriftlich fixierten Standards
- Durchführung der Standards muß gewährleistet und von der Besetzung des Pflegedienstes unabhängig sein
- Einheitliche Pflegestandards für verschiedene Bereiche einer Einrichtung, z.B. Angleichung unterschiedlicher Voraussetzungen bei verschiedenen Wohnbereichen einer stationären Einrichtung
- Stimmen mit neuesten pflegewissenschaftlichen Kenntnissen überein
- Ergebnisse sind überprüfbar, z.B. in regelmäßiger Pflegevisite oder Pflegeplanungsgesprächen.

Pflegestandards erstellen

MitarbeiterInnen vorher durch Fortbildung, Gespräche informieren:

- Erarbeitung durch eine einrichtungsinterne Arbeitsgruppe, z.B. mehrere MitarbeiterInnen einer Sozialstation oder einer stationären Einrichtung
- Arbeitserleichterung: Zusammenschluß von mehreren Arbeitsgruppen z.B. eines Trägers: Qualitätszirkel mehrerer Einrichtungen
- Von einem mittelfristigem Zeitplan, ca. 2 Jahren, ausgehen
- Gestaltung eines Entwurfs: ca. 4 Std., mehrere MitarbeiterInnen
- Ist-Analyse festhalten: Was wird wann, wie, wie oft, von wem durchgeführt? Pflegequalitätsstufe (☞ 1.6.3) ermitteln. Ist diese zufriedenstellend: Pflegemaßnahmen vereinheitlichen und schriftlich fixieren. Ist diese verbesserungsbedürftig: Ziele festlegen anhand der nächstliegenden Pflegequalitätsstufe
- Teamarbeit:
  - Neuen Standard vorstellen
  - Fragen klären
  - Überprüfungsdatum, ca. 4 Wo., festlegen
  - Formalitäten klären: Wie wird Pflegestandard dokumentiert, abgeheftet?
  - Pflegestandard überprüfen: Wer überprüft? Nach Überprüfungszeit: Muß Pflegestandard modifiziert werden?
- Bei optimaler Pflegequalitätsstufe nach 1 Jahr überprüfen, ansonsten nach ½ Jahr an die nächste Pflegequalitätsstufe anpassen
- Alle MitarbeiterInnen in das Arbeiten mit Pflegestandards einweisen.

Tips, Tricks & Fallen

- Bei Erstellung individueller Pflegepläne Anwendung von Standards prüfen: Ist dieser Standard für diese Person geeignet?
- Alle Veränderungen schriftlich fixieren und mit Datum versehen, um Pflegeleistungsnachweise zu sichern
- Bei Qualitätsanhebung kleine Schritte machen, Pflegequalität immer nur um eine Stufe anheben
- Der Wettbewerb auf dem freien Pflegemarkt macht die verbindliche Einführung von Standards notwendig
- Beratung durch das Kuratorium Deutsche Altershilfe (Adresse ☞ Kapitel 18)
- Standards nicht einfach von anderen übernehmen, oft schlecht in eigener Einrichtung umsetzbar
- Standards für alle MitarbeiterInnen zugänglich in einer Kartei aufbewahren. Vorteilhaft: in Folie einkaschieren lassen
- Standards nach und nach einführen: Der MDK verlangt kein vollständiges Sortiment von Pflegestandards.

1.6.3 Pflegequalität

Es gibt keine gesetzlichen Grundlagen zur Feststellung oder Einstufung von Pflegequalität. Altenhilfeeinrichtungen können ihre Pflegequalität anhand von 4 Stufen einschätzen.

Stufe 0: gefährliche Pflege

Zu Pflegender erleidet Schaden: Unterlassung prophylaktischer Maßnahmen, unzureichende Versorgung, Unzufriedenheit des alten Menschen, Abdrängung in Isolation und Passivität, Nichteinbeziehung des alten Menschen in Planung und Entscheidungen, mangelhafte Dienstübergaben und -dokumentationen.

Stufe 1: sichere Pflege

Minimale Routineversorgung: Zu Pflegender ist mit dem Nötigsten versorgt, nötigste prophylaktische Versorgung, zu Pflegender muß sich sehr in den institutionellen Rahmen einfügen, keine besonderen Hilfen zu besonderen Lebensfragen, stereotype Kommunikation mit zu Pflegendem, Gewährleistung von fehlerfreien Dienstübergaben und -dokumentationen.

Stufe 2: angemessene Pflege

Pflege ist Bedürfnissen des zu Pflegenden angepaßt: Wünsche werden berücksichtigt, Information des zu Pflegenden über Pflegemaßnahmen, Akzeptanz von Bedürfnissen und Wünschen, Nähe durch persönliche Gespräche, individueller Pflegeplan ist vorhanden und wird nach Bedarf modifiziert, regelmäßige Dienstbesprechungen und kontinuierliche, ausführliche Dokumentation.

1

Stufe 3: optimale Pflege

Einbeziehung und Mitbestimmung des zu Pflegenden: Individuelle Pflegeplanung unter Einbeziehung des zu Pflegenden, große Motivation des zu Pflegenden, Kenntnisse über alle pflegerischen Maßnahmen, soziale Integration durch Einbeziehung der Tagesplanung und -ablauf, Vermittlung sozialer Kontakte, gezielte Lebensberatung, Einbeziehung und gute Zusammenarbeit von Angehörigen und Freunden in Pflegeplanung, biographiebezogene Pflege, regelmäßige Dienstbesprechungen, Supervision, Balintgruppen, Selbstpflege von Pflegenden.

Tips, Tricks & Fallen

- Qualitätssicherung ist oft eine Worthülse
- Es gibt noch keine ausgereiften Modelle der Qualitätssicherung
- Es fehlen verbindliche Qualitätsstandards. Orientierung an Pflegequalitätsstufenschema nach Krohwinkel (Kuratorium Deutsche Altershilfe ☞ Kapitel 18)
- In den Einrichtungen Qualitätszirkel und -konferenzen bilden, Qualitätsbeauftragte wählen
- Es besteht die Gefahr, daß Qualitätssicherung nicht durch Pflegeexperten, sondern durch pflegefremde Experten geplant wird
- Kritiker der Pflegeversicherung befürchten durch die Pflegeversicherung einen Qualitätsverlust durch ausschließliche ökonomische, nicht an den Bedürfnissen der zu Pflegenden orientierte Ausrichtung.

1.7 Rechtliche Probleme

1.7.1 Haftungsrecht

Rechtliche Folgen eines von der Pflegeperson bei Ausübung ihres Berufes verschuldeten Fehlers.

Haftungsvoraussetzungen

Haftung setzt immer Fehler und Verschulden voraus.

Fehler

Ein Tun oder Unterlassen, das den Erkenntnissen ordnungsgemäßer Pflege und Betreuung widerspricht, z. B.:

- Gabe eines falschen Medikamentes
- Notwendiges Medikament wird nicht gegeben
- Abszeß oder Hämatom durch falsch verabreichte Injektion
- Verwirrte Personen werden ohne Betreuung gelassen
- Pflegeperson reagiert nicht auf Signal der Rufanlage

- Radio eines zu Pflegenden wird beim Waschen vom Nachttisch gestoßen
- Zahnprothese eines zu Pflegenden fällt der Pflegeperson aus der Hand und zerbricht.

Verschulden

- **Direkter Vorsatz**, absichtliches Handeln: Pflegeperson weiß, daß sie etwas Falsches oder Verbotenes tut und will dieses auch tun, z. B. alter Mensch bekommt gegen seinen ausdrücklichen Willen ein Medikament verabreicht
- **Indirekter Vorsatz:** Pflegeperson muß aufgrund ihres Fachwissens für möglich halten, daß sie etwas Falsches tut und nimmt dieses billigend in Kauf, z. B. dekubitusgefährdete Person wird im eingenäßten Bett liegengelassen
- **Fahrlässigkeit**, Sorgfaltspflichtverletzung: Pflegeperson muß aufgrund ihres Fachwissens für möglich halten, daß sie etwas Falsches tut, hofft aber, daß es noch mal gut ausgehen wird, z. B. Pflegeperson versucht mit einem neuen Hebelifter eine pflegebedürftige Person in die Wanne zu setzen und bedient das Gerät falsch, weil sie sich nicht über die Funktionen des Gerätes informiert hat. Zu Pflegender rutscht durch die Gurte und verletzt sich.
  Drei Stufen der Fahrlässigkeit. Jede Stufe ist abhängig von allen Umständen des Einzelfalles und Umfang der Sorgfaltspflichtverletzung: leichte, mittlere, grobe Fahrlässigkeit.

Tips, Tricks & Fallen

Haftung der Pflegeperson erfordert grundsätzlich mindestens leichte Fahrlässigkeit. Nicht jeder Fehler beinhaltet automatisch ein Verschulden der Pflegeperson, z. B.: Eine phasenweise verwirrte Person läuft in einem unbeobachteten Moment aus einem Heim fort, obwohl die Pflegeperson regelmäßig nach ihr gesehen hat. Hier keine Sorgfaltspflichtverletzung, da die Person nicht zu jedem Zeitpunkt beaufsichtigt werden kann.

Haftungsarten

Drei verschiedene Haftungsarten: zivilrechtliche Haftung, strafrechtliche Haftung, arbeitsrechtliche Haftung.

Zivilrechtliche Haftung

Ansprüche des zu Pflegenden gegenüber Pflegeperson:

- **Schadensersatz** nach § 823 BGB für beschädigte Sachen, z. B. Radio, das vom Nachttisch gestoßen wurde, und andere in Geld meßbare Schäden, z. B. Krankenhauskosten nach schwerem Pflegefehler
- **Schmerzensgeld** nach § 847 BGB als Entschädigung für erlittene Schmerzen und gesundheitliche Beeinträchtigungen, z. B. Schmerzen bei Dekubitus. Auch Berücksichtigung zukünftiger Beeinträchtigungen, Dauer- oder Spätfolgen.

1

Tips, Tricks & Fallen

- Wenn mehrere Personen für Fehler verantwortlich sind, gemeinsame Haftung auf Schadensersatz und Schmerzensgeld (gesamtschuldnerische Haftung)
- Schadensersatz und Schmerzensgeld müssen vom Geschädigten verlangt werden, Erhalt nicht automatisch.

Haftpflichtversicherung der Pflegeperson

Haftpflichtversicherung tritt ein, wenn ein zivilrechtlicher Haftungsanspruch gegenüber der Pflegeperson besteht. Zwei Arten für Pflegepersonen:

- **Private Diensthaftpflicht**, nicht Privathaftpflicht: Die Pflegeperson schließt Versicherung selbst, privat, bei einer Versicherungsgesellschaft ab und trägt auch Kosten, mindestens ca. 300,– DM jährlich
- **Betriebshaftpflicht:** Arbeitgeber schließt Versicherung für alle MitarbeiterInnen ab und trägt auch die Kosten. Das sollte er auch tun, da er das Betriebsrisiko trägt und eine Fürsorgepflicht für ArbeitnehmerInnen hat.

Tips, Tricks & Fallen

- Es besteht keine gesetzliche Verpflichtung für den Arbeitgeber, eine Betriebshaftpflichtversicherung abzuschließen. Aber alle Pflegeeinrichtungen, die Versorgungsverträge mit den Pflegekassen abschließen, müssen diesen das Bestehen einer Betriebshaftpflichtversicherung nachweisen
- Jede Pflegeperson sollte haftpflichtversichert sein, da Folgen eines Fehlers in der Pflege Dauerschaden beim Pflegebedürftigen verursachen und sehr teuer werden können
- Haftpflichtversicherung tritt nicht bei vorsätzlichem Handeln ein. Bei grob fahrlässigem Verhalten evtl. Regreß beim Schadensverursacher. Versichert sind „alltägliche Pflegefehler“, die grundsätzlich jeder Pflegeperson unterlaufen können.

Strafrechtliche Haftung

Bestrafung für verbotenes Tun oder Unterlassen nach dem StGB durch die zuständigen Strafgerichte: Amts- oder Landgericht.

- Körperverletzung, z. B. Gabe eines falschen Medikamentes oder Medikamentengabe gegen den Willen des zu Pflegenden
- Freiheitsberaubung, z. B. durch das Anbringen eines Bettgitters ohne Einwilligung des zu Pflegenden
- Unterlassene Hilfeleistung, z. B. durch das Liegenlassen eines pflegebedürftigen Menschen in einer Notsituation.

Voraussetzung für eine evtl. Bestrafung:

- Strafanzeige durch zu Pflegenden oder Angehörige
- Anklage durch Staatsanwaltschaft bei öffentlichem Interesse.

Mögliche Strafen:

- Geldstrafe: ca. 90 % aller Strafen
- Haftstrafe: evtl. auch auf Bewährung
- Berufsverbot: befristet oder lebenslang.

Tips, Tricks & Fallen

Bei geringer Schuld kann und wird Staatsanwaltschaft das Verfahren oft gegen Zahlung einer Geldbuße einstellen. Strafverfahren für Pflegefehler sind eher selten, nur bei schweren Verletzungen eines zu Pflegenden oder Todesfolge. Für strafrechtliche Folgen tritt weder Haftpflichtversicherung noch Rechtsschutzversicherung ein.

Arbeitsrechtliche Haftung

Maßnahmen des Arbeitgebers bei Fehlern der Pflegeperson.

- **Ermahnung:** Der Arbeitgeber rügt ein Fehlverhalten der Pflegeperson und ermahnt sie mündlich oder schriftlich, in Zukunft sorgfältiger zu arbeiten. Schriftliche Ermahnung wird Bestandteil der Personalakte. Mitwirkung des Betriebsrates nicht erforderlich
- **Abmahnung:** Arbeitgeber rügt Fehlverhalten der Pflegeperson und droht für Wiederholungsfall bereits die Kündigung an. Muß schriftlich erfolgen. Wird Bestandteil der Personalakte. Mitwirkung des Betriebsrates nicht erforderlich
- **Versetzung:** Arbeitgeber teilt der Pflegeperson dauerhaft einen anderen Arbeitsbereich zu, nicht nur vertretungsweise. Muß schriftlich erfolgen. Arbeitsbereich muß gleichwertig sein: Examinierte Pflegeperson darf nicht in die Küche versetzt werden. Mitwirkung des Betriebsrates erforderlich
- **Kündigung:** Arbeitgeber beendet Arbeitsverhältnis durch einseitige Kündigungserklärung. Muß schriftlich erfolgen. Mitwirkung des Betriebsrates erforderlich
  - Fristgemäße Kündigung unter Einhaltung der gesetzlichen oder tariflichen Kündigungsfrist
  - Fristlose Kündigung aus wichtigem Grund ohne Einhaltung der Kündigungsfrist: Fehlverhalten ist so schwerwiegend, daß die Einhaltung der Kündigungsfrist unzumutbar ist.

Tips, Tricks & Fallen

- Jede ArbeitnehmerIn kann jederzeit eigene Personalakte einsehen und sich dabei Notizen anfertigen
- Bei Kündigungsschutzklagen die Drei-Wochen-Frist des Kündigungsschutzgesetzes einhalten
- Jede Maßnahme des Arbeitgebers kann vom zuständigen Arbeitsgericht auf Rechtmäßigkeit hin überprüft werden. Kein Anwaltszwang
- Anträge können direkt beim Arbeitsgericht, Rechtsantragsstelle, gestellt werden
- Gewerkschaftsmitglieder erhalten von ihrer Gewerkschaft kostenlose Rechtsvertretung
- Arbeitgeber muß bei jeder Maßnahme den Grundsatz der Verhältnismäßigkeit beachten, gewählte Maßnahme muß in Hinblick auf das Fehlverhalten verhältnismäßig sein
- Träger einer Pflegeeinrichtung hat Fürsorgepflicht für zu Pflegende. Deshalb hat er offensichtlich ungeeignete Pflegepersonen von der Betreuung auszuschließen.

Haftungsrechtliche Fragen mit Bedeutung für den Pflegebereich

Haftung der Vorgesetzten

Grundsatz: Jeder haftet für sein eigenes Handeln. Aber Dienstvorgesetzte haften auch für Fehler, die ihre MitarbeiterInnen begehen (§ 831 Bürgerliches Gesetzbuch). Bei Delegation von Tätigkeiten an MitarbeiterInnen:

- MitarbeiterInnen müssen aus Sicht des Dienstvorgesetzten für delegierte Tätigkeit ausreichend qualifiziert sein
- Pflegerisches Grundwissen kann bei examinierten Kräften vorausgesetzt werden
- Bei Anschaffung neuer technischer Geräte, z. B. Hebelifter, müssen alle MitarbeiterInnen in der Gerätebedienung unterwiesen werden (Anleitungs- und Überwachungspflicht ☞ 2.10.1)
- Dienstplangestaltung: in jeder Schicht mindestens eine examinierte Pflegeperson, sonst Organisationsverschulden
- AnleiterInnen von PraktikantInnen haften dafür, daß diese keine Tätigkeiten ausüben, die ihren Kenntnisstand überfordern (Anleitungs- und Überwachungspflicht ☞ 1.3.14).

Delegation ärztlicher Tätigkeiten

Ärztliche Tätigkeit: Aufgabe, die grundsätzlich die ÄrztIn zu erfüllen hat, die aber unter bestimmten Voraussetzungen auf Pflegepersonen übertragen werden kann, z. B.:

- s.c., i.m. Injektionen, s.c. Infusionen
- Katheter und Magensonden legen.

Delegationsvoraussetzungen

- Zu Pflegender muß mit der Maßnahme, z. B. i.m. Injektion und deren Durchführung durch Pflegeperson, einverstanden sein: kein ausdrücklicher Widerspruch gilt als Einverständnis
- Schriftliche Arztanordnung im Dokumentationssystem
- Bei Durchführung der Maßnahme durch Pflegeperson darf nicht mit Komplikationen zu rechnen sein, bei Zweifel Durchführung durch ÄrztIn
- Pflegeperson muß die nötige Fachkompetenz zur Durchführung der Maßnahme besitzen, Anleitungs- und Überwachungspflicht der ÄrztIn. ÄrztIn muß sich von Fachkompetenz überzeugt haben
- Pflegeperson muß zur Durchführung der Maßnahme bereit sein, bei Zweifel Delegation ablehnen.

Tips, Tricks & Fallen

Es besteht keine Verpflichtung zur Delegationsannahme. **Ausnahme:** komplikationslose s.c. Injektion und Notfälle

- Bei Annahme der Delegation übernimmt die Pflegeperson die Durchführungsverantwortung

- Bei Verstoß gegen Anleitungs- und Überwachungspflicht haftet ÄrztIn mit
- Fürsorgepflicht des Arbeitgebers kann es gebieten, daß Heimleitung den Pflegepersonen die Annahme der Delegation ärztlicher Tätigkeiten grundsätzlich untersagt und die ÄrztInnen entsprechend informiert (☞ 1.3.10).

1.7.2 Rechte des zu Pflegenden

Pflegebedürftige Personen haben vollen Rechtsschutz, genauso wie nichtpflegebedürftige Personen. Darüber hinaus gibt es spezielle Schutzgesetze für pflege- und hilfsbedürftige Menschen (Betreuungsrecht).

Grundrechte

Grundrechte sind im Grundgesetz (GG) festgeschrieben und gelten für alle Menschen, auch verwirrte und geistig behinderte Personen. Alle Altenhilfeeinrichtungen müssen Grundrechte beachten:

- Schutz der Menschenwürde: Art. 1, Abs. 1 GG
- Freiheitsrechte: Art. 2, Abs. 1 GG
- Recht auf körperliche Unversehrtheit: Art. 2, Abs. 2 GG
- Brief-, Post- und Fernmeldegeheimnis: Art. 10, Abs. 1 GG
- Recht auf Freizügigkeit: Art. 11, Abs. 1 GG, insbesondere Recht auf freie Wahl des Wohnsitzes
- Unverletzlichkeit der Wohnung: Art. 13, Abs. 1 GG.

Verstöße gegen Grundrechte

- Zu Pflegenden im Zimmer mit einer Videokamera überwachen
- Zu Pflegenden einschließen
- Zu Pflegenden gegen seinen ausdrücklichen Willen ein Medikament verabreichen
- Post eines zu Pflegenden kontrollieren
- Zu Pflegendem die Kostenübernahme für ein von ihm gewünschtes Heim verweigern und ihm ein bestimmtes Heim zuweisen. Nur möglich, wenn der Wunsch des pflegebedürftigen Menschen zu unverhältnismäßig hohen Mehrkosten führt
- Zimmer eines zu Pflegenden ohne seine Einwilligung betreten. Ausnahme: in Notfällen.

Datenschutz

Personenbezogene Daten von zu Pflegenden dürfen nur zur Erfüllung dienstlicher, pflegebezogener Aufgaben und mit Einwilligung der zu Pflegenden gespeichert werden. Daten sind absolut vertraulich zu behandeln und dürfen nicht an Dritte weitergegeben werden, auch nicht an Angehörige. **Gesetzliche Grund-**

1

lagen: Bundesdatenschutzgesetz, Datenschutzgesetze der einzelnen Bundesländer, § 35 SGB I und §§ 67 f. SGB X.
Betroffene haben Anspruch auf:

- Information über gespeicherte Daten
- Berichtigung falscher Daten
- Löschung nicht notwendiger Daten.

Tips, Tricks & Fallen

- Behörden und andere Stellen müssen sich die für sie notwendigen Daten zunächst vom Betroffenen selbst besorgen, bei Anfragen darauf verweisen
- Keine telefonischen Auskünfte über zu Pflegende an unbekannte Personen geben
- Personenbezogene Daten immer unter Verschluß halten, unbesetztes Stationszimmer abschließen
- Zugriffsmöglichkeit für Unbefugte verhindern. Unterlagen, z. B. Dokumentationsblätter, nicht herumliegen lassen
- Weitergabe personenbezogener Daten nur mit Einwilligung des zu Pflegenden.

Betreuungsrecht

Löst seit dem 1.1.1992 das alte Pflegschafts- und Vormundschaftsrecht ab, vgl. §§ 1896 f. BGB und §§ 65 f. FGG. **Ziele des neuen Gesetzes:** Stärkung der Rechte der betreuten Personen, Schulung der ehrenamtlichen BetreuerInnen, regelmäßige Überprüfung der Notwendigkeit der Betreuung durch zeitliche Begrenzung auf fünf Jahre.

Gesetzliche Voraussetzungen für Einrichtung einer Betreuung

- Betroffene Person muß an einer körperlichen, geistigen oder seelischen Krankheit oder Behinderung leiden **und**
- Aufgrund dessen nicht in der Lage sind, ihre alltäglichen Angelegenheiten ganz oder teilweise zu regeln (Gefährdung des Wohls der betroffenen Person) **und**
- Es darf keine andere Möglichkeit der Hilfe als die Bestellung eines gesetzlichen Vertreters, BetreuerIn geben.

Verfahrensschritte

- Das Vormundschaftsgericht wird informiert. Kann jeder tun
- Anhörung der betroffenen Person in häuslicher Umgebung durch den Richter. Richter muß sich persönlichen Eindruck verschaffen, auch wenn eine Verständigung mit betroffener Person nicht möglich ist
- Betroffene Person hat Recht auf Beistand ihrer Wahl
- Wenn es zur Wahrung der Rechte des Betroffenen notwendig ist, bestellt Gericht für ihn einen Verfahrenspfleger
- Sachverständigengutachten, meist durch eine AmtsärztIn

- Evtl. Anhörung nahestehender Personen, die etwas über die Lebenssituation der betroffenen Person aussagen können, z.B. Angehörige, Nachbarn, HausärztIn, Pflegeperson
- Abschlußgespräch mit betroffener Person, wenn Verständigung möglich
- Entscheidung des Richters durch Beschluß. Dagegen ist das Rechtsmittel der Beschwerde möglich
- BetreuerInbestellung durch das Vormundschaftsgericht.

Mögliche BetreuerInnen

- Jede volljährige Person, die nicht selbst unter Betreuung steht, kann als ehrenamtliche BetreuerIn verpflichtet werden
- Eine MitarbeiterIn eines Betreuungsvereins. In der Praxis selten, da Finanzierung der Vereine sehr unzureichend ist
- MitarbeiterIn der zuständigen Betreuungsbehörde bei Stadt oder Kreisverwaltung. Freiberufliche BetreuerIn gegen Stundenhonorar
- Pflegebedürftige Person kann sich BetreuerIn selbst aussuchen, hat Vorschlagsrecht, wenn Wahl nicht eigenem Wohl widerspricht.

Aufgabenkreise der Betreuung

Das Gericht setzt eine BetreuerIn nur soweit wie unbedingt erforderlich ein. Umfang der Betreuung richtet sich nach Aufgabenkreisen:

- Vermögenssorge: alle finanziellen Angelegenheiten
- Evtl. Teile der Vermögenssorge: z.B. Sozialhilfe- oder Mietangelegenheiten
- Personensorge: alle persönlichen Angelegenheiten
- Evtl. Teile der Personensorge: z.B. Aufenthaltsbestimmungsrecht oder Zustimmung zur ärztlichen Heilbehandlung.

Bestätigung der Betreuerentscheidung durch Vormundschaftsgericht

Ist notwendig bei:

- Ärztlichen Eingriffen mit Gesundheitsrisiko oder Lebensgefahr, immer bei Operationen mit Narkose
- Unterbringung in einer psychiatrischen Klinik
- Freiheitsentziehenden Maßnahmen, auch Gabe von Psychopharmaka
- Auflösung der Wohnung der zu betreuenden Person
- In Notfällen kann Einwilligung der BetreuerIn und des Vormundschaftsgerichts nachgeholt werden.

Rechtsfolgen der Betreuung

BetreuerIn wird gesetzlicher Vertreter der pflegebedürftigen Person und kann für diese rechtswirksam handeln.

- Pflegebedürftige Person bleibt daneben grundsätzlich voll geschäftsfähig
- Nur wenn Gericht Einwilligungsvorbehalt anordnet, benötigt pflegebedürftige Person für den Abschluß von Verträgen die Zustimmung der BetreuerIn. Ausnahme: Geschäfte des täglichen Lebens, z.B. Kauf von Lebensmitteln, Körperpflegeartikeln oder Kleidung, die vom Taschengeld der pflegebedürftigen Person bezahlt werden

- Bei Meinungsverschiedenheiten zwischen BetreuerIn und pflegebedürftiger Person geht der Wille der pflegebedürftigen Person vor, solange dieser nicht ihrem eigenen Wohl widerspricht
- BetreuerIn ist HelferIn des pflegebedürftigen Menschen, nicht dessen Vormund
- Bei Problemen können sich pflegebedürftige Personen, Angehörige oder Pflegepersonal an das Vormundschaftsgericht wenden
- Bei Verstößen gegen BetreuerInpflichten Entzug des Amtes möglich
- Wenn Betreuung für alle Aufgabenkreise besteht, kann pflegebedürftige Person trotzdem ein Testament errichten, solange sie nicht aufgrund ihres aktuellen Zustandes geschäftsunfähig ist.

Ende der Betreuung

- Spätestens nach fünf Jahren. Bei Notwendigkeit weiterer Betreuung vorher beim Vormundschaftsgericht neu beantragen
- Durch Tod der zu betreuenden Person, bei Tod der BetreuerIn Ernennung einer neuen BetreuerIn
- Durch Beschluß des Vormundschaftsgerichts, wenn Betreuung nicht mehr nötig ist: Mitteilungspflicht der BetreuerIn gegenüber Gericht.

Tips, Tricks & Fallen

- Bei Verdacht, daß pflegebedürftiger Mensch seine Angelegenheit nicht mehr selbst regeln kann, Betreuungseinrichtung beim Vormundschaftsgericht anregen: Fürsorgepflicht
- Für Geschäfte bzw. Einkäufe des täglichen Lebens hat pflegebedürftige Person Anspruch auf Taschengeld.

Psychisch-Kranken-Gesetze

Gesetzliche Grundlagen zum Schutz psychisch kranker Menschen.

- Eingriffe in persönliche Rechte eines Menschen nur bei akuter Selbst- oder Fremdgefährdung möglich
- Alle Bundesländer haben eigene, spezielle Schutzgesetze
- **Schutzmaßnahmen:** vorläufige oder längerfristige Einweisung in ein psychiatrisches Krankenhaus gegen den Willen des psychisch- oder suchtkranken Menschen zum Zwecke der Behandlung oder Begutachtung
- Zuständige Stellen zur Intervention im akuten Fall der Selbst- und Fremdgefährdung: sozialpsychiatrische Beratungsstellen, meist bei den Gesundheitsämtern von Stadt, Landkreis oder behandelnde psychiatrische oder gerontopsychiatrische FachärztIn.

Tips, Tricks & Fallen

Name, Telefonnummer der zuständigen MitarbeiterInnen des sozialpsychiatrischen Dienstes im Dienstzimmer aushängen.

Freiheitsentziehende Maßnahmen

Selbstbestimmungsrecht des Pflegebedürftigen: Art. 2 GG. Alle Maßnahmen, die Bewegungsfreiheit des zu Pflegenden einschränken, z.B.:

- Therapietisch am Rollstuhl
- Bauchgurt am Rollstuhl
- Bettgitter, das alter Mensch nicht selbst bedienen kann
- Fixierungsgurte
- Psychopharmakagabe für Sedierung
- Einschließen im Zimmer, Wohnbereich oder Haus, so daß Verlassen des Hauses unmöglich wird.

Freiheitsentziehende Maßnahmen sind zulässig:

- Mit Einwilligung der pflegebedürftigen Person
- Mit Beschluß des Vormundschaftsgerichtes.

Grundsätze

- Entscheidend ist die Sicht des pflegebedüftigen Menschen: Wenn dieser die Maßnahme als Freiheitsentzug empfindet, ist diese genehmigungspflichtig, z.B. Therapietisch am Rollstuhl einer gehbehinderten Person schränkt deren Bewegungsfreiheit ein
- Freiheitsentziehende Maßnahmen müssen immer angemessen und geeignet sein, es gilt Grundsatz der Verhältnismäßigkeit: z.B. kein Bettgitter für pflegebedürftigen Menschen, wenn Gefahr des Darüberkletterns mit Sturzgefahr besteht (☞ 2.14.3).

Notwendigkeit von freiheitsentziehenden Maßnahmen

Selbstgefährdung des zu Pflegenden: konkrete Verletzungsgefahr durch Sturz, Lebensgefahr durch Suizidabsicht

Fremdgefährdung: Personal, andere HeimbewohnerInnen, andere Menschen durch massive Bedrohung oder tätlichen Angriff

Akuter Notfall: Gefährdung von Leben oder Gesundheit des zu Pflegenden, z.B. Herausfallen aus Bett, Verlassen des Hauses mit Suizidabsicht. Freiheitsentziehende Maßnahme darf sofort durchgeführt werden. Rechtfertigender Notstand: § 34 StGB

Betreuungsrecht: freiheitsentziehende Maßnahmen nur bei Selbstgefährdung. Einwilligung von BetreuerIn. BetreuerIn muß Entscheidung vom Vormundschaftsgericht bestätigen lassen. Ausnahme: Im Notfall kann Einverständnis von BetreuerIn und Gericht nachgeholt werden.

Tips, Tricks & Fallen

- Eingangstüren dürfen insbesondere nachts zum Schutz der Bewohner abgeschlossen werden. Es muß jedoch Möglichkeit für Bewohner bestehen, trotzdem in oder aus dem Haus zu kommen, z.B. eigener Schlüssel, besetzte Pforte
- Keine Freiheitsentziehung liegt vor bei Unmöglichkeit der Fortbewe-

gung, z.B. Querschnittslähmung oder starker Bewußtseinseinschänkung z.B. bei Koma: Wille zur Fortbewegung wird nicht mehr gebildet
- Jede freiheitsentziehende Maßnahme dokumentieren: Zeitpunkt, Dauer, Anlaß (☞ 1.5.4)
- Ordner mit Vordrucken für Anträge auf freiheitsentziehende Maßnahmen anlegen und für Pflegedienst zugänglich aufbewahren
- Fortbildung für das Pflegepersonal mit zuständigen RichterInnen des zuständigen Vormundschaftsgerichtes durchführen.

Geschäftsunfähigkeit

- Menschen, die nicht wissen, was sie tun, z.B. geistig Behinderte, Verwirrte, Drogenabhängige, sind in diesem Zustand geschäftsunfähig (§ 104 BGB)
- Entscheidend ist Zustand bei Abgabe der Erklärung. Geschäftsunfähigkeit ist unabhängig vom Bestehen einer Betreuung
- Geschäftsunfähigkeit kann vorübergehend, z.B. Rauschzustand oder Verwirrtheitszustände, oder dauerhaft, z.B. geistige Behinderung, sein.

Ärztliche Heilbehandlung

- Jede ärztliche Behandlung, einschließlich Medikamentengabe, erfüllt grundsätzlich den Tatbestand einer Körperverletzung (§ 223 StGB). Sie ist jedoch nicht strafbar, wenn der zu Pflegende seine Einwilligung gibt
- Wenn Einwilligung fehlt, liegt, z.B. bei falscher Medikamentengabe, Komplikation bei i.m. Injektion, eine strafbare Körperverletzung vor
- Auch für zu Pflegenden gilt Selbstbestimmungsrecht des Patienten: nicht ÄrztIn, sondern zu Pflegender bestimmt die Behandlung.

Tips, Tricks & Fallen

- Bei Verweigerung von Pflegemaßnahmen oder Medikamentengabe Wunsch der pflegebedürftigen Person respcktieren und dokumentieren. **Ausnahme:** Bei akuter Gefährdung durch Unterlassen der Pflegemaßnahme, z.B. Insulingabe (rechtfertigender Notstand)
- Bei häufiger Verweigerung: Einrichtung einer Betreuung zur rechtlichen Absicherung der Pflegepersonen
- Letztes Mittel ist immer die zwangsweise Verlegung in eine psychiatrische Klinik.

Sterbehilfe

Sterbehilfe, nicht verwechseln mit Sterbebegleitung (☞ Kapitel 16), ist kein Rechtsbegriff. Freiheitsrechte des Grundgesetzes beinhalten auch das Recht auf selbstbestimmtes Sterben. Zu Pflegender bestimmt selbst über Anwendung lebensverlängernder Maßnahmen.
Wenn Person sich nicht mehr äußern kann, muß die behandelnde ÄrztIn nach deren mutmaßlichen Willen entscheiden. Anhaltspunkte liefern z.B. Patiententestament oder Aussagen von Angehörigen, Freunden, Pflegekräften.

- **Passive Sterbehilfe:** Abbrechen oder Unterlassen lebensverlängernder Maßnahmen bei unmittelbarer Todesnähe. Nicht strafbar, wenn es mit (mutmaßlicher) Einwilligung der pflegebedürftigen Person geschieht
- **Aktive Sterbehilfe:** Töten eines Menschen auf dessen Verlangen, z. B. durch Verabreichung einer tödlichen Injektion. Ist strafbar (§ 216 StGB)
- **Beihilfe zur Selbsttötung:** z. B. Besorgen von tödlicher Injektion ist grundsätzlich nicht strafbar. Bei Pflegekräften verbietet dies aber die Fürsorgepflicht.

Tips, Tricks & Fallen

- Pflegepersonen müssen aufgrund der ihnen obliegenden Fürsorgepflicht jeden Selbsttötungsversuch einer pflegebedürftigen Person verhindern, wenn sie davon Kenntnis erlangen, sonst unterlassene Hilfeleistung
- Pflegepersonen dürfen niemals selbst über das Unterlassen oder Abbrechen lebensverlängernder Maßnahmen entscheiden. Das darf nur die ÄrztIn. Sie kann jedoch das Pflegepersonal in ihre Entscheidung mit einbeziehen
- Den Wunsch nach Sterbehilfe eines alten Menschen immer als ein Symptom „So kann ich nicht mehr weiterleben“ verstehen. Gesprächsbereitschaft zeigen (☞ 2.3.2), Dokumentation (☞ 1.5.4), Hilfe im Team suchen.

Erbrecht

Jeder volljährige Mensch hat das Recht, für den Fall seines Todes seinen Nachlaß durch Errichtung eines Testamentes zu regeln. Wenn kein Testament vorhanden ist, tritt gesetzliche Erbfolge in Kraft: Ehegatte, nahestehende Verwandte (§ 1922 ff. BGB).

- Erbe tritt in Rechtsposition des Erblassers ein. Erbe kann innerhalb 6 Wochen ausgeschlagen werden, z. B. bei Überschuldung des Erbes
- Wenn keine Erben vorhanden sind, erbt der Staat
- Änderung der gesetzlichen Erbfolge nur durch Testament möglich
- Erblasser kann jede Person und jede Personenvereinigung zum Erben einsetzen, z. B. Tierschutzverein, Landeskirche
- Ehegatte, Kinder, Eltern können Pflichtteil, das ist die Hälfte des gesetzlichen Erbanteils, verlangen, wenn sie im Testament nicht bedacht werden
- Enterbung nur bei nachgewiesenen Straftaten gegenüber dem Erblasser möglich
- Ehegatten können gemeinsames Testament errichten. Kann nach Tod eines Ehegatten nicht mehr geändert werden
- Geschäftsunfähige können kein wirksames Testament errichten, z. B. verwirrte Menschen im akuten Verwirrtheitszustand, in orientierten Phasen ist das jedoch möglich
- Nachlaß kann auch durch notariellen Erbvertrag geregelt werden, der aber nicht einseitig zurückgenommen oder geändert werden kann.

Testamentformen
Eigenhändiges Testament: handschriftlich, mit Unterschrift und Datum, gegen Gebühr bei Nachlaßgericht hinterlegen oder zu Hause aufbewahren.
Notarielles Testament: nach Beratung Abfassung durch Notar, Unterschrift, gegen Gebühr beim Nachlaßgericht hinterlegen.
Nottestament: kommt in der Praxis selten vor. Drei Zeugen erforderlich. Erben dürfen nicht Zeuge sein. Ein Zeuge schreibt letzten Willen auf. Ungültig, wenn Vererber noch > 3 Mon. lebt.

Tips, Tricks & Fallen

- Pflegekräfte sind verpflichtet, zu Pflegenden auf deren Wunsch bei der Abfassung eines Testamentes behilflich zu sein
- Schreiben muß das Testament zu Pflegender selbst: handschriftliches Testament
- In Zweifelsfällen oder wenn zu Pflegender selbst nicht mehr schreiben kann: Notar benachrichtigen, die meisten Notare sind ohne zusätzliche Kosten zu Hausbesuchen bereit
- Jedes Testament kann jederzeit zurückgenommen oder geändert werden
- Wenn mehrere Testamente existieren, gilt immer das mit dem neuesten Datum.

1.7.3 Arbeitsrecht

Arbeitsrecht regelt alle Rechte und Pflichten, die aus dem Arbeitsverhältnis resultieren.

Rechte und Pflichten im Bewerbungsverfahren

Pflichten des potentiellen Arbeitgebers

- Information der BewerberIn über Anforderungen des Arbeitsplatzes, sofern sich diese nicht aus dem allgemeinen Berufsbild ergeben
- Information über evtl. Befristungen des Arbeitsverhältnisses
- Vertrauliches und sorgfältiges Behandeln der Bewerbungsunterlagen
- Herausgabe der Bewerbungsunterlagen, wenn nicht mehr benötigt
- Erstattung der Fahrtkosten und ggf. anderen Spesen, Kosten für Mahlzeiten und Übernachtung.

Pflichten der BewerberIn

Information über Qualifikation und beruflichen Werdegang und wahrheitsgemäße Beantwortung zulässiger Fragen:

- **Zulässige Fragen:** bisheriger Verlauf des Berufslebens, vorherige Gehaltshöhe, chronische Erkrankungen, Berufserkrankungen, Schwerbehinderteneigenschaft, aktuelle Lohnpfändungen, Familienstand

- **Unzulässige Fragen:** allgemeine Erkrankungen, Partei-, Gewerkschafts- und Religionszugehörigkeit (Ausnahme: „Tendenzbetriebe" wie z.B. Kirche), Gestaltung des Privatlebens, private Zukunftsplanung wie Heirat, Kinderwünsche, Schwangerschaft (Verstoß gegen Gleichbehandlungsgrundsatz).

Tips, Tricks & Fallen

Es werden oft Fragen gestellt, die nicht im direkten Zusammenhang mit dem Arbeitsverhältnis stehen, z.B. nach familiärer Situation, Hobbys. Ablehnung solcher Fragen als unzulässig ist meistens nicht sinnvoll, da sie in der Regel vom Arbeitgeber nicht mit negativen Hintergedanken gestellt werden, sondern um sich ein Bild von BewerberIn machen zu können.

Abschluß des Arbeitsvertrages

- Arbeitgeber und Arbeitnehmer müssen sich über alle Fragen der Ausgestaltung des Arbeitsverhältnisses einig sein
- Die meisten Tarifverträge schreiben Schriftform des Arbeitsvertrages vor
- Mündliche Verträge sind zwar auch gültig, ermöglichen aber in Streitfällen keinen Beweis über getroffene Absprachen
- Immer schriftlichen Vertrag vom Arbeitgeber fordern.

Inhalt des Arbeitsvertrages

- Art der Tätigkeit, z.B. AltenpflegerIn ist examinierte Altenpflegeperson
- Ort der Tätigkeit: wichtig, wenn der Träger mehrere Einrichtungen an verschiedenen Orten betreibt
- Gehaltshöhe: Vergütungsgruppe
- Gratifikationen: Weihnachtsgeld, Urlaubsgeld
- Urlaubsanspruch
- Befristungen des Arbeitsverhältnisses (sind grundsätzlich nur aus sachlichem Grund wie Schwangerschaftsvertretung möglich)
- Kündigungsmöglichkeiten für beide Seiten.

Tips, Tricks & Fallen

- Wenn einer der oben genannten Punkte nicht geregelt wurde, gelten die gesetzlichen Bestimmungen, z.B. des BGB
- Nach BeschäftigungsförderungsG ist bei Neueinstellungen Befristung auch ohne sachlichen Grund möglich
- Wenn ein Tarifvertrag besteht, genügt im Arbeitsvertrag der Hinweis auf dessen Geltung
- Tarifliche Bestimmungen dürfen ArbeitnehmerInnen nicht schlechter stellen als die gesetzlichen Regelungen
- Immer ein Exemplar des gültigen Tarifvertrages beim Betriebsrat oder Gewerkschaft besorgen.

Probezeit

Steht immer am Beginn des Arbeitsverhältnisses:

- Dauer: bis zu sechs Monate

- Verkürzung oder sogar Verzicht auf die Probezeit ist möglich und liegt im Ermessen des Arbeitgebers
- Kündigung ist in der Probezeit für beide Seiten mit verkürzter Kündigungsfrist, oft nur zwei Wochen, und ohne Angabe von Gründen möglich
- Für ArbeitnehmerIn besteht kein Kündigungsschutz. **Ausnahme:** Mutterschutz bei Schwangerschaft.

Tips, Tricks & Fallen

- Bei Stellenwechsel nach längerer Berufstätigkeit im erlernten Beruf kann entweder ganz auf die Probezeit verzichtet oder diese zumindest verkürzt werden
- Ebenso bei Übernahme nach im Betrieb absolvierter Ausbildung, jedoch nicht bei Praktikum.

Weisungsrecht des Arbeitgebers

Jede ArbeitnehmerIn ist grundsätzlich weisungsgebunden: d.h. Arbeitgeber bestimmt die Einzelheiten der zu erbringenden Arbeitsleistung, z.B. welche Station, Pflegebereich, welche Schicht, welche Aufgaben.

Grenzen des Weisungsrechtes

Arbeitgeber darf keine Weisungen erteilen, die:

- Gegen gesetzliche Verbote verstoßen, z.B. freiheitsentziehende Maßnahmen ohne Einwilligung des Betroffenen oder ohne richterlichen Beschluß
- Der ArbeitnehmerIn unzumutbar sind, z.B. Einsatz einer examinierten Pflegeperson auf unbestimmte Zeit in der Küche
- Gegen Mitwirkungsrechte des Betriebsrates verstoßen, z.B. Versetzung innerhalb der Einrichtung ohne Beteiligung des Betriebsrates.

Tips, Tricks & Fallen

- In Zweifelsfällen Weisung in schriftlicher Form verlangen
- Offenkundig rechtswidrige Weisungen müssen nicht befolgt werden.

Vergütung der Pflegekräfte

Wird entweder frei vereinbart, wenn kein Tarifvertrag gilt, oder ist tariflich geregelt. Die Geltung eines Tarifvertrages kann frei vereinbart werden.

Tarifverträge für Pflegebereiche

- BAT (Bundes-Angestellten-Tarifvertrag). Beispiel: öffentlicher Dienst
- Tarifvertrag der Arbeiterwohlfahrt: Mantel- und Lohntarif
- Arbeitsvertragsrichtlinien der Diakonie
- Arbeitsvertragsrichtlinien der Caritas
- Arbeitsvertragsrichtlinien des Deutschen Roten Kreuzes.

Die Vergütung nach BAT für den Pflegebereich

(Grundvergütungen für die Angestellten der Vergütungsgruppen Kr. XIII bis Kr. I nach Vollendung des 20. Lebensjahres).

Verg.-Gr.		Stufe 1	Stufe 2	Stufe 3	Stufe 4	Stufe 5	Stufe 6	Stufe 7	Stufe 8	Stufe 9
Ib	Kr XIII	4563,86	4756,74	4949,64	5099,66	5249,66	5399,70	5549,72	5699,75	5849,77
Ic	Kr XII	4217,97	4397,61	4577,21	4716,91	4856,63	4996,33	5136,02	5275,73	5415,46
	Kr XI	3912,78	4085,19	4257,58	4391,68	4525,75	4659,84	4793,91	4928,01	5062,11
	Kr X	3620,93	3780,86	3940,80	4065,19	4189,59	4313,97	4438,37	4562,74	4687,14
	Kr IX	3353,03	3500,93	3648,86	3763,90	3878,94	3994,00	4109,06	4224,10	4339,14
	Kr VIII	3104,09	3241,12	3378,17	3484,78	3591,38	3697,97	3804,56	3911,15	4017,72
	Kr VII	2876,52	3003,13	3129,70	3228,18	3326,63	3425,09	3523,55	3622,00	3720,46
II	Kr VI	2671,12	2787,14	2903,15	2993,38	3083,62	3173,84	3264,07	3354,29	3444,56
	Kr Va	2545,23	2653,70	2762,17	2846,52	2930,88	3015,25	3099,61	3183,97	3268,30
	Kr V	2458,82	2561,44	2664,07	2743,87	2823,69	2903,50	2983,30	3063,12	3142,95
	Kr IV	2302,59	2393,80	2485,02	2555,97	2626,91	2697,86	2768,81	2839,75	2910,68
	Kr III	2157,68	2235,18	2312,70	2372,99	2433,28	2493,57	2553,84	2614,13	2674,40
	Kr II	2021,83	2089,77	2157,71	2210,55	2263,38	2316,23	2369,06	2421,90	2474,75
	Kr I	1897,32	1957,79	2018,25	2065,26	2112,29	2159,31	2206,32	2253,34	2300,35

Zu diesen Grundvergütungssätzen kommen hinzu:

- Ortszuschläge, abhängig von Familienstand und Kinderzahl
- Tarifliche Zulagen
- Zeitzuschläge, für Arbeit an Sonn- und Feiertagen, an Vorfesttagen und für Überstunden
- Überstundenvergütungen, je nach Vergütungsgruppe.

Tips, Tricks & Fallen

Wenn für eine Dauer von länger als einen Monat eine höherwertige Tätigkeit übertragen wird, steht ArbeitnehmerIn eine Zulage in Höhe der Differenz zwischen ihrer Vergütungsgruppe und der für die übertragene Tätigkeit maßgebenden Vergütungsgruppe zu, abhängig vom Tarifvertrag.

Schweigepflicht der Pflegekräfte

Gilt für Informationen über zu Pflegende sowie innerbetriebliche Informationen. Hierüber besteht Verschwiegenheitspflicht gegenüber Personen außerhalb der Einrichtung.

Rechtliche Grundlagen

- Tarifvertrag z.B. §9 BAT
- Einzelarbeitsvertrag. Meistens entsprechende Belehrung bei Abschluß des Arbeitsvertrages

Tips, Tricks & Fallen

- Wenn über pflegebedürftige Personen außerhalb der Einrichtung gesprochen wird, niemals Namen oder andere Eigenschaften nennen, die eine eindeutige

Identifizierung zulassen, z. B. „unser Altbürgermeister" oder „unser Opernsänger"
- Gegenüber unbekannten Personen keine Angaben über innerbetriebliche Vorgänge, z.B. Schichtwechselzeiten, machen, da evtl. Mißbrauchsgefahr besteht.

Arbeitnehmerschutzrechte

Die einschlägigen Gesetze gewähren den ArbeitnehmerInnen ein Mindestmaß an ihnen zustehenden Rechten und einen individuellen Schutz gegen Eingriffe in diese Rechte.

Schutzgesetze

- Arbeitszeitgesetz
- Entgeltfortzahlungsgesetz, Bürgerliches Gesetzbuch
- Mutterschutzgesetz
- Bundesurlaubsgesetz und Bildungsurlaubsgesetze der Bundesländer
- Kündigungsschutzgesetz, Bürgerliches Gesetzbuch.

Arbeitszeitgesetz

Dieses Gesetz gilt seit dem 1.7.1994 und regelt die zulässigen Höchstarbeitszeiten, Anspruch auf Arbeitspausen, Arbeitsverbote. In den jeweiligen Tarifverträgen können kürzere werktägliche Arbeitszeiten festgelegt sein.

- Arbeitszeit werktags: 8 Std., gilt auch für Nachtarbeit
- Verlängerung bis zu 10 Std. ist möglich, wenn innerhalb der nächsten sechs Monate, bei Nachtarbeit ein Monat, die durchschnittliche Arbeitszeit von acht Stunden nicht überschritten wird: Anspruch auf Freizeitausgleich
- Bei einer Arbeitszeit von 6 bis zu 9 Std. besteht Anspruch auf 30 Min. Pause
- Bei einer Arbeitszeit von mehr als 9 Std. besteht Anspruch auf 45 Min. Pause, zusammenliegend oder in 15-Min.-Einheiten
- Die Pause muß frei von Arbeit sein, Pausenraum
- Nach Beendigung der täglichen Arbeitszeit Anspruch auf mindestens 11 Std. ununterbrochene Ruhezeit
- Verkürzung der Ruhezeit auf 10 Std. möglich, wenn innerhalb eines Monats die durchschnittliche Ruhezeit 11 Std. beträgt
- Durch Betriebsvereinbarung oder Tarifvertrag Verkürzung auf 9 Std. möglich. Beispiel: „Schaukelschichten"
- Besonderheiten gelten bei Bereitschaftsdienst oder Rufbereitschaft
- Sonn- und Feiertagsarbeit sowie Nachtarbeit sind nur ausnahmsweise erlaubt, z.B. in Pflegeeinrichtungen
- Gewährleistung entsprechenden Freizeitausgleichs und von Zulagen.

Tips, Tricks & Fallen

- Überstunden müssen vom Dienstvorgesetzten ausdrücklich angeordnet sein, sonst kein Anspruch auf Freizeitausgleich
- Wenn innerhalb von 6 Mon. kein Freizeitausgleich möglich ist: Betriebsrat einschalten und weitere Überstunden verweigern, außer in Notfällen
- Wenn Freizeitausgleich nicht möglich ist, müssen Überstunden bezahlt werden.

Lohnfortzahlung

Im Krankheitsfall steht Arbeitnehmern ein Lohnfortzahlungsanspruch in Höhe von 80 % des regelmäßigen Arbeitsentgeltes bis zu 6 Wochen zu (Entgeltfortzahlungsgesetz). Ähnliche Regelungen in allen Tarifverträgen. Dort besteht meistens noch ein Anspruch von 100 % des regelmäßigen Arbeitsentgeltes und dieser wächst oft noch mit der Dauer der Betriebszugehörigkeit auf bis zu 6 Mon.

- Voraussetzung: ärztlich festgestellte Arbeitsunfähigkeit
- Vorliegen der Arbeitsunfähigkeitsbescheinigung bis spätestens 3.Tag
- Unverzügliche Information des Arbeitgebers über Arbeitsunfähigkeit
- Nach Ablauf der Lohnfortzahlung besteht Anspruch auf Krankengeld (70 % des regelmäßigen Arbeitsentgeltes) gegenüber der Krankenkasse, wenn Arbeitsunfähigkeit andauert.

Mutterschutzgesetz

Besonderes Schutzgesetz für werdende und stillende Mütter:

- Schwangere dürfen jederzeit Pausen einlegen
- Schwangere dürfen nicht schwer heben, höchstens 10 kg bei gelegentlichem Heben, höchstens 5 kg bei regelmäßigem Heben
- Bei ärztlichem Attest Freistellung von bestimmten Arbeiten: Umlagern, Stützen zu Pflegender
- Von Beginn der Schwangerschaft an besteht ein Kündigungsverbot, auch in der Probezeit
- Schwangere dürfen keine Nachtarbeit leisten
- 6 Wo. vor und 8 Wo. nach dem errechneten Geburtstermin besteht ein absolutes Beschäftigungsverbot, bei Frühgeburten 12 Wochen nach der Geburt.

Tips, Tricks & Fallen

- Bei Kenntnis von der Schwangerschaft sofortige Information des Arbeitgebers wegen Einhaltung der Schutzvorschriften
- Spätdienste in der Schwangerschaft nur bis 20 Uhr: Nachtarbeitsverbot.

Urlaub

- Gesetzlicher Mindesturlaubsanspruch: 4 Wochen (Bundesurlaubsgesetz)
- Die meisten Tarifverträge gewähren jedoch 25–30 Tage pro Jahr, abhängig vom Lebensalter
- Schwerbehinderte erhalten noch zusätzlich 6 weitere Urlaubstage (Schwerbehindertengesetz)
- Erster Anspruch auf vollen Jahresurlaub erst nach 6 Mon. Betriebszugehörigkeit. Zuvor erwirbt ArbeitnehmerIn mit jedem Mon. $1/12$ des Jahresurlaubsanspruches
- Resturlaub vom Vorjahr ist übertragbar bis zum 31.3. des Folgejahres
- Danach Verfall von Urlaubsanspruch, auch bei Krankheit
- Ablehnung des Urlaubs in bestimmten Situationen möglich: Personalausfall durch Grippewelle, vorübergehende Mehrarbeit
- Auf Dauer keine Ablehnung des Urlaubs möglich.

1

Tips, Tricks & Fallen

- Bereits zu Jahresbeginn unter Beteiligung des Betriebsrates einen Urlaubsplan für das ganze Jahr aufstellen
- Frühzeitig verschiedene Urlaubswünsche der KollegenInnen koordinieren
- Urlaubsentgelt muß auf Basis des Durchschnittsverdienstes der letzten dreizehn Wochen gewährt werden, einschließlich Zulagen
- Urlaubsgeldanspruch besteht nur, wenn tariflich oder betrieblich geregelt
- Über den gesetzlichen oder tariflichen Urlaubsanspruch hinaus kann der Arbeitgeber bezahlten oder unbezahlten Sonderurlaub gewähren: Ermessensentscheidung, kein Rechtsanspruch.

Bildungsurlaub

- In jedem Bundesland gibt es Bildungsurlaubsgesetze. Anspruch: 5 Tage pro Jahr
- Bildungsurlaubsanspruch von 2 Jahren kann evtl. zusammen genommen werden: Anspruch vom Vorjahr übertragen lassen
- Bildungsmaßnahme muß von einem vom jeweiligen Kultusministerium anerkannten Träger durchgeführt werden
- Inhalt der Maßnahme muß nicht im Zusammenhang mit dem Beruf stehen
- Bildungsurlaub wird neben dem Erholungsurlaub gewährt.

Tips, Tricks & Fallen

Möglichst Bildungsangebote von anerkannten Trägern wählen, z.B. Volkshochschule, Sprachschulen, Gewerkschaften.

Arbeitsfreistellung

Die meisten Tarifverträge gewähren in bestimmten Situationen eine Arbeitsfreistellung unter Fortzahlung der Bezüge, z.B. nach BAT:

- Umzug der ArbeitnehmerIn: 1–2 Tage
- Eheschließung der ArbeitnehmerIn: 2 Tage
- Entbindung der Ehefrau: 2 Tage
- Tod des Ehegatten: 4 Tage
- Tod der Eltern oder eines Kindes, wenn der Verstorbene im Haushalt der ArbeitnehmerIn gelebt hat: 2 Tage, ansonsten 1 Tag
- Silberhochzeit der ArbeitnehmerIn: 1 Tag
- Schwere Erkrankung des Ehegatten, eines Kindes unter 14 Jahren oder der im Haushalt lebenden Eltern (ärztliche Bescheinigung), Pflege durch ArbeitnehmerIn: bis 6 Tage
- Bei Krankheit eines Kindes geht der Anspruch nach §45 SGB V, sog. „Kinderkrankengeld“, vor: Bei Fernbleiben von der Arbeit wegen Pflege oder Betreuung eines erkrankten Kindes unter 12 Jahre, durch ärztl. Attest belegt, besteht Anspruch auf Krankengeld für 10 Arbeitstage pro Jahr.

Kündigung

- Beide Seiten können einen Arbeitsvertrag entweder einvernehmlich durch Aufhebungsvertrag oder einseitig durch Kündigung beenden

- Kündigung muß dem anderen zugehen, Beweis durch Boten oder Einschreiben mit Rückschein
- Einhaltung der **gesetzlichen** oder **tariflichen** Kündigungsfrist
  - **Gesetzliche Kündigungsfristen** (§622 BGB): 4 Wochen zum 15. oder zum Monatsende. Verlängerung der Kündigungsfrist mit Dauer der Betriebszugehörigkeit, maximal 7 Mon. zum Monatsende bei 20jähriger Betriebszugehörigkeit
  - **Tarifliche Kündigungsfristen:** nach Ablauf der Probezeit 6 Wo. zum Quartalsende, Ausnahmen möglich. Verlängerung der Kündigungsfrist mit der Dauer der Betriebszugehörigkeit. Nach dem BAT ist ein Arbeitnehmer, der das 40. Lebensjahr vollendet hat und mindestens 15 Jahre im Betrieb ist, nicht mehr ordentlich kündbar
- Bei schweren Verstößen eines Vertragspartners steht dem anderen das Recht der fristlosen Kündigung zu, wenn die Fortsetzung des Arbeitsverhältnisses bis zum Ablauf der Kündigungsfrist unzumutbar ist, z. B. bei Diebstahl, Mißhandlung von Pflegebedürftigen, sexueller Belästigung durch Arbeitgeber, Nichtzahlen des Lohns
- Die **fristlose Kündigung** muß innerhalb von 2 Wochen nach Kenntnis des Kündigungsgrundes ausgesprochen werden
- **Änderungskündigung:** Arbeitgeber kann Kündigung aussprechen und gleichzeitig einen anderen Arbeitsplatz anbieten, z. B. Wechsel von Vollzeit zu Teilzeit, Wechsel der Einrichtung bei gleichem Träger.

Kündigungsschutzgesetz

Gilt für Arbeitnehmer mit folgenden Voraussetzungen:

- Mehr als 6 Mon. Tätigkeit im Betrieb oder in der Einrichtung
- Mehr als 10 ArbeitnehmerInnen sind in dem Betrieb beschäftigt, Teilzeitkräfte zählen anteilig.

Kündigungsgründe

Arbeitgeber muß Kündigungsgrund nennen.

Personenbezogene Gründe

- Fehlende Qualifikation der ArbeitnehmerIn
- Fehlende Arbeitserlaubnis bei ausländischen ArbeitnehmerInnen
- Krankheit: nur in Ausnahmefällen.

Verhaltensbedingte Gründe

In der Regel immer Abmahnung nötig, nicht aber bei schweren Verstößen wie z. B. Straftaten.

- Wiederholte Unpünktlichkeit
- Schlechte Arbeitsleistung
- Straftaten der ArbeitnehmerIn
- Verletzung der Schweigepflicht.

Betriebsbedingte Gründe

- Wegfall des Arbeitsplatzes der ArbeitnehmerIn: Beweispflicht des Arbeitgebers, z.B. Belegungsunterlagen, Umsatznachweise
- Berücksichtigung sozialer Faktoren bei Kündigung, Sozialauswahl: Dauer der Betriebszugehörigkeit, familiäre Situation, z.B. Kinder, Alleinverdiener, Lebensalter, Vermittelbarkeit auf dem Arbeitsmarkt.

Tips, Tricks & Fallen

- Kündigungsgründe können durch Arbeitsgericht überprüft werden
- Klagefrist nach Kündigungsschutzgesetz: 3 Wochen nach Kündigungszugang. Gründe außerhalb des Kündigungsschutzgesetzes wie falsche Kündigungsfrist, Verstoß gegen Mutterschutzgesetz können auch danach noch überprüft werden
- In Zweifelsfällen immer Kündigungsschutzklage erheben
- Arbeitgeber kann vor dem Arbeitsgericht die Auflösung des Arbeitsverhältnisses wegen fehlender Vertrauensbasis für eine weitere Zusammenarbeit beantragen, muß in diesem Fall aber eine Abfindung zahlen, deren Höhe sich nach Dauer der Betriebszugehörigkeit, Rechtslage und Prozeßrisiko richtet.

Arbeitszeugnis

Jede ArbeitnehmerIn hat Rechtsanspruch auf Erteilung eines Zeugnisses während der Beschäftigung (Zwischenzeugnis) und bei Beendigung. Arbeitszeugnisse müssen wahr, klar und wohlwollend formuliert sein: Es gibt eine eigene Zeugnissprache.

Zwei Arten von Zeugnissen: ArbeitnehmerIn hat Wahlrecht.

- Einfaches Zeugnis: Tätigkeitsnachweis ohne Bewertung der Leistung
- Qualifiziertes Zeugnis: Tätigkeitsbeschreibung mit Leistungsbewertung.

Tips, Tricks & Fallen

- Üblich sind qualifizierte Zeugnisse
- Über „Zeugnissprache" informieren: Bücher oder Beratung durch Anwalt oder Gewerkschaft. Beispiel Zeugnissprache:
  - „ArbeitnehnerIn zeigte großes Interesse für ihr übertragene Arbeiten": Leistung war völlig ungenügend
  - „Die ihr übertragenen Aufgaben konnte die Arbeitnehmerin stets zu unserer vollsten Zufriedenheit erledigen": Leistung war sehr gut.

1.7.4 Heimgesetz

Gilt für alle Heime, in denen volljährige Personen leben: Behindertenheime, Altenheime, Pflegeheime, seit 2/97 auch Kurzzeitpflegeeinrichtungen. Aufnahme des Heimbetriebes muß 3 Monate vor Eröffnung der Heimaufsichtsbehörde angezeigt werden.

Rechtsverordnungen zum Heimgesetz

- Heimmindestbauverordnung
- Heimpersonalverordnung
- Heimmitwirkungsverordnung
- Heimsicherungsverordnung
- Heimbuchführungsverordnung.

Heimmindestbauverordnung

Verordnung gilt ab 6 Heimplätzen und regelt alle zu erfüllenden baulichen Voraussetzungen, z.B.:

- Mindestgröße der Bewohnerzimmer: Einzelzimmer 12 qm Wohnfläche, 6 qm für jede weitere BewohnerIn, maximal 4 BewohnerInnen pro Zimmer
- Ausreichend sanitäre Anlagen: mindestens eine Badewanne oder Dusche für 20 BewohnerInnen
- Gemeinschaftsräume: mindestens 1qm Fläche pro BewohnerIn
- Räume für Bewegungstherapie und Gymnastik
- Handläufe in den Fluren
- Breite Treppen und Aufzüge
- Rufanlagen im Pflegebereich.

Heimpersonalverordnung

Regelt die personellen Anforderungen an Heimleitung und Pflegepersonal.

- Voraussetzung für Heimleitung: Ausbildung im Bereich Gesundheits- oder Sozialwesen, im kaufmännischen Bereich oder in der Verwaltung. Mindestens 2 Jahre Berufstätigkeit im Heimbereich
- Verhältnis Pflegepersonal/zu Pflegende: 1 Pflegefachkraft für 4 pflegebedürftige oder bis zu 20 nichtpflegebedürftige Personen
- Jede 2. weitere Kraft muß Pflegefachkraft sein
- Nachtwache: mindestens 1 examinierte Pflegeperson.

Tips, Tricks & Fallen

- Es gibt keinen detaillierten Personalschlüssel, auch nicht im Pflegeversicherungsgesetz (SGB XI)
- Personalschlüssel finden sich nur in Vereinbarungen zwischen Heimen und Kostenträgern
- Pflegepersonal hat Rechtsanspruch auf berufsbegleitende Fort- und Weiterbildung
- Möglichkeit der Nachqualifizierung für langjährig beschäftigte Nichtexaminierte.

Heimmitwirkungsverordnung

Regelt die Mitwirkungsrechte der HeimbewohnerInnen. Verordnung gilt ab 6 Heimplätzen:

- Zweijährige Heimbeiratswahl der HeimbewohnerInnen

- Ansonsten Bestellung eines Heimfürsprechers durch Heimaufsichtsbehörde, muß ehrenamtliche Person, die nicht in dem Heim arbeitet oder lebt, sein. Im Einvernehmen mit der Heimleitung
- Aufgabe von Heimsprecher, Heimbeirat, Heimfürsprecher: Interessenvertretung der HeimbewohnerInnen in für sie wichtigen Angelegenheiten, z.B.:
  - Erhöhung der Heimkostensätze
  - Planung und Durchführung von Veranstaltungen
  - Aufstellen des Speiseplans
  - Erweiterung, Einschränkung oder Stillegung des Heimbetriebes.

Tips, Tricks & Fallen
- Mitwirkung heißt nicht Mitbestimmung
- Es besteht lediglich ein Mitspracherecht der BewohnerInnen, aber kein Mitentscheidungsrecht
- In Anbetracht der Abhängigkeit der BewohnerInnen wäre ein Mitbestimmungsrecht dringend notwendig.

Heimsicherungsverordnung
Regelt die Verwaltung und Verwendung sog. „Einlagen“ oder „Kautionen“, die alte Menschen bei Einzug in ein Heim zahlen. In der Praxis relativ selten.

Heimbuchführungsverordnung
Regelt die Anforderungen, die an die heiminterne Buchführung zu stellen sind. Für Pflegekräfte nicht relevant.

Heimaufsichtsbehörde

Zuständigkeit ist von Bundesland zu Bundesland verschieden, kann über Landkreise, Bezirksregierungen oder Versorgungsämter geregelt sein.

Aufgaben
- Beratung und Überwachung der Heime in Hinblick auf die Einhaltung der heimgesetzlichen Bestimmungen, z.B. bei Verdacht ungenügender oder gefährlicher Pflege
- Mindestens einmal jährlich Kontrolle der Heime
- Bei Beschwerden von BewohnerInnen, Angehörigen oder Pflegepersonal unangemeldete zusätzliche Kontrollbesuche
- Rechte der MitarbeiterInnen der Heimaufsicht:
  - Betretungsrecht aller Räume. Bewohnerzimmer nur mit Einwilligung der BewohnerIn
  - Befragungsrecht hinsichtlich Pflegepersonal und BewohnerInnen
  - Einsichtsrecht in alle Betriebsunterlagen einschließlich Pflegedokumentation.

Tips, Tricks & Fallen

- Bei Mängeln oder Mißständen zunächst den innerbetrieblichen Weg wählen, bei Nichterfolg Heimaufsicht ansprechen
- Bei Mißständen im Heim hat die Heimaufsicht folgende Möglichkeiten: Beratung, Auflagen mit Fristsetzung, Bußgeldandrohung und -festsetzung, Untersagung des Heimbetriebes. Hierbei ist Grundsatz der Verhältnismäßigkeit zu beachten
- Heimaufsichtsbehörde hat nach dem Gesetz auch eine Beratungspflicht für die Heime
- Beratungsangebote wahrnehmen, Konfliktsituationen vorbeugen
- Heimaufsicht als Kooperationspartner nutzen.

Aktivierende Pflege

Wahrung der Selbständigkeit und Selbstverantwortung von BewohnerInnen im Heim:

- Aktivierende Pflege ist Bestandteil der ordnungsgemäßen Pflege
- Ordnungsgemäße Pflege ist ein Hauptkriterium für Billigung des Heimbetriebes.

Tips, Tricks & Fallen

- Das Gesetz definiert nicht, was ordnungsgemäße Pflege ist. Die Heimpersonalverordnung kann hier nur Anhaltspunkte liefern. Dadurch entsteht ein relativ großer Ermessensspielraum der Heimaufsichtsbehörden
- Aktivierende Pflege steht im Gegensatz zum „Defizitmodell" der Pflegeversicherung: je höher der Grad der Pflegebedürftigkeit desto höher der Pflegesatz.

1.8 Probleme im Umgang mit alten Menschen

Problematisch erscheinende Reaktionen alter Menschen besonders bei Versuch, veränderte und erschwerte Lebensumstände zu bewältigen und individuelle Lebensqualität zu erhalten. Pflegende tragen unbewußt zur Entstehung von Konflikten und problematischen Reaktionen bei. Viele Probleme, die Pflegende im Umgang mit alten Menschen empfinden, entstehen nicht, weil alte Menschen problematisch sind, sondern wegen

- Eingefahrener Bewertungsmuster, z. B. Vorurteile
- Übersteigerter Erwartungshaltung, z. B. Wunsch nach Erfolgserlebnissen
- Situativer Fehleinschätzung aufgrund mangelnder Fachkenntnis und Empathie von Seiten der Pflegenden.

1

Problemlösungsmöglichkeiten

- Regelmäßige Mitarbeiterbesprechungen bieten Raum und Zeit für das Formulieren von Pflegeproblemen und Lösungswegen, mindestens 14tägig 1–2 Stunden. Supervision
- Pflegeplanungsgespräche (☞ 1.5.5)
- Beziehungspflege, Zimmer- oder Gruppenpflege einführen (☞ 1.3.6)
- Vernetzende Zusammenarbeit und regelmäßige Besprechungen mit TherapeutInnen, ÄrztInnen und anderen MitarbeiterInnen. Interdisziplinäre Verantwortung wahrnehmen
- Pflegestandards zur Qualitätssicherung der Pflege verwenden (☞ 1.6)
- Reflektierende Haltung einüben, z. B. durch Supervision, Praxisberatung
- Betriebsinterne Fortbildungen durchführen, je nach Thema mit Pflegepersonen und anderen Beteiligten wie Stationshilfen, Küchenpersonal, TherapeutInnen
- An externen Fortbildungen und Seminaren teilnehmen.

1.8.1 Umgang mit „Renitenz"

Renitenz: sich widersetzen, widerspenstig sein. Alter Mensch widersetzt sich den Pflegemaßnahmen passiv oder aktiv, Pflegepersonen reagieren hilflos und geraten unter Druck.

Mögliche Ursachen

- Pflegebedürftige Person will Individualität erhalten
- Renitenz als „Ringen" um den Erhalt des Selbstwertgefühls und der Selbstachtung
- Vitale Lebensäußerung als Schutzmechanismus, insbesondere bei stationärer Pflege
- Mißverständliche Verhaltensweisen der Pflegepersonen, z. B. ungenügendes Einbeziehen des alten Menschen, „Überstülpen" von Pflegemaßnahmen.

Problembeispiel „Schwer zu aktivierende Person"

Alter Mensch möchte im Bett oder Zimmer bleiben und weigert sich trotz aller Bemühungen der Pflegepersonen, an Veranstaltungen des Hauses teilzunehmen oder mobilisiert zu werden.

Lösungswege

- Individuelles Bedürfnis nach Ruhe und Abgeschiedenheit respektieren
- Evtl. Ursachen erfragen, die zur Verweigerung führen, z. B. zu langes Sitzen und Wartenmüssen auf Pflegepersonen, Schmerzen als Folge
- Verbindliche Zusagen machen und einhalten, z. B. zu festgelegter Zeit abholen
- Überforderung vermeiden
- Bei bestehender Angst vor Blamage: kosmetische Angebote machen, z. B. Spiegel, Bürste, etwas Rouge und Lippenstift reichen, rasieren (☞ 2.9)

- Herantasten an Veranstaltungen anbieten: „nur mal kurz zuschauen" und selbst entscheiden dürfen
- Dokumentation in der Pflegeplanung (☞ 1.5.3, 1.5.4).

Reflexion
- Werden eigene Bedürfnisse nach Geselligkeit und Aktivität auf andere Menschen übertragen?
- Keine Aktivierung oder Mobilisierung gegen Willen von zu Pflegenden, wenn dieses deutlich zum Ausdruck gebracht wird, z. B. verbal oder durch körperliche Abwehr.

Problembeispiel „Unzufriedene, anspruchsvolle Person"

Alter Mensch strapaziert die Geduld der Pflegenden durch endlose, unverhältnismäßig scheinende Wunschäußerungen, z. B. Kopfkissen liegt nicht richtig und muß mehrfach neu zurechtgezogen werden oder Utensilien auf dem Nachtisch müssen millimetergenau arrangiert sein.

Lösungswege
- Anspruchshaltung als Bemühen um Sicherung der Lebensqualität verstehen
- Gespräch suchen: Liegt ein verborgenes Problem zugrunde, z. B. Angst vor Verlust von Zuwendung?
- Erwartete, „eingeforderte" Hilfeleistungen anbieten und durchführen, ohne Aufforderung abzuwarten. Reduziert Abwehrhaltung der Pflegeperson
- Absprache im Team über gemeinsame Vorgehensweise, z. B. Rotationsverfahren, Akzeptanz, Gespräche
- Hilfe zur Selbsthilfe: Betreffendem helfen, Dinge selbst zu richten und eingesparte Zeit für Gespräche nutzen
- Angehörige in Betreuung einbeziehen.

Reflexion
Keine Erziehung, sondern Defizite durch gezielte Unterstützung ausgleichen, z. B. auf individuelle Bedürfnisse wie Kleidung, Körperpflege eingehen.

1.8.2 Umgang mit Aggressionen

Aggression: spontane, innere Bereitschaft zum Kampf, der für das Überleben eines Organismus entscheidend ist. Vitale Lebensäußerung, nicht generell negativ zu bewerten.

Mögliche Ursachen
- Nicht gelungene Anpassung an veränderte Lebensumstände wie körperlicher Abbau, Verlust von Vitalität und Attraktivität
- Abwehrmechanismus als Schutz vor Bevormundung oder seelischer Verletzung
- Frustration aufgrund von Abhängigkeit
- Reaktion auf Verlust sozialer Anerkennung

- Angriff als Gegenwehr, z.B. bei Demenz
- Gefühl, nicht akzeptiert und verstanden zu werden.

Problembeispiel „Verbale Aggression"

Alter Mensch verhält sich aggressiv gegen Pflegende, Angehörige und MitbewohnerInnen. Diese werden beschimpft, beschuldigt und verbal angegriffen.

Lösungswege

- Nicht persönlich angegriffen fühlen, ruhig bleiben, Machtkämpfe vermeiden
- Jede Form von Druckausübung, Drohung oder offensivem Vorgehen vermeiden (verstärkt Aggression)
- Herausfinden, ob körperliche Nähe, z.B. in den Arm nehmen, hilft oder Aggression verstärkt
- Gespräch suchen: je nach Bedürfnis des alten Menschen ablenken oder Problem konkret ansprechen, Möglichkeit zur Aussprache geben
- Wohnverhältnisse überprüfen: Gibt es Schwierigkeiten mit Mitbewohnern, z.B. Schnarchen, Heizung, Radio, die räumliche Neuorientierung erfordern?
- Angehörige einbeziehen, biographische Daten erfragen (☞ 1.5.3)
- Auf Gewohnheiten (☞ 1.5.3) achten: Gibt es individuelle Bedürfnisse, die nicht ohne Hilfe erfüllt werden können, z.B. zu bestimmter Zeit aufstehen oder Mittagsschlaf halten?
- MitbewohnerIn einbeziehen, z.B. Beobachtungen, Aggressionshintergrund erfragen
- Bei Eskalation zuständige ÄrztIn, HausärztIn oder FachärztIn informieren und Vorgang dokumentieren.

Reflexion

- Wurde der alte Mensch ausreichend informiert und in den Pflegevorgang einbezogen?
- Hat ungeduldiges Verhalten der Pflegepersonen zur Aggressivität beigetragen: Zeitdruck im Team abklären
- Auch mangelnde Möglichkeit zum Rückzug und Alleinsein kann Aggression auslösen.

Problembeispiel „Tätliche Aggression"

Alter Mensch bedroht wiederholt Pflegende oder MitbewohnerInnen und greift diese tätlich an.

Lösungswege

- Weiteres Pflegepersonal holen, MitbewohnerIn schützen
- Altem Menschen Möglichkeit einräumen, seinem Zorn im Gespräch Ausdruck zu verleihen
- Bei Eskalation HausärztIn oder FachärztIn, z.B. NeurologIn, PsychiaterIn, informieren und ggf. Medikation zur Beruhigung verabreichen, Bedarfsverordnung

- Nach Möglichkeit Zusammenarbeit mit Angehörigen anstreben, biographische Informationen einbeziehen, Pflegefehler vermeiden
- Individuelle Pflegeplanung anlegen: Defizite, Probleme und ungenutzte Ressourcen als Auslöser erkennen. Rehabilitative Pflege (z.B. Toilettentraining ☞ 2.11.1, 2.11.2) fördert Wiedererlangen der Selbständigkeit und Zufriedenheit
- Langfristig Möglichkeiten zu körperlicher Bewegung geben, z.B. KG, Spaziergänge, Tanzen, Bewegungsspiele, Gruppengymnastik, Rehabilitation, z.B. selbst an- und ausziehen lassen, beim Waschen „assistieren".

Reflexion

- Aggression nicht grundsätzlich negativ bewerten, ist elementare Lebensäußerung
- Erweitertes Eingreifen, z.B. Psychopharmaka oder Einweisung, nur bei Gefahr der vitalen Fremd- oder Eigengefährdung
- Liegt pflegerisches Fehlverhalten vor, z.B. „Erziehungsmaßnahmen", Ungeduld, Mißachtung der Würde oder des Schamgefühls, ungenügende Information?

Tips, Tricks & Fallen

Harnwegsinfekt und Schmerzen ausschließen, besonders bei Dementen.

Problembeispiel „Aggressive Abwehr von Pflegemaßnahmen"

Ein alter Menschen wehrt sich tätlich gegen eine pflegerische Maßnahme wie z.B. das Rasieren oder Waschen.

Lösungswege

- Maßnahme unterbrechen, alten Menschen beruhigen
- Zu späterer Zeit noch einmal von vorne beginnen, hierbei Wünsche des Betroffenen neu erfragen und nach Möglichkeit berücksichtigen, z.B. Wassertemperatur, Angst, bevorzugte Kleidung
- Alten Menschen in die Pflegehandlung einbeziehen. Auch Demente können Teile der Körperpflege wie Intimpflege oder Rasur im Beisein der Pflegenden selbst übernehmen, stärkt das Selbstwertgefühl
- Ursachen der Aggression herausfinden, z.B. Überforderung, Unverstandensein
- Bei Wiederholung: Problematik im KollegInnenkreis ansprechen, nach gemeinsamen Lösungen suchen, z.B. mehr Zeit einplanen, andere Pflegeperson einsetzen, die besseren Zugang findet
- Herausfinden, ob Nähe und Körperkontakt beruhigen oder Abwehr verstärken.

Reflexion

- Eigene Stimmung wie Ungeduld, Aggression, Intoleranz reflektieren: Demente nehmen sehr genau wahr
- Wurde die Würde des alten Menschen geachtet?
- Fühlt der alte Mensch sich gezwungen, etwas mit sich geschehen zu lassen, was er nicht verstehen kann?

1

Tips, Tricks und Fallen

- Abwehr und Aggressionen nicht persönlich nehmen
- Keine Konfrontation im Sinne von „Erziehung", verstärkt Problematik
- Pflegepersonen im Rotationssystem einsetzen, entspannt die Situation
- Verbindliche Absprachen im Team treffen, z.B. mehr Zeit lassen, keinen Zwang ausüben, Pflegevorgang notfalls abbrechen
- Eigenes Verhalten reflektieren (über Supervision, Praxisbegleitung) und korrigieren, z.B. alten Menschen mehr in Pflegeabläufe einbeziehen, Bedürfnisse erfragen, informieren.

1.8.3 Umgang mit sexuellen Auffälligkeiten

Sexualität: Die Gesamtheit aller Lebensäußerungen, die sich auf die Geschlechtlichkeit beziehen. Im Alter kann sich die Sexualität stark verändern, so daß Pflegende, besonders vor dem Hintergrund eigener Ängste, in Konflikt geraten können. Mögliche Veränderungen sexuellen Verhaltens:

- Vorhandene Tabus werden verstärkt, Schamgefühl nimmt zu
- Verstärkung des sexuellen Triebes, verbunden mit Kontrollverlust, z.B. bei Demenz
- Sexualität verliert an Bedeutung, Schamgefühl läßt nach.

Problembeispiel „Sexuelle Übergriffe von alten Menschen"

Alter Mensch „mißversteht" pflegerische Handlungen als sexuelle Annäherung und antwortet entsprechend. Pflegepersonen fühlen sich unsittlich angesprochen oder berührt.

Lösungswege

- Aggressive Überreaktion vermeiden, entweder nicht auf Anspielungen eingehen oder sachlich zurückweisen
- Austausch mit MitarbeiterInnen: Wurden ähnliche Erfahrungen gemacht, wie gehen sie damit um?
- Angehörige in Intimpflege einbeziehen, z.B. können Ehepartner helfen
- Schamgefühl achten: Intimbereich möglichst selbst waschen lassen
- Bei anhaltenden oder eskalierenden Schwierigkeiten andere Pflegeperson einsetzen und ggf. HausärztIn hinzuziehen.

Reflexion

- Eigene Einstellung zur Sexualität überprüfen
- Keine unangemessene, aufreizende Dienstkleidung tragen
- Supervision zur Korrektur eigener Fehlhaltungen in Anspruch nehmen.

Problembeispiel „Sexuell enthemmte Person"

Ein alter Mensch entblößt sich wiederholt in den Gemeinschaftsräumen oder onaniert im Beisein anderer (☞ auch 2.9). Häufig bei Demenz.

Lösungswege

- Ungeduldige, heftige Reaktionen und offene Vorwurfshaltung vermeiden, rufen Aggressionen hervor
- Verhalten akzeptieren, nicht bekämpfen, keine zu hohe Erwartungshaltung an Lernfähigkeit
- Vorgehensweise im Team abstimmen, uneinheitliches Handeln verstärkt Verwirrtheit
- Angehörige und MitbewohnerInnen über Vorgehensweise aufklären.

Reflexion

- Erkennen eigener sexueller Ängste und Tabus
- Gerontopsychiatrische Fachkenntnis schützt vor negativer Bewertung (☞ 15.3).

1.8.4 Umgang mit Ekelgefühlen

Ekelgefühle sind natürliche, menschliche Emotionen, die aber in der Arbeit mit alten Menschen zu Problemen führen können:

- Ekelgefühle werden tabuisiert
- Unvermeidbarer Umgang mit üblen Gerüchen und schleimigen Ausscheidungen
- Alte Menschen bemerken Ekelgefühle der Pflegeperson: löst Scham aus.

Problembeispiel

Das Säubern eines alten Menschen von Kot, Urin, Erbrochenem oder das Absaugen von Schleim aus den Atemwegen erzeugt Widerwillen und Ekel bei der Pflegeperson.

Lösungswege

- Eigene Ekelgefühle nur zurückhaltend ausdrücken. Unkontrollierte, abwertende Äußerungen wirken verletzend auf Betroffene
- Hilfsmittel wie Einmalhandschuhe und -schürze oder Desinfektionslösung verwenden, trägt zu größerer, hier gewünschter Distanz bei
- Tragfähige menschliche Beziehung zum zu Pflegenden aufbauen, mindert Ekelgefühle
- Unüberwindbaren Ekel in einer speziellen Situation akzeptieren, andere Pflegepersonen hinzuziehen, Auslöser für Ekelgefühle sind individuell verschieden
- Bei extremer andauernder Belastung: Rotationspflege.

1

1.9 Interventionen und therapeutische Konzepte

1.9.1 Milieugestaltung

Milieu: frz. Mitte, Umwelt. Milieugestaltung basiert auf dem Wissen, daß der Mensch durch zahlreiche Beziehungen in seine Umwelt eingebunden ist.

Milieugestaltung im Team

Milieugestaltung beginnt im Team. Atmosphäre, Motivation und Akzeptanz im Team werden nach außen getragen und prägen das Bild der Einrichtung. Pflegepersonen können zu einem positiven Milieu beitragen, indem sie

- Kommunikation im Team durch gemeinsame Zielsetzung, Austausch und Akzeptanz fördern (☞ 2.3)
- Tagesablauf und Wochenplanung im Pflegebereich unter Berücksichtigung der Bedürfnisse und Wünsche zu Pflegender strukturieren
- Stations-, Pflege- und Gemeinschaftsräume gestalten: z.B. Informationstafel in Gemeinschaftsräumen mit Veranstaltungsterminen, beziehungsfördernde Anordnung der Tische, genügend Platz z.B. für Rollstuhlfahrer, Rollator und ähnliche Hilfsmittel
- Gemeinsam erarbeitete Pflegeleitbilder und -standards (☞ 1.6.1) umsetzen
- Kreative Anteile im Team wie z.B. Gründung von Arbeitsgemeinschaften, z.B. Musikgruppe, Spielegruppe, Jahreszeitentische, fördern
- An institutioneller Planung teilnehmen.

Gestaltung der professionellen Beziehung zum zu Pflegenden

- Bezugspflege als Arbeitsstil bevorzugen (☞ 1.3.6, 2.3.1)
- Namensschilder tragen, einheitliche Regelung der Anrede von Pflegepersonen treffen
- Anrede der zu Pflegenden grundsätzlich mit Familiennamen und „Sie"
- Zu Pflegende in Entscheidung zum gemeinsamen Tagesablauf im Pflegebereich einbeziehen, z.B. Essenszeiten, Zubettgehzeiten, auf Wunsch Sprechen von Tischgebeten
- Zu Pflegende in Gestaltung der Gemeinschaftsräume (Blumengießen, Tageskalender) einbeziehen
- Gruppenzugehörigkeit unter zu Pflegenden fördern: z.B. Sitzordnung bei Mahlzeiten, weiß jeder den Namen seines Tischnachbarn?
- Gute und kommunikative Beziehung zu Angehörigen aufbauen z.B. durch Transparenz der Pflegeplanung, Information und Einbeziehung.

Gestaltung der Zusammenarbeit mit weiteren Berufsgruppen

Aufgrund der Rund-um-die-Uhr-Betreuung sind Pflegepersonen besonders geeignet, therapeutischen Maßnahmen zu koordinieren. Zusammenarbeit im therapeutischen Team ☞ 1.3.10.

Kulturelle Veranstaltungen

Zur Befriedigung sozialer Bedürfnisse kulturelle Veranstaltungen vermehrt in ganzheitlich geplanten Pflegeprozesse einbeziehen (☞ 2.8.1).

Gottesdienste

- Nach Möglichkeit für alle Konfessionen anbieten
- Organisation eines Hol- und Bringedienstes für zu Pflegende z. B. durch mobile und orientierte BewohnerInnen, ehrenamtliche MitarbeiterInnen, Konfirmanden bzw. Firmlinge
- Bei immobilen zu Pflegenden Wunsch nach seelsorgerischem Gespräch und Abendmahl erfragen
- Zeiten der Gottesdienste an Informationstafeln in Gemeinschaftsräumen aushängen
- Teilnahme zu Pflegender durch zeitliche Planung der Pflegemaßnahmen und Mahlzeiten ermöglichen.

Feste und Feiern

☞ auch 2.8.4.

- Gestaltung von Geburtstagen: Etat für Blumenstrauß, gemeinsames Singen, Kaffeetrinken im Bewohnerkreis
- Religiöse Feiern beschränken sich nicht nur auf Gottesdienste. Termingerechte Gestaltung der Räumlichkeiten (Weihnachten, Ostern, Erntedankfest) unter Miteinbeziehung zu Pflegender (Musikgruppe, Backgruppe)
- Regionale Feste: Fasching, historische Feste der Region. Rechtzeitige Planung und Vorbereitung der Veranstaltungen im Heimbereich, Termine schriftlich und mündlich weitergeben, Teilnahme zu Pflegender ermöglichen
- Gestaltung von Ausflügen, z. B. Zoologischer Garten, Stadtgarten, Besichtigungen. Kalkulation der Kosten, Transport, Begleitpersonen. Rechtzeitige Planung, Teilnahme ermöglichen
- Heimfeste: Zeitpunkt und Motto rechtzeitig planen. Teilnahme zu Pflegender an Gestaltung fördern, z. B. Gedichte vortragen, Hauschor, Musikgruppe
- Veranstaltungen im Haus: regionale Strukturen nutzen, z. B. Krippenspiel des Kindergartens, Theateraufführungen von Schulen (häufig spielen Enkel bzw. Urenkel mit), Konzerte des Kirchenchors oder Musikvereins, Diskussionsveranstaltungen zu regionalpolitischen Themen.

Mitgestaltung institutioneller Planung

- Absprachen mit verschiedenen Bereichen einer Einrichtung treffen. Transparenz und Begründung gewünschter Arbeitsabläufe, z. B. Tablettsystem oder Essenswagen, Wäscheservice
- Wohnbereiche mitgestalten: Benennung oder farbliche Gestaltung der Wohnbereiche als Orientierungshilfe, auch z. B. in Aufzügen, altengerechte Sitzgelegenheiten in Gemeinschaftsräumen
- Mitgestaltung des Privatraumes in stationären Einrichtungen: BewohnerIn und Angehörige zu möglichen Merkhilfen, Stolperfallen und Einsatz von Hilfsmitteln beraten
- Mitbestimmung und Selbstgestaltung bei Heimeinzug (☞ 1.3.3): eigene Mö-

1

bel und Erinnerungsstücke ermöglichen, Regelungen zu Haustierhaltung finden, offene Besuchszeiten einrichten
- Ehrenamtlicher Helfer einbinden und begleiten
- Räumlichkeiten, Fahrdienst, ausreichenden personellen Ressourcen bereitstellen.

Tips, Tricks & Fallen
- Milieugestaltung ist auch bei Schwerkranken und Sterbenden möglich
- Individuelle Fähigkeiten und Wünsche zu Pflegender berücksichtigen.

1.9.2 Biographiearbeit

Biographie: Lebensbeschreibung, Lebensgeschichte. Biographie ist Ausdruck des Individuellen und spiegelt den Reifungsprozeß des Lebens wider. Geprägt durch Familie, Beruf, soziales Umfeld, Kulturkreis, Religion, Krisen-, Verlustsituationen, positive und negative Erfahrungen, persönliche Erfolge.
Biographiearbeit ist die Einbeziehung individueller Erfahrungen, Potentiale und Ressourcen des zu Pflegenden in alle Lebensaktivitäten und somit Grundlage einer individuellen, bedürfnisorientierten Pflege (☞ 1.5.1). Grundkenntnisse verschiedener Lebensphilosophien, Lebensintention und allgemeiner Gesetzmäßigkeiten des Lebenslaufes sind in der Umsetzung von Biographiearbeit erforderlich.

Wesentliche Entwicklungsschritte des Lebens

Alter	Entwicklungsschritte
Kindheit	• Körperliche Entwicklung • Prägung ethischer Normen • Abhängigkeit vom Elternhaus
Jugend	• Körperlich vital • Noch abhängig in seelischer Entwicklung • Ausweitung des persönlichen Umfeldes • Pubertätskrise
Frühes Erwachsenenalter	• Suche nach Idealen, Selbstfindung • Seelische, evtl. räumliche Trennung vom Elternhaus • Berufsausbildung • Familiengründung
Mittleres Erwachsenenalter	• Erfahrungen der vorigen Jahre können genutzt werden • Lebensziele und -aufgaben werden verwirklicht • Routine in Familie und Beruf, „Midlife crisis"
Spätes Erwachsenenalter	• Ablösungsprozeß eigener Kinder muß unterstützt werden • Umstrukturierung in Familie und Partnerschaft • Vorbereitung auf Rentenalter
Hohes Erwachsenenalter	• Selbstwertkrise durch Berufsbeendigung • Körperlicher Abbau • Ordnen und Aufarbeiten der Vergangenheit • Auseinandersetzung mit Sterben und Tod • Häufung von Verlustsituationen • Reduktion der Alltagskompetenz

Ziele von Biographiearbeit

- Unterstützung der Sinnfindung, Vertiefung der Selbsterkenntnis, Findung neuer Lebensziele, Motivation zur Klärung noch offener Fragen in der Biographie
- Annahme veränderter Lebenssituation, Wertigkeit der eigenen Biographie erkennen, Unterstützung in der Verarbeitung von Not- und Krisensituationen, Erarbeiten von Bewältigungsstrategien (☞ 2. 7)
- Förderung von vorhandenem Wissen und Fähigkeiten, Überwinden von Einsamkeits- und Minderwertigkeitsgefühlen
- Förderung von Interesse und Verständnis an Umgebung, der Kommunikation, Stärkung des Gemeinschaftsgefühls über Mitbewohner, Familie, Seniorenkreis
- Steigerung des physischen und psychischen Wohlbefindens, intakte Pflegebeziehung, Steigerung der Pflegequalität; ressourcenorientierte und ganzheitliche Pflegeplanung (☞ 1.5.3)
- Voraussetzung für Validation® (☞ 1.9.4).

Anwendungsmöglichkeiten von Biographiearbeit

- Erstgespräch (☞ 1.5.3)
- Einzelgespräch: Biographieblatt (☞ unten) als Struktur des Gesprächs verwenden
- Themenbezogen: Zu Pflegender beschäftigt sich mit bestimmtem Thema, zeigt ein Fotoalbum, hört Musik, erhält einen Brief. Bei aktueller Krisensituation: subjektive Krisenbewältigung in früheren Zeiten hinterfragen
- Gruppengespräch: Mögliche Themen sind Jahreszeit, Geburtstag, Besuch, Bastelnachmittag, Singkreis, Festlichkeiten, Verabschiedung einer BewohnerIn
- Punktuell bei allen Pflegemaßnahmen. Pflegerische und aktivierende Maßnahmen auf Gewohnheiten bzw. Neigungen der zu Pflegenden überprüfen: Wie war es früher, was wurde gern gemacht
- Unter Einbeziehung Angehöriger, Bekannter und Freunde in Einzelgesprächen
- Bei Beschäftigungsaktivitäten: Spaziergänge, Feste, Feiern (☞ 1.9.1)
- Bei Verabschiedungen von Verstorbenen: Vorlesen aus der Lebensgeschichte des Verstorbenen ermöglicht Erinnerung und aktives Abschiednehmen (☞ Kapitel 16).

Biographieblatt

- Persönliche Daten
  - Name, Geburtsdatum, Geburtsort
  - Kindheit, Milieu, Erziehung, Familie
  - Schule, Berufsausbildung, Wanderjahre
  - Familiengründung, Kinder, Enkel
  - Wichtige Bezugspersonen

- Erleben des Zeitgeschehens
  - 1. Weltkrieg, 2. Weltkrieg, Nachkriegszeiten
  - Berufsleben
  - Zeit nach der Pensionierung
- Einschneidende Ereignisse
  - Frohmachende Erlebnisse
  - Eher traurig stimmende Ereignisse: Verlusterlebnisse, Todesfälle, Krankheiten, Umzüge, Flucht
  - Schwerpunkte in verschiedenen Lebensphasen
- Derzeitige Lebenssituation
  - Eintritt in Alten-, Pflegeheim, Zeitpunkt, Motivation, erschwerende Gefühle
  - Beziehungen zur Gemeinde, Kirche, Religion
  - Kommunikation, Kontakte, verbale, nonverbale Kommunikationsschemata
- Wünsche, Erwartungen, Bedürfnisse
  - In Bezug auf Lebensaktivitäten
  - In Bezug auf Pflegebedürftigkeit
  - Interaktion mit Heimbewohnern, Nachbarn
  - Wünsche an das persönliche Umfeld
- Besondere Fähigkeiten, Interessensgebiete, Gewohnheiten
  - Wünsche für die Zeit des Ruhestandes
  - Wünsche, Erwartungen für die kommende Zeit
  - Befürchtete, bereits erlebte Einschränkungen im Heim
- Ergänzungen.

Biographiearbeit in der Gruppe

Unterschiedliche Rahmenbedingungen sind in der Planung und Umsetzung von Biographiearbeit zu berücksichtigen.

Heimbereich

- Erstgespräch bei Einzug ins Pflegeheim zur Erleichterung der Eingewöhnungsphase (☞ 1.3.1)
- Gleichbleibende Gruppensituation der BewohnerInnen erleichtert Planung von Gruppensettings
- Bei gemeinsamen Aktivitäten mit BewohnerInnen Äußerungen zu Biographie beachten und aufgreifen
- Verabschiedung eines verstorbenen MitbewohnerIn in der Gruppe während Gruppensetting.

Ambulante Pflege

- Gewohnte Umgebung und individuelle Gesprächssituation erleichtern es, Hinweise zur Biographie zu finden und anzusprechen
- Angehörige vor Ort können auf Wunsch des zu Betreuenden in Gespräche miteinbezogen werden
- Bestehende Kontakte in gewohntem sozialen Umfeld nutzen

- Zur Teilnahme an Gruppengesprächen, z. B. im Rahmen des Seniorenkreises, müssen TeilnehmerInnen mobil sein.

Beispiel für Biographiearbeit in der Gruppe

Thema	• Meine Familie
Dauer	• 30–60 Min., 6–8 Settings
Teilnehmerzahl	• Maximal 6 Personen, z. B. Tischgemeinschaft
Ziele	• Rollenidentifikation durch Erkennen häufig wiederkehrender Situationen, z. B.: Helfer-, Opfer-, Führungsrolle • Bearbeiten noch schmerzender Erinnerungen durch verbales Betrachten in verständnisvoller, schützender Gruppensituation • Verbesserung der Stimmungslage durch gemeinsames Lachen über frohmachende Ereignisse, angenehme Beziehungsebene in der Gruppensituation, Verminderung von Einsamkeitsgefühlen • Gemeinsames Betrachten der Zeitereignisse, z. B. Fortschritt: Stromversorgung, Telefon, Autos, Kriege, Aufbau, 3. Reich, Währungsreform • Motivation, noch offene Fragen in Familienbeziehungen zu klären • Förderung der Kommunikation
Vorbereitung	• Gliederung der Themen für einzelne Settings, z. B. anhand Entwicklungsschritte des Lebens (☞ Tabelle oben) • Differenzierte Planung der Maßnahmen: Information des zu Betreuenden, Benennung der Bezugsperson im Team, personelle Ressourcen, Zeitpunkt der Durchführung, Räumlichkeit, Gesprächsführung (☞ 2.3.2)
Durchführung	• Motivierender Einstieg als Hinführung zum Thema, zum Thema passende Kurzgeschichte, Gedicht, Märchen vorlesen, Musik aus der Zeit, Fotos • TeilnehmerInnen erzählen Erinnerungen zum vereinbarten Thema, dabei Zielsetzung beachten • Befinden der Teilnehmer beobachten • Gesprächsführung (☞ 2.3.2, 2.3.3), Milieugestaltung (☞ 1.9.1)

Dokumentation

- Biographieblatt (☞ oben)
- Gedächtnisprotokoll: Wirkung des Gesprächs auf zu Pflegenden und Pflegeperson
- Absprachen dokumentieren, z. B. an wen erhaltene Informationen weitergegeben werden dürfen
- Bezugnehmende Gespräche und Veränderungen dokumentieren
- Planung weiterer Gespräche auf Wunsch des zu Pflegenden
- Datenschutz gewährleisten (☞ 1.7.2).

Auswertung von Biographiearbeit

Verlauf von Gruppensettings und Gesprächen dokumentieren. Markante Gesichtspunkte einer Biographie, Wünsche, Bedürfnisse, offene Fragen im täglichem Umgang und in der Pflegeplanung des zu Pflegenden berücksichtigen.

Auswertung durch Pflegeperson

- Reflexion des Gesprächs
- Stärken, positive Äußerungen, frohmachende Momente herausarbeiten
- Bezugspersonen finden im Team, Seelsorger, Besuchsdienst, Angehörige
- Zu Pflegenden motivieren und unterstützen, Kontakte zu halten und zu fördern
- Interessen, Hobbys erkennen und fördern
- Bei entmutigenden Anteilen weitere Gespräche, Unterstützung und Begleitung anbieten
- Für Krankheits- und Verlustsituationen Bewältigungsstrategien ausarbeiten
- Äußerungen zu Selbstwert, Sinnfindung, Glaubensfragen und Lebenszielen ausarbeiten (☞ 2.7).

Gemeinsame Auswertung Pflegeperson und zu Pflegender

- Hilfestellung bei Reflexion der eigenen Biographie geben
- Bei der Erarbeitung von Lösungswegen unterstützen
- Zur Verwirklichung von Wünschen, Bedürfnissen und Interessen motivieren
- Begleitung in Trauerarbeit, z.B. gemeinsame Reflexion der Beziehung zum Verstorbenen (☞ Kapitel 16)
- Wertschätzung des zu Pflegenden steigern, z.B. vorhandener Fähigkeiten bewußt machen, defizitorientierte Einstellung abbauen.

Auswertung im Team

- Information zu Gesprächsverlauf, -atmosphäre, erarbeitete Maßnahmen und Ziele
- Überprüfen, ob Pflegeplanung individuellen Bedürfnissen angepaßt werden muß (☞ 1.5.3)
- Angebote zur weiteren Unterstützung planen
- Klären, ob zu Pflegender in der Lage ist, Krisensituationen allein bzw. mit Unterstützung der Pflegeperson zu bewältigen oder ob Bezugspersonen, Familie, Seelsorger, weitere TherapeutInnen eingeschaltet werden müssen.

Persönliche Biographiearbeit

Pflegepersonen, die sich mit der Biographie zu Pflegender beschäftigen, müssen sich mit der eigenen Biographie auseinandersetzen:

- Eigene Biographie reflektieren
- Eigene Ziele, Wünsche, Bedürfnisse, Entwicklungen benennen
- Über den eigenen Umgang mit Krisen, Verlustsituationen und deren Bewältigung nachdenken
- Mit Themen, die sich in der Biographie mehrmals wiederholen, auseinandersetzen
- Auf das eigene Alter und das Sterben vorbereiten.

Tips, Tricks & Fallen

- Kein „polizeiliches" oder neugieriges Abfragen der Lebensgeschichte. Behutsam in der Gesprächsführung vorgehen
- Datenschutz (☞ 1.7.2) beachten

- Eine intakte Beziehungsebene ist Voraussetzung. Gewünschte Bezugspersonen werden in der Regel direkt durch den zu Pflegenden ausgewählt. Signale dieser Art unbedingt beachten und im Team besprechen
- Werden keine Einzel- oder Gruppengespräche gewünscht oder ist ein zu Pflegender kognitiv nicht in der Lage, längeren Gesprächen zu folgen, kann Kenntnis zur Biographie mosaikartig zusammengetragen werden. Anknüpfungspunkte sind z.B. Fotos, Bücher, Einrichtungsgegenstände, Geburtstage, Besucher, „kleine Bemerkungen am Rande“
- Zur Entwicklung von Zukunftsperspektiven ist die Klärung der gegenwärtigen Situation und der Vergangenheit notwendig. Krisensituationen und Umbrüche sind Veränderungen im Leben und somit ein Teil der Entwicklung und Steigerung der Individualität.

1.9.3 Realitätsorientierungstraining

Aktivierung geistiger Leistungsfähigkeit zur Bewältigung und Strukturierung des Alltags (☞ auch 2.7). Der Schwerpunkt von Realitätsorientierungstraining liegt in der Gegenwart. Realitätsorientierungstraining wird präventiv, begleitend und rehabilitativ eingesetzt. Man unterscheidet zwischen 24-Std.-Programm, Einzel- und Gruppentraining.

Ziele von Realitätsorientierungstraining

- Aktivierung kognitiver Leistungsfähigkeit, Erhaltung der Alltagskompetenz
- Förderung bzw. Erhaltung des gesundheitlichen und sozialen Status des alten Menschen
- Steigerung des Konzentrations- und Orientierungsvermögens
- Reduktion individueller Angst- und Streßsituationen
- Prävention von Verletzungen, z.B. durch sicheren Einsatz von Hilfsmitteln
- Verbesserte Merkfähigkeit und erfolgreicher Einsatz von Merkhilfen
- Steigerung der selbstverantwortlichen Lebensführung und Selbstachtung
- Verbesserung des Kommunikationsvermögens
- Förderung und Erhaltung des optimalen Wohlbefindens für den Betroffenen.

Beurteilung kognitiver Einschränkungen

Zur Einschätzung kognitiver Leistungsfähigkeit des alten Menschen Lebensaktivitäten genau beobachten (☞ 2.7.1). Ausschlaggebend ist, was und wie lebenspraktische Aktivitäten ausgeführt werden, nicht wie sie ausgeführt werden könnten oder sollten.

- Merkfähigkeit und Vergeßlichkeit
- Selbstpflegefähigkeit; Fähigkeit, eigene Ressourcen realistisch einzuschätzen; Einschränkung der Selbstversorgung
- Haushaltsführung, Mobilität, Umgang mit finanziellen Dingen
- Soziale Kompetenz, z.B. Rückzug von Bezugspersonen, drohende Isolation
- Zunehmender Hilfebedarf in unbekannten Situationen, z.B. Arztbesuche

1

- Zunehmender Bedarf an Orientierungshilfen
- Defizite im Orientierungsvermögen
  - **Zeitlich:** Jahres-, Monats- , Tageszeit. Eine falsche Datumsangabe genügt nicht als Kriterium
  - **Örtlich:** Wohnort, Umgebung, Wohnbereich
  - **Situativ:** Adäquates Reagieren in unbekannten Situationen ist reduziert
  - **Persönlich:** Name, Alter, biographische Schwerpunkte
- Bei ausgeprägter Verwirrtheit auch Verletzungsrisiko, Kontinenzprobleme, Fehl- oder Mangelernährung.

Kognitive Einschränkungen werden forciert durch
- Mangel an Stimuli, Isolation
- Einschränkungen der Mobilität, Immobilität
- Ortswechsel, z.B. Krankenhausaufenthalt, Übersiedlung ins Pflegeheim.

Tips, Tricks & Fallen
- Individuelle Tagesschwankungen berücksichtigen
- Akute Verwirrtheitszustände (☞ 15.3.1) sind behandelbar
- Bei neu auftretenden Einschränkungen immer ÄrztIn hinzuziehen, behandlungsbedürftige Akuterkrankung ausschließen
- Zunehmende Vergeßlichkeit löst beim Betroffenen Unsicherheit und Angst aus.

Für Realitätsorientierungstraining geeigneter Personenkreis
- Einschränkungen des Kurzzeitgedächtnisses, z.B. „Vergessen" von Fakten, Namen, Orten
- „Vergeßlichkeit", die als ärgerlich oder bedrohlich empfunden wird
- Einschränkungen der Alltagskompetenz
- Desorientierung zu Personen, können nicht mehr richtig zugeordnet werden
- Mangel an Selbstpflege oder Selbsthilfepotential
- Zur Prävention, auch für Jüngere.

Realitätsorientierungstraining in der Praxis
- Umfang der Anweisungen nur in dem Maß, das für erfolgreiche Umsetzung erforderlich ist
- Eindeutige, sinnvoll strukturierte Anweisungen jeweils nur für einen Arbeitsschritt geben
- Kurze, eindeutige Sätze verwenden, weitschweifige Erklärungen vermeiden. Klare, tiefe Stimmlage
- Provokation von Streßsituationen vermeiden, z.B. Ungeduld, spürbare Hektik, mangelhaft vorbereitete Maßnahmen
- Bezugspflege (☞ 1.3.6) umsetzen
- Bei jeder Gelegenheit vollständige Informationen geben, z.B. „Guten Morgen, Frau Maier. Heute ist Dienstag ...".

Tips, Tricks & Fallen

- Aussagen des Betroffenen nicht ständig korrigieren, fördert Rückzug
- Direkt ansprechen, steigert Aufmerksamkeit
- Aktivitäten möglichst eigenständig ausführen lassen
- Nicht bei fortgeschrittener Demenz.

Realitätsorientierungstraining im 24-Std.-Programm

Strukturierung des Tagesablaufs

- Ein gut ausgearbeiteter Wochenplan erleichtert Strukturierung der Arbeitszeit, Personaleinteilung, Planung besonderer Aktivitäten
- Wochenplan in Gemeinschaftsräumen (für jeden zugänglich und lesbar)
- Auf individuelle Wünsche und Bedürfnisse des alten Menschen abstimmen
- Personelle Ressourcen berücksichtigen, Zeitabsprache mit weiteren TherapeutInnen.

Beispiel eines strukturierten Tagesplanes

Zeitplan	Aktivitäten
7 Uhr	Wecken, bei Bedarf Hilfestellung beim Aufstehen, Waschen und Kleiden
8 Uhr	Frühstück, anschließend Ruhepause z. B. zum Lesen der Tageszeitung
9 Uhr	Aktivierungsprogramm, z. B. Einzeltherapie, Biographiearbeit, Validationsgruppe, Realitätsorientierungstraining. Vorher bei Bedarf Toilettengang ermöglichen
10 Uhr	Ruhephase, dazu Zwischenmahlzeiten und Getränke reichen
11 Uhr	Zeit zur freien Gestaltung, bei Bedarf Unterstützung
12 Uhr	Mittagessen, vorher bei Bedarf Toilettengang ermöglichen
Bis 14 Uhr	Mittagsruhe, bei Bedarf Unterstützung beim Hinlegen, Aufstehen, Toilettengang
14 Uhr	Nachmittagskaffee
15 Uhr	Gemeinsame Aktivitäten, z. B. Basteln, Gesellschaftsspiele, Spaziergänge, Einzeltherapie
16 Uhr	Ruhephase, Zeit zur freien Gestaltung, dazu Getränke anbieten
17 Uhr	Abendessen, vorher bei Bedarf Toilettengang ermöglichen
18 Uhr	Gemeinsame Aktivität anbieten, z. B. Geschichte erzählen
19 Uhr	Zeit zur freien Gestaltung, z. B. Lesen, Musik hören, Fernsehen
Ab 20 Uhr	Unterstützung bei der Vorbereitung zur Nachtruhe

Anforderungen bei Alltagsaktivitäten

- Komplexe Tätigkeiten, z. B. beim Waschen und Kleiden, in kleinere Einheiten unterteilen
- Merkhilfen verwenden, z. B. Prothesenschalen mit Namen beschriften, Handtuchhalter kennzeichnen
- Mahlzeiten in ruhiger Atmosphäre einnehmen, Gruppengröße am Tisch sollte 6 Personen nicht übersteigen
- Aktivitäts- und Ruhephasen in Tagesplanung berücksichtigen.

1

Anforderungen an Umgebung

- Übersichtliche Ausstattung, gute Lichtquellen, einfacher Zugang, Sauberkeit
- Kontrastfarben verwenden, um Möbel von Umgebung abzugrenzen, evtl. Wohnbereiche in unterschiedlichen Grundfarben gestalten
- Reizüberflutung, auch in Stationsräumen, vermeiden, z.B. überladene Bildergalerie, Nippes, ständiges „Radiogedudel"
- Räumlichkeiten mit Merkhilfen ausstatten: zur örtlichen Orientierung Räume kennzeichnen, z.B. Küche, WC, Speisesaal, Gemeinschaftsraum, und zur zeitlichen Orientierung, z.B. gut sichtbare Uhren, Kalender, Wochenplan
- Tageszeitungen auslegen, zum Lesen ermuntern.

Realitätsorientierung im häuslichen Bereich

Im Häuslichen Bereich zusätzlich berücksichtigen:

- Ist das Einhalten einer evtl. erforderlichen Diät gewährleistet?
- Werden Medikamente regelmäßig und korrekt eingenommen (ggf. Wochen-, Tagesdispenser ☞ Abb. 4.1)?
- Erhöhtes Sturzrisiko: Wohnraumanpassung (☞ 1.2.12)
- Sicherer Umgang mit Haushaltsgeräten? Ggf. Zeitschaltuhren bei elektrischen Geräten anbringen, Schränke bedarfsgerecht umräumen und evtl. beschriften
- Unvorsichtiger Umgang mit Fremden?
- Merkhilfen den individuellen Einschränkungen gemäß anbringen
- Ambulante Dienste individuellen Einschränkungen anpassen, z.B. stundenweise Betreuung, Tagespflege
- Pflegende Angehörige zu Entlastungsmöglichkeiten informieren.

Realitätsorientierungstraining in der Gruppe

Gruppenleiter: kontinuierliche Anwesenheit. Teilnehmerzahl: 4–8 Personen. Dauer: 30–60 Min.

Inhalte

Gehirnjogging: Erkenn- und Gedächtnisübungen zur Aktivierung der Aufnahmegeschwindigkeit von Informationen und Merkfähigkeit.

Beispiele für Gedächtnisübungen

- Prägen Sie sich die folgenden Namen gut ein: Frau Maier, Herr Konrad, Herr Hindenburger, Frau Rauchfuß. Ordnen Sie nun jedem Namen die richtige Anrede zu: Maier, Konrad, Hindenburger, Rauchfuß
- Hören Sie sich den Text aufmerksam an: Direkt hinter dem Fluß sieht man einen Tannenwald, der bis zur Baumgrenze ansteigt. Er bietet Vögeln, Rehen, Hasen und Mäusen ein sicheres Zuhause. Es wachsen Pilze, Beeren, Farne und Gräser unter den Bäumen. Wie hoch steigt der Wald an? Welchen Tieren bietet er ein sicheres Zuhause? Was wächst unter den Bäumen?
- Prägen Sie sich die folgenden Namen gut ein: 1. König Drosselbart, 2. Das häßliche Entlein, 3. Jorinde, 4. Die sieben Raben, 5. Des Teufels goldenen Haare, 6. Joringel. An welcher Stelle wurden Jorinde und Joringel genannt?

Beispiele für Erkennübungen

- Setzen Sie die folgende Zahlenreihe um 3 weitere Zahlen fort: 2, 6, 10, 14, 18, 22. Nennen Sie die charakteristische Eigenschaft der Zahlenreihe (gerade Zahlen)
- Folgende Begriffe gehören zusammen. Ein Begriff ist jedoch falsch: Berlin, Amsterdam, Kuala Lumpur, Rom, Madrid, Paris. Nennen Sie den falschen Begriff: Kuala Lumpur ist keine Hauptstadt in Europa
- Hören Sie sich folgende Tiernamen gut an: Tiger, Reh, Hund, Nachtigall, Kuh, Elch, Nashorn, Wiesel, Goldfisch, Maulwurf, Stachelschwein, Hamster, Löwe, Giraffe. Zwei Tiere passen nicht in die Gruppe. Welche? Die Nachtigall ist ein Vogel, der Goldfisch ein Fisch. Beides sind keine Säugetiere.

Grobmotorische Übungen

Erhalten Muskelkraft und Beweglichkeit, leichtes Herz-, Kreislauftraining, steigern subjektives Wohlbefinden und soziale Kompetenz. **Beispiele:** Seniorengymnastik, Spaziergänge, Tänze, Bewegungsspiele wie Softball werfen, Watte pusten, Kegeln.

Soziale Aktivitäten

Steigern Kommunikation und soziale Kompetenz. **Beispiele:** Geschichten erzählen, Gesellschaftsspiele, z.B. Scrabbel, Memory, Mühle, gemeinsames Kaffeetrinken, Kochen oder Backen, Tische decken und abräumen.

Realitätsorientierung als Einzeltraining

Ziele: Selbständigkeit steigern, Selbstachtung fördern, Diätfehler, Fehl- und Mangelernährung sowie Exsikkose verhindern.

Beispiele

- Waschen und Kleiden: Handlungsabläufe gemäß individueller Pflegeplanung einstudieren, Merkhilfen verwenden, sich pflegen, Haare kämmen, Make up auflegen, Maniküre, Toilettengang, ggf. Umgang mit Inkontinenzartikeln erlernen
- Essen und Trinken: Mahlzeiten zubereiten, Einhalten von geeigneten Zwischenmahlzeiten, ausreichende Flüssigkeitszufuhr.

Im häuslichen Bereich

Ziele: Steigerung der Alltagskompetenz, Selbständigkeit und Mobilität

Beispiele

Hausarbeit, Einkäufe, Zubereiten von Mahlzeiten, Unterstützung bei der Korrespondenz, Unterstützung bei finanziellen Angelegenheiten. Fällt in den Bereich der pflegeergänzenden Tätigkeiten. Information von Interventionsmöglichkeiten für pflegende Angehörige bzw. Übernahme durch ambulante Dienste ist Bestandteil der Pflegeplanung.

1

Tips, Tricks & Fallen

- Sollte Realitätsorientierungstraining Fachwissen von ErgotherapeutInnen erfordern, Rücksprache mit behandelnder HausärztIn. Ergotherapie ist verordnungsfähig
- Realitätsorientierungstraining wird gemäß Pflegeversicherungsgesetz **nicht** als Interventionsmöglichkeit im pflegerischen Bereich berücksichtigt
- Bei alten Menschen mit kognitiven Einschränkungen pflegt die beste Pflegeperson mit „den Händen in der Tasche".

1.9.4 Validation®

Validation®: einfühlendes Verstehen und Zuhören.

- Entwicklungstheorie für hochbetagte, teilweise und völlig desorientierte Menschen auf der Grundlage humanistischer und analytischer Psychologie sowie der Entwicklungstheorie des Psychologen Erik Erikson (☞ Tabelle unten)
- Methode, individuelle Verhaltensweisen zu kategorisieren
- Hilfreiche Methode, durch Einzel- oder Gruppenarbeit die innere Erlebniswelt sehr alter, desorientierter Menschen zu verstehen.

Wurde von Naomi Feil, Sozialarbeiterin und Psychologin, entwickelt. Die fortwährende Auseinandersetzung mit anstehenden Lebensaufgaben lassen im Alter einen bewußten Rückzug in die Vergangenheit zu. Naomi Feil beschreibt in ihrem letzten Stadium „Verarbeiten oder Vegetieren" (☞ unten) sehr alte Menschen, die Gefühle aus früheren Lebensaufgaben nicht aufarbeiten konnten bzw. leugneten. Sie kehren in diese Vergangenheit zurück, um die alten Gefühle zu lösen. Validation unterstützt sehr alte, desorientierte Menschen in ihrem Bedürfnis, in Frieden zu leben und zu sterben.

Lebensstadien und Aufgaben nach Erikson

Stadium	Aufgabe	Bei Mißlingen der Aufgabe
Frühkindliches Alter	Erlernen von Vertrauen	Mißtrauen, „Ich bin nicht liebenswert"
Kindheit	Erlernen von Regeln, Selbstkontrolle	Scham, Schuldgefühle, Selbstvorwürfe
Pubertät	Identität finden, Abnabelung von den Eltern	Unsicherheit, unklare Rolle, „Ich bin nur jemand, wenn ich geliebt werde"
Erwachsenenalter	Erlernen von Intimität, Verantwortung für Erfolge, Mißerfolge und Gefühle übernehmen	Isolation, Abhängigkeit
Lebensmitte	Entwickeln neuer Aktivitäten, wenn alte Rollen überholt sind	Stagnation, Festhalten an überholten Rollen
Alter	Das Leben resümieren, innere Stärke, Integrität finden	Verzweiflung, „Ich könnte ebenso tot sein"
Letztes Stadium nach Naomi Feil: Vergangenheit verarbeiten und vegetieren		

Aus: Naomi Feil: Validation, Verlag Altern & Kultur. Wien 1992

Ziele

- Selbstwertgefühl wiederherstellen
- Angst-, Streßgefühle, Sedativa reduzieren
- Gelebtes Leben akzeptieren
- Konflikte aus der Vergangenheit verarbeiten
- Verbale und nonverbale Kommunikation steigern
- Rückzuges in das „Vegetieren" verhüten
- Körperliches Wohlbefinden steigern.

Prinzipien

- Akzeptanz ohne Beurteilung. Empathie, Wärme, Achtung
- Individuelle Persönlichkeitsstruktur erkennen, Ziele des alten Menschen erkennen
- Emotionalen Druck durch wirkliches, einfühlsames Zuhören, Validieren erleichtern. Ein bestätigtes, geteiltes und validiertes Gefühl kann aufgegeben werden
- In die Situation des alten Menschen hineinversetzen
- Die Ausdrucksweise ist poetisch und entfernt sich von der üblichen Logik. Häufig werden Metaphern verwendet, z.B.: Schmuck, Kleidung steht für Wert, Identität; Spielen mit Exkrementen steht für frühkindliches Vergnügen.

Tips, Tricks & Fallen

- Das Verhalten desorientierter, sehr alter Menschen hat immer einen Grund. Beispiel: Angst, die nie eingestanden werden konnte, taucht in anderer Verkleidung wieder auf
- Das Nachlassen des Kurzzeitgedächtnisses wird durch frühe Erinnerungen kompensiert. Der Verlust von Stimulationen der Außenwelt, z.B. Verlust des Sehvermögens, Gehörs, Isolation, wird durch Bilder des inneren Auges und Klängen aus der Vergangenheit ausgeglichen.

Stadien der Desorientierung

Die Stadieneinteilung erfolgt aufgrund physischer und psychologischer Charakteristika und dem damit verbundenen Rückzug aus der Realität. Desorientierte, sehr alte Menschen bewegen sich häufig zwischen zwei Stadien, diese sind abhängig von Tagesform. Stadien erkennen, Umgang und Verhalten entsprechend abstimmen.

1

Das Stadium jenseits der Integrität: Verarbeiten oder Vegetieren

	Stadium 1: mangelhaft, unglücklich orientiert	Stadium 2: zeitverwirrt	Stadium 3: sich wiederholende Bewegungen	Stadium 4: vegetieren
Grundstützen für den Betreuer	Verwenden Sie „Wer-, Was-, Wie-, Wann"-Fragen und minimale Berührungen, zeigen Sie Respekt	Sprechen Sie den bevorzugten Sinn an, verwenden Sie Berührungen und Blickkontakt sowie mehrdeutige Pronomen; gehen Sie auf Gefühle ein	Verwenden Sie Berührungen, Blickkontakt, spiegeln Sie Emotionen und Bewegungen	Spiegeln Sie Bewegungen. Stimulieren Sie die Sinnesorgane, verwenden Sie Musik
Orientiertheit	Weiß Uhrzeit, hält an der Gegenwart fest, fühlt sich durch eigene Desorientierung bedroht	Kümmert sich nicht um Uhrzeit, vergißt Fakten, Namen, Orte	Verschließt sich vor den meisten Stimuli der Außenwelt, hat sein persönliches Zeitgefühl	Erkennt Angehörige, Besucher und Personal nicht, hat kein Zeitgefühl
Körperverhalten	Gespannte Muskel, meist kontinent, schnelle, direkte Bewegungen	Sitzt aufrecht, aber entspannt. Ist sich seiner Inkontinenz bewußt. Langsame, sanfte Bewegungen, tänzerischer Gang	Nach vorne gesackt, weiß nicht, daß inkontinent, rastloses Auf- und Abgehen, wiederholt Bewegungen und Klänge aus früher Kindheit	Ruhig, zusammengesackt, wenig Bewegungen, embryonale Position, kein Bestreben kontinent zu werden. Häufig Fingerbewegungen
Stimmlage	Schroff, beschuldigend, oft weinerlich, kann singen	Tief, selten schroff, singt und lacht	Melodisch, langsamer, anhaltender Ton	
Augen	Blick gerichtet, guter Bickkontakt	Klar, nicht gerichtet, blickt nach unten, Blickkontakt löst Erkennen aus	Augen meist geschlossen	Augen geschlossen, ausdrucksloses Gesicht
Emotionen	Leugnet Gefühle	Ersetzt Gegenwart durch Erinnerungen und Gefühle der Vergangenheit		
Persönliche Sorge	Kann für sich selbst sorgen	Verlegt persönlichen Besitz, braucht Hilfe bei alltäglichen Handlungen		
Kommunikation	Kommuniziert klar, verwendet Worte korrekt	Beginnt eigene Wortkombinationen zu kreieren, hat Probleme mit Substantiven		

	Stadium 1: mangelhaft, unglücklich orientiert	Stadium 2: zeitverwirrt	Stadium 3: sich wiederholende Bewegungen	Stadium 4: vegetieren
Gedächtnis und Soziales Verhalten	Geringe Einbußen des Kurzzeitgedächtnisses werden als störend empfunden, hält sich an Regeln und Konventionen	Hat „selektives" Gedächtnis, meist Langzeitgedächtnis, kann lesen, aber nicht mehr leserlich schreiben, schafft sich eigene Regeln		
Humor	Gewisses Maß an Humor	Kann nicht nach Regeln spielen, eigener Humor		

Aus: Naomi Feil: Validation, Verlag: Altern & Kultur. Wien 1992

Positive Aspekte von Desorientierung

Positiven Aspekt von Desorientierung erkennen:

- Lebendige Erinnerungen stellen Vergangenheit wieder her
- Gleichgültigkeit gegenüber Reaktionen der Außenwelt, z. B. Ermahnung, Kritik der Pflegeperson
- Eigenstimulation
- Innerer Rückzug in eine Zeit, in der man sich sicher, geliebt, produktiv und emotional gesund erlebt hat
- Desorientierte sehr alte Menschen setzen sich mit ungelösten Problemen aus der Vergangenheit auseinander.

Anwendung der Validation®

Bei desorientierten alten Menschen:

- Ohne Anzeichen einer psychiatrischen Erkrankung (Depression ☞ 15.3.2, Schizophrenie ☞ 15.3.4)
- Bei Rückzug aus Realität, Zuflucht in Vergangenheit
- Bei Beeinträchtigung des logischen Denkvermögens
- Bei starren Verhaltensmuster
- Mit signifikanten kognitiven Einbußen ohne intellektuelle Einsicht, Beeinträchtigung der Sinnesorgane, Beeinträchtigung der Mobilität
- Festhalten an überholten Rollen, z. B. Mutterrolle, Ringen mit unbewältigten Gefühlen, Affektlabilität.

Kontraindikationen für Validation®

- Erkrankungen, z. B. nach Apoplexie, psychiatrische Erkrankungen
- Orientierte Personen mit leichten Merkfähigkeits-, Konzentrationsstörungen, hier: Realitätsorientierungstraining (☞ 1.9.3)
- Adäquate Personen mit Reaktions- und Verhaltensmustern.

1

Haltung des Validation®-Anwenders

- Rückzug aus der Gegenwart des Nichtgebrauchtwerdens akzeptieren
- Angenehme Erinnerungen aus der Vergangenheit wiedererleben lassen
- Lösung unbewältigter Konflikte durch emotionales Verhalten begleiten
- Begleitung unbewältigter Lebensaufgaben, die evtl. bis zum Lebensende nicht gelöst werden
- Subjektive Realität und Privatsphäre des alten Menschen akzeptieren
- Lebenserfahrung und Weisheit des alten Menschen achten, nicht urteilen
- Nicht analysieren, emphatisch verhalten
- Keine bedrohlichen Äußerungen verwenden, nicht bestrafen.

Tips, Tricks & Fallen

- Nicht jede Pflegeperson ist zum Validation®-Anwender geeignet
- Der Validation®-Anwender im Team benötigt Unterstützung von Team, Therapeuten und Verwaltung
- Validation®-Anwendern fachspezifische Weiterbildung ermöglichen
- Die Validation® ist umstritten, am besten selbst in einer Fortbildung kennenlernen.

Technik der Validation®

Die Technik der Validation® ist in speziellen Fortbildungsveranstaltungen erlernbar. Vor Anwendung von Validation® Stadium einschätzen (☞ Tabelle oben).
Vorbereitung: Verlaufskontrolle, auf die Welt des zu Validierenden einstellen.

Stadium 1

- W-Fragen verwenden, aber kein Warum. Fakten erforschen
- Gefühle nur spiegeln, wenn alter Mensch sie ausdrückt
- Positive Wertschätzung
- Aussagen mit Schlüsselwörtern. Worte, die mit anderer Stimmhöhe betont werden, wiederholen
- Bevorzugtes Sinnesorgan beachten
- Nach Extremen fragen, z. B.: alter Mensch: "sie stehlen mir meine Unterwäsche", Validation®-Anwender: "Wie oft? Nehmen sie alles?"
- Vergangenheit erkunden: „immer" und „niemals" aktivieren frühe Vergangenheit
- Minimale Berührung
- In entspannter Atmosphäre verabschieden, nächstes Thema vereinbaren
- Verlauf dokumentieren.

Stadium 2

- W-Fragen, kein Warum. Aussagen wiederholen. Bei Nichtverstehen mit „er", „sie", „es", „jemand", „etwas" hinterfragen
- Bevorzugtes Sinnesorgan anwenden, auf Gefühle eingehen, Extreme erfragen, Musik anwenden, z. B. Lieder von früher
- Berührungen. Alte Menschen im Stadium 2 benötigen Körperkontakt, Blickkontakt halten, klare, tiefe, liebevolle Stimmlage wählen

- Emotionen beachten. Gefühle werden im Stadium 2 frei ausgedrückt, Gefühle durch eigene Körpersprache spiegeln
- Zusammenhänge zwischen Verhalten und Bedürfnissen suchen
- Verlauf dokumentieren.

Stadium 3
- W-Fragen, kein Warum, paraphrasieren, nach Extremen fragen
- Bevorzugtes Sinnesorgan ansprechen, Musik verwenden
- Validation® mit Berührung beginnen, z.B. leichte, kreisförmige Bewegungen mit der flachen Hand an der Wange, mit Händerücken an der Wange streicheln, kreisende Bewegungen mit der Fingerkuppe am Hinterkopf
- Blickkontakt halten, mit klarer, tiefer, fürsorglicher Stimmlage sprechen
- Sich an Gefühlswelt des alten Menschen anpassen, Gefühle aussprechen und spiegeln
- Mehrdeutige Personalpronomen verwenden
- Zusammenhänge zwischen Verhalten und Bedürfnissen suchen
- Körperbewegungen des alten Menschen spiegeln
- Verlauf dokumentieren.

Stadium 4
Alte Menschen im Stadium 4 sind nicht mehr in der Lage, emotionale Affekte zu zeigen. Soziale Daten sind der einzige Anhaltspunkt für den Validation-Anwender neben dem Vertrauen, daß im Inneren des alten Menschen etwas vorgeht.
- Versuch, Blickkontakt aufzubauen
- Bewegungen spiegeln
- Aufrichtige, fürsorgliche Stimmlage, mehrdeutige Pronomen verwenden
- Bezug zwischen Verhalten und Bedürfnissen herstellen
- Simulation des bevorzugten Sinnesorgans, Musik anwenden
- Verlauf dokumentieren.

Tips, Tricks & Fallen
- Gefühle teilen, lebendige Bilder verwenden, die Lebensgeschichte des alten Menschen muß dem Validation-Anwender gegenwärtig sein
- Bei falscher Stadieneinteilung reagiert der alte Mensch verärgert bzw. ignoriert Validation®-Anwender
- Schroffe, kindliche oder sanfte Stimmlage vermeiden.

Individuelle Validation®

1. Schritt
- **Informationssammlung** (☞ 1.5.3): persönliche Daten, Allgemeinzustand, Medikation, Verhaltensmuster des alten Menschen (z.B. typisches emotionales Verhalten), körperliche Haltung (z.B. Muskeltonus, Lokomotion, Blickkontakt, Reaktion auf Berührung)
- **Beziehungsebene:** Wissen um Lebensgeschichte und ungelösten Probleme des alten Menschen (☞ 1.9.2)
- Atmosphäre von Vertrauen und Sicherheit herstellen. Verbessert Interaktion

- Gesagtes aufnehmen und mit Fragen nach dem „Hier und Jetzt“ und „Dort und Damals“ untermauern. Nach Zeitspannen fragen, vorsichtig formulieren. Je spezifischer die Fragestellung, desto einfacher ist die Antwort
- In Fragestellung Möglichkeit geben, Antwort zu wählen: „Leben Sie in Deutschland oder Frankreich?“

2. Schritt

Stadium der Desorientierung (☞ Tabelle oben) bestimmen.

3. Schritt

- Dokumentation erstellen: Name der Teilnehmer, Validation®-Anwender, Kontaktzeit, Stadium der Desorientierung, Thema, bevorzugtes Sinnesorgan, Validation®-Technik
- Dauer der Kontaktzeit ist abhängig von Konzentrationsfähigkeit des alten Menschen und der eigenen Fähigkeit zu verbalisieren. Beispiel: Stadium 1 und 2: 5–10 Min., Stadium 3 und 4: 1–5 Min., 3 x wöchentlich, bei aktuellem Geschehen 3 x tägl.

Validation® in der Gruppe

- Geeignet für desorientierte alte Menschen im Stadium 2 und 3 (☞ Tabelle oben)
- Konzentration und Energie für Zweiergespräche ist mangelhaft, Gesprächsverlauf kann nicht während ganzer Sitzung verfolgt werden
- Lieder zur Aktivierung der Interaktion, Förderung des Denkvermögens, Steigerung des Wohlbehagens einplanen
- Im Stadium 2 und 3 reagieren alte Menschen am besten auf Themen zu Liebe, Zusammengehörigkeit, Trennungsangst und Ärger
- Nicht geeignet für Stadium 1 (hier wird Realitätsorientierungstraining angewendet), alte Menschen mit Aphasie und anderen Erkrankungen, die nicht mit dem Alterungsprozeß in Verbindung stehen.

Voraussetzung für Validation® in der Gruppe

- Vertrauensvolle, kommunikationsfördernde Atmosphäre, Problemlösungen entwickeln
- Kontinuität des Validation®-Anwenders und der Teilnehmer, keine Pflichtveranstaltung
- Genaue Absprache der Termine im interdisziplinären Team, Störungen während Sitzung vermeiden
- Rücksprache mit Angehörigen bei evtl. offenen Fragen zu ungelösten Lebensaufgaben
- Genaue Stadieneinteilung der Teilnehmer
- Desorientierte alte Menschen in gewohnten sozialen Rollen, z.B. als Gastgeber, Vereinsvorstand, agieren lassen.

Ziele von Validation® in der Gruppe

Steigerung und Aktivierung von:

- Energie reduziert motorische Unruhe, die durch Streß oder Angst hervorgerufen wurde

- Sozialen Rollen, z.B. Rollen in der Familie, in früheren Gruppen
- Identität, allgemeinem Wohlbefinden
- Soziale Kontrolle, Teilen von Problemen
- Interaktion, verbalem Verhalten (steigert Sprachvermögen).

Vorbereiten
- 5–10 Teilnehmer, 1 x wöchentlich, Dauer: ca. 20–40 Min.
- Erforderliches Material und Raum vorbereiten, Tagesordnung planen. Sitzordnung planen: nach Sympathie, wer benötigt Unterstützung durch Pflegeperson
- Information zur physischen und psychischen Tagesverfassung der Teilnehmer einholen
- Zielsetzung für jedes einzelne Mitglied formulieren, z.B: Verbesserung des Sprachvermögens, weniger Tränen

Durchführen
- Gruppentreffen bestehen aus 4 Teilen: 1. Begrüßung, Energie schaffen, 2. verbaler Teil mit Problemlösung, 3. Abschlußritual, z.B. Lied, 4. Vorbereitung auf nächstes Treffen. Immer den gleichen Ablauf einhalten.
- **Auswahl der sozialen Rolle** der Gruppenteilnehmer: geben Gruppe Struktur und den Teilnehmern Sicherheit und Würde. Mögliche Gruppenrollen: Begrüßer öffnet und schließt das Treffen, Vorleser, Vorsänger, Person, die Blumen und Tische arrangiert, Musik, Gespräche, Bewegung
- **Verbaler Teil:** z.B. personenbezogen „Frau X weint immer, weil ihr ihre Mutter fehlt. Wie können wir ihr helfen, Frau Y?" Themen der einzelnen Treffen beinhalten immer eine Lösung. Weitere Diskussionsthemen sind z.B. Kinderstreiche, Freundschaft, wie man glücklich wird, was einen böse, traurig macht, Einsamkeit, was im hohen Alter passiert
- **Bewegung**, z.B. weichen Ball zuwerfen; Tanzbewegungen im Kreis, elastisches Band, das alle festhalten und zum Takt der Musik bewegen
- **Erfrischungen** reichen lassen. Löst erwachsenes und soziales Verhalten aus, motiviert zum selbständigen Essen und Trinken. Geeignet sind Saft (Gläser nur halbvoll) und Kekse
- Lied als Teil des **Abschiedrituals:** immer das gleiche
- Außerhalb der Treffen wird **individuelle Validation**® angewendet (☞ oben).

Auswertung des Treffens
- TeilnehmerInnen, Reaktionen auf Einladung, Verhalten der TeilnehmerInnen
- Außergewöhnliche Reaktionen
- Hauptthemen, Ereignisse
- Pläne für das nächste Treffen
- Bemerkungen
- Dokumentation.

Unterstützung durch KollegenInnen und Angehörige
- TeilnehmerInnen holen und bringen, vor Treffen Toilettengang ermöglichen
- TeilnehmerInnen nach dem Treffen in „sozial aktiven Raum bringen", z.B. Aufenthaltsraum, Speisesaal

- Absprache zur Terminierung der Treffen im gesamten Team
- Rückmeldung zu Fortschritten und Beobachtungen der Teilnehmer
- Angehörige einbeziehen und informieren, z.B. ist eine Puppe im Arm eines alten Menschen kein kindliches Verhalten, sondern die Wiederherstellung der Mutter bzw. Vaterrolle.

Validation® in Institutionen

- Information zu Validation und Ziele für den geeigneten Personenkreis an Leitung, Träger und Angehörige
- Alle Abteilungen der Institution werden zu Informationsveranstaltungen eingeladen
- Validationsteam gründen: Trainer und Co-Trainer nach Fortbildung, Zeit für gemeinsame Fortbildung und Literatur geben
- Validation® kann als Teil interdisziplinärer Behandlungsmethoden umgesetzt werden
- Absprache von Terminierung der Treffen und Räume, Information zu Arbeitsblättern und Dokumentation
- Information zum Verlauf und Fortschritten, z.B. 2–3 x jährlich mit allen Abteilungen
- Informationstreffen für Angehörige, z.B. 3–4 x jährlich.

1.9.5 Basale Stimulation®

In den 70er Jahren von Andreas Fröhlich, Sonderpädagoge, zur individuellen Entwicklungsförderung schwerstgeistig-mehrfachbehinderter Kinder entwikkelte Methode. Durch elementare Wahrnehmungsangebote werden Kontaktmöglichkeiten zur Umwelt erschlossen. Christel Bienstein, Krankenschwester und Diplompädagogin, hat das Konzept auf Anwendung bei schwerstbeeinträchtigten Menschen übertragen. Erfahrungen und Eindrücke werden über den Körper vermittelt. Die Reduktion von Bewegungs-, Wahrnehmungs- und Kommunikationsfähigkeit wird durch gezielte Stimulation, z.B. bei der Körperpflege, aktiviert. Das Konzept wird von qualifizierten KursleiterInnen weitergegeben.

Einsatz Basaler Stimulation®

- Apalliker
- Komatöse, bewußtlose Menschen
- Alzheimer-Erkrankung, Demenz
- Geistig Behinderte, psychisch Kranke
- Schwerstbehinderte, schwerstmehrfachbehinderte Menschen.

Ziele

- Ganzheitlichen Genesungsprozeß unterstützen
- Selbstwahrnehmung verbessern
- Orientierungsmöglichkeiten steigern

- Nonverbalen Kommunikation fördern, neue Bezugspunkte für zu Pflegenden vermitteln
- Akzeptanz und Verständnis der Berührung durch Pflegeperson erreichen.

Wahrnehmung des Menschen

Entzug sensorischer Reize (Deprivation) wirken sich negativ auf die Gesamtpersönlichkeit aus, mangelnde Selbstorganisation und Selbststabilisierung deaktiviert neurale Netzwerke

Basale Stimulation® orientiert sich an der Entwicklung des Wahrnehmungsvermögens im Mutterleib:

- Bereits ab dem 3. Schwangerschaftsmonat nimmt das Kind im Mutterleib Erschütterungen sowie die Stimme der Mutter wahr: **vibratorische Wahrnehmung**
- Das werdende Kind kann zu diesem Zeitpunkt seine Lage im Mutterleib „erkennen" und gegensteuern: **vestibuläre Wahrnehmung**
- Der eigene Körper und v. a. die Haut werden bereits im mütterlichen Körper gespürt: **somatische Wahrnehmung**
- In weiteren Entwicklungsstufen lernt der Mensch, seine Umgebung über das Gehör, den Geschmack, den Geruch, das Tasten sowie über die Augen wahrzunehmen.

Stimulation verschiedener Wahrnehmungsbereiche bei der basalen Stimulation®

Bereich	Definition	Möglichkeit der Stimulation
Vibratorischer Bereich	Wahrnehmung von Schwingungen, körperliches Spüren von akustischen Signalen über somatische, vestibuläre Kanäle	Vibration erzeugt wache Aufmerksamkeit. Einsatz von Vibrationsgeräten, z. B. Massagegerät, menschliche Stimme, Lautsprecher
Vestibulärer Bereich	Wahrnehmung der Schwerkraft, des Gleichgewichts, der Raumlage und Beschleunigungskraft	Erhaltung bzw. Wiedererlangen des Körpergefühls durch Wipp-, Dreh-, Schaukel-, Auf- und Abwärtsbewegungen
Somatischer Bereich	Wahrnehmung von Haut als größtes Sinnesorgan, Muskel, Berührung	Hauptbestandteil der basalstimulierenden Pflege durch Ganzkörperwäsche, atemstimulierende Einreibung, Massage
Geruch und Geschmack	Wahrnehmung von Geruch und Geschmack (wesentliche Erinnerungsauslöser)	Angebot individuell bevorzugter Nahrung und Duftrichtung, Mundbeschaffenheit und Schluckstörung berücksichtigen
Auditiver Bereich	Akustische Wahrnehmung	Hörangebote (Geräusch, Stimme, Musik), die zu Pflegender zuordnen kann, Vermittlung eindeutiger Information, Ansprache mit körperstammnaher Berührung kombinieren

Bereich	Definition	Möglichkeit der Stimulation
Taktil-haptischer Bereich	Wahrnehmen durch Tastsinn, „Begreifen der Welt" v. a. durch Hände, Mund und Fußinnenflächen	Materialien, die z. B. bei Pflegehandlungen verwendet werden, vorab (be-)greifen lassen, Angebot eines „Tastbretts"
Visueller Bereich	Wahrnehmung der Umwelt und der eigenen Persönlichkeit	Klare Umrisse und eindeutige Gestaltung der Umgebung zur Reaktivierung des Sehvermögens, Wahrnehmung hell, dunkel, Tag, Nacht fördern, Seherfahrung aus unterschiedlichen Positionen ermöglichen
Autostimulation	• Immer monoton, häufig selbstschädigend. • Somatisch: z. B. Nesteln an Bettdecke, Kleidung, Reiben, Kratzen • Vibratorisch: z. B. Brummen, Zähneknirschen • Vestibulär: Schaukelbewegung mit Oberkörper	Autostimulation ist Information der zu Pflegenden, daß er etwas braucht, sinnvolle Stimulation anbieten

Beziehungsebene durch basalstimulierende Pflege fördern

In der Wahrnehmung eingeschränkte Menschen sind auf Informationen von außen angewiesen, die sie umsetzen können. Die Interaktion bei Pflegemaßnahmen individuell auf den zu Pflegenden abstimmen:

- Wahrnehmen der Impulse des zu Pflegenden, ressourcenorientierte Beziehungsaufnahme
- Ausschlaggebend ist Qualität der menschlichen Beziehung, Kontinuität und Geduld
- Toleranz bei Ablehnung bestimmter Stimulationsformen.

Interaktion durch Berührung fördern

Die Haut ist größtes Wahrnehmungsorgan. Sie wird bei jeder pflegerischen Maßnahme stimuliert. Eine besondere Bedeutung hierbei kommt den Händen zu:

- Eindeutig spürbare Information durch die Hände: Berührungsaktivität, Konstanz der Berührung. Sicherheit vermitteln: eigene Konzentration auf Pflegeinhalte, Maßnahmen gut planen
- Ruhe, Entspannung, Wachheit, Lebendigkeit, Zuwendung vermitteln
- Kontaktintensität: Zu leichte oberflächliche Berührungen werden als diffus und unangenehm wahrgenommen. Folge ist Abwehr. Geschwindigkeit der Berührung der Wahrnehmungsfähigkeit des zu Pflegenden anpassen
- Fließenden Rhythmus von Bewegung einhalten, Richtung weisen, Haltung korrigieren.

Körpererfahrung durch Berührung steigern

- Eigenaktivität steigern

- Wahrnehmung des Körperschemas unterstützen
- **Prinzipien:** grundsätzlich von Körpermitte zu Peripherie hinarbeiten, Symmetrie herstellen, eindeutige Informationen geben
- **Bei Spastik und Kontrakturen:** in Seitenlage arbeiten. Von Peripherie aus kann keine Spastik gelöst werden.

Hände einsetzen
- Nie beide Hände gleichzeitig vom Körper lösen
- Wechsel der Hände zu neuem Ausgangspunkt nacheinander von der Körpermitte aus vornehmen
- Unterbrechung einer Berührung ist für wahrnehmungsgestörte Person immer mit Neuanfang verbunden: Pflegemaßnahmen vorbereiten und planen, daß zu Pflegender nicht verlassen werden muß. Auch bei Stellungswechsel immer eine Hand am Körper lassen
- Flächiger Druck mit der ganzen Hand steigert die Berührungsqualität.

Basale Stimulation® bei der Ganzkörperwaschung

Grundsätzlich durch **eine** Pflegeperson: Zu Pflegender muß sich auf Stimme, Körper und Hände einstellen können. Gleiche Stimulationsformen über längeren Zeitraum beibehalten. Zur Durchführung der Maßnahme 2 x tägl. 20 Min. planen. Schwerkranke können sich höchstens 30 Min. konzentrieren.

Ziele
- Gezielte Förderung des zu Pflegenden
- Eigener Körper wird dem Pflegenden erschlossen und wieder erfahrbar gemacht
- Belebende, beruhigende Wirkung, basalstimulierende Ganzkörperwäsche nach Bobath (☞ unten)

Orientierungsmöglichkeit durch Haarwurzel nutzen: Nervengeflecht an Haarwurzel registriert Berührung und leitet Information weiter. Berührung gegen die Haarwuchsrichtung wird intensiver wahrgenommen als Berührung mit der Haarwuchsrichtung.

Analyse der Ausgangssituation
- Wahrnehmungsmöglichkeiten des zu Pflegenden ermitteln
- Biographische Hintergründe erfassen, z.B. bevorzugte Berührungen, Duftnoten, Geschmacksrichtung
- Konzentriert beobachten: Reaktion im Gesicht, Zucken der Hand, Lösen der Spastik.

Belebende Ganzkörperwaschung

Alle Bewegungen werden **gegen** die Haarwuchsrichtung ausgeführt. Belebende Waschungen werden z.B. bei bewußtlosen, somnolenten, depressiven Menschen, bei Diabetes mellitus und Gefäßleiden durchgeführt. Nicht bei desorientierten oder unruhigen Menschen anwenden.

Material: Waschschüssel, harter, rauher Waschhandschuh, Naturschwamm, gut naß und tropfend einsetzen, rauhes Handtuch, anfänglich ohne Waschzusatz, dann ggf. Rosmarin Bademilch, Wassertemperatur 10 °C unter Körpertemperatur zur Steigerung der Aufmerksamkeit.

- Ganzkörperwaschung mit Oberkörper gegen den Haarstrich beginnen, nach Körperstamm folgen Arme, Hände und Füße. Hände und Füße möglichst in Wasser tauchen
- Ständig gleiche Waschrichtung einhalten, Hand paßt sich Körperform an
- Gesicht separat waschen
- Bei bestehender Inkontinenz Entleerung der Blase berücksichtigen
- Trocknen der Haut ebenfalls gegen Haarwuchsrichtung mit rauhem Handtuch.

Beruhigende Ganzkörperwaschung

Alle Bewegungen werden **in Haarwuchsrichtung** ausgeführt. Beruhigende Waschungen werden bei desorientierten, hyperaktiven Menschen, bei Einschlafstörungen, Schmerzen und situativen Unruhezuständen angewendet.

Material: Waschschüssel, weicher Waschhandschuh oder Naturschwamm, Handtuch, ohne Waschzusatz beginnen, später evtl. Lavendelmilch.

- Zimmer gut temperieren, Störungen vermeiden, Ruhe
- Wassertemperatur: 37–39 °C
- Ganzkörperwaschung vom Thorax ausgehend beginnen, Waschlappen immer gut auswringen
- Mit Haarwuchsrichtung, nur in einer Richtung waschen
- Hand immer neu ansetzen, nicht am Körper zurückführen
- Mit Haarwuchsrichtung abtrocknen
- Körperform folgen.

Basalstimulierende Bobath-Wäsche

Anwendung bei Hemiplegie, neurologischen Ausfallserscheinungen. Unterstützt Wahrnehmung der gestörten Körperhälfte, -region.

Material: Waschschüssel, harter, rauher Waschlappen bzw. Naturschwamm, Handtuch

- Pflegeperson steht an beeinträchtigter Seite
- Plegische Seite aktivierend in Pflegehandlung einbeziehen
- Waschrichtung von gesunder zu plegischer Seite: Gefühl für gesunde Seite überträgt sich auf beeinträchtigte Körperseite (☞ Abb. 1.10)
- Längsverlaufende Körpermitte betonen.

Atemstimulierende Einreibung

Anwendung bei Unruhe oder eingeschränkter Körperwahrnehmung mit hochfrequenter, oberflächiger Atmung: bei Schmerzen, Einschlafstörungen, Demenz, depressiven Zuständen. Durchführung ☞ 2.12.6.

Ziele: Gleichemäßige, ruhige und tiefe Atmung; differenzierte Wahrnehmung des eigenen Körpers.

Tips

- Einreibung erfolgt primär am Rücken, geringere Intimität der Berührung
- Keine Handschuhe benutzen
- Mit geschlossener Hand arbeiten

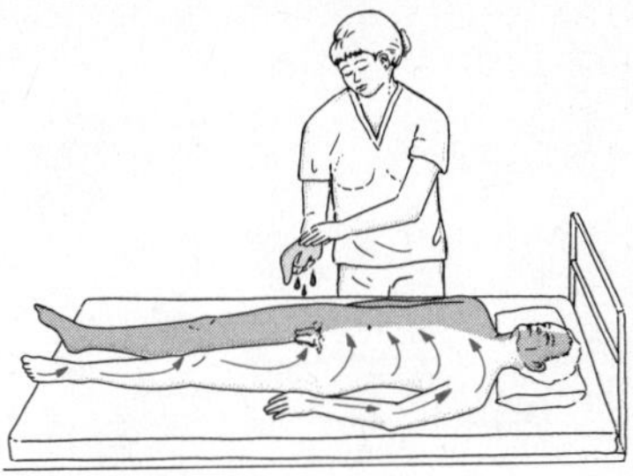

Abb. 1.10: Basalstimulierende Bobath-Wäsche. Gefühl für gesunde Seite soll auf die wahrnehmungsbeeinträchtigte Seite übertragen werden [L 157]

- Hände nie gleichzeitig vom Körper lösen, Handwechsel erfolgt immer versetzt
- Kreisbewegungen atemsynchron ausführen: Ausatmung wird durch Druck li. und re. der Wirbelsäule provoziert, Einatmung erfolgt beim Schließen des Kreises ohne Druck.

Fuß- und Beinmassage

Belebende oder beruhigende Aspekte wie bei Ganzkörperwaschung (☞ oben).
Ziele: Aufmerksamkeit und Wohlbefinden steigern.
Material: Trockener Waschhandschuh bzw. Frottierhandtuch, Bürsten. Im Heimbereich keine Naturborsten, da Bakterienzuchtgebiet, Infektionsgefahr durch Mikroverletzungen. Außerdem W/O-Lotion oder Hautöl ohne Zusätze (nicht bei fiebernden und schwitzenden Personen).
Durchführung: beruhigende Massage in Haarwuchsrichtung, warme Hände und weiche Materialien verwenden, gleichmäßiger Druck, Bewegungen der Körperform anpassen. Belebende Massage gegen Haarwuchsrichtung mit umschließender Hand durchführen.

Ganzkörpermassage

Anwendung bei bewußtlosen, beatmeten Personen.
Ziele: Gewißheit und Erhaltung des Wissens über den eigenen Körper vermitteln.
Material: W/O-Lotionen bzw. Waschhandschuh, Handtuch bzw. Frottierbettbezug, umschließt ganzen Körper, Bürsten, Hirsekissen, Reissäckchen, Fell.
Durchführung: rubbelnd vom Körperstamm zu den Füßen massieren, vom Thorax zu den Extremitäten. Grundprinzipien beruhigend-belebend (☞ oben Ganzkörperwaschung) beachten.

Karin Roxin (Kapitel 2.1, 2.2), Gisela Mötzing (Kapitel 2.3, 2.6, 2.10, 2.14),
Waltraut Lange (Kapitel 2.4), Silke Arnold (Kapitel 2.5, 2.7), Ricarda Raabe (Kapitel 2.8),
Susan Holst (Kapitel 2.9), Johanna Schüler (Kapitel 2.11), Gabriele Greiner (Kapitel 2.12, 2.13)

Unterstützung bei der Lebensgestaltung 2

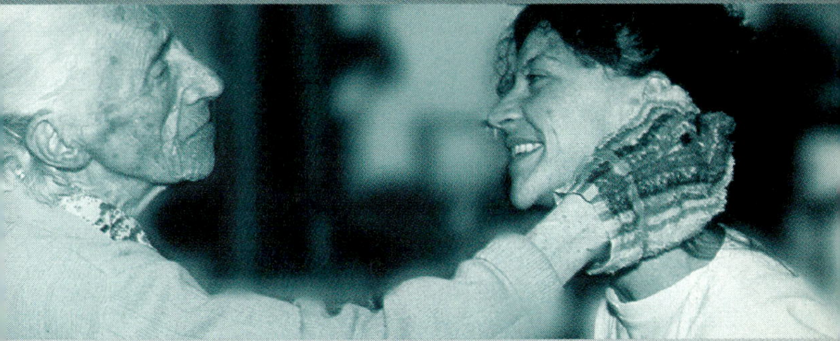

2

2.1 Unterstützungsmöglichkeiten

Angebote und Hilfen zur Unterstützung des alten Menschen und der pflegenden Angehörigen gibt es von mehreren Einrichtungen verschiedener Träger mit unterschiedlichen Finanzierungsmöglichkeiten (☞ 2.2).

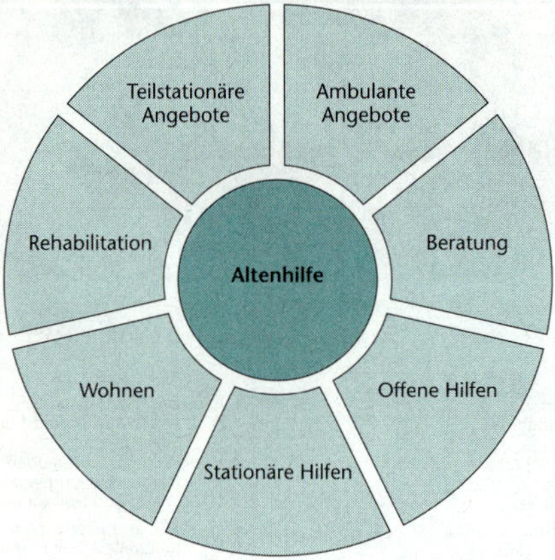

Abb. 2.1: Altenhilfeangebote [V 227]

2.1.1 Ambulante Hilfen

Alle Einrichtungen bzw. Hilfsangebote, die den Verbleib des zu Pflegenden in seiner häuslichen Umgebung unterstützen.

Ziele

- Größtmögliche Selbständigkeit und Selbstbestimmung in der häuslichen Umgebung erhalten, fördern und wiederherstellen.
- Stationäre Versorgung vermeiden.

Beratungsangebote

Träger: Städte, Landkreise, Verbände der freien Wohlfahrtspflege, z. B. Caritas, Diakonie, AWO, DRK, geriatrische und gerontopsychiatrische Ambulanzen, Betreuungsstellen und -vereine.
Leistungen: Beratungsangebote und Informationsmöglichkeiten für alte Menschen und pflegende Angehörige über Hilfen vor Ort.
Ort: in allen Städten und Landkreisen.
Finanzierung: in der Regel kostenlos; Ambulanzen über Krankenschein.

Sozialstationen

Träger und Verbände der freien Wohlfahrtspflege, z.B. Caritas, Diakonie, DRK, AWO.

Leistungen

- Maßnahmen der Grundpflege, z.B. Unterstützung bei der Körperpflege, Nahrungsaufnahme, Ausscheiden, Betten und Lagern, vorbeugende Maßnahmen, Krankenbeobachtung, Mobilisation
- Maßnahmen der Behandlungspflege, z.B. ärztl. Verordnungen wie Verbände, Katheter, Spülungen, Einläufe, physikalische Maßnahmen, Wundversorgung, Injektionen, Sondenernährung, Vitalzeichen kontrollieren, Stomaversorgung, BZ-Kontrollen
- Pflegerische Anleitung und Beratung von Angehörigen, 24-Std.-Einsatzbereitschaft, Nachtbereitschaft, Sterbebegleitung, hauswirtschaftliche Dienste.

Ort: in allen Städten, Landkreisen, Kommunen; teilweise in festgelegten Versorgungsgebieten tätig.

Finanzierung: ☞ 2.2.

Ambulante Pflegedienste

Träger: Private Vereine, Einzelpersonen, Gesellschaften.
Leistungen: wie Sozialstationen.
Ort: in allen Regionen.
Finanzierung: ☞ 2.2.

Mobile Soziale Hilfsdienste (MSHD)

Träger: Verbände der freien Wohlfahrtspflege, z.B. Caritas, Diakonie, DRK, AWO.
Leistungen: ergänzende Leistungen zu Pflegediensten in Form von hauswirtschaftlichen Hilfen, teilweise auch kleine pflegerische Hilfen durch angelerntes Personal, AltenpflegehelferInnen, Zivildienstleistende.
Ort: in allen Städten und Landkreisen.
Finanzierung: ☞ 2.2.

Mahlzeitendienste

Träger: Verbände der freien Wohlfahrtspflege, Privatanbieter oder angegliedert an Alten- und Pflegeheime.
Leistungen: „Essen auf Rädern" in verschiedenen Formen, z.B. Normal-, Schon-, Diätkost in Foliengeschirr zum Erwärmen oder als Tiefkühlkost, „stationärer Mittagstisch" mit der Möglichkeit, am Mittagessen im Heim oder Altenzentrum teilzunehmen.
Finanzierung: SozialhilfeempfängerInnen sind zuschußberechtigt (☞ 2.2.3).

Nachbarschaftshilfe

Träger: Kommunen, Kirchengemeinden, Sozialstationen, private Vereine.
Leistungen: organisierter Einsatz von HelferInnen für hauswirtschaftliche Dienste wie Einkäufe, Botengänge, Begleitung.
Ort: in vielen Städten und Landkreisen, manchmal auch als MSHD.

Hausnotrufdienst

Träger: Städte, Landkreise, Verbände der freien Wohlfahrspflege oder Privatanbieter.
Leistungen: Anschluß an eine 24 Std. besetzte Hausnotrufzentrale. Mit Hilfe des Funkfingers können die TeilnehmerInnen einen Notruf auslösen und haben Sprechkontakt zur Zentrale, die erforderliche Hilfe vermittelt (☞ 1.2.11).
Ort: in vielen Regionen.
Finanzierung: bei pflegebedürftigen Personen über Pflegekasse möglich, bei Personen mit geringem Einkommen evtl. über Sozialhilfe.

Behindertenfahrdienste

Träger: Kommunen der Verbände der freien Wohlfahrtspflege, Privatanbieter als Vertragspartner der Kommunen.
Leistungen: behindertengerechter Transport, um am gesellschaftlichen Leben teilnehmen zu können. Jedoch keine medizinischen Fahrten (KK zuständig).
Ort: mittlerweile in vielen Regionen, Teilnahmevoraussetzungen unterschiedlich, ebenso Anzahl der monatlichen Fahrten, die finanziert werden.
Finanzierung: unterschiedlich, z.T. kostenlos, z.T. Eigenbeteiligung, z.T. Einkommens- und Vermögensprüfung gemäß BSHG.

Gesprächskreise und Selbsthilfegruppen

Träger: Verbände der freien Wohlfahrtspflege, KK, Pflegekassen, stationäre Altenpflegeeinrichtungen, Kommunen oder privat organisiert, manchmal Sozialstationen.
Leistungen: Information, Erfahrungsaustausch, Entlastung für pflegende Angehörige oder Betroffene, z.B. Alzheimer-, Parkinsonselbsthilfegruppe (☞ Kapitel 18).
Ort: in einigen Regionen.
Finanzierung: unterschiedlich: kostenlos oder Kurskosten, z.B. Volkshochschule.

Pflegehilfsmittel und technische Hilfen

Hilfsmittel werden zur Unterstützung der Tätigkeiten der Pflegeperson, zur Unterstützung der Selbständigkeit und Ausgleich von Behinderungen eingesetzt. Pflegeversicherung unterscheidet nach verbrauchbaren und nicht verbrauchbaren, technischen, Pflegehilfsmitteln.
Träger: Pflegekassen, Krankenkassen, Sozialstationen, Sanitätshäuser, Sozialamt.
Leistungen: Bewilligung oder Verleih von Hilfsmitteln.

Nicht verbrauchbare Pflegehilfsmittel

- Pflegelifter: Hebelifter, Badewannenlifter
- Pflegebetten und Pflegebettenzubehör: Aufrichthilfen, Bettgitter, Antidekubitusmatratzen
- Pflegebettische
- Pflegeliegestühle
- Umsetz- und Hebehilfen: Drehscheibe, Rutschbrett

- Rollstühle
- Pflegehilfsmittel zur Körperpflege und Hygiene: Badehilfen, Toilettenhilfen, Sicherheitsgriffe, Toilettenstühle, Duschrollstühle, Produkte zur Hilfe bei der Ausscheidung
- Pflegehilfsmittel zur Unterstützung der selbständigen Lebensführung, z.B. Wohnungsanpassung, Notrufsysteme
- Lagerungshilfsmittel.

Verbrauchbare Pflegehilfsmittel
- Desinfektionsmittel, Einmalhandschuhe
- Spezielle Hautpflegeprodukte
- Inkontinenzprodukte.

Ort: in allen Regionen. **Finanzierung:** unterschiedlich ☞ 2.2.

Tips, Tricks & Fallen
- Hilfsmittel sind im Hilfsmittelverzeichnis der KK verzeichnet
- Keine Pflegehilfsmittel sind Gegenstände des tägl. Lebens, auch nicht, wenn sie Pflege erleichtern, z.B. elektrischer Dosenöffner, spezielles Geschirr.

2.1.2 Teilstationäre Angebote

Betreuungsformen, die den Verbleib des alten Menschen in seiner häuslichen Umgebung durch entlastende Angebote tagsüber, meist werktags, unterstützen. Verknüpfung verschiedener Hilfsangebote (☞ Abb. 2.2).

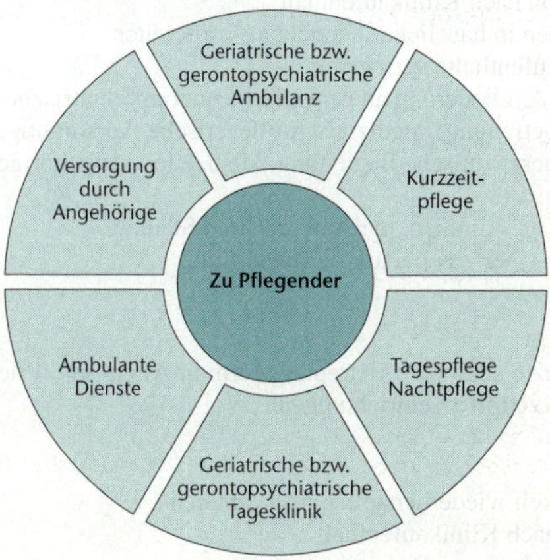

Abb. 2.2: Verknüpfung von Hilfsangeboten in der teilstationären Pflege [V 227]

Tagespflege

Pflege- und Betreuungsform für alte Menschen, die tagsüber teilzeit betreut werden. Verschiedene Konzeptionen und Leistungsangebote.

Ziele

- Hilfe- und pflegebedürftige alte Menschen unterstützen, um Selbständigkeit zu erhalten
- Stationäre Versorgung vermeiden
- Pflegende Angehörige entlasten
- Soziale Kontakte ermöglichen
- Oft gerontopsychiatrische Betreuung.

Träger: Verbände der freien Wohlfahrtspflege, Kommunen, private Träger; häufig an stationäre Einrichtung angebunden.

Leistungen

- Therapeutische Angebote: KG, Ergotherapie, Logopädie, Bewegungs- und Gedächtnistraining, medizinisch-pflegerische Versorgung
- Betreuung, gemeinsame Mahlzeiten, Fahrdienste, Angehörigenberatung
- Tagesstrukturierende Angebote, kulturelle Angebote und Freizeitaktivitäten (☞ 2.8).

Ort: Zunehmend in vielen Städten und Regionen.

Finanzierung: ☞ 2.2.

Tagesklinik

Geriatrische oder gerontopsychiatrische Tageskliniken mit zeitlich begrenzter Aufenthaltsdauer.

Ziele

- Rehabilitation nach Klinikaufenthalt
- Auf das Leben in häuslicher Umgebung vorbereiten
- Stationäre Aufenthalte vermeiden

Träger: Meist Angliederung an geriatrische oder psychiatrische Klinik.

Leistungen: Betreuung, medizinisch-pflegerische Versorgung, fachmedizinische und fachtherapeutische Begleitung, Mahlzeiten, Angehörigenberatung, Rehabilitationsangebote.

Ort: Wenige Tageskliniken, meist in größeren Städten.

Finanzierung: Über KK bei ärztl. Einweisung.

Kurzzeitpflege

Zeitlich begrenzte stationäre Betreuungsform in Alten- und Pflegeheimen oder speziellen Kurzzeitpflegeeinrichtungen.

Ziele

- Selbständigkeit wiederherstellen oder erhalten
- Nachsorge nach Klinikaufenthalt
- Befristete Entlastung pflegender Angehöriger
- Urlaubspflege.

Träger: Verbände der freien Wohlfahrtspflege, Kommunen, private Träger. Oft an stationäre Einrichtung angebunden.
Leistungen: Unterkunft, Verpflegung, medizinisch-pflegerische Versorgung, Betreuung, teilweise therapeutische und rehabilitative Angebote, Freizeitaktivitäten und kulturelle Angebote.
Ort: in allen Region. **Finanzierung:** ☞ 2.2.

Nachtpflege

Pflege- und Betreuungsform für die Abend- und Nachtstunden. Hauptsächlich für demenzerkrankte alte Menschen mit gestörtem Tag-Nacht-Rhythmus.

Ziele

- Pflegende Angehörige entlasten
- Kontinuierliche Abend- und Nachtbetreuung.

Träger: Wie Kurzzeitpflege; meist an stationäre Einrichtung angegliedert.
Leistungen: Abholfahrdienste, Abendmahlzeit, Spätmahlzeit, Frühstück, Betreuung, medizinisch-pflegerische Versorgung.
Ort: in wenigen Städten, noch ziemlich neue Betreuungsform.
Finanzierung: ☞ 2.2.

2.1.3 Wohnen

Altengerechte Wohnungen

Kleine altengerechte Wohneinheiten, teilweise behindertenfreundlich und barrierefrei, ohne Betreuungsangebote.
Ziel: eigene Häuslichkeit erhalten
Träger: Kommunen und Wohnungsbaugesellschaften.
Ort: in einigen Regionen.
Finanzierung: bezahlbar, da sozialer Wohnungsbau. Wohnberechtigungsschein erforderlich.

Wohnungsanpassung

Kleinere und größere Umbaumaßnahmen, die dem Erhalt der Selbständigkeit dienen (☞ auch 1.2.12).
Ziel: in der eigenen Häuslichkeit verbleiben
Träger: Kommunen, Pflegekasse, Wohlfahrtsverbände.
Leistungen: Beratung durch SozialpädagogInnen oder ErgotherapeutInnen von Sozialdiensten oder Sozialstationen über Anpassungsmaßnahmen, z.B. Handläufe, Rampen, Griffe.
Ort: nur in einigen Regionen, verstärkt im Kommen.
Finanzierung ☞ 2.2.

Betreutes Wohnen

Zunehmend häufiger in Anspruch genommene Wohnform für alte Menschen. Ermöglicht selbstbestimmtes Leben in angemieteter oder gekaufter Wohnung mit Grund- und abrufbaren Wahlleistungen.

Ziele
- Selbständigkeit erhalten
- Gezielte Selbstbestimmung über angebotene Leistungen.

Träger: Verbände der freien Wohlfahrtspflege, Kommunen, private Träger, manchmal angebunden an stationäre Einrichtungen.

2

Leistungen
- **Grundleistungen:** 24 Std. besetzte Notrufanlage, Krisenintervention, Vermittlung von Dienstleistungen, persönliche Ansprechzeit. Bezahlung durch monatliche Betreuungspauschale
- **Wahlleistungen:** hauswirtschaftliche Versorgung, Botengänge, Grund- und Behandlungspflege, sozial-kulturelle Angebote. Werden beim zuständigen Betreuungsträger abgerufen und extra finanziert.

Ort: in mehreren Städten und Landkreisen.
Finanzierung: Teilweise sozialer Wohnungsbau (Wohnberechtigungsschein). Wahlleistungen ☞ 2.2

2.1.4 Rehabilitation

Alle Maßnahmen, die die Wiederherstellung der körperlichen, geistigen, seelischen und sozialen Gesundheit zum Ziel haben.

Ziele
- Behinderungen abwenden und Verschlimmerungen verhüten
- Folgen von Krankheiten, Unfällen und Beeinträchtigungen mildern
- Teilnahme am Leben in der Gesellschaft wieder ermöglichen
- Hilfe zur Selbsthilfe.

Ambulante Rehabilitationsangebote
- Durch KG, PhysiotherapeutInnen, ErgotherapeutInnen, LogopädInnen
- Durch teilstationäre Einrichtungen: Tagespflege, Tagesklinik, Kurzzeitpflege
- Durch Sozialstationen über mobiles Reha-Team: KG, SozialpädagogInnen, ErgotherapeutInnen, LogopädInnen, gerontopsychiatrische FachpflegerIn. Der Bedarf an ambulanten Reha-Teams ist größer als das Angebot.

Ort: Regional unterschiedlich. **Finanzierung:** ☞ 2.2.

Stationäre Rehabilitationsangebote
- Rehabilitationskliniken, gezielte Angebote für spezielle Krankheitsbilder
- Geriatrische Fachkliniken
- Gerontopsychiatrische Fachkliniken.

Ort: regional unterschiedlich. Geriatrische oder gerontopsychiatrische Kliniken nur in einigen Städten.
Finanzierung: KK, Sozialämter (☞ 2.2), Rentenversicherung, Unfallversicherung.

2.1.5 Offene Altenhilfe

Interessenvertretung alter Menschen

Zusammenschluß alter Menschen oder gewählter Vertretungen, die ihre Interessen und Bedürfnisse in der Öffentlichkeit vertreten und kommunalpolitisch einbringen.
Ziel: Selbstbestimmung und Lebensqualität stärken und verbessern
Leistungen: Ansprechpartner für alte Menschen sein, Vermittlung an zuständige Einrichtungen, Beratung, Öffentlichkeitsarbeit, politische Gremienarbeit.
Träger: Kommunen, Seniorenbeiräte, Seniorenvertretungen als freie Vereine.
Ort: zunehmend in Städten und Landkreisen.

Altenclubs und Begegnungsstätten

Einrichtungen der offenen Altenhilfe, die selbstorganisiert werden oder von bestimmten Trägern Begegnungsmöglichkeiten zu festgelegten Zeiten bieten.

Ziele
- Soziale Kontakte und Austausch fördern
- Gemeinsame Freizeitgestaltung
- Bildungsangebote
- Beratung anbieten.

Träger: Verbände der freien Wohlfahrtspflege, Kommunen, Kirchengemeinden, Selbstorganisation von alten Menschen.
Ort: in allen Städten und Regionen, oft angebunden an Gemeinschaftszentren, Kirchengemeinden, Wohlfahrtsverbände oder Altenzentren, auch Sozialstationen.

2.1.6 Stationäre Altenhilfe

- **Altenwohnheime:** in sich abgeschlossene, altengerechte Wohnungen in einem Haus, das im Bedarfsfall Dienstleistungen vermittelt. Zeitlich überholt, daher nur noch selten
- **Altenheime:** Pflege, Betreuung und Versorgung alter Menschen, die keinen eigenen Haushalt mehr führen können. Organisatorisch keine eigene Einheiten. Altenheimplätze sind Pflegeheimen angegliedert
- **Pflegeheime:** umfassende Pflege, Betreuung und Versorgung von pflegebedürftigen und schwerstpflegebedürftigen alten Menschen
- **Gerontopsychiatrische Einrichtungen:** Pflege, Betreuung gerontopsychiatrisch erkrankter alter Menschen; z.T. an Pflegeheime angegliedert
- **Hospize:** Betreuung und Begleitung Sterbender und der Angehörigen, Schmerztherapie, auch Hausbetreuungsdienste.

Entwicklungstendenzen
Altenwohnheime werden perspektivisch zu betreuten Altenwohnanlagen oder Pflegeeinrichtungen umgebaut. Altenheimplätze werden zu Pflegeheimplätzen. Zunehmender Bedarf als Auswirkung der Pflegeversicherung mit verstärktem Ausbau der ambulanten und teilstationären Hilfen.

Ziele
- Verbliebene Fähigkeiten erhalten und fördern
- Größtmögliche Selbständigkeit
- Soziale Kontakte.

Leistungen
- Rehabilitative und aktivierende Pflege,
- therapeutische Angebote: KG, Ergotherapie, Physiotherapie, Logopädie
- Spezielle Betreuungsangebote wie gerontopsychiatrische Betreuung
- Sozial-kulturelle Angebote, psychosoziale Betreuung, Angehörigenbetreuung, Unterkunft und Verpflegung
- Sterbebegleitung.

Ort: in allen Regionen. **Finanzierung:** ☞ 2.2.

2.2 Materielle Unterstützung

Finanzierung der verschiedenen Hilfe- und Entlastungsangebote. Finanzielle Unterstützung ist durch unterschiedliche Stellen, z. T. in Kombination verschiedener Leistungen, möglich.

2.2.1 Leistungen der KK (SGB V)

Voraussetzung: Mitgliedschaft in Gesetzlicher Krankenkasse. Leistungen müssen medizinisch notwendig und ärztlich verordnet sein. Auskunft über zuständige KK.

Häusliche Krankenpflege (§ 37 SGB V)

Ein Anspruch besteht für Dauer der ärztlich bescheinigten Notwendigkeit.

Zielsetzung und Rechtsgrundlage
- Wenn Krankenhauspflege nötig, aber nicht ausführbar, vermieden oder verkürzt werden soll
- Ärztl. Behandlungsziele sichern

Leistungen: Grundpflege, Behandlungspflege, hauswirtschaftliche Versorgung nach ärztl. Verordnung durch Sozialstationen (☞ 2.2.1) oder andere von der KK anerkannte Pflegedienste.

Finanzierung: Bei ärztl. Verordnung durch KK.

Haushaltshilfe (§ 38 Abs. 2 SGB V)

Ein Anspruch besteht für max. 6 Wo. je Krankheitsfall nach ärztl. Verordnung.

Zielsetzung und Rechtsgrundlage

Haushaltshilfe als Mehrleistung, wenn dem Versicherten die Weiterführung des Haushaltes wegen einer Krankenhausbehandlung, akuter Krankheit oder akuter

Verschlimmerung einer Krankheit nicht möglich ist und eine andere Person den Haushalt nicht weiterführen kann.
Leistung: Kostenerstattung für selbstbeschaffte Haushaltshilfe, nicht für Verwandte und Verschwägerte bis zum 2. Grad.
Finanzierung: Durch KK, wenn oben genannte Voraussetzungen erfüllt sind.

Hilfsmittel (§ 33 SGB V)

Hilfsmittel sind z.B. Brillen, Hörgeräte, Prothesen, Rollstühle, orthopädische Hilfsmittel. Anspruch nach ärztl. Verordnung, wenn die medizinischen Voraussetzungen vorliegen.

Zielsetzung und Rechtsgrundlage

- Mit Hilfsmitteln versorgen, die erforderlich sind.
- Um den Erfolg der ärztl. oder Krankenhausbehandlung zu sichern
- Eine Behinderung auszugleichen
- Einer drohenden Behinderung vorzubeugen.

Leistungen

- Mit Seh- und Hörhilfen, Körperersatzstücken, orthopädischen und anderen notwendigen Hilfsmitteln versorgen
- Allgemeine Gebrauchsgegenstände des täglichen Lebens sind ausgeschlossen. Hilfsmittel auch leihweise.

Finanzierung: Durch KK.

Rehabilitationsmaßnahmen

Heilmittel: Sind sächliche Mittel, die der Unterstützung der ärztlichen Behandlung dienen und von außen auf den Körper einwirken: Bruchbänder, orthopädische Einlagen, Korsetts, Massagen, Heilbäder, KG und Ergotherapie (keine Arznei- oder Verbandmittel). Ein Anspruch besteht nach ärztl. Verordnung, wenn die medizinischen Voraussetzungen gegeben sind.

Zielsetzung und Rechtsgrundlage

Nichtärztl. therapeutische Maßnahmen werden als Sachleistung zur Verfügung gestellt.
Leistungen: Verordnung von Heilmitteln wie Ergotherapie, KG, Massage, Logopädie
Finanzierung: Durch die KK. Versicherte, die das 18. Lebensjahr vollendet haben, müssen eine prozentuale Zuzahlung erbringen. Ausnahme: Härtefall (☞ unten).

Ambulante oder stationäre Rehabilitationsmaßnahmen

Anspruch bei medizinischer Notwendigkeit und nach ärztlicher Verordnung, wenn vorrangig keine anderen Träger der Sozialversicherung zuständig sind.

Zielsetzung und Rechtsgrundlage

- Erkennung, Heilung, Verhütung der Verschlimmerung der Krankheit
- Linderung von Krankheitsbeschwerden

- Vorbeugung, Beseitigung, Besserung bzw. Verhütung der Verschlimmerung einer drohenden Behinderung oder von Pflegebedürftigkeit.

Leistungen
- Verordnung einer ambulanten Reha-Kur bzw. einer stationären Behandlung in einer Reha-Einrichtung, wenn ambulante Maßnahmen nicht ausreichen
- Medizinische Reha-Maßnahmen längstens bis drei Wochen.

Finanzierung: Bei Vorliegen oben genannter Voraussetzungen durch die KK. Eigenanteil für Versicherte ab dem 18. Lebensjahr bei stationärer Betreuung: 25,– DM tägl. Ausnahme: Härtefall (☞ unten).

Leistungen im Härtefall
Versicherte, deren monatliches Bruttoeinkommen einen bestimmten Betrag nicht übersteigt, sind von der Zuzahlungspflicht befreit bzw. haben einen Anspruch auf volle Kostenübernahme. Beratung und Antragstellung durch die Versicherten bei der zuständigen KK.
Leistungen: Befreiung von der Zuzahlung zu Arznei-, Verband- und Heilmitteln sowie zu stationären Vorsorge- und Reha-Leistungen. Übernahme der berechnungsfähigen Restkosten bei Zahnersatz und Übernahme der Fahrtkosten von Versicherten.
Finanzierung: nach Prüfung durch die KK volle und teilweise Befreiung möglich.

2.2.2 Leistungen der Pflegekassen (SGB XI)

Voraussetzung
Mitgliedschaft in einer Pflegekasse und das Vorliegen von Pflegebedürftigkeit von mind. 6 Mon., Feststellung durch MDK. Alle Leistungen der Pflegeversicherung müssen Versicherte bei den zuständigen Pflegekassen beantragen.

Ziele
- Selbständiges und selbstbestimmtes Leben des pflegebedürftigen alten Menschen
- Vorrang der häuslichen Pflege
- Vorrang von Prävention und Rehabilitation
- Versicherte über eine gesunde, der Pflegebedürftigkeit vorbeugenden Lebensführung aufklären und beraten.

Pflegesachleistung (§ 36 SGB XI)
Die Sachleistung (Pflegeleistung) wird direkt als Grundpflege und/oder hauswirtschaftliche Versorgung in einem oder mehreren täglichen Einsätzen von einem durch die Pflegekasse anerkannten Pflegedienst erbracht.
Anspruch: Feststellung von Pflegebedürftigkeit durch MDK. Leistungen der Behandlungspflege liegen weiterhin im Zuständigkeitsbereich von KK und werden nach ärztl. Verordnung von KK erbracht.

Pflegesachleistungen

Pflegestufe	Beschreibung	Pflegeeinsätze monatlich bis zu
I	erheblich pflegebedürftig	750,– DM
II	schwerpflegebedürftig	1800,– DM
III	schwerstpflegebedürftig	2800,– DM
	Härtefall	3750,– DM

Finanzierung: Direktabrechnung von Pflegeeinrichtungen mit der zuständigen Pflegekasse

Tips, Tricks & Fallen

- Als pflegebedürftig werden Personen eingestuft, die in den Bereichen Körperpflege, Ernährung, Mobilität und hauswirtschaftliche Versorgung Hilfe durch Dritte benötigen. Damit hat der Gesetzgeber eine somatisch ausgerichtete Definition von Pflegebedürftigkeit gegeben
- Andere Bedarfsbereiche wie z.B. Kommunikation oder weitergehende Betreuungsaufgaben werden nicht oder nicht ausreichend berücksichtigt.

Pflegegeld (§ 37 SGB XI)

Pflegegeld als Geldleistung wird dem Versicherten zur Sicherstellung der Pflege durch eine Pflegeperson seiner Wahl direkt zur Verfügung gestellt.
Anspruch: nach Feststellung von Pflegebedürftigkeit durch MDK.
Ziel: Anstelle der häuslichen Pflegehilfe kann Pflegegeld beantragt werden, wenn die erforderliche Versorgung des pflegebedürftigen Menschen durch eine Pflegeperson sichergestellt wird.

Pflegegeld-Leistungen

Pflegestufe I	400,– DM monatlich
Pflegestufe II	800,– DM monatlich
Pflegestufe III	1300,– DM monatlich

Finanzierung

Zahlung des Pflegegeldes direkt an pflegebedürftigen alten Menschen. Kosten für den verpflichtenden Pflegeeinsatz müssen selbst getragen werden.

Tips, Tricks & Fallen

Pflegebedürftige Personen sind verpflichtet, durch eine von der Pflegekasse anerkannten Einrichtung nach eigener Wahl einen Pflegeeinsatz abzurufen. Mit dieser Regelung soll dem zu Pflegenden eine ausreichende Pflege gewährleistet werden. Pflegestufe I und II: Mind. 1 x halbjährlich. Pflegestufe III: Mind. 1 x vierteljährlich.

Kombinationsleistung (§ 38 SGB XI)

Sach- und Geldleistung können kombiniert werden.
Ziel: Nimmt pflegebedürftiger alter Mensch die ihm zustehende Sachleistung nur teilweise in Anspruch, erhält er daneben ein anteiliges Pflegegeld. Entscheidung für Kombinationsleistung ist für 6 Mon. bindend.

2

Leistungen
Pflegegeld wird entsprechend der jeweiligen Pflegestufe anteilig nach Minderung um den Vomhundertsatz der beanspruchten Sachleistung gezahlt.
Beispiel: Pflegestufe II: 1800,– Sachleistung. Pflegeeinsätze durch Sozialstation in Höhe von 900,– DM = 50 % Sachleistung. Pflegebedürftiger alter Mensch erhält von Pflegekasse 50 % des Pflegegeldes der Stufe II = 400,– DM.
Finanzierung: Zuständige Pflegekasse.

Häusliche Pflege bei Verhinderung der Pflegeperson (§ 39 SGB XI)

Ziel: Bei Verhinderung der Pflegeperson, z.B. durch Urlaub oder Krankheit, übernimmt Pflegekasse Kosten für Ersatzpflegekraft, wenn die Pflegeperson die pflegebedürftige Person vor der erstmaligen Verhinderung mind. 12 Mon. gepflegt hat.
Leistungen: Kosten für Ersatzpflegekraft für max. 4 Wo. pro Jahr bis max. 2800,–.
Finanzierung: Zuständige Pflegekassen bei erfüllten Voraussetzungen.

Pflegehilfsmittel und technische Hilfen (§ 40 SGB XI)

Hilfsmittel werden nachrangig gewährt, Kranken- und Unfallversicherungsträger sind vorrangig zuständig. Hilfsmittel sind im Hilfsmittelverzeichnis der KK aufgeführt.
Zum **alltäglichen Verbrauch** bestimmte Hilfsmittel: Desinfektionsmittel, Unterlagen, Einlagen, Einmalhandschuhe
Technische Hilfsmittel: Pflegebetten, Rollstühle, Lifter, Gehgestelle, Küchen- und Haushaltsgeräte zur Unterstützung der Selbständigkeit.
Ziel: Pflegebedürftige Personen haben Anspruch auf Versorgung mit Pflegehilfsmitteln, die die Pflege erleichtern, Beschwerden lindern und/oder eine selbständigere Lebensführung ermöglichen, soweit nicht vorrangig andere Leistungensträger, z.B. KK, zuständig sind.

Leistungen
- Für den tägl. Verbrauch bestimmte Hilfsmittel bis max. 60,– DM pro Monat, technische Hilfsmittel vorrangig leihweise
- Bezuschussung für Maßnahmen zur Wohnraumanpassung einkommensabhängig, bis zu 5000,– DM pro Maßnahme

Finanzierung: Pflegekassen. Versicherte, die das 18. Lebensjahr vollendet haben, müssen für nicht zum alltäglichen Verbrauch bestimmte Hilfsmittel eine Zuzahlung von 10 %, max. 50,– DM, leisten. **Ausnahme:** Härtefall ☞ 2.2.1.

Tages- und Nachtpflege (§ 41 SGB XI)

Pflegebedürftige Personen haben Anspruch auf teilstationäre Pflege, wenn häusliche Pflege nicht ausreichend sichergestellt ist.

Tages- und Nachtpflege: Leistungen der Pflegekasse

- Pflegestufe I bis zu 750,– DM monatlich
- Pflegestufe II bis zu 1500,– DM monatlich
- Pflegestufe III bis zu 2100,– DM monatlich.

Wenn Leistungen nicht voll ausgeschöpft werden, erhält pflegebedürftige Person ein anteiliges Pflegegeld bzw. den Gesamtumfang der Sachleistung der jeweiligen Pflegestufe, wenn eine Pflegeeinrichtung ergänzend ambulant tätig ist.
Finanzierung: Zuständige Pflegekassen, wenn Erforderlichkeit durch MDK festgestellt wurde.

Kurzzeitpflege (§ 42 SGB XI)

Ziel: Anspruch auf stationäre Kurzzeitpflege, wenn häusliche Pflege nicht oder nicht im erforderlichem Umfang erbracht werden kann, oder teilstationäre Pflege nicht ausreicht. Für eine Übergangszeit im Anschluß an stationäre Behandlung oder in Krisensituation.

Leistungen

- 4 Wo. pro Jahr, wenn Pflegeperson vorher mind. 12 Mon. gepflegt hat
- Aufwendung bis zu 2800,– DM pro Jahr.

Finanzierung: Zuständige Pflegekassen bei Vorliegen oben genannter Voraussetzungen.

Vollstationäre Pflege (§ 43 SGB XI)

Anspruch auf stationäre Pflege, wenn häusliche oder teilstationäre Pflege nicht möglich oder wegen Besonderheit des Einzelfalls nicht in Betracht kommt (seit 1.7.96).
Leistungen: Übernahme der pflegebedingten Aufwendungen bis zu 2800,– DM monatlich, in Härtefälle bis zu 3300,– DM monatlich, durchschnittlich max. 30.000,– DM pro pflegebedürftige Person. Kosten für Unterkunft, Verpflegung und evtl. Zusatzleistungen (nach § 88 SGB XI) muß Versicherter selbst tragen.
Finanzierung: Stellt MDK die Erforderlichkeit in oben genannter Höhe fest, zahlt Pflegekasse. Bei Nicht-Erforderlichkeit zahlt Pflegekasse nur in Höhe der Sachleistung nach § 36 SGB XI.

Leistungen zur sozialen Sicherung der Pflegepersonen (§ 44 SGB XI)

Ziel: Soziale Sicherung der Pflegeperson verbessern. Pflegekasse entrichtet Beiträge an den Rentenversicherungsträger, wenn Pflegeperson nicht mehr als 30 Wochenstd. erwerbstätig ist.
Leistungen: Beiträge zur Rentenversicherung in Abhängigkeit vom Umfang der Pflegetätigkeit, Unfallversicherungsschutz, Anspruch auf Unterhaltsgeld nach Arbeitsförderungsgesetz bei Wiedereinstieg in Beruf.
Finanzierung: Zuständige Pflegekasse bzw. Arbeitsamt.

Pflegekurse für Angehörige und ehrenamtliche Pflegepersonen (§ 45 SGB XI)

Ziel: soziales Engagement fördern, Pflege und Betreuung erleichtern, Kontakte zu Gleichgesinnten ermöglichen.

Leistung: Schulungskurse zur Vermittlung der Fertigkeiten für die eigenständige Durchführung der Pflege. Kursangebote: Pflegekurse und Gesprächsgruppen durch Sozialstationen und Pflegekassen.

2.2.3 Leistungen nach Bundessozialhilfegesetz

Grundlage für die Entscheidung der Sozialämter sind das Bundessozialhilfegesetz (BSHG), Ausführungsgesetze und verwaltungsinterne Richtlinien.

Ziele
- Leben ermöglichen, das der Würde des Menschen entspricht
- Nachrang der Sozialhilfe: Wer sich selbst helfen kann, Hilfe von anderen, Angehörigen, KK oder Pflegekassen erhalten kann, hat keinen Anspruch
- Sozialhilfe ist individuelle, auf den Einzelfall bezogene Leistung
- Sozialhilfe wird nachhaltig gewährt: Hilfe zur Selbsthilfe durch Beratung, Unterstützung und Abwendung der Notlage
- Eigenes Einkommen und Vermögen wird berücksichtigt. Ansprüche gegen unterhaltspflichtige Angehörige, z. B. Ehegatten, Kinder, werden vorrangig berücksichtigt.

Leistungen der Sozialhilfe
- Hilfe zum Lebensunterhalt: Existenzminimum sichern
- Hilfe in besonderen Lebenslagen, z. B. Alter, Krankheit, Behinderung.

Vorbeugende Gesundheitshilfe (§ 36 BSHG) und Krankenhilfe (§ 37 BSHG)

Ziel: Personen ohne Krankenversicherungsschutz erhalten Gesundheitshilfe und Krankenhilfe nach dem BSHG.

Leistungen: analog der Gesetzlichen Krankenversicherung.

Finanzierung: Sozialamt bei Anspruch auf Leistung nach BSHG.

Hilfsmittel (§ 40, Abs. 1, 2 BSHG)

Hilfsmittelbegriff des BSHG ist weiter gefaßt als bei KK und Pflegekasse, z. B.: Blindenführhund, Zusatzgeräte, Gebrauchsgegenstände des tägl. Lebens, die zum Ausgleich von Behinderungen beitragen.

Ziele
- Hilfsmittel als Eingliederungshilfe gewähren
- Vorrangigkeit anderer Leistungsträger: KK, Unfallversicherung, Pflegekassen.

Leistung: mit Hilfsmitteln versorgen.

Finanzierung: nach Prüfung der Notwendigkeit durch das Sozialamt, wenn nicht vorrangig anderer Leistungsträger zuständig ist.

Blindenhilfe (§67 BSHG)

Ziel: Blinden zum Ausgleich von Mehraufwendungen Blindenhilfe gewähren

Leistungen

- Sehbehinderten- bzw. Blindengeld
- Leben Personen in einer Einrichtung: 50% der Leistung.

Finanzierung: örtliche oder überörtliche Träger der Sozialhilfe bei entsprechenden Voraussetzungen. Blindengeld wird zu 70% auf Pflegegeld angerechnet.

Pflegegeld (§68ff BSHG)

Hilfe zur Pflege nach BSHG ist umfassender als nach Pflegeversicherung.

Ziele

- Nach Prüfung der Notwendigkeit und Vorrangigkeit anderer Träger
- Übernahme der Kosten für die volle häusliche Pflege
- Entscheidung des MDK über Ausmaß der Pflegebedürftigkeit wird auch hier zugrundegelegt
- Personen, die noch keinen Anspruch nach Pflegeversicherungsgesetz haben, können Bedarf über BSHG sicherstellen.

Leistungen

- Erstattung der Aufwendung für Pflegeperson oder Pflegeeinrichtung, wenn (Sach-)Leistung der Pflegekasse nicht ausreicht.
- Pflegegeldzahlung für LeistungsempfängerInnen, die nicht pflegeversichert sind:
  - Stufe I: 400,– DM
  - Stufe II: 800,– DM
  - Stufe III: 1300,– DM.
- Sachleistungen nach dem Pflegeversicherungsgesetz müssen vorrangig in Anspruch genommen werden
- Geldleistungen nach dem Pflegeversicherungsgesetz werden in voller Höhe angerechnet.

Finanzierung: Sozialamt, wenn oben genannte Voraussetzungen erfüllt sind.

Hilfe zur Weiterführung des Haushaltes (§70 BSHG)

Ziel: Personen mit eigenem Haushalt soll die Weiterführung des Haushaltes gewährt werden, wenn keiner der Haushaltsangehörigen Haushalt führen kann.

Leistung

- Persönliche Betreuung
- Weiterführung des Haushaltes.

Finanzierung: Sozialamt, wenn keine anderen Leistungsträger, z.B. KK, vorrangig zuständig sind.

Altenhilfe (§ 75 BSHG)

Ziele
- Altersbedingte Schwierigkeiten verhüten, mildern und überwinden
- Möglichkeit erhalten, am gesellschaftlichen Leben teilzunehmen.

Leistungen
- Hilfe bei Beschaffung oder Erhaltung einer altersgerechten Wohnung
- Hilfe bei allen Fragen betreffs Aufnahme in eine stationäre Einrichtung
- Hilfe bei allen Fragen der Inanspruchnahme altersgerechter Dienste
- Hilfe zum Besuch von Veranstaltungen, Einrichtungen der Geselligkeit, Unterhaltung, Bildung oder Kultur
- Hilfe zur Ermöglichung von Kontakten mit nahestehenden Personen
- Hilfe zu einer Betätigung, wenn erwünscht.

Finanzierung: Sozialamt. Altenhilfe soll ohne Rücksicht auf eigenes Einkommen und Vermögen gewährt werden, soweit persönliche Hilfe erforderlich ist.

Hilfe in Heimen

Ziele
- Unterstützung von Personen, die Kosten für Alten- und Pflegeheim nicht aus eigenem Einkommen und Vermögen oder Ansprüchen gegenüber ihrer unterhaltshaltspflichtigen Angehörigen zahlen können
- Unterstützung durch ergänzende Sozialhilfe.

Leistungen: Übernahme der ungedeckten Heimkosten und Zahlung eines monatlichen Taschengeldes.

Finanzierung: Leistungen der Pflegeversicherung vorrangig, plus evtl. ergänzende Sozialhilfeleistung.

2.3 ATL Kommunizieren

Jede Pflegehandlung und jedes Verhalten im zwischenmenschlichen Kontakt ist Kommunikation. Kommunikation ist nicht nur das verbale „Sich-verständlich-Machen“, sondern das „In-Beziehung- und In-Verbindung-Treten“ miteinander. Die Fähigkeit zu kommunizieren ist das wichtigste Instrument in der Altenpflege.

2.3.1 Die Pflegebeziehung

Altenpflege ist professionelle Beziehungsarbeit. Grundlage für eine bedürfnis- und biographieorientierte Pflege des alten Menschen ist eine intakte Pflegebeziehung. Dies ist nur durch Beziehungspflege (☞ 1.3.6) möglich:
- Pflege durch Bezugspersonen, Beziehungspflege
- Zu Pflegender kann sich Bezugsperson selbst aussuchen, wenn möglich. Signale im Team beachten

- Bereitschaft des Pflegenden, sich auf eine langfristige Pflegebeziehung einzulassen
- Gegenseitiges Vertrauen finden können
- Bereitschaft des Pflegenden, verantwortlich für eine bedürfnisorientierte Pflegeplanung und deren Umsetzung zu handeln
- Schwerpunkt des pflegerischen Handelns auf die Begleitung des alten Menschen legen
- Gemeinsame Basis und Ziel mit dem zu Pflegenden finden
- Bereitschaft des Pflegenden, innerhalb der Pflegebeziehung „eigene Anteile", Einstellungen, Verhaltensweisen zu hinterfragen und möglicherweise zu verändern
- Akzeptanz der Persönlichkeit des zu Pflegenden
- Fähigkeit der Pflegeperson, ein gesundes Maß an professioneller Distanz und Nähe herzustellen (liebevolle Distanzfindung).

Tips, Tricks & Fallen

- Bei Belastung von Pflegenden im Team regelmäßige Rotation nach Absprache
- Professionelle Beziehungsarbeit immer durch Praxisbegleitung (Supervision), begleiten. Supervision verbessert die Professionalität
- Vom Arbeitgeber Teamsupervision fordern.

2.3.2 Gesprächsführung

Intakte Beziehungen, Pflegebeziehung wie auch MitarbeiterInnenbeziehungen gehen von einer akzeptierenden Grundhaltung und einer gleichberechtigten Beziehung aus. Dem Gegenüber kann eine akzeptierende Grundhaltung durch aktives Zuhören vermittelt werden. Eine akzeptierende Grundhaltung in der Gesprächsführung muß erlernt werden und ist ein Prozeß.
Aktive Aufmerksamkeit für den anderen wird über zwei Kanäle vermittelt:

- **Nonverbaler Ausdruck:** Blickkontakt, Kopfnicken, Mimik, Gestik, Körperhaltung und Bewegung
- **Verbaler Ausdruck:** Tonfall, Sprachgeschwindigkeit, Lautstärke, sprachliche Verstärker wie z. B. „hm", „aha", Wiederholung von Worten, Sätzen, Inhalten (Reverbalisierung). Spiegelung der vom Gegenüber empfangenen Signale, Empfindungen, Gefühle.

Tips, Tricks & Fallen
Bei allen Äußerungen auf nonverbalen und verbalen Ausdruck achten.

Grundsätze des aktiven Zuhörens

Empathie, Einfühlsamkeit vermitteln. Die „innere Welt" des anderen verstehen und sich darin einfügen. Alle Äußerungen und Gefühle des anderen ernst nehmen, nichts abschwächen, verleugnen oder abtun. Den anderen ermuntern, seine

Empfindungen zum Ausdruck zu bringen. Reverbalisierung des Erlebens oder der Empfindungen des anderen bestärkt dessen Selbstwertgefühl.

- Hinter den Äußerungen des anderen die mitschwingenden Gefühle wahrnehmen, Gefühle ruhig ansprechen bzw. diese dem anderen einfühlsam widerspiegeln, z. B.: „Sie sind sehr enttäuscht über den abgesagten Besuch."; „Das Gespräch mit Ihrer Tochter hat Sie wütend gemacht."; „Sie sind heute ziemlich verärgert über das Essen." Durch Verbalisierung der Gefühle wird Verständnis und Akzeptanz vermittelt
- Wertschätzung vermitteln: sich dem anderen offen zuwenden, den anderen ausreden lassen, zuhören, nachfragen, erzählen lassen, was den anderen bewegt. Wertungen vermitteln keine positive Zuwendung und zerstören das Vertrauen. Keine Bewertungen abgeben wie:
  - „Das haben Sie falsch gemacht."
  - „Das ist aber nicht schön von Ihnen."
  - „Sie sind aber empfindlich."
  - „Übertreiben Sie da nicht ein bißchen?"
- Den anderen möglichst bedingungslos akzeptieren: nicht einige Verhaltensweisen akzeptieren, andere ablehnen und dies spüren lassen. Jeder Mensch hat ein Recht auf seine Persönlichkeit und seine Verhaltensweisen. Bei Ablehnung von Verhaltensweisen die eigene Einstellung oder eine evtl. eigene Problematik reflektieren: Supervision
- Eigene Echtheit zum Ausdruck bringen. In der Beziehung zum anderen keine Fassade vortäuschen, sondern so sein, wie man gerade ist. Stärkt die Vertrauensebene und ermöglicht am ehesten Veränderung. Z. B.: „Ich bin jetzt ziemlich nervös, weil ich jeden Moment einen Anruf erwarte, und kann mich gar nicht auf ein Gespräch mit Ihnen konzentrieren."
- Pausen aushalten können, auch wenn eine unangenehme Spannung entsteht. Unangenehme Situationen oder Empfindungen nicht „wegreden"
- Eine respektvolle Distanz zum anderen halten. Respektvolle Distanz kann Mitfühlen sein, aber kein Mitleiden. Persönlichkeit des anderen wird respektiert: Meine Gefühle sind meine, Deine Gefühle sind deine. Ist für eine intakte Pflegebeziehung notwendig.

Gesprächsförderer

- Wiederholen und Umformulieren: Wörter, Sätze, Inhalte mit oder ohne eigene Worte wiederholen
- Inhalte zusammenfassen und dem Gesprächspartner wiederholen
- Klären (nachfragen), wenn etwas nicht verstanden wurde oder evtl. unklar ist
- Nachfragen, was der andere meint, empfindet, fühlt, erlebt hat
- Denkanstösse geben: dem Gegenüber weiterführende Impulse geben, aber ohne zu bewerten
- Gefühle herausgreifen und ansprechen
- In-Beziehung-Setzen: dem Gesprächspartner Rückmeldung über sich selbst geben
- Feedback geben: Mitteilung an Gesprächspartner, wie er wahrgenommen bzw. erfahren wurde
- Ich-Botschaften senden: über eigene Person, eigene Empfindung reden.

Gesprächskiller

Gesprächskiller im Gespräch bewirken, daß der Gesprächspartner sich als Individuum nicht angenommen und verstanden fühlt.

- Befehlen
- Deuten: „in Schublade stecken“
- Herunterspielen: „Ach, ist ja nicht so schlimm ...“
- Lösungen nennen und immer parat haben: „Du mußt das einfach lockerer sehen.“
- Bewerten: „Das ist aber nicht richtig.“
- Von sich reden, wenn Gesprächspartner gerade etwas über sich gesagt hat
- Überreden wollen
- Drohen, warnen, Vorwürfe machen
- Verallgemeinerungen: „Anderen geht es ja genauso!“
- Ironie: „Ach, das hat Dich ja mal wieder aus der Bahn geworfen“
- Du-Botschaften senden: nichts von sich selbst, sondern über den anderen mitteilen.

Tips, Tricks & Fallen

- Gesprächsführungsseminare werden von den meisten Fortbildungsinstituten angeboten (Fortbildung oder Bildungsurlaub)
- Gesprächsführung und kommunikationsfördernde Techniken sind nicht so einfach nach Anweisung zu erlernen, sondern sind ein fortwährender Lernprozeß. Lernmöglichkeiten, z. B. Fortbildungen, Supervision nutzen.

2.3.3 Kommunikationsregeln

Der Arbeitsalltag für Pflegende bietet zahlreiche Konfliktpotentiale (☞ 1.1.2). Konflikte sind normal und gehören zum Arbeitsalltag. Verschiedene Modelle können dazu beitragen, Konflikte konstruktiv zu bewältigen.

Kommunikationsmodell nach Schulz von Thun

Vierseitiges Modell einer Botschaft als Hilfsmittel für das Verstehen von Gesprächen und Konflikten.

Die vier Aspekte des Senders

Jeder Satz, jede Mitteilung hat nicht nur eine, sondern mehrere Bedeutungen. Diese vier Aspekte sind in jeder Mitteilung offen oder verdeckt enthalten (☞ Abb. 2.3).

Beispiel

Aussage von Frau X.: „Ach, für mich hat doch keiner Zeit. Mir kann keiner helfen.“

- Appell: Was will Person bewirken?: „Nimm Du Dir Zeit für mich. Hilf mir. Kümmere Dich um mich.“

- Beziehungsebene: Wie ist die Beziehung zueinander?: „Du bist als Pflegeperson für mich verantwortlich. Du könntest mir helfen. Du tust nicht genug für mich."
- Selbstoffenbarung: Was sagt Person über ihre Befindlichkeit aus?: „Ich fühle mich alleingelassen. Ich bin einsam. Ich fühle mich hilflos."
- Sachaussage: Welche sachliche Mitteilung?: „Andere Personen helfen Frau X. nicht."

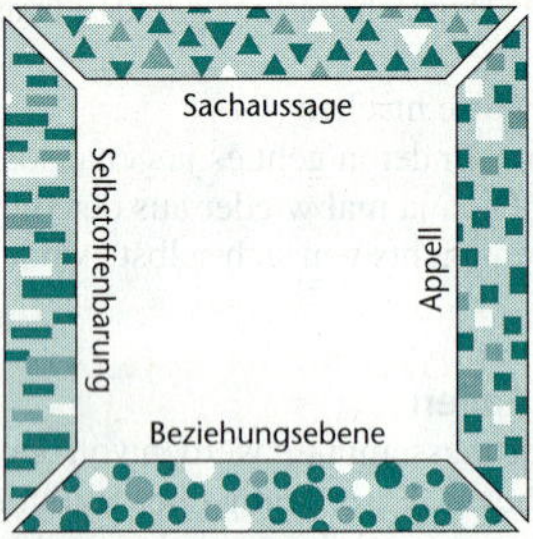

Abb. 2.3: Die vier Seiten einer Mitteilung [V 227]

Die „vier Ohren" des Empfängers

Jeder Hörer hat vier Ohren (☞ Abb. 2.4), mit denen er mit unterschiedlicher Gewichtung die vier Aspekte des Gesagten hört. Je nachdem, welchem Ohr der Vorrang gegeben wird, nimmt ein Gespräch einen unterschiedlichen Verlauf.

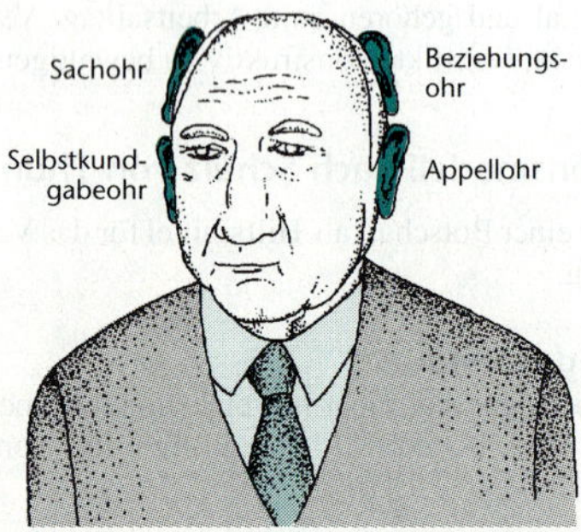

Abb. 2.4: Die vier Ohren des Empfängers [L 119]

Anwendung in der Praxis

- Werden diese vier Aspekte berücksichtigt, kann der andere sich evtl. besser verstanden und angenommen fühlen
- Versuchen, zu analysieren: Welcher Aspekt ist vordergründig, was will mir die Person sagen?
- Alle vier Aspekte gleichberechtigt wahrnehmen. Meist steht nur eine Seite im Vordergrund
- Eigene „Ohren" analysieren: Welchem Aspekt gebe ich in der Aussage den Vorrang? Warum höre ich nur einen Aspekt heraus? Nehme ich die Aussagen meines Gesprächspartners genau wahr?
- Versuchen, die schwach ausgedrückten Aspekte einer Aussage durch Nachfragen zu stärken und mehr zu erfassen: Was kann ich für Sie tun? Wie kann ich Ihnen helfen? Ich nehme mir heute Mittag Zeit für Sie.

Tips, Tricks & Fallen

- Für Menschen mit Angst ist das Hören mit dem „Selbstoffenbarungsohr" wichtig, weil hier Verständnis und Einfühlung signalisiert werden
- Hinter einer Aussage immer die Gefühle suchen. Gefühle wie Ängste, Sorgen und Kummer werden nur verdeckt geäußert.

Kommunikationsregeln in einer Gruppe

Regeln in einer Gruppe erleichtern das Zusammensein und Zusammenarbeiten und beugen Mißverständnissen und Konflikten vor. Gruppe mit Regeln vertraut machen: MitarbeiterInnengruppe, Arbeitsgruppen, Betreuungsgruppen.

- Nur von sich selbst sprechen. Sich angewöhnen, „ich" statt „man" oder „wir" zu sagen
- Fragen begründen, erklären, warum Frage wichtig ist
- Sich trauen, eigene Meinung zu sagen, anstelle zu fragen
- Den anderen direkt ansprechen, wenn eine Mitteilung gewünscht ist
- Störungen Vorrang geben, z. B. Seitengespräche
- Nur eine Person zur gleichen Zeit reden lassen
- Rückmeldungen geben lassen und diese geduldig anhören
- Bei Bedürfnis Rückmeldung geben, nicht später oder mit Dritten darüber reden
- Körpersignale (eigene und von Gruppenmitgliedern) beachten
- Mit Verallgemeinerungen und Interpretationen zurückhaltend sein.

2.3.4 Erkrankungen, die die Kommunikation beeinträchtigen

Schwerhörigkeit, Gehörlosigkeit, Sehbehinderung, Sprachstörung beeinträchtigen die Kommunikation direkt und erfordern besonderen pflegerischen Umgang. Demenz und Verwirrtheit beeinträchtigen Kommunikation indirekt.

2

Schwerhörigkeit

Ursachen ☞ 13.2.2

Folgen von Schwerhörigkeit für den Betroffenen
- Sozialer Rückzug bis zur Vereinsamung
- Depression
- Verunsicherung
- Verwirrtheit
- Anspannung, Angst
- Aggression
- Mißtrauen, Eigensinn.

Umgang mit Schwerhörigkeit
- Ärztl. abklären lassen
- Gehörrehabilitation verordnen: Betroffene lernen, besser mit Situation umzugehen und ihre Ressourcen auszuschöpfen
- Information im Team, Angehörige
- Langsam, deutlich und dialektfrei sprechen, aber nicht brüllen. Wenn nötig, nah am Ohr sprechen. Blickkontakt herstellen
- Kurze Sätze. Präzise W-Fragesätze: wer, wo?
- Mit Betroffenen Maßnahmen und technische Geräte genau erklären, Angst und durch Schwerhörigkeit bedingtes Mißtrauen abbauen
- Hörhilfen und andere Hilfsmittel einsetzen
- Kopfhörer empfehlen, wenn z.B. Fernsehgerät laut gestellt werden muß und noch kein Hörgerät benutzt wird
- Schreibtelefone, sind aber nur im Telefonverkehr mit anderen Schreibtelefonbesitzern einsetzbar
- Lichtklingel für Tür oder Lichtwecker empfehlen.

Gehörlosigkeit

Gehörlose können sprechen, sich selbst aber nicht hören und ihre Sprache nicht kontrollieren. Sprache deswegen oft schwer verständlich. Mit Hilfe von Hörgeräten können Umweltgeräusche, aber keine Sprache wahrgenommen werden.

Umgang mit Gehörlosen
- Gehörlosigkeit nicht als Intelligenzmangel fehldeuten
- Viele Gehörlose können vom Mund ablesen und benutzen Taubstummensprache
- Wenn Sprache nicht verstanden wird, Möglichkeit zum Aufschreiben bieten: Schreibtafel
- Gehörlose können sich untereinander meist durch Taubstummensprache leichter und sicherer veständigen.

Umgang mit Hörgeräten

Beratung und Infomaterial beim Hörgeräteakustiker. Gebräuchlichste Formen (☞ Abb. 2.5):
Hinter-dem-Ohr-Geräte (HdO-Geräte): Gerät sitzt hinter der Ohrmuschel, von dort führt Verbindungsschlauch zum im Ohr liegenden Ohrpaßstück.
Im-Ohr-Geräte (IO-Geräte): Gerät liegt kaum sichtbar im äußeren Gehörgang. Werden von alten Menschen wegen eingeschränkter Fingerfertigkeit (diffizil zu bedienen) oft nicht gern benutzt.

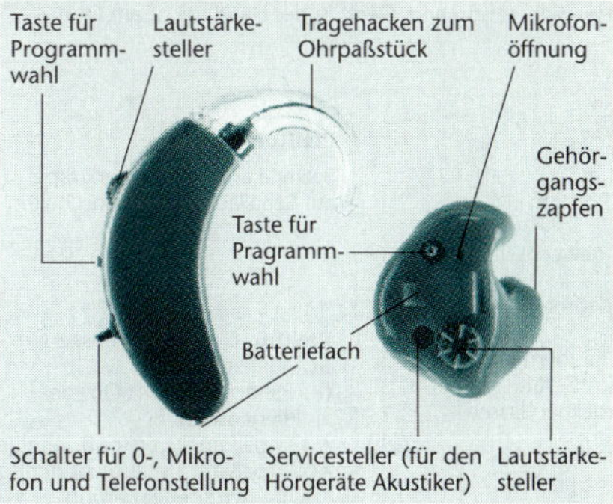

Abb. 2.5: HdO-Gerät (links) ohne das zugehörige Ohrpaßstück und individuell gefertigtes IO-Gerät (rechts) [V 137]

Pflege und Wartung des Hörgerätes

Hörgeräte sind empfindliche Instrumente und müssen sorgfältig behandelt werden:

- Nicht fallen lassen
- Nicht mit Wasser in Berührung bringen
- Keiner großen Wärme aussetzen, z. B. Heizung
- Ohrpaßstück mit Spezialreinigungsmittel, z. B. O-Purgat, regelmäßig nach Pflegeplan reinigen. Zum Reinigen Ohrpaßstück vom Gerät trennen
- Bei Nichtbenutzung Gerät ausschalten, Batterie schonen. Bei längerer Nichtbenutzung Batterie entfernen. Immer Ersatzbatterie vorrätig haben
- Schallschlauch nicht verdrehen oder knicken, zu Pflegender hört dann nichts
- Funktionsprüfung (☞ Abb. 2.6) vor jedem Gebrauch, nie am Ohr, sondern in der Hand.

Tips, Tricks & Fallen

- Beim Batterieeinsetzen auf Polung achten (+ auf +)
- Geduldiges Hörgerätraining. Besonders bei verwirrten Personen kann Hörgerät Ängste auslösen und erfordert besondere Mühe und Geduld, immer wieder Erklärung geben

- Bei schwersterkrankten Personen ist oft eine Anpassung an Gerät nicht mehr möglich
- Hörgerät nicht beim Röntgen oder bei einer Strahlenbehandlung tragen lassen.

Vor Inbetriebnahme:

- Lautstärkesteller: leiseste Position, kleinste Ziffer
- Liegt die Batterie polrichtig im Batteriefach? Fach richtig schließen
- Schalter auf die Stellung „M" stellen
- Lautstärke langsam lauter drehen; Gerät in der Hand, nicht am Ohr!

Kein Pfeifton:

- Schalter steht auf „T" statt auf „M": auf Position „M" stellen
- Batterie muß gewechselt werden
- Ohrpaßstück/Hörgerät verschmutzt: säubern bzw. säubern lassen
- Feuchtigkeit im Gerät: über Nacht trocknen lassen (Trockenbeutel)

Pfeifton:

Batterie arbeitet; Fingerkuppe auf Schallaustrittsöffnung halten

Pfeifton trotz verschlossenem Schallaustritt
(→ Pfeifton auch im Ohr des zu Pflegenden):

- Ohrpaßstück verstopft: reinigen
- Ohrpaßstück sitzt nicht richtig im Ohr: richtige Plazierung
- Ohrpaßstück ist zu klein: Hörgeräte-Akustiker
- Schallschlauch zum Ohrpaßstück verhärtet: Hörgeräte-Akustiker
- Hörgerät zu laut eingestellt: Lautstärke reduzieren
- Cerumenpfropf im Gehörgang: Ohrspülung
- Gerät defekt: Prüfung durch Hörgeräte-Akustiker

Kein Pfeifton: Gerät arbeitet richtig

Betriebsarten:

O = Aus
M = Mikrofon (Normalstellung)
T = Telefon

Abb. 2.6: Schema zur Funktionsprüfung eines Hörgerätes

Sehbehinderung und Erblindung

Ursachen ☞ 13.1. Auswirkungen werden unterschiedlich erlebt. Besonders hart sind Personen betroffen, die in kurzer Zeit erblinden.

Folgen von Sehbehinderung:

- Reduzierte Wahrnehmungs- und Erlebnisfähigkeit
- Überforderung durch Umwelt, Fehleinschätzung
- Angst, Verunsicherung
- Hilflosigkeit, Verwirrtheit.

Umgang mit Sehbehinderten und Blinden

- Ursache ärztlich abklären lassen
- Ressourcen und Probleme genau erfassen (☞ 1.5.3)
- Erwünschte Hilfe und Umgang bei betroffener Person erfragen.

Kommunikation

- Sich bemerkbar machen beim Nähern: Ansprechen
- Persönlich anreden und sich selbst immer vorstellen. Darauf hinweisen, wenn Gespräch unterbrochen werden muß. Weggehen ankündigen
- In alles miteinbeziehen, alles beschreiben, um Mißtrauen vorzubeugen
- Berührungen, nach Ansprache, können Ersatz für Blickkontakt sein
- Im Heim behutsame Bekanntmachung der MitbewohnerInnen und diese z.B. durch Tasten oder Anfassen bekanntmachen.

Bewegung

- Ermutigung zu eigenständiger Fortbewegung, an Wand entlang. Bei anfänglicher Unsicherheit Hand geben oder Stützstock geben
- Wenn nicht möglich, leichtes Unterhaken
- Beim Führen einen halben Schritt vorausgehen, nicht schieben oder ziehen
- Beim Bücken wegen Verletzungsgefahr nicht Kopf voran, sondern in die Hokke gehen
- Freie Wege schaffen, Stolperfallen beseitigen
- Auf Treppen, Absätze hinweisen
- Tip: Beim Suchen auf Tisch oder Boden mit beiden Händen immer größer werdende Kreise ziehen.

Orientierung

- Wichtige Wege erarbeiten, z.B. Weg zur Toilette
- Räume, Gegenstände nicht verändern
- Markante Gegenstände in Räumen ertasten lassen und diese nie verstellen
- Ausrichtung üben: Gegenüberbeziehungen im Raum kennenlernen, z.B.: Gegenüber von der Tür ist die Vitrine.

Nahrungsaufnahme

- Teller mit Nahrung als Uhr vorstellen: Bei 3.00 Uhr liegen Kartoffeln
- Motivation, weiterhin mit Besteck zu essen, Messer kann als Barriere genutzt werden. Zwischendurch mit Besteck Essen immer auf 6.00 Uhr schieben
- Teller mit Tellerrandschutz benutzen (☞ 2.6.7).

Hilfsmittel

- Tastenuhr, Blindenkalender, Blindentelefone mit großen Tasten, Diktiergerät zum Aufsprechen von Notizen
- Bücher und Zeitschriften in Blindenschrift, Blindenhörkassetten, werden von Hörbüchereien verschickt (☞ Kapitel 18), Fernsehlesegerät; Großdruckbücher
- Lupen und Lupenbrillen, elektronische Lesegeräte, Blindenzeichengeräte, Gesellschaftsspiele für Blinde.

Tips, Tricks & Fallen

- Mit Konturenpaste für Glasmalerei können fühlbare Markierungen an Gegenstände angebracht werden
- Blinde Personen nicht „überversorgen", zu selbständiger Übernahme der ATL anleiten
- Adressen, die Hilfen vermitteln ☞ Kapitel 18.

Aphasie

Störung im Sprachzentrum des Gehirns, z.B. nach Apoplexie (☞ 15.2.1).

Amnestische Aphasie (Wortfindungsstörung)

Sprachverständnis und Sprechfähigkeit sind vorhanden. Sprechflüssigkeit und Satzbau sind leicht gestört. Wort „liegt meist auf der Zunge", kann aber nicht aktiviert werden. Es kommt zu einem sprachlichen Suchverhalten und Pausen: „Äh"-, „Oh-je"-Äußerungen, Wiederholung des Gesagten, Eigenkommentare, Floskeln, Ausweichen, Satzabbruch und neuer Start zum Satz. Kommunikation ist leicht gestört. Lesen und Schreiben ist möglich.

Unterstützung

- Gesuchte Wörter umschreiben
- Anfangsbuchstaben, Anfangssilbe nennen
- Wortketten aus zusammengesetzten Wörter bilden, z.B. Tintenfaß
- Motivieren, Wortreihen zu bilden, z.B. Vornamen mit Buchstabe B
- Erinnerungen stärken, Erinnerungsbuch anlegen.

Motorische Aphasie (Broca-Aphasie)

Sprachverständnis ist erhalten. Störung des Sprachantriebes, der Sprechflüssigkeit und der Sprachgestaltung: Telegrammstil, Stereotyp. Große Sprachhemmung oder Wortstummheit. Sprechen erfordert große Anstrengung, bei Fazialisparese (☞ 15.2.1) verwaschene Aussprache. Kommunikation ist mittelgradig bis schwer gestört. Lesen und Schreiben können gestört sein.

Unterstützung

- Zur schriftlichen Mitteilung motivieren: Schreibtafel benutzen
- Schreibutensilien auf rutschfeste Unterlage
- Bei nichtverständlicher Mitteilung, mehrere Begriffe anbieten und Zustimmungszeichen vereinbaren, richtiger Begriff wird immer herausgefunden
- Wortreihen sprechen lassen, z.B. Wochentage
- Lesestoff anbieten, Leseverständnis ist erhalten
- Fernsehen, Radio.

Sensorische Aphasie (Wernicke-Aphasie)

Störung des Sprachverständnisses. Flüssige Sprache, aber nicht sinnvoll: Wortverwechselungen, gestörte Grammatik, falsch geordnete Sätze. Manchmal großer Rededrang und überschießende Sprachproduktion, Kauderwelsch. Schwere Störung der Kommunikation. Lesen und Schreiben möglich.

Unterstützung

- Ressourcen erkennen: wenn zu Pflegender z.B. lesen kann, mit Aufschreiben unterstützen
- Vorhandenen Sprachschatz aktivieren: z.B. biographiebezogene Bilder und Gegenstände ansehen und benennen
- Alltagsgegenstände benennen
- Verstandenes wiederholen.

Globale Aphasie (totale Aphasie)

Schwerste Sprachstörung. Oft nur einzelne Laute möglich, Laute wiederholen sich. Sprachverständnis und Sprachbildung sind schwer gestört. Sehr schwere Störung der Kommunikation.

Unterstützung

- Einfache Zeichen ausmachen: z.B. Handzeichen, Händedruck oder Lidschlag signalisieren Zustimmung
- Selbst normal reden
- Auf nonverbale Kommunikation z.B. durch Mimik achten
- Auf Wunsch Fernsehen oder Radio.

Hilfen für alle Aphasieformen

- Spezielles Training mit Logopädie ☞ 1.4.5
- Geduld, Zeit, Ruhe haben, aufmerksam sein
- Nicht kritisieren
- Loben, Mut machen, auf Fortschritte hinweisen
- Fehler nicht belächeln
- Selbst normal, in kurzen, einfachen Sätzen sprechen; keine Kindersprache einsetzen
- Rückfragen, ob man richtig verstanden hat
- Ja-Nein-Fragen stellen: z.B. „Haben Sie Kopfschmerzen?"
- Selbständigkeit fördern
- Körperkontakt und Berührung bei Ansprache suchen.

Tips, Tricks & Fallen

- Sprachstörungen bilden sich in den ersten Wochen häufig zurück. Chronischer Zustand nach 12 Mon., deswegen Logopädie so früh wie möglich (schon im Krankenhaus) einschalten
- Nach Krankenhaus 3 x wöchentlich Logopädie ca. 40–60 Min. ermöglichen. Übungen nach Absprache mit LogopädIn mit zu Pflegendem weiterführen
- Angehörige einbeziehen, informieren, Anleitung für Übungen geben
- Aphasiebetroffene sind nicht dement. Person denkt und empfindet wie vor Krankheit
- Zeitdruck und Ungeduld verstärken die Sprachstörung
- Sozialer Isolation entgegenwirken, z.B. Einbindung in tagesstrukturierende Gruppen, Aktivitäten.

Sprechbehinderung bei Kehlkopflosen

Sprachverständnis ist intakt, normale Sprach- und Tonbildung nicht möglich:
- Pseudo-Flüster-Sprache
- Erlernen einer Ersatzsprache (Speiseröhrensprache) möglich. Einübung mit Logopädie
- Einsatz von Sprechapparaten, Umgang kann relativ leicht und kurzfristig erlernt werden
- Als Übergang Sprechtafeln, Schreibtafeln benutzen
- Hilfen vermitteln (Adressen ☞ Kapitel 18).

2.4 ATL Sich bewegen

2.4.1 Normale Bewegungsabläufe

Alle Lebensvorgänge erfordern Beweglichkeit. Voraussetzungen sind:
- Aktive Muskelarbeit
- Koordination von Muskeln, Bändern und Gelenken
- Reizempfindung, -leitung und -verarbeitung.

Pflegeziele

- Beweglichkeit aller Gelenke erhalten, fördern, unterstützen und verbessern
- Bewegungseinschränkungen vorbeugen und entgegenwirken
- Bleibende Störungen erkennen und integrieren
- Aktivierende Pflege.

2.4.2 Bewegungsstörungen

Ursachen für Bewegungsstörungen

Bewegungsstörungen haben Auswirkungen auf alle LA. Verschiedene Ursachen:
- Funktionseinschränkungen der Gelenke und Bänder z.B. durch Verschleiß, Deformation und Traumen, z.B. Oberschenkelhalsbruch
- Veränderter Muskeltonus (schlaff oder spastisch) bei Lähmungen z.B. nach Schlaganfall (☞ 15.2.1), Parkinson (☞ 15.2.2)
- Abnahme von Muskelmasse durch Inaktivität, z.B. langes Sitzen, wenig Bewegung
- Gestörte Reizempfindung, -leitung und -verarbeitung, z.B. Sensibilitätsstörung nach Schlaganfall
- Psychische Störungen, z.B. Depression (☞ 15.3.2).

Folgen von Bewegungsstörungen

Weniger Bewegung, Abnahme von Kraft, Versteifung der Gelenke. Dadurch Folgestörungen wie Pneumonie, Dekubitus, Inkontinenz, Thrombosegefährdung, Kontrakturen, sozialer Rückzug, Verlust von Alltagskompetenz, Angewiesensein auf Bett und Rollstuhl, Verlust von Lebensqualität.

Beobachtung und Dokumentation von Bewegungen

Ressourcen und Probleme von jedem zu Pflegenden individuell erfassen, Veränderungen beobachten und dokumentieren.

Beobachtung

- Haltung: steif, aufrecht, gespannt, gekrümmt
- Gangart: elastisch, schnell, langsam, schlürfend, hinkend
- Mimik: starr, bewegt, Salbengesicht.

Schmerzen

Schränken die Lebensqualität und Beweglichkeit erheblich ein, bedürfen immer der Abklärung. Schmerztherapie ☞ 2.10.2. Alle passiven Bewegungsübungen nicht über die Schmerzgrenze.

Krankheiten mit Bewegungseinschränkungen

- **Schlaganfall:** Mobilisation nach Bobathkonzept ☞ 15.2.1
- **Parkinson** ☞ 15.2.2
- **Rheumatische Erkrankungen** ☞ 10.2.3, 10.2.4
- **Psychische Erkrankungen:** Bewegungseinschränkung bei Depression (☞ 15.3.2) und Demenz (☞ 15.3.1), Weglauftendenz, Unruhe, „Nesteln"
- **Knochenbrüche** ☞ 10.2.2.

Tips, Tricks & Fallen

- Alle Gesundheitsstörungen im Alter reduzieren die Beweglichkeit und schwächen insbesondere bei Bettlägerigkeit die Muskulatur
- Heilungsprozesse dauern bei alten Menschen länger und führen häufig zu Dauerschäden
- Bei Bettlägrigkeit wegen der Gefahr von Folgeschäden sofort Prophylaxen einleiten. So früh wie möglich mit der Mobilisation (☞ 2.4.3) beginnen
- Mit Unruhigen und Verwirrten viel spazierengehen oder Gymnastik machen (☞ 2.4.7)
- Verwirrte mit Weglauftendenz möglichst nicht am Laufen hindern, besser begleiten oder hinterhergehen.

2.4.3 Mobilisation

Mobilisationstechniken werden zur Verbesserung der Beweglichkeit, Tonusnormalisierung, Muskelspannung und -dehnung eingesetzt. Mit ÄrztIn absprechen. Mobilisation nach Schlaganfall ☞ 15.2.1.

Grundsätze

- Aktivierende Pflege, aber nie gegen Willen des zu Pflegenden
- Ressourcen berücksichtigen und einbeziehen
- Mobilisation möglichst am 1. Tag der Bettlägrigkeit beginnen
- Zu Pflegenden und Angehörige über Gefahren der Immobilität aufklären: Dekubitus, Kontrakturen, Thrombose, Pneumonie, sozialer Rückzug, Depression
- Keine Extrembewegungen beim Bewegen und Strecken der Gelenke, nie gegen Widerstand oder über Schmerzgrenze
- Individuellen Mobilisationsplan erstellen (Stufenplan)
- Mobilisation in Absprache mit zu Pflegendem.

Mobilisation Liegephase

Kontrakturenprophylaxe ☞ 3.1.5. Während der Liegephase werden Mobilisationsangebote individuell je nach Ressourcen und Problemen passiv oder aktiv durchgeführt:

- Tägl. 2 x Gelenke durchbewegen, Kopf heben und senken, Arme und Beine drehen, anheben, beugen, strecken, Finger einzeln bewegen
- Zunehmend zu Eigenaktivität anregen
- Bewegungsübungen in morgendliche und abendliche Pflege integrieren
- Stellung der Gelenke bei fehlender Eigenaktivität regelmäßig im Zweistun-

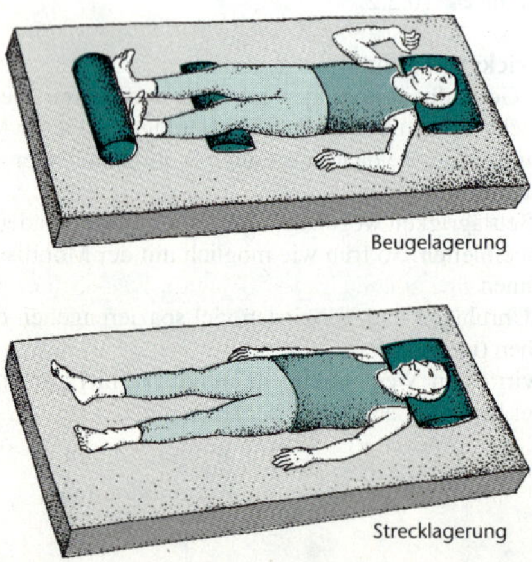

Abb. 2.7: Lagerung in Streck- und Beugestellung [L119]

denrhythmus verändern: Arme und Beine wechselnd nach Lagerungsplan gestreckt und gebeugt lagern (☞ Abb. 2.7).

Mobilisation Sitzphase

Bewegungsübungen indivduell auf zu Pflegenden abstimmen und absprechen:

- Stufenweise mobilisieren: im Bett aufsetzen (Technik ☞ 2.4.6), auf die Bettkante setzen, dabei Kopf hoch, Augen geöffnet, tiefes Atmen, in den Stuhl setzen, zuerst wenige Minuten
- Auf genügend Stütze und Beweglichkeit achten
- Nicht überfordern: Schwächegefühl, Schmerzen ernst nehmen
- Am Anfang nicht allein lassen, später nur mit Klingel
- Vitalzeichen kontrollieren (☞ 2.12.8), gute Beobachtung der Befindlichkeit
- Auf optimale Raumtemperatur achten (ca. 21–24 °C).

Mobilisation Steh- und Gehphase

Übungen mit zu Pflegendem absprechen, nie länger als 30 Min. hintereinander. Erste Übungen mit 2 Pflegepersonen:

- Zu Pflegenden auf Bettkante setzen (Technik ☞ 2.4.6)
- An Bettkante aufstellen, stützen lassen oder Gehstütze (Technik ☞ 2.4.6)
- Aufrechte Haltung beachten, kein „Hängen“
- Tägl. Gleichgewichtsübungen im Sitzen auf Stuhl ohne Armlehne, nach links und rechts beugen, Füße vom Boden heben
- Stabilen Stand einüben, Gleichgewichtsübungen
- Gehübungen erst beginnen, wenn stabiler Stand erreicht ist, sonst Druck auf Knie- und Fußgelenke
- Feste, evtl. hohe Schuhe ohne Absatz
- Hindernisse aus dem Weg räumen: Sturzgefahr (☞ 2.10.3)
- Sitzgelegenheit für Ruhepausen bereitstellen
- Gangschule durch KG
- Gehhilfen ☞ 2.4.8.

2.4.4 Rückenschonend arbeiten

Ca. 90 % aller in der Altenpflege Beschäftigten haben Rückenprobleme. Häufige Beugehaltung des Rumpfes und Bewegen schwerer Lasten schädigen bei falscher Technik Bandscheibe und Gelenke. Richtige Hebe- und Tragetechnik (☞ Abb. 2.8) sowie der Einsatz von Hilfsmitteln beugt Schäden an der Wirbelsäule vor.

Grundsätze rückenschonender Arbeitsweise

- Information des zu Pflegenden über einzelne Handlungsschritte
- Nur da unterstützen, wo zu Pflegender selbst nicht kann
- Möglichst mit 2 Pflegepersonen arbeiten, spart Kraft und Zeit
- Kommandos geben, erleichtern übereinstimmendes Arbeiten und richtiges Atmen
- Richtige Ausgangsstellung und Atmen (☞ unten)

- Arme nicht über Schulterbreite seitlich ausstrecken und körpernah anfassen
- Anheben, wo das größte Gewicht ist (Gesäß), restlichen Körper unterstützen, wo nötig
- Körper des zu Pflegenden „abschnittsweise" transportieren: Gesäß, Oberkörper, Beine
- Vorhandene Hilfsmittel optimal nutzen: Hebekissen, Lifter, höhenverstellbare Betten (☞ 2.4.8).

Richtiges Heben und Tragen

Ausgangsstellung
- In Schritt- oder Grätschstellung frontal zur Last stehen
- Füße parallel zueinander stellen
- Auf der ganzen Fußsohle stehen
- Becken nach vorne kippen
- Brustkorb heben
- Halswirbelsäule strecken.

Gewichtsverlagerung
- Einschätzen des Tragegewichtes
- Bewegung in Hüft- und Kniegelenk
- Last körpernah anheben, langsames Strecken der Hüft- und Kniegelenke, nicht ganz durchstrecken.

Koordination
- Rhythmus an zu Pflegenden anpassen
- Geeigneten Handlungsablauf besprechen
- Kommandos geben und befolgen: „1,2,3,..." oder „Jetzt!"
- Gewicht verlagern durch wechselnde Belastung der Beine.

Atemtechnik
- Vor Anheben der Last tief einatmen
- Beim Anheben der Last Atem anhalten
- Beim Tragen ruhig weiter atmen
- Beim Absetzen der Last wieder ausatmen.

Schuhwerk
- Sicherheitsvorschriften beachten (☞ 2.10.1)
- Flache, geschlossene, auch Fersen umschlossene, Schuhe.

Tips, Tricks & Fallen

Seit 1992 sind bestimmte Schädigungen der Lendenwirbelsäule als Berufskrankheit anerkannt. Anerkennung setzt u. a. voraus, daß keine Lifter und höhenverstellbare Betten zur Verfügung standen.

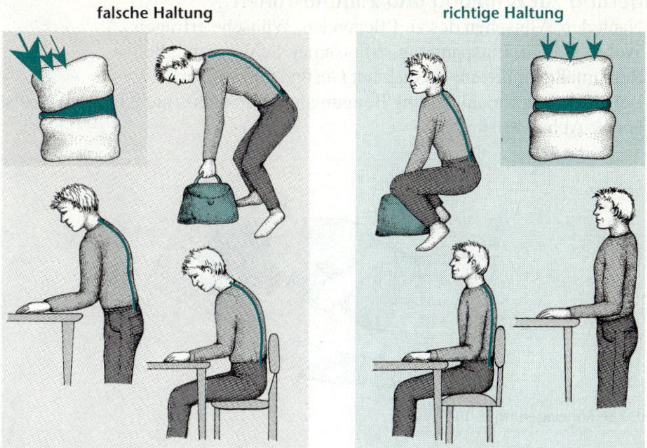

Abb. 2.8: Richtige und falsche Haltung beim Heben, Sitzen, Stehen [L 157]

2.4.5 Lagerungen

Lagerungen dienen zum einen der Erholung und als Ruhemöglichkeit für zu Pflegenden, zum anderen können sie als therapeutische und prophylaktische Lagerungen den Gesundheitszustand beeinflussen.

Grundsätze

- Eigenbewegungen so wenig wie möglich einschränken
- Fixierte Lagerungen nach 2 Std. verändern
- Hochlagerungen der Extremitäten vom Rumpf ausgehend: Arm ab Schultergelenk, Bein ab Hüftgelenk
- Kopfkissen nur unter Kopf, evtl. bis zu Schulterblättern, nicht unter Rücken
- Keine harten Lagerungsmaterialien wie Sandsäcke. Bei Kisten Druckgefährdung
- Auf faltenfreie Unterlagen achten: Dekubitusgefahr
- Klingel und Getränke in erreichbare Nähe stellen.

Tips, Tricks & Fallen

- Zu Pflegende, die sich beim Bewegen „festkrallen“, Ball oder elastische Binde in die Hand geben, Waschhandschuh darüber ziehen und am Handgelenk fixieren: Einverständnis des zu Pflegenden erforderlich
- Nicht fragen „Liegen Sie gut?“ (Neigung zum Ja sagen) sondern „Drückt es noch irgendwo?“

Lagerung zur Erholung und zum Ausruhen

- Nach den Wünschen des zu Pflegenden, Wünsche erfragen
- Wohlbefinden, Entspannung, erholsamen Schlaf ermöglichen
- Regelmäßig anbieten, Ausnahme: Gesundheitsgefährdung
- Bei Oberkörperhochlagerung Beugung im Hüftgelenk, nicht in der Wirbelsäule (☞ Abb. 2.9).

2

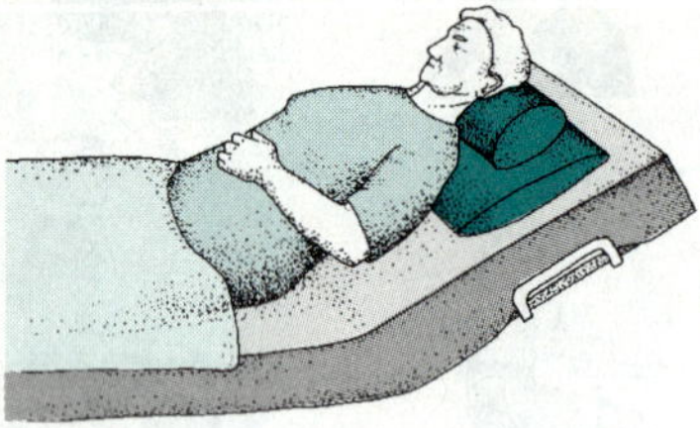

Abb. 2.9: Ruhelagerung [L 119]

Sitzlagerung im Bett oder im Stuhl

- Gegen Herausfallen sichern
- Auf 90°-Beugung des Hüftgelenkes achten
- Beim Sitzen im Stuhl zusätzlich auf 90°-Beugung der Knie- und Fußgelenke achten (☞ Abb. 2.10)
- Zur Unterstützung der Wirbelsäule Kissen tief in den Rücken schieben
- Sitzen im Bett: kleines Kissen unter die Knie oder Fußteil stufenförmig hochstellen
- Bei Herz- bzw. Atembeschwerden und allgemeiner Schwäche: Arme auf Tisch abstützen lassen (☞ Abb. 15.4) oder Arme seitlich auf dicke Kissen lagern (☞ 2.12.4)

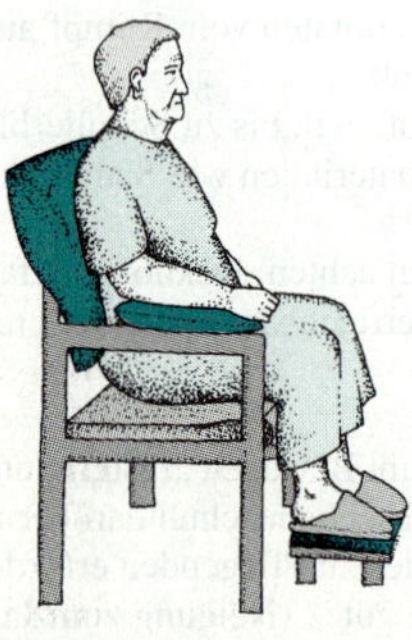

Abb. 2.10: Sitzlagerung im Stuhl [L 119]

- Bei Lähmungen: Rumpf und Extremitäten gegen Verrutschen sichern
- Dekubitusgefährdung ☞ 3.1.2.

Prophylaktische und therapeutische Lagerungen

- Atemerleichternde Lagerungen ☞ 2.12.4
- Lagerung bei Hemiplegie ☞ 15.2.1
- Lagerung zur Kontrakturen- und Spitzfußprophylaxe ☞ 3.1.5
- Lagerung bei Thrombosegefährdung ☞ 3.1.4
- Lagerung bei Dekubitus oder zur Dekubitusprophylaxe ☞ 3.1.2
- Stabile Seitenlagerung ☞ Abb. 17.1

Lagerungshilfsmittel

Lagerungshilfsmittel gezielt einsetzen: Nur soviel wie nötig:

- Spreu-, Hirse- oder Schaumstoffkissen
- Kissen mit Polystyrolfüllung
- Spezialkissen: z. B. Rhombo Fill®
- Echte Schaffelle
- Nacken- und Knierollen nach Bedarf und Wunsch
- Schaumstoffquader gegen Hinunterrutschen im Bett und Spitzfußbildung.

Tips, Tricks & Fallen

Keine Sandsäcke zur Lagerung: modellieren sich kaum an und können bei nicht sachgemäßer Einsetzung Druckstellen verursachen. Wegrutschende Lagerungshilfsmittel können durch Sandsäcke stabilisiert werden.

2.4.6 Hilfe bei einzelnen Bewegungsabläufen

Grundsätze

Soviel Hilfe wie nötig, so wenig Hilfe wie möglich:

- Zu Eigenaktivität motivieren, immer wieder ausprobieren lassen
- An vorhandenen Ressourcen orientieren
- Hebehilfen einsetzen und/oder zu zweit arbeiten.

Australia- und Hakengriff

Verhindert Abrutschen beim Heben, Tragen und Bewegen (☞ Abb. 2.11).

- Australiagriff
  - Pflegepersonen umfassen sich gegenseitig an den Handgelenken
  - Ermöglicht sicheres, stabiles Tragen, sitzend oder liegend
- Hakengriff
  - Pflegepersonen reichen sich die Hände und verkrallen sie fest ineinander
  - Keine langen Fingernägel, Schmuck oder Armbanduhr wegen Verletzungsgefahr
  - Alternativgriff zum Australiagriff für Pflegepersonen mit kurzen Armen.

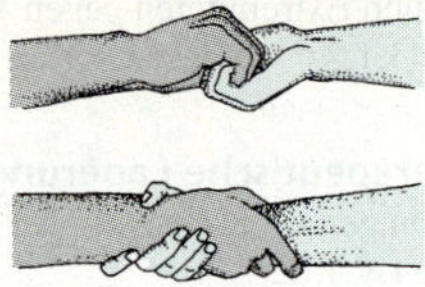

Abb. 2.11: Haken- und Australiagriff [L 119]

Im Bett vom Rücken auf die Seite drehen

- Mit gegrätschten Beinen am Bett stehen
- Mit einer Hand gegenüberliegende Hüfte umfassen und Körper herumziehen, dabei Schulter mit einer Hand stützen
- Zur Erleichterung Beine anwinkeln und beide Arme auf die Brust legen lassen.

Im Bett aufsetzen

- In Bauchhöhe des zu Pflegenden dicht an das Bett herangehen
- Eigene Körpervorderseite zeigt schräg in Richtung Kopfende
- Re. und li. Hand über die Schultern des zu Pflegenden tief unter die Schultern schieben
- Oberkörper auf 90° in Sitzhaltung bringen
- Mit einer Hand im Rücken stützen, mit der anderen Hand Kopfteil des Bettes hochziehen und Kissen für Sitzen bequem unterschieben.

Im Bett hochziehen ohne Mithilfe des zu Pflegenden

Zwei Pflegepersonen

- Mit gegrätschten Beinen rechts und links ans Bett stellen
- Unter dem Gesäß des zu Pflegenden an beiden Händen im Hakengriff anfassen
- Auf Kommando zu Pflegenden nach oben ziehen
- Wenn nötig, mit einer Hand Kopf stützen; dann nur eine Hand unter Gesäß
- Weitere Möglichkeit: 2 Pflegepersonen ziehen Person mit Stoffunterlage, z. B. Rentex®, oder Fell auf Kommando hoch.

Allein

- Zu Pflegenden in Seitenlage bringen, möglichst nahe der Bettkante
- In Schrittstellung schräg ans Kopfende stellen, so daß eigene Körpervorderseite in Richtung Füße des zu Pflegenden zeigt
- Zu Pflegenden an den Hüften schräg nach oben ziehen
- Oberkörper in Brusthöhe umfassen und ebenfalls schräg nach oben ziehen.

Hochziehen mit Hilfe des zu Pflegenden

- Zu Pflegender faßt Aufrichthilfe und winkelt Beine an
- Mit gegrätschten Beinen am Bett stehen
- Hände unter Gesäß des zu Pflegenden
- Kommando geben und Gesäß nach oben schieben.

Auf die Bettkante setzen

- Zu Pflegenden in Seitenlage bringen
- Angewinkelte Beine über Bettkante bringen
- Oberkörper etwas später aufrichten
- Nie aus der Rückenlage Beine über die Bettkante bringen, verdreht Wirbelsäule.

Vom Sitzen zum Stehen

- Zu Pflegenden im Stuhl oder auf der Bettkante vorziehen, dabei ⅓ des Oberschenkels auf Sitzfläche
- Füße des zu Pflegenden zurückstellen, senkrechte Linie von Fußspitzen und Knie
- Füße evtl. mit eigenen Füßen von außen fixieren
- Zu Pflegenden an beiden Händen fassen (Hakengriff) und hochziehen. Oder: Oberkörper in Brusthöhe umfassen und hochziehen.

Gehen

Zum Fördern der Selbständigkeit geeignete Gehhilfen (☞ 2.4.8) der Begleitung durch Pflegepersonen vorziehen. Bezugsquellen: Sanitätshäuser, Hilfsmittelkataloge.

Hilfestellung beim Gehen nach Bedarf:

- Einhaken am Arm
- An einer oder beiden Händen halten
- Hinten am Hosenbund halten
- Am Gehgürtel halten
- Gehen mit Halbseitengelähmten ☞ 15.2.1.

Vom Bett in den Rollstuhl

- Rollstuhl neben Bett bereitstellen: Bremsen feststellen, Fuß- und Seitenteile abnehmen
- Zu Pflegenden in Seitenlage bringen
- Aufsetzen auf Bettkante
- Bodenkontakt der Füße, Bett evtl. runterstellen
- Gesäß nach vorn ziehen
- Mit eigenen Knien die Knie des zu Pflegenden seitlich von außen fixieren
- Oberkörper in Brusthöhe umfassen und aufrichten (☞ Abb. 2.12)
- Zum Stuhl hindrehen, Beine fixiert lassen. Evtl. Drehscheibe, Rutschbrett (☞ 2.4.8) einsetzen
- Zu Pflegenden langsam absetzen.

Zu Pflegenden tragen mit zwei Pflegepersonen (Australialift)

- Nur anwenden, wenn kein Hebelifter einsetzbar ist (Rückenschonung)
- Zu Pflegenden auf Bettkante setzen
- Re. und li. vom zu Pflegenden stehen
- Gesicht zum Bett, Hüfte berührt Hüfte des zu Pflegenden
- Zu Pflegender legt Hände auf Schultern der Pflegepersonen
- Hand im Australiagriff (☞ Abb. 2.11) unter Oberschenkel des zu Pflegenden

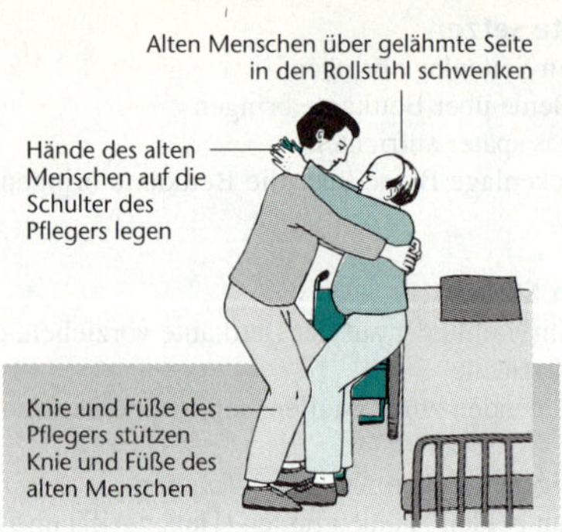

Abb. 2.12: Transfer vom Bett in den Rollstuhl [L 215]

reichen. Andere Hand hinter Rücken des zu Pflegenden in Lendenhöhe ebenfalls im Australiagriff reichen, das sichert zu Pflegenden vor dem Nachhintenfallen
- Auf Kommando anheben und tragen
- Achtung: Ständig Hüftkontakt haben und auf aufrechte Körperhaltung achten.

Kinästhetik

Kinästhetik ist ein Konzept, in dem Pflegende wie zu Pflegende ihre Bewegungsmöglichkeiten und -fähigkeiten kennen und gezielt einsetzen lernen. Schont Pflegepersonen und zu Pflegende. Kann in speziellen Kursen oder mittels Videokassetten gelernt werden. Alle pflegerischen Tätigkeiten werden unter Berücksichtigung folgender Prinzipien durchgeführt:
- Massen und Zwischenräume
- Haltungs- und Transportposition
- Drücken und Ziehen
- Verstreben und Hängen.

2.4.7 Gymnastik

Gymnastikanleitung durch geschultes Personal, z. B. AltenpflegerIn, ErgotherapeutIn. Ärztl. Zustimmung einholen. Übungen eignen sich auch für Pflegepersonen.

Ziele

- Schäden durch Bewegungsmangel, z. B. Gelenkversteifung, Übergewicht, Pneumonie, verhindern
- Durchblutung und Atmung fördern (☞ 2.12.5)
- Sozialkontakte steigern.

Organisieren

- Regelmäßige Durchführung, z.B. 1 x wöchentlich an festem Tag (Wochenstruktur ☞ 2.8.4)
- Gymnastikgruppe nicht größer als 14 Personen
- Bei orientierungsgestörten Personen nur 8–10 Personen (☞ 1.3.9)
- Übungen 1 Stunde, bei orientierungsgestörten Personen nicht länger als 45 Min.
- Klare Anweisungen geben
- Rhythmisches Üben anbieten (☞ 2.8.1, 2.8.3), z.B. zu Musik, klatschen, Ansage
- Tempo den Möglichkeiten der TeilnehmerInnen anpassen
- Je nach Ressourcen im Sitzen oder Stehen, im Liegen als Einzeltherapie
- Immer mit Aufwärm- und Lockerungsübungen beginnen
- Bälle prellen nach verschiedenen Rhythmen
- Sitzgymnastik mit Handgeräten
- Entspannungstechniken, z.B. Palmieren, Atemübungen,
- Aktivierungsübungen: „Feuerwerk"-Händeklatschen, Füße trampeln, Arme hoch und rufen „Ahhh, Ohhhh".

Beispiele

Aufwärmen

- 4 x mit gestreckten Armen in die Hände klatschen
- 4 x abwechselnd Füße aufstellen
- 4 x Arme abwechselnd hochheben
- 4 x mit gebeugten Knien Beine anheben
- Abfolge kann mehrmals wiederholt werden.

Lockerungsübungen

Ohne Rhythmusvorgabe:

- Hände in unterschiedlicher Armhaltung schütteln
- Unterarme umeinander kreisen
- Schultern kreisen
- Finger in der Luft oder auf Unterlage Klavier spielen lassen
- Gespreizte Finger beider Hände nacheinander aneinandertippen
- In die Hände klatschen
- Füße kreisen
- Zehen anheben
- Abwechselnd mit einem Bein radfahren, im Stehen dabei abstützen
- Kein Kopfkreisen: Gefahr der Halswirbelkörperverletzung bei Osteoporose und chron. Polyarthritis (☞ 10.2.1).

Dehn- und Streckübungen

- Finger abwechselnd spreizen und zur Faust schließen
- Gespreizte Finger beider Hände aneinanderlegen und abwechselnd aneinanderdrücken und lockern

- Arme leicht vorstrecken, Hände abwechselnd nach oben anwinkeln und senken
- Abwechselnd vor dem Körper und über dem Kopf in die Hände klatschen
- Arme abwechselnd hoch über den Kopf heben
- Schultern abwechselnd anheben
- Mit angewinkelten Armen Ellenbogen hinter den Körper schieben, leicht wippen
- Leicht gegrätscht stehen, Arme anheben und Oberkörper abwechselnd nach vorn, nach hinten und nach links beugen
- Beine abwechselnd anbeugen und seitlich, nach vorn oder nach hinten ausstrecken
- Kopf abwechselnd auf die linke und rechte Schulter, auf die Brust und in den Nacken legen.

Kräftigungsübungen

- Hände fest zur Faust schließen und wieder öffnen
- Fingerkuppen nacheinander fest auf eine Unterlage drücken
- Boxen in alle Richtungen
- Mit aufgestellten Händen gedachtes Gewicht nach vorn, zur Seite und nach oben drücken
- Zehen mehrmals kräftig krallen und wieder lockerlassen
- Mehrmals abwechselnd auf Fußspitzen und Fersen stellen, evtl. abstützen
- Mit angezogenem Bein in verschiedene Richtungen treten
- Fußspitze anheben und wieder ausstrecken.

Spielerische Gymnastikübungen

- Gymnastik mit Kirschkernsäckchen: Baumwollsäckchen mit einer Handvoll Kirschkernen füllen. TeilnehmerInnen sitzen oder stehen sich gegenüber und versuchen zwei Säckchen zeitversetzt gegenseitig zuzuwerfen. Trainiert Koordination
- Kegeln. Als Kegel dienen Holzgymnastikkeulen und als Kugel wird ein Gymnastikball benutzt.
- Bälle prellen nach verschiedenen Rhythmen
- Sitzgymnastik mit Handgeräten

Entspannungs- und Aktivierungsübung

- „Palmieren“: Handflächen warm reiben, Augen schließen, warmen Hände zu „Schalen“ formen, auf geschlossene Augen legen, Wärme, Stille und Dunkelheit ca. 1 Min. genießen. Hände langsam von den Augen nehmen, Augen langsam öffnen, blinzeln, tief durchatmen, rekeln, strecken, Gesicht reiben.
- Zur Aktivierung: „Feuerwerk-Händeklatschen“, Füße trampeln, Arme hoch und rufen „Ahhh, Ohhh“.

Beckenbodentraining

Bei Streßinkontinenz (☞ 2.11.1) mehrmals tägl. Beckenbodenmuskeltraining. Übungen können im Stehen, Sitzen oder Liegen durchgeführt werden:

- Schließmuskeln fest anspannen, einige Sek. halten und wieder entspannen

- Beine überkreuzen und Fußaußenkanten gegeneinander drücken
- Knie fest zusammendrücken und mit den Händen versuchen zu öffnen
- Auf dem Rücken liegend Beine beugen, Füße aufstellen und Gesäß anheben.

2.4.8 Hilfsmittel

Hilfsmittel bewußt und konsequent einsetzen. Sie helfen, die Selbständigkeit zu fördern bzw. zu erhalten, erleichtern die Pflege und helfen, die Gesundheit zu erhalten.

Gehhilfen

Erleichtern oder ermöglichen eigenständiges Gehen. Hilfsmittel werden ärztlich verordnet (☞ 2.2.1). Gangschule mit Gehhilfen durch KG. Beispiele ☞ Abb. 2.13:

- **Einfuß-, Vierfußstöcke:** bei leichten Gangunsicherheiten durch Schlaganfall, allgemeine Körperschwäche und nach Fuß- oder Beinbrüchen
- **Unterarmstützen:** wenn ein Bein nicht oder nur minimal belastet werden darf oder kann, z.B. bei Oberschenkelhalsbruch, kompliziertem Fußbruch
- **Gehgestelle:** bei stärkeren Gangunsicherheiten, z.B. bei Arthrosen, Parkinson, Lähmungen
- **Gehräder** (Rollator): bei stärkeren Gangunsicherheiten.

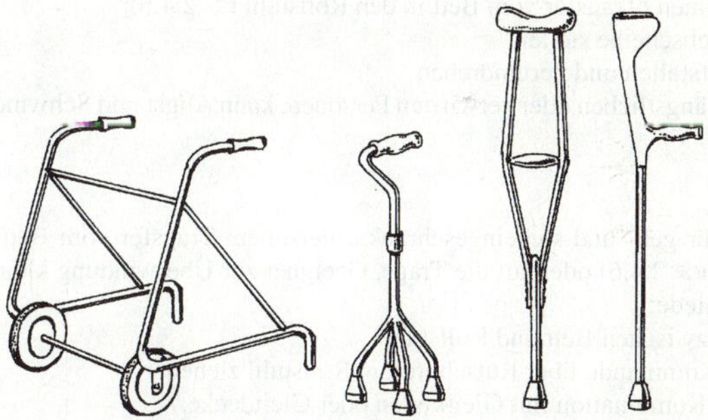

Abb. 2.13: Einige Gehhilfen [L 190]

Höhe von Gehhilfen einstellen

- Aufrecht, in Schrittstellung stehende Person, Schulter nicht hochgezogen, Arm locker herunterhängend
- Stütze oder Stock seitlich an Person halten, Gummipuffer auf Vorfußhöhe des vorderen, zu entlastenden Beines
- Griff des Handteiles auf Handgelenkshöhe einstellen.

2

Aufrichthilfen

Erleichtern oder ermöglichen eigenständiges Aufrichten im Bett bzw. Aufstehen vom Stuhl:

- **Bettleiter, Triangel:** Aufrichthilfe fürs Bett
- **Sitzkeil, Katapultsitz:** Aufrichthilfe für Aufstehen vom Stuhl.

Transfer- und Transporthilfen

Erleichtern Pflegenden Schwerstpflegebedürftige zu bewegen und zu transportieren. Technische Hilfsmittel müssen MitarbeiterInnen in Pflegediensten zur Verfügung gestellt werden (☞ 2.10.1).

Hebe- und Tragelifter

Bei sitz-, steh- und gehunfähigen Personen einsetzen. Zu Pflegender wird mittels Gurten oder Tragetüchern angehoben und liegend bzw. sitzend transportiert.

Aufrichtlifter

Bei steh- und gehunfähigen Personen zum Umsetzen und Hosen an- oder ausziehen einsetzen. Zu Pflegender wird durch gepolsterten Gurt unter den Armen bis zum Stand angehoben. Nicht einsetzen bei Personen, die sich nicht festhalten können.

Drehscheibe

Standsichere und rutschfeste Umsetzhilfe für gehunfähige oder stark geheingeschränkte Personen (Transfer vom Bett in den Rollstuhl ☞ 2.4.6):

- Füße auf Drehscheibe stellen
- Personen aufstellen und herumdrehen
- Vorsicht bei ängstlichen oder verwirrten Personen, kann Angst und Schwindel auslösen.

Rutschbrett

Transferhilfe für geh- und steheingeschränkte Personen: Transfer vom Bett in den Rollstuhl (☞ 2.4.6) oder auf die Trage. Geeignet zur Überwindung kleiner Höhenunterschiede:

- Rutschbrett zwischen Bett und Rollstuhl
- Person auf Kommando über Rutschbrett in Rollstuhl ziehen
- Geeignet in Kombination mit Gleitkissen oder Gleitdecke.

Hebekissen

Luftgefülltes Naturgummikissen mit Metallstab zum Anheben bewegungseingeschränkter Personen:

- Hebekissen unter Hüfte schieben
- Bei Wirbelsäulenschäden Absprache mit ÄrztIn
- Person auf Kommando anheben.

Gleitmatte

Besteht aus zwei gegeneinander verschiebbaren Flächen Ballonseide. Zum Umdrehen oder Höherziehen bewegungseingeschränkter Personen im Bett.

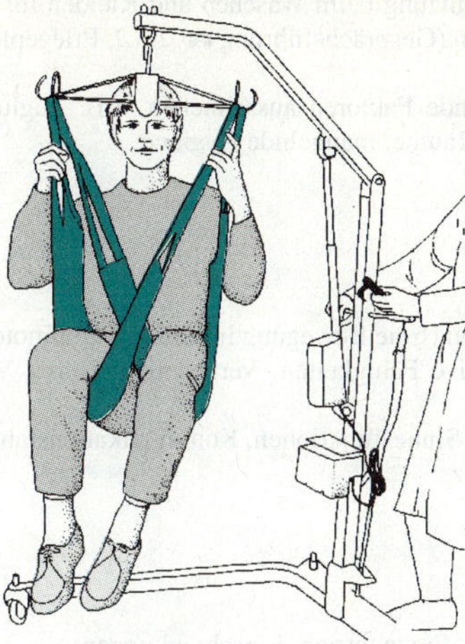

Abb. 2.14: Hebelifter [L 157]

Tips, Tricks & Fallen

- Für Anwendung technischer Hilfsmittel ist Einweisung notwendig
- Kleine Hilfsmittel, z.B. Hebekissen, Drehscheiben, sind gut in der ambulanten Pflege einsetzbar, Angehörige anleiten.

2.5 ATL Sich waschen und kleiden

Grundbedürfnis des Menschen, das wesentlich zum Wohlbefinden beiträgt. Intimste Bereiche des Menschen betroffen. Beeinträchtigungen der Selbständigkeit weisen auf körperliche, seelische oder soziale Störungen hin.

Prinzipien

- Selbständigkeit fördern: Hilfe zur Selbsthilfe, Steigerung des Selbstwert- und subjektiven Wohlgefühls
- Individualität berücksichtigen
- Intimsphäre wahren und Schamgefühl respektieren (☞ 2.9.3)
- Gewohnheiten des alten Menschen berücksichtigen, z.B. Temperatur des Wassers, Zusätze und Pflegemittel
- Einfühlungsvermögen zeigen, individuelle Krankenbeobachtung: Veränderungen dokumentieren, Prophylaxen integrieren (☞ 3.1), evtl. Methode der basalen Stimulation® anwenden (☞ 1.9.5)

- Zeit während Unterstützung beim Waschen und Kleiden für therapeutisches Pflegegespräch nutzen (Gesprächsführung ☞ 2.3.2, Pflegeplanungsgespräch ☞ 1.5.5)
- Gesundheitsschädigende Faktoren ausschließen, z.B. Zugluft durch offene Fenster, unterkühlte Räume, mangelnde Hygiene.

Einflußfaktoren

Körperlicher Zustand
- Mobilität, Lokomotion (freie Bewegung im Raum), Feinmotorik
- Belastbarkeit, kognitive Fähigkeiten, Veränderung in der Verarbeitung der Wahrnehmung
- Beeinträchtigung der Sinnesfunktionen, Kommunikationsfähigkeit
- Mißbehagen, Schmerz
- Kontinenz.

Individuelle Faktoren
- Alter, Geschlecht
- Selbstpflegefähigkeit, Eigenantrieb, Einschränkungen
- Hygienestandard aufgrund Biographie und Schichtzugehörigkeit.

Umgebungsfaktoren
- Wohnsituation, eingebautes Bad bzw. Dusche, Sicherheit der Umgebung
- Fließend kaltes, warmes Wasser
- Bade- oder Duschgewohnheiten
- Raumtemperatur
- Wirtschaftliche Faktoren, finanzielle Ressourcen
- Klima, Kultur, gesellschaftliche Erwartung.

Ziele der Pflegemaßnahmen
- Körperhygiene, intakte Haut
- Steigerung der Körperwahrnehmung durch Eigen- und Fremdberührung, Wohlbefinden
- Bewegungsförderung, Anbahnen und Automatisieren gesunder Bewegungsabläufe
- Förderung kognitiver Fähigkeiten, Routineaktivitäten erleichtern Lerneffekt, früher gelernte Funktionen können leichter abgerufen werden
- Steigerung des Selbstwertgefühls und der Individualität des zu Pflegenden
- Selbständigkeit.

2.5.1 Haut beobachten und pflegen

Ziel: Gesunde Haut ist gut durchblutet, trocken, elastisch und intakt. Aufbau, Funktion und Krankheiten der Haut ☞ Kap. 12.

Veränderungen der Haut und deren Auswirkungen im natürlichen Alterungsprozeß

Hautstruktur	Beschreibung
Oberhaut (Epidermis)	• Langsamere Zellenneubildung, dünnere Oberhaut • Enhält weniger Melanozyten, die das vor UV-Licht schützende Melanin bilden • Unregelmäßige Anhäufung von Farbpigmenten in der Haut, sog. Altersflecken **Folgen:** höhere Verletzbarkeit, Schuppen, gesteigerte Empfindlichkeit gegenüber ultravioletten Strahlen, langsamere Wundheilung
Lederhaut (Korium)	• Verringerter Kollagen- und Elastingehalt • Verbindung zur Epidermis weniger fest **Folgen:** geringere Elastizität und Festigkeit der Haut, dadurch größere Verletzungsgefahr v.a. bei Reißen und Ziehen, Faltenbildung
Unterhaut (Subkutis)	• Dünnere Fettschicht **Folgen:** verringerte Wärmeisolation des Körpers, erhöhte Verletzungsgefahr
Talgdrüsen	• Geringere Anzahl • Reduzierte Aktivität **Folgen:** Trockenheit der Haut, Risse, Schuppen, sprödes, brüchiges Haar
Schweißdrüsen	• Geringere Anzahl • Reduzierte Aktivität **Folgen:** verringertes thermisches Regualtionsvermögen, Trockenheit der Haut, weniger intakter Säureschutzmantel, dadurch verringerte Keimabwehr auf der Hautoberfläche und erhöhte Infektanfälligkeit
Haar	• Ergrauen durch Melaninmangel • Haare weniger dicht, Glatzenbildung v.a. bei Männern • Stärkere Gesichtsbehaarung bei Frauen **Folgen:** erhöhte Empfindlichkeit der Kopfhaut gegenüber UV-Strahlen und Hitze
Nägel	• Verringerter Wuchs • Unregelmäßige Dicke **Folgen:** erhöhte Verletzungs- und Entzündungsgefahr

Sichtbare Hautveränderungen

	Ursachen	Vorkommen
Veränderung Hautfarbe		
Rötung	Gefäßweitstellung und dadurch vermehrte Durchblutung der Haut	**Physiologisch:** Aufregung, körperlicher Anstrengung, Hitze **Pathologisch:** Fieber, Entzündungen, Verbrennungen, Bluthochdruck, Ekzem, Exanthem, Vergiftungen
Blässe	Verminderte Hautdurchblutung	**Physiologisch:** Mangel an Frischluft, konstitutionell, Schreck, Angst **Pathologisch:** Anämie, Hypotonie, Durchblutungsstörungen, Kreislaufkollaps, Schock, schwere Infektionskrankheiten

	Ursachen	Vorkommen
Zyanose	Mangelnder Sauerstoffgehalt des Blutes	**Immer pathologisch**, z. B. bei Lungenerkrankungen, Herzerkrankungen, Vergiftungen Zyanose besonders an den Lippen und Fingerspitzen erkennbar
Gelbfärbung (Ikterus)	Ablagerung von Gallenfarbstoffe in der Haut	**Physiologisch:** Karotinablagerung in der Haut bei häufigen Karottenmahlzeiten **Pathologisch:** Tumoren der Gallenwege, Hepatitis, Leberzirrhose, Gallenblasenentzündung Ikterus zuerst an den Augen erkennbar: „Weißes“ wird gelb
Fahl, grau bis graugelb	Vermutlich Ablagerung von Stoffwechselendprodukten	**Pathologisch:** Nierenerkrankungen, fortgeschrittene Tumorerkrankungen, Kachexie
Bronzefärbung, v. a. an den belichteten Körperstellen	Vermehrte Ausschüttung des melanozytenstimulierenden Hormons ACTH	**Pathologisch** bei Morbus Addison (Nebenniereninsuffizienz)
Hautturgor (Hautspannung)		
Herabgesetzt	Schlaffe, faltige Haut durch mangelnde Wassereinlagerung	**Physiologisch:** Altershaut, ☞ oben **Pathologisch:** Exsikkose (Austrocknung) z. B. bei Erbrechen, Durchfall, Fieber
Gesteigert	Ansammlung von Flüssigkeit	**Pathologisch:** Ödeme, Hauttumoren, Bluterguß, Entzündungen
Hautoberfläche		
Hautblüten (Effloreszenzen)	Unterschiedliche Ursachen	Besenreiservarizen, im Volksmund häufig „geplatzte Äderchen“ genannt, Narben, Ekzem, Exanthem (Ausschlag), Papel (knötchenartige Hautverdickung), Pustel (eitergefülltes Bläschen), Leberfleck, Petechien (stecknadelkopfgroße Hautblutungen), Hämatome, Spider naevi (Gefäßspinnen), v. a. im Gesicht, auf der Brust und an den Armen bei chronischen Lebererkrankungen, Quaddeln (z. B. bei Allergien), Warzen, Furunkel, Insektenstiche oder -bisse
Kratzspuren	Juckreiz	**Pathologisch:** Insektenstiche, Ikterus, Allergien, Pilzinfektionen, Ekzem, Diab. mell.
Hautdefekte	Störung der Gewebsernährung	Oberflächliche Hautdefekte (Erosionen), Ulcus cruris, Dekubitus, Gangrän
Hautanhangsgebilde (☞ 12.1.2)		
Haare	Spröde Haare z. B. bei Eisenmangel, Schilddrüsenunterfunktion Haarausfall physiologisch im Alter, pathologisch z. B. als Medikamentennebenwirkung (z. B. Zytostatikatherapie), bei Kopfhautekzem, Pilzerkrankungen	

	Ursachen	Vorkommen
Nägel	**Farbveränderungen:** blaß bei Anämie, bläulich bei Zanose, gelblich bei Ikterus, bräunlich bei starken Rauchern, blauschwarz bei einem Hämatom **Formänderungen:** Uhrglasnägel verbunden mit Trommelschlegelfingern (verdickte Fingerendglieder) bei chron. Herz- und Lungenerkrankungen, spröde und brüchig bei Eisenmangel oder Pilzbefall, verdickt bei Pilzbefall **Entzündungen:** z. B. bei Verletzungen, eingewachsenem Nagel, Panaritium (eitrige Entzündung des Nagelbettes, die auf Knochen und Gelenke übergreifen kann)	

2

Pflege der Altershaut

Hautzustand des alten Menschen trägt entscheidend zum allgemeinen Wohlbefinden bei. Multiple Risikofaktoren erfordern besondere Pflege und Beobachtung der Altershaut:

- Tägl. Haut beobachten
- Duschen bevorzugen, da Wannenbäder die Haut austrocknen und kreislaufbelastend sind
- Tägl. Pflege mit W/O-Produkten: geringer Wasser- und hoher Fettanteil, dadurch fetten sie die Haut und schützen vor Austrocknung
- Haut gut trocken halten
- Bei gefährdeter feuchter Haut Intertrigoprophylaxe (☞ 3.1.7)
- Ausreichende Flüssigkeitszufuhr (☞ 2.6.8).

Hautpflegemittel

- Zum Reinigen: pH-neutrale, parfümfreie und rückfettende Seifen und Waschzusätze (Syndets), die den Säureschutzmantel der Haut schonen. Bade- und Waschzusätze aus natürlichen Inhaltsstoffen, z. B. Latschenkiefer, Rosmarin. Wasch- und Badezusätze mit Rückfettungseffekt
- Zum Pflegen: rückfettende Cremes, Lotionen, W/O-Produkte bevorzugen (☞ oben)

Tips, Tricks & Fallen

- Hautpflegemittel nur in Absprache mit zu Pflegendem verwenden
- Bestandteile von Pflegemitteln können zu allergischen Reaktionen führen, Haut gut beobachten
- Normale Seife ist für die Reinigung ungeeignet, ist alkalisch, greift Säureschutzmantel der Haut an und trocknet sie aus
- Ö/W-Produkte mit einem Wasseranteil von 60 % sind für Altershaut nicht geeignet: Hautoberfläche wird durch hohen Wassergehalt vergrößert, die Haut trocknet aus
- Fettsalben (z. B. Vaseline) und reine Öle bilden Film auf der Haut und verhindern Hautatmung
- Einreibetechniken ☞ 1.9.5.

2.5.2 Hilfe bei der Körperpflege

Prinzipien

- Hilfe bei der Körperpflege möglichst von gleichgeschlechtlicher Pflegeperson
- Zeitbudget ausreichend planen, Pflegemaßnahmen gut vorbereiten, stationsinterne Pflegestandards verwenden, individuelle Pflegeplanung erstellen
- Beziehungsebene fördern: „Innenleben" des zu Pflegenden mit einbeziehen
- Zu Pflegenden über Fortschritte in Aktivierung informieren
- Pflegemaßnahmen sind erst dann gut durchgeführt, wenn zu Pflegender ein positives Lebensgefühl ausstrahlt
- Einschränkungen und Diagnosen in Pflegeplanung berücksichtigen.

Vorbereitung

Eigene Vorbereitung

- Information über Allgemeinzustand, Vitalzeichen, besondere Vorkommnisse, Pflegeplanung
- Schmuck entfernen, Hände desinfizieren
- Einschätzung der Pflegesituation: Brauche ich Hilfe?
- Rückenschonend arbeiten (☞ 2.4.4)
- Zimmertemperatur ca. 20–22 °C, Fenster schließen
- Im Heimbereich während Pflegemaßnahmen Anwesenheitstaste drücken.

Zu Pflegender

- Information und diese während Handlung beibehalten
- Bei Bedarf Hilfe bei Ausscheidung ermöglichen
- Schmuck, großes Kopfkissen, Lagerungshilfsmittel entfernen
- Wassertemperatur durch zu Pflegenden testen lassen
- Allgemeinzustand, Wünsche, Bedürfnisse beachten, Belastbarkeit einschätzen.

Material

Waschschüssel, Nierenschale, Zahnpflegeutensilien, 2 Handtücher, 2 Waschlappen (einen für Intimbereich kennzeichnen), Einmalhandschuhe, ggf. Einmalwaschlappen für Intimbereich, persönliche Pflegeutensilien und Kosmetika, Waschlotion, Pflegemittel, Materialien für Prophylaxen, ggf. Einreibungen, frische Wäsche und Kleidung, bei Bedarf Bettwäsche, evtl. Hilfsmittel, z.B. Waschlappen mit Verlängerungsgriff, Nagelbürste, Bürste mit Verlängerung.

Hilfe bei der Körperpflege im Bett

Belebende und beruhigende Ganzkörperwaschung ☞ 1.9.5

Prinzipien

- Zu Pflegenden zu aktiver Mithilfe motivieren, z.B. Pflege des Gesichts, der Zähne, Intimpflege
- Zu einzelnen Maßnahmen informieren

- Gelenke aktiv oder passiv durchbewegen (☞ 2.4.3)
- Während ganzer Handlung zu Pflegenden beobachten: Belastbarkeit, Allgemeinzustand, Haut, Vitalzeichen, evtl. Ausscheidungen, Stimmungslage
- Bei Hautveränderungen ÄrztIn informieren
- Dokumentation.

Reihenfolge

- Für ausreichenden Sichtschutz sorgen, Intimsphäre wahren
- Rückenlagerung, Kopfteil hochstellen
- Bett auf Arbeitshöhe stellen
- Mundpflege ☞ 2.5.3
- Gesicht und Ohren waschen und mit untergelegtem Handtuch abtrocknen lassen
- Augen von außen nach innen ohne Seife waschen und abtrocknen, Gesicht nur auf ausdrücklichen Wunsch des zu Pflegenden mit Seife
- Trockene Gesichtshaut mit neutraler, fettender Creme behandeln, Angehörige bitten in Absprache mit zu Pflegendem Gesichtscreme zu besorgen
- Bettdecke bis zu Taille zurückschlagen
- Zu Pflegenden entkleiden, Kleidungsstück auf Oberkörper legen, immer nur zu waschenden Körperteil aufdecken, nie entblößt liegen lassen
- Handtuch immer unter den zu waschenden Körperteil legen (Reihenfolge ☞ Abb. 2.15)
- Arme und Achselhöhlen waschen, abtrocknen, auf Wunsch Deodorant verwenden
- Brustkorb bis zum Bauchnabel waschen
- Alten Menschen auf die Seite drehen, alternativ Oberkörper vorbeugen lassen, Handtuch auf die Bettfläche am Rücken legen, Nacken und Rücken bis in Höhe der großen Rollhügel waschen, abtrocknen und eincremen, zum tiefen Durchatmen auffordern, (Pneumonieprophylaxe ☞ 3.1.3)
- Auf den Rücken drehen, Oberkörper eincremen
- Körperfalten gut trocknen ggf. Leinenläppchen oder Gazestreifen dazwischenlegen, Faltenbildung vermeiden
- Frisches Nachthemd oder Schlafanzugjacke anziehen
- Decke ganz aus dem Bett entfernen, Intimbereich abdecken
- Beine und Füße reinigen, Zehenzwischenräume gut reinigen und trocknen. Thromboseprophylaxe ☞ 3.1.4
- Waschwasser wechseln und alten Menschen Wassertemperatur testen lassen
- Intimpflege (☞ unten)
- Zu Pflegenden fertig anziehen und zudecken
- Bei der Frau: auf Wunsch Make up, Eau de Toilette, Haare kämmen, Frisur legen
- Beim Mann: Rasieren, auf Wunsch Rasierwasser auftragen, Haare kämmen
- Ggf. Hörgerät einlegen und Sehhilfe reichen
- Bequem lagern und zudecken.

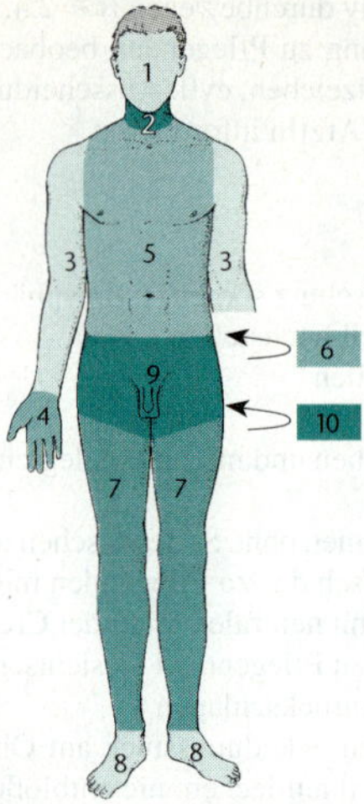

Abb. 2.15: Reihenfolge bei der Ganzkörperwaschung [A 130]

Intimpflege

Pflege bei Inkontinenz ☞ 2.11.1, 2.11.2.

- Gründliche Reinigung zur Vermeidung von Geruchsbildung und Infektionen
- Nach Möglichkeit selbständig durch zu Pflegenden, ggf. Anleitung
- Einmalartikel und -handschuhe verwenden
- Bei Inkontinenz nach jedem Wechsel der Inkontinenzartikel Intimbereich reinigen.

Intimpflege bei der Frau

- Absolute Hygiene zur Vermeidung von Blasen- und Harnwegsinfektionen
- Einwegmaterialien, frisches Wasser verwenden, wenn möglich keine Seife
- Beine anstellen, spreizen lassen
- Reinigung von Symphyse zu Anus, zuerst äußere, dann innere Schamlippen. Gut trocknen, zu Pflegende auf Seite drehen, Analgegend vom Anus in Richtung Rücken waschen, abtrocknen, Gesäß eincremen
- Beobachtung auf Ausfluß und Entzündungszeichen
- Intertrigoprophylaxe ☞ 3.1.7.

Intimpflege beim Mann

- Einwegmaterialien, frisches Wasser verwenden
- Penis und Skrotum auf evtl. Veränderungen beobachten, vermehrte Sekretion, Schwellung, Ekzeme
- Vorhaut zurückschieben, Eichel von der Harnröhrenmündung weg nach außen reinigen

- Vorhaut wieder nach vorn schieben (sonst Einschnürung und Schwellung)
- Skrotum waschen und trocknen
- Zu Pflegenden auf die Seite drehen, Analregion vom Anus in Richtung Rükken waschen, abtrocknen, Gesäß eincremen
- Intertrigoprophylaxe ☞ 3.1.7. Bei Hautirritationen weitere Maßnahmen nach Arztanweisung.

Nachsorge
- Arbeitsbereich in Ordnung bringen, dabei für Frischluftzufuhr sorgen (keine Zugluft), ggf. Lagerung durchführen. Zu Pflegendem Blick in Spiegel ermöglichen, um Selbstwahrnehmung zu fördern
- Im Heimbereich: Klingel in Reichweite des älteren Menschen, Getränke bereitstellen
- Hygienische Händedesinfektion (☞ 2.10.1)
- Dokumentation der Maßnahmen und Veränderungen.

Hilfe bei der Körperpflege am Waschbecken

Vorbereitung: Informationssammlung, Pflegeplanung, Materialien in Reichweite, Hilfsmittel, Sitzgelegenheit mit Stecklaken abdecken, ggf. Hilfestellung beim Transfer, Toilettengang ermöglichen.

Durchführen
- Für ausreichenden Sichtschutz sorgen, Intimsphäre wahren
- Frische Wäsche zurechtlegen, was zuerst gebraucht wird obenauf
- Zu Pflegenden zu selbständigem Handeln motivieren, Hilfestellung z. B. beim Waschen des Rückens anbieten, Intimpflege, Fußbad
- Bei Bedarf Strukturierung der Tätigkeiten
- Prophylaktische Maßnahmen und medizinische Einreibungen durchführen, dabei gut beobachten
- Unterstützende Maßnahmen beim Ankleiden (☞ 2.5.4), Kleidungsstücke wählt zu Pflegender mit Unterstützung selbständig aus
- Zu Pflegenden nicht allein lassen, Rufkontakt.

Nachsorge
- Badezimmer aufräumen, Schmutzwäsche entfernen, Betten, hygienische Händedesinfektion
- Zu Pflegenden in Frühstücksraum begleiten bzw. in Pflegezimmer an Tisch setzen
- Dokumentation der Maßnahmen und Veränderungen.

Besonderheiten bei zu Pflegenden mit Halbseitenlähmung

Halbseitenlähmung ☞ 15.2.1. Duschhocker bzw. Stuhl vor Waschbecken. Plegischer Arm liegt in Waschbecken im Gesichtsfeld, Erleichterung der Körperpflege unter dem Arm, Erleichterung der plegischen Körperseite.

2

Hilfe beim Dusch- bzw. Wannenbad

Wannenbad

Zu häufiges Baden strapaziert die Haut. Bei herzkranken Personen nur Halbbad.

Vorbereitung

Informationssammlung, Pflegeplanung, RR-Kontrolle, Information des zu Pflegenden, ggf. Hilfe bei Ausscheidung, Badezimmer vorbereiten, Fenster schließen, Badewasser einlassen, erforderliche Hilfsmittel, z.B. Badebrett mit Badewannensitz, Badewanneneinstiegshilfe, Wannenlifter (☞ Abb. 2.16), Handtuch, Badetuch, persönliche Pflegemittel, Nageletui, frische Wäsche.

Beim Baden helfen

- Erforderliche Hilfestellung beim An- und Auskleiden, Ein- und Ausstieg in Bade- bzw. Duschwanne, Sicherheit gewährleisten
- Ggf. Unterstützung bei Haut-, Haar-, und Zahnpflege und beim Abtrocknen
- Beobachtung von Atmung, Kreislauf und Hautfarbe, ggf. Bettruhe nach Vollbad
- Dauer des Vollbads max. 10 Min., sonst zu hohe Kreislauf- und Hautbelastung, Temperatur ca. 36 °C , mit Badethermometer überprüfen
- Auch bei selbständigen Personen in Hörweite bleiben (bestenfalls im Badezimmer), immer Klingel in Reichweite bei selbständigen Personen
- Unterstützung nach Absprache mit zu Pflegendem geben
- Material aufräumen, Badewanne desinfizieren, Hautbeobachtung dokumentieren und bei Auffälligkeiten ÄrztIn benachrichtigen.

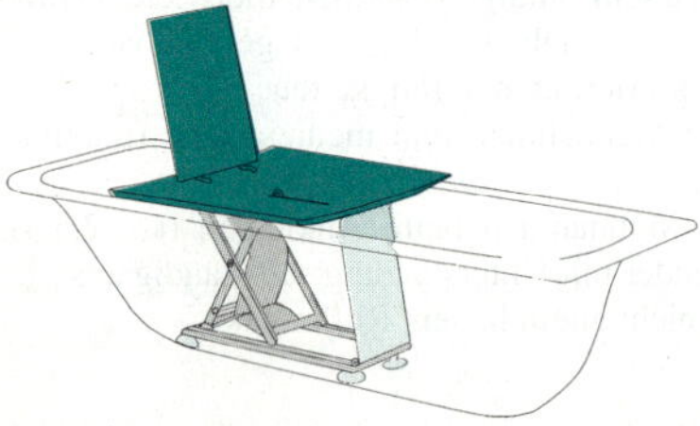

Abb. 2.16: Wannenlifter [L 157]

Natürliche Badezusätze

Zusatz	Wirkung
Arnika	Beruhigend, entzündungshemmend
Baldrian	Beruhigend
Birke	Kreislaufanregend
Eukalyptus	Fiebersenkend, sekretlösend
Fichtennadel	Beruhigend, entzündungshemmend

Zusatz	Wirkung
Heublumen	Schmerzstillend, krampflösend, beruhigend
Kamille	Gut entzündungshemmend, beruhigend
Kleie	Beruhigend, durchblutungsfördernd
Lavendel	Beruhigend
Melisse	Fiebersenkend, beruhigend
Rosmarin	Desinfizierend, belebend
Salbei	Desinfizierend
Zitrone	Durchblutungsfördernd

Tips, Tricks & Fallen
- Bei reinen ätherischen Ölen 15 Tropfen auf eine ¾ Badewanne oder nach Packungsbeilage
- Ätherische Öle können Allergien auslösen: gute Hautbeobachtung, mit ÄrztIn absprechen. Nur reine ätherische Öle verwenden
- Nach Vollbad Ruhepause für zu Pflegenden ermöglichen.

Duschbad
Vorteile gegenüber Wannenbad: hygienischer, trocknet Haut nicht so aus, durchblutungsfördernd durch den Wasserstrahl, Wechseldusche der Beine möglich.
Nachteil: häufig ungewohnt für zu Pflegenden.

Beim Duschen helfen
- Evtl. Duschstuhl benutzen
- Absprache mit zu Pflegendem treffen: Haarwäsche, Gesichtswäsche
- Mit ca. 36 °C warmen Wasser beginnen
- Durchführung von Füßen aufwärts, Körperform folgen, Stimulieren körperlicher Orientierung und Wahrnehmung, Gesicht aussparen und dabei Waschlappen benutzen
- Temperaturwechsel nur auf Wunsch von zu Pflegendem und nach Ansage, Wechseldusche der Beine, abwechselnd warmes Wasser von unten nach oben über Beine laufen lassen, mit warmem Wasser beginnen, mit kaltem Wasser beenden. Wechseldusche mit ÄrztIn absprechen
- Material aufräumen, Duschbecken desinfizieren, Hautbeobachtung dokumentieren, bei Auffälligkeiten ÄrztIn benachrichtigen.

Fußbäder
Fußbäder alle 2–3 Tage durchführen. Kontraindikationen: Lymphödem, ausgeprägte Varikose, Thrombose. Material: Fußbadewanne, Waschzusatz, medizinische Zusätze nur auf Arztanweisung, Hautpflegemittel, Hocker bzw. Stuhl mit Lehne, Handtuch, frische Wäsche.
Mögliche Zusätze: 1 Tasse getrocknete Kräuter oder 1 Eßlöffel pro Fußbadewanne.

Zusätze für Fußbäder

Zusatz	Wirkung
Rosmarin	Belebend, durchblutungsanregend, nur morgens anwenden.
Kastanie	Bei gestauten, geschwollenen Füßen und Krampfadern.
Salbei	Reduziert Fußschweiß, -geruch; hilft bei wunden Füßen, kann auch mit Lavendel gemischt werden.
Obstessig (1 Tasse)	Bei Neigung zu Fußpilz.

Füße baden

- Information des zu Pflegenden, bequemes Sitzen ermöglichen
- Wassertemperatur ca. 36–37 °C in Fußbadewanne (ggf. mit Zusätzen)
- Füße, besonders Zehenzwischenräume, und Beine leicht kreisend mit Akzentuierung herzwärts waschen, Einmalhandschuhe benutzen
- Gute Hautbeobachtung auf Fußpilz: Jucken, Brennen, Rötung, Schmerz, Risse in Zehenzwischenräumen
- Fußbad max. 10 Min., sonst Hautaufweichung
- Vorsicht bei Diabetikern, größere Verletzungsgefahr
- Gut trocknen, ggf. Einreibung, z. B. Rosmarinsalbe, Ringelblumensalbe, ggf. Unterstützung beim Ankleiden
- Warme Socken, Baumwollsocken, anziehen
- Material aufräumen, evtl. Waschschüssel desinfizieren, Hautbeobachtung dokumentieren, bei Auffälligkeiten ÄrztIn benachrichtigen.

2.5.3 Spezielle Körperpflege

Nagelpflege

Nagelpflege gilt als Aushängeschild für die Qualität der Körperpflege. Hilfsmittel: Nagelfeilplatte Nagelbürste, Nagelschere.

- Aus hygienischen Gründen Nägel kurz und sauber halten, Nagelpflege immer in genauer Absprache mit zu Pflegendem, ist juristisch eine Körperverletzung
- Nagelpflege nach Hand- bzw. Fußbad durchführen, Handtuch unterlegen
- Fingernägel kurz und rund schneiden, halbrund nachfeilen
- Anschließend Hände mit Hand- und Nagellotion eincremen
- Auf Wunsch Nagellackierung ermöglichen
- Zehennägel wegen Gefahr des Einwachsens gerade schneiden
- Zehennägel nur bei weichen Nägeln schneiden, bei harten Nägeln medizinische Fußpflege
- Diabetiker: Fuß- und Nagelpflege nur durch medizinische Fußpflege. Große Verletzungsgefahr
- Mögliche Verletzungen sofort desinfizieren und verbinden, ÄrztIn informieren. Wundverlauf genau beobachten. Hohes Komplikationsrisiko bei Durchblutungsstörungen und Diabetes mellitus
- Materialien nach Gebrauch reinigen und desinfizieren
- Für jede Person eigenes Nagelpflegeset (Hygiene, Individualität).

Medizinische Fußpflege: Bei starker Verhornung, verhärteten Nägeln, eingewachsenen Nägeln, Hühneraugenbehandlung, Fußpflege bei Diabetikern. Immer in Absprache mit zu Pflegendem, Finanzierung durch zu Pflegenden selbst.

Spezielle Pflege der Augen

Indikationen: Bei übermäßiger Sekretion, die zu Verklebung des Auges führt, bei fehlendem oder seltenem Lidschlag, z. B. bei Bewußtlosigkeit, Augenlidlähmung, Glaukom, Augenprothese.
Vorbereitung: Information, Material, Inspektion des Auges
Material: weiche, sterile Pflaumentupfer, Nierenschale, Abwurfbeutel, sterile Reinigungs- bzw. Spüllösung: (z. B. NaCl 0,9 %), Kamillelösung. Einmalhandschuhe, Augenmedizin nach Arztanweisung.

Augen pflegen

- Information des zu Pflegenden
- Einmalhandschuhe anziehen
- Erhöhte Rückenlagerung
- Handtuch auf Brust legen
- Augen vom äußeren zum inneren Augenwinkel auswischen (nicht reiben)
- Jeden Tupfer nur einmal für 1 Wisch verwenden;
- Augentropfen, -salben nach Arztanweisung (☞ 13.1.7), ggf. Uhrglasverband zur Feuchthaltung des Auges nach Arztanweisung.

Nachsorge

- Lagerung nach Wunsch des zu Pflegenden
- Material aufräumen
- Dokumentation der Maßnahme, bei Veränderungen Information an ÄrztIn.

Natürliche Methoden der Augenpflege

Material	Anwendung	Zubereitung
Fenchelaufguß	Beruhigende Wirkung bei gereizten Augen. • Lidränder mit in Fenchel getränkter Kompresse abwischen • Getränkte Kompresse auf Augen legen	1 Teelöffel gequetschten Fenchelsamen mit 1 Tasse kochendem Wasser überbrühen, 10 Min. ziehen lassen, abseihen, abkühlen lassen, täglich frisch zubereiten
Augentrost	Bei Reizungen, Entzündungen, Konjunktivitis. Anwendung wie oben beschrieben	1 Teelöffel mit 1 Tasse kochendem Wasser überbrühen, 10 Min. ziehen lassen, abseihen, abkühlen lassen, tägl. erneuern
Kühle Quarkauflage	Kühlend und lindernd bei überreizten, entzündeten, überanstrengten Augen. Quarkkompresse auf geschlossene Augen legen	Quark messerrückendick auf kleine Kompresse streichen, Ränder nach oben einschlagen

Material	Anwendung	Zubereitung
Rosenwasser-Auflage	Beruhigend, erfrischend. Getränkte Kompresse auf Augenlider legen	Kompresse mit Rosenwasser, aus der Apotheke, tränken
Leinsamen-Auflage	Bei Gerstenkorn 1–2 x tägl. Bestrichene Kompresse auf betroffene Stelle legen. Warm, aber nicht zu heiß auflegen	Groben Leinenschrot zu Brei kochen, messerrückendick auf Kompresse streichen, Ränder nach oben einschlagen

2

Umgang mit Augenprothesen

Wenn immer möglich übernimmt zu Pflegender Herausnehmen, Reinigen und Einsetzen der Augenprothese selbst.
Prothese und Augenhöhle täglich reinigen. Bei zu häufiger Manipulation verliert Unterlid Anschmiegfähigkeit an Prothese. Durchführen:

- Flachlagerung, zu Pflegenden nach oben schauen lassen
- Unterlid nach unten ziehen
- Mit Glasstäbchen oder Fingernagel Prothesenrand greifen, festhalten und vorsichtig herausziehen, Prothese ist nur eine dünne, gewölbte Schale, die leicht zerbricht
- Prothese und Augenhöhle mit physiologischer Kochsalzlösung bzw. Kamillenlösung reinigen
- Zu Pflegenden nach unten schauen lassen, Oberlid nach oben ziehen, Prothese wieder einsetzen
- Nachsorge: ☞ oben.

Spezielle Pflege der Ohren

Ziel: gepflegter und sauberer Ohreingang, störungsfreies Hören.
Indikation: Bei zu Pflegenden, die nicht in der Lage, sind die Ohrmuschel und den äußeren Gehörgang sauberzuhalten.
Material: handwarmes Wasser, Wattestäbchen, Nierenschale, Abwurfbeutel.

Ohren pflegen

- Information des zu Pflegenden
- Reinigung der Ohrmuschel mit handwarmen Wasser, Wasser nicht in die Ohren dringen lassen
- Cerumen (Ohrenschmalz) vorsichtig mit Wattestäbchen entfernen, Wattestäbchen nicht zu tief einführen, Verletzungsgefahr, nur einmal verwenden
- Bei reduzierter Hörfähigkeit durch viel Cerumen ÄrztIn informieren
- Nachsorge: Dokumentation der Maßnahme, Materialien aufräumen.

Spezielle Pflege der Nase

Ziele: Nasenatmung verbessern, Austrocknung vermeiden, Dekubitiprophylaxe bei Nasensonden.
Indikationen: zu Pflegende mit nasalen Ernährungssonden, Bewußtlose, behin-

derte Menschen, z.B. Tetraplegiker, geistig Behinderte, Verletzungen der Nase, Schädel-Hirn-Verletzungen, bei Sauerstoffsonde.
Material: Watteträger, Nasensalbe, z.B. Bepanthen®, NaCl 0,9% oder Kamillenlösung oder Majoran-Teeaufguß, hautfreundliches Pflaster, Pflegeöl (nicht bei Sauerstoffsonden), Pflasterlösungsmittel, Abwurfbehälter.

2

Nase pflegen

- Information des zu Pflegenden, halbhohe Rückenlage
- Handtuch auf Brust legen
- Nasenöffnung mit feuchtem , trockenem oder ölgetränktem (nicht bei Sauerstoffsonde) Watteträger reinigen
- Watteträger vorsichtig ca. 1 cm mit leicht drehenden Bewegungen in Nase einführen
- Borken und Krusten mit etwas Öl und Watteträger vorsichtig einweichen und lösen
- Anschließend mit Watteträger Nasensalbe auf Nasenschleimhaut auftragen, z.B. Bepanthen®, Majoranbutter
- Mehrmals tägl. nach Bedarf Nasenpflege durchführen.

Zu Pflegende mit Nasensonde

- Pflaster lösen, Pflasterrückstände mit Wundbenzin bzw. Pflasterlösungsmittel entfernen, zu Pflegenden bitten, dabei die Luft anzuhalten
- Sonde wenig zurückziehen, reinigen, Reinigung der Nasenöffnung mit Nasensalbe ☞ oben
- Sonde zurückschieben und neu fixieren, Lage kontrollieren.

Mund- und Zahnpflege

- Die intakte Mundschleimhaut ist gut durchblutet, feucht und elastisch.

Ziele

- Wohlbefinden durch saubere Mundhöhle
- Intakte Mundschleimhaut
- Prophylaxe von Munderkrankungen wie z.B. Soor, Parotitis.

Veränderungen der Mundschleimhaut

- Ulzerationen und Druckstellen von Prothesen
- Zahnfleischblutungen, Zungenbrennen
- Foetor ex ore (Mundgeruch) durch mangelnde Mundpflege, angetrocknetes Sekret, übelriechende Nahrungsreste, Borken und Krusten auf der Zunge
- Veränderung der Mundflora, z.B. bei langer Antibiotikatherapie („schwarze Haarzunge"), oder bei Vitamin-B_{12}-Mangel (rote, glatte, athrophisch entzündete Zunge)
- Gerötete geschwollene Mundschleimhaut, z.B. bei einer Stomatitis, Schmerzen beim Kauen und Schlucken, Zahnfleischbluten, Trockenheitsgefühl, Mundgeruch
- Grau-weißer, fleckig haftender Belag bei Soor

- Schwellung, Schmerzen, Druckempfindlichkeit vor und hinter dem Ohr bei Parotitis
- Schmerzhafte Einrisse an Mund- und Nasenwinkel (Rhagaden).

2

Mundpflege

- Mundraum und Prothese nach jeder Mahlzeit reinigen. Selbständige oder spezielle Mundpflege ☞ unten
- Täglich Mundschleimhaut bei pflegebedürftigen Menschen inspizieren
- Kaueinschränkung und Schmerzen beobachten
- Kautätigkeit anregen, z. B. Kauen von Brotrinde, Kaugummi
- Speichelproduktion anregen, z. B. Zitronendrops, Mundspülungen z. B. mit Pfefferminztee, Wasser mit einem Teelöffel Zitronensaft, Salbei, Malve, Johanniskraut oder Myrrhe. Basale Stimulation® ☞ 1.9.5.

Spezielle Mundpflege

- Mind. 3 x tägl., bei Beeinträchtigung der Atmung und Mundatmung mind. alle 4 Std., sonst nach Bedarf.

Indikationen

Bei alten und geschwächten Menschen mit reduziertem Allgemeinzustand, Schwerkranken oder Bewußtlosen, Sterbenden, Kranken mit hohem Fieber, bei mangelnder Kautätigkeit z. B. durch Sondenernährung, Nahrungs- und Flüssigkeitskarenz, bei Einnahme bestimmter Medikamente wie z. B. Antibiotika.

Vorbereitung

Mundpflegeset: weiche Zahnbürste, Pean-Klemme, Pflaumentupfer, Nierenschale, Prothesenschale, Becher, Einmalhandschuhe, Spüllösung (☞ unten). Evtl. Schnabelbecher für Spüllösung, Handtuch, Lippenpflegemittel, bei Entzündungen medizinische Lösungen nach Arztanweisung.

Mundpflegelösungen

Indikation	Zusätze
Prophylaktische Mundpflege	Kamillentee, Salbeitee, Kamillenlösung, Wasser mit etwas Zitrone, 0,9%ige NaCl-Lösung, stilles Wasser, antibakterielles Mundwasser (nicht als Dauergebrauch, verändert Mundflora)
Trockene Mundschleimhaut	Tees, Glandosane®-Spray (künstlicher Speichel), Lösungen ☞ oben
Pilzbefall	Auf Arztanweisung: z. B. Moronal®-Lösung, Nizoral®-Suspension
Entzündungen	Auf Arztanweisung: z. B. Hexoral®-Lösung, Hextril®-Lösung
Herpesbläschen an den Lippen	Melissensalbe, z. B. Lomaherpan® Salbe, wirkt virustatisch

Durchführung

- Zu Pflegenden informieren
- Oberkörper hochlagern
- Handtuch auf Brust legen

- Zahnprothese entnehmen, nach Möglichkeit von zu Pflegendem herausnehmen lassen
- Wenn möglich Mund ausspülen lassen, Nierenschale von der Seite anreichen
- Pflaumentupfer an Klemme befestigen, Sicherheit überprüfen: Sitzt Tupfer fest?
- Aufforderung, Mund zu öffnen. Bei Mundschluß leicht an Lippe und Wange streicheln oder leicht Kiefer in Kiefergrübchen nach unten drücken. Kiefer nicht gegen Widerstand mit Gewalt öffnen
- Mundhöhle, Wangenflächen, -taschen, Zähne, Zunge, Gaumen sorgfältig mit Tupfer auswischen, nicht zu weit nach hinten, um Brechreiz zu vermeiden
- Jeder Tupfer 1 Wisch
- Gebrauchte Tupfer abwerfen
- Haftende Zungenbeläge vorsichtig mit weicher Zahnbürste entfernen, Schleimhaut mit einer Taschenlampe inspizieren
- Mund ausspülen lassen, Prothese einsetzen (lassen), abtrocknen, Lippenpflege, z. B. mit Bepanthen®-Lippensalbe
- Mundpflegeset täglich erneuern und im Pflegezimmer belassen, hygienisch abdecken.

Nachsorge

- Zu Pflegenden lagern, Material entsorgen, Nierenschale desinfizieren
- Hände desinfizieren, Maßnahme dokumentieren.

Zahnprothesenpflege

- Prothese zur Reinigung aus dem Mund nehmen, erst oben dann unten
- Unter fließendem Wasser mit Zahnbürste und Zahnpasta reinigen, Wasserspiegel bzw. Waschlappen im Waschbecken schützen Prothese vor möglichem Zerbrechen
- 1 x tägl. mit Prothesenreiniger reinigen
- Zu Pflegenden Mund ausspülen lassen
- Nierenschale anreichen
- Prothese wieder einsetzen, erst unten dann oben, bei schlecht sitzender Prothese Haftcreme auftragen bzw. Zahnarzttermin vereinbaren
- Mund abtrocknen
- Prothesenschalen immer beschriften
- Zahnprothese wegen Gefahr der Kieferverformung möglichst auch nachts tragen lassen.

Tips, Tricks & Fallen

- Bei starker Verschleimung der Mundhöhle vor Pflege vorsichtig absaugen (☞ 2.12.7)
- Bei Beschädigung der Prothese ist Pflegeperson haftbar, Prothese ist Wertgegenstand
- Zahnprothese im Dentallabor wegen Verwechslungsgefahr mit Namen versehen lassen
- Gute Kooperation mit Zahnärzten anstreben, kommen auch in stationäre Einrichtungen.

Haarpflege

- Gepflegte Haare sind Ausdruck des äußeren Erscheinungsbildes, Selbstwertgefühls. Tägliche Haarpflege beschränkt sich auf Bürsten, Kämmen, Frisieren. Haarwäsche je nach individuellen Voraussetzungen, z.B. fettige oder trockene Haare, meist 1 x wöchentlich
- Haarwäsche nach Möglichkeit mit wöchentlichem Bad bzw. Duschbad verbinden, genaue Inspektion der Kopfhaut auf mögliche Veränderungen, z.B. vermehrte Schuppenbildung
- Haarwäsche im Bett ist für zu Pflegenden sehr anstrengend, nach Möglichkeit mit 2 Pflegepersonen durchführen
- Zugluft vermeiden, Erkältungsgefahr
- Zu Pflegendem ermöglichen, sich beim Frisieren im Spiegel zu sehen (Kippspiegel ☞ Abb. 1.4).

Haarwäsche im Bett

Vorbereitung und Materialien: 2 Eimer für warmes und gebrauchtes Wasser, Schöpfkelle, Schüssel oder spezielles Haarwaschbecken (☞ unten), Gummituch, 2 Handtücher, pH-neutrales Haarpflegemittel, Fön, Kamm bzw. Haarbürste, Spiegel.

Hilfsmittel

- Z.B. spezielles Haarwaschbecken (☞ Abb. 2.17), möglichst zusätzlich Keilkissen einlegen, bei dreiteiliger Matratze kann Kopfteil entfernt werden
- Evtl. spezielle Hebevorrichtungen zum Kopfstützen.

Haare waschen

- Zu Pflegenden informieren
- Lagerung absprechen und durchführen
- Bett auf Arbeitshöhe einstellen, rückenschonend arbeiten (☞ 2.4.4)
- Wassertemperatur durch zu Pflegenden prüfen lassen

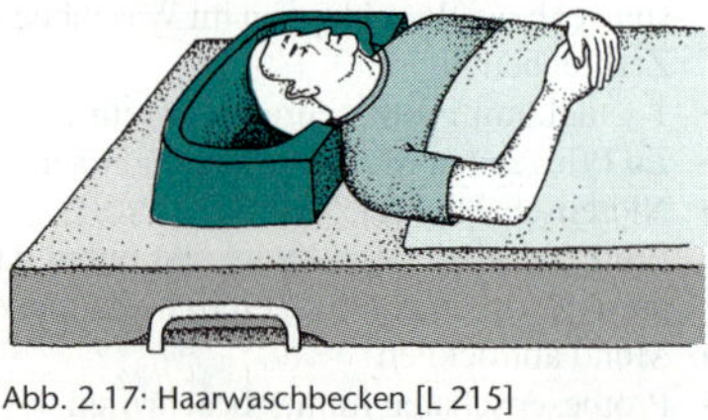

Abb. 2.17: Haarwaschbecken [L 215]

- Haare befeuchten und shampoonieren, mit Fingerkuppen alle Stellen des Haarbodens behandeln
- Kopfhaut nach Bedarf oder auf Wunsch leicht massieren
- Augen und Ohren schützen
- Shampoo vollständig ausspülen, Haare trocknen und fönen, Fön nicht in Nähe des mit Wasser gefüllten Waschbeckens wegen Gefahr eines Stromunfalls
- Frisur nach Wunsch kämmen
- Blick in Spiegel ermöglichen bzw. dazu motivieren, fördert Selbstwahrnehmung.

Tips, Tricks & Fallen
- Bei bettlägerigen Menschen keine Haarnadeln oder Spangen verwenden, Gefahr von Druckstellen und Verletzungen
- Nach Möglichkeit Friseurtermine mit Haarwäsche in Absprache mit zu Pflegendem vereinbaren
- Auch Perücken und Haarteile regelmäßig pflegen oder pflegen lassen.

2.5.4 An- und Auskleiden

An- und Auskleiden ist eine komplexe Tätigkeit, die Bewegungsfähigkeit, Geschicklichkeit v.a. im Bereich der Feinmotorik, kognitive Fähigkeiten, Sinnesleistungen sowie eine gute Balance und Rumpfkontrolle erfordern. Kleidung schützt den Körper vor Kälte oder Wärme. Gleichzeitig drückt sich in der Art und Weise, wie man sich kleidet, Typ, Selbstwert, sozialer Status, Stimmung, z.B. in unserem Kulturkreis schwarz bei Trauer, mögliche Fest- und Feiertage, Jahreszeiten, Kultur und vieles mehr aus.

Einschränkungen in der Alltagskompetenz

Eingeschränkte Fähigkeit, z.B.
- Sich an- und auszukleiden
- Kleidung bereitzulegen, bei zu Pflegendem im Rollstuhl Kleidungsstücke entsprechend in den Schrank einzuräumen
- Geeignete Kleidungsstücke auszuwählen, z.B. Schuhwerk
- Außentemperatur einzuschätzen (☞ 2.13.4)
- Gepflegtes äußeres Erscheinungsbild zu wahren

Ziele der pflegerischen Unterstützung

- Kleidung entsprechend der Außentemperatur zur Infektionsprophylaxe wählen
- Positives Selbstbild und Wohlbefinden steigern
- Selbstwahrnehmung und Selbständigkeit fördern
- Balance im Sitzen trainieren
- Bei Hemiplegikern (☞ 15.2.1): hemiplegischen Seite in alle Bewegungsabläufe einbeziehen, Spastizität hemmen
- Bei Verwirrten Orientierungshilfe geben, z.B. Tag, Nacht, Jahreszeit, Feiertag.

Anziehtraining bei Hemiplegie

Prinzipien

- Pflegeziel ist immer, größtmögliche Selbständigkeit für zu Pflegenden zu erreichen. Dabei gilt: so wenig Unterstützung wie möglich, soviel Hilfe wie nötig

- Anziehtraining beginnt mit der Entscheidung des zu Pflegenden, was er tragen möchte
- Anziehtraining in einzelnen Schritten und Zielen planen, zu Pflegenden nicht überfordern, wirkt demotivierend
- Zu Beginn des Anziehtrainings hilft zu Pflegender unter Anleitung bei einigen Kleidungsstücken mit
- Es ist leichter, die hemiplegische Extremität zuerst zu bekleiden
- Stets gleiche Reihenfolge einhalten
- Hilfsmittel, z.B. Zuknöpfhilfe (☞ Abb. 2.18), Schuhanzieher mit langem Stiel, Greifzange für das Hochziehen der Strümpfe, zur Unterstützung einsetzen bzw. dem zu Pflegenden und seinen Angehörigen empfehlen.

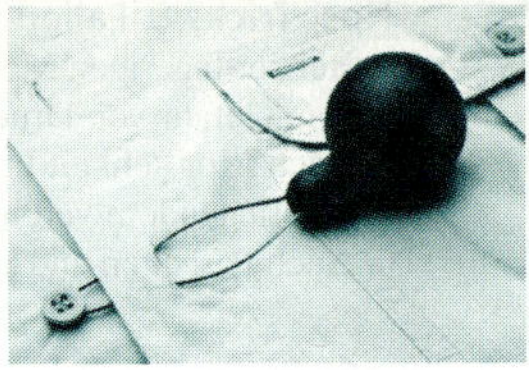

Abb. 2.18: Zuknöpfhilfe [V 121]

Anziehtraining Hose, Strümpfe und Schuhe

- Gelähmtes Bein über das andere schlagen bzw. mit ineinandergefalteten Händen (☞ Abb. 15.2) über das andere legen
- Paretischer Arm bleibt vom Schultergürtel aus nach vorne gestreckt, um ein spastisches Beugemuster zu vermeiden
- Die Hose so weit über das gelähmte Bein streifen, daß der Fuß ganz aus dem Hosenbein herausschaut. Nicht über das Knie ziehen, weil es sonst Schwierigkeiten beim Hineinschlüpfen mit der gesunden Seite gibt (☞ Abb. 2.19)
- Das gelähmte Bein neben das gesunde stellen
- Mit dem gesunden Fuß in das Hosenbein schlüpfen und die Hose soweit wie möglich hochziehen
- Aufstehen, bei beeinträchtigter Balance unterstützen, und die Hose über die Hüfte ziehen. Damit die Hose beim Aufstehen nicht herunterrutscht: gelähmte Hand in die Hosentasche stecken oder einen Finger der gelähmten

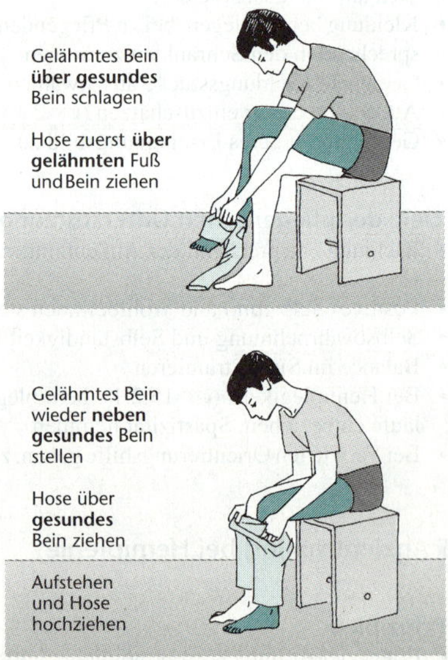

Abb. 2.19: Selbsthilfetraining zum Anziehen einer Hose [L 215]

Hand in die Gürtelschlaufe stecken oder Hosenträger vor dem Aufstehen über die Schultern ziehen

- Hinsetzen und Hose verschließen. Knopfleiste ist oft einfacher zu handhaben als Reißverschluß
- Einhänderschleife für Schnürsenkel (☞ Abb. 2.20). Besser sind Mokassins bzw. Schuhe mit Klettverschluß, Reißverschluß. Auf sicheres, den Einschränkungen angepaßtes Schuhwerk achten (Unfallverhütung).

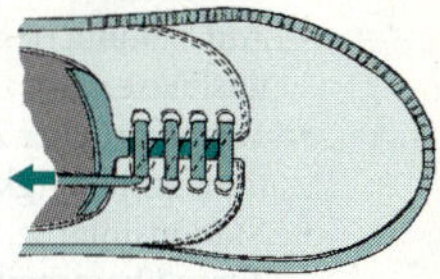

Abb. 2.20: Einhänderschleife [L 215]

Ankleiden eines Pullovers

Anleitung	Ziel
Zu Pflegender sitzt auf geeignetem Stuhl, Kleidung liegt in gut erreichbarer Nähe	Sicherheit im Sitzen
Zu Pflegenden anleiten, Pullover mit Rückenteil nach oben auf Oberschenkel zu legen, so daß Ärmel für betroffenen Arm zwischen den Beinen nach unten hängt	Förderung der Wahrnehmung, Koordination von Handlungsabläufen
Zu Pflegenden auffordern, Oberkörper leicht nach vorne zu neigen, nicht beugen	Förderung der Balance im Sitzen, differenzierte Bewegungen des Oberkörpers
Mit funktionsfähiger Hand Ärmel bis über Ellbogen über betroffenen Arm streifen, Arm hängt dabei zwischen Oberschenkeln	Wahrnehmung der betroffenen Seite, Geschicklichkeitstraining, Hemmung der Spastik
Funktionsfähige Hand legt betroffenen Arm auf Oberschenkel	Wahrnehmung der betroffenen Seite, Hemmung der Spastik, Stabilisierung der Balance
Mit funktionsfähigem Arm in Ärmel schlüpfen, dann Ärmel der betroffenen Seite bis Schultergelenk ziehen	Koordination von Handlungsabläufen, Förderung der Sitzbalance
Rückenteil des Pullovers zusammenrollen, über Kopf und beide Schultern ziehen, Pullover am Rücken nach unten ziehen	Gewohnter Handlungsablauf wird miteinbezogen, Sitzbalance, Wahrnehmungsförderung
Sitz des Kleidungsstückes vor Spiegel überprüfen, Korrektur ermöglichen	Zu Pflegender achtet auf äußeres Erscheinungsbild, Erfolgserlebnis
Abschließendes Gespräch über Ergebnis, Probleme und weitere Trainingsziele	Gut durchgeführte Handlungsabläufe positiv hervorheben, positive Selbstkritik, Motivation vorhandene Alltagskompetenz zu erweitern

Anleitung beim Auskleiden

Beim Auskleiden werden die gleichen Bewegungsmuster wie beim Ankleiden durchgeführt. Zu Pflegenden Kleidungsstücke zuerst von der gesunden Extremität ausziehen lassen, um dann die hemiplegische Seite entkleiden zu können.

Tips, Ticks & Fallen

- Um Schwierigkeit des An- und Auskleidens mit einer Hand nachvollziehen zu können, sich selbst versuchsweise mit einer Hand an- und ausziehen. Fördert Verständnis für zu Pflegenden

2

- Handlungsabläufe beim Anziehtraining von allen Teammitgliedern einheitlich ausführen, Zeitbudget für aktivierende Pflege im Team festlegen
- Auf behindertengerechte Kleidung hinweisen, Bezugsquellen: Sanitätshäuser, Spezialversand
- Vermeintlicher Zeitmangel ist kein Argument, zu Pflegenden in unnötiger Abhängigkeit zu belassen
- Stationsinterne Standards berücksichtigen, hinterfragen, ggf. im Team überarbeiten.

Anziehtraining bei verwirrten Personen

Prinzipien

- ☞ Anziehtraining bei zu Pflegenden mit Hemiplegie
- Handlungabläufe immer gleich strukturieren und Rituale vorgeben
- Anleitung in entspannter, ruhiger Atmosphäre
- Argumente des alten Menschen ernst nehmen.

Geeignete Hilfsmittel

- Hilfsmittelkatalloge über Sanitätshaus, z.B. Reha Vital Ordner, anfordern, ggf. Reha-Berater als festen Ansprechpartner
- Rezepte für Hilfsmittel werden durch behandelnde ÄrztIn ausgestellt, bei Leistungen der Pflegekasse ist auch Antrag durch Pflegefachkraft möglich
- Unterschiedliche Leistungen im Hilfsmittelbereich bei Kranken-, Pflegekasse berücksichtigen (☞ 2.2.1, 2.2.2).

2.6 ATL Essen und Trinken

2.6.1 Bedeutung der Lebensaktivität

Erbrechen ☞ 2.11.3

Die LA Essen und Trinken hat vielschichtige Bedeutung für das psychische und physische Wohlergehen des alten Menschen. Bei der pflegerischen Unterstützung in der Altenpflege sind verschiedene Aspekte zu berücksichtigen.

Biographischer Aspekt

Biographieorientierte Unterstützung beim Essen und Trinken hilft, Selbstwertgefühl und Selbstbewußtsein zu erhalten bzw. zu fördern:

- Auf Ernährungsgewohnheiten, die über Jahrzehnte erworben worden sind, achten und diese berücksichtigen

- Kulturgewohnheiten von ausländischen alten Menschen berücksichtigen
- Bevorzugte Speisen erfragen und bei individueller Pflege- bzw. Ernährungsplanung berücksichtigen (☞ 1.5.3)
- Gewohnheiten erfragen und berücksichtigen: Wann werden Mahlzeiten eingenommen? Welche Speisen werden wie zubereitet? Wieviele Mahlzeiten am Tag?
- Frauen in die Speisezubereitung miteinbeziehen, weil dies früher einen großen Teil ihrer Rolle ausgemacht hat: Hilfe bei Zusammenstellung des Speiseplanes, in Gruppen Rezepte von früher sammeln, in Kochgruppen Rezepte von früher kochen (☞ 2.8.4)
- Eigenes Geschirr ermöglichen.

Kommunikativer Aspekt

Die Nahrungsaufnahme hat immer einen kommunikativen Aspekt. Förderung der Kommunikation durch Gemeinschaftlichkeit:

- Tischgemeinschaften
- Tischgruppen mit eigenem Tischbuffet
- Frühstücksgruppen
- Angeleitete Koch- und Backgruppen
- Buffet
- Brunch für Angehörige, Freunde und HeimbewohnerInnen, z. B. am Sonntag
- Kaffeetrinken mit Angehörigen, Freunden
- Keine vorportionierten Mahlzeiten: Besser Schüsseln, Kannen auf Tisch, fördert Selbständigkeit.

Förderung der Kommunikation durch angenehme Atmosphäre

- Tischgemeinschaften
- Empathische Zuwendung bei der Essensausgabe und Nahrungsanreichung
- Für Gesprächsstoff bei den Mahlzeiten sorgen, z. B. durch Abwechslung in der Speisenzubereitung, Überraschungen
- Keine laute Hintergrundsmusik, kein Fernsehen.

Institutioneller Aspekt

Mahlzeiten haben in Pflegeeinrichtungen tagesstrukturierende Funktion und bieten oft die größte Abwechselungsmöglichkeit:

- Tagesstrukturierung fördern und einhalten, gibt Orientierung
- Trotzdem Individualität berücksichtigen, Spätaufstehern ein spätes Frühstück ermöglichen
- Abwechselung bei den Mahlzeiten fördern, abwechselungsreiche Speisen, Überraschungen mit Besonderheiten.

Sinnlich-emotionaler Aspekt

Alte Menschen haben oft wenig Möglichkeiten von Sinnlichkeitserfahrungen. Deswegen den emotionalen Aspekt und Lust auf Mahlzeiten fördern:

- Überraschungsessen, Geburtstagsessen anbieten
- Wenn toleriert: fremde Geschmacksrichtungen anbieten, z. B. Pizza
- Mitsprache und Eigenverantwortlichkeit fördern

- In stationären Einrichtung: über Heimbeirat Mitentscheidung bei Erstellung des Speisenplanes ermöglichen
- Im häuslichen Bereich: Eigenentscheidungen ermöglichen und eigene Mahlzeitenzubereitung fördern
- Für das Auge anregende, abwechslungsreiche und vielseitige Speisen anbieten
- Für eine angenehme Atmosphäre sorgen, z.B. schöne Tischdekoration, Kerze an besonderen Tagen, ruhige Athmosphäre, auf Wunsch leise Musik
- Früchtekorb im Speiseraum für alle zugängig bereitstellen
- Nach Bedürfnis für Tischgebet Raum geben
- Einkäufe auf dem Markt
- Koch- und Backgruppen ☞ 2.8.4.

2.6.2 Besonderheiten bei der Ernährung alter Menschen

Optimal für die Ernährung des alten Menschen ist eine ausgewogene, gemischte, eiweißreiche Kost mit allen Nährstoffen: Grundnährstoffe Eiweiße, Kohlenhydrate, Fette. Zusatzstoffe: Mineralstoffe, Spurenelemente und Vitamine.
- Vollwertkost bevorzugen (☞ 2.6.3)
- Ernährung dem Bedarf des alten Menschen anpassen
- Besser verträglich sind fünf kleine als drei große Mahlzeiten
- Ernährungsplanung mit in die Pflegeplanung einbeziehen. Wichtig ist, mit altem Menschen und Angehörigen, nicht für ihn zu planen
- Gute Zusammenarbeit zwischen Hauswirtschaftsbereich in stationären Einrichtungen, Angehörigen im ambulanter Bereich und Mahlzeitendiensten anstreben, regelmäßige Dienstbesprechungen (☞ 1.2.5, 1.3.10)
- Grundsätzlich Selbständigkeit fördern:
  - Hilfsmittel wie Eß- und Trinkhilfen einsetzen (☞ 2.6.7)
  - So viel Hilfe wie nötig, so wenig Hilfe wie möglich geben.

Energiebedarf im Alter

Geringerer Energiebedarf (= Kalorienbedarf) im Alter. Ursachen: physiologische Altersveränderungen, Abnahme von Aktivität und körperlicher Bewegung.

Verschiedenene Energieumsätze

Grundumsatz: Energiemenge, die Körper braucht, um in Ruhe bzw. im Liegen die Körperfunktionen, z.B. Atmung, Stoffwechselvorgänge, aufrechtzuerhalten. Abhängig von Alter, Geschlechte, Gewicht und Größe, Umgebungstemperatur.
Arbeitsumsatz: Energiemenge, die Körper für Muskelarbeit und Bewegung braucht. Abhängig von Bewegung und Muskeltätigkeit.
Energieumsatz = Grundumsatz + Arbeitsumsatz gemessen in Kilokalorien (Kcal) oder Kilojoule (KJ).

Faustregel für Kalorienbedarf im Alter

	80jähriger Mann	80jährige Frau
Grundumsatz	1300 Kcal	1200 Kcal
Arbeitsumsatz je nach Aktivität	500–700 Kcal	500–700 Kcal
Gesamtkalorienbedarf	ca. 1900 Kcal	ca.1800 Kcal

Energieliefernde Nährstoffe

Die benötigte Energie gewinnt der Körper aus den Nährstoffen Fett, Kohlenhydrate und Eiweiß.

Energieliefernde Nährstoffe

Kohlenhydrate, Fette und Eiweiße liefern dem Körper unterschiedliche Mengen Energie:

1 g Kohlenhydrate = 4,1 Kcal
1 g Eiweiß = 4,1 Kcal
1 g Fett = 9,3 Kcal
Übrigens: 1 g Alkohol = 7 Kcal

Nahrungszusammensetzung und Empfehlungen der Deutschen Gesellschaft für Ernährung für alte Menschen

Nährstoffe	Anteil an Gesamtnährstoffmenge pro Tag	Empfehlung für alte Menschen pro Tag
Kohlenhydrate	55 %	ca. 290 g, davon 30 g Ballaststoffe
Fette	max. 30 %	55–65 g
Eiweiße	mind. 15 %	70 g

Nichtenergieliefernde Nährstoffe

Ballaststoffe: Kohlenhydrate, aus denen der Körper keine Energie gewinnen kann. Wichtige Funktionen: beugen Obstipation und Darmerkrankungen vor. Reichlich in Vollkornprodukten, Obst und Gemüse enthalten.

Vitamine: Liefern keine Energie, sind aber als Wirkstoffe an allen Stoffwechselprozessen beteiligt. Kann Körper nur wenig bzw. nicht ausreichend selbst herstellen, müssen deshalb zugeführt werden. Unterscheidung in fettlösliche (Vitamine A,D,E,K) und wasserlösliche Vitamine. Vorkommen: v.a. in Obst, Gemüse, Getreide.

Mineralstoffe: Liefern keine Energie, werden aber für Gleichgewicht vieler Stoffwechselprozesse benötigt (Elektrolyte). Beispiele: NaCl, Kalzium. Spurenelemente sind Mineralstoffe, von denen Körper nur wenig benötigt, z.B. Eisen. Kalzium kommt v.a. in Milch, Milchprodukten, Fisch, Gemüse vor.

Wasser ☞ 2.6.8.

Tips, Tricks & Fallen
- Alte Menschen werden oft zu kalorienreich versorgt: Vorsicht bei Neigung zu Übergewicht und bei Diabetes Typ IIb (☞ 11.1.2)
- Trotz sinkendem Energiebedarf bleibt Mineralstoff- und Vitaminbedarf im Alter etwa so hoch wie in jungen Jahren
- Um Energiezufuhr zu senken, v.a. Fette und Kohlenhydrate in der Nahrung reduzieren
- Bei bettlägerigen alten Menschen ohne viel Eigenbewegung sinkt Gesamtkalorienbedarf auf den Grundumsatz
- Immer individuellen Bedarf berücksichtigen, Bedarf nicht pauschalisieren.

2.6.3 Gesunde Ernährung durch Vollwertkost

Gesunde Kost enthält alle lebenswichtigen Nährstoffe und führt dem Körper so viel Energie zu, daß das Normalgewicht nicht nennenswert verändert wird. Vollwertkost besteht aus möglichst hohem Anteil naturbelassener Nahrungsmittel unter Beibehaltung des vollen Wertes der Nahrungsmittel. Die Nahrungsmittel der Vollwerternährung sind wenig verändert wie z.B. bei frischem Obst und Gemüse oder bei Rohmilch und haben einen hohen Anteil an Ballaststoffen. Stark veränderte und verarbeitete Lebensmittel, z.B. alle Weißmehlprodukte und Zuckerwaren, werden bei der Vollwertkost vermieden. Je nach Akzeptanz kann in der Altenpflege eine Vollwertkost in den Ernährungsplan miteinbezogen werden und bisherige Ernährungsgewohnheiten ergänzen. Vollwertkost ausprobieren.

Vorteile einer Vollwertkost
- Gute Sättigung, lange Verweildauer im Magen
- Anregung der Darmtätigkeit, Obstipationsprophylaxe
- Bindung von Schadstoffen und Ausscheidungsförderung von Substanzen aus dem Körper
- Senkung des Cholesterinspiegels
- Wichtig v.a. für Diabetiker: langsamer BZ-Anstieg nach den Mahlzeiten.

Vollwertige und weniger vollwertige Lebensmittel
Besonders empfehlenswert: Unveränderte Lebensmittel, z.B. frisches Obst und Gemüse, gekeimtes Getreide, Rohmilch, gesäuerte Milchprodukte wie Joghurt, Dickmilch, Kefir. Schalen und Hülsen dürfen gewaschen bzw. entfernt werden.
Sehr empfehlenswert: Lebensmittel, die nur mechanisch verändert wurden wie gemahlenes Getreide, kalt gepreßte Säfte und Öle, alle ballaststoffreichen Nahrungsmittel, z.B. Vollkornprodukte wie Vollkornbrot, Müsli.
Empfehlenswert: Lebensmittel, die schwach erhitzt oder tiefgefroren wurden.
Weniger empfehlenswert: Lebensmittel, die stark verarbeitet wurden wie Auszugsmehle, Wurstwaren oder sehr stark erhitzte Lebensmittel.

Nicht empfehlenswert: Lebensmittel, die durch starke Veränderung, z. B. Isolierung des Zuckers, gewonnen wurden, z. B. Weißmehlprodukte, Zuckerwaren, Gebäck.

Tips, Tricks & Fallen

- Bei Ablehnung oder Unverträglichkeit nur ab und zu Vollwertprodukte anbieten, langsame Gewöhnung an Vollwertprodukte
- Wegen Blähungsgefahr Obst und Gemüse von Schale und Kern befreien und je nach Kauvermögen in pürierter oder gekochter Form anbieten, wegen Blähungsgefahr kein frisches Vollkornbrot anbieten
- Fettlösliche Vitamine (E, D, K, A) können nur in Verbindung mit Fetten resorbiert werden, daher z. B. rohe Möhren und Möhrensaft mit Butterbrot oder ein paar Öltropfen anbieten
- Ab und zu einen fleischlosen Tag einlegen, entlastet Verdauungsorgane
- Zur Verdauungsanregung vor der Hauptmahlzeit eine leichte Suppe reichen, vor anderen Mahlzeiten zur Verdauungsanregung etwas Flüssigkeit anbieten
- Bei langer Nachtruhezeit Spätmahlzeit anbieten, auch bei Nichtdiabetikern wegen Unterzuckerungsgefahr
- Die Deutsche Gesellschaft für Ernährung führt Heimberatungen und Fachberatungen durch (Adresse ☞ Kapitel 18).

2.6.4 Kostarten

Normalkost

Viele alte Menschen brauchen keine besondere Kostform. Eine Normalkost ist keine besondere Diät- oder Schonkost, sondern besteht aus einer ausgewogenen und vielseitigen Kost mit Auswahlmöglichkeiten und Wunschkost unter Berücksichtigung einiger Bedingungen:

- Möglichst Vollwertkost (☞ 2.6.3)
- Salzarm: 3–5 g täglich sind ausreichend; normalerweise werden ca. 15 g täglich verzehrt
- Eiweiß-, vitamin- und mineralstoffreiche (v. a. kalziumreiche) Kost

Geeignet für alte Menschen ohne Einschränkungen der Nahrungsaufnahme und Verdauung.

Schonkost

Schonkost besteht aus leicht verdaulichen Nahrungsmitteln, die den Verdauungsapparat wenig belasten. Kennzeichnend sind:

- Fett- und salzarme Speisen
- Verzicht auf Gebackenes und Gebratenes
- Verzicht auf scharfe Gewürze
- Vermeidung von blähendem Gemüse und Obst
- Gut: gedünstete und gekochte Nahrungsmittel, geriebenes Obst wie Apfel, Banane, Birne

Geeignet für alte Menschen mit Einschränkungen der Verdauungsorgane wie z. B. Entzündungen und Geschwüre des Magen-Darm-Traktes, chronische und akute Leber-Gallen-Beschwerden. Mit ÄrztIn absprechen.

Pürierte Kost

Mit Püriergerät zerkleinerte Voll-, Schon- oder Diätkost in breiiger Form. Pürierte Kost ist für das Auge wenig ansprechend, wirkt wenig appetitanregend. Nur, wenn unbedingt notwendig, anbieten. Nachteile: Reduziert Sinneswahrnehmung, Reiz auf Mundschleimhaut, sowie Speichelproduktion. Fördert Atrophie der Gesichts- und Wangenmuskulatur.
Geeignet für alte Menschen, die nicht mehr kauen können, aber keine Schluckbeschwerden haben. Regelmäßig überprüfen, ob Pürierkost nötig ist.

Gewürfelte, zerkleinerte Kost

Kleingeschnittene oder gewürfelte Normalkost. Nur, wenn wirklich nötig, Kost zerkleinern. Kleinschneiden vor dem Auge des alten Menschen. Zerschnittene Kost in ursprünglicher Form belassen (z. B. Scheibe Fleisch). Ästhetik beibehalten.
Geeignet für Personen mit manuell-motorisch eingeschränkten Fähigkeiten wie z. B. Gicht, Lähmungen, Arthritis, Arthrose.

Künstliche Ernährung

Verabreichung von Sondenkost ☞ 2.6.12.
Parenterale Ernährung: Nährstoffe werden unter Umgehung des Magen-Darm-Traktes per Infusion (☞ 2.6.12) in die Blutbahn infundiert.
Anwendung: Bei bewußtlosen alten Menschen, wenn Nahrungskarenz nötig ist (z. B. prä- oder postoperativ), Pankreatitis, Colitis ulcerosa, Ileus; bei Personen, die künstlich ernährt werden müssen, aber eine PEG/PEJ kontraindiziert ist.
Enterale Ernährung: Nahrung gelangt nicht durch Schlucken, sondern „künstlich" über eine Ernährungssonde, z. B. nasale Sonden, PEG, PEJ (☞ 2.6.12) in den Magen bzw. Darm.
Anwendung: Bei neurologischen Störungen, die den Schluckmechanismus betreffen, z. B. nach Apoplexie, oder bei sehr starker Alterskachexie, Tumorkachexie, Störungen des oberen Verdauungstraktes wie z. B. Ösophagusstenosen.

Tips, Tricks & Fallen

- Langsame Nahrungsaufnahme ist keine Indikation für pürierte Kost oder künstliche Ernährung
- Pürierte Kost nicht routinemäßig anbieten
- Künstliche Ernährungsformen nur nach ärztl. Anordnung
- ÄrztIn entscheidet über die anzuwendende Form (parenteral oder enteral). Pflegeteam kann in Entscheidung miteinbezogen werden. Einverständnis von zu Pflegendem oder BetreuerIn.

2.6.5 Unterstützung bei der Nahrungsaufnahme

Selbständigkeit des alten Menschen bei der Nahrungsaufnahme sowie Freude am Essen und Trinken erhalten und fördern. Verlust der Selbständigkeit beeinträchtigt das Lebens- und Selbstwertgefühl. Unterstützung bei der Nahrungsaufnahme immer individuell planen (☞ 1.5.3).

2

Vorbereitung

- Ernährungsplan, -umstellung oder Diäten und Unterstützungsmaßnahmen mit altem Menschen besprechen
- Anregung zum Essen in Gemeinschaft, Tischgemeinschaften fördern. Wünsche berücksichtigen
- Speiseplan mit großer Schrift und für alle gut sichtbar im Heim aufhängen, oder zu Hause besprechen
- Zeit festlegen, besprechen und daran erinnern, Zeitaufwand richtig kalkulieren, auch für Wege zur Mahlzeit
- Hilfestellung anbieten, Ritual Händewaschen einhalten, Begleiten zum Speisesaal/Speiseraum
- Für gute und gerade Sitz- oder Lagerungsmöglichkeit sorgen, evtl. Rückenstützen. Bettlägerige Personen evtl. am Tisch Mahlzeit einnehmen lassen
- Eßplatz ergonomisch günstig, so daß alle Gegenstände gut erreicht werden, einrichten
- Bei bettlägerigen alten Menschen Nachttisch in richtige Höhe stellen, Tablett schön anrichten
- Für saubere Serviette sorgen, niemals automatisch Serviette umbinden
- Zeit lassen zum Essen und für Ruhe sorgen, Radio und Fernsehgerät abstellen
- Evtl. Zahnprothese einsetzen
- Hilfsmittel gezielt einsetzen (☞ 2.6.7)
- Raum für Tischgebet lassen.

Unterstützung bei der Nahrungsaufnahme

Grundsatz: Alte Menschen motivieren, selbständig zu essen, auch wenn es sehr lange dauert und der Eßplatz unordentlich wird: Wer selbst ißt, darf kleckern.

Selbständige alte Menschen

- In die Vorbereitungen einbeziehen, z. B. Tisch decken, Buffet herrichten
- Alten Menschen die Auswahl der Speisen selbst überlassen
- Hilfestellung nur bei Verrichtungen, die der alte Mensch nicht allein ausführen kann, z. B. Fleisch schneiden, Brötchen durchschneiden.

Essenreichen

- Zeit nehmen und auf individuelle zeitliche Bedürfnisse eingehen, Hektik kann Aggression hervorrufen
- Für aufrechte und gerade Sitzhaltung sorgen, bettlägerige Personen wegen Aspirationsgefahr mind. in halbaufrechter Position
- Kontaktaufnahme mit dem alten Menschen, liebevoller Blickkontakt, Handkontakt und verbale Ansprache

- Auf Wünsche eingehen und alten Menschen nicht mit Essen „überversorgen"
- Vorher und zwischendurch Trinken anbieten
- Selbständigkeit anregen und Eß- und Trinkhilfen anbieten, z.B. Schnabelbecher, Trinkröhrchen, spezielles Eßgeschirr
- Kein routinemäßiger Einsatz von Schnabelbecher oder Löffel, hemmt Eigenständigkeit
- Bei langsamer Essensaufnahme Warmhalteteller benutzen
- Mahlzeit nur vor den Augen des zu Pflegenden zerkleinern.; Blinden alten Menschen erzählen, was es zu essen gibt (☞ 2.3.4)
- Nahrung nicht bei überstrecktem Kopf anbieten
- Nahrung nicht zu weit in den Mund schieben, löst Würgereflex aus
- Löffel beim Herausziehen aus dem Mund nicht an die Schneidezähne kommen lassen, kann Beißreflex auslösen
- Medikamente reichen, Medikamentenanweisung beachten (z.B. vor oder nach der Mahlzeit).

Maßnahmen nach der Nahrungsaufnahme

- Wenn möglich, alten Menschen zum Abräumen motivieren oder einbeziehen
- Bei hilfebedürftigen alten Menschen Platz oder Tablett abräumen und säubern
- Evtl. Prothese reinigen und Unterstützung bei der Mundpflege anbieten (☞ 2.5.3)
- Evtl. Lagerung. Günstig: erst linke, nach ca. 1 Std. rechte Seitenlagerung
- Bei DiabetikerInnen wegen Übereinstimmung mit Insulingabe vergewissern, ob Mahlzeit eingenommen wurde
- Vergewissern, ob zu den Mahlzeiten verordnete Medikamente eingenommen wurden und ob Mahlzeit bekömmlich war und geschmeckt hat
- Auffälligkeiten bei der Nahrungsaufnahme dokumentieren (☞ 1.5.4)
- Evtl. Bilanzierung (☞ 2.6.9).

Tips, Tricks & Fallen

- Vorsicht bei alten Menschen mit Bewußtseins- und Schluckstörungen: Aspirationsgefahr
- Bei verschlossenem Mund Berührung der Lippen mit der Spitze des Löffels oder über Lippen, Wange und Mundwinkel streichen; evtl. ganz leichter Druck des Zeigefingers auf das Kinngrübchen. Keinen Zwang bei der Öffnung des Mundes anwenden, ist Gewaltanwendung
- Das Essenreichen ist eine wichtige pflegerische Tätigkeit, die nur durch qualifizierte Pflegekräfte oder nach gründlicher Anleitung übernommen werden darf.

2.6.6 Störungen der Nahrungsaufnahme

Störungen der Nahrungsaufnahme erkennen, unterscheiden und einordnen.

Kaustörungen

Ursachen: unvollständiger, fehlender oder schlecht sitzender Zahnersatz; Entzündungen der Mundschleimhaut (☞ 2.5.3).
Maßnahmen: für guten Prothesensitz sorgen (Haftcreme), Zahnarzttermin vermitteln, Mundpflege (☞ 2.5.3).

Mangelndes Durstgefühl

Ursache: gestörte zentrale Steuerung.
Maßnahmen: oft Trinken anbieten, Trinkplan ☞ 2.6.8.

Appetitstörungen

Ursachen: Störungen des Magen-Darm-Traktes, psychische Probleme, z.B. Kummer, Sorge, Angst, tiefliegende Unzufriedenheit.
Maßnahmen: Störung ärztl. abklären, kleine appetitliche Mahlzeiten anbieten, Wunschkost, sozial-emotionale Problematik von Appetitstörung verstehen und auf Ängste, Unzufriedenheit, evtl. unterdrückte Wut und Ärger eingehen, Zuwendung.

Nahrungsverweigerung

Ursachen: Depression, Eßstörung oder schwere Demenz (☞ unten).
Maßnahmen: keinen Zwang zur Nahrungsaufnahme ausüben; sozial-emotionale Problematik verstehen; tiefliegende Ängste versuchen, zu verstehen; Nahrungsverweigerung als Ausdruckes des Bedürfnisses nach Zuwendung verstehen; auf Wünsche eingehen und klare Absprachen treffen.

Nahrungsverweigerung bei dementen Personen

Oft Totalverweigerung mit Mundschluß, Schluckverweigerung oder Wiederausspucken, Aggression.

Maßnahmen

- Feste Bezugsperson für das Essenreichen
- Geduld und Zuwendung durch die vertraute Bezugsperson
- Selbständigkeit erhalten
- Biographische Hintergründe bei Angehörigen erfragen, z.B. nach Eßgewohnheiten, Darreichungsmethoden
- Dokumentieren und im Team regelmäßig besprechen
- Ursache der Verweigerung herausfinden: Was ist anders als sonst?
  - Kann Ursache behoben werden?
  - Wenn möglich, Ursache beheben
  - Wenn nicht möglich, Essensanreichung unterbrechen und zu späterem Zeitpunkt erneut probieren
- Bei permanenter Weigerung und Gefahr der Mangelernährung
  - Mit KollegInnen nach Nicht-Zwangsernährungs-Lösungen suchen
  - Bei anhaltender Verweigerung ÄrztIn hinzuziehen
  - Keine Zwangsmaßnahmen durch die Pflegekraft.

Verdauungsstörungen

Ursachen: Erkrankungen des Magen-Darm-Traktes, Blähungen, Schluckauf, Sodbrennen, Erbrechen, Durchfall (☞ 8.2).

Maßnahmen

- Blähungen: entblähende Tees (z.B. Fenchel, Anis), Darmrohr (☞ 3.6), Wärmeanwendung auf Bauch (☞ 3.7), Bauchmassage
- Vorübergehender Schluckauf: Luft kurz anhalten oder Wasser trinken
- Sodbrennen: ärztl. Abklärung
- Erbrechen: Nahrungskarenz, dünnen schwarzen Tee, langsamer Nahrungsaufbau. Bei anhaltendem Erbrechen ÄrztIn informieren. Beobachtung auf Exsikkosezeichen (☞ 2.6.8)
- Durchfall: Nahrungskarenz, dünnen schwarzen Tee, langsamer Nahrungsaufbau (☞ 2.11). Wenn keine Besserung ab 2. Tag ÄrztIn hinzuziehen. Beobachtung auf Exsikkosezeichen (☞ 2.6.8).

Bewegungsstörungen

Ursachen: Lähmungen oder Bewegungseinschränkungen bei Arthrose u.a. Erkrankungen im Schulter-, Arm- und Handbereich, Tremor bei Parkinsonscher Erkrankung, Kraftlosigkeit.
Maßnahmen: Hilfsmittel einsetzen (☞ 2.6.7).

Reduzierte Geschmackswahrnehmung

Ursache: Abnahme der Geschmackspapillen im Alter.
Maßnahmen: Geschmacksreize geben, gut würzen (z.B. mit Kräutern), aber nicht zu viel Salz.

Schluckstörungen bei Mundtrockenheit

Maßnahmen: mehrmals tägl. Mundpflege (☞ 2.5.3), oft Getränke anbieten, Trinkplan (☞ 2.6.8).

Schluckstörungen nach Apoplexie oder anderen neurologischen Erkrankungen

Ursachen: Störung des Schluckreflexes oder Kaustörungen durch Lähmung.

Schlucktraining

- Mit dickbreiiger Kost, mit kleinen Löffeln beginnen
- Bei Erfolg Schwierigkeitsgrad mit dickflüssigen Getränken erhöhen und dann mit dünnflüssigen Getränken üben: Dünnflüssiges ist schwieriger zu schlucken als Dickflüssiges
- Bei Trinkschwierigkeit auch Flüssigkeit in Form von Wackelpudding anbieten
- Strohhalm oder Pipette zur Hilfe einsetzen. Vorsicht: Aspirationsgefahr
- Später Kauübungen mit Nahrung mittlerer Konsistenz, z.B. gedünstetes Gemüse
- Immer erst auf gelähmter, dann auf nichtgelähmter Seite kauen lassen
- Gelingt Kauen nicht, dickbreiige Kost anbieten und Übungen weiter durchführen

- Kauübungen können durch Kieferkontrollgriff (☞ Abb. 2.21) unterstützt werden.

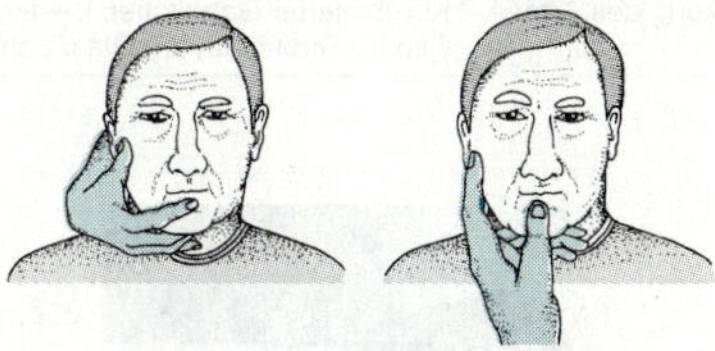

Abb. 2.21: Kieferkontrollgriff [L 119]

Weitere Maßnahmen

- Immer LogopädIn für Schluckanalyse und Schlucktraining hinzuziehen
- Facilitation: Förderung der Gesichtsmimik durch LogopädIn
- Überprüfung des Schluckreflexes mit einem Schluck klarem Wasser, Wasser führt bei Aspiration nicht zu einer Pneumonie
- Zahnprothesensitz überprüfen, evtl. Haftcreme verwenden
- Wegen verschiedener Schluckgeschwindigkeiten keine Gemische aus fester und flüssiger Nahrung anbieten, Aspirationsgefahr
- Keine kohlensäurehaltigen Getränke anbieten, lösen Hustenreiz aus
- Trinkbecher nur zur Hälfte füllen
- Vom Kinn in Richtung Kehlkopf streichen, fördert Schluckreflex
- Keine Nahrungsanreicherung bei überstrecktem Kopf: für gerade Sitz- und Kopfhaltung sorgen, bei Hemiplegie fällt der Kopf leicht zur Seite
- Prüfen, ob sich keine Nahrung in der Wangentasche sammelt
- Hilfsmittel zur selbständigen Nahrungsaufnahme einsetzen (☞ 2.6.7)
- Nachsorgende Mundpflege, um Essensreste zu entfernen.

2.6.7 Hilfsmittel bei der Nahrungsaufnahme

Hilfsmittel dienen der selbständigen Nahrungsaufnahme und sind meist in Sanitätsgeschäften erhältlich. Alle im Hilfsmittelkatalog verzeichneten Produkte können bei der Pflegekasse bzw. KK beantragt werden.

Unterstützung bei der Nahrungsaufnahme

Problem	Hilfsmittel
Schwäche beim Greifen	Verstärkung von Griffen, Bügeln und Henkeln durch Plastik und Schaumstoff, Brotbrett zum Festpieken von z.B. Brot oder Käse, Besteckhalterung (☞ Abb. 2.22)
Zittern, mangelnde Koordination	Teller mit hohen Seitenrändern, Überlauftassen unter Tellern, Gummimatten unter Tellern, Tassen mit zwei Henkeln, nicht umfallbare Tassen
Langsamkeit	Warmhalteteller

Problem	Hilfsmittel
Mundmuskelschwäche	Tasse oder Becher mit Mundstück, lange, gebogene Strohhalme
Bewegungseinschränkung des Armes	Kombinierter Gabellöffel, Besteck mit Halterungen, Clip für Strohhalm am Glas, Schneidebrett

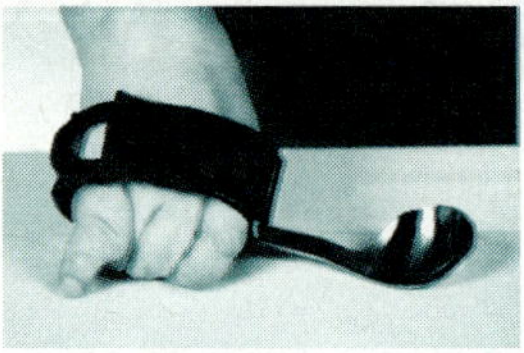

Abb. 2.22: Im Besteckhalter können alle Bestecke mit flachem Griff befestigt werden [V 121]

2.6.8 Trinken und Flüssigkeitszufuhr

Die Gesamtkörperflüssigkeit ist beim alten Menschen (ca. 45 %) geringer als beim jüngeren Menschen (ca. 60 %). Im Gegensatz zum jüngeren Menschen hat der alte Mensch zur Aufrechterhaltung des Stoffwechsels und Ausschwemmung der Stoffwechselendprodukte daher einen größeren Flüssigkeitsbedarf.

Flüssigkeitsbedarf pro Tag
- Mindestens: 1500 ml–2000 ml
- Ideal: 2500 ml–3000 ml
- Faustregel: 30–40 ml/kg Körpergewicht

Ausnahme: Herz- und Nierenerkrankungen (Arztanordnung).

Empfehlenswerte Getränke
- Tee, besonders Früchte- und Kräutertee. Schwarztee kann Verstopfung fördern
- Mineralwässer, Säfte, für Diabetiker Diätsäfte
- Mixgetränke aus Milch- und Sauermilchprodukten
- Auch 2–3 Tassen Bohnenkaffee pro Tag.

Austrocknung (Exsikkose)

Entsteht durch Flüssigkeitsmangel aufgrund eines Ungleichgewichtes zwischen Flüssigkeitsaufnahme und -ausscheidung: zu geringe Wasseraufnahme und/oder zu großer Wasserverlust.

Ursachen

- Altersbedingt reduziertes Durstempfinden
- Bewußte Trinkeinschränkung, um häufiges und nächtliches Wasserlassen zu vermeiden oder aus Schamgefühl bei Inkontinenz (☞ 2.11.1)
- Vergessen zu trinken, z.B. bei Demenz und Verwirrtheit
- Trinkverweigerung, z.B. bei Depression, Psychosen oder Demenz
- Mangelnde pflegerische Versorgung
- Verlust von Flüssigkeit, z.B. bei Fieber, starkem Schwitzen, Durchfall, Erbrechen, Diuretika (☞ 4.2.6).

Symptome

- Akute Verwirrtheit (☞ 15.3.1)
- Trockene Schleimhäute, rissige Lippen und borkig belegte Zunge
- Trockene, in Falten abhebbare Haut (Faltenprobe an der Bauchdecke)
- Eingesunkene Augen
- Scharf riechender, dunkler Urin mit erhöhtem spezifischen Gewicht (Normalwert: 1010–1025). Urinmenge unter 500 ml/24 Std.
- Obstipation
- Appetitlosigkeit und Schwäche, manchmal Fieber, Apathie
- Tachykardie.

Gefahren

Erhöhte Gefahr von Thrombose, Pneumonie, Soor, Parotitis und Stomatitis sowie Obstipation. Lebensbedrohlich: Nieren-, Kreislauf- und Herzversagen.

Trinkplan

Bei allen zu Pflegenden, die zu wenig trinken und exsikkosegefährdet sind: Datum, Trinkmenge in ml, Trinkart, Uhrzeit, Handzeichen, Tagesgesamtmenge, Besonderheiten eintragen

Trinkplan ist keine Bilanzierung. Bilanzierung ☞ 2.6.9.

Tips, Tricks & Fallen

- Veränderungen im Zusammenhang mit der Flüssigkeitsaufnahme dokumentieren
- Alten Menschen sehr oft zu trinken anbieten
- Bei Trinkverweigerung Ursache ergründen und bei Exsikkosegefahr Rücksprache mit HausärztIn halten, evtl. parenterale Flüssigkeitszufuhr
- Bei akuten Verwirrtheitszuständen an Flüssigkeitsmangel denken
- Gute Beobachtung bei Einnahme von Diuretika (☞ 4.2.6)
- Auf Mißbrauch von Abführmitteln achten (zusätzlicher Wasserverlust)
- Bei Temperaturerhöhung erhöhter Flüssigkeitsbedarf: pro °C Temperaturerhöhung ein zusätzlicher Bedarf von 500 ml/24 Std.
- Auch Sterbende brauchen ausreichende Flüssigkeitszufuhr.

2.6.9 Flüssigkeitsbilanz

Es werden Ein- und Ausfuhr innerhalb 24 Std. gemessen und verglichen. Ziel ist eine ausgeglichene Bilanz. Anordnung durch ÄrztIn. Anwendung bei Gefahr des Flüssigkeitsmangels z.B. durch ungenügende Flüssigkeitsaufnahme, Durchfall, Erbrechen; bei Herz- und Nierenerkrankungen; Fieber (Flüssigkeitsverlust durch Schwitzen).

! Flüssigkeitsbilanz

Ausgeglichene Bilanz: Einfuhr ist um 200–400 ml größer als die Ausfuhr. 850 ml/24 Std. Flüssigkeitsabgabe über Lunge und Haut, ca. 400 ml/24 Std. Oxydationswasser durch Stoffwechselvorgänge.
Positive Bilanz: Einfuhr ist größer als Ausfuhr, z.B. bei Nierenversagen wird nur unzureichend Wasser ausgeschieden.
Negative Bilanz: Ausfuhr ist größer als Einfuhr, z.B. bei Diuretikagabe, starkem Erbrechen und Durchfall.

Bilanzieren

Dauer der Messung: 24 Std.
Einfuhr: Alles messen und aufschreiben, was oral, parenteral oder per Sonde aufgenommen wird. Trinkmengen und geschätzte Wasseranteile von Suppen und Breikost angeben: z.B. dünne Suppen enthalten ca. 90% Wasser, Breie enthalten etwa 70–90% Wasser.
Ausfuhr: Urin, Stuhl, Abfluß über Sonden, Erbrochenes nach Augenmaß schätzen und aufschreiben.

- Bilanzbogen vom Dokumentationssystem oder hausinternen Bilanzbogen benutzen
- Bilanzblatt (☞ Abb. 2.23) vorbereiten: Name, Datum, Uhrzeit, Einfuhr und Ausfuhr. In der Nähe des zu Pflegenden belassen, damit Angehörige und Besucher Verabreichtes aufschreiben können
- Zu Pflegenden, Angehörige und MitarbeiterInnen informieren
- Trinkgefäße ganz füllen; in ml aufschreiben, wenn ein Gefäß geleert ist; Reste nach 24 Std. von der Messung abziehen
- Messung der Urinmenge durch Katheterableitung oder Sammelurin (☞ 2.11.1)
- Täglich zu einem festgesetzten Zeitpunkt summieren und im Dokumentationssystem verzeichnen
- Bei inkontinenten Personen ist keine exakte Ausfuhrkontrolle möglich, genaue Beobachtung auf Exsikkosegefährdung.

Fehlerquellen: Inkontinenz, schlechte Mitarbeit von zu Pflegenden und Angehörigen, starkes Schwitzen, fehlende Berücksichtigung von Flüssigkeitsverlusten bei Fieber (ca. 500 ml pro °C Temperaturerhöhung).

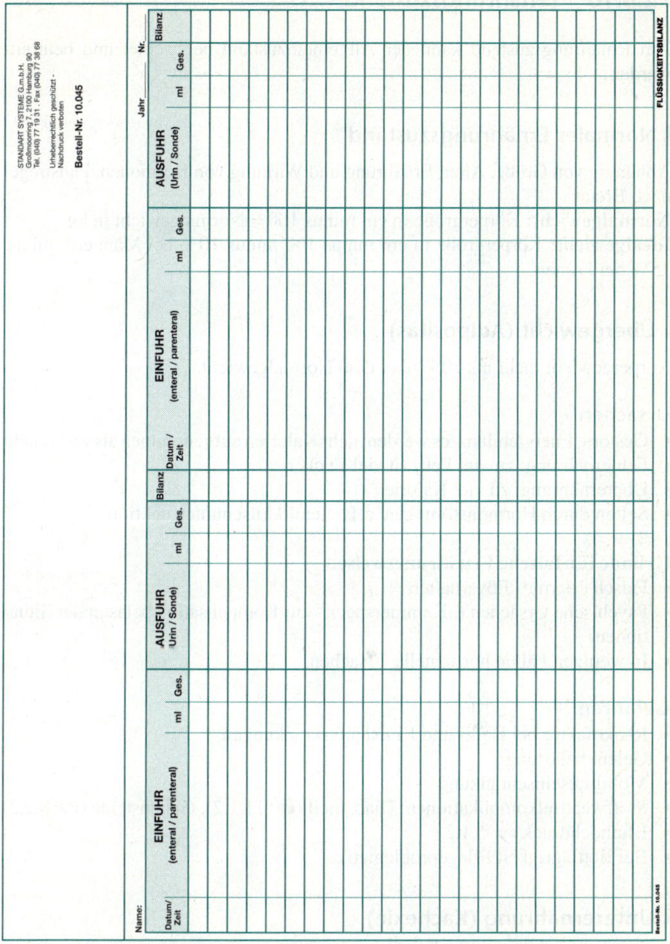

Abb. 2.23: Bilanzbogen. Mit freundlicher Genehmigung der STANDARD SYSTEME GmbH [V 166]

2.6.10 Ernährungszustand

Am Ernährungszustand kann der Allgemeinzustand beobachtet und beurteilt werden.

2

Normaler Ernährungszustand

Abhängig von Größe, Alter, Ernährung und Wirkung von Hormonen. Faustregel nach Broca:
Normalgewicht: Körpergröße in cm minus 100 = Normalgewicht in kg.
Idealgewicht: Körpergröße in cm minus 100 minus 10 % bei Männern, minus 15 % bei Frauen.

Übergewicht (Adipositas)

Körpergewicht mehr als 10 % über dem Normalgewicht.

Ursachen

- Gestörte Energiebilanz, es werden mehr Kalorien aufgenommen als verbraucht
- Fehlernährung: zu viel Fett, zu viel Zucker
- Überernährung: zu viel Kalorien
- Selten durch Hormonstörungen, z. B. Schilddrüsenunterfunktion.

Gründe für falsche Ernährungsweisen

- Falsch erlerntes Eßverhalten
- Psychische Ursachen („Kummerspeck“ zur Kompensation belastender Situationen)
- In wenigen Fällen hormonelle Ursachen.

Gefahren

- Risikofaktor bei Herz- und Kreislauferkrankungen
- Gelenkbelastung
- Mobilitätseinschränkung
- Stoffwechselkomplikationen: Diab. mell.(☞ 11.1.2), Gallensteine (☞ 8.2.3)
- Bluthochdruck ☞ 6.1.2
- Bei Bettlägrigkeit Pflegeproblematik.

Unterernährung (Kachexie)

Kachexie (Auszehrung): Körpergewicht über 20 % unter dem Normalgewicht. Reduzierter Ernährungszustand durch mangelnde Kalorien, Eiweiß-, Vitamin- bzw. Mineralstoffaufnahme. Betrifft ca. 40 % der alten Menschen.

Ursachen

- Einseitige Ernährung
- Unregelmäßige Nahrungsaufnahme, problematische Ernährungssituation im häuslichen Bereich, schlechte finanzielle Situation, eingeschränkte Mobilität

- Fehlender Appetit, z. B. bei Kummer, Depression, sozialem Rückzug und Einsamkeit, reduziertem Geruchs- und Geschmacksempfinden
- Psychische Störungen, z. B. Depression
- Tumorerkrankungen
- Erkrankungen des Verdauungstraktes, z. B. Ulkus, Gastritis (☞ 8.1.3)
- Mangelnde Kaufähigkeit, fehlender Zahnersatz, Schluckstörungen
- Nahrungsverweigerung, z. B. bei Demenz (☞ 15.3.1)
- Vergeßlichkeit, z. B. bei Demenz, akuter Verwirrtheit
- Medikamenten- oder Alkoholabhängigkeit (☞ 15.3.6).

Symptome

- Geringes oder fehlendes Fettgewebe
- Magerkeit, eingefallene Wangen, sichtbare Rippen- und Beckenknochen
- Reduzierte Leistungsfähigkeit
- Müdigkeit und Schlappheit
- Schlecht durchblutete Extremitäten.

Tips, Tricks & Fallen

Unterernährung nicht als „normale“ Altersschwäche fehldeuten.

Gewicht kontrollieren

Bei Kranken als Routinemaßnahme, z.B. wöchentlich, ansonsten auf ärztl. Anordnung zu festgelegten Zeiten oder bei alten Menschen nach individuellem Pflegeplan. Zu Verfügung stehen: Stehwaage, Sitzwaage, Hebewaage (Patientenheber).

Wiegen

- Immer zur gleichen Zeit wiegen, z. B. morgens und nüchtern
- Immer auf der gleichen Waage wiegen
- Immer mit etwa gleich schwerer Kleidung wiegen
- Immer nach Toilettengang wiegen
- Dokumentation.

2.6.11 Diäten und Ernährungsempfehlungen bei Alterserkrankungen

Diäten sind wichtige Grundlagen einer Therapie. Diätberatung durch DiätassistentIn im Krankenhaus, größeren Altenpflege- und Rehabilitationseinrichtungen, bei Krankenkassen. Beratung im häuslichen Bereich auch durch Altenpflegekräfte.

Diäten nach ärztl. Anordnung und in Absprache mit alten Menschen.

Diät bei Diabetes mellitus

2

Diabetes mellitus ☞ 11.1.2. Diabetesdiät ist wichtige Grundlage jeder Diabetestherapie. Motivation und Schulung ist Bestandteil der Therapie.
Anwendung: bei Diabetes Typ I, IIa und IIb.
Diätziel: Stabilisierung des Blutzuckerwertes zur Vermeidung von Spätschäden, zum Abbau von Übergewicht und zur Vermeidung von Entgleisungen.
Gefahren bei Nichteinhalten von Diät ☞ 11.1.2.

Prinzipien bei der Diabetesdiät

- Ernährungsanamnese erheben und individuellen Ernährungsplan durch ÄrztIn und mit alten Menschen festlegen, keine unrealistischen Diätpläne aufstellen
- Energiebedarf (☞ 2.6.2) beachten: Größe, Alter, körperliche Betätigung, Gewichtsreduktion erforderlich? Kalorienmenge/24 Std. festlegen
- Aufteilung in mind. 6 kleine Mahlzeiten, um BZ-Schwankungen zu vermeiden, z. B. 8.00 Frühstück, 10.00 Zwischenmahlzeit, 12.00 Mittag, 14.00 Nachtisch, 16.00 Kaffee, 18.00–19.00 Abendessen, ab 20.30 Spätmahlzeit
- Berechnung der BE mit Insulingabe abstimmen
- Nährstofftabellen und BE-Austauschtabellen (☞ unten) als Grundlage der Berechnungen benutzen. Erhältlich im Buchhandel, bei Diabetes-Gesellschaften, Industrie
- Diät sollte, wie beim Gesunden, aus einer ausgewogenen und abwechselungsreichen Vollkost bestehen, möglichst Vollwertkost (☞ 2.6.3)
- Ballaststoffreiche Kost vermeidet hohe Blutzuckerspiegel nach der Mahlzeit, senkt Blutfette, Obstipationsprophylaxe
- Strenge der Diät von Begleiterkrankung und Person abhängig machen.

Grundlagen und Werte

- Berechnung der Kohlenhydratmenge in BE = Broteinheiten. 1 BE = 12 g Kohlenhydrate
- Sollzusammensetzung der Nahrung: 40–50 % Kohlenhydrate, 30–35 % Fette, 15 % Eiweiße
- Kalorienbedarf:
  - 20 Kcal/kg des Idealgewichtes zur Gewichtsreduzierung
  - 30 Kcal/kg des Idealgewichtes zur Gewichtserhaltung
  - 40 Kcal/kg des Idealgewichtes zur Gewichtszunahme.

Beispiel bei einem Energiebedarf von 1900 kcal bzw. 1700 kcal

Nährstoffe	1900 kcal	1700 kcal
Eiweiß	72 – 95 g	64 – 85 g
Fett	63 – 73 g	56 – 66 g
Kohlenhydrate	190 – 230 g	170 – 210 g

BE-Austauschtabelle

Nahrungsmittel	1 BE = 12 g Kohlenhydrate sind enthalten in
Knäckebrot	20 g = 2 mittlere Scheiben
Mischbrot	25 g = ½ Scheibe
Vollkornbrot	30 g = 1 dünne Scheibe
Brötchen	25 g = ½ Brötchen
Kartoffeln	80 g = 1 mittelgroße
Kartoffelbrei	100 g = 2–3 gehäufte Eßlöffel
Pommes frites	40 g = ½ Tasse
Gekochte Nudeln	60 g = versch. Nudelformen, deshalb wiegen
Gekochter Reis	45 g = 2 gehäufte Eßlöffel
Milch, Buttermilch, Naturjoghurt, Kefir	250 g = ¼ l
Gekochter Mais	70 g = 4 Eßlöffel
Apfel	100 g = 1 kleiner
Apfelsine	120 g = 1 mittelgroße
Banane	90 g = ½ mittelgroße
Birne	100 g = ½ mittelgroße
Erdbeeren	200 g = 15 mittelgroße
Mandarine	120 g = 3 kleine oder 2 mittelgroße
Pfirsich	130 g = 1 kleiner
Pflaume	110 g = 4 kleine oder 2 große
Weintraube	80 g = 10 mittelgroße
Obstsaft, z. B. Apfel- oder Orangensaft	125 g = ¼ l
Bei Fertigprodukten stehen BE meist auf der Packung	

Erlaubte und nicht erlaubte Nahrungsmittel

Je nach Kohlenhydratgehalt gibt es erlaubte, mit Berechnung (begrenzt) erlaubte und ohne Berechnung erlaubte Nahrungsmittel.

Nicht erlaubt

- Alle Lebensmittel, die unter Verwendung von Haushaltszucker hergestellt sind
- Getränke mit Zucker: Säfte, Limonade, Liköre, süße Weine.

Ohne Berechnung erlaubt

- Kaffee, Malzkaffee, Tee, Mineralwasser
- Süßstoff, z. B. Natreen®, Assugrin®
- Klare Suppen: Einlage muß berechnet werden
- Gemüse und Pilze bis 200 g pro Tag außer Artischocken, Erbsen, Mais, Schwarzwurzeln, Bohnen, Linsen und Kartoffeln
- Nüsse, Kerne, Samen bis 50 g pro Tag.

Mit Berechnung erlaubt

- Brot, Brötchen: alle Brotsorten, möglichst Vollwertprodukte
- Mehle, Teigwaren, Nährmittel wie Reis, Haferflocken, Vollkornprodukte
- Milch, Milchprodukte und Milcherzeugnisse
- Kartoffeln und Kartoffelerzeugnisse
- Gemüse: Artischocken, Erbsen, Mais, Schwarzwurzeln, Bohnen, Linsen
- Obst und Trockenobst

- Fruktose und Diabetikerprodukte mit Zuckeraustauschstoffen
- Obstsäfte, Gemüsesäfte.

Standardkost für 1 Tag

Beispiel einer Standardkost für 1 Tag mit 18 BE, 2300 kcal			
Frühstück	4 BE	Zwischenmahlzeit	2 BE
1 Vollkornbrötchen	2 BE	5–6 Diätkekse, je nach Packungsangabe	2 BE
1 Scheibe Graubrot	2 BE	Kaffee, 15 ml Kondensmilch	
40 g Butter, 20 g Diätmarmelade, 30 g Magerquark, 25 g Käse 35 % Fett i. Tr., 200 ml Kaffe, 15 ml Kondensmilch 4 % Fett			
2. Frühstück	2 BE	Abendessen	4 BE
1 Apfel	1 BE	2 Scheiben Vollkornbrot	4 BE
250 g Joghurt 3,5 %	1 BE	20 g Butter, 30 g Corned beef, 25 g Käse 45 % Fett i. Tr., 100 g Tomate, 100 g Gurke	
Mittag	4 BE	Spätmahlzeit	2 BE
200 g Kartoffeln	2 ½ BE	250 ml Buttermilch	1 BE
7 g Mehl zum Soßeandicken	½ BE	2 Zwiebäcke	1 BE
20 g Mandarinen, z. B. im Dessert	1 BE		
120 g Putenschnitzel, 200 g frischer Brokkoli, 10 ml Sonnenblumenöl			

Tips, Tricks & Fallen

- Alte Menschen zur Einhaltung der Diät motivieren. Kleine Ziele stekken, das erhöht die Motivation
- Auch bei alten Menschen ist Diät notwendig, weil altersbedingte Vorschädigungen, z. B. Arteriosklerose, bestehen und früher zu Spätfolgen (☞ 11.1.2) führen
- „Eßsünden" wie Nebenbeiessen bei alten Menschen nicht verbieten, flexibel sein, öfters BZ kontrollieren (☞ 11.1.2), mit ÄrztIn besprechen, Medikamenten- bzw. Insulinanpassung
- Nicht aus Prinzip auf ballaststoffreiche Kost bestehen, wenn sie Gewohnheiten des Diabetikers widerspricht
- Ballaststoffreiche Spätmahlzeit anbieten, Vermeidung von Unterzukkerung in der Nacht
- In stationärer Einrichtung genaue Absprachen mit der Hauswirtschaftsleitung und Diätassistentin treffen, genaue Information, wann welcher Diabetiker wieviel Kohlenhydrate zu sich nehmen darf
- Diabetikerliste in der Küche aufhängen.
- Diabetikerberatung oft durch KK; Information durch Diabetikerselbsthilfegesellschaft.

Diät bei arteriosklerotischen Erkrankungen

Arteriosklerose ☞ 6.2.2. Anwendung bei arteriosklerotischen Gefäßveränderungen, um das Fortschreiten zu verlangsamen.
Diätziel: Reduktion von fettreicher Nahrung, Reduktion des Gesamtcholesterins und der Neutralfette im Blut, Normalgewicht.

Diät

- Fettarme, sonst ausgewogene Kost
- Bei Übergewicht Reduktionsdiät
- Pflanzliche Fette wie Margarine und Pflanzenöle bevorzugen, enthalten die „gesunden“ ungesättigten Fettsäuren
- Wenig tierische Fette, enthalten „ungesunde“ gesättigte Fettsäuren und viel Cholesterin
- Cholesterinarme Kost, max. 300 mg/Tag: mageres Fleisch, Fisch in fettfreier Zubereitung, Brot, fettfreie Gebäcke, Obst, Gemüse, Magermilchprodukte, Honig, Zucker
- Cholesterinreiche Nahrungsmittel wie z.B. Butter, Mayonnaise, Eier, fette Käsesorten, fettes Fleisch und Wurst vermeiden.

Standardkost für 1 Tag mit 1800 kcal

Frühstück	**Kaffee**
Kaffee oder Tee ohne Milch, 1 Schrotbrötchen, 50 g Vollkornbrot, 15 g Margarine, 1 Scheibe mageren Schinken oder Käse (30 % Fett i. Tr.), Tomate, 20 g Honig/Marmelade	Kaffee oder Tee ohne Milch, 40 g mit Margarine gebackener Kuchen
Zwischenmahlzeit	**Abendessen**
150 g Magerjoghurt, 100 g Obst, Saft, Tee, Wasser	50 g Vollkornbrot, 20 g Graubrot, 10 g Margarine, kleiner Salatteller, 50 g Kalbsbratenaufschnitt, 30 g Käse (30 % Fett i. Tr.), energiefreies Getränk
Mittagessen	**Spätmahlzeit**
150 g klare Brühe, 190 g Geflügelgeschnetzeltes, 200 g gedünstetes Gemüse, 120 g Kartoffeln, 30 g mit Margarine zubereitete Soße, 100 g Apfelkompott	150 g Obstkompott

Tips, Tricks & Fallen

- Nicht so viel Zucker. Beim Abbau von Zucker wird Vitamin B verbraucht, erhöht Risiko arteriosklerotischer Schäden
- Alkohol in Maßen ist erlaubt
- Auf Rauchen verzichten (ist ein zusätzlicher Risikofaktor).

Diät bei Gicht

Gicht ☞ 10.2.5. Diät bei Gichterkrankung oder zur Vorbeugung von Gicht.
Diätziel: Reduktion purinhaltiger Nahrungsmittel, dadurch Reduktion von Harnsäurebildung, Harnsäure ist Endprodukt des Purinstoffwechsels.

Diät

- Purinarme Kost
- Ausgewogene, purinarme Vollwertkost
- Bei strenger Diät gar kein Fleisch und Fisch
- Eiweißbedarf möglichst mit Milcheiweiß decken
- Vermeidung von Alkohol: Alkohol hemmt die Harnsäureausscheidung
- Vermeidung von Kaffee.

Erlaubte und nicht erlaubte Nahrungsmittel

Verboten, sehr hoher Puringehalt: Innereien wie Leber, Niere, Hirn, Ölsardinen, Sardellen, Fleischextrakte, Kalbsbries.
Wenig empfehlenswert, mittlerer Puringehalt: Rindfleisch, Kalbszunge, Leberwurst, Schweinefleisch, Kalbfleisch, Kaninchen, Wildbret, Karpfen, Barsch, Kabeljau, Heilbutt, Hecht, Ente, Gans, Fleischsuppen, Linsen.
Eingeschränkt empfehlenswert, mäßiger Puringehalt: Speck, Schinken, Hammelfleisch, Hähnchen, Hase, Aal, Hering, Pilze, Erbsen, weiße Bohnen, Spinat, Blumenkohl, Spargel, Boullon, Grahambrot, Roggenbrot, Ganzweizenbrot, Hafergrütze.
Empfehlenswert, geringer Puringehalt: Buttermilch, Trinkmilch, Joghurt, Tomate, Paprikaschote, Rettich, Gurke, Apfel, Birne, Grapefruit, Kartolffeln, Reis, Nudeln.

Gemäßigte Standardkost für 1 Tag:

Frühstück	Kaffee
Getreidekaffee oder Tee, 1 Schrotbrötchen und 50 g Vollkornbrot, 15 g Butter oder Margarine, Marmelade oder Honig, 1 weiches Ei	Getreidekaffee oder Tee, 40 g Kuchen oder 1 süßes Brötchen
Zwischenmahlzeit	**Abendessen**
1 Glas Buttermilch oder 1 Joghurt oder etwas Obst, Tee, Wasser oder Säfte	2 Scheiben Vollkornbrot, 15 g Margarine, 20 g vegetarischer Brotaufstrich, 1 Scheibe Emmentaler Käse, 1 kleiner Salatteller, Tee
Mittag	**Spätmahlzeit**
Fruchtsuppe als Vorsuppe, 150 g Kartoffeln, 200 g Hühnerfleisch, 200 g Möhrengemüse, kleiner Salatteller, 100 g Apfelkompott	150 g Apfelkompott

Tips, Tricks & Fallen

- Ausreichende Trinkmengen: 2,5–3 l pro Tag zur Ausscheidungsförderung
- Übergewicht durch Kalorienbeschränkung und fettarme Kost vermeiden
- Vorsicht bei Gewichtsreduktion: Harnsäurespiegel steigt, dadurch erhöhte Gichtanfallneigung
- Diät mit DiätassistentIn zusammenstellen
- Großer Alkoholkonsum kann Gichtanfall auslösen.

2

Ernährung bei Obstipation

Bei Obstipation oder zur Obstipationsprophylaxe (☞ 3.1.8), bei Bewegungsmangel, allgemeiner Schwäche, nach Operationen.
Ursachen: Schwäche der Darmmuskulatur (kein Dehnungsreiz), zu wenig Ballaststoffe, chronischer Abführmittelmißbrauch, psychische Belastung, zu wenig Flüssigkeit.
Ernährungsziel: Dehnungsreiz im Mastdarm erhöhen, z.B. durch ballaststoffreiche Nahrung und mehr Flüssigkeit, Anregung der Darmmotilität (Peristaltik).

Ernährung

- Ballaststoffreiche Kost, z.B. Vollkornprodukte, Gemüse, Obst, Müsli
- Fruchtsäurehaltige Nahrungsmittel wie z.B. frisches Obst
- Honig anstelle Zucker, aber vorsichtig probieren: Bei Empfindlichkeit kann Honig zu Blähungen führen
- Ballaststoffe wie Weizenkleie und Leinsamen in Quark, Joghurt, Kompott einrühren, dabei für genügend Flüssigkeitszufuhr sorgen (sind Quellmittel)
- Milchzucker z.B. in Tee, Säfte oder ins Müsli geben
- Lävulose-Produkte aus der Apotheke (nach Anweisung)
- Sauerkrautsaft, aber Vorsicht: stark abführende Wirkung
- Pflaumenmus und Backpflaumen, aber Vorsicht: können zu Darmkrämpfen führen
- Stopfende Nahrungsmittel wie Weißmehlprodukte, Schokoladenprodukte, Bananen meiden
- Ausreichend Flüssigkeit: 2–3 l/Tag.

Tips, Tricks & Fallen

- Morgens auf nüchternen Magen ein Glas Wasser, Sauerkrautsaft, Fruchtsaft, Buttermilch, Bohnenkaffee trinken, löst Stuhlentleerungsreflex aus
- Keine Abführmittel langfristig anwenden, kann zu Kaliummangel und Darmschwäche führen.

2.6.12 Sondenernährung

Anwendung bei Erkrankungen, die den Kau- und Schluckmechanismus beeinträchtigen, z.B. nach Apoplexie, Einengung z.B. durch Tumoren im oberen Verdauungstrakt oder bei sehr kachektischen und schwachen alten Menschen.
Verabreichungsmöglichkeiten: nasale Sonden, PEG (perkutane endoskopische Gastroenterostomie) oder PEJ (perkutane endoskopische Jejunustomie), selten Feinnadeljejunostomie.

Ethische Problematik bei Sondenernährung

Sonden können auf Ablehnung stoßen, besonders bei alten Menschen, die lieber sterben wollen und nicht wünschen, daß ihr Leben künstlich verlängert wird.

2

Problemlösung

- Besprechung im Pflegeteam, mit zu Pflegendem, ÄrztIn und Angehörigen. Keine Patentlösung möglich. Für genügend Flüssigkeitszufuhr sorgen
- Einrichtung einer Ethikkommission in Einrichtung: Bei ethischer Problematik geben deren Mitglieder mit Hilfe von Fortbildungsangeboten den MitarbeiterInnen Unterstützung.

! **Sondenkostarten**

- **Niedermolekulare Sondenkost:** z.B. Survimed® instant, Precitene® MCT 50. Sind bedarfsgerecht aufeinander abgestimmte Nährstoffe aus kleinen Bausteinen, die leicht resorbiert werden können, ohne daß die Nahrung vorher in ihre Bausteine zerlegt werden muß, z.B. Kohlenhydrate als Mono-, Di- oder Oligosaccharide. Können vom Körper rückstandslos verwertet werden. Führen zu geringerer Stuhlmenge. Industrielle Herstellung
- **Hochmolekulare Sondenkost:** z.B. Fresubin® plus Sonde, Fresubin® flüssig. Enthält Nährstoffe in seiner ursprünglichen Form, deshalb nur bei (fast) ungestörter Verdauungsfunktion anwendbar. Ballaststoffgehalt verschieden. Wird industriell hergestellt, dann sind Nährstoffe bedarfsgerecht aufeinander abgestimmt, sind aber auch in der Küche herstellbar
- **Diäten für besondere Stoffwechselsituationen:** z.B. bei Diabetes mellitus, Nieren- oder Lebererkrankungen. Enthält bedarfsgerecht aufeinander abgestimmte Nährstoffe in ursprünglicher Form. Industrielle Hergestellung
- **Nährstoffkonzentrate:** enthält nur einzelne Nährstoffe wie z.B. Eiweiß, die bei entsprechendem Mangel verabreicht werden
- **Flüssigkeitsergänzung:** z.B. Tee.

Zubereitung von Pulvernahrung

- Wegen Keimverschleppung nicht empfehlenswert, veraltete Methode
- Zubereitung nur nach Anweisung
- Pulvernahrung genau nach Vorschrift zubereiten
- Nahrung klumpenfrei mit Schneebesen verrühren, innerhalb 2 Std. verbrauchen
- Zubereitung nur mit abgekochtem Wasser
- Lauwarm verabreichen, nicht über 36 °C wegen Ausfällungsgefahr.

Applikationsformen

Spritze

Nahrung wird mittels Spritze per Hand verabreicht.

Nachteil: Keine kontinuierliche Zufuhr möglich, Unverträglichkeit, Keimverschleppung. Nicht empfehlenswert

Überleitgerät (Schwerkraft)

Sondenkost wird in Flasche oder einem Beutel mit Überleitungssystem (☞ Abb. 2.24) hochgehängt und läuft der Schwerkraft zufolge über Schlauchsystem (halbkontinuierliche Zufuhr). Vorteil: Gut verträglich, hygienisch, leicht anwendbar.

Überleitgerät mit Pumpe:
Sondenkost in Flasche und Beutel wird mit Überleitungssystem an eine Ernährungspumpe angeschlossen und läuft kontinuierlich ein (☞ Abb. 2.25).
Vorteil: Gut verträglich, sehr kontinuierliche Zufuhr, empfehlenswert auch bei Diabetikern.
Nachteil: bei alten Geräten fehlende Alarmfunktion. Empfehlenswert bei PEG/PEJ. Immer bei Sondenlage im Dünndarm und bei niedermolekularer Kost anwenden. Bei Verwendung von Überleitgeräten immer firmeneigene Schlauchsysteme verwenden.

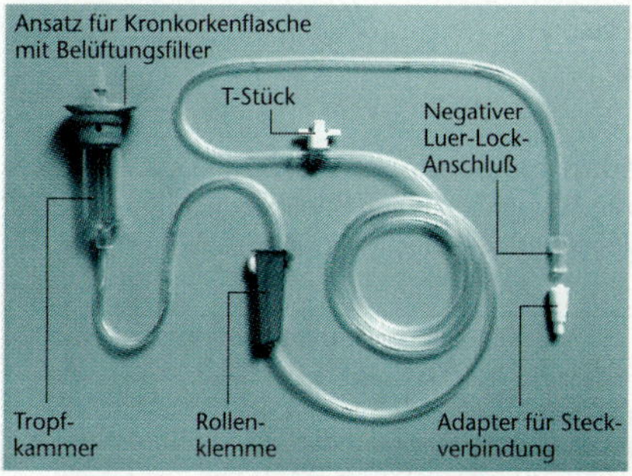

Abb. 2.24: System zur Sondenernährung per Schwerkraft aus einer Kronkorkenflasche [U 222]

Zufuhrgeschwindigkeit

Langsame Zufuhr, da bessere Verträglichkeit. Geschwindigkeit muß der Verträglichkeit angepaßt werden.
Spritze: max. 100 ml in 5–10 Min.
Schwerkraft (halbkontinuierlich): 100 ml in ca. 5–10 Min.
Pumpe (kontinuierlich): 100 ml in ca. 60 Min.

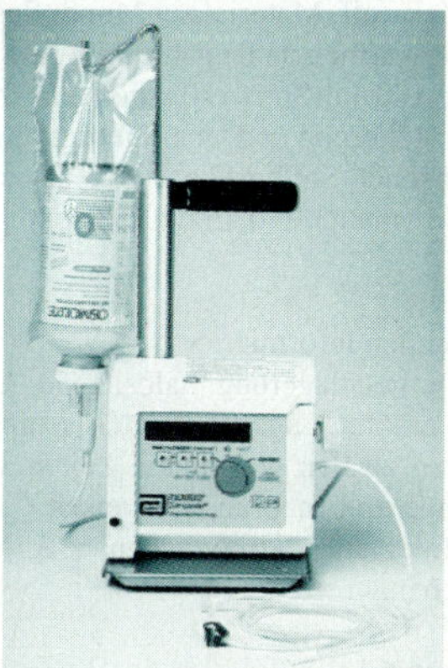

Abb. 2.25: Ernährungspumpe mit angeschlossenem Spezialüberleitungsgerät für Flaschen-Sondenkost. Die Fußraste wird in ml/h eingestellt. Nach Verabreichung der eingegebenen Gesamtmenge schaltet sich die Pumpe ab und gibt ein akustisches Signal. [V 143]

2

Nahrungsaufbau

Für eine gute Verträglichkeit ist ein langsamer, schrittweiser Nahrungsaufbau zu empfehlen.

Nahrungsaufbau bei portionsweiser oder halbkontinuierlicher Zufuhr

Stufe	Sondennahrung*	Flüssigkeitsergänzung	Gesamtenergie
1	5 x 100 ml	12 x 200 ml	500 kcal
2	10 x 100 ml	10 x 200 ml	1000 kcal
3	10 x 150 ml	10 x 170 ml	1500 kcal
4	8 x 200 ml	10 x 160 ml	1600 kcal

* 100 ml = 100 kcal

Flüssigkeitsbedarf bei Sondenernährung

Es muß der wahre Wassergehalt von Sondenernährung ermittelt und die zusätzliche Flüssigkeitszufuhr dementsprechend angepaßt werden.

Beispiel für Routineberechnung

Flüssigkeit per Sondenkost	1500 ml
Ergänzende Zufuhr in Form von Tee	1500 ml
Flüssigkeit insgesamt	3000 ml

Sondenkost verabreichen

Material: Zellstoff, Material zur Mundpflege (☞ 2.5.3), 20-ml-Spritze evtl. mit Adapter, Tee, warme Sondennahrung bei ca. 30 °C im Wasserbad erwärmt, 50-ml-, 60-ml- oder 100-ml-Spritze für Sondennahrung mit Adapter oder Beutel bzw. Flasche mit Halterung und Überleitungssystem (steril), Infusionsständer, bei nasaler Magensonde Stethoskop, Lackmuspapier, evtl. fein zermörserte und verdünnte Medikamente, evtl. Ernährungspumpe, Flüssigkeit zum Spülen der Sonde.

Vorbereitung

- Zu Pflegenden informieren
- Oberkörperhochlagerung: halbsitzend oder mind. 30°-Erhöhung. Wenn nicht möglich: erhöhte Lagerung mittels schiefer Ebene, sonst Aspirationsgefahr
- Mahlzeiten zu den gewohnten Zeiten verabreichen und immer wieder auf Bedeutung von Ernährung hinweisen
- Soziale Integration ermöglichen, z.B. Nahrung im Kreis anderer Personen verabreichen.

Durchführung

- Hände desinfizieren
- Blickkontakt herstellen und zu Pflegenden ansprechen
- Mundpflege ☞ 2.5.3
- Sondenkost überprüfen: Farbe, Aussehen, Temperatur, Beschaffenheit

- Lage der Sonde kontrollieren (☞ 3.4.4)
- Nahrungstransport durch Ansaugen von Nahrungsresten aus dem Magen kontrollieren
  - bei Nahrungsresten von mehr als 100 ml 1–2 stündige Nahrungspause einlegen, dann erneut kontrollieren
  - bei Verdacht auf Magenentleerungsstörung ÄrztIn benachrichtigen
- Mit Tee ohne großen Druck spülen
- Luftzutritt vermeiden, Sonde abklemmen
- Spritzenzylinder oder Verbindungsstück von Überleitungssystem aufsetzen. Überleitungssystems muß alle 24 Std. gewechselt werden
- Klemme öffnen und Nahrung verabreichen. Bei halbkontinuierlicher Zufuhr mehrfach Fließgeschwindigkeit kontrollieren; verordnete Zufuhrgeschwindigkeit einhalten
- Zu Pflegenden beobachten
- Mit Tee nachspülen, sonst Verstopfungsgefahr
- Sonde mit Stöpsel verschließen
- PEG/PEJ mit 50 ml Tee spülen: vor und nach jeder Nahrungszufuhr, bei Unterbrechung der Nahrungszufuhr, bei kontinuierlicher Zufuhr alle 2 Std., sonst Verstopfungsgefahr
- Wenn Erkrankung es erlaubt, orale Verabreichung von Flüssigkeit und Nahrung. Erhalt des Schluckreflexes und Parotitis- und Soorprophylaxe.

Medikamentengabe über Sonde
- Medikamente zermörsert oder in flüssiger Form verabreichen. Ausnahme: Dragees, Kapseln
- Medikamentengabe in der Regel nach Nahrungsverabreichung, mit ÄrztIn absprechen
- Medikamente nie mit Ernährungslösung mischen
- Vor und nach jeder Medikamentengabe mit Tee oder stillem Wasser spülen.

Nachsorge
- Zu Pflegenden mind. 30–45 Min. nach Nahrungsverabreichung in mind. 30° Oberkörperhochlage belassen
- Art und Menge der verabreichten Nahrung, Zeit, Zufuhrgeschwindigkeit, Restmengen im Magen, Hinweise auf Komplikationen beachten und dokumentieren, Aufräumen.

Unverträglichkeiten und Komplikationen

Symptome: Übelkeit, Erbrechen, Durchfall, Blähungen, Völlegefühl, gespannter Bauch.
Ursachen: zu schnelle Verabreichung, Verabreichung zu großer Mengen, zu stark konzentrierte Sondenkost (Herstellerhinweis beachten), zu kalte Sondennahrung, bakterielle Verunreinigung durch unhygienisches Arbeiten, Nebenwirkung von Medikamenten, z.B. Antibiotika.
Sonstige Komplikationen: Entzündungen der Nasen- und Rachenschleimhaut, Munderkrankungen, Sondenverstopfung, Sondenverrutschung, Wassermangel bei zu geringer Flüssigkeitsergänzung, Ödeme bei zu viel Flüssigkeit.

2

2

Tips, Tricks & Fallen

- Nasale Sonden sind ein großer Eingriff in die Persönlichkeit, verändern das Erscheinungsbild, vermindern das Selbstwertgefühl und werden oft abgelehnt und deshalb herausgerissen
- PEG-Sonden werden besser toleriert
- Menge, Häufigkeit, Zusammensetzung der Sondenkost nach Arztverordnung
- Wegen Verklebungsgefahr keine süßen Tees. Wegen Ausflockungsgefahr des Eiweißes keine Früchtetees
- Bei Verrutschen der Sonde: ÄrztIn benachrichtigen. Legen der Sonde ist ärztl. Tätigkeit (☞ 3.4.4)
- Gute Mundpflege (☞ 2.5.3)
- Zufuhrrate erst nach 24 Std. komplikationsloser Sondenernährung erhöhen
- Bei Unverträglichkeiten (☞ oben): Sondenlage kontrollieren. Zufuhrgeschwindigkeit evtl. verlangsamen, laktosefreie Nahrung, Nahrungsaufbau einhalten, evtl. Wechsel der Sondenkost, Stuhluntersuchung auf pathogene Keime, Hygiene überprüfen, ÄrztIn benachrichtigen.

2.7 ATL Sinn finden

Der Alterungsprozeß ist individuell verschieden ausgeprägt, verläuft in unterschiedlichen Formen und schreitet unterschiedlich schnell fort. Veränderungen der Situation des alten Menschen, seiner subjektiven Befindlichkeit, der Sozialisation, seiner Religion bzw. seines Glaubens wirken sich in allen Lebensbereichen aus. Die Auseinandersetzung mit Sinnfragen im Alter nimmt zu. AltenpflegerInnen sollten ihr Menschenbild kennen, hinterfragen und sich des eigenen Alterungsprozesses bewußt sein.

2.7.1 Der Alterungsprozeß

Der Alterungsprozeß wird individuell positiv oder negativ bewertet. Die Richtung hängt entscheidend von der Persönlichkeit und der Anpassungsfähigkeit an verschiedene Lebensumstände ab. Multiple Streßfaktoren begleiten den physiologischen Altersprozeß. Störungen in der Problembewältigung, Sinnkrisen, seelische Veränderungen im Denken, Gedächtnis, Gefühl, bis hin zur Altersdepression können auftreten.

Schwer zu verkraftende Erfahrungen im Alter

Vielfache Verlusterfahrungen beeinträchtigen den Alterungsprozeß und sind schwer zu verarbeiten:

- Einschränkung der körperlichen Fähigkeiten und Funktionen

- Zunahme körperlicher Beschwerden und Erkrankungen
- Ausscheiden aus der leistungsorientierten Gesellschaft durch Pensionierung
- Veränderte finanzielle Ressourcen durch Rente
- Gefahr der Vereinsamung durch Abnahme und Störung sozialer Beziehungen, Verlust von nahestehenden Personen durch Tod, Krankheit.

Seelische Veränderungen im Alter

	Normale Veränderung	Krankhafte Veränderung
Denken	Richtung nach innen, Begrenzung auf Wesentliches, Verlangsamung, Vereinfachung	Verarmung an Vorstellung, rigides Denken (☞ 1.9.4), Leugnen von Verlusten, Konfabulation (erdichtete Erzählungen)
Gedächtnis	Kurzzeitgedächtnis nimmt ab, Langzeitgedächtnis beherrscht Denken und Reden	Desorientierung, v. a. örtlich und zeitlich (☞ 15.3.1)
Gefühl, Stimmung, Gemüt	Geringere Schwankungen und Anspruchshaltung	Teilnahmslosigkeit, Affektlabilität, Affektinkontinenz, Depression (☞ 15.3.2), suizidales Verhalten (☞ 15.3.3)
Alkohol-, Medikamentenmißbrauch	Verstärkte Reaktion auf Alkohol	Abhängigkeit

2.7.2 Selbstkonzept und Selbstachtung

Die LA Sinn finden ist eng verbunden mit Selbstkonzept und Selbstachtung. Mögliche Veränderungen sind:

Störungen des Selbstkonzepts: gestörte Reaktionen auf die äußere Welt, veränderte Gedanken und Gefühle durch körperliche Veränderungen, akute oder chronische Erkrankungen, psychische Störungen, umweltbedingte Faktoren, gesellschaftliche Einflüsse.

Störungen der Selbstachtung: Unfähigkeit, Lob zu akzeptieren, auffällige Inkonsequenz, Desinteresse, Vernachlässigung der Körperpflege, gesenkte Augen bzw. Vermeiden des direkten Augenkontaktes, Vermeiden von sozialen Kontakten.

Störung des Rollenverhaltens: Veränderte Wahrnehmung oder Leugnung der eigenen Rolle, mangelnde Mobilität, Rollenerwartung zu erfüllen; mangelnde Akzeptanz eines möglichen Rollenwechsels.

Hilfestellung bei gestörtem Selbstkonzept

Symptome	Beschreibung	Maßnahmen
Angst Unsicheres Gefühl, Ursache häufig unbekannt	Erhöhte Anspannung, Unsicherheit, Schlaflosigkeit, Hoffnungslosigkeit, Unruhe, körperliche Symptome	☞ auch 15.3.5 • Erkennen, was zu Pflegender als Bedrohung wahrnimmt • Unterstützung dabei, Gefühle zu erkennen und nach Lösungen zu suchen • Körperliche Reaktionen beobachten • Aktives Zuhören, Zuwendung

Symptome	Beschreibung	Maßnahmen
Mangelnde Anpassungsfähigkeit Unvermögen, sich veränderter Situation anzupassen	Äußerungen des Nicht-Wahrhaben-Wollens, Klagen, mangelndes Streben nach Unabhängigkeit, fehlendes zukunftsorientiertes Denken	• Ressourcen des zu Pflegenden erkennen • Bei Bewältigung unterstützen • Aktives Zuhören • Wohlbefinden fördern
Ungenügende Problembewältigung Problemlösungsfähigkeit reduziert	Äußerungen über Unfähigkeit zurechtzukommen, geringes Selbstwertgefühl, Änderung der sozialen Teilnahme, destruktives Verhalten	• Frühere Fähigkeiten ermitteln, die geholfen haben, Ereignisse zu verstehen • Für realistische Einschätzung der Situation sorgen • Aktives Zuhören • Feste Bezugsperson • Ereignisse und Erfordernisse auf verständliche Weise erklären
Entscheidungskonflikte Unsicherheit in Zukunftsfragen, Infragestellung der eigenen Wertvorstellung	Verzögerter Entscheidungsprozeß, Verzweiflung, Anpassung, Gefühl der Hoffnungslosigkeit	• Äußerungen über Sinnfragen, Nutzlosigkeit, Glaubensfragen beachten • Aktives Zuhören • Unterstützung bei Problemlösung • Somatische Symptome beachten
Hoffnungslosigkeit Nichterkennen von Alternativen, Unfähigkeit, Energien zu mobilisieren	Passivität, Mangel an Initiative, Teilnahmslosigkeit	• Momentane körperliche, soziale, familiäre Situation überprüfen • Ermutigen, Empfindungen auszudrücken • Gemeinsame Ziele finden

2.7.3 Sozialisation

Beschreibt den natürlichen, lebenslangen Prozeß, der den einzelnen Menschen zu einem kompetenten, funktionierenden Mitglied der Gesellschaft macht. Bei Veränderung der Lebenssituation ist die Übernahme neuer Rollen, Aktivitäten, sowie eine Anpassung an die veränderte Situation erforderlich, z.B. Freizeitaktivitäten, Wohnraumanpassung, Hilfsmittel.
AltenpflegerInnen können Sozialisation des alten Menschen einschätzen und gezielte Unterstützung bei der Lebensführung geben.

Sozialisationsmuster älterer Menschen einschätzen

- Kommunikative Fähigkeiten, z.B. Redeweise, Redeinhalt, Mimik, Gestik
- Sozialer Status, z.B. Familienstand, Wohnverhältnisse, finanzielle Ressourcen sowie soziale Folgen von Einschränkungen
- Soziales Beziehungsgeflecht, z.B. Bezugspersonen, Angehörige
- Ortswechsel, z.B. Umzüge, Einzug in Pflegeheim sowie umweltbedingte Einschränkungen
- Soziale Aktivitäten, z.B. Glauben, Wissen um ambulante Möglichkeiten, Möglichkeiten im Heim

- Mögliche Hinweise auf soziale Isolation, z.B. als negativ oder bedrohlich empfundenes Alleinsein
- Kognitive Möglichkeiten.

Unterstützungsmöglichkeiten

- Soziale Aktivitäten und kommunikatives Verhalten fördern
- Familienzusammenhalt sowie Kontakt zu Bezugspersonen stärken
- Teilnahme an kommunalen Angeboten für ältere Menschen bzw. Freizeitaktivitäten in Heimen fördern und ermöglichen
- Sozialer Isolation vorbeugen, z.B. durch Besuchsdienst, Fahrdienst zum Seniorenkreis, Haustier
- Subjektiven Wohlbefinden steigern, beim bewußten Erinnern unterstützen (☞ 1.9.2).

2.7.4 Religion und Glauben

Denken und Handeln wird von der individuellen geistigen und religiösen Einstellung des Menschen beeinflußt. Entscheidenden Einfluß auf Kultur und Gesellschaft haben die großen Weltreligionen Christentum, Hinduismus, Buddhismus, Islam und Judentum. Angehörige fremder Bekenntnisse haben das Recht auf Akzeptanz religiöser Verhaltensweisen und die Ausführung religiöser Doktrinen. Begleitung Sterbender ☞ Kapitel 16.

Bedeutung der Religion

- Legt Grundregeln menschlichen Miteinanders (ethische Grundsätze) fest
- Vermittelt Einstellungen zu allen Fragen des Lebens und des Sterbens, Auseinandersetzung mit dem Leben nach dem Tod
- Hilft bei Klärung von Sinnfragen und Bewältigung von Krisen, z.B. Gebrechlichkeit, Krankheit, Verlust von Angehörigen
- Ist Quelle von Zuversicht und Glauben, Hoffnung und Trost
- Spielt in Kultur und Gesellschaft eine große Rolle.

Religiöse Doktrinen verschiedener Religionen

Religion	Zu beachtende religiöse Doktrinen
Judentum	• Mahlzeiten gelten als religiöse Handlungen • Es werden nur speziell zubereitete, koschere Nahrungsmittel verwendet • Gewisse Einschränkungen in der Geburtenkontrolle • Sterbenden wird aus der heiligen Schrift vorgelesen • Es wird Totenwache gehalten
Islam	• Kein Schweinefleisch, gilt als unrein • Während des Monats Ramadan Fasten von Sonnenaufgang bis -untergang • Verbietet eine Mischung der Geschlechter bei sozialen Anlässen

Religion	Zu beachtende religiöse Doktrinen
Buddhismus, Hinduismus	• Vegetarische Ernährung • Nach jeder Mahlzeit wird der Mund ausgespült • Rechte Hand wird nur zu sauberen Verrichtungen verwendet • Nach dem Ausscheiden wird der Intimbereich gewaschen
Römisch-katholische Kirche	• Sakrament der letzten Ölung, um Genesung zu unterstützen und zur seelischen Stärkung und Vorbereitung auf den Tod • Beichte • Einschränkungen in Bezug auf Geburtenkontrollle • Freitags wird kein Fleisch gegessen
Protestantische Kirche	Gespräche mit Seelsorger, ggf. Abendmahl
Zeugen Jehovas	Keine Bluttransfusion

Tips, Tricks & Fallen

- Andere Denkweisen akzeptieren, sie haben ebensoviel Berechtigung wie die eigene
- Persönliche Auseinandersetzung mit religiösen Fragen führen
- Seelsorger bei Bedarf in Pflegeplanung einbeziehen
- Bei fremden Religionen Informationn zum besseren Verständnis einholen.

2.7.5 Pflegebeziehungen im Familiensystem

Ca. 80% der Pflege von älteren Menschen wird von der Familie geleistet, wobei 72% aller pflegerischen Bezugspersonen weiblich sind. Zunehmend pflegen „junge Alte" (65–75jährige) „alte Alte" (über 85jährige). Die Unterstützung der Familien ist zur Entwicklung von Bewältigungsstrategien erforderlich.

Angehörige unterstützen

- Aufklärung über erforderliche Hilfeleistungen, Erkennen der jeweiligen persönlichen Ressourcen
- Aufklärung zum Alterungsprozeß und seiner komplexen Problematik, z.B. über physische und psychische Veränderungen, Veränderung des Familiensystems
- Mögliche Probleme, die durch die „Umkehrung der alten Rollen" entstehen, erklären, z.B. Generationenkonflikt, Veränderung der Abhängigkeit
- Grundregeln der aktivierenden Pflege erklären
- Auf Bedeutung von Berücksichtigung der Wertvorstellungen und Überzeugungen älterer Menschen hinweisen
- Unterstützung bei der Vorbereitung auf den Tod, z.B. „sachliche" Dinge, Gespräche. Hospizhelfer ☞ Kapitel 16
- Anleitung pflegender Angehöriger in der ambulanten Pflege ☞ 1.2.7.

Tips, Tricks & Fallen

- Einzug in stationäre Einrichtung ist kein Versagen der Familie
- Auch psychisch gestörte Menschen können ihr Leben in Würde im Familiengefüge beschließen: Familienphotos, alte Musikstücke, persönliche Dinge sind Hilfen
- Wünsche von Angehörigen zur aktiven Beteiligung an Pflegemaßnahmen berücksichtigen, bei lang bestehenden Einschränkungen sind zu Pflegender und Angehörige mitunter Profi, keine Scheu zeigen, sich etwas erklären zu lassen
- Pflegekräfte befinden sich immer in Mittlerrolle: Beziehung herstellen, die Empathie und positive Wertschätzung vermittelt
- Funktionelle Einschränkungen sind nicht mit Krankheit gleichzusetzen, oft leidet zu Pflegender erst unter Reaktionen der Umwelt
- Regelmäßige Kontakte unter den Familienmitgliedern unterstützen und fördern.

Bewältigungsformen der Familie

Bewältigungsform	Beschreibung	Pflege
Ausgewogenes Verhalten	• Grundbedürfnisse sind erfüllt, Anpassungsarbeit erfolgreich geleistet • Erfüllter Lebensstil • Gesundheit aller Beteiligten wird gefordert • Kommunikationsmuster innerhalb der Familie sind intakt • Äußerungen über Hoffnung und Pläne mit Auswirkung auf Beziehung, Lebensumstände	• Begleitende Gespräche anbieten • Anleitung in wirksamen Kommunikationsformen (☞ 2.3.2, 2.3.3) • Tips zur Wohnraumanpassung (☞ 1.2.12) • Kontakte zu Selbsthilfegruppen Hauspflegeseminare
Hemmendes Verhalten	• Diskrepanz zwischen Bewältigungsform der Pflegeperson und zu Pflegendem • Ambivalente familiäre Beziehung • Intoleranz • Im Stich lassen • Psychosomatische Symptome • Vernachlässigung der Pflege • Verzerrte Wahrnehmung von Pflegeproblemen • Hilflosigkeit	• Verbesserung der Situation durch unterstützende Gespräche: belastende Faktoren ansprechen und nach Lösungsmöglichkeiten suchen • Anleitung der Bezugsperson, z. B. gemeinsames Erarbeiten des Pflegeplanes • Negative Aussagen wenn möglich positiv umformulieren
Verletzendes Verhalten	• Aufgrund eigener emotionaler Konflikte Unfähigkeit, Bedürfnisse des alten Menschen zu erkennen • Burn out der Bezugsperson • Ungenügendes Verständnis durch Bezugsperson • Eingeschränkte Kommunikation • Mangelhafte Pflege • Ggf. Gewalt in der Pflege	• Umfangreichere institutionalisierte Hilfe anbieten • Ermutigung aller Parteien, Problemlösungsstrategien zu entwickeln • Begleitende Gespräche, evtl. HausärztIn einbeziehen • Beratungsstellen, Psychotherapie, Seelsorge, Sozialamt vermitteln • Ggf. Kurzzeitpflege, Kur

2.7.6 Trauer und Hoffnung

Trauer ist die natürliche und emotional gesunde Reaktion auf einen Verlust, z.B. von Angehörigen, Rollen, Zielen. Verlustsituationen begleiten das ganze Leben, gewinnen in den letzten Lebensjahrzehnten zunehmend an Bedeutung. Trauer ist eine Zeit der Heilung und Anpassung, aber auch eine Zeit der Hoffnung und des Wachstums.

Einflußfaktoren auf die Trauer

- Beziehung zur verstorbenen Person
- Begleitumstände des Todes, z.B. plötzlicher Tod, Erlösung nach langer Krankheit
- Persönlichkeitsstruktur des Überlebenden, z.B. frühere Trauererfahrungen, Umgang mit Verlusten
- Soziales Umfeld, z.B. unterstützende Beziehungen, intakte Familienbeziehung, räumliche Distanz von Angehörigen. Kulturelles Umfeld beeinflußt evtl. den Ausdruck der Trauer.

Unterstützende Trauerbegleitung

- Begleitung des Trauerprozesses erfordert Kommunikationsfähigkeit und Empathie (☞ 2.3.2), persönliche Erfahrung und Verständnis von Trauer und Verlust, Sensibilität und Mitgefühl, persönliche Präsenz, Bewußtsein der eigenen Grenzen, ausreichendes Zeitbudget
- Schmerz zulassen, nicht wegreden, z.B. „Das wird schon wieder." Erst Überwinden des Schmerzes ermöglicht Akzeptanz der Situation
- Widerstreitende Gefühle zulassen
- Unterstützen, Gefühle auszudrücken
- Zu Pflegenden unterstützen, sich von verstorbener Person zu emanzpieren, z.B. müssen Tätigkeiten wie z.B. Kochen, finanzielle Dinge, die Verstorbener erfüllt hat, übernommen werden
- Zu Pflegenden unterstützen, sich an veränderte Situation anzupassen, mit Vergangenheit und Erinnerung ohne Traurigkeit leben zu lernen
- Weitere Unterstützungsmöglichkeiten aufzeigen, z.B. Familientreffen, Selbsthilfegruppen.

Tips, Tricks & Fallen

- Begleitung des Trauerprozesses ist Bestandteil der Pflegeplanung
- Die Begleitung Sterbender und ihrer Angehörigen endet nicht mit dem letzten Atemzug (☞ Kapitel 16)
- Auch Verlust eines Haustieres kann Trauerprozeß auslösen
- Desorientierte alte Menschen zeigen mitunter bei Verlust eines Gegenstandes Trauerreaktionen (z.B. Tisch = Gastgeberrolle ☞ 1.9.4).

2.8 ATL Sich beschäftigen

Beschäftigungsangebote geben zu Betreuenden eine sinnvolle und anerkennende Gestaltung des Tagesablaufes. Die Angebote begünstigen das Gefühl „Ich kann doch noch etwas." und stärken das Selbstwertgefühl. Beschäftigungsangebote aus den Bereichen Medien, Material, Aktivität, Tagesstruktur und Spiel können AltenpflegerInnen sowohl alleine als auch in Zusammenarbeit mit unterschiedlichen Berufsgruppen in Altenheimen, Pflegeheimen, gerontopsychiatrischen Einrichtungen, Tagespflegeeinrichtungen, Altentagesstätten und nachbarschaftsorientierten Altenprojekten umsetzen. Das breite Spektrum bietet etwas für demente, aggressive, apathische und hochbetagte BewohnerInnen, aber auch für die Zielgruppe der rüstigen, sog. „jungen Alten".

2.8.1 Kulturelle Arbeit in stationären Altenhilfeeinrichtungen

Kulturarbeit ist Begegnungarbeit. Kulturelle Arbeit können AltenpflegerInnen in Zusammenarbeit mit Sozial- oder KulturpädagogInnen, LehrerInnen oder TherapeutInnen sowie KünstlerInnen durchführen. **Grundsatz:** Der Weg ist das Ziel. Als Ansatz dient die gemeinwesenorientierte Arbeit, d.h. „Öffnen der Altenheime".

Ziele

- Soziale Integration der BewohnerInnen und der älteren Menschen aus dem Stadtteil. Aktuelle und zeitgenössische Kultur so verstehbar wie möglich ins Haus holen
- Treffpunkt für alle Generationen aus dem Stadtteil, z.B. Vorträge, Singkreise, Kurse der Volkshochschule, Gesprächskreise, Selbsthilfegruppen, in Form eines Nachbarschaftshauses
- Für Menschen, die Begegnung mit dem Alter suchen das Altenheim öffnen, z.B. für Angehörige, BesucherInnen, Interessenten, Patenschaften, KünstlerInnen
- Unterschiedliche Pflegekonzepte integrieren und an Pflegeeinrichtung anbinden, z.B. Tagespflege, Kurzzeitpflege, Urlaubspflege, betreutes Wohnen, Pflegeheim
- Bildungs-, Kultur- und Freizeitangebote so organisieren, daß BewohnerInnen mitwirken können und auf die Gestaltung Einfluß haben.

Erzählen und Erzähl-Café

Erzählen = mündlich überlieferte Geschichte. Ältere Menschen als Zeitzeugen erzählen über ihr Leben, ihre Erfahrungen und liefern authentisches Material.

Ziele

- Biographieorientierung (☞ 1.9.2)
- Mit (Alltags-) Geschichten auseinandersetzen
- Jüngeren das Erlebte nahebringen, Generationenaustausch
- Kommunikation zwischen den Generationen fördern
- Zum Nachdenken und Erfahrungsaustausch anregen
- Erlebte Geschichte lebendig werden lassen durch Geprächsanregungen, Poesiealben, Fotos, Briefe. Alte Menschen motivieren, ihre eigene Geschichte zu erzählen, um der jüngeren Generation authentische Informationen weiterzugeben
- Alten- und Pflegeheime öffnen und so für Nachbarschaft eine mögliche Begegnungsstätte schaffen
- Erfahrungen und Dokumente aus der Lebens- und Zeitgeschichte der BewohnerInnen nutzbar und für andere Generationen verfügbar machen.

Methoden

Gespräche: Gesprächsprozesse aktivieren, Erinnerungen wecken. Hilfe: „Alltagsmuseum“: Fotografien, Bilder, Schmuck, persönliche Gegenstände betrachten; Back- und Kochrezepte austauschen, unterschiedliche Erzählthemen, z. B. frühere Berufe, technische Errungenschaften, Kriegserlebnisse, Nachkriegszeit.
Hören: Gemeinsam unterschiedliche Geräusche aus Alltagswelt hören, z. B. Flugzeug, Bahnhofsgeräusche, Partyszenen, Kinder. Tonbandaufzeichnungen, Anekdoten, bekannte Dorfgeschichten.

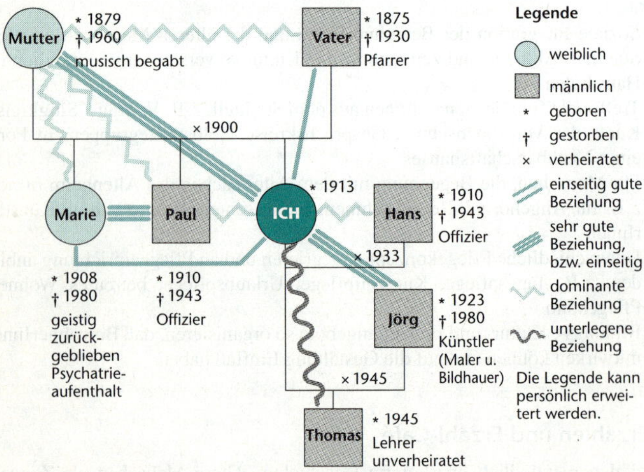

Abb. 2.26: Familiensoziogramm für die persönliche Auseinandersetzung mit Beziehungen zu einzelnen Familienangehörigen [V 227]

Familiensoziogramme und Stammbäume: eigene Familie zeichnerisch darstellen: Geburtsjahr, Berufe, Familienstand der Angehörigen, persönliche Beziehung, Charaktere und Eigenschaften (☞ Abb. 2.26).

Erzähl-Café organisieren

Ort: Heimatmuseum, Schule, Gemeindehaus, Stadtarchiv, Kulturamt, Volkshochschule, Alten- und Pflegeheim, Sozialstation.
Wer: LehrerInnen, PfarrerInnen, PädagogInnen, private Dorf-, Stadtchronisten, SozialpädagogInnen, ErzieherInnen, Angehörige.
Wie: Themenstellung durch Gruppe oder durch Leitung.

Beispiel: Schulerlebnisse

- Aufruf bzw. Suchaktion als Plakataushang: „Schulerlebnisse aus den 20er und 30er Jahren"
- Persönliche Kontaktaufnahme zu alten Menschen und Projekt vorstellen
- Unterstützung im Team bzw. von Heimleitung holen
- Projekt in Dienstbesprechung vorstellen
- Anmelde- und Interessentenlisten führen
- Erstes Treffen mit interessierten alten Menschen: Projekt vorstellen, Information zu Sinn, Ziel, Zweck, praktischen Bezug zum Alltag herstellen
- Requisitensammlung zu Schulerlebnissen: Lineal, Tafel, Bleistifte, Schulranzen, Formeln, Fotos
- Requisiten vorstellen: erste Inspiration, Gesprächseinstieg, Kennenlernen
- Gruppendynamische Prozesse beobachten
- Eingreifen, wenn TeilnehmerInnen sich zu sehr vom Thema entfernen
- Probedurchlauf: 3 Erzählende und kleines Publikum
- Durchführung Erzählcafe: Einladung Nachbarschaft, Angehörige, Pflegekräfte, alte Menschen, Presse, BewohnerInnen
- Dokumentation mit Fotos, Video, Tonband. Vorher Einverständnis einholen.

Tips, Tricks & Fallen

- Gute Motivation durch biographischen Ansatz
- Erzählzeit gleichmäßig verteilen, dabei eigene Gesprächsführung beobachten. Tip: Sanduhr zeigt Erzähllänge an
- Protokolle führen, Dokumentation erstellen, Texte veröffentlichen. Tonbandaufzeichnungen, Lokalzeitungen, Fachzeitschriften nutzen
- Orientierung an den Bedürfnissen und Ideen der Gruppe: Wahrung des Selbstbestimmungsrechtes
- Über Ängste und Aufregungen sprechen
- Materialien zum Erzählcafe verschaffen, AutorInnen: Sabine Gieschler, C. W. Müller.

Schreiben und Schreibwerkstatt

Kreatives Schreiben: Prozeß des Schreibens wird mit unterschiedlichen Methoden und Techniken des kreativen Schreibens aktiviert.

Ziele

- Erlebtes schriftlich festhalten
- Literarische Geselligkeit: in der Gruppe schreiben, lesen und Kaffeetrinken
- Förderung von Phantasie und Kreativität des alten Menschen
- Eigene Sprache wiederfinden (Briefschreibergeneration)
- Biographiearbeit (☞ 1.9.2) in Form von Erinnerungsarbeit, z.B. Museumsbesuch, Musik, Geräusche, Familienfotos, Dokumentarfilm
- Förderung von Erfahrungsaustausch innerhalb der Gruppe durch Medium Schreiben
- Belebung und Ausdruck von Gefühlen.

Free write nach Nathalie Goldberg

Schnell, unzensiert und all das, was gerade durch den Kopf geht, aufschreiben ohne über Geschriebenes nachzudenken, max. 5 min.

Cluster nach Gabriele L. Rico

Kennwort, z.B. Alter, in die Mitte eines Blattes schreiben. Gedanken, Gefühle, Einfälle, Erinnerungen, Assoziationen schnell und unzensiert um das Kennwort schreiben (☞ Abb. 2.27). Aus diesem Material freie Texte und Gedichte entstehen lassen.

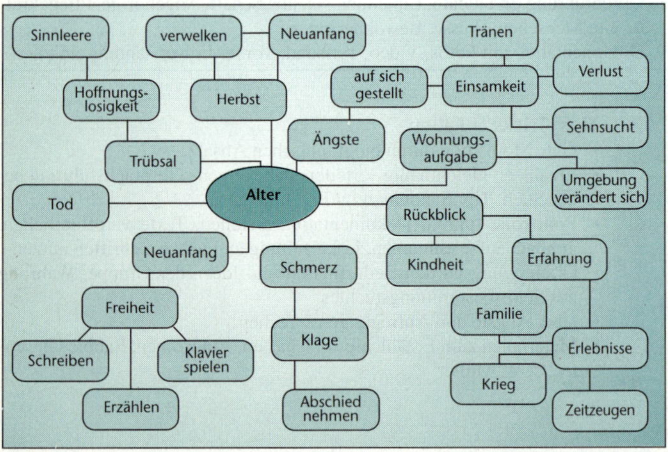

Abb. 2.27: Cluster [V 227]

Schreiben nach Bildervorlagen

- Bild betrachten, z.B. C. D. Friedrich „Frau am Fenster“, E. Munch „Der Schrei“, van Gogh „Sonnenblumen“
- Jede GruppenteilnehmerIn äußert Gefühle zum Bild
- Ausgelöste Gefühle aufschreiben, z.B. Sehnsucht, Freiheit, Liebe
- Wichtig: Gefühle, Gedanken, Erinnerungen aufschreiben, nicht die Beschreibung des Bildes.

Schreiben nach Gegenständen (Alltagsmuseum)

GruppenteilnehmerInnen persönliche Gegenstände mitbringen lassen, z.B. Schulzeugnisse, Tagebücher, Hochzeitsfotos, Zeitungsausschnitte, Bücher, Schmuck, Glücksbringer, Werkzeug, Lieblingsgegenstände

- Austausch und Führung durch Alltagsmuseum
- Persönliche Geschichte eines Gegenstandes aufschreiben.

Schreiben nach den unterschiedlichen einzelnen Literaturepochen

Romantik: Zeit der Sehnsucht

- Träume, Wünsche, Sehnsüchte aufschreiben lassen
- Inspiration: Bilder von C. Blechen, C. D. Friedrich; Texte von Novalis, Brentano, von Arnim, von Eichendorff; Musik von Berlioz, Schumann, Liszt.

Naturalismus: Zeit der Wirklichkeit

- Vor Ort schreiben, z.B. Garten, Terrasse, Park
- Mit allen Sinnen Garten im August beschreiben
- Sinneserleben fördern: Gerüche, Geräusche, Geschmack, Augenblicke, Fühlen erleben
- Inspiration: Texte von A. Holz, J. Schlaf; Musik von Smetana („Mein Vaterland“), G. F. Händel („Wassermusik“), Geräuschekassetten; Gerüche, z.B. Blumen.

Expressionismus: Zeit des Ausdrucks

- Arbeitstag von früher beschreiben lassen
- Cafe-Atmosphäre im nächtlichen Großstadtdschungel beschreiben lassen
- Ein Tag vom Landleben beschreiben lassen
- Inspiration: Bilder von G. Grozs; Gedichte von G. Benn, G. Heym, G. Trakl, E. Lasker-Schüler; Musik von Skrijabin, Schönberg.

Surrealismus: Zeit der Traumhaftigkeit und Unwirklichkeit

- Texte in der Gruppe schreiben lassen
- Jeder schreibt ein Wort und gibt es weiter an Nachbarn
- Dieser notiert zwei Wörter und gibt Blatt weiter bis Runde geschlossen ist
- Inspiration: Texte von A. Breton; Bilder von S. Dali, R. Magritte.

Dadaismus: Zeit der Auflösung und Spiele

- GruppenteilnehmerInnen erstellen Texte nur mit Vokalen
- Collagen mit Bildern und Wörtern erstellen lassen
- Inspiration: Ur-Sonate von K. Schwitters; Bilder von M. Ernst, H. Höch, R. Hausmann.

Schreiben nach Vorlagen

Zum eigenen Schreiben anregen, z.B. durch literarische Vorlagen, Gedichte, Sprichwörter, Lebensweisheiten, Romananfänge.

- Kurze Ausschnitte (½–1 Seite), Gedichte, Lebensweisheiten vorlesen
- Cluster (☞ Abb. 2.27) erstellen
- Texte schreiben lassen
- Vorlesen lassen und besprechen
- Inspiration: H. Hesse „Stufen“, Goethe, Th. Mann, Marie Ebner-Eschenbach, Sprichwortsammlung.

Schreiben nach (sozial)politischen Themen

Themen: z.B. Nationalsozialismus, Kriegserlebnisse, Nachkriegszeit, Wirtschaftswunder, Teilung Deutschlands, Maueröffnung.

- Thema vorschlagen
- Gemeinsame Entscheidung für Thema
- Austausch von persönlichen Erinnerungen und Erfahrungen
- Sensibilität haben, evtl. schmerzliche Erfahrungen und Verlusterlebnisse
- Biographiearbeit: Lebensausschnitt wird als Erzählung aufgeschrieben
- Texte vorlesen lassen und besprechen.

Autobiographisches Schreiben nach Lutz von Werder

Eigene Lebensgeschichte ist Schreibanlaß (☞ 1.9.2). Themen: Kindheit, Jugend, Freunde, Schule, Eltern, Geschwister, Liebe, Ehe, Trauer, Alter, Tod.

- Ausgesuchtes Wort ist Kernwort des Clusters (☞ Abb. 2.27)
- Erinnerungen, Erfahrungen sammeln
- Text schreiben
- Sensibilität haben, evtl. schmerzliche Erfahrungen, Verlusterfahrungen.

Schreibwerkstatt organisieren

- Werbung im Haus durch Plakate und persönliche Gespräche
- Schreibwerkstatt vorstellen
- Im Team vorstellen
- Zusammenarbeit mit Sozial- oder KulturpädagogInnen anstreben
- Kleine Gruppen (4–7 Personen), je nach Aufnahmefähigkeit
- Beim ersten Gruppentreffen Aufwärmspiele, z.B.
  - Namensspiel: Jeder schreibt die „Geschichte meines Namens“
  - Reihumtext zum Kennenlernen: Jeder schreibt ein Wort und gibt es seinem Nachbarn. Dieser ergänzt, gibt es weiter bis das Blatt einmal rumgegangen ist
  - Wörter sammeln, die sich reimen und daraus ein Gedicht in der Gruppe schreiben
- Themenfindung: „Worüber möchte ich gerne schreiben?“
- Impuls geben: „Daran erinnere ich mich gern.“
- Dauer der Schreibwerkstatt ca. 10 Treffen à 2 Std.
- Texte vervielfältigen und Lesung im Heim veranstalten.

Tips, Tricks & Fallen

- Gute Motivation durch biographiebezogenen Ansatz (☞ 1.9.2)
- Material über kreatives Schreiben verschaffen (Autor: Lutz von Werder)
- Klare Inhalte und Anleitung der Schreibspiele
- Unterstützung bei Bewegungseinschränkung der Hände geben, z.B. Schreibtafel, verdickte Schaumstoffgriffe bei Stiften
- Biographiebezogenes Arbeiten löst Erinnerungen und damit oft schmerzliche Gefühle aus. Dafür sensibel sein, Vertrauensatmosphäre schaffen, Grenzen erkennen.

Theater und Theatergruppe

Theaterpädagogik = Theaterarbeit als Experiment. Als Stoff dient die eigene Lebensgeschichte und Erfahrung, d.h. es werden keine Stücke nachgespielt.

Ziele

- Körperliche Ausdrucksformen aktivieren, z.B. Spiel, Tanz, Mimik, Gestik
- Körperliche Distanz und Nähe erleben, Selbsterfahrung im Spiel
- Soziales Erleben in der Gruppe.

Methoden

Raum- und Körpererfahrung

Lockere Bewegung im Raum: Laufen durch den Raum, Bewegungsabläufe verlangsamen, z.B. sich langsam auf Stuhl setzen, schnell gehen, hintereinander gehen, Bewegungen der anderen TeilnehmerInnen nachmachen, parodieren. Wichtig: Jeder macht nur das mit, was er kann, auch für bewegungseingeschränkte Personen und RollstuhlbenutzerInnen.

Texte, Begriffe und Geschichten werden mimisch und gestisch dargestellt

- Sprechübung und Sprecherfahrung mit Maske und Verkleidung
- Selbstgeschriebene Texte und autobiographisches Material verwenden
- In Dialoge (kleine Sequenzen) umsetzen.

Organisieren

- Werbung durch Plakate und persönlichen Kontakt
- Zusammenarbeit
  - Ort: Altenheim, Pflegeheim, Volkshochschule, Kirche, Kleinkunstbühne, Kulturhaus, Heimatmuseum
  - Wer: AltenpflegerInnen in Zusammenarbeit mit TheaterpädagogInnen, RegisseurInnen, SchauspielerInnen, Sozial- und KulturpädagogInnen
- Vorstellung im Team
- Körperübungen für Aufwärm- und Kennenlernphase:
  - Raumdurchschreitung, Sitzgelegenheit bereitstellen
  - Beim Laufen Geräusche machen
  - Langsam laufen, schneller laufen

- Beim Ertönen eines Klatschens, verharren alle Teilnehmer in momentaner Stellung
- Weiter auf Ansage, Ausruhen ermöglichen

- Requisiten bereitlegen, z.B. Clownsnase, Gummiohren, Masken, Kleidungsstücke, Tücher
- Theaterübung bzw. Rollenspiel durchführen
- Rollentausch: TeilnehmerInnen schlüpfen in andere Rollen, z.B. AltenpflegerIn, Pfarrer, Bankdirektor, Obdachloser, Krimineller, Bundeskanzler, Geschlechtertausch, Kinder, Tiere.

Anregungen

Partnerinterviews
- 2er Gruppen bilden
- Fragen zusammenstellen, z.B. Geburtsort, Familienherkunft, Beruf, Kinder
- Gegenseitiges Vorstellen in der Gruppe.

Namensgeschichte
Jede TeilnehmerIn stellt sich vor und erzählt eigene Namensgeschichte:
- Herkunftsland
- Übersetzung
- Warum wählten Eltern den Namen?
- Namensassoziationen
- Wer hat diesen Namen noch: z.B. Prominente?
- Lese-, Sprech- und Atemübung: Fischer's Fritze, Zungenbrecher
- Konzentration auf tiefe Bauchatmung (☞ 2.12.5).

Darstellungsübungen
Pantomime, nur Gestik und Mimik, z.B.:
- Hose hochkrempeln
- Über eine Wiese gehen
- Blumenstrauß pflücken
- Durchs Wasser waten
- Den „Liebsten" sehen
- Liebeserklärung.

Themenstellung
Thema wird gestellt, z.B. „Geschichten rund um die Kartoffel":
- Jede TeilnehmerIn bekommt rohe und hart gekochte Kartoffeln
- Kartoffelerfahrungen und -erlebnisse in der Gruppe zusammentragen, vgl. Cluster (☞ Abb. 2.27)
- Jede TeilnehmerIn schreibt Kartoffelgeschichte
- Kartoffelgeschichte aus dem eigenen Leben
- Geschichten in der Gruppe in Dialoge umsetzen
- Einzelne Szenen von TeilnehmerInnen darstellen.

Musik und Musiktherapie

Musiktherapie = heilender Einsatz von Musik und Instrumenten.

Ziele

- Entspannung und Ausgeglichenheit finden
- Aggression abbauen
- Kommunikation fördern
- Positive Wirkung bei dementen und verwirrten Menschen
- Neues erlernen
- Passivität abbauen
- Gedächtnistraining
- Positive Erinnerungen wecken
- Selbstheilungskräfte wecken
- Aktiv werden, z.B. selbst musizieren, klatschen und singen.

Methode

- Einzel- oder Gruppentherapie
- Bewegung, Tanz und Gymnastik zu Musik
- Singen, z.B. Volkslieder, bekannte Lieder
- Phantasiereisen während des Musikhörens
  - Meditationsmusik, z.B. Kitaro, Oliver Shanti
  - Entspannungstexte vorlesen, z.B. Else Müller
- Musik in Verbindung mit Poesie, Märchen und Bildern
- Atemübung durch Einsetzen der Stimme: fördert Körperwahrnehmung
- Klangliche und rhythmische Improvisationen auf leicht spielbaren Orffschen Instrumenten: Xylophon, Triangel, Becken, Tamburien, Rassel, Kastagnetten, Trommel, Pauke, Glockenspiel
- Beim Musikhören ausgelöste Gefühle kreativ umsetzen, z.B. mit Farbe,Therapieknete
- Musik machen ohne Instrumente, nur mit Hilfe von Körper und Alltagsgegenständen
- Musik hören.

Musiktherapeutische Gruppe organisieren

- Durchführung durch MusiktherapeutIn, auch AltenpflegerIn, SozialpädagogIn, BeschäftigungstherapeutIn
- Werbung im Altenheim, Aushang, Information
- Wöchentliches Angebot (Wochenstruktur)
- In Dienstbesprechungen vorstellen, MitarbeiterInnen motivieren
- Singen möglichst mit Gitarre oder Klavier begleiten oder begleiten lassen
- Rhythmische Begleitinstrumente, Orffsche Sammlung, Liederbücher bereitlegen
- Eigene Improvisationen fördern und unterstützen, um innere Schwingungen zum Ausdruck zu bringen, mit Gongs und Klangschalen arbeiten
- Volkslieder anstimmen, wecken gemeinsame Erinnerungen und brechen Isolationen. Demente Personen über altbekannte Lieder und Melodien ansprechen

2

- Wunschkonzerte durchführen
- Jahreszeitliche Lieder singen
- MitbewohnerInnen Geburtstagsständchen bringen
- TeilnehmerInnen motivieren, altbekanntes Instrument, z.B. Geige, Klavier, zu spielen und ggf. eine Musiziergruppe unter Anleitung anbieten
- Bettlägerige Personen an Gruppe teilnehmen lassen
- Ein Lieder- und Musikrepertoire erarbeiten
- Mit Musik Verbindung zu Jahreszeiten, Feiertagen, Geburtstagen schaffen.

Tips, Tricks & Fallen

- Liederhefte wegen Alterssehschwäche im Großdruck anlegen
- Unterschiedlicher Klanginstrumente anschaffen
- TeilnehmerInnen über biographieorientierten Ansatz, z.B. bekannte Lieder, motivieren
- Angenehme Kindheitserinnerungen durch Singen wecken
- Singen ist eine gute Atemübung, auch für verwirrte und demente Personen
- Spontanes Singen im Pflegealltag fördern.

Literatur und Literaturkreis

Bibliotherapie: ausgewählte Texte werden vorgelesen. Die gehörten Texte haben eine tröstliche Wirkung, lindern Leid, körperlichen Schmerz und seelische Nöte.

Ziele

- Wiederentdeckung eigener Erfahrung im gehörten Text, Akzeptanz der eigenen Biographie
- Phantasieanregung
- Kontaktaufnahme zu anderen Menschen
- Heilkraft der Sprache, Magie des Wortes nutzen: tröstende Texte, Bibelstellen, Texte von Schriftstellern über das Alter, den Tod, die Liebe finden und im Einzelgespräch oder Gruppe einsetzen.

Methoden

Gruppenleitung sucht Texte aus. Thema wird gestellt oder spontan mit der Gruppe gemeinsam gesucht:

- Wünsche von alten Menschen berücksichtigen
- Kenntnis über seelischen Zustand haben, z.B. Wünsche, Träume, Hoffnungen
- Bedarf und Bedürfnisse klären
- Richtig ausgesuchte Gedichte unterstützten den Beziehungsprozeß der Gruppe und fördern Kommunikation
- Einsatz von anderen Medien, z.B. Musik, Bilder, berücksichtigen.

Organisieren

- Projekt in Dienstbesprechung vorstellen
- MitarbeiterInnen motivieren
- Festen Wochentermin vereinbaren (Wochenstruktur)

- Werbung im Haus: Aushang, Information
- Zusammenarbeit mit BibliotherapeutInnen, PsychologInnen, SozialpädagogInnen, PfarrerInnen.

Beispiel Alter
- Zusammenstellung einer Sammlung zum Thema Alter: Lebensweisheiten, Zitate, Geschichten, Impulse, Biographien, Fotos, Musik, Phantasiereisen, Meditationsübungen, Zeitungsausschnitte, Videofilme, Bilder, Gedichte
- Vorlesen der Gedichte, z. B. „Letzter Frühling", „Erinnerungen" oder „Après-lude" von Gottfried Benn; „Im Frühling" von Eduard Möricke; „Abschied" von Joseph von Eichendorff; „Abendphantasie", „Rückkehr in die Heimat" von Friedrich Hölderlin; „Herbst" von Jakob Haringer; „Im Herbst" von Ricarda Huch; „Meeresstille" von Johann Wolfgang von Goethe; „Meeresstrand", „Abseits" von Theodor Storm; „Hoffnung" von Emanuel Geibel; „Das Haus in der Heide", „Mondesaufgang" von Annette von Droste-Hülshoff; „Stufen" von Hermann Hesse; „Weltflucht", „Dämmerung", „Mein blaues Klavier" von Else Lasker-Schüler
- Diskussion über Texterfahrung in der Gruppe, dabei auf Gefühle eingehen
- Zum Erfahrungsaustausch ermuntern, Gruppenregeln beachten (☞ 2.3.3).

Tips, Tricks & Fallen
- Eigene Symbolwelt und Sprache der alten Menschen ansprechen
- Wenn alte Menschen über ein Gedicht, das sie berührt, sprechen, sprechen sie über sich selbst
- Literarische Erfahrungen in der Gruppe geben neuen Lebensmut
- Erinnerungen aus Kindheit, Jugend, Zeit der 1. Liebe, der Unbekümmertheit werden geweckt und geben Kraft
- Gedichtbände beschaffen
- Materialien zum Thema Bibliotherapie besorgen. Autoren: Hilarion Petzold, Ilse Osth.

Einsatz von modernen Medien

Einsatz von Video und Rundfunk.

Ziele und Methoden

- Experimentellen, kreativen und künstlerischen Umgang mit technischen Medien fördern
- Kommunikation und Öffentlichkeit in Altenhilfeeinrichtungen herstellen, z. B. Radioübertragung von Diskussionsrunden in Einrichtungen über aktuelle Themen, Interviews mit alten Menschen aufzeichnen für Lokalpresse, Videofilme herstellen, die den Heimalltag aufzeigen, evtl. Zusammenarbeit mit AltenpflegeschülerInnen
- Erfahrungswissen und Kompetenz im Alter medientechnisch verbreiten. Wissensbörse: Ältere Menschen bieten ihr Wissen an und helfen bei Schulaufga-

ben, liefern authentisches Material zur Geschichte, geben evtl. Musikunterricht
- Selbstbestimmung und Eigenverantwortung in Bezug auf Beiträge fördern
- Eigenaktivität, insbesondere der männlichen alten Menschen, fördern
- Kopplung mit anderen Altenhilfeeinrichtungen anstreben
- Information aus dem Stadtteil.

Videowerkstatt organisieren

- Technische Geräte, Handbücher, Zusammenarbeit mit JournalistInnen, MedientechnikerInnen, SozialpädagogInnen organisieren
- Werbung: Altenhilfeeinrichtung, Treffpunkte für ältere Menschen, Kirchengemeinden, Sozialstationen
- Thema festlegen, z. B. Gedanken über eigenes Altwerden (Wunsch und Realität)
- Drehbuch in ca. 4 Wochen erarbeiten
- Umsetzung (in ca. 1 Woche), z. B. Tagesablauf auf einer Station, Interviews, Kontakte zur Nachbarschaft
- Bei Problemen Unterstützung von Profis suchen, Projekt vorstellen
- Präsentation in der Öffentlichkeit.

Tips, Tricks & Fallen

- Räumlichkeiten überprüfen. Ist Verdunklung möglich?
- Prozeß der Gemeinsamkeit ist wichtiger als ein perfektes Produkt
- Gruppenregeln beachten (☞ 2.3.3)
- Videoarbeit ist eher Tätigkeit von SozialpädagogInnen, AltenpflegerInnen können aber miteinbezogen werden
- Einverständniserklärung der Akteure.

2.8.2 Beschäftigung mit verschiedenen Materialien

Aktivitätsangebote für alte Menschen durch kreatives Gestalten. Ursprünglich aus der Ergotherapie (☞ 1.4.4). Durch ErgotherapeutIn und AltenpflegerIn möglich. Auswahl der Techniken nach Interesse und Fähigkeiten des alten Menschen. Bei komplexen motorischen Störungen nur eingeschränkt möglich.

Batik

Material, Werkzeug, Hilfsmittel: Weichholzrahmen, Tjanting zum Auftragen von Wachs, Textilfarben, Batikwachs, Stoff oder Papier, Bügeleisen.
Zielgruppe: bewegungsfähige alte Menschen.
Praxisidee: Tropfbatik auf Papier: Auf weißes Papier Wachs tropfen, einfarbig bemalen. Vorgang mehrmals wiederholen. Farbauflage von hell nach dunkel. Trocknen, Papier ausbügeln.

Collagen

Material, Werkzeug, Hilfsmittel: Alles, was sich kleben läßt, z.B. Baumrinde, Blätter, Trockenmoos, Kies, Steine, Muscheln, Hölzchen, Körner, Kerne, Bucheg-

gern, Zweige, Federn, Schnüre, Bilder aus Zeitschriften, Fotos, Postkarten. Außerdem Schere, Schneidegerät, Messer, Zange, Klebstoffe, Pappen, Unterlagen.
Zielgruppe: bewegungsfähige alte Menschen.
Praxisidee: Collage „Älter werden – Alt sein", „Jahreszeiten", „Wohnen". Thema stellen, Bilder ausschneiden oder ausreißen, Materialien zusammenstellen, auf Pappe kleben.

Drucken

Material, Werkzeug, Hilfsmittel:
- Kartoffeldruck: Plaka- oder Wasserfarben, Küchenmesser, Papier, Kartoffeln
- Linoldruck: Linolplatten, Schnitzwerkzeug, Gummiwalze, Glasplatten, Druckfarben, Papier
- Materialdruck: Plaka-, Finger- oder Wasserfarben, Pinsel, Papier oder Stoff, Karton, nahezu jedes Material läßt sich einfärben und drucken, z.B. Blätter, Wellpappe, Schnüre, Hände.

Zielgruppe: bewegungsfähige alte Menschen, auch verwirrte Personen.

Praxisideen
- Kartoffeldruck: rohe Kartoffeln halbieren, Muster schnitzen, z.B. Kleeblatt, Pilz, Schmetterling, Kartoffelmuster in Farbe tauchen und auf Papier oder Baumwolle drucken
- Linoldruck: Muster in Linolplatten ritzen, eingeritzte Flächen bleiben weiß. Linolplatte mit Druckfarbe einschmieren, Linolplatte auf Papier legen, Glasplatte darüber und mit gleichmäßigem Druck mit Gummiwalze darüber rollen
- Materialdruck: z.B. Paketschnur. Muster mit Paketschnur auf Papier kleben, nur Schnurmuster einfärben und auf Papier oder Baumwolle drucken. Herbstlaub dünn mit Farbe bestreichen, drucken.

„Klassische" Handarbeiten

Häkeln, Stricken, Nähen und Sticken je nach Erfahrung.
Material, Werkzeug, Hilfsmittel: Wolle, Stickgarn, Schere, verschiedene Nadeln.
Zielgruppe: bewegungsfähige alte Menschen.

Holz

Material, Werkzeug, Hilfsmittel: Sperrholz, Kieferkanthölzer, Plakafarben, Pinsel, Balsaholz, Holzkleber, Bohrer, Säge, Laubsägebügel, Spiral- oder Drillbohrer, Schnitzwerkzeug, Holzfarbe, Schleifpapier, Unterlage.
Zielgruppe: bewegungsfähige alte Menschen. Männer sind leichter zu motivieren.
Praxisideen: klassische Laubsägearbeiten, z.B. Hampelmänner. Weihnachtsbaum aus Kieferkanthölzern: 5 x 5 cm starke Kieferkanthölzer, unterschiedlich lang, verdreht aufeinanderstapeln, Mittelloch bohren, Besenstiel durch Mittelloch ziehen, festleimen, Weihnachtsbaum auf 20 x 20 cm großer und 5 cm dicker Holzplatte befestigen und bemalen. Einfache Figuren aus Balsaholz schnitzen, zwei oder dreidimensional, evtl. als Anstecker.

Leder

Material, Werkzeug, Hilfsmittel: Buchbinderleder, ist leicht zu verarbeiten, Vorstecher (Pfriem), unterschiedliche Ledernadeln, Schere.
Zielgruppe: bewegungsfähige alte Menschen.
Praxisidee: Vorgestanzte, gelochte Lederteile zu Geldbörsen, Täschchen und Rucksäcken zusammennähen.

Makramee

Material, Werkzeug, Hilfsmittel: Makrameegarn oder Hanf, Wolle, Perlgarn, Schere, Ast.
Zielgruppe: bewegungsfähige alte Menschen.
Praxisidee: Makramee an einem Ast, z.B. Blumenampel, Taschen.

Maltechniken

Material, Werkzeug, Hilfsmittel

- Aquarelle: Aquarellfarben, -papier, Pinsel, Mischunterlage, Wassergefäß, Ölfarben, -papier, -pinsel, Terpentin, Pinselreiniger, Farbverdünner, Mischpalette
- Hinterglasmalerei: Pinsel, Acrylglas, Plakafarben, verdünnte Ölfarben
- Encaustic-Wachsmalerei: Maleisen zum Schmelzen des Wachses, Wachsfarben, Malkarton, Schabwerkzeug
- Porzellanmalerei: Steingut, Steinzeug, Weich- oder Hartporzellan, Porzellanfarbe, Schaber und Pinsel
- Seidenmalerei: Seide (Tücher, Krawatten, Kissen), Pinsel, Seidenmalfarbe, Weichholzrahmen, Pinnadeln, Fön
- Marmoriertechnik: Ölfarben, Terpentin, Mischgefäße, Tapetenkleister, zwei Wannen (eine mit Tapetenkleister, eine mit Wasser), Nadelkamm, Zahnstocher, Karton, saugfähiges Papier, Sprühkleber
- Spritztechnik: Wasserfarben, Sieb, Zahnbürste.

Zielgruppe: bewegungsfähige alte Menschen; auch verwirrte Personen.
Praxisidee: gegenstandslose Aquarellmalerei mit Begleitmusik, z.B. von Mozart.

Modellieren

Material, Werkzeug, Hilfsmittel: Ton, Cernit-Ton, Salzteig (2 Tassen Mehl, 2 Tassen Salz, 1 Eßlöffel Tapetenkleister, 1 Tasse Wasser), Pappmaché (Zeitungen und Zeitschriften in 2–3 cm große Stücke reißen, mit kochendem Wasser übergießen, Papiermasse ausdrücken und in einem Plastikeimer mit angerührtem Tapetenkleister im Verhältnis 8:1 verrühren, gut durchkneten), Fimo, Gips, Gießmassen, unterschiedliches Modellierwerkzeug, Unterlage, Schürzen.
Zielgruppe: bewegungsfähige alte Menschen, verwirrte Personen.
Praxisidee: Tür- oder Namensschilder aus Fimo oder Salzteig. Handabdruck der BewohnerInnen: ca. 3 cm hoch Sand in eine Pappschachtel füllen, glätten und leicht anfeuchten. BewohnerInnen drücken ihre Handfläche auf den Sand. Gipsbrei anrühren, auf den Abdruck gießen, trocknen lassen und Pappschachtel entfernen.

Papier

Material, Werkzeug, Hilfsmittel: Seidenpapier, Buntpapier, Kreppapier, Transparentpapier, Karton, Pappe, Schere, Klebstoff, Vorlage mit leichtem Motiv (Foto, Bild, Postkarte), Unterlage.
Zielgruppe: bewegungsfähige alte Menschen; verwirrte Personen.
Praxisidee: Klebebild nach Vorlage. Vorlage auf weißen Karton skizzenhaft übertragen. Gruppenarbeit: Buntpapier in unterschiedlichen Farben zu kleinen Kügelchen rollen und aufkleben. Verwendbar als Fensterbilder, Dekorationsmaterial, Girlanden, Grußkarten.

Flechten mit Peddigrohr

Material, Werkzeug, Hilfsmittel: Peddigrohr, ca. 1,5–5 mm dick, glänzend und nicht faserig, rund und im Durchmesser gleich, Schere, Lineal, Leim, Lack.
Zielgruppe: bewegungsfähige alte Menschen.
Praxisidee: Flechten eines Korbes, eins nach hinten – eins nach vorne, Boden besteht aus vier Staken.

Weben

Material, Werkzeug, Hilfsmittel: Webrahmen (selbst herstellen oder Bilderrahmen), Garn (Kette), Wolle o. ä. (Schuß), Schere, Karton, kleine Nägel, Hammer.
Zielgruppe: bewegungsfähige alte Menschen.
Praxisidee: Weben eines Motives in einem leeren Bilderrahmen, Fleckerlteppich nach freier Farbwahl.

Jahreszeitliche Bastelangebote

- Collagen aus herbstlichen Naturmaterialien
- Freies Weben eines winterlichen Motives
- Gestaltlose Aquarellmalerei im Freien zum Thema Frühling
- Balsafiguren schnitzen zum Thema Zoo.

Bastelangebote für Jung und Alt

- Bau von Vogelhäuschen, Nistkästen, Vogeltränken
- Maskenbau zu unterschiedlichen Themen: Tiere, Fasching, Fabelwesen
- Kerzen und Figuren aus Bienenwachs.

Tips, Tricks & Fallen

- Zusammenarbeit mit ErgotherapeutInnen anstreben
- Bücher über einzelne Techniken beschaffen
- Biographieorientiert arbeiten
- Von Fachleuten unterstützen lassen.

2.8.3 Aktivität im Alltag

Außenaktivitäten

2

- Bringen neue Eindrücke und Erlebnisse
- Fördern soziale Kontakte unter den älteren Menschen
- „Ausflug aus dem Alltag" ist ein Grundbedürfnis.

Vorbereitung

- Wahl des Ausflugsortes
- Personelle Besetzung abklären: z.B. MitarbeiterInnen, PraktikantInnen, Zivildienstleistende, Fahrer, Angehörige
- Zeitplan festlegen
- Mögliche Pannen und Probleme bedenken, z.B. behindertengerecht, rollstuhlgeeignet (Toiletten, ausreichend Platz, Treppen oder Stufen)
- Fahrt sollte nicht länger als 60 Min. dauern
- Beförderungsmittel klären, z.B. Telebus, Schiebedienste, Zuschuß von Sozialämtern
- Jahreszeit beachten, reizvolle Landschaft
- Programm planen, z.B. Lieder, Spiele, Getränke
- Welche TeilnehmerInnen?
- Werbung und persönliche Einladung.

Praxisideen

- Tagesausflüge, z.B. Kirchen, Seen, Heimatmuseum, Schlösser, Lokalbesuch
- Abendausflüge, z.B. Theaterbesuche, Schülervorstellungen, Konzerte, Lichterfahrt
- Urlaubsreisen.

Gruppenaktivitäten

Gymnastik ☞ 2.4.7

Tanzen

Z.B. Folklore- und Volkstanz, Paar- und Gesellschaftstanz, Kreistanz, Sitztanz, Improvisationstanz.

Vorbereitung

- Organisation: Gruppengröße, Raum, Hilfestellungen durch Dritte
- Musikauswahl: Tempo, Rhythmus, Motiv, Gesang, Instrumental
- Ablauf, z.B. Schrittfolge, muß von Übungsleiterin vorher erprobt werden.

Praxisidee: Sitztanz: Sitzen im Kreis, Stühle ohne Armlehne, rhythmische, gymnastische Bewegung nach Musik, zunächst Anleitung durch ÜbungsleiterIn, später Improvisation. Hilfsmittel wie Tücher zum Mitschwingen einsetzen.

Feste feiern

Milieugestaltung ☞ 1.9.1

Praxisidee Kartoffelfest

Vorbereitungen: Festkomitee zusammenstellen, Programmgestaltung (Raum, Helfer, Termin, Thema, Moderation), Essen und Getränke, Technik, Möbel, Beleuchtung, Musik, Werbung und Einladungen.

Organisieren

- Einladung durch Kartoffeldruckkarten
- Dekoration, frische, erdige Kartoffeln zum Anfassen
- Programm, Geschichten und Gedichte zur Kartoffelernte
- Durch Bilder und Fotografien, Lieder und Musik Erinnerungen bei den BesucherInnen wachrufen
- Essen rund um die Kartoffel, z.B. Puffer, Chips, Salzkartoffeln, Kartoffelsaft. Rezepte von alten Menschen mitaufnehmen.

2.8.4 Strukturierende Angebote zur Orientierung

Tagesstrukturierende Angebote

Tagesstrukturierende Angebote sind wichtiger Bestandteil des Pflege- und Betreuungskonzeptes. Organisation tagesstrukturierender Angebote ☞ auch 1.3.9.

Ziele

- Vorhandene Fähigkeiten sinnvoll bei den ATL einsetzen
- Orientierungshilfen in Raum, Zeit und Ort
- Positives Erleben durch individuelle Betreuung und Zuwendung
- Tagesablauf strukturieren
- Aktivierende Pflege durch lebenspraktische Übungen
- Kommunikation unter den älteren Menschen verbessern, Einsamkeit abbauen
- Selbständigkeit fördern, Stärken herausfinden
- Prozeß des Älterwerdens begleiten, Lebensqualität steigern.

Praxisidee

- Persönlich mit Namen begrüßen
- Gemeinsames Frühstück mit freier Auswahl der Lebensmittel und Getränke. Selbständig und gemeinsam vorbereiten
- Geschirr gemeinsam abräumen und spülen
- Toilettentraining in Verbindung mit Blasentraining durchführen
- Kleingruppenangebote, z.B. Spiele, Gymnastik, Zeitung lesen, Einkäufe und sonstige Erledigungen wie Bank, Arztbesuche
- Mittagessen gemeinsam vorbereiten: Tisch decken, Salat waschen, Getränke auswählen. Dann gemeinsam essen. Selbständigkeit fördern
- Geschirr gemeinsam abräumen und spülen
- Evtl. Toiletten- und Blasentraining
- Mittagsruhe

2

- Gemeinsames Kaffeetrinken, gemeinsam vorbereiten, einmal in der Woche gemeinsames Kuchenbacken. Dabei Erinnerungen wachrufen, Rezepte erzählen, z. B. in Bezug auf Landesgeschichte, Intergenerativität fördern
- Kleingruppenangebote: Singen, Rätsel, Spaziergänge
- Gemeinsam Abendessen vorbereiten, freie Getränke- und Lebensmittelwahl, Atmosphäre schaffen: Musik, Servietten, Kerzen
- Tagesausklang: Lied, Gedicht oder Geschichte, Verabschiedung, Kurzhinweis auf die morgige Tagesgestaltung
- Strukturierung der Nacht: Wer nicht schlafen möchte, darf sich nächtlich beschäftigen, z.B. laufen, essen, trinken, ohne dabei MitbewohnerInnen zu stören.

Wochenstrukturierende Angebote

Wochenstruktur gibt Orientierung und Perspektive.

Beispiel einer Wochenstruktur

Wochentag	Tätigkeit	Tätigkeit
Montag	Ruhetag	Gedächtnistraining
Dienstag	Gymnastik	Back- und Kochgruppe
Mittwoch	Erzählcafé	Schreibwerkstatt
Donnerstag	Spazieren gehen	Singkreis
Freitag	Spielenachmittag	Kulturelle Bildungsangebote
Samstag	Gedächtnistraining	Ruhetag
Sonntag	Kirche	Feste, Besuchstag, Hörbücherei

Tips, Tricks & Fallen

- Mehrere Alternativangebote machen. Wahlmöglichkeiten schaffen
- An den Bedürfnissen und Ressourcen der alten Menschen orientieren. BewohnerInnen mitbestimmen lassen
- Wochenplan schriftlich erstellen und als Plakat sichtbar aufhängen.

Jahresstrukturierendes Angebot

Jahreszeitliche Programme ergänzen die Tages- und Wochenstruktur und fördern die Orientierung.

Frühling	Sommer
• Spaziergang zum Ausschlagen der Bäume • Basteln von Osterschmuck, Eier färben • Fischgericht an Karfreitag • Osterfest mit Angehörigen • Maifest mit Aufstellen eines Maibaumes • Kultureller Nachmittag: Lieder und Gedichte rund um die Liebe	• Zoobesuch • Erzählcafé zum Thema „Reisen" • Erdbeerbowlenfest • Sommerfest mit benachbarten Kindergärten • Tagesausflüge, z. B. „alte Heimat", Landesgartenschau, Friedhof

Herbst	Winter
• Kartoffelfest • Besuch eines Freilandmuseums oder Heimatmuseums • Erzählcafé zum Thema „Ernte“ • Martinsgans zubereiten • Collagen-Nachmittag zum Thema „Herbst“	• Adventsfeier • Plätzchen backen • Weihnachtsgeschichten-Nachmittag • Erzählcafé zum Thema „Weihnachten feiern – früher und heute“ • Aufführung eines Krippenspiels, z. B. von Schülertheatergruppe • Weihnachtsfeier • Vorbereitung auf Sylvester • Sylvesterparty

2.8.5 Spiele

Das Spiel gibt Gelegenheit, mit anderen älteren Menschen zusammenzukommen, sich kennenzulernen, miteinander ins Gespräch zu kommen. Entdecken, daß es Spaß macht, miteinander und nicht gegeneinander zu spielen. Erfahren, daß es Freude bereitet, sich gegenseitig zu helfen anstatt zu konkurrieren.

Gedächtnisspiele

- Memory
- Rätsel, Knobeleien, Denksportaufgaben
- Kofferpacken: Teilnehmer beginnt: „Ich packe in meinen Koffer ein Paar Schuhe." Nächster Teilnehmer. „Ich packe in meinen Koffer ein Paar Schuhe und ein Handtuch." Das Spiel wird mit neuen Begriffen reihum erweitert, bis die Gruppe die einzelnen Gegenstände nicht mehr aufzählen kann
- Homonyme: gleichlautende Wörter mit verschiedener Bedeutung, z.B. Bienenstich, Leiter, Bauer, Ball, Schloß, sieben, Bank
- Wortfindungen: z.B. einsilbige Städtenamen, Vornamen mit P, N, H; Flüsse, historische Berufe. Stecker nach Stengel-Methode: Unterschiedliche Hinweise führen zu ein und demselben Begriff. Möbelstücke, Kirchliche Festtage und ihre Gebräuche, Pflanzen, Musikinstrumente
- Wortzerlegung, z.B. „Holzbaukasten“, „Geldbeutel“, „Mittagessen“, „Schauspielerin“, „Leistungsfähigkeit“, „Dachdeckermeister“
- Aus den Buchstaben eines Wortes so viel neue Wörter wie möglich bilden, ohne Buchstaben hinzuzufügen, z.B. aus „Fliesenleger“ = leise, gerne, sie, Reiner, Regen
- Wortverdreher, z.B. aus der Tierwelt: Ligefe = Fliege, Scforh = Frosch, Weschin = Schwein, Nduh = Hund, Logev = Vogel, Etzka = Katze, Eizeg = Ziege, Huk = Kuh, Giret = Tiger, Her = Reh
- Gehirn-Jogging nach Fischer/Lehrl-Methode
- Nons-Knacker-Spiel nach Fischer/Dickreiter/Mosmann
- GeJo-Letra nach Lehrl
- Gejo-Card nach Lehrl
- Gedächtnistraining nach der Stengelmethode
- Wahrnehmungsübungen: „Kim-Spiele“, z.B. Flaschen mit Gerüchen, Tastsäckchen, optische Täuschungen, Sensibilisierungsübungen

- „Buchstaben-Zahlen-Buchstaben“: Die TeilnehmerInnen geben in Gedanken oder schriftlich jedem Buchstaben des Wortes „Gehirn“ eine Zahl.

2

Beispiel
Buchstaben-Zahl-Buchstaben: 1 = G, 2 = E, 3 = H, 4 = I, 5 = R, 6 = N → 1 2 3 = geh, 5 3 2 4 6 = Rhein, 6 4 2 = nie.

Tips, Tricks & Fallen
- Material zum Thema Gedächtnistraining beschaffen, z.B. von H. Dunkhorst, F. Stengel, W. D. Oswald, M. Kuhn, S. Lehrt, B. Fischer
- Konkurrenzverhalten vermeiden, spielerische Atmosphäre schaffen
- Nicht nur Wissen abfragen
- Mit Gedächtnisspielen nicht auf „Defizite“ hinweisen und spüren lassen, was nicht mehr geleistet werden kann (führt zu Frustration). „Konkurrenzkampf“ untereinander vermeiden
- TeilnehmerInnen loben.

Bewegungsspiele

Jonglieren
Basteln der Bälle: 80–120 g Reis, Hirse oder Sand in ein dünnes Plastiktütchen füllen und drei Lagen Luftballons darüberziehen. Pro TeilnehmerIn max. drei Bälle, die gut in der Hand liegen. **Anleitung:** Ballwechsel von der re. Hand in die li. Hand, zeitversetzter Ballwechsel mit zwei Bällen in die re. und li. Hand, dritten Ball in den Wurfablauf bringen, evtl. mit Skizze. Alternative: Seidentücher.

Planetenspiel
Material: 3 oder 4 Softbälle unterschiedlicher Größe und Farbe. Jeder Ball unterliegt einer bestimmten Regel, z.B.: roter Ball wandert immer eine Person nach rechts, blauer Ball wandert immer eine Person nach links, grüner Ball wandert immer nach rechts, wobei eine MitspielerIn übersprungen wird, gelber Ball wird beliebig unter den MitspielerInnen zugeworfen.

Erinnerungs-Ballspiel
Material: 1 Softball. Ablauf:
- BesitzerIn des Balles nennt drei Tiere und wirft Ball jemandem zu
- FängerIn wiederholt nur die letzten zwei Tiere und fügt eines hinzu und wirft Ball jemand anderen zu
- FängerIn wiederholt nur die letzten zwei Tiere und fügt eines hinzu
- Statt Tiere können auch Berufe, Pflanzen, Namen genannt werden.

Unterhaltungsspiele
Mensch ärgere dich nicht, Bingo, Dame, Mühle, Schach, Kartenspiel (Romee, Canasta, Bridge), Würfelspiele, Wortspiele, Kim-Spiele (Wahrnehmungsspiele).

2.9 ATL Sich als Mann und Frau fühlen

Sexuelle Übergriffe von alten Menschen sowie sexuell enthemmte alte Menschen ☞ 1.8.3. Das Geschlecht einer Person ist neben dem Alter das wichtigste Merkmal ihrer Identität, das sie ein Leben lang begleitet.

2

2.9.1 Sexualität im Alter

Jeder Mensch erlebt sich und andere als sexuelle Wesen, unabhängig vom Alter. Wunsch nach körperlicher Nähe, Zärtlichkeit und Befriedigung der Bedürfnisse verspürt jeder Mensch und ist nicht altersabhängig. Sexualität im Alter ist noch immer ein Tabuthema:

- Annahme, alte Menschen haben kein Sexualleben
- Große Unkenntnis über Sexualität im Alter
- Sichtweisen basieren auf traditionellen Vorurteilen
- Wenig Forschungsergebnisse.

Sexualität im Alter

- Sexualität im Alter ist mehr als Geschlechtsverkehr
- Alte Menschen nicht für asexuelle Wesen halten
- Alten Menschen ihre Gefühle zugestehen
- Sexuelle Gefühle sind Grundbedürfnis, unabhängig vom Alter und Aussehen.

Krankheit und Sexualität im Alter

- Enger Zusammenhang zwischen Gesundheitszustand und Sexualität: je schlechter der Allgemeinzustand, desto weniger sexuelle Aktivität
- Chronische Krankheiten, Operationen, Herzerkrankungen, Parkinsonerkrankung, Krankheiten mit Ausscheidungsstörungen (Inkontinenz) können die Sexualität sehr stark beeinträchtigen
- Bei vorübergehender Krankheit erwacht mit der Genesung auch das sexuelle Interesse wieder.

Sexuelle Bedürfnisse im Alter

- Bedürfnis nach körperlicher Wärme, Streicheln und Zuwendung bleibt
- Sensibilität nimmt im Alter nicht ab
- Zärtlichkeit, Körperkontakt und Lustgefühl haben auch im Alter einen hohen Stellenwert
- Sexualität im Alter ist vielschichtiger, auch nichtgenitale Sexualität ist wichtig
- Jeder Mensch ist Zeit seines Lebens zu Lustgefühlen fähig
- Grundsätzlich spielt die Biographie eine Rolle: Die einen genießen ihr Sexualleben, anderen ist es nicht so wichtig, wieder andere sehen es mit Problemen behaftet

- Unterschiedliches individuelles Erleben: positiv, negativ, froh sein, daß „es vorbei" ist.

Tips, Tricks & Fallen

- Die heutige Gesellschaft ist stark jugendorientiert: Jugendlichkeit, Attraktivität und Leistung nicht überbewerten
- Sexualität als die Fähigkeit verstehen, durch intimen Körperkontakt Lustgefühle zu empfinden
- Alten Menschen ermöglichen, ihre Sexualität auszuleben
- Im Team besprechen, was möglich ist und wo eigene Grenzen sind
- Altem Menschen ermöglichen, sich in einem Ganzkörperspiegel zu betrachten, sich als ganze Person wahrzunehmen
- Auf gepflegtes Aussehen achten: Kleidung, Schmuck, Frisur, Rasur, Nagelpflege, Prothesenreinigung.

Gründe für unterlassene sexuelle Aktivität im Alter

- Niedriger Stellenwert des Erlebens von Sexualität
- Negative Einstellung zur Sexualität im Alter
- Unterdrückung des Sexuallebens durch Krankheit und Medikamente
- Angst vor negativen Reaktionen anderer
- Angst vor Reglementierung
- Erhalten der Sexualität in der Phantasie
- Ausleben von Gefühlen auf nicht-genitale Weise
- Fehlen eines Partners.

Partnerschaft im Alter

- Die meisten älteren Menschen sind verheiratet
- Die Partnerschaften sind stabil, halten über mehrere Jahrzehnte
- Es sind vorwiegend heterosexuelle Beziehungen, wenige gleichgeschlechtliche Beziehungen bestehen
- Neue Beziehungen einzugehen ist für Verwitwete oft nicht möglich
- Eine neue Partnerschaft bedeutet oft Bewahrung von Autonomie
- Evtl. zu viele Verpflichtungen in engerer Beziehung, Wunsch nach Freiheit ist dominant
- Traditionelle Rollenverteilung ist meist unerwünscht.

2.9.2 Sexuelle Reaktionen im Alter

Körperliche Alterungsprozesse haben nur bedingt Auswirkungen auf die Sexualität. Im wesentlichen bestehen die Veränderungen in einer Verlangsamung der sexuellen Reaktionen.

Frauen

- Sexuelle Reaktionsfähigkeit einer Frau bleibt erhalten. Frauen sind bis ins hohe Alter erregbar und orgasmusfähig
- Orgasmus ist nicht so vehement, die Orgasmusphase kürzer

- Kontraktionen sind sanfter, nicht so zahlreich
- Scheide wird weniger und langsamer feucht
- Wände der Vagina sind weniger elastisch
- Rückbildungsphase verkürzt sich
- Reizbarkeit von Blase und Harnröhre nimmt zu.

Männer
- Erektion des Penis weniger stark ausgeprägt, Erektion wird langsamer erreicht, bleibt aber länger bestehen
- Phasen zwischen den Erektionen werden länger, die Ejakulation fehlt manchmal, oft weniger explosiv
- Menge der Samenflüssigkeit verringert sich
- Nach der Ejakulation geht die Erektion meist sofort zurück
- Rückbildungsphase ist länger
- Sexuelle Reaktionsfähigkeit bei Männern entwickelt sich unterschiedlich: Manche verlieren sie völlig, bei anderen bleibt sie bis ins hohe Alter erhalten.

2.9.3 Die Intimsphäre alter Menschen

Intimität im Heim
Heimstrukturen schränken Sexualität der BewohnerInnen stark ein. In den meisten Heimen gibt es nur für Ehepaare gemeinsame Zimmer. In einigen Heimen wurden sogenannte „Liebeszimmer" eingerichtet. Ist trotz des fortschrittlichen Ansatzes problematisch: Umgebung weiß sofort „Bescheid", wenn ein Paar sich dorthin zurückzieht.

Heimstrukturen, die Intimität einschränken
- Feste Tagesstruktur mit wenig Freiräumen für BewohnerInnen
- Keine Privatsphäre in Mehrbettzimmern
- Kaum Rückzugsmöglichkeiten
- Zimmer stehen rund um die Uhr offen und können von vielen Menschen jederzeit betreten werden
- BewohnerInnen sind der Kontrolle des Personals ausgesetzt, sind fast nie unbeobachtet.

Möglichkeiten, die Intimsphäre im Heim zu wahren
- Schutz der Intimsphäre beim Durchführen von Pflegehandlungen (☞ unten)
- Anklopfen an der geschlossenen Zimmertür und Aufforderung abwarten. Eingeschaltete Anwesenheitstaste berücksichtigen
- Zimmertür schließen, außer bei ausdrücklichem Wunsch, die Tür offen zu lassen
- Einrichtungsgegenstände erst nach ausdrücklicher Erlaubnis der BewohnerInnen öffnen, z.B. Nachttisch, Schrank
- Wenn gewünscht, Nähe alter Menschen untereinander schaffen, sie zueinander führen, nebeneinander setzen, für gemeinsame Aktivitäten sorgen

- Alternative Rückzugsmöglichkeiten für Paare anbieten, so daß ein Austausch von Intimitäten unbeobachtet und ungestört möglich ist
- Sexuelles Verhalten von alten Menschen nicht ins Lächerliche ziehen, bestrafen, verniedlichen
- BewohnerInnen bei „Ertappen“ sexueller Handlungen nicht sanktionieren oder bestrafen
- Selbsbefriedigung zulassen
- Wenn gewünscht, taktvoll Hilfe bei der Beschaffung sexueller „Hilfsmittel“ anbieten, z.B. Kondome, Gleitgel.

Intimsphäre bei Pflegemaßnahmen wahren

- Bei pflegerischen Verrichtungen vor Blicken Dritter schützen, unbeteiligte Personen aus dem Raum bitten, Tür schließen, bloßliegende Körperteile abdecken, Sichtschutz
- Die Intimpflege möglichst zu Pflegenden, auch verwirrte, selbst durchführen lassen
- Die Intimpflege durch Person gleichen Geschlechts ausführen lassen
- Tabuzonen (Gesicht, Brust bei Frau, Genitalbereich) nicht ohne Erlaubnis berühren
- Seelische Scham berücksichtigen, Bedürfnisse erkennen und achten.

Sexualität bei Dementen

- Evtl. verändertes Sexualverhalten, z.B. exhibitionistische Aktivitäten
- Umfeld leidet evtl. unter dem Verhalten
- Verhalten kann andere stören oder sogar belästigen
- Umgang mit Dementen erfordert ein besonderes Feingefühl (☞ 15.2.1)
- Körperkontakte und Zärtlichkeit sind wichtig
- Fähigkeit, sich über die Gefühlsebene mitzuteilen, bleibt länger erhalten als auf der sprachlichen Ebene (Validation® ☞ 1.9.4).

Tips, Tricks & Fallen

- Sich bewußt machen, daß Selbstbefriedigung von alten Menschen zur Befriedigung ihrer sexuellen Gefühle dient und Quelle sexuellen Genusses, also nichts „Unnormales“ ist
- Versteckte Sexualität erkennen, z.B. Wunsch nach Einreibung im Genitalbereich
- Im Team darüber sprechen
- Ggf. mit ÄrztIn über Verhalten sprechen.

2.9.4 Pflegende und der Umgang mit Sexualität

Grad der Intimität ist in der Pflegebeziehung sehr hoch. Vor allem bei der Körperpflege sind Berührungen des Personals sehr intim. Pflegebedürftige Personen müssen den Verlust der Selbständigkeit und damit der Intimsphäre hinnehmen. Insbesondere BerufsanfängerInnen sollten sich frühzeitig mit der Sexualität zu Pflegender auseinandersetzen.

Mit Sexualität umgehen

- Sich auf den Umgang mit Sexualität im Alter vorbereiten: Aus- und Fortbildung, aktuelle Literatur, Gespräche
- Sich bewußt machen: Was löse ich mit meinen Berührungen aus?
- Sich in die Lage des zu Pflegenden versetzen, ihn als erwachsenen Menschen wahrnehmen und ernstnehmen, sein Handeln oder Wünschen nicht verurteilen
- Eigene Haltung überprüfen, Haltung bestimmt den Umgang mit Sexualität. Eigene Einstellung, positv oder negativ, überprüfen
- Mit persönlichen Empfindungen und Erfahrungen auseinandersetzen
- Darüber klar werden, wie sexuelle Interessen von alten Menschen auf einen selbst wirken und eigene Ängste, Befürchtungen, Verdrängungen reflektieren
- In Teambesprechungen über Sexualität reden, Thema nicht tabuisieren
- Wahrnehmungen ohne Peinlichkeitsgefühle besprechen
- Biographisch orientierte, ganzheitliche Pflege durchführen.

Bedeutung von Körperkontakt

Berührungen seitens der Pflegenden lösen nicht unbedingt Wohlbefinden bei einem alten Menschen aus. Ursachen:

- Europa zählt zu den „Nichtkontaktkulturen"
- Alte Menschen haben nicht pauschal ein größeres Bedürfnis nach Berührung
- Reaktionen hängen von der Intention der Berührung ab
- Evtl. Fehldeuten einer Berührung
- Übliche Distanzzonen werden in der Pflege nicht eingehalten
- Auswirkung der Berührung ist abhängig vom Alter beider Beteiligten
- Geschlecht der Beteiligten spielt eine Rolle
- Frauen haben eine niedrigere Schwelle gegenüber Berührungen als Männer
- Je nach Biographie verschiedene Gewohnheiten zu Pflegender
- Unterschiedliche Auffassung, welcher Körperteil zur Intimshäre gerechnet wird und berührt werden darf. Bei manchen zählt das Gesicht dazu, bei anderen nicht.

Pflegende sind Berührende

Pflegerische Handlungen sind ohne Berührungen nicht möglich. Sie haben einen Einfluß auf die Beziehung zwischen dem alten Menschen und der Pflegeperson. Kein Körperteil, keine Körperpartie ist für Pflegepersonen tabu. Bei zu Pflegenden ist die Toleranzgrenze zwar etwas verschoben, weil durch ihre Abhängigkeit Berührungen anderer eher akzeptiert werden, dennoch eine verstehende, einfühlsame und vor allem schamberücksichtigende Pflege durchführen:

- Sich die vielen körperlichen Begegnungen bewußt machen
- Mit dem altem Menschen sprechen
- Alle durchzuführenden Tätigkeiten vorher ansagen
- Ablehnende Äußerungen nicht überhören, sondern akzeptieren
- Intimpflege möglichst von dem alten Menschen selbst oder einer gleichgeschlechtlichen Pflegeperson durchführen lassen.

2.10 ATL Für Sicherheit sorgen

2

Sicherheit zu haben, ist ein Grundbedürfnis. Alle Pflege- und Betreuungsmaßnahmen daraufhin prüfen, ob für zu Pflegenden und Pflegenden Sicherheit gewährleistet ist. Umfaßt alle anderen LA.

Sicherheit für zu Pflegende

- Wohlbefinden, größtmögliche Selbständigkeit und Selbstbestimmung, bedürfnisorientierte Pflege, individuelle Unterstützung bei allen LA, vertrauensvolle Beziehungspflege (☞ 2.3.1) gewährleisten
- Individualität und Persönlichkeit respektieren
- Wertschätzung spüren lassen (☞ 2.3.2)
- Fachkompetente Unterstützung durch qualifiziertes Pflegepersonal gewährleisten
- Finanzielle bzw. materielle Sicherheit (☞ 2.2), finanzielle Selbstverwaltung erhalten
- Tagesstrukturierung sichern
- Pflegemaßnahmen unter Berücksichtigung jeweiliger Dienstvorschriften durchführen, Pflegestandards, Sicherheits- und Hygienevorschriften einhalten.

Sicherheit für Pflegepersonen

- Hygiene- und Sicherheitsvorschriften beachten und einhalten
- Rückenschonend arbeiten (☞ 2.4.4)
- Für eigenes Wohlbefinden sorgen, eigene Grenzen erkennen und akzeptieren
- Für Selbstpflege sorgen (☞ 1.1)
- Genaue Dokumentation und Pflegeplanung (☞ 1.5.3)
- Klare Beziehung zum zu Pflegenden haben
- Fort- und Weiterbildung.

2.10.1 Sicherheits- und Hygienevorschriften

Arbeitsmedizinische Vorsorge

Arbeitsärztliche Untersuchung vor Arbeitsaufnahme und während der Beschäftigung in regelmäßigen Abständen durch ermächtigte ÄrztInnen. Veranlassung und Kostenübernahme durch Arbeitgeber. Es besteht freie Arztwahl.

Immunisierung gegen Hepatitis B

Durch Unfallverhütungsvorschrift ist Arbeitgeber auf Wunsch des Beschäftigten zur Sicherstellung einer Hepatitis-B-Impfung verpflichtet: Information über Impfung, Kostenübernahme der Impfung. Empfehlung: aktive Impfung gegen Hepatits B.

Medizinische Geräte

Medizinisch-technische Geräte, z. B. Infusomaten, Ernährungspumpen, Perfusoren, Heimdialyse, dürfen nur nach einer Einführung durch „Gerätebeauftragte Person" bzw. Hersteller oder Medizintechniker bedient werden:

- Vor jeder Inbetriebnahme prüfen
- Immer nur vom Hersteller empfohlene Zusatzteile, z. B. Leitungen, benutzen
- Fehlerhaftes Bedienen kann zu Gesundheitsschaden führen. Haftung der Pflegekraft (☞ 1.7.1)
- Für regelmäßige Wartung sorgen (Wartungsbuch).

Technische Hilfsmittel

Technische Hilfsmittel, z. B. Hebelifter, Spezialbadewannen, dürfen nur nach Einführung (z. B. durch den Kundendienst) benutzt werden:

- Vor jeder Inbetriebnahme prüfen
- Herstellerhinweise beachten
- Bei fehlerhaftem Bedienen mit Gesundheitsschaden für zu Pflegenden Haftung durch Pflegekraft (☞ 1.7.1)
- Arbeitgeber muß Bedienungsanleitung garantieren
- Für regelmäßige Wartung sorgen (Wartungsbuch).

Hebe- und Tragehilfen

Nach der Unfallverhütungsvorschrift muß Arbeitgeber zum Heben und Lagern von schwerpflegebedürftigen alten Menschen leicht bedienbare, stand- und fahrsichere Hebevorrichtungen bereitstellen.

- Vom Arbeitgeber Hebe- und Tragehilfen fordern
- Vor Abschluß eines Arbeitvertrages Information über die üblichen Hilfsmittel in der Pflegeeinrichtung
- Beratung auch bei Berufsgenossenschaft (Adressen ☞ 18).

Quecksilberunfall

Quecksilber ist ein bei Zimmertemperatur flüchtiges Metall. Entstehende Dämpfe sind hochgiftig. Enthalten in Thermometern und RR-Geräten (☞ 2.13).

Quecksilbervergiftung

Mögliche Symptome: metallischer Geschmack, Reizhusten, Bauchschmerzen, Erbrechen, Stomatitis, evtl. Pneumonie, Nierenversagen.

Maßnahmen: Verschüttetes Quecksilber sofort mit Besen und Schaufel oder speziellem Entsorgungsset aufnehmen und in luftdichten Behältern entsorgen, diesen vorrätig haben. Vorsorge: besser digitale Thermometer verwenden (☞ 2.13.1). Bei Vergiftungssymptomen sofort ÄrztIn benachrichtigen.

Hygieneplan

Hygiene = Krankheitsvermeidung, Gesundheitslehre: dient dem Schutz sowohl des Personals als auch der BewohnerInnen. Zur Hygiene gehört die persönliche Hygiene des Personals, z. B. Hände desinfizieren, und ein für die Einrichtung gültiger Desinfektionsplan.

Arbeitgeber muß für schriftlich festgelegten Hygieneplan des Arbeitsbereiches sorgen und Maßnahmen zur Verhütung von Infektionen: Desinfektion, Reinigung, Sterilisation, Entsorgung, spezielle Schutzkleidung, Schutzhandschuhe einhalten. Festhaltung durch Unfallverhütungsvorschrift. Sicherstellung durch Sicherheitsbeauftragte des Betriebes.

Allgemeine Hygiene

- Abfall: nie auf Boden oder Nachtschrank, Materialen vom VW (☞ 3.2.2) nicht in Zimmerabfall, sondern separat oder gleich mit Beutel entfernen
- Gebrauchte Wäsche nie auf Boden, sondern gleich in den Wäschesack oder vorläufig in ein am Bett befestigtes Kopfkissen werfen
- Nichts auf Fußboden legen, was hinterher ins Bett oder mit zu Pflegenden in Kontakt kommt, z. B. Lagerungshilfsmittel
- Keine Pflegehilfsmittel ins Bett legen
- Waschbecken und Badewannen nach jeder Benutzung desinfizieren
- Jede BewohnerIn hat eigene Waschschüssel, eigene Pflegeutensilien und Pflegemittel
- Fußböden, Mobiliar nach Standard der Einrichtung, Küche laut Hygieneplan durch Reinigungspersonal reinigen
- Desinfektionsspender und Einmalhandtücher in jeder Naßzelle, Toilette und Fäkalienraum regelmäßig auffüllen
- Bei möglichem Kontakt mit Ausscheidungen Einmalhandschuhe tragen
- Dienstkleidung, zusätzlich Schutzkittel bei aseptischen Tätigkeiten (☞ 2.10.1)
- Schutzschürze bei Essensausgabe.

Persönliche Hygiene

- Dienstkleidung, mind. bei 60 °C waschbar. Bunte, kreative Kleidung bevorzugen, setzt visuelle Reize für zu Pflegenden
- Bequeme Dienstkleidung bevorzugen, Kasacks und Hosen sind bequemer als Kittel
- Dienstkleidung in Einrichtung belassen und nicht mit anderer Kleidung waschen
- Dienstkleidung mind. 2 x wöchentl. wechseln, bei Bedarf häufiger
- Bei Infektionsgefahr, z. B. Wundversorgung, zusätzlichen Schutzkittel tragen
- Geeignete, sichere und leichte Schuhe, hinten und vorne geschlossen, ohne Absätze
- Keine Ringe und Uhren, Keime können sich darunter vermehren
- Gute Handhautpflege, kleinste Risse sind Keimeintrittspforten
- Allgemeine Körperhygiene und Selbstpflege, lange Haare zusammenbinden, kurze Fingernägel, kein Nikotingeruch in der Kleidung
- Für körperliche Entspannung und Ausgleich sorgen (Psychohygiene ☞ 1.1.3).

Hygienische Händedesinfektion

Indikationen

- Bei Arbeitsbeginn, vor und nach Pausen und Toilettengang
- Vor jeder Mahlzeitenausgabe und -verteilung
- Vor und nach jeder Pflegemaßnahme
- Vor und nach aseptischen Arbeiten wie Medikamente richten, Vorbereitung von Injektionen und Infusionen, VW, Katheterisieren.

Durchführung

- Grobe Verschmutzung mit Zellstoff entfernen
- Desinfektionslösung mit 70–80% Alkohol und rückfettender Substanz wie Sterillium®, Desderman®, Desmanol® aus Wandspender oder Spritzflasche entnehmen
- 3 ml (1 Hub) auf Hände und Unterarme einreiben, Einwirkzeit ca. 30 oder 60 Sek.
- Hände waschen und mit Einmaltuch trocknen.

Hautschutz

Die Hände sind wichtiges Werkzeug in der Pflege und benötigen selbst viel Pflege:

- Hautschonende Reinigungsmittel benutzen (ph-neutral)
- Regelmäßige Hautpflege, z. B. ph-neutrale W/O-Emulsionen oder Cremes zur Vermeidung rissiger und rauher Haut. Mehrmals tägl. eincremen
- Handschuhe tragen bei Kontakt mit Ausscheidungen oder bei häufigem Kontakt mit Wasser, Reinigungs- und Desinfektionsmitteln.

Tips, Tricks & Fallen

- Unbedingt beim Arbeitgeber auf Bereitstellung von Schutzhandschuhen im Umgang mit Ausscheidungen und infektiösem Material bestehen
- Hautschutzmittel werden vom Arbeitgeber gestellt, mit Pflegedienstleitung absprechen
- Beim Arbeitgeber auf Sicherstellung von sterilen Materialien z. B. für Wundversorgung bestehen.

Desinfektion

Maßnahme zur Keimzahlreduzierung.

Indikationen

- Desinfektion von Betten und Zubehör
- Desinfektion von Arbeitsflächen, Fußböden
- Desinfektion von Instrumenten, Absaugvorrichtungen, Abwurfschalen, Blutdruckmanschette und Stethoskop
- Hautdesinfektion, z. B. Injektion, Infusion.

2

Chemisch
- Wischdesinfektion (Flächendesinfektion): z.B. Lysoformin® spezial, Buraton®, Aerodesin®
- Sprühdesinfektion: z.B. Meliseptol®, Fugaten®-Spray, Aerodesin® 2000
- Instrumentendesinfektion (Tauchinfektion): z.B. Helix®, Helipur®, Lsyoformin®, Descoton® forte, Sekusept® plus
- Hautdesinfektion: Alkohole wie Kodan®, Cutasept®, Skinsept®; gefärbt und ungefärbt üblich
- Schleimhautdesinfektion: Jodabspaltende Verbindungen wie Betaisodona®, Braunol®.

Physikalisch
- UV-Strahlung
- Kochen: Wäsche, auch Trachealkanülen
- Strömender Dampf
- Heißluft.

Hygienplan für persönliche Utensilien

Was	Wie oft	Wie und womit
Kamm, Bürste	1 x wöchentlich	in Seifenwasser reinigen
Zahnprothese	2 x tägl.	Wasser 1 x 20 Min. in Prothesenreiniger
Zahnbürste	alle 4 Wochen	durch neue ersetzen
Waschschüssel,- Nierenschale	nach Benutzung	Feuchtreinigung, Haushaltsreinigung

Allgemeiner Hygienplan für Altenpflegepersonal, nicht für Reinigungspersonal

Was	Wie oft	Wie und womit
Sanitäre Einrichtung	tägl. und bei Bedarf	Sprüh- und Wischdesinfektion
Badewannen	nach Benutzung	Reinigung und Wischdesinfektion
Betten und Matratzen, Matratzenschutz	• nach Bewohnerwechsel • bei Bedarf	• Reinigung mit Haushaltsreiniger, Wischdesinfektion • Reinigung mit Haushaltsreiniger
Möbelstücke	tägl. und bei Bedarf	Reinigung mit Haushaltsreiniger
Toilettenstühle	nach jeder Benutzung	Sprüh- oder Wischdesinfektion
Wäschewagen	1 x wöchentlich	Wischdesinfektion
Instrumente	nach jedem Gebrauch	Einlegen in Desinfektionslösung (nach Anweisung), anschließend sterilisieren
Nagelpflegeset	nach jedem Gebrauch	Einlegen in Desinfektionslösung
Urinflaschen und Steckbecken	nach jedem Gebrauch	Desinfektionsspülanlage, mit Einmalhandtuch trocknen
Absauggerät	Nach jedem Gebrauch oder tägl., wenn für gleiche Person benutzt	Einlegen in Desinfektionslösung, tägl. sterile Schläuche wechseln
Ultraschallvernebler	nach Gebrauch (tägl.)	Desinfektion (nach Anweisung)

Sterilisation

Maßnahme zur völligen Entkeimung aller steril benötigten Instrumente, Geräte und anderer Materialien. Jede Einrichtung sollte Sterilisator haben.

Dampfsterilisation

Häufigste Anwendung in der Altenpflege: Autoklav. Gespannter (durch Verdunsten von Wasser in geschlossener Kammer „unter Druck gesetzter") Wasserdampf (autoklavieren).

- 121 °C bei 2,026 bar über 12 Min.
- 134 °C bei 3,039 bar über 6 Min. z.B. für Instrumente, Verbandsmaterial, Wäsche, Gummi
- Für viele Kunststoffe ungeeignet
- Gebrauchsanweisung nach Hersteller
- Autoklav nicht überladen
- Sterilgut in Instrumentenbehälter oder in Spezialfolie oder Baumwolltuch einschlagen. Datum, Inhalt kennzeichnen
- Abkühlzeiten einhalten
- Herstellerhinweise beachten.

Heißluftsterilisation

Umwälzung trockener, heißer Luft in Heißluftsterilisator. 200 °C = 20 Min., 180 °C = 30 Min., 160 °C = 90 Min.

- Geeignet für nicht zerlegbare Instrumente wie Scheren, Knopfsonden, Pinzetten, Glas. Auch für Stoffe wie Puder, Salben.
- Ungeeignet für Wäsche, Kunststoffe.
- Herstellerhinweise beachten.

Tips, Tricks & Fallen

- In jeder stationären Einrichtung einen für alle MitarbeiterInnen gültigen Hygieneplan erstellen und zentral aufhängen. Durch Hygienefachkraft abzeichnen lassen
- Jede größere Herstellerfirma von Desinfektionsmittel erstellt Hygienepläne für Heimbereiche, z.B. Firma Braun
- Hygienefachkraft über das hiesige Gesundheitsamt vermitteln lassen.

Meldepflicht von Krankheiten

Bundesseuchengesetz (BSeuchG)

- §3 enthält einen Katalog der meldepflichtigen Krankheiten, z.B. Hepatitis, Salmonellosen, Tuberkulose, Meningitis
- Darüber hinaus besteht Meldepflicht bei endemisch auftretenden Krankheiten wie Windpocken, Gürtelrose
- Meldeverpflichtet ist jede behandelnde ÄrztIn und die Einrichtung
- Meldung innerhalb von 24 Std. beim Gesundheitsamt
- Isolierung von Personen mit Hepatitis, Salmonellosen, Tuberkulose.

Gesetz zur Verhütung von Geschlechtskrankheiten (GeschlKG)

Regelungen über die Erkennung, Verhütung und Heilung von Geschlechtskrankheiten.
Meldepflicht bei Lues, Gonorrhö (Tripper), weicher Schanker und venerische Lymphknotenentzündung.

2

Tips, Tricks & Fallen

Aids ist keine Geschlechtskrankheit und auch nicht namentlich meldepflichtig, aber es besteht anonyme Meldepflicht nach der Laborberichts-Verordnung.

2.10.2. Schmerz

Schmerz ist eine komplexe, primär unangenehme und subjektive Sinnesempfindung, die durch die Erregung von Schmerzrezeptoren (☞ 15.1.1) hervorgerufen wird. Es gibt akute und chronische Schmerzen. Schmerz ist keine Krankheit, sondern ein Symptom für Störung im somatischen oder psychischen Bereich. Schmerz ist Warnsignal des Körpers und hat Schutzfunktion. Immer ernst nehmen.

Schmerzempfindung

- Individuell und unterschiedlich, abhängig von persönlicher Schmerzerfahrung, -empfindlichkeit, Bewußtseinszustand, Erkrankung, Angst, momentaner Stimmung
- Schmerzen sind wegen der damit verbundenen Hilflosigkeit und Ohnmachtsgefühlen immer mit Angst verbunden
- Bei manchen alten Menschen herabgesetzte Schmerzempfindung, z.B. bei Alzheimer Erkrankung. Andererseits durch Multimorbidität vermehrte Schmerzempfindung.

Schmerzzeichen

Schmerzen werden verbal und nonverbal geäußert. Bei alten Menschen, die in sprachlicher Äußerung eingeschränkt sind, z.B. durch Sprachstörung, Verwirrtheit, besonders auf nonverbale Schmerzzeichen achten. Verwirrtheit ist manchmal einzig möglicher Ausdruck von Schmerzen (☞ 15.3.1).
Körperliche Zeichen: Zeichen von Gewebeschädigung, Schmerzmimik, z.B. verzerrter Gesichtsausdruck, ungewöhnliche Bewegungsabläufe, Schonhaltung, Atmungsveränderung (☞ 2.12.1), Schweißausbruch, Tachykardie, erhöhte Temperatur, Fieber (☞ 2.13), Übelkeit, Erbrechen (☞ 2.11.3).
Seelische Zeichen: Schmerzäußerung, ungewöhnliche Emotionen, Depression, Weinen, Verzweiflung, Angst, Unruhe, verändertes Kommunikationsverhalten, Einschränkung der Konzentration.
Soziale Zeichen: sich zurückziehen, ungewöhnliche Aggression gegen Umgebung, Apathie.

Schmerzarten

Körperlich

- Oberflächenschmerz: heller, brennender, scharfer Schmerz, gut lokalisierbar; führt zu Reflexverhalten, z. B. Zurückziehen der Hand bei Verbrennung
- Tiefenschmerz: dumpfer, bohrender, quälender, ausstrahlender Schmerz, auch Dauerschmerz. Rhythmisch an- und abschwellender Schmerz = Kolik.

2

Psychisch, psychosomatisch

Wechselwirkung zwischem Psyche und Körper:

- Schmerz kann Ausdruck seelischen Leides sein. Ausdruck von inneren Konflikten und Leitsymptom von Gefühlen. Seelisches Leid kann sich körperlich manifestieren (Psychosomatik), z. B. schmerzhafte Muskelverspannung. Psychischer, psychosomatischer Schmerz wird immer real empfunden
- Psychosomatische Schmerzen werden oft von funktionellen und vegetativen Störungen begleitet (vegetatives Nervensystem ☞ 15.1.2), z. B. Schlafstörungen, Kopfschmerzen, kalte Hände oder Füße, Schwitzen, Atemstörung, Magen-Darm-Störung, Blasenstörung
- Konfliktsituationen bei psychsosomatischem Schmerz: psychische Überforderung; Angst, mit einer Situation nicht fertig zu werden; Unzufriedenheit; vermeintliche Ungerechtigkeiten; Verlusterfahrungen, z. B. Tod einer nahestehenden Person, Wohnungsverlust, Heimatverlust (☞ 2.7); unbewältigte Schwellensituation, z. B. Heimeinzug; Depression.

Schmerzspirale

Wenn Schmerz nicht unterbrochen wird, läuft ein Circulus vitiosus (Teufelskreis) ab und führt zur Schmerzverstärkung (☞ Abb. 2.28).

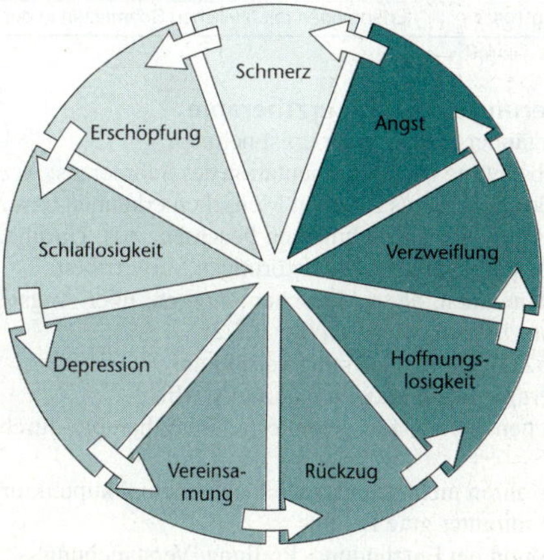

Abb. 2.28: Schmerzspirale [V 227]

Beobachtung und Dokumentation von Schmerzen

Wichtig für genaue Diagnosestellung und eine angemessene Schmerztherapie. Schwierig, weil Schmerz immer subjektiv wahrgenommen wird. Deswegen nie bewerten, vielmehr subjektive Wahrnehmung des alten Menschen erfassen und mit seinen Worten beschreiben.

Bei jeder Person mit Schmerzen oder Verdacht auf Schmerzen Schmerzanamnese erstellen (☞ Tabelle).

Beobachtungskriterien bei Schmerzen

Kriterien	Beschreibung
Schmerzintensität	Einschätzung durch Schmerzskala, bei der betroffene Person eine subjektive Schmerzeinteilung vornimmt: 0 = schmerzlos, 2 = leicht, 4 = mittel, 6 = stark, 8 = sehr stark,10 = unerträglich. Schmerzskala im Team absprechen. Bei verwirrten, bewußtseinsgetrübten Personen Einschätzung durch Pflegeperson
Schmerzqualität	Beispiele: bohrend z. B. bei Knochen- und Eingeweideschmerz, brennend z. B. bei Sodbrennen, klopfend, pulsierend z. B. bei Entzündung, krampfartig z. B. bei Kolik, stechend, reißend, schneidend, ziehend, hell, dumpf, ausstrahlend, beklemmend z. B. bei Angina pectoris, Phantomschmerz z. B. bei Beinamputation, vernichtend z. B. bei Herzinfarkt
Schmerzzeitverlauf	Dauer und Verlauf: minutenlang, stundenlang, tagelang, kurz, unterbrochen, lang, über Tage
Schmerzlokalisation	Lokalisation und Ausbreitung: streng lokal, z. B. re. Hand oder diffus, z. B. überall im Oberkörper oder z. B. in die Schulter ausstrahlend
Schmerzauslösende Faktoren	Wann und bei welchen Gelegenheiten tritt Schmerz auf: in Ruhe, bei Bewegung, nur nachts, am Morgen, nach dem Essen, nach Anstrengungen
Schmerzerfahrung	Erfahrungen mit ähnlichen Schmerzen in der Vergangenheit

Schmerzlinderung und Schmerztherapie

- Alle Schmerzäußerungen immer ernst nehmen
- Genaue Beobachtung und Dokumentation des Schmerzes; ÄrztIn informieren
- Bedeutung des Schmerzes für alten Menschen erkennen bzw. ergründen
- Nonverbale Hinweise auf Schmerzen beachten, z. B. Unruhe, Rückzug, Aggressivität, Appetitsverlust, Schlafstörungen, Verwirrtheit
- Ängste ernst nehmen, alten Menschen anregen, über Ängste zu reden. Gesprächsbereitschaft signalisieren (☞ 2.3.2)
- Verständnis, Zuneigung, Hoffnung vermitteln
- Kausale Therapie, wenn möglich, durch ÄrztIn
- Bei chronischen Schmerzen gezielte Schmerztherapie durch Stufenschema (☞ 4.2.2)
- Naturheilverfahren nicht grundsätzlich ablehnen: Akupunktur und Naturheilmittel haben mitunter gute Erfolge
- Kälteanwendung bei Entzündung, Prellung, Verstauchung
- Wärmeanwendung bei Verspannung, Muskelschmerzen (☞ 3.7)

- Unterbrechung des Schmerzkreislaufes durch Entspannungsübungen
  - ruhiges tiefes Bauchatmen (☞ 2.12.5)
  - beim Einatmen in den Schmerz atmen: Konzentration auf Schmerz
  - beim Ausatmen vom Schmerz weg atmen
  - wohltuende Berührung, z. B. Hände auf Schmerzstelle, wenn gewünscht
- Entspannungstraining erlernen, z. B. Muskelentspannung nach Jacobsen (☞ 2.14.2).

Tips, Tricks & Fallen

- Schmerz wird bei alten Menschen oft inadäquat beurteilt und behandelt
- Jeder Schmerz hat eine Ursache, wenn auch nicht immer eindeutig zu erkennen
- Schmerzen können Hilfeschrei nach Zuwendung sein
- Seelische oder psychosomatische Schmerzen immer ernst nehmen und nicht als „Simulieren" einschätzen
- Hypochondrische Schmerzen sind Krankheitsbefürchtungen und drücken Ängste aus
- Bei chronischen Schmerzen keine Bedarfsmedikamente, sondern eine auf 24 Std. verteilte Medikation: Gleichmäßig hohe Schmerzmittelmenge im Blut senkt Schmerzmittelbedarf
- Bei chronischen Schmerzen Hilfe durch Schmerzambulanzen und ÄrztInnen, die gezielte Schmerztherapie durchführen
- Schmerz ist kein unausweichlicher Begleiter des Alters: notwendige Schmerzmittel nicht vorenthalten
- Schmerzmedikamente wegen Suchtgefahr vorzuenthalten ist oft unberechtigt: über Nebenwirkungen aufklären. Echte Suchtgefahr nur bei „Suchttypen", ansonsten körperlicher Gewöhnungseffekt mit evtl. körperlichen Entzugserscheinungen.

2.10.3 Stürze verhüten

Stürze sind die häufigsten Unfälle bei alten Menschen. Ursache und Folge von Erkrankungen und Behinderungen. Sturzgefährdung löst bei alten Menschen großes Unsicherheitsgefühl und Angst aus. Bewegung wird daraufhin oft auf das Nötigste eingeschränkt. Immobilität fördert wiederum wegen „schwachem" Kreislauf das Sturzrisiko. Oft Anlaß, eigene Häuslichkeit aufzugeben. Erste Hilfe bei Stürzen ☞ 17.4.8.

Ursachen

- Umweltbedingt: Stolperfallen, glatte Fußböden, Unebenheiten, Glatteis, Verkehrsunfall
- Bewußtseinseinschränkung: plötzliche zerebrale Störung, Blutdruckabfall, Herzrhythmusstörungen, Blutzuckerabfall in der Nacht
- Eingeschränkte Gehfähigkeit: z. B. bei Gleichgewichtsstörungen, altersbedingte Schwerpunktverlagerung nach vorn mit gebeugten Knien, unsicherer

Gang, altersbedingte Veränderungen des Bewegungsapparates, Nebenwirkung von Medikamenten, Schwindel
- Sehstörungen: Grauer Star, ungeeignete Brillen.

! Sturzhäufigkeit
Stürze treten gehäuft am frühen Morgen, am Abend und nachts sowie an bestimmten Orten wie Bad, Toilette und bei Transfersituationen, z. B. beim Aufstehen, ins Bett gehen, auf.

Sturzprophylaxen

Wohnraum anpassen (☞ 1.2.12)
- Bodenbelag: nicht zu flauschig, ohne Kanten, guter Halt, keine Türschwellen
- Beleuchtung: blendarm, ausreichend hell, gut zu bedienende und zu erreichende Schalter
- Türen: ohne Schwellen, leichtgängig, feste Griffe, leichte Schlösser, selbstöffnend, breit genug
- Stühle: feststehend, Armlehnen, angemessene Sitzhöhe, rutschfest, stabil
- Tische: gut zum Festhalten, hoch genug für Unterstellen der Beine oder Rollstuhl
- Möbel: günstig stehend, gutes Öffnen der Türen möglich, kein tiefes Bücken nötig
- Sanitäre Anlagen: Hilfsmittel, Griffe, Halterungen, Einstieghilfen, Toilettensitzerhöhung, Duschhocker, gute Heizmöglichkeit
- Treppen: Handläufe, keine Teppiche, Läufer, Lichtschalter, kurze Stufen
- Flure, Räume: Lichtschalter, Gehläufe.

Pflege
- Sturzgefährdung bei jedem zu Pflegenden erfassen (Pflegeplanung)
- Bei vorliegender Grunderkrankung Behandlung der Ursache
- Training der Sensomotorik
- Bequeme und feste Schuhe, passende Brille, Ersatzbrille, funktionierende Hörgeräte, regelmäßige Fußpflege
- Telefon: regelmäßige Anrufe durch Kontaktpersonen, Hausnotruf (☞ 1.2.11)
- Medikamente: Medikation überdenken. Keine Medikation z. B. von Schlafmitteln mit Überhangeffekt. Gefahr des Schenkelhalsbruches erhöht sich mit Schlafmittelkonsum. Natürliche Schlafhilfen geben (☞ 2.14.2)
- Regelmäßige Bewegungsübungen, z. B. Hockergymnastik, Seniorentanz
- Sichere Handhabung von Gehhilfen: Anleitung durch Fachpersonal
- Sturzrisiko gegen Einschränkungen immer genau abwägen, mit allen Beteiligten besprechen. Keine allgemeingültige Regel möglich
- Besonderes Sturzrisiko bei Mobilisierung: genaue Risikoeinschätzung durch Pflegekraft
- Sinnvolle Verhaltensweisen einüben: Aufstehen vom Boden, Hilferuf durch Funkfinger (☞ 1.2.11), Ins-Bett-Gehen und Aufstehen.

Tips, Tricks & Fallen

- Gefahren ergeben sich nicht allein aus den Bedingungen des Umfeldes, sondern aus Zusammenspiel zwischen gewohntem Verhalten der sturzgefährdeten Person und dem Umfeld
- Einschränkungen und Sicherheitsmaßnahmen nicht so sehr ausdehnen, daß sturzgefährdete Person in Lebensqualität eingeschränkt wird
- Immer größtmögliche Mobilität und Selbstbestimmung ermöglichen
- Bei Wohnraumveränderungen (☞ 1.2.12) großes Einfühlungsvermögen haben und sturzgefährdete Person geduldig über Gefahren aufklären
- Für sturzgefährdete Personen gibt es Hüftschutz.

2.11 ATL Ausscheiden

Bei der Ausscheidung werden nicht verwertbare und schädliche Endprodukte des Stoffwechsels beseitigt. Ausscheidungsprozesse sind abhängig von der Aufnahme und Verdauung von Nährstoffen (Essen und Trinken ☞ 2.6, Erkrankungen der Verdauungsorgane ☞ Kapitel 8), Stoffwechselprozessen (Stoffwechselerkrankungen ☞ Kapitel 11) und der Temperaturregulation (☞ 2.13). Ausscheidungsvorgänge geschehen in der Regel unwillkürlich. Ausnahmen: Urin- und Darmentleerung.

Auscheidungsprozesse

- Über Nieren und Harnblase: Urin
- Über den Magen-Darm-Trakt: Stuhl. Erbrechen ist ein Sonderfall: Schutzreflex zur Beseitigung unverdaulicher oder schädlicher Stoffe
- Über die Haut: Schweiß
- Über das Atmungssystem: Kohlendioxid, Sputum (☞ 2.12.3).

Grundsätze pflegerischer Unterstützung

- Intimsphäre des zu Pflegenden schützen, Schamgefühl respektieren, individuelle Gewohnheiten berücksichtigen
- Größtmögliche Selbständigkeit erhalten und fördern. Hilfsbedürftigkeit im Zusammenhang mit Ausscheidungen kann Scham, Abhängigkeits- und Schuldgefühle, Aggression, Verletzung des Selbstwertgefühls auslösen
- Psychosoziale Auslöser bei Ausscheidungsprobleme beachten und in Pflege einbeziehen, z.B. Vereinsamung, Angst, Mangel an Anerkennung
- Betreuende Hilfen wie Zuhören, Verständnis und Anerkennung sind wesentlicher Bestandteil der Pflege und Therapie
- Situation akzeptieren und Sinn in der Situation finden kann besonders im Alter entscheidend zur Problemlösung beitragen (☞ 2.7).

2

2.11.1 Urinausscheidung

Urin: von den Nieren gebildete und über Harnwege ausgeschiedene Flüssigkeit. **Physiologische Bestandteile:** 95 % Wasser, Harnstoff, Harnsäure, Kreatinin, in geringem Maße Kristalle (z.B. Kochsalzkristalle, Phosphate), Säuren (z.B. Zitronensäure), Farbstoffe, Hormone, Vitamine.
Pathologische Bestandteile: Bakterien, z.B. bei Harnwegsinfekt; Eiweiß, z.B. bei Nierenerkrankungen; Zucker (Glukose) bei Diabetes mellitus; rote Blutkörperchen (Erytrozyten), z.B. bei Nierensteinen; weiße Blutkörperchen (Leukozyten), z.B. bei Entzündungen der Harnwege; Ketonkörper, z.B. bei Diabetes mellitus.

Urinbeobachtung

Miktion

Miktion: Wasserlassen. Physiologisch: Miktion erfolgt willkürlich, schmerzlos im Strahl, ca. 6 Miktionen/24 Std.

Pathologische Veränderungen

- Erschwertes Wasserlassen: tröpfchenweise, schmerzhaft, oft verbunden mit nächtlichem Harndrang. Bei Entzündungen der ableitenden Harnwege
- Häufiges Wasserlassen in kleinen Mengen bei normaler 24-Std.-Menge: bei Männern durch Prostatavergrößerung; bei Frauen häufig Reizblase; außerdem bei Aufregung, Angst
- Harnverhalt (Harnretention): trotz gefüllter Harnblase kann kein Wasser gelassen werden, z.B. bei Protatavergrößerung, Tumoren der ableitenden Harnwege, Störungen des Harnblasen-Schließmechanismus durch neurologische Erkrankungen (z.B. Bandscheibenvorfall, ☞ 15.2.6). Mit zunehmender Blasenfüllung Schmerzen und Unruhe
- Inkontinenz: Harnabgang ist nicht willkürlich zu beeinflussen. Häufigste Störung der Urinausscheidung im Alter
- Schmerzen, z.B. bei Entzündungen, Reizungen, Blasensteinen, Tumoren.

Urinmenge

Physiologisch: Ausscheidungsmenge 1–2 l in 24 Std. Urinmenge ist abhängig von:

- Menge der Flüssigkeitsaufnahme
- Funktion der Nieren und des Herz-Kreislaufsystems
- Blutdruck
- Flüssigkeitsverlust: z.B. bei Durchfall (Diarrhoe), starkem Schwitzen, gesteigerter Atmung.

Pathologische Veränderungen

- Oligurie: ≤ als 500 ml/24 Std. Ist Anzeichen für Nierenversagen, außerdem bei Harnabflußbehinderung, Exsikkose
- Anurie: ≤ 100 ml/24 Std. Bei Schock, Nierenversagen (Lebensgefahr)

- Polyurie: ≥ 3000ml/24 Std., bis 10 l/24 Std. und mehr. Mögliche Ursachen: Diuretikagabe, extrem große Trinkmenge, Diab. mell. Gefahr der Exsikkose
- Pollakisurie: häufiges, schmerzhaftes Wasserlassen mit Blasenkrämpfen (Tenesmen) und Harndrang bei geringer Urinausscheidung.

Farbe, Aussehen, Beschaffenheit

Physiologisch: hell- bis dunkelgelb (je nach Konzentration), klar.

„Normale" Farbveränderung durch Medikamente oder Nahrungsmittel

- Goldgelb bei Vitamin B
- Braungrün bis schwarz bei Kohletabletten
- Grünblau bei Cuprex, Methylenblau
- Rot bei roten Rüben.

Pathologische Veränderungen

- Hämaturie: rötlich durch rote Blutkörperchen, z.B. bei Steinen, Tumoren
- Hämoglobinurie: braun bis dunkelbraun durch Zerfall von Leukozyten, z.B. bei Hämolyse
- Bilirubinurie: dunkelgelb bis braun durch Gallenfarbstoff, z.B. bei Hepatitis, Leberzirrhose
- Pyurie: schleimig, flockig oder milchig durch Eiter, z.B. bei Entzündungen der Harnwege.

Geruch

Physiologisch: unauffällig, leicht sauer, nach längerem Stehen nach Ammoniak.

Pathologische Veränderungen

- Azetongeruch (obstartig) bei schweren Stoffwechselentgleisungen, z.B. bei Exsikkose, Hungerzuständen, Diabetes mellitus, schwerem Erbrechen
- Übelkeiterregender Geruch bei Tumoren der Harnwege, Entzündungen, Vergiftungen.

Spezifisches Gewicht

Gibt an, wie verdünnt oder konzentriert der Urin ist. Physiologisch: 1010–1025 mg%.

Pathologische Veränderungen

Bei Störungen der Harnkonzentration z.B. bei Niereninsuffizienz, Diabetes mellitus:

- Isosthenurie: 1010–1012 mg%. Konstantes spezifisches Gewicht unabhängig von der zugeführten Flüssigkeitsmenge (Harnstarre)
- Hypersthenurie: ≥ 1030 mg%. Stark konzentrierter Harn z.B. bei mangelnder Flüssigkeitsaufnahme, erhöhter Flüssigkeitsausscheidung, bei pathologischen Urinbestandteilen wie z.B. Eiweiß, Glukose
- Hyposthenurie: ≤ 1010 mg%. Stark verdünnter Urin z.B. bei mangelnder Nierenfunktion, reichlicher Flüssigkeitszufuhr.

pH-Wert

Gibt an, ob Urin sauer oder basisch ist. Hängt von der Wasserstoffkonzentration im Urin ab.
Physiologisch: schwach sauer (pH 6). Veränderungen durch Ernährungsgewohnheiten, z. B. alkalische Werte bei pflanzlicher Kost.

Pathologische Veränderungen
- pH Wert ≤ 4,5: bei Stoffwechselentgleisungen, Fieber, Diarrhoe
- pH Wert ≥ 7,2: bei Entzündungen der Nieren und der ableitenden Harnwege.

Untersuchungen des Urins

Untersuchung auf pathologische Veränderungen oder Beimengungen, z. B.:
- pH-Wert: Indikatorpapier, Teststäbchen
- Eiweißgehalt: Albumin-Teststäbchen
- Spezifisches Gewicht: Urometer und Meßzylinder
- Zuckergehalt: Teststreifen, z. B. Glukotest®, Clinistix®.

Methode: Untersuchung frischen Spontanurins oder Sammelurins mit Hilfe entsprechender Tests. Wert dokumentieren und zuständiger ÄrztIn mitteilen.

Untersuchung von Sammelurin

Indikationen

Sammeln und Messen von Urin über einen längeren Zeitraum (meist 24 Std. von 7.00 bis 7.00 Uhr), zur Beurteilung verschiedener Werte, z. B.:
- Ausscheidungsmenge (Diurese) in 24 Std., z. B. zur Prüfung der Nierenfunktion
- Bilanzierung: Verhältnis zwischen Ein- und Ausfuhr (☞ 2.6.9)
- Spezielle Untersuchung bezogen auf 24 Std., z. B. Eiweißgehalt bei Entzündungen der Nieren und der ableitenden Harnwege.

Grundsätze
- Gesamte Urinmenge im sauberen, verschließbaren Gefäß mit Meßskala sammeln, evtl. konservieren
- Exakt 24 Std. einhalten
- Genau protokollieren und bilanzieren.

Urin sammeln
- 1. Tag, 7.00 Uhr: Blase entleeren lassen, Urin *nicht* auffangen, alle folgenden Urinportionen werden gesammelt
- 2.Tag, 7.00 Uhr: Blase entleeren lassen. Ist letzte Urinportion, die mitgesammelt wird
- Bei klinisch-chemischen Untersuchungen Urin gut umrühren, Gesamtmenge auf 50 ml ab- oder aufrunden
- Untersuchung nach ärztlicher Anordnung.

Urinstatus („Schnelltest")

Indikationen: Untersuchung des Urins auf pathologische Beimengungen wie

Leukozyten, Eiweiß, Zucker, z.B. bei Verdacht auf akute Entzündung der Harnwege, Diabetes mellitus.

Methode
- Frischen Harn verwenden: Spontanurin durch Mittelstrahluringewinnung (☞ unten)
- Teststreifen nach vorgebener Eintauchzeit entsprechend der Packungsanweisung ablesen
- Ergebnis dokumentieren und ggf. weitere Untersuchung veranlassen, ÄrztIn informieren.

Urinsediment

Indikationen: Durchführung, wenn Leukozyten-, Nitrit-, Eiweiß- oder Bluttest positiv im Urin-Status ausfällt, z.B. bei Blasen- oder Nierenbeckenentzündungen.
Methode: Verwendung von Mittelstrahlurin ☞ unten. Urin zur Untersuchung sofort ins Labor.

Bakteriologische Harndiagnostik („Urinkultur")

Indikationen: Laboruntersuchung sterilen Urins zum Ausschluß von Entzündungen. Im Labor werden Keime gezählt, identifiziert oder untersucht, auf welche Antibiotika diese Keime ansprechen (Antibiotika-Resistenzbestimmung). Bei liegendem Blasenverweilkatheter Routineuntersuchung nach ärztlicher Anordnung oder bei Schmerzäußerung, sonst alle 3–4 Wochen.

Methode
- Verwendung sterilen Urins: Einmal-Katheterisierung bei Frauen, Mittelstrahlurin bei Männern oder Entnahme aus geschlossenem System bei Verweilkatheter (☞ unten)
- Urin in sterilem Gefäß auffangen, Gefäß nicht von innen anfassen
- Gefäß verschließen, und sofort ins Labor geben.

Restharnbestimmung

Indikationen: Bestimmung der Blasenfüllung nach spontaner Blasenentleerung, z.B. bei Harninkontinenz, chronischer Blasenentzündung, Prostatavergrößerung. Häufigkeit nach ärztlicher Anordnung.

Methode
- Einmal-Katheterisierung, suprapubische Blasenpunktion (ärztliche Maßnahme ☞ 3.4.1, 3.4.2)
- Messung der abgelassenen Harnmenge in bereitgestelltem Gefäß oder Urimeter
- Dokumentation in Pflegeplanung.

Methoden der Uringewinnung

Spontanurin

Indikationen: Auffangen von nicht-sterilem Urin z.B. für einen Urinstatus („Schnelltest" ☞ oben).

Durchführung

- Sauberes oder steriles Gefäß verwenden
- Zu Pflegenden über Vorgehensweise informieren und möglichst selbst durchführen lassen, Intimsphäre wahren.

Mittelstrahlurin

Keimarme Uringewinnung ohne Katheter. Bei Frauen Einschwemmung von Bakterien möglich.

Indikationen: Keimzahlbestimmung, Urinstatus, z.B. bei Verdacht auf Entzündungen von Blase, Nieren oder ableitenden Harnwegen.

Vorbereitungen: zu Pflegenden informieren, Technik erklären, möglichst selbständig durchführen lassen. Bereitstellen: steriles, verschließbares Uringefäß, Desinfektionslösung mit 3 sterilen Tupfern, Einmalhandschuhe, Abwurfschale, evtl. Penisklemme (bei Nicht-Mithilfe zu Pflegender).

Mittelstrahlurin gewinnen

Hygienische Händedesinfektion (☞ 2.10.1), Intimbereich des zu Pflegenden reinigen (☞ 2.5.2), Handschuhe anziehen.

Bei Männern: Vorhaut zurückstreifen, Glans penis desinfizieren, zu Pflegenden urinieren lassen, nach ca. 2 Sekunden kurz unterbrechen lassen, evtl. mit Penisklemme, steriles Gefäß unterhalten, Urin auffangen, zu Ende urinieren lassen, Gefäß verschließen, Urin sofort ins Labor geben.

Bei Frauen: Desinfektion der großen und kleinen Schamlippen, Harnröhrenöffnung und Vagina mit jeweils 1 Tupfer von vorn nach hinten, weitere Vorgehensweise wie bei Männern.

Einmal-Katheterisierung

Indikationen: Gewinnung sterilen Urins für bakteriologische Untersuchungen wie Sediment oder Kultur bei Verdacht auf entzündliche Prozesse der Nieren oder ableitenden Harnwege. Vorgehen ☞ 3.4.1.

Grundsätze

- Katheterisierung nur nach ärztlicher Anordnung
- Risiken: Einbringen pathologischer Keime, Verletzung der Harnröhre.

Sterile Urin-Entnahme aus geschlossenem System

Nach hygienischer Händedesinfektion Katheter abklemmen, sterile Handschuhe anziehen, Katheterstöpsel entfernen und Ablauf desinfizieren, Katheterklemme öffnen, Urin in sterilem Gefäß auffangen, Gefäß verschließen, sofort untersuchen bzw. ins Labor geben.

Harnblasenpunktion, Suprapubischer Blasenkatheter

Indikationen: Maßnahme zu therapeutischen und diagnostischen Zwecken, z. B. Restharn bestimmen, sterilen Urin zur Keimbestimmung gewinnen, z. B. bei Inkontinenz, chronische Zystitis. Vorteil gegenüber Katheterisierung: keine Verletzungsgefahr der Harnröhre, verminderte Infektionsgefahr.
Durchführung: ärztliche Maßnahme, Pflegepersonal assistiert (☞ 3.4.2).

Harninkontinenz

Harninkontinenz bezeichnet die Unfähigkeit, die Blasenentleerung willkürlich zu kontrollieren. Es kommt zu ungewolltem Urinabgang. Inkontinenz ist keine Krankheit, sondern das Symptom einer ganzheitlichen Störung des menschlichen Organismus: körperliche, seelische, geistige, soziale Betroffenheit. Es gibt individuelle Ausprägungen und Hintergründe, die immer eine individuelle Therapie, Pflege und Beratung erforderlich machen. Die Lebensqualität wird stark beeinträchtigt.

Streßinkontinenz („Belastungsinkontinenz")

Symptome

Durch unzureichenden Harnröhrenverschluß bei plötzlicher Drucksteigerung im Bauchraum. Unwillkürlich tropfen- bis spritzförmiger Urinabgang bei körperlicher Belastung ohne Harndrang.

- Stadium I: beim Husten, Niesen, Lachen
- Stadium II: bei leichter körperlicher Anstrengung z. B. beim Aufstehen
- Stadium III: spontan im Stehen oder Liegen, ohne Auslöser.

Ursachen bei Frauen: Beckenbodenschwäche nach Geburten, Absinken der Urogenitalorgane und Abknicken der Harnleiter (rechter Winkel zwischen Harnröhre und Beckenboden ist aufgehoben), Übergewicht, Östrogenmangel in den Wechseljahren.
Ursachen bei Männern: traumatische Zustände nach Unfällen, z. B. Beckenbruch, Schließmuskelverletzungen durch Operationen an Protstata und Harnröhre.
Komplikationen: chronische Harnwegsinfekte.

Therapie und Pflege

Entsprechend der Ursache. Bei Frauen:

- Genaue Diagnostik, Miktionstagebuch erstellen
- Individuelles Kontinenztraining
- Beckenbodengymnastik (nicht während des Wasserlassens): z. B. Gesäß- und Beckenbodenmuskulatur anspannen und einen Moment Anspannung halten, dann lösen, Übung mehrmals wiederholen. Zur regelmäßigen, selbständigen Durchführung anregen
- Elektrostimulation, Methode wird noch erprobt
- Östrogentherapie, Medikamente nach ärztlicher Anordnung
- Evtl. Operation bei Gebärmutterabsenkung oder -vorfall.

- Einsatz eines Pessars
- Reduktionskost bei Übergewicht, um Druck auf Blase zu vermindern
- Medikamente zur Spannungsnormalisierung der Muskulatur, z.B. Effortil®. Nicht bei Bluthochdruck anwenden
- Psychosoziale Betreuung.

Bei Männern:
- Genaue Diagnostik, Miktionstagebuch
- Operation, Implantation einer hydraulischen Sphinkterprothese
- Psychosoziale Betreuung und Beratung.

Dranginkontinenz (instabile Blase)

Auch: Urgeinkontinenz, ungehemmte Blase. Unterscheidung in motorische und sensorische Dranginkontinenz. Häufigste Inkontinenzform bei älteren Menschen. Oft auch Mischformen zwischen Streß- und Dranginkontinenz.
Symptome: nicht zu unterdrückender, zwanghaft starker Harndrang. Zeitspanne zwischen Harndrang und Entleerung zu kurz.

Ursachen
- Sensorische Dranginkontinenz: durch Reizung der Blasenschleimhaut Überaktivität der Blasenmuskulatur z.B. bei Blasenentzündung, Blasenschleimhauttumoren, Blasensteinen, nach Bestrahlung; auch psychische Ursachen
- Motorische Dranginkontinenz: Nervenstörung im ZNS z.B. nach Schlaganfall, bei Demenz, Morbus Parkinson; auch Nebenwirkung von Medikamenten, z.B. Sedativa, Hypnotika.

Therapie und Pflege bei sensorischer Dranginkontinenz
- Genaue Diagnostik, Miktionstagebuch erstellen
- Restharn nach ärztlicher Anordnung kontrollieren
- Medikamentöse Therapie, Herabsetzen der Reizschwelle für Harndrang
- Therapie der Grunderkrankung, Ausheilen der Blasenentzündung, Operation bei Steinen, Tumoren
- Bei psychischer Ursache: Autogenes Training, Akupunktur, psychosoziale Betreuung und Behandlung.

Therapie und Pflege bei motorischer Dranginkontinenz
- Genaue Diagnostik, Miktionstagebuch erstellen
- Medikamentöse Ruhigstellung des Blasenmuskels, z.B. Mictrol®, Spasmex®. Bei Überdosierung Gefahr der Blasenlähmung
- Ruhigstellung des Blasenmuskels durch Operation
- Beklopfen der Harnblase (☞ unten)
- Restharn nach Anordnung der ÄrztIn kontrollieren.

Reflexinkontinenz

Symptome: Unfreiwilliger Harnabgang ohne Harndrang, Verlust der willkürlichen Kontrolle von Blasenreflexen: Harndrang wird nicht gespürt, weil Nervenbahn unterbrochen ist.
Ursachen: Erkrankung der Nervenbahnen oberhalb des Miktionszentrums

durch z. B. Verletzungen des Rückenmarks mit Querschnittslähmung, Multiple Sklerose, Tumoren, Metastasen, Morbus Parkinson.
Komplikation: Bildung von Restharn, Harnweginfekte.

Therapie und Pflege

- Blasenentleerung durch rhythmisches Beklopfen der Blase und Streichen der Oberschenkelinnenseite
- Intermittierend katheterisieren. Einmalkatheterismus ☞ 3.4.1
- Blasentraining bei liegendem Verweilkatheter
- Medikamentöse Therapie mit Antispasmolytika
- Elektrostimulation der Nebenwurzel, in Erprobung
- Bei zu Pflegenden mit Dekubitus, auch bei Gefährdung, evtl. Blasenverweilkatheter nach Absprache mit ÄrztIn.

Überlaufinkontinenz

Symptome: Harnträufeln ohne Harndrang bei prall gefüllter Harnblase.
Ursachen: Urinabflußbehinderung der ableitenden Harnwege, z. B. durch Prostatavergrößerung, Steine,Tumoren. Blase wird überdehnt, kann sich nicht mehr zusammenziehen und „läuft über".
Komplikationen: Nierenschädigung durch Rückstau des Urins in die Nieren bis hin zu Nierenversagen, akute und chronische Harnwegsinfektionen durch Verweilen großer Mengen Restharn in der Blase.

Therapie und Pflege

- Genaue Diagnostik, Miktionstagebuch erstellen
- Behebung der Einengung durch Operation: Entfernung von Tumoren und Steinen, Prostataverkleinerung
- Medikamente, z. B. Doryl®, Ubretid®
- Blasenentleerung durch Verweilkatheter nur wenn andere Rehabilitationsmaßnahmen keinen Erfolg bringen
- Bei Harnverhalt sofort ÄrztIn benachrichtigen und zu Pflegenden katheterisieren wegen drohendem Nierenversagen
- Unverzügliche Behandlung der Blasenentleerungsstörung anstreben, Dauerversorgung mit Inkontinenz-Hilfsmitteln vermeiden
- Regelmäßig Restharn kontrollieren, mit ÄrztIn abklären.

Pseudo-Inkontinenz bei Demenz

Demenz ☞ 15.3.1.
Symptome: wiederholt eingenäßte Wäsche, Urinieren in Gegenstände wie Schuhe, Blumentöpfe.
Ursachen: dementielle Hirnprozesse mit örtlicher, situativer und zeitlicher Desorientierung (Toilette wird nicht gefunden, Situation bzw. Harndrang wird nicht richtig eingeschätzt).
Komplikation: Hautdefekte, psychosoziale Folgeschädigung: Verstärkung von Abwehrmechanismen wie Aggressivität oder Depression v. a. bei Fehlverhalten durch Pflegepersonen wie Vorwurfshaltung.

Therapie und Pflege

- Genaue Diagnostik, Miktionsschema und -tagebuch erstellen
- Behandlung der Grunderkrankung soweit möglich, z.B. Morbus Alzheimer, Morbus Parkinson, Multi-Infarkt-Demenz
- Bei neu aufgetretener Inkontinenz immer Ausschluß anderer Inkontinenzformen (☞ oben)
- Vorwurfshaltung unbedingt vermeiden, verstärkt Problematik
- Konsequentes Toilettentraining: Toilettengänge mit Pflegeperson zu festgelegten Zeiten, z.B. alle 3 Std. nach Miktionsschema
- Wege zum WC und im WC nachts gut ausleuchten, Orientierungshilfen anbringen (☞ 1.9.3), z.B. rote Pfeile auf dem Fußboden
- Kurze Wege zum WC, nachts evtl. Toilettenstuhl
- Medikamente überprüfen: Wird Ausscheidung durch Schlafmittel, Psychopharmaka, Diuretika beeinflußt?
- Gedächtnistraining fördert Merkfähigkeit, Erkennen von Harndrang, richtiges Handeln
- Unruhezustände beachten, können Harndrang anzeigen. Toilettengang sofort durchführen, Blasenentleerung mit Zeitpunkt dokumentieren
- Umgang mit Hilfsmitteln regelmäßig üben
- Zu Pflegenden v.a. nachts gut beobachten und begleiten. Gefahr eines Sturzes bei Unruhe aufgrund Harndrang, Tag- und Nachtumkehr bei Demenz.

Probleme bei Harninkontinenz

- Probleme erkennen und respektieren
- Ziel: Lebensqualität für Betroffene verbessern
- Finanzielle Kosten entstehen, viele Inkontinenzhilfsmittel sind nicht verschreibungsfähig, z.B. Slip-Einlagen
- Selbstwertgefühl leidet durch „Geruchbelästigung" anderer
- Angst vor Unselbständigkeit und Abhängigkeit von Pflegepersonen
- Inkontinenz ist „Tabuthema" und wird verschwiegen
- Pflegende Angehörige sind oft überfordert, Folge oft Heimeinzug
- Hygienische Probleme sind von älteren Menschen oft nicht alleine zu lösen: Urinflecken, -geruch in Kleidung, Urinlachen auf Fußboden können Sturz auslösen
- Selbständige Körperpflege kann oft nicht angemessen durchgeführt werden
- Intimsphäre wird durch ständige Kontrollen durch Pflegepersonen verletzt
- Körperliche Folgeschäden wie Infektionen, Hautdefekte
- Psychosoziale Folgeschäden: Depressionen, soziale Isolation aus Scham, Schuldgefühle, manchmal in Verbindung mit Aggression, Suizid-Gefahr.

Pflegeziele bei Harninkontinenz

- Größtmöglicher Erhalt individueller Lebensqualität
- Rehabilitation: Wiederherstellung oder Verbesserung der Blasenfunktion
- Selbstwertgefühl fördern, Mobilität und soziale Kontakte erhalten
- Uringeruch durch bewährte Inkontinenz-Hilfsmittel verhindern
- Folgeerkrankungen wie Harnwegsinfekte, Dekubitus, psychische Schäden vermeiden

- Schmerzlinderung oder -behebung, mit ÄrztIn besprechen
- Selbständigkeit und Unabhängigkeit fördern
- Hygienische Probleme mindern oder lösen
- Finanzielle Benachteiligung vermeiden
- Erfahrungsaustausch in Selbsthilfegruppen (☞ Kapitel 18)
- Nicht rehabilitierbare Inkontinenz integrieren und akzeptieren.

Pflege bei allen Inkontinenzformen

- Vertrauensbeziehung herstellen
- Offenes Gespräch suchen und ermöglichen: Raum und Zeit für Einzelgespräch geben
- Urologische Diagnostik veranlassen, individuelle „Inkontinenzanamnese“
- Miktionsschema und Miktionstagebuch erstellen, zu Pflegenden zur Selbständigkeit anregen
- Kurze Wege zum WC ermöglichen, evtl. Toilettenstuhl
- Möglichkeiten der Therapie der Ursachen mit ÄrztIn besprechen
- Gute Hautpflege (☞ 2.5.1): mehrmals tägl. Intimpflege, pH-neutrale Waschlotion, gute Hautbeobachtung, gut trocknen, bei Rötungen Hautschutz durch ölige Cremes, kein Puder
- Immer individuelles Kontinenztraining durchführen (☞ unten)
- Zu Pflegenden ausreichend trinken lassen (☞ 2.6.8)
- Fehlanpassung von zu Pflegenden erkennen und möglichst verhindern, z. B. verringerte Trinkmenge aus Angst vor Einnässen und Vorwurfshaltung von Pflegepersonen
- Ballaststoffreiche Kost, damit voller Darm nicht auf Blase drückt
- Angemessene Kleidung: lockerer Sitz, leicht und schnell zu öffnen, gut waschbar
- Sanitäre Hilfsmittel und Inkontinenzmittel möglichst mit zu Pflegendem und Betreuungspersonen gemeinsam auswählen, Benutzung geduldig trainieren
- Individuelle Beratung und Betreuung hinsichtlich Lebensführung und -hygiene anbieten
- Beratung in finanziellen Fragen anbieten: Unterstützungsmöglichkeiten aufzeigen, auf Finanzierungshilfen hinweisen oder entsprechend verweisen
- Durchzuführende Prophylaxen: Dekubitus-Prophylaxe (☞ 3.1.2), Intertrigo-Prophylaxe (☞ 3.1.7) Infektionsprophylaxe (☞ 3.1.9), Obstipationsprophylaxe (☞ 3.1.8).

Zusätzlich bei Ambulanter Pflege

- Vermittlung von hauswirtschaftlichen Hilfen
- Unterstützung, Beratung und Anleitung pflegender Angehöriger.

Tips, Tricks & Fallen

- Angehörigenarbeit kann Heimeinweisung verhindern oder hinauszögern
- Psychosoziale Faktoren beachten: Akzeptanz der Inkontinenz trägt zur Lebensqualität bei

- Zu Pflegenden möglichst an allen Maßnahmen aktiv beteiligen, immer Hilfe zur Selbsthilfe leisten
- Keine Schuldzuweisung bei „Verfehlungen“, sondern gemeinsam Lösungen suchen, z.B. wenn eingenäßte Unterhosen zum Trocknen auf Heizung gelegt werden
- Individuelles Vokabular in Bezug auf Ausscheidungsprozesse feststellen und als Hilfsmittel bei Kommunikation einsetzen.

Toilettentraining, Kontinenztraining

Ziel: Bewußtmachen der Störung und Konditionieren auf den Rhythmus des Toilettenganges. Zu Pflegender kann durch Kontinenztraining größtmögliche Selbstständigkeit und Regelmäßigkeit der Ausscheidungsfunktionen erreichen.

Prinzipien

- Zu Pflegenden zur Selbständigkeit anregen, individuelle Ausscheidungsgewohnheiten fördern und respektieren
- Medikamente überprüfen, insbesondere Schlafmittel, Psychopharmaka, Diuretika
- Zu Pflegenden und Angehörige über Pflegemaßnahmen informieren und einbeziehen, wenn möglich
- Miktionsschema, -tagebuch erstellen und kontinuierlich dokumentieren (lassen)
- Regelmäßige Toilettengänge entsprechend Miktionsschema durchführen oder dazu anregen, Zeiten konsequent einhalten
- Zugeführte Flüssigkeitsmenge beachten, evtl. Bilanzierung (☞ 2.6.9)
- Intimsphäre wahren, beim Wasserlassen möglichst Raum verlassen, Klingel in erreichbare Nähe, Sichtschutz
- Trainieren der Beckenbodenmuskulatur ☞ oben bei Streßinkontinenz.

Miktionsschema für Kontinenztraining

Datum	Uhrzeit	Urinmenge	Einlage ist naß	Kontinenztraining durchgeführt*

* entsprechend individueller Pflegeplanung (☞ 1.5.3)

Blasentraining

Ziel: Vergrößerung des Fassungsvermögens der Harnblase bei liegendem Verweilkatheter, normaler Harndrang bei ca. 200 ml.

Durchführung

Dokumentationsblatt erstellen. Bei mithelfenden zu Pflegenden:

- Zu Pflegenden informieren: soll beim Gefühl der gefüllten Blase klingeln
- Katheter abklemmen
- Druckgefühl aushalten und Zeit notieren

- Wenn Druckgefühl nicht mehr ausgehalten wird, Urin ablassen, danach wieder abklemmen, Pflegeperson: Wecker für Abklemmzeit stellen
- Zeit der Blasenfüllung koninuierlich ausdehnen
- Bei 3–4 stündiger Blasenfüllung Katheter entfernen
- Anschließend konsequent Toilettentraining durchführen (☞ oben).

Bei verwirrten zu Pflegenden: Beginn mit 2 stündigem Abklemmen, langsam steigern, Wecker stellen. Gut beobachten.

Blasenklopftraining

Ziel: bessere Entleerung der Blase bei neurologischer Inkontinenz, Vermeidung von Restharnbildung mit Rückstau in Nieren.

Durchführung

- Harnblase durch größere Trinkmenge, etwa 2 Tassen, rasch füllen
- Ca. 15 Min. später mit geschlossener Hand im Pulsrhythmus ca. 5 Min. auf die Harnblase klopfen, bis Harnentleerung einsetzt
- Unterstützend evtl. warmes Wasser über Hände oder Füße laufen lassen
- Zu Pflegenden zur Selbstdurchführung anleiten.

! Harnblase „ausdrücken“

Das abschließende Ausdrücken der Harnblase ist zwar eine weitverbreitete Methode, aber mit Gefahren für zu Pflegenden verbunden: beim Druck auf die Harnblase wird der Urin nicht nur „nach unten“, sondern auch in die Nieren gepreßt. Gefahr: Schädigung des Nierengewebes.

Inkontinenz-Hilfsmittel

Alle Inkontinenzhilfsmittel individuell anpassen und möglichst mit zu Pflegendem und/oder Betreuungspersonen gemeinsam auswählen.

Absorbierende Hilfsmittel (Einwegmaterial)

- Slip-Einlagen in verschiedenen Stärken mit waschbaren Netzhosen (☞ Abb. 2.29)
- Windelhosen mit Klebebändern zum mühelosen Öffnen und Verschließen
- Bei leichter Inkontinenz des Mannes: Tropfenfänger aus hochsaugfähigem Material (Penisfutteral)

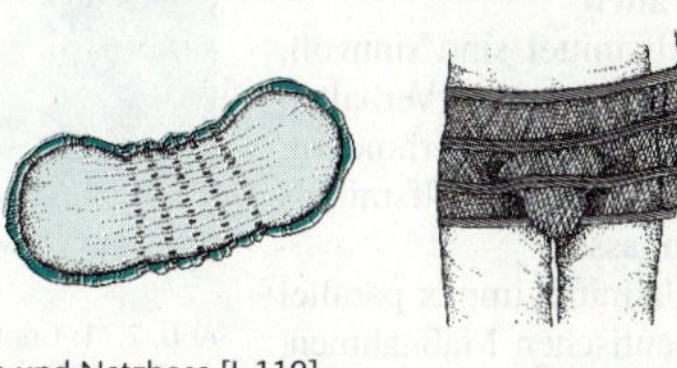

Abb. 2.29: Slip-Einlage und Netzhose [L 119]

- Wiederverwendbare, aufsaugende Betteinlagen, z. B. Rentex®. Keine Zelluloseunterlagen, bilden Falten
- Endloswindeln: bedarfsgerechtes Zuschneiden möglich.

2

Kondomurinal

Kondomurinal (☞ Abb. 2.30) über Penis streifen und mit Urinbeutel verbinden.

- Kondomurinal darf nicht abschnüren, es gibt verschiedene Größen
- Selbstklebende Urinale über Penis streifen und festdrücken
- Wechsel alle 24 Std.
- Latexrückstände am Penis mit pH-neutraler Waschlotion entfernen, kein Öl verwenden
- Urinbeutel im Baumwollschutz (beugt Hautreibung vor), am Bein mit Klettverschlüssen befestigen.

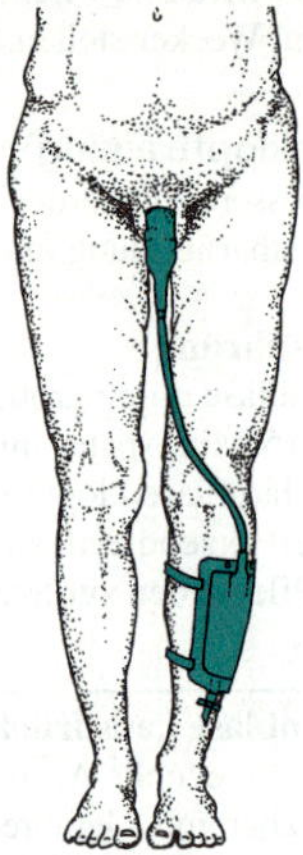

Abb. 2.30: Kondomurinal mit Auffangbeutel [L 119]

Katheter

- Transurethraler Verweilkatheter: nur nach sorgfältiger Indikation, z. B. zu Pflegende mit Dekubitus, da Gefahr von Verletzung der Harnröhre und Infektion durch Einschleppung von Keimen (☞ 3.4.1)
- Suprapubischer Blasenkatheter: Vermeidung von Verletzungen der Harnröhre, gute Voraussetzungen für Blasenrehabilitation (☞ 3.4.2).

Sanitäre Hilfsmittel

Alle Pflegehilfsmittel, die Mobilität und Selbständigkeit erhalten, z. B. Nacht- oder Toilettenstuhl, Urinflasche mit Betthalterung (☞ Abb. 2.31), Steckbecken, Urinschiffchen, Toilettensitzerhöhung mit Haltegriffen (☞ Abb. 1.3).

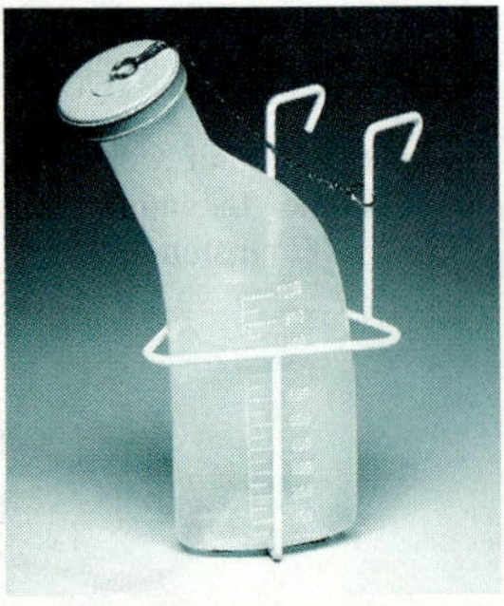

Abb. 2.31: Urinflasche mit Betthalterung [A 130]

Tips, Tricks & Fallen

- Absorbierende Hilfsmittel sind sinnvoll, können aber auch regressives Verhalten fördern und Mobilisation verhindern: Deshalb unbedingt Größe des Hilfsmittels der Inkontinenz anpassen
- Absorbierende Hilfsmittel immer parallel zu ärztlich-therapeutischen Maßnahmen, psychosozialer Betreuung und dem Ein-

satz von sanitären Hilfsmitteln, in Verbindung mit Kontinenztraining, anwenden

- Bei orientierten zu Pflegenden selbständigen Umgang mit Hilfsmitteln fördern, Vorrat von Slip-Einlagen und Netzhosen zur selbständigen Nutzung anlegen, Entsorgung ermöglichen
- Angehörige bei Hilfsmitteleinsatz und -beschaffung beraten.

2.11.2 Stuhlausscheidung

Stuhl (Faeces, Kot) wird im Dünn- und Dickdarm gebildet und durch gesunde Peristaltik (Darmbewegung) ausgeschieden (Defäkation). Zusammensetzung: ca. 75% Wasser, 10% Abfallprodukte der Nahrung, 7% Darmepithelien, 8% Bakterien.

Stuhlbeobachtung

Menge und Beschaffenheit

Physiologisch: ca. 125–300 g/Tag, individuell unterschiedlich, abhängig von Nahrungsaufnahme. Beschaffenheit: weich geformte Masse, die sich an Umfang des Darms anpassen kann.

Veränderte Menge und Beschaffenheit des Stuhls

Veränderung	Menge	Aussehen	Ursachen
Hungerstuhl	Sehr gering	Schleimig, grünlich schwarz	Nahrungskarenz
Massiger Stuhl	Sehr viel	Blaß, salbenartig, mit Fett überzogen	Verdauungsstörungen, z.B. Zöliakie
Kotsteine		Trocken, steinhart	Extrem eingedickter Kot bei Obstipation
Diarrhoe	Sehr viel, sehr häufig	Breiig, wäßrig, ungeformt	Grippale Magen-Darm-Infektionen, Salmonelleninfektion

Farbe und Beimengungen

Physiologisch: dunkel- bis hellbraun, abhängig von Ernährung und Geschwindigkeit der Darmpassage. Physiologische Veränderungen bei Einnahme von Medikamenten, z.B. schwarz bei Eisen, Kohle oder bei Genuß bestimmter Gemüsesorten wie z.B. Spinat.

Farbänderungen des Stuhls

Farbe	Ursachen
Lehmfarben	Fehlender Gallenfarbstoff bei Leber- und Gallenerkrankungen
Schwarz	Blutungen im Magen oder oberen Darmbereich, Medikamente, z. B. Eisen, Kohletabletten
Grünlich	Schwere Diarrhoe, auch durch grüne pflanzliche Nahrung, z. B. Spinat, Salat
Sichtbare Beimengungen	Eiter, Blut, Schleim, Parasiten

Ausscheidungsfrequenz

Physiologisch: 2–3 mal täglich Defäkation, individuelle Abweichungen bis alle 3 Tage möglich. Abhängig von psychischer Verfassung, Ernährung, Trinkmenge, Gewohnheit, Bewegung.

Obstipation

Verzögerte oder mangelhafte Darmentleerung mit harter Stuhlkonsistenz aller 3–4 Tage. Je nach Ursache unterscheidet man 2 Formen der Obstipation:

Primäre Obstipation

Ursachen: einseitige, ballaststoffarme Ernährung, mangelnde Bewegung, verringerte Flüssigkeitszufuhr, vermehrter Flüssigkeitsverlust, z.B. bei Fieber (☞ 2.13.2), Mißbrauch von Abführmitteln (Gewöhnung des Darms).
Obstipationsprophylaxe ☞ 3.1.8.

Sekundäre Obstipation

Ursachen: Entzündungen, Ileus, Tumoren, Darmvorfall, Hämorrhoiden und Analfissuren, so daß Defäkation aus Angst vor Schmerzen unterdrückt wird.
Obstipationsprophylaxe ☞ 3.1.8.

Diarrhoe

„Durchfall": ≥ 3 ungeformte, dünnflüssige Stühle pro Tag.
Ursachen: Erkrankungen des Magen-Darm-Traktes (Kapitel ☞ 8). Magen-Darm-Infekte, Nahrungsmittelunverträglichkeit, Medikamente, psychisch bedingt, z.B. Angst, Erschrecken, Anspannung, Nahrungsmittelvergiftung z.B. durch Toxine oder Pilze, Hyperthyreose (☞ 11.2.3). Begleitsymptome: krampfartige Bauchschmerze, körperliche Schwäche, Austrocknung.

Therapie und Pflege

- Nahrungskarenz für 1–2 Tage, viel trinken lassen: dünne Schwarztees oder Kamillentee mit 1 Prise Salz, kein Pfefferminztee
- Rohe, geriebene und braungewordene Äpfel oder Möhren, ca. 2 kg auf fünf Mahlzeiten verteilen
- Zwieback oder trockenen Reis
- Flüssigkeitsbilanz durchführen (☞ 2.6.9)

- Wenn am 2.Tag keine Besserung, ÄrztIn informieren
- Bei Besserung: langsamer Diätaufbau mit ballaststoffarmer Kost, z. B. Kartoffelbrei
- Gründliche Intimpflege, auf gutes Abtrocknen achten
- Zum Hautschutz Öl, Cremes, Salben verwenden (☞ 2.5.1)
- Körper warm halten, gut zudecken, warme Umschläge, Wärmflasche
- Genaue Dokumentation (☞ 1.5.4).

Stuhlinkontinenz

Unfähigkeit, den Stuhl willkürlich zurückzuhalten. Stuhlinkontinenz ist ein ganzheitliches Problem des Menschen und erfordert kompetente pflegerische und psychosoziale Betreuung. Therapie und Pflege sind ähnlich wie bei Harninkontinenz immer individuell zu gestalten.

Schweregrade der Stuhlinkontinenz
Grad 1: gelegentlich geringe Verschmutzung der Wäsche bzw. unkontrollierter Gasabgang
Grad 2: häufige Wäscheverschmutzung bzw. unkontrollierter Abgang von Gasen, gelegentlich Abgang von flüssigem Stuhl
Grad 3: vollständig unkontrollierter Abgang von Stuhl und Gasen.

Überlaufinkontinenz

Symptom: dauerndes Kotschmieren.
Ursachen: Kotstauung im Enddarm und mangelhafte Verschlußfunktion der Darmmuskulatur (Sphinkter) führen zum Überlaufen.

Therapie und Pflege
- Digitale Untersuchung zur Abklärung der Stuhlinkontinenz
- Behebung der Kotstauung im Enddarm nach ärztlicher Anordnung, z. B. durch digitale Ausräumung, Einlauf, Klistier (☞ 3.6.2)
- Obstipationsprophylaxe ☞ 3.1.8. Abklärung evtl. fortlaufend abführender Maßnahmen mit ÄrztIn.

Anorektale Inkontinenz

Symptome: Stuhlabgang mehrmals am Tag.
Ursachen: Nervenschädigung, muskuläre Schwächung des Beckenbodens, mangelnde Verschlußfunktion des Darmes, auch psychische Ursachen.

Therapie und Pflege
- Beckenbodengymnastik: wiederholtes Anspannen und Lösen der Gesäß- und Beckenbodenmuskulatur
- Evtl. Operation.

Neurogene Inkontinenz

Symptome: geformter Stuhl 1–2 x pro Tag.
Ursachen: Unfähigkeit, die Funktion des Schließmuskels willkürlich zu steuern, bei Erkrankungen des ZNS wie z. B. Schlaganfall, Demenz.

Therapie und spezielle Pflege
- Genaue Diagnostik
- Beobachten und Protokollieren der Defäkation
- Gastrokolischen Reflex ausnutzen: Defäkationsreiz bei Nahrungseintritt in oberen Verdauungtrakt.

Symptomatische Inkontinenz

Symptome: Diarrhoe mit Blut- und Schleimbeimengungen.
Ursachen: z. B. bei Infektionen, Salmonellose, Tumoren im Enddarmbereich.

Therapie und Pflege
- Behandlung der Grunderkrankung
- Viel trinken, Einfuhr kontrollieren
- Bereitstellen von Toilettenstuhl und ausreichend Slip-Einlagen
- Intimpflege mehrmals am Tag, mit Wechsel der Slip-Einlagen
- Ernährungsanpassung durch ÄrztIn bzw. DiätassistentInnen.

Probleme bei Stuhlinkontinenz

- Erhebliche Lebensprobleme mit Verlust v. a. sozialer Lebensqualität
- Sozialer Rückzug und Isolation der Betroffenen wegen Geruchsbelästigung
- Abhängigkeit von Pflegepersonen läßt Scham, Schuld- und Demütigungsgefühle entstehen
- Unselbständigkeit kann Angst, Aggression oder Depression auslösen. Suizidgefahr (☞ 15.3.3)
- Evtl. körperliche Folgeschäden, z. B. Dekubitus, Hautreizungen, Hautpilz
- Finanzielle Probleme bei nicht verschreibungsfähigen Pflegemitteln, z. B. Slip-Einlagen
- Sozialer Rückzug auch von pflegenden Angehörigen, evtl. Scham, Tabuisierung der Inkontinenz
- Meist absolute Überforderung pflegender Angehöriger. Folge: Heimeinzug.

Pflegeziele bei Stuhlinkontinenz

- Mobilität und soziale Kontaktmöglichkeiten erhalten
- Sicherheits- und Selbstwertgefühl durch Einsatz von Hilfsmitteln stärken
- Schmerzen und Folgeerkrankungen vermeiden
- Unabhängigkeit und individuelle Lebensqualität erhalten
- Heimeinzug so lange wie möglich vermeiden
- Pflegende Angehörige durch Unterstützung und Beratung entlasten
- Hygienische Verhältnisse sichern
- Nicht rehablitierbare Inkontinenz akzeptieren.

Pflege bei allen Formen von Stuhlinkontinenz

- Vertrauen schaffen durch Bezugspersonen
- Individuelle Inkontinenzanamnese, ärztliche Diagnose veranlassen
- Defäkationsprotokoll erstellen und regelmäßige Ausscheidung anstreben
- Schamgefühl und Wunsch auf Erhalt der Intimsphäre respektieren: Zimmer, WC verlassen, Klingel in erreichbare Nähe oder vor der Tür warten
- Stuhlregulierung durch ballaststoff- und flüssigkeitsreiche Ernährung und Bewegung: Überlaufinkontinenz durch Kotsteine vermeiden
- Beratung und Unterstützung anbieten, Raum und Zeit für persönliches Gespräch bieten
- Individuelle Ausscheidungsgewohnheiten und Rituale erfragen und respektieren
- Sorgfältige, regelmäßige Intim- und Hautpflege, auf Rötungen achten
- Möglichst gemeinsame Auswahl von geeigneten Hilfsmitteln ☞ unten
- Dekubitus-, Intertrigo-, Infektions-, Obstipationsprophylaxe (☞ 3.1) durchführen
- Bei dementen zu Pflegenden: Orientierungshilfen anbringen, z.B. Herzsymbol an WC-Tür, Weg zur Toilette kennzeichnen, z.B. durch rote Pfeile
- Gastrokolischen Reflex ausnutzen: Defäkationsreiz wird ausgelöst beim Nahrungseintritt in oberen Verdauungstrakt. Toilettengang etwa 5 Minuten nach Aufnahme eines warmen Getränks.

Kontinenztraining bei Stuhlinkontinenz

Ziel: Regulierung der Ausscheidungsvorgänge durch Gewöhnung des Enddarms an bestimmte Entleerungszeiten und damit erhebliche Erleichterung bei Bewältigung der Inkontinenz. Durchführung wie bei Harninkontinenz (☞ 2.11.1).

Tips, Tricks & Fallen

- Kein Symptom führt so stark zu Isolation, Aggression, Demütigung wie Stuhlinkontinenz
- Verständnis für Angehörige entwickeln: Folgen von Stuhlinkontinenz bringen oft häusliche Pflege zum Scheitern
- Mit Stuhlinkontinenz kann sich Regression zeigen: Wunsch nach Zuwendung, Macht: Zuwendung in anderer Form geben
- Stuhlinkontinenz ist Tabuthema. Alleinsein mit dem Problem kann psychische Folgeschäden auslösen oder verstärken
- Grundbedingungen für kompetente Betreuung inkontinenter zu Pflegender:
  - umfangreiches Fachwissen über Ursachen und Therapien der Inkontinenz
  - geduldiges Begleiten des zu Pflegenden bei allen Fehlleistungen
  - Akzeptanz und Verständnis für sozial unverständliche Reaktionen
- Teamgespräch, Supervision hilft bei Bewältigung entstehender Betreuungsprobleme
- Umgang mit Ekelgefühlen ☞ 1.8.4.

Inkontinenzmittel

- Slip-Einlagen in verschiedenen Größen und Stärken mit waschbaren Netzhosen (☞ Abb. 2.29)

- Windelhosen mit wiederverschließbaren Klebebändern
- Toilettenstuhl, Steckbecken
- WC-Aufstockung und Haltegriffe im Bad (☞ Abb. 1.3)
- Analtampons: guter therapeutischer Effekt bei psychischer Ursache. Ansonsten fragwürdig, immer mit ÄrztIn abstimmen.

Pflegeproblem „Kotschmieren"

Im Zusammenhang mit der Stuhlausscheidung können sich bei älteren zu Pflegenden Verhaltensweisen auffällig verändern:
- Schamgefühl läßt nach
- Ausgeschiedener Stuhl wird mit Händen am Körper und/oder im Bett verschmiert
- Trotz häufiger Intimpflege ständige Verschmutzung durch Kot.

Ursachen
- Demenz mit vollständiger Desorientiertheit: Situationen und Körpervorgänge werden nicht richtig verstanden, Folge: Fehlreaktionen
- Überlaufinkontinenz durch Kotsteine
- Tiefenpsychologische Aussage beachten: „Was will zu Pflegender ausdrükken?" Kotschmieren kann regressive Entwicklung begleiten und ist oft zu verstehen als Protest, Trotz, Machtausübung, Wunsch nach Zuwendung.

Lösungswege
- Ruhe bewahren. Keine Vorwurfshaltung
- Zu Pflegenden gründlich säubern und verschmutzte Wäsche wechseln
- Kotsteine mit der Hand entfernen (☞ 3.6.3)
- Abführmittel mit ÄrztIn besprechen
- Obstipationsprophylaxe (☞ 3.1.8)
- Genaue Dokumentation und Überwachung der Ausscheidungsfrequenz
- Individuelles Kontinenztraining durchführen (☞ oben)
- Inkontinenzhilfsmittel überprüfen, evtl. neu anpassen
- Ästhetische Grundbedürfnisse von Mitbewohnern respektieren: zu Pflegenden nicht alleine im Tagesraum lassen
- Geruchsbildung durch häufiges Lüften und Einsatz von Duftöl entgegenwirken
- Gründliche Reinigung und Pflege der Fingernägel und Hände mehrmals am Tag
- Umgang mit Ekelproblematik ☞ 1.8.4.

Tips, Tricks & Fallen
- Hilfe durch Supervision, Balintgruppen in Anspruch nehmen
- Problem im Team besprechen, gemeinsam nach Verständnis und Lösung suchen
- Fachwissen über gerontopsychiatrische Pflegeprobleme und Krankheitsbilder hilft emotionale Abwehr und Aggression bei Pflegepersonen zu erkennen und zu vermeiden

- Rotationsverfahren anwenden
- In Pflegeplanungsgesprächen Möglichkeiten der Beschäftigung oder Ablenkung erarbeiten.

2.11.3 Erbrechen

Wichtiger Schutzreflex, mit dessen Hilfe Mageninhalt durch krampfartige Kontrakturen der Speiseröhre, der Bauchmuskulatur und des Zwerchfells nach außen befördert wird. Der Reflex wird vom Brechzentrum im verlängerten Rückenmark ausgelöst.

Mögliche Ursachen

Aufregung, Angst, Ekel, Kreislaufversagen, Vergiftungszustände (z.B. Medikamente, Toxine, Alkohol), Infektionen und Entzündungen im Bauchraum (z.B. Blinddarmentzündung), Reizung des Gleichgewichtssinnes (z.B. bei Seekrankheit), Reizung des Brechzentrums durch Hirndrucksteigerung (bei Blutungen, Tumoren, Entzündungen), Diätfehler (z.B. Gallenkolik bei Genuß fetter Speisen), akute Darmerkrankung (z.B. Ileus).

Beobachtung des Erbrochenen

- Zeitpunkt, Häufigkeit und Beziehung zu den Mahlzeiten abklären
- Menge schätzen, Geruch beurteilen (normal, säuerlich)
- Beschaffenheit, Beimengungen, z.B. Schleim, grüne Galle, Blut (kaffeesatzartig oder hell), Nahrungsreste (angedaut oder unverdaut).

Hilfestellung beim Erbrechen

Hilfsmittel: Nierenschale (☞ Abb. 2.32), Prothesenbehälter für Zahnprothese, Zellstoff.

- Zur Aspirationsprophylaxe Oberkörper aufrecht lagern, Rücken stützen
- Erbrechenden beruhigen, zum tiefen Durchatmen anregen
- Evtl. vorhandene Zahnprothese entfernen
- Nierenschale mit Zellstoff in die Hand geben oder vor den Mund halten
- Stirn des Kranken halten, evtl. kalten, nassen Waschlappen auflegen
- Kleidung am Hals öffnen
- Im Anschluß Mund ausspülen lassen, Gesicht und Hände waschen
- Bei Blut-, Kaffeesatz- oder Koterbrechen: Vitalzeichen kontrollieren, sofort ÄrztIn informieren
- Ärztliche Anordnung abwarten. Bis dahin Nahrungskarenz, evtl. Tee in kleinen Schlucken
- Erbrochenes für Untersuchungszwecke aufbewahren
- Zu Pflegenden zudecken und Zimmer gut lüften
- RR und Puls kontrollieren bei Kreislaufinstabilität. Ergebnisse dokumentieren
- Bei bewußtlosen Kranken: ÄrztIn oder NotärztIn informieren. Weiteres Vorgehen ☞ Kapitel 17.

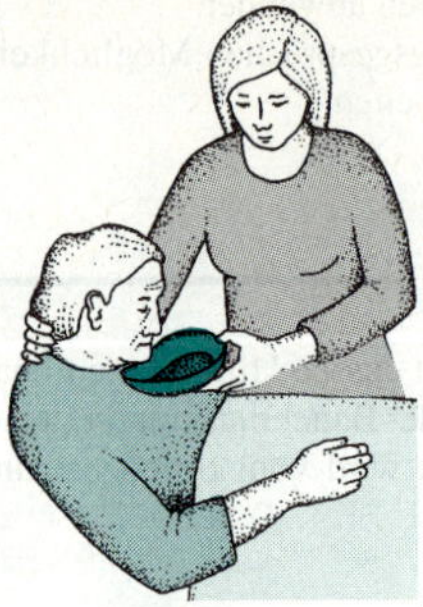

Abb. 2.32: Nierenschale [L 119]

Tips, Tricks & Fallen

- Ruhe bewahren und Pflegemaßnahmen sicher ausführen: Angst und Unruhe werden übertragen und können Krankheitsbild verstärken
- Zu Pflegenden nicht allein lassen: Gegenwart eines anderen gibt Sicherheit und beruhigt
- Tiefenpsychologische Komponente einbeziehen: häufiges Erbrechen kann Wunsch nach Zuwendung und Liebe, Machtausübung, Protest signalisieren
- Bei wiederholtem Erbrechen ÄrztIn informieren und Problem im Team besprechen, mit Pflegeplanung Lösungskonzepte entwickeln
- Hilfe durch Supervision in Anspruch nehmen
- Umgang mit Ekel ☞ 1.8.4.

2.11.4 Schweiß

Normal: ca. 500 ml/24 Std. Starkes Schwitzen in Hautregionen, die besonders viele Schweißdrüsen (☞ 12.1.2) enthalten, z. B. Achselhöhlen. Schwitzen ist ein normaler physiologischer Vorgang. Vermehrt bei körperlicher Anstrengungen, hohen Temperaturen, heftigen psychischen Reaktionen, z. B. Aufregung, adipösen alten Menschen.

Menge

- Krankhaft verstärktes Schwitzen:
  - warmer, großperliger Schweiß bei Fieber (☞ 2.13.2)
  - klebriger, kalter Schweiß bei Kreislaufkollaps, Schock (☞ 17.4.1), Hypoglykämie (☞ 11.1.2)
  - fettiger Schweiß, z. B. Salbengesicht (☞ 15.2.2) bei Morbus Parkinson
- Verminderte oder fehlende Schweißproduktion: z. B. bei Schilddrüsenunterfunktion (☞ 11.2.4), als Medikamentennebenwirkung, z. B. Atropin, bei

großflächigen Hauterkrankungen. Gefahr eines Wärmestaus, da Körper bei Verdunstung von Schweiß Wärme abgibt.

Geruch

Übelriechender Schweiß durch bakterielle Zersetzung, z.B. in Hautfalten, mangelnde Körperhygiene, bei Ausschwitzen von Giften, z.B. bei Urämie (☞ 9.2.3).

Zeitpunkt

Verstärktes Schwitzen nach geringsten körperlichen Anstrengungen z.B. nach Infekten, v.a. nachts, bei Tuberkulose (☞ 7.2.8).

Pflege bei stark schwitzenden alten Menschen

- Vor Zugluft schützen
- Unterstützung bei der Körperpflege (☞ 2.5), z.B. häufigeres Waschen, verschwitzte Kleidung und Bettwäsche wechseln
- Beratung über geeignete Kleiderstoffe: Naturfasern wie Baumwolle bevorzugen, synthetische Stoffe meiden
- Auf genügend Flüssigkeitszufuhr achten (☞ 2.6.8)
- Intertrigoprophylaxe (☞ 3.1.7)
- Dekubitusprophylaxe (☞ 3.1.2).

Tips, Tricks & Fallen

- Kalter, klebriger Schweiß ist immer ein Zeichen für eine akute, lebensbedrohliche Erkrankung. ÄrztIn informieren
- Starke Schweißabsonderungen bei Flüssigkeitsbilanzierung (☞ 2.6.9) berücksichtigen.

2.12 ATL Atmen

2.12.1 Beobachtung der Atmung

Typus, Frequenz, Tiefe, Rhythmus, Geruch und Geräusche der Atmung stehen gleichwertig nebeneinander und sind gleichermaßen zu beobachten.

Atemtypus

Art der äußeren Atmung:

- **Bauchatmung** (Abdominalatmung): mit Zwerchfell und Bauchmuskulatur; Vorkommen v.a. bei Männern, bei Verletzungen oder Schmerzen im Brustraum
- **Brustatmung** (Kostalatmung): v.a. mit Zwischenrippenmuskulatur (Interkostalmuskulatur). Vorkommen v.a. bei Frauen, bei einengender Kleidung, unphysiologischer Haltung, Schmerzen oder Verletzungen im Bauchraum

- **Verstärkte Atmung:** Einsatz der Atemhilfsmuskulatur bei starker Atemnot. Dyspnoe ☞ 2.12.2.

Atemfrequenz

Anzahl der Atemzüge pro Min. in Ruhe. Gesunde alte Menschen: 14–20 Atemzüge pro Min.

- **Tachypnoe:** beschleunigte Atmung bei erhöhtem O_2-Bedarf oder vermindertem O_2-Angebot. Physiologisch bei Anstrengung, Aufregung, Freude, Angst, Schmerz. Pathologisch bei Hyperthyreose (wegen Stoffwechselbeschleunigung), Herz- und Lungenerkrankungen, Anämie (verminderte Aufnahmefähigkeit von O_2), Fieber (Erhöhung des Gesamtstoffwechsels), Schock
- **Hyperventilation:** übermäßig gesteigerte Atmung. Zuviel CO_2 wird abgeatmet; kann zu Tetanie führen („Pfötchenstellung" der Hände). Vorkommen z.B. bei Aufregung, Angst, Stoffwechselbeschleunigung (z.B. bei Hyperthyreose, Fieber), Schädel-Hirn-Erkrankungen
- **Bradypnoe:** verlangsamte Atmung. Physiologisch in Ruhe, Schlaf, Entspannung. Pathologisch bei Hirndrucksteigerung (z.B. bei Tumor, Blutung, Entzündung), Koma, Vergiftung
- **Apnoe:** Atemstillstand (☞ 17.3).

Atemtiefe

Bei Gesunden in Ruhe gleichmäßig tief. **Oberflächliche Atmung:** meist beschleunigt; z.B. Schonatmung bei Schmerzen im Thoraxbereich, Depression, Streß. **Vertiefte Atmung:** meist langsam; z.B. nach Schlafmitteleinnahme, Bewußtlosigkeit.

Atemrhythmus

Zeitabstände, in denen die Atemzüge aufeinander folgen (☞ Abb. 2.33)..
Physiologisch: Eupnoe = normale Atmung, regelmäßig, leicht, Nasenatmung.

Pathologisch

- **Biot-Atmung:** eine Gruppe gleich tiefer, beschleunigter Atemzüge wird unterbrochen durch eine Atempause; z.B. bei erhöhtem Hirndruck, Hirnverletzungen, Meningitis. Ursache ist eine Störung des Atemzentrums: O_2-Mangel im Blut regt Atemzentrum an, durch Atmung wird Blut wieder mit O_2 gesättigt, Atempause usw.
- **Cheyne-Stokes-Atmung:** flache, zunehmend tiefer werdende Atemzüge, wieder abflachend bis zu einer völligen Atempause, z.B. bei Herzerkrankungen, Enzephalitis, zerebralen Durchblutungsstörungen, bei Sterbenden. Ursache: Schädigung des Atemzentrums
- **Kussmaul-Atmung:** sehr regelmäßige und tiefe Atmung, zunächst normal oder verlangsamt, später evtl. beschleunigt, z.B. bei diabetischem Koma
- **Schnappatmung:** sehr vereinzelte Atemzüge, unterbrochen von langen Pausen, meist kurz vor Todeseintritt.

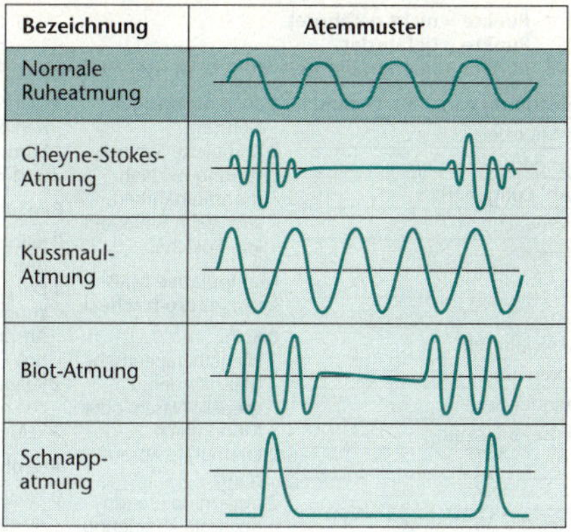

Abb. 2.33: Pathologische Atmungstypen [B 101]

Atemgeräusche

- Hörbares **Pfeifen** bei erschwerter Einatmung (inspiratorischer Stridor): bedingt durch Verengung oder Verlegung der oberen Luftwege, z. B. Fremdkörper, Schwellung. Hörbares Pfeifen bei erschwerter Ausatmung (exspiratorischer Stridor) z. B. bei Asthma
- **Rasseln, Brodeln:** bei Lungenödem (☞ 7.2.6), evtl. mit schaumigem Sputum
- Ringen um Luft, **Röcheln** unter Einsatz der gesamten Atemhilfsmuskulatur, z. B. bei schwerster Herzinsuffizienz, Asthmaanfall. Sofort NotärztIn verständigen
- **Schluckauf** (Singultus): unwillkürliche, rasche, nicht beherrschbare Kontraktionen des Zwerchfells mit Verschluß der Stimmritze und aufstoßenden Geräuschen; meist vorübergehend, nicht pathologisch. Manchmal auch Hinweis auf Erkrankungen im Bauchraum oder zentralnervöse Störungen
- **Schnarchen:** Im Schlaf erzeugte Geräusche durch Bewegungen des erschlafften Gaumensegels oder Zurückfallen der Zunge. Bei Mundatmung, oft abhängig von Körperlage, nach Alkoholzufuhr, bei eingeschränkter Nasenatmung. Atemstillstände möglich (Schlafapnoe). Gefahr der unzureichende O_2-Versorgung. Folgen: Müdigkeit, Erschöpfung, Konzentrationsschwäche, nachlassende Leistungsfähigkeit tagsüber.

Atemgeruch

- Eitrig, faulig, jauchig: bei Zerfallsprozessen (z. B. Bronchialkarzinom) im Atmungssystem z. B. bei Bronchiektasen
- Nach Leber, erdig: bei schwersten Lebererkrankungen mit Zerfall des Lebergewebes
- Obstartig, nach Azeton: im diabetischen Koma, bei Hungerzuständen
- Urinös, nach Harn: bei Nierenversagen (Urämie ☞ 9.2.3).

2

Bewertung 0-6 Punkte = nicht gefährdet
7-15 Punkte = gefährdet
16-45 Punkte = hochgradig gefährdet bzw. Atemstörung vorhanden

Kriterien der Einstufung von 0-3 s. Legende	
Bereitschaft zur Mitarbeit	
Lungenerkrankungen	
Bereits durchgem. Lungenerkr.	
Immunabwehrschwäche	
Raucher/Passivraucher	
Schmerzen	
Schluckstörungen	
Manipulative Maßnahmen	
Mobilitätseinschränkung	
Lungengefährdender Beruf	
Intubationsnarkose, Beatmung	
Atemtiefe	
Atemfrequenz	
Medikamente, die die Atmung sed.	
Gesamtergebnis	

Bereitschaft zur Mitarbeit
- **0** Kontinuierliche Mitarbeit
- **1** Mitarbeit nach Aufforderung
- **2** Gelegentlich, nur nach Aufforderung
- **3** Keine

Lungenerkrankungen
- **0** Keine
- **1** Leichter Infekt im Nasen/Rachenraum
- **2** Bronchialinfekt
- **3** Lungenerkrankungen

Bereits durchgemachte Lungenerkrankungen
- **0** Keine
- **1** Leicht, z.B. bronchopulmonale grippale Infekte
- **2** Schwere Verläufe
- **3** Schwere Lungenerkrankungen mit verbliebenen Atemfunktionseinschränkungen

Immunabwehrschwäche
- **0** Keine
- **1** Leicht, aufgrund einer nicht generalisierten Infektion
- **2** Erhöhte Abwehrschwäche
- **3** Völlige Abwehrschwäche

Raucher/Passivraucher
- **0** Nichtraucher, geringfügige Passivrauch-Exposition
- **1** 6 Zigaretten der Schadstoffgruppe 1, oder regelmäßiges Passivrauchen
- **2** ca. 6 Zigaretten der Schadstoffgruppe 2, regelmäßiges Passivrauchen (z.B. bei Rauchen des Partners)
- **3** Intensives Rauchen, mehr als 6 Zigaretten der Schadstoffgruppe 3, ständiger passiver Rauchkonsum der Gruppe 3

Schmerzen
- **0** Keine
- **1** Leichte, kontinuierliche Schmerzen
- **2** Atmungsbeeinflussende Schmerzen
- **3** Ständige, atmungsbeeinflussende Schmerzen

Schluckstörungen
- **0** Keine
- **1** Bei flüssiger Nahrungsaufnahme
- **2** auch bei breiiger Nahrung
- **3** Komplette Schluckstörung bei Nahrungsaufnahmen, auch beim Schlucken von Speichel

Manipulative Maßnahmen oro-tracheal
- **0** Keine
- **1** Pflegetherapeutische Maßnahmen, z.B. spezielle Nasen- oder Mundpflege
- **2** Ora-nasale Absaugung
- **3** orale/nasale/endotracheale Absaugung ohne oder mit liegendem Tubus

Mobilitätseinschränkung
- **0** Keine
- **1** Verlangsamte oder eingeschränkte Mobilität, die durch Gehstützen und -hilfen kompensierbar ist
- **2** Mobilitätseinschränkung, die hauptsächlich Bettruhe erfordert
- **3** Völlig

Lungengefährdender Beruf
- **0** Keiner
- **1** Arbeit in lungengefährdendem Beruf für 1-2 Jahre
- **2** Arbeit in lungengefährdendem Beruf für 2-10 Jahre
- **3** Arbeit in lungengefährdendem Beruf > 10 Jahre

Intubationsnarkose, Beatmung
- **0** in den letzten drei Wochen keine
- **1** Kurze Intubationsnarkose (bis 2 Stunden)
- **2** Langdauernde Intubationsnarkose (> 2 Stunden)
- **3** Mehrere Intubationsnarkosen oder > 12 Stunden Intubation und Beatmung

Bewußtseinslage
- **0** Keine Einschränkungen
- **1** Leichte Einschränkungen (reagiert auf Ansprache folgerichtig)
- **2** Reagiert auf Ansprache nicht folgerichtig
- **3** keine Reaktion

Atemhilfe
- **0** Zwerchfell- und Thoraxatmung ohne Anstrengung
- **1** Zwerchfell- und Thoraxatmung mit Anstrengung
- **2** Zwerchfell- und Thoraxatmung mit großer Hilfestellung
- **3** Keine Zwerchfell- oder Thoraxatmung selbst bei großer Unterstützung

Atemfrequenz
- **0** 14-20
- **1** Unregelmäßige Atmung
- **2** Regelmäßige bradypnoische oder tachypnoische Atmung
- **3** Regelmäßige, sehr tiefe oder auch oberflächliche Atemzüge oder zwischen tachypnoisch oder bradypnoisch wechselnde Atmung

Medikamente, die die Atmung sedieren
- **0** Keine
- **1** Unregelmäßige Anwendung
- **2** Regelmäßige Anwendung
- **3** Spezifische atemsedierende Medikamente, z.B. Morphine oder Barbiturate

Abb. 2.34: Atemskala nach Ch. Bienstein [L 215]

2.12.2 Dyspnoe

Dyspnoe: erschwerte Atmung. Atemnot ist eine Empfindung bei erschwerter Atmung. Bewußtlose leiden nicht unter Atemnot, selbst bei deutlichen Atembeschwerden. Atemnot löst immer Angst, oft Todesangst aus.

Ursachen

Herzerkrankungen (☞ 5.2), Lungenerkrankungen (☞ 7.2), Verlegung oder Verengung der Atemwege, Schädigung des Atemzentrums, Stoffwechselentgleisung, Anämie, chronische Blutungen.

Symptome

- Lufthunger, Kurzatmigkeit
- Erschwerte Ein- oder Ausatmung; oberflächliche, beschleunigte Atmung
- Erstickungsgefühl, Beklemmung, Enge in der oder um die Brust, evtl. Schmerzen
- Angst bis Todesangst; unruhiger, ängstlicher, konzentrierter Gesichtsausdruck
- Anspannung, Verkrampfung
- Aufrichtung des Oberkörpers, Einsatz der Atemhilfsmuskulatur, evtl. Vor- oder Zurücklehnen des Oberkörpers, Aufstützen der Arme
- Atemgeräusche, z.B. Brummen, Giemen, Ziehen, Pfeifen, evtl. Husten
- Tachykardie, Zyanose v.a. an Lippen und Nägeln.

! Pflegerische Erstmaßnahmen

- Ruhe bewahren und vermitteln; Zuwendung, Zuspruch, beruhigende Berührung
- Je nach Schwere, Dauer und Ursache der Atemnot ÄrztIn oder NotärztIn rufen
- Dableiben, bis ÄrztIn kommt oder Zustand gebessert
- BesucherInnen aus dem Raum bitten, je nach Wunsch des zu Pflegenden
- Lüften, evtl. Luft zufächeln, Fenster öffnen
- Atemerleichternde Lagerung (☞ 2.12.4) nach Wunsch und Bedürfnis
- Eigenen ruhigen Atemrhythmus vorgeben, z.B. durch die Nase ein-, mit Lippenbremse ausatmen (☞ Abb. 2.42)
- Beengende Kleidung lockern oder entfernen
- Vitalzeichen kontrollieren: RR, Puls, Atmung, Hautfarbe beobachten, ob grau, bläulich, blaß
- Evtl. Bedarfsmedikation geben, z.B. Dosieraerosol, Zäpfchen, Spray
- Evtl. O_2-Gabe bis 2 l/Min., falls als Bedarfsmedikation angeordnet und keine Kontraindikationen (☞ 3.4.3)
- Nach Wunsch Geräuschquellen abschalten, Licht dämpfen, entspannende Musik
- Evtl. ablenken auf Themen, die zu Pflegendem Freude machen und nichts mit Atmung zu tun haben.

2

Tips, Tricks & Fallen

- Alle Maßnahmen hängen ab von Ursache, Dauer, Schwere der Dyspnoe, Umgang der betroffenen Person mit der eigenen Atemnot, Beziehung zwischen zu Pflegendem und pflegender Person, Charakter, Einstellung, Lebensgeschichte und Umfeld der betroffenen Person, aktueller Situation
- Bekannte, hilfreiche Maßnahmen zur Erleichterung der Atemnot in Pflegeplanung dokumentieren
- Bei häufiger Atemnot gezieltes, regelmäßiges Atemtraining und Entspannungsübungen wie z.B. Yoga, Autogenes Training durch KG in beschwerdefreien Intervallen zur Einübung für den Akutfall
- Sämtliche Beobachtungen und Maßnahmen genau dokumentieren.

2.12.3 Husten und Sputum

Husten

Schutzreflex bei Reizung und Entzündung der Atemwege zur Entfernung von Fremdkörpern und Sekret. Plötzlicher, heftiger Ausatmungsstoß gegen die anfangs verschlossene, dann ruckartig geöffnete Stimmritze, wobei Fremdkörper wegen Strömungsgeschwindigkeit bis zu 1000 km/h mitgerissen werden.

Trockener Husten ohne Auswurf: z.B. bei beginnender Linksherzinsuffizienz; Reizung durch Staub, Gase, Medikamente wie ACE-Hemmer.

Produktiver Husten mit Auswurf: meist locker, „feucht" klingend; Begleitsymptom bei Entzündungen und Erkrankungen der Atemwege.

Hustengeräusche

- Abgerissen, stakkatoartig: häufige, schwere, schnell aufeinanderfolgende Hustenstöße, typisch bei Keuchhusten. Immunität läßt im Lauf der Jahre nach, auch alte Menschen können Keuchhusten bekommen
- Abgeschnitten, kupiert: Hustenstoß wird abgebrochen, um weitere Schmerzen zu vermeiden, z.B. bei Rippenfellentzündung, Schmerzen im Brust- oder Bauchraum oder an der Wirbelsäule
- Bellend, kratzig, rauh: bei Kehlkopfentzündung, -enge, z.B. Diphtherie
- Heiser, klanglos, aphonisch: bei Stimmbandschwellung
- Zweitönig, bitonal: Pfeifende, metallische oder krächzende Beitöne, z.B. bei Aspiration von Fremdkörpern, Zusammendrücken der Bronchien von außen.

Beobachten: Hustengeräusche, Zeitpunkt, Häufigkeit, Schmerzen.

Tips, Tricks & Fallen

- Nächtlicher Reizhusten kann Anzeichen für Herzerkrankung sein. ÄrztIn informieren
- Husten am Morgen, meist mit Auswurf, ist typisch für Menschen mit chronischer Bronchitis, Bronchiektasen und bei RaucherInnen
- Anhaltender, heftiger, v.a. trockener Husten erhöht Druck im Thorax,

wodurch die Bronchien verengt und die Alveolen übermäßig gebläht werden (Emphysem ☞ 7.2.2). Effektives Abhusten einüben, sekretlockernde Maßnahmen (☞ 2.12.6)
- Husten, v.a. „Reizhusten", kann Ausdruck von Protest oder Bitte um mehr Aufmerksamkeit sein.

Sputum

Vermehrte Sekretbildung in den Atemwegen. Sekretentleerung beim Husten (Auswurf). Immer krankhaft. Ausnahme: geringe Mengen klares, glasiges Morgensputum bei alten Menschen.

Beimengungen: Nahrungsreste, Speichel, Fremdkörper, Eiter, Blut.

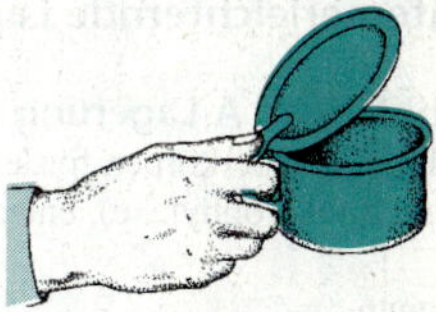

Abb. 2.35: Sputumbecher [L 119]

Farbe und Konsistenz
- Blutig, z.B. bei Lungentuberkulose, Karzinom, Lungenembolie
- Gelblich-grün, eitrig bei Bronchiektasen, akuter Bronchitis, langjährigem Nikotinabusus
- Hellrot, schaumig, dünnflüssig bei Lungenödem (nach 1–2 Tagen)
- Rostbraun bei Lungenkrebs, Pneumonie
- Schleimig-durchscheinend, fadenziehend bei leichten Infekten der Atemwege
- Schleimig-eitrig und viel bei Bronchiektasen („maulvolle morgendliche Expektoration")
- Schleimig-zäh bei Keuchhusten
- Zäh, glasig, fadenziehend bei Asthma bronchiale.

Geruch: faulig-jauchig stinkend bei Eiteransammlungen, Lungenzerfall; süßlich-fade z.B. bei Bronchiektasen, bakteriellen Zersetzungsprozessen.

Menge: geringe Sputummengen werden durch Räuspern entfernt, große Mengen durch Husten. Bei schwereren Lungenerkrankungen bis zu mehreren Litern pro Tag.

Tips, Tricks & Fallen
- Bei blutigem Auswurf sofort ÄrztIn informieren
- Bei Abhusten großer Sputummmengen ausreichend Zellstoff oder Papiertaschentücher, Abfalltüten, evtl. Sputumbecher, Nierenschale bereitstellen; in der ambulanten Pflege evtl. improvisieren: z.B. leere Joghurt- oder Marmeladegläser mit Deckel, leere Waschmittelkartons
- Sorgfältige Mundpflege ☞ 2.5.3
- Sputum ist als infektiös anzusehen. Hygiene zum Selbst- und Fremdschutz beachten: Hände desinfizieren, Desinfektion und Reinigung kontaminierter Flächen und Gegenstände. Bei möglichem Kontakt mit Sputum immer Einmalhandschuhe tragen.

2.12.4 Atemunterstützende Lagerungen

Ziele: bessere Belüftung und Entlastung von Lungenteilen, Erleichterung der Atmung, Dehnung, Lockerung angespannter und verkrampfter Atemhilfsmuskulatur, Sekretlockerung, bewußte Wahrnehmung der Atmung bzw. bestimmter Körperteile.

Atemerleichternde Lagerungen im Liegen

Schiffchen-, A-Lagerung

Dehnt den Oberkörper, fördert Belüftung der Lungenspitzen, entlastet Steißbein (Dekubitusprophylaxe), entspannend.

Lagern

- Zwei nicht zu dicke Kissen jeweils einzeln wie „Schiffchen" ineinanderstülpen (ca. 30 x 60 cm). Knöpfe nach innen (☞ Abb. 2.36)
- V-förmig überkreuzt, Spitze zum Kopfende hin, ins Bett legen
- Zu Pflegender legt sich so darauf, daß Hals und Kopf frei liegen, dritter Halswirbel auf der Spitze des V, Wirbelsäule zwischen den Kissen
- Arme liegen auf den Kissen, Kopf mit zusätzlichem kleinen Kissen stützen.

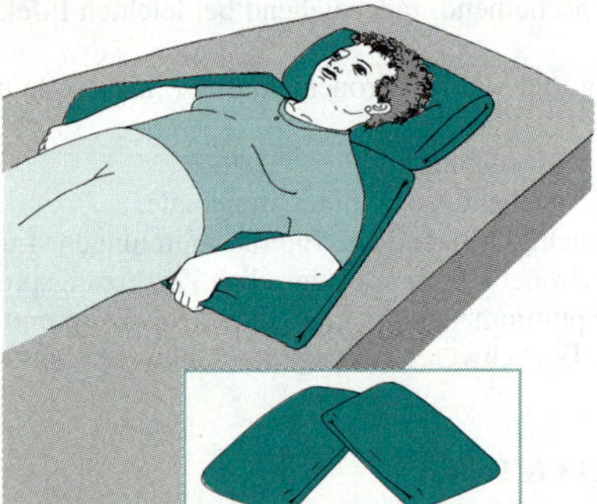

Abb. 2.36: A-Lagerung [L215]

Schiffchen-, V-Lagerung

Fördert Belüftung der Flanken.

Lagern

- Wie A-Lage, aber Kissen überkreuzen sich im Steißbereich
- Kopf zusätzlich unterstützen.

Nachteil: Druck im Steißbereich erhöht, deshalb nicht bei Dekubitusgefahr anwenden.

T-Lagerung

Dehnt Thorax und Rücken, erleichtert Atemarbeit.

Lagern

- Zwei wenig gefüllte Kissen einzeln ineinanderstülpen, Knöpfe innen
- In T-Form aufeinanderlegen (☞ Abb. 2.37)
- Querbalken liegt unter den Schultern, Längsbalken entlang der Wirbelsäule
- Kopf mit zusätzlichem kleinen Kissen stützen.

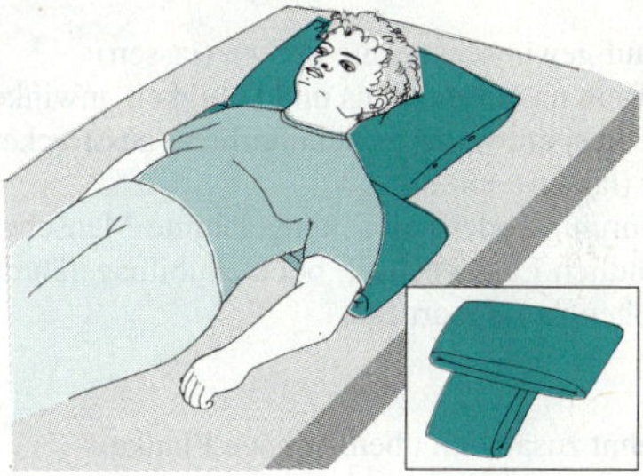

Abb. 2.37: T-Lagerung [L 215]

Oberkörperhochlagerung

Erleichtert die Atmung; zusätzliche Unterstützung der Arme entlastet Thorax und erweitert Atemfläche. Eine Knierolle entspannt die Bauchmuskulatur und erleichtert die Atmung zusätzlich.

Lagern

- Zu Pflegenden zum Kopfende bewegen lassen (☞ 2.4.6)
- Kopfende des Pflegebettes bis zur gewünschten Position hochstellen, z.B. erhöht, halb sitzend, sitzend; in der häuslichen Pflege ggf. improvisieren: verstellbare Rückenstütze, Schaumstoff-, Matratzenkeil, Tablett, evtl. mit Kissen bis zur richtigen Höhe polstern (☞ Abb. 2.38)
- Knick des Bettes muß genau mit Beugung im Hüftgelenk übereinstimmen, bei unphysiologischer Beugung Verstärkung von Atemnot und Dekubitusgefahr

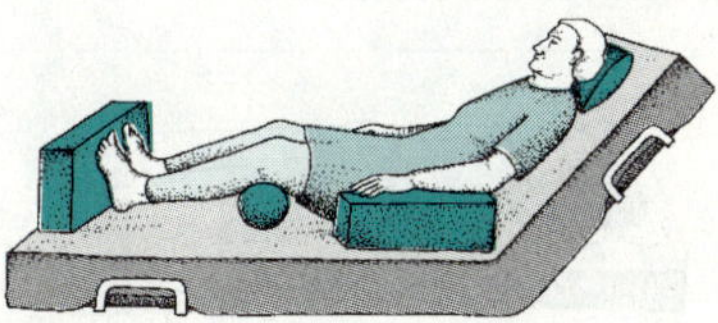

Abb. 2.38: Oberkörperhochlagerung [L 119]

- Gepolsterte Fußstütze oder festes Kissen zur Vermeidung von Abrutschen, Abknicken
- Nach Wunsch Kissen zur Rücken- oder Kopfstützung.

Seitenlage

Verhindert Sekretanschoppung, obenliegender Lungenflügel wird gut belüftet; erweitert Atemfläche; Sekret fließt leichter ab und kann besser ausgehustet werden, Schultergürtel wird gedehnt.

Lagern

- Zu Pflegenden auf gewünschte Seite drehen (lassen)
- Obenliegendes Bein nach Bedürfnis und Fähigkeit anwinkeln (lassen)
- Untenliegenden Arm entweder in Schulterhöhe ausstrecken oder leicht nach oben anwinkeln (lassen)
- Geschwächte, unruhige oder halbseitengelähmte Menschen mit Kissen stützen; mind. 2stündlich Lagewechsel; bei Dekubitusgefährdung max. 30 Min. wegen des zu hohen Auflagedrucks.

Dehnlage

Wie Seitenlage, dehnt zusätzlich obenliegende Flanke.

Lagern

- Wie Seitenlage; obenliegenden Arm in Schulterhöhe leicht anwinkeln und auf Kissen lagern, je höher, umso besser wird Brustkorb entlastet
- Kissen unter Kopf
- Untenliegenden Arm bequem lagern.

Nachteil: wird von alten Menschen schlecht toleriert, oft schwer durchführbar.

Dreh-Dehn-Lage

Erleichtert Atemarbeit, entspannt, dehnt verkrampfte Zwischenrippen- und Rükkenmuskeln, macht Atmung bewußt.

Lagern

- Seitenlage, obenliegendes Bein anwinkeln
- Obenliegenden Arm hinter den Kopf, Hand in den Nacken legen
- Oberkörper vorsichtig so weit wie möglich nach hinten drehen. Lage der Beine bleibt unverändert (☞ Abb. 2.39)
- So lange wie erträglich Lage halten und Atmung, möglichst Bauchatmung, wahrnehmen; dabeibleiben und beobachten.

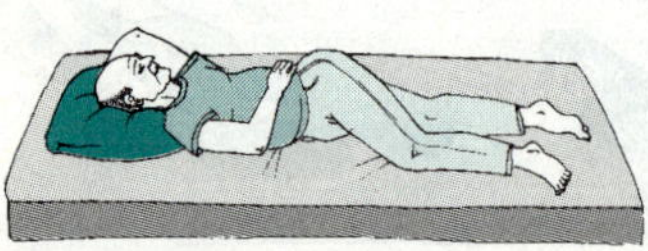

Abb. 2.39: Dreh-Dehn-Lage [L 215]

Nachteil: von den meisten alten Menschen, außer bei sehr beweglichen, nur schlecht toleriert. Nicht anwenden bei Osteoporose, Wirbelsäulenschäden, Kontrakturen, Gelenkfehlstellungen.

Halbmondlage

Dehnt Lungenbezirk auf der gestreckten Seite, dadurch bessere Belüftung; sehr gut geeignet für Vibrationsmassage (☞ unten) zur Sekretlösung.

Lagern

- Rückenlage
- Eine Hand in den Nacken legen
- Andere Hand an das Bein derselben Seite legen und soweit wie möglich kniewärts ziehen (☞ Abb. 2.40)
- Verharren so lange erträglich, möglichst 5–10 Min. Atmung beobachten, dann evtl. Seite wechseln.

Nachteile: wie Dreh-Dehn-Lage.

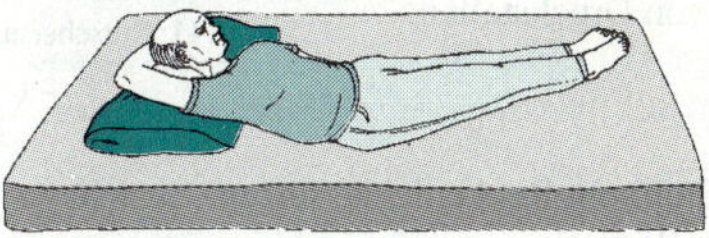

Abb. 2.40: Halbmond-Lage [L 215]

Tips, Tricks & Fallen

- Vor jeder Lagerung zu Pflegenden informieren und Einverständnis einholen
- Bei Erkrankungen am Bewegungsapparat oder schweren Herzerkrankungen Rücksprache mit ÄrztIn
- Lagerungsdauer immer nach Wunsch des zu Pflegenden; bei Beschwerden sofort ändern oder abbrechen
- Alte Menschen mit langjährigen Atemwegserkrankungen haben häufig eine fixierte Fehlhaltung: hochgezogene Schultern, gebeugter Oberkörper, hängender Kopf. Regelmäßige Lagerung und Bewegungs- und Atemübungen unter Anleitung von KG und evtl. Pflegepersonal können manche dadurch verursachten Beschwerden, z.B. Schmerzen, Verspannungen, Müdigkeit, lindern.

Atemerleichternde Sitzpositionen

Wirken entspannend, dehnen verkrampfte Muskulatur, entlasten Thorax vom Gewicht der Schultern und Arme, lockern Brustmuskulatur, verringern Atemarbeit, z.B. bei Asthmaanfall, akuter Atemnot.

2

Kutschersitz

Dehnung des Brustkorbs, dadurch vergrößerte Atemfläche. Ermöglicht tiefes Atmen. Anwendung bei Atemnot und zur tiefen Einatmung vor dem Abhusten (☞ Abb. 2.41).

- Einengende Kleidung lockern oder entfernen: Gürtel, Korsett, Hüft-, Büstenhalter, enge Röcke oder Hosen
- Auf vordere Stuhlhälfte setzen, Füße mit ganzer Sohle fest auf den Boden, Beine ca. schulterbreit auseinander
- Rücken lang und gerade, wenn möglich
- Unterarme oder Ellbogen auf Oberschenkel stützen, bei kachektischen Menschen evtl. Kissen dazwischen zur Vermeidung von Druckstellen.

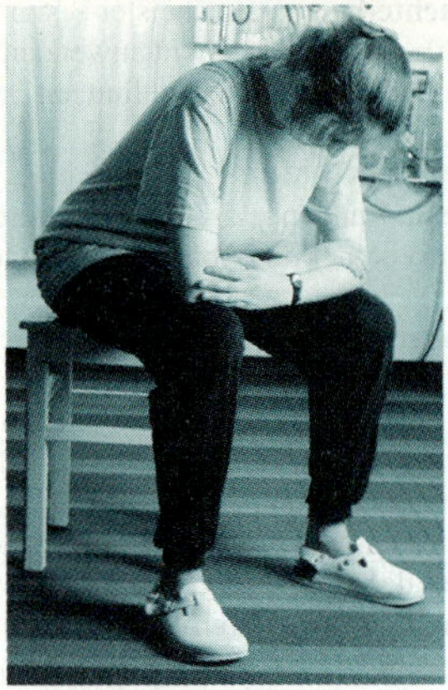

Abb. 2.41: Kutschersitz [K 183]

Reitsitz

- Umgekehrt auf Stuhl mit Rückenlehne setzen, Gesicht zur Lehne
- Füße fest auf den Boden
- Rücken, Hals, Kopf in gerader Linie
- Unterarme (evtl. verschränkt) auf Rückenlehne stützen
- Aufstützfläche z.B. mit Kissen, Schaumstoff bei Bedarf polstern, um Druckstellen und Schmerzen zu vermeiden.

Sitzen mit aufgestützten Armen

- Stuhl oder Hocker so nahe wie nötig an einen Tisch, auf dem ein oder mehrere Kissen liegen
- Füße fest auf den Boden, leicht gegrätscht
- Arme in gewünschter Höhe auf Tisch, Kissen unterlegen, stützen, evtl. Kopf auf Arme legen.

Sitzen mit nach hinten aufgestützten Armen

- Sitzen auf Bett- oder Stuhlkante, Stuhlkante bei Bedarf polstern
- Zu Pflegender lehnt sich nach Wunsch und Verträglichkeit zurück und stützt die Arme auf.

2.12.5 Atemübungen

Ziele: Erleichterung der Atmung, Einüben der Selbsthilfemöglichkeiten bei Atemnot (v.a. in der häuslichen Pflege), Vermeidung von Folgekrankheiten.

Voraussetzungen

- Information des zu Pflegenden über Sinn der Maßnahme. In der häuslichen Pflege Angehörige und Pflegehilfskräfte ebenfalls informieren und einbeziehen
- Vertrauensbasis zwischen pflegebedürftiger Person und Pflegekraft
- Kontinuität und Zusammenarbeit des Pflegeteams, um Pflegeziele zu erreichen
- Kenntnis von Diagnosen, Kontraindikationen, Übungen. Mit ÄrztIn absprechen
- Frische Luft. Verbrauchte Luft enthält Schadstoffe und Keime, macht müde.

Atemübungen

Atemgymnastik und -therapie sind Aufgaben geschulter Kräfte wie KrankengymnastIn, AtemtherapeutIn. Besonders bei Fehlstellungen und Erkrankungen von Wirbelsäule und Gelenken, schweren Herz- und Atemwegserkrankungen Übungen erst von KG zeigen lassen. Atemübungen mehrmals tägl. bis mehrmals stdl.

- **Tief durchatmen lassen:** bei erschwerter Einatmung lang und ruhig ausatmen lassen und umgekehrt; evtl. Kältereiz setzen mit alkoholischen Lösungen, nur mit Einverständnis des zu Pflegenden, nicht bei verwirrten Menschen
- **Richtige Atemtechnik üben:** durch die Nase ein-, durch den Mund ausatmen. Beim Einatmen heben sich Brustkorb und Bauch, beim Ausatmen senken sich Bauch und Brustkorb
- **Wechselseitige Nasenatmung:** linkes Nasenloch mit Ringfinger verschließen, durch rechtes Nasenloch einatmen, rechts verschließen, eine Sekunde Luft anhalten, links öffnen, lang und gleichmäßig ausatmen. Links einatmen, verschließen, Luft anhalten, rechts ausatmen usw.
- **Lippenbremse** (☞ Abb. 2.42): durch die Nase langsam und gleichmäßig einatmen, durch die halb geschlossenen Lippen langsam, ohne Pressen ausatmen

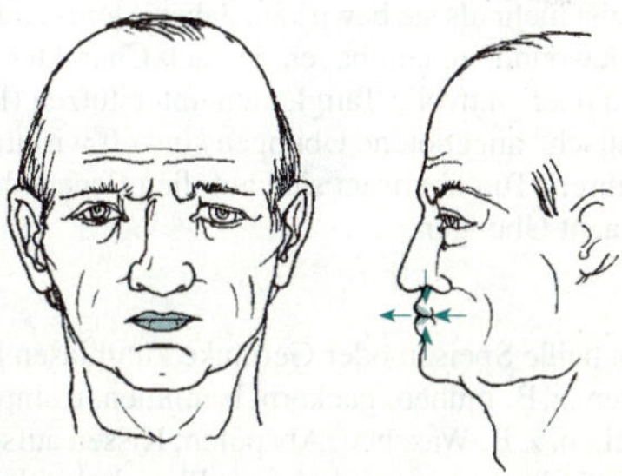

Abb. 2.42: Lippenbremse [L 215]

- **Brustatmung:** in Rückenlage oder mit gerade aufgerichtetem Oberkörper: Atem bewußt in den Brustraum fließen und die Rippen dehnen lassen, bei der Ausatmung Rippen senken lassen

- **Bauchatmung:** entspannt liegen, möglichst ohne Kissen. Tief in den Bauch atmen, so daß er sich wölbt; bei der Ausatmung zieht sich der Bauch ein; evtl. als Kontaktatmung (☞ unten)
- **Lautatmung:** tief einatmen, langsam und gleichmäßig auf Vokale oder sch, s, f ausatmen.

Kontaktatmung

In entspannter Rückenlage oder Sitzposition. Nur wenn von zu pflegender Person toleriert und nicht zu großer Druck empfunden wird, Atmung soll als angenehm empfunden werden.
Ziele: Atmung bewußt erfahren, vertiefte Atmung, Belüftung minderversorgter Lungenbezirke.

Durchführung

- Hände der Pflegekraft liegen auf der Brust der zu pflegenden Person, die gegen den leichten Widerstand der Hände einatmet
- Ausatmung wird durch leichten Druck der Hände unterstützt
- An Bauch und Flanken gleiches Vorgehen.

Ausatmen gegen Widerstand

Kontraindikation: Lungenemphysem wegen Gefahr, daß Emphysemblasen platzen (☞ 7.2.2).
Ziele: Ausatmung wird erschwert und dadurch tiefer, Einatmung intensiviert, Bronchialsekret gelockert.
Durchführung: Luftballon aufblasen; durch einen Strohhalm in ein Glas oder eine Flasche mit Flüssigkeit blasen, bis es sprudelt; Papiertaschentuch, Wattebausch oder leichtes Stoffstück wegblasen.

Atemübungen mit verwirrten alten Menschen

Worte verwirren meist mehr als sie bewirken, daher Atem- und Bewegungsübungen in Alltag und Gewohnheiten einbauen, je nach Charakter des zu Pflegenden spielerisch gestalten oder sinnvolle Tätigkeiten unterstützen (Erfolgserlebnisse). Isolierte, „therapeutisch" angebotene Übungen sind oft wirkungslos. Die Freude der Pflegekraft an ihrem Tun überträgt sich auf die pflegebedürftige Person und umgekehrt, vereinfacht Übungen.

Anregungen

- Kerze ausblasen, heiße Speisen oder Getränke kühlblasen lassen
- Tierlaute imitieren, z.B. muhen, gackern, brummen, trompeten
- Haushaltstätigkeiten, z.B. Waschen, Abspülen, Kissen aufschütteln, Tisch abwischen, Gegenstände von einem höheren Platz holen lassen. Streckbewegung dehnt die Flanken, vertieft Atmung
- Tanzen, Schunkeln, Oberkörper wiegen, jede Bewegung vertieft und verbessert die Atmung
- Singen, lachen, summen, schreien, seufzen intensivieren ebenfalls die Atmung.

Geräte zur Atemunterstützung

Ärztliche Anordnung nötig, Anleitung durch KG.
Atemtrainer, z. B. Triflow®, Mediflow® (☞ Abb. 2.43): Einübung tiefer, langsamer Atmung, Alveolen werden erweitert, Sekret gelöst:

- Ausatmen, Mundstück dicht mit den Lippen umschließen, ruhig und kräftig einatmen, bis sich der Ball hebt und oben gehalten wird
- Ausatmen ohne Mundstück
- Beim Triflow®-Atemtrainer Mundstück erneut mit den Lippen umschließen, so tief einatmen, daß der zweite und dritte Ball angehoben und möglichst lange oben gehalten werden
- Mundstück mit warmem Wasser reinigen, gut abtrocknen; nur von einer Person benutzen lassen.

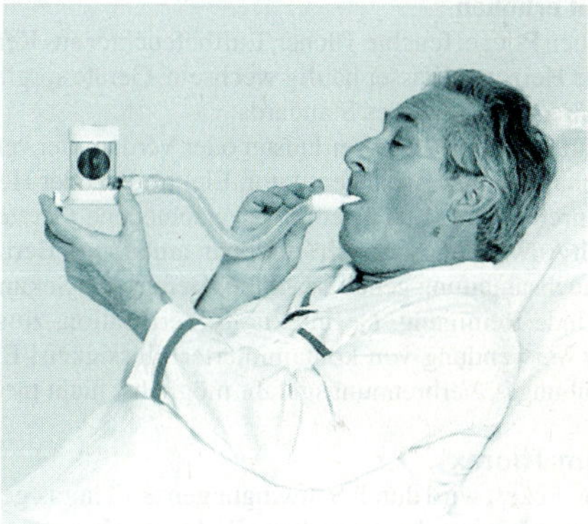

Abb. 2.43: Atemgymnastik mit einem Mediflow® zur Belüftung v. a. der unteren Lungenabschnitte [U 182]

Giebel-Rohr: verbrauchte Luft bleibt länger in den Atemwegen, das darin enthaltene CO_2 reizt das Atemzentrum, Atmung wird vertieft, Sekret gelockert. Anwendung meist im Klinikbereich, seltener in der Altenpflege. **Kontraindikationen:** Lungenemphysem, Herzinsuffizienz, Atemnot, Asthma bronchiale, O_2-Mangel im Blut.

2.12.6 Sekret verflüssigen und lockern

Flüssigkeitszufuhr

Mindestens 2 l Flüssigkeitszufuhr/Tag, um zähes Sekret mit ausreichend Flüssigkeit zu verflüssigen. Ausnahme: Flüssigkeitsbeschränkung z. B. bei Herz- und Nierenerkrankungen.

2

Sekretlösende Tees

Schleimlösender, auswurffördernder Tee nach Wunsch und Verträglichkeit, z.B. Huflattich, Spitzwegerich, Eibisch, Wollblumen, Fenchel, Malve, Melisse, Süßholzwurzel; einzeln oder in Mischungen aus der Apotheke; nur nach Absprache mit ÄrztIn.

Zubereitung und Anwendung genau nach Anleitung, meist 1 EL Kräuter mit ¼ l kochendem Wasser überbrühen, 10 Min. ziehen lassen; mind. 3 x tägl. 1 Tasse möglichst heiß trinken, evtl. mit Honig.

Luftfeuchtigkeit, -temperatur

Häufig lüften, entfernt Schadstoffe, Keime und verbrauchte Luft. Raumtemperatur ca. 18–22 °C, wenn toleriert. Zu warme Luft trocknet Atemwege aus, zu kalte reizt Atemwege (Infektgefahr, evtl. Asthmaauslösung).

Luftfeuchtigkeit erhöhen

- In der häuslichen Pflege: feuchte Tücher, Luftbefeuchter aus Keramik, Topf mit Wasser auf die Heizung. Wasser häufig wechseln, Geräte sorgfältig reinigen
- In der stationären Pflege gibt es Standards
- Elektrische Luftbefeuchter wie Verdunster oder Verdampfer vernebeln Wasser durch Ultraschall, Kompressor, Ventilator, Elektroden oder Heizspiralen. Befeuchten dadurch Raum- und Atemluft. Verschiedene Geräte sind auf dem Markt, je nach Anwendungsbereich (stationär, ambulant). Beratung von Fachleuten. Gebrauchsanleitung genau beachten. Gefahr von Sekundärinfektionen durch mangelnde Reinigung, Desinfektion, Sterilisation, zu seltenen Filterwechsel oder Verwendung von kontaminierter Flüssigkeit! Bronchitiskessel wegen Verbrühungs-, Verbrennungsgefahr möglichst nicht mehr verwenden.

Vibrationen am Thorax

Wirkungsweise: Sekret wird durch Schwingungen am Thorax gelockert und aus den feinsten Verästelungen der Bronchien Richtung Hauptbronchus transportiert, von wo es leicht abgehustet werden kann.

Voraussetzungen: ausreichend Sekret, Beherrschung der Technik, Ruhe, Zeit, Frischluft, frühestens 1 Std. nach einer Mahlzeit, entspannte Seitenlage (evtl. Flanke mit Kissen unterlegt) oder Halbmondlage, auch sitzend, fördern Sekretabfluß.

Kontraindikationen

- Frakturen, Schmerzen, Verletzungen an Wirbelsäule, Rippen, Bauch, massive Osteoporose
- Blutgerinnsel, z.B. bei Thrombose, Herzinfarkt, Embolie
- Schädel-Hirn-Traumen, Hirndrucksteigerung (z.B. Hirntumor, kurz nach Apoplex).

Durchführung

Obenliegende Seite von außen (Bronchioli) nach innen (Hauptbronchus, Lungenhilus) mit schnellen, kurzen, rüttelnden Bewegungen der ganzen Hand leicht vibrieren, ständig Hautkontakt beibehalten, Druck wechseln

- Schulterblätter, Wirbelsäule und Nierengegend aussparen

- Zu tiefem Durchatmen anhalten
- Seite wechseln
- Dauer mind. 5 Min.
- Anschließend ggf. beim Abhusten unterstützen, Zellstoff, Abwurf bereitstellen.

Tips, Tricks & Fallen
- Bei Beschwerden, Unbehagen, Schmerzen, Übelkeit sofort abbrechen
- Bei Unklarheit über Krankheitsbild Rücksprache mit ÄrztIn
- Richtige Technik ggf. von KG zeigen lassen, erst an KollegIn üben
- Unspezifisches Abklopfen mit Handkante oder Abklatschen mit flacher Hand sind ineffektiv und zu belastend.

Hyperämisierende Salben und Lösungen

Enthalten ätherische Öle in unterschiedlicher Zusammensetzung, z.B. Minze, Menthol, Kampher, Thymian, Eukalyptus, die über Haut und Atemwege aufgenommen werden.
Wirkung: leicht durchblutungsfördernd, sekretlösend, umstritten wegen zu geringer Konzentration. Subjektiv aber meist als atemerleichternd empfunden
Salben: Bronchialsalbe, Brustbalsam verschiedener Hersteller.
Lösungen: Kampher-, Wacholdergeist, Franzbranntwein entfetten die Haut; Rückfettung nötig. Besser: hautfreundliche Emulsionen. Kühl anwenden, aber max. 10 °C unter Körpertemperatur.
Anwendung: nur nach Information und mit Einverständnis der betroffenen Person; nicht bei verwirrten Menschen, nicht auf Schleimhaut, verletzter Haut oder bei Unverträglichkeit anwenden. Schutzhandschuhe tragen.

Inhalation

Einatmung fein vernebelter flüssiger oder fester Wirkstoffe. Gelangen direkt in die Atemwege, geringe Dosis erforderlich, weniger Nebenwirkungen. Je geringer die Tröpfchengröße der vernebelten Wirkstoffe, desto tiefer gelangen sie in den Atemtrakt.

Elektrische Inhalationsgeräte

Wirkungsvollste Art der Inhalation, da feinste Verneblung möglich, Tröpfchengröße 1–5 Mikron, erreichen die Alveolen. Von einem Kompressor erzeugte Druckluft vernebelt Medikament, das über Mundstück oder Maske eingeatmet wird. Inhalation und zugesetzte Medikamente müssen ärztlich angeordnet werden.
Gefahr, Nachteil: Sekundärinfektionen durch mangelnde Hygiene, deshalb Reinigung und Desinfektion strikt nach Gebrauchsanweisung, unzureichende Wirkung bei falscher Atemtechnik.

Durchführung
- Information des zu Pflegenden
- Aufrechte, entspannte Sitzposition
- Mundstück dicht mit Lippen umschließen

- Ruhig und langsam einatmen, dabei Unterbrecherknopf am Vernebler drükken. Bei neueren Geräten nicht mehr nötig, Medikamentenabgabe erfolgt atemsynchron
- Luft kurz anhalten, dann langsame, tiefe Ausatmung.

Kopfdampfbad

Bei Erkältung, Schnupfen, Nebenhöhlenentzündung. Dampf erreicht nur obere Luftwege. Bei Nasennebenhöhlenentzündung unbedingt vorher abschwellende Nasentropfen verabreichen, damit das Sekret abfließen kann.

Zusätze: 3 EL Kamillenblüten (entzündungshemmend), Salbeiblätter (desinfizierend), Majoran bei Nebenhöhlenentzündung oder 3–5 Tropfen ätherisches Öl nach Wunsch und Verträglichkeit auf 1–2 l Wasser.

Durchführung

- Information des zu Pflegenden
- Große Schüssel mit fast kochendem Wasser und Zusatz
- Kopf und Schüssel mit Badetuch umhüllen, damit kein Dampf entweicht
- Ruhige, langsame, gleichmäßige Einatmung durch die Nase, Ausatmung durch den Mund; entspannte Haltung.

Dauer: max. 10 Min., bis zu 3 x tägl.

Nachsorge: Gesicht kühl abwaschen, Gesicht und Haare trocknen, Hautpflege, ggf. beim Abhusten unterstützen, mind. 30 Min. ruhen.

Gefahren, Nachteile

- Verbrühungs-, Verbrennungsgefahr bei kippender Schüssel, zu pflegende Person nie allein lassen; nicht bei verwirrten bzw. unruhigen Menschen
- Augenreizung durch Dampf oder Zusatz
- Auslösung eines Asthmaanfalls möglich (☞ 7.2.3).

Handinhalator

Flüssigkeitsbehälter und Aufsatz mit integrierter Nasenmaske aus Plastik, in Apotheken erhältlich.

Durchführung

- Behälter bis zur Markierung mit heißem Wasser füllen, Gebrauchsanleitung beachten
- Zusatz nach Wunsch und Verträglichkeit
- Entspannte, aufrechte Sitzhaltung
- Maske fest anlegen
- Langsam und gleichmäßig durch die Nase ein-, durch den Mund ausatmen.

Gefahr, Nachteil: Verbrühungsgefahr bei kippendem Gerät.

Dosieraerosol

Bestehend aus Medikamentenbehälter (Sprayflasche), Plastikhülle mit integriertem Mundstück, abnehmbarer Schutzkappe (☞ Abb. 2.44). Spray enthält Medikament, das bei jedem Druck auf den Boden des Behälters in exakt der benötigten Menge abgegeben wird.

Anwendung

- Gerät mit Boden nach oben zwischen Daumen und Zeigefinger halten, mehrmals schütteln, Schutzkappe abnehmen
- Ausatmen, Mundstück dicht mit den Lippen umschließen
- Tief und ruhig einatmen, dabei gleichzeitig 1 x kräftig auf den Boden der Sprayflasche drücken (1 Hub)
- Atem mehrere Sekunden anhalten
- Mundstück aus dem Mund nehmen, langsam und gleichmäßig durch die Nase ausatmen
- Ein Zusatzgerät („Spacer“) erleichtert Anwendung: Spacer auf Mundstück setzen, Schutzkappe auf das offene Ende; 1 Hub in den Spacer, sofort Schutzkappe abnehmen, Spacer-Mundstück fest mit den Lippen umschließen und Aerosol einatmen; Luft anhalten, Mundstück entfernen, langsam durch die Nase ausatmen.

Tips, Tricks & Fallen

- Plastikhülle und Schutzkappe mind. 1 x tägl. mit heißem Wasser reinigen, zum Trocknen auf ein fusselfreies Tuch legen. Nicht abtrocknen, Fusseln werden sonst inhaliert
- Verordnete Hubzahl unbedingt einhalten. Bei Überdosierung Gefahr von Tachykardie, Übelkeit, Erregung
- Bei verwirrten, unruhigen oder immobilen alten Menschen Handhabung durch die Pflegekraft. Auf Atemrhythmus des zu Pflegenden einstellen
- Nach jeder Anwendung eines kortisonhaltigen Aerosols sorgfältige Mundpflege zur Vermeidung einer Pilzinfektion.

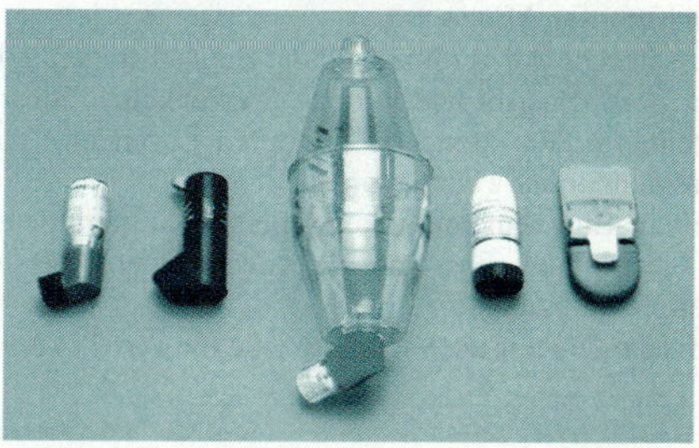

Abb. 2.44 Verschiedene Applikationen für Dosieraerosole. V. l. n. r.: Applikator mit Treibgas, (Autohaler®), Treibgasapplikator mit Spacer, Turbohaler® und Pulverapplikator [K 183]

Ätherische Öle

Hochkonzentrierte Essenzen aus Pflanzen und -teilen: Blüten, Wurzeln, Rinde, Blätter, Zweige. Aufnahme über Atemwege, z.B. durch Duftlampe, Inhalation, trockene Inhalation, Keramikring. Resorption durch die Haut z.B. durch Bad, Teilbad, Wickel, Kompresse.

- **Bad:** Mischung mit Emulgator (z.B. Honig, Sahne, Salz, Kleie, Milch, duftfreier Badezusatz), dann erst Wasser zugeben; max. 10–15 Tropfen pro Vollbad, Teilbad entsprechend weniger

- **Duftlampe:** je nach Raumgröße 5–10 Tropfen
- **Trockene Inhalation:** 3–10 Tropfen auf ein Taschentuch, tief einatmen.

Wirkung ätherischer Öle

Wirkung	Mögliche ätherische Öle
Schleimlösend	Anis, Eukalyptus, Fenchel, Kiefer, Myrte, Sandelholz, Ysop, Zeder, Zypresse
Antiseptisch, desinfizierend	Bergamotte, Eukalyptus, Kiefer, Lavendel, Myrte, Gewürznelke, Orange, Rosmarin, Teebaum, Zimt, Zitrone
Atemerleichternd	Basilikum, Eukalyptus, Latschenkiefer, Lavendel, Majoran, Myrte, Rosmarin, Ysop, Zitrone, Zypresse

Tips, Tricks & Fallen

- Nur naturreine Öle verwenden, gutes Öl ist teuer
- Anwendung nur nach Information und mit Einverständnis des zu Pflegenden
- Angegebene Dosierung nicht überschreiten. Überdosierung kann Krämpfe, Erregung, Unruhe, Allergien auslösen
- Vorhandene Allergien, Abneigungen gegen bestimmte Öle unbedingt berücksichtigen und dokumentieren
- Bei Krampfneigung nicht verwenden: Fenchel, Kampfer, Rosmarin, Salbei, Ysop, Zeder
- Während einer homöopathischen Behandlung nicht verwenden: Kamille, Kampfer, Minze
- Ätherische Öle nur verdünnt auf die Haut auftragen, z. B. 20–25 Tropfen in 50 ml Basisöl wie Jojoba-, Weizenkeim-, Johanniskrautöl gut verschütteln. Ausnahme: 1–2 Tropfen Lavendelöl pur auf kleinere Verbrennung ohne Hautläsion
- Innerliche Einnahme nur unter Anleitung ausgebildeter TherapeutInnen, Gefahr von massiven Nebenwirkungen, z. B. Organschäden, Schleimhautreizung
- Ätherische Öle nur nach Rücksprache mit ÄrztIn verwenden.

Atemstimulierende Einreibung

Vertieft und beruhigt die Atmung, fördert Konzentration, Atem- und Körperwahrnehmung.

Voraussetzungen

- Information des zu Pflegenden und Bereitschaft, sich auf die Maßnahme einzulassen
- Beherrschung der Technik, evtl. an KollegIn üben
- Ruhige, störungsfreie Umgebung, angenehme Raumtemperatur, gute Luft

- Unparfümierte W/O-Lotion
- Warme, saubere Hände der Pflegekraft, kein Schmuck, keine Uhr, bequeme Haltung der Pflegekraft.

Atemstimulierend einreiben

- Zu pflegende Person sitzt entspannt, z.B. auf Kissen am Tisch gestützt, oder liegt in Seitenlage. Bauchlage nach Fähigkeit
- Lotion in den Händen verteilen, anwärmen, auf Rücken von Schultern zum Becken im Verlauf der Körperbehaarung auftragen
- Daumen und Finger liegen dicht aneinander, nicht spreizen
- Beide Hände gleichzeitig an den Schultern auflegen, entlang der Wirbelsäule (freilassen) mit Druck Richtung Steiß bewegen, nach außen und oben führen (verstärkt Ausatmung), ohne Druck wieder kreisförmig neben die Wirbelsäule (verstärkt Einatmung) usw. bis zum Ende des Rückens (☞ Abb. 2.45)
- Hände nacheinander versetzen, eine Hand bleibt am unteren Rücken, andere Hand zur Schulter, erste Hand nachholen, Hautkontakt halten
- Einreibung im Atemrhythmus der Pflegekraft, ca. 17–20 Atemzüge/Min.
- 8 x, dann Rücken von oben nach unten ausstreichen, immer in Hautkontakt
- Zu Pflegenden zudecken, nachfühlen und ruhen lassen.

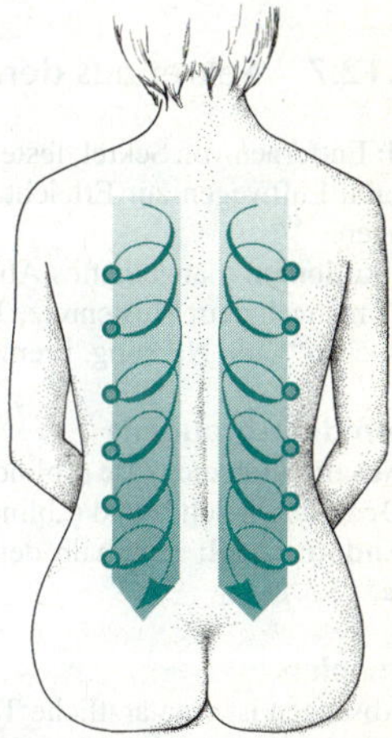

Abb. 2.45: Atemstimulierende Einreibung [L 157]

Zu effektivem Abhusten anleiten

- Zellstoff, Nierenschale oder Sputumbecher bereitstellen
- Warmes Getränk, z.B. Tee, anbieten oder Bonbon lutschen lassen
- Oberkörper hochlagern oder aufrecht sitzen
- Hände auf den Bauch, evtl. Kissen dazwischen
- Tief einatmen durch die Nase, Mund schließen
- Knie, Gesäß, Bauch anspannen
- Vorbeugen, kräftig aus dem Bauch heraus husten, evtl. durch Druck der Hände auf den Bauch unterstützen
- Falls nötig, nach einer Pause wiederholen.

Tips, Tricks & Fallen

- Erst husten, wenn ausreichend Sekret in Hals oder Rachenraum zu spüren ist

- Im Hustenanfall keine tiefen oder schnellen Atemzüge, reizen zusätzlich
- Sorgfältige Mundpflege nach dem Abhusten (☞ 2.5.3)
- Bei verwirrten, dementen Menschen Anleitung zum Abhusten durch Vormachen, Berührung.

2.12.7 Sekret aus den Atemwegen absaugen

Ziel: Entfernen von Sekret, festen oder flüssigen Substanzen aus den oberen und unteren Luftwegen zur Erleichterung der Atmung und besseren Belüftung der Lungen.
Indikationen: mangelhaftes Abhusten bei körperlicher Schwäche, zähem Sputum, mangelndem Hustenreiz, Bewußtseinsstörungen; nach Aspiration („Verschlucken") von Nahrung, Fremdkörpern, Erbrochenem, Schleim.

Arten des Absaugens

- **Nasal:** durch die Nase („blind")
- **Oral:** durch den Mund („blind")
- **Endotracheal:** innerhalb der Luftröhre, z.B. durch Tracheostoma, -kanüle (☞ 3.5.1).

Prinzipien

- Absaugen ist eine ärztliche Tätigkeit, kann aber an qualifiziertes, geschultes Pflegepersonal delegiert werden; muß ärztlich schriftlich angeordnet sein
- Wegen sterilem Arbeiten, Komplikationsgefahr und zur Beruhigung des zu Pflegenden immer zweite Pflegekraft zur Assistenz
- Unbedingt streng aseptisch arbeiten: Schutz des zu Pflegenden vor Sekundärinfektionen, Selbstschutz
- Max. 15 Sekunden lang absaugen, so zügig und einfühlsam wie möglich.

Vorbereitung

Zu pflegende Person

Information, auch Bewußtlose, Somnolente. Sekretlösende Maßnahmen, z.B. Vibrationsmassage oder Inhalation vor geplantem Absaugen. Mund- und Nasenpflege, verhindert Keimverschleppung (☞ 2.5.3).

Material

- Absauggerät (Elektropumpe) vor jeder Inbetriebnahme überprüfen. Sog max. 0,2 bar. Gerät mit Schlauch, Zwischenstück und Sekretflasche verbinden. Desinfektionslösung mind. 1 x tägl. wechseln
- Steriler Absaugkatheter, nasal Ch 12–14, oral Ch 12–18
- Steriler Einweghandschuh für absaugende Hand, unsterile Handschuhe zum Eigenschutz für die andere Hand
- Gleitmittel, z.B. Aqua destillata bei oralem, Nasensalbe bei nasalem Absaugen
- Abfalleimer.

Absaugen

- Bei liegender Magensonde: Sonde an Beutel anschließen, diesen tief genug hängen, daß Mageninhalt bei Brechreiz abfließen kann
- Oberkörperhochlagerung (☞ Abb. 2.38) oder stabile Seitenlage (☞ Abb. 17.1)
- Hände desinfizieren, sterilen Handschuh an absaugende Hand, bzw. hygienischen Einmalhandschuh
- AssistentIn öffnet steriles Aqua destillata und Katheterhülle, verbindet Absaugkatheter mit Zwischenstück, reicht an, schaltet Pumpe ein
- Katheter mit unsteriler Hand halten, mit sterilem Aqua destillata oder Nasensalbe gleitfähig machen
- Während Einatmung Katheterspitze ohne Sog einführen (mit steriler Hand Katheter knicken oder Öffnung mit Fingertip verschließen)
- Am Zielort Sog herstellen, Katheter leicht drehend zurückziehen, max. 15 Sek. absaugen
- Bei Widerstand Katheter 1 cm zurückziehen
- Kontrolle von Atmung, Puls durch AssistentIn
- Katheter in umgestülptem Handschuh abwerfen, Absaugschlauch durchspülen, Pumpe abschalten
- Falls Wiederholung nötig: zu Pflegenden sich erholen lassen, mit neuem, sterilem Material arbeiten.

Komplikationen

- O_2-Mangel: Unruhe, Zyanose bei zu langsamer Durchführung
- Vagusreizung: Rhythmusstörungen, Bradykardie; Erbrechen, Aspiration
- Verletzung von Schleimhäuten, Perforation, Blutungen
- Infektionen der Schleimhäute durch Keimverschleppung aus oberen in untere Atemwege durch unsteriles Arbeiten oder Schleimhautverletzung.

Nachsorge

- Zwischenstück, Schlauch, Sekretflasche desinfizieren, sterilisieren
- Dokumentieren: Reaktionen des zu Pflegenden beim Absaugen (z.B. Zyanose, Abwehr, Bradykardie); Häufigkeit des Absaugens; Konsistenz, Menge, Farbe, Geruch, Beimengungen des Sekrets; evtl. Komplikationen.

Tips, Tricks & Fallen

- Bei großer Speichel- und Sputumansammlung im Mundraum darf Pflegekraft ohne ärztl. Anordnung bis in den einsehbaren Bereich absaugen. Hygienisches Arbeiten ausreichend
- Wegen großer Gefahr von Komplikationen ist „blindes Absaugen“ meist nur im Klinikbereich üblich, da ÄrztIn schnell erreichbar ist.

2.12.8 Beobachtung von Puls und Blutdruck

Puls: tastbare Druckwelle in den Arterien.

Puls tasten

- An jeder oberflächlich verlaufenden Arterie, die gegen ein Widerlager gedrückt werden kann (☞ Abb. 2.46)
- Meist an der A. radialis (Speichenschlagader) am Handgelenk oder A. carotis (Halsschlagader) am Hals. **Vorsicht:** nicht zu stark auf die A. carotis drücken (Vagusreiz)
- Puls kontrollieren möglichst immer unter gleichen Bedingungen, in Ruhe, vor dem Essen. Zu Pflegenden informieren
- Handgelenk entspannt, leicht gebeugt
- Fingerkuppen von Zeige-, Mittel-, Ringfinger der Pflegeperson drücken leicht auf die Arterie. Nicht mit Daumen fühlen, eigener Puls überlagert Puls des zu Pflegenden
- Pulswelle 15 Sekunden lang zählen, erste Welle mit 0; Ergebnis mit 4 multiplizieren
- Pulsqualität und -rhythmus mitbeobachten
- Ermittelten Wert sowie evtl. Unregelmäßigkeiten sofort dokumentieren.

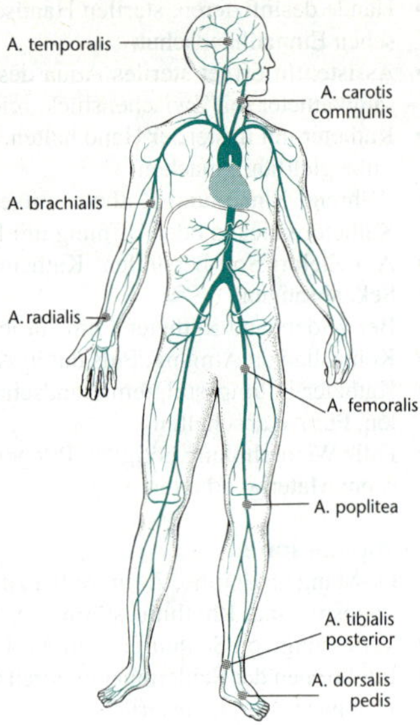

Abb. 2.46: Pulstaststellen [L 190]

Tips, Tricks & Fallen

- Erste Pulsmessung immer rechts und links wegen möglicher Seitendifferenz
- Eine ganze Minute zählen bei Herzerkrankungen, bei Erstmessung, ärztl. Anordnung, Abweichung von bisher Bekanntem
- Bisher unbekannte Pulsveränderungen können lebensbedrohlich sein, immer RR-Kontrolle und ÄrztIn verständigen
- Wenn Pulsfühlung am Handgelenk nicht möglich, anderen Arm wählen. Wenn auch nicht möglich, dann am Hals (A. carotis) prüfen.

Pulsfrequenz

Anzahl der Pulsschläge pro Min. Erwachsene: 60–80 Schläge pro Min. Alte Menschen: 80–85 Schläge pro Min.

Tachykardie

Frequenz: ≥ 100 Schläge pro Minute.

- **Physiologisch:** bei körperlicher Anstrengung, psychischer Erregung wie Freude, Angst, Schreck, Aufregung, Zorn, nach Mahlzeiten, Alkohol, Koffein
- **Pathologisch:** bei Herzerkrankungen (Insuffizienz, Klappenfehler), Stoffwechselerhöhung (Hyperthyreose), Fieber, Blutverlust, Schock, als Nebenwirkung von Medikamenten
- **Paroxysmale Tachykardie:** anfallsweise Frequenzerhöhung bis 200/Min., evtl. mit Begleitsymptomen wie Schwindel, Atemnot, Ohnmacht Aufregung. Vorkommen z. B. bei Digitalisintoxikation. Sofort ÄrztIn informieren.

Bradykardie

Frequenz: ≤ 60 Schläge pro Minute.

Physiologisch: bei „Sportlerherz" (alt gewordene LeistungssportlerInnen), in Schlaf, Ruhe, Entspannung.

Pathologisch: bei Störungen der Erregungsbildung und Reizleitung im Herzen, gesteigertem Hirndruck (Hirnblutung, -infarkt, Hirnhautentzündung), Stoffwechselverlangsamung (Hypoglykämie, Hypothyreose), Unterkühlung, Erbrechen, Nebenwirkung von Medikamenten, z. B. β-Rezeptorenblocker, Morphine, Schlaf- und Beruhigungsmittel.

Pulsqualität

Füllungszustand des getasteten Gefäßes. Wird in der Praxis selten beurteilt. Bei Abweichungen vom normalen Füllungszustand immer RR kontrollieren.

- Harter Puls: bei Arteriosklerose, Hypertonie
- Weicher Puls: bei Hypotonie, Herzinsuffizienz, Fieber
- Fadenförmiger, weicher, schneller Puls: bei Kreislaufkollaps, Schock.

Pulsrhythmus

Rhythmus der Schlagfolge, bei Gesunden regelmäßig (☞ Abb. 2.47).

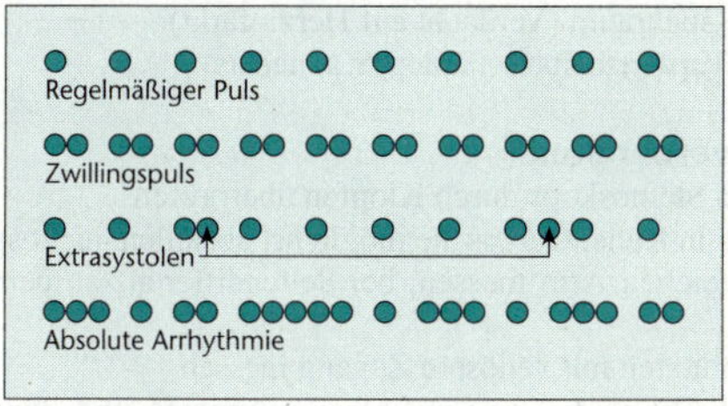

Abb. 2.47 Pulsrhythmus [V227]

Arrhythmie

- Unregelmäßiger oder fehlender Rhythmus (☞ Abb. 2.47)
- Respiratorische Arrhythmie: Frequenz bei Einatmung erhöht, bei Ausatmung erniedrigt; in der Regel harmlos
- Extrasystolen: unregelmäßige Herzschläge außerhalb des Grundrhythmus, meist vorzeitig, oft auch verspätet, einzeln oder gehäuft auftretend; z.B. nach Infarkt, bei Herzinsuffizienz, Rauchen
- Bigeminus (Zwillingspuls): regelmäßige Doppelschläge, gefolgt von einer Pause, z.B. bei Digitalisüberdosierung
- Absolute Arrhythmie: völlig unregelmäßige Pulsschlagfolge, bedingt durch Vorhofflimmern (koronare Herzkrankheit, Herzinfarkt).

Blutdruck

Hypertonie ☞ 6.1.2; Hypotonie: ☞ 6.1.3
Druck des Blutes, das aus der linken Herzkammer in das arterielle System gepumpt wird; gemessen in mm Hg (mm Quecksilbersäule) nach Riva-Rocci (RR). Die Höhe des Blutdrucks ist u.a. abhängig von Herzleistung, Füllungszustand und Beschaffenheit der Gefäße, von Alter, Konstitution, Körperlage, physischer und psychischer Belastung.

Richtwerte

Bei gesunden alten Menschen: Systole 120–160 mm Hg; Diastole 60–95 mm Hg.

Begriffe der Herzaktion

- Systole: Kontraktion (Zusammenziehen) des Herzens, hoher Wert
- Diastole: Erschlaffung des Herzens, niedriger Wert
- Amplitude: Differenz zwischen Systole und Diastole.

Indikationen für RR-Kontrollen

Nach ärztl. Anordnung, in der Regel bei medikamentöser Therapie von Hypertonie oder Hypotonie

- Hypertensive (Hochdruck-)Krise: alle 15–20 Min.
- In Notfallsituationen: nach Sturz, bei Schwindel, Ohnmacht, Schmerzen in Brust- bzw. Bauchraum (Verdacht auf Herzinfarkt)
- Bei Unruhe, Verwirrtheitszuständen, v.a. nachts.

RR-Kontrolle vorbereiten

- Membran des Stethoskops durch Klopfen überprüfen
- RR-Kontrolle in Ruhe, Geräusche möglichst abstellen, nicht sprechen
- Immer am gleichen Arm messen, bei Seitendifferenz an dem mit höherem Wert
- Nie an Extremitäten mit venösem Zugang messen
- Manschettenbreite und -länge auf Oberarmumfang und -länge abstimmen, falsche Werte bei zu kleiner oder zu großer Manschette.

Manschettengrößen	
Oberarmumfang	**Aufblasbares Manschettenteil**
bis 33 cm	12–13 x 24 cm
33–41 cm	15 x 30 cm
≥ 41 cm	18 x 36 cm

Blutdruck messen

- Zu Pflegenden informieren
- Arm entspannt, leicht gebeugt, möglichst in Herzhöhe auf Tisch oder Kissen lagern
- Rückenschonende Position einnehmen, sich z. B. auf Stuhl setzen
- Luftleere Manschette 2–3 cm oberhalb der Ellenbeuge am entblößten Oberarm faltenfrei und dicht anlegen, einengende Kleidung entfernen oder öffnen
- Aufblasbares Manschettenteil soll mind. die Innenseite des Oberarms bedekken
- Oliven des Stethoskops in die Ohren stecken, Richtung Gesicht
- Membran des Stethoskops in der Ellenbeuge auflegen, vorher leicht mit Handfläche anwärmen
- Manschette aufpumpen bis zum erwarteten Wert plus 30 mm Hg, max. bis 230 mm Hg; Luft langsam ablassen: erster hörbarer Ton ist Systole, letzter hörbarer Ton ist Diastole. Oder statt hören Radialispuls fühlen und wenn nicht mehr fühlbar, noch 30 mm Hg zusätzlich aufpumpen
- Manometer in Herzhöhe halten
- Nachsorge: ermittelte Werte sowie Lage (stehend, sitzend, liegend) und evtl. Vorkommnisse wie Aufregung, körperliche Belastung dokumentieren; Oliven durch Wischdesinfektion desinfizieren,
- Ggf. ÄrztIn informieren.

Tips, Tricks & Fallen

- Bei hypertensiver Krise (☞ 6.1.2) sofort ÄrztIn oder NotärztIn benachrichtigen
- In der ambulanten Pflege ist RR-Kontrolle eine Leistung der Behandlungspflege, daher eine „Verordnung über häusliche Pflege“ nötig, außer in Notfällen
- Bei Erstmessung Kontrolle an beiden Armen; falls Seitendifferenz ≥ 20 mmHg ÄrztIn informieren
- Bei Verwendung von elektronischen Meßgeräten immer Gebrauchsanleitung beachten
- Meßgeräte mit in die Manschette integriertem Stethoskop so anlegen, daß Membran in der Ellenbeuge liegt
- Bei Wiederholung 1 Min. warten und Manschette ganz luftleer machen
- Blutdruckgerät regelmäßg eichen (Eichamt).

2.13 ATL Körpertemperatur regulieren

2

2.13.1 Beobachtung der Körpertemperatur

Die Körpertemperatur variiert je nach Körperteil und Meßort.

- **Kerntemperatur:** Temperatur im Körperkern
- **Schalentemperatur:** Temperatur an der Körperoberfläche (z.B. an Extremitäten, Haut), ca. 23–32 °C
- **Normaltemperatur:** 36,3–37,4 °C, individuell sehr verschieden
- Schwankungen innerhalb eines Tages bis zu 1 °C ; Maximum ca. 16.00–17.00 Uhr, Minimum ca. 6.00 Uhr
- Physiologische Schwankungen bei Bewegung, Aufregung, Hitze, Kälte
- Pathologische Schwankungen bei Störungen der Wärmebildung und Wärmeleitung, Austrocknung, Stoffwechselkrankheiten.

Indifferenz-, Wohlfühltemperatur ist die Umgebungstemperatur, bei der ein Mensch weder friert noch schwitzt; individuell sehr verschieden, abhängig von Alter, Stoffwechsellage, Durchblutung, Kleidung, Luftfeuchtigkeit und -temperatur, Wind, Gewohnheiten.

Abweichungen von der normalen Körpertemperatur

in °C	Bezeichnung
~ 25	Unterste Grenze, Tod
bis 36	Untertemperatur ☞ 2.13.4
37,5–38,0	Subfebrile Temperatur
38,1–38,5	Leichtes Fieber
38,6–39,0	Mäßiges Fieber
39,1–39,9	Hohes Fieber
≥ 40	Sehr hohes Fieber, Deliriumgefahr
42,6	Eiweißgerinnung, Tod

Temperatur messen

Thermometerarten

Maximalthermometer: leicht zerbrechlich, bei Bruch wird Quecksilber freigesetzt. Vorgehen bei Entweichen von Quecksilber ☞ 2.10.1

Prismenthermometer: stabiler, enthält weniger Quecksilber.

Digitalthermometer (☞ Abb. 2.48): sehr sicher, quecksilberfrei, Batterie nötig, empfehlenswert.

Digitalthermometer für Ohr: sicher, quecksilberfrei, Batterie nötig, aber für viele alte Menschen ungewohnt.

Vorbereitung

- Zu Pflegenden informieren. 30 Min. vor Messung keine Aufregung, Anstrengung, Nahrungsaufnahme, Wärme- oder Kälteanwendung
- Meßorte (☞ unten) sollen frei von Salben- und Zäpfchenreste sowie Entzündungen sein
- Bei Hämorrhoiden oder Erkrankungen im Analbereich sublinguale oder axillare Messung
- Bei verwirrten, unruhigen oder dementen Menschen möglichst rektal messen, Thermometer festhalten
- Temperatur in Seiten- oder Rückenlage mit angezogenen Beinen kontrollieren
- Thermometer kalt abspülen, sonst Reizung durch Desinfektionsmittel
- Prismen- und Maximalthermometer auf 35 °C herunterschütteln, überprüfen; bei Digitalthermometern Gebrauchsanleitung beachten.

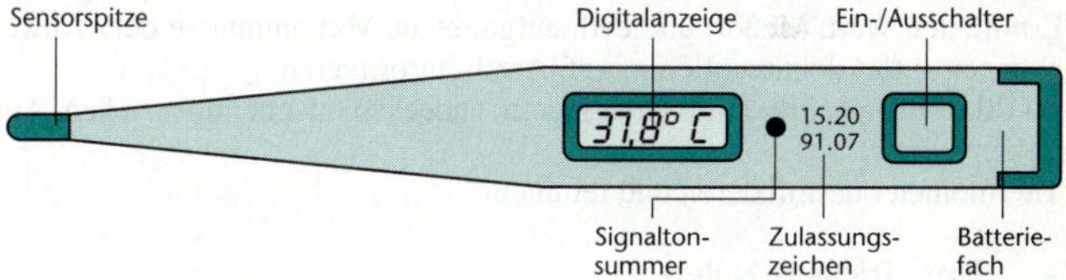

Abb. 2.48: Digitalthermometer [L 215]

Messen

Orte für die Temperaturmessung		
Meßort	**Meßauer**	**Differenz mehr als axillär**
axillar, inguinal: Achselhöhle, Leistenbeuge	8 – 10 Min.	
rektal: Enddarm	3 – 5 Min.	ca. 0,5 °C
sublingual: unter der Zunge	5 – 8 Min.	ca. 0,3 °C
im Ohr	1 Sek.	ca. 0,5 °C

Axillare, inguinale Messung

Trockenes Thermometer in trockene Achselhöhle oder Leistenbeuge legen (legen lassen); Oberarm seitlich an Oberkörper, Unterarm über Brust legen bzw. Oberschenkel anwinkeln.

Vorteile: angenehm, hygienisch.

Nachteile: lange Meßdauer, Ergebnis kann durch Reibung, Bewegung verfälscht werden.

Rektale Messung

Einmalschutzhülle über Thermometer bzw. Thermometer anfeuchten und vorsichtig, leicht drehend in Darm einführen (einführen lassen), auf Hämorrhoiden achten, zu Pflegenden zudecken, bei unruhigen, ängstlichen, verwirrten, dementen Personen dabeibleiben.

Vorteile: kurze, genaue Meßdauer.

Nachteile: Eingriff in Intimsphäre, Gefahr der Keimverschleppung.

Sublinguale Messung
Thermometer in der Mitte unter Zunge legen, Mund schließen lassen.
Vorteile: einfach, schnell.
Nachteile: ungeeignet bei Hustenreiz, Fazialisparese, unruhigen, verwirrten, dementen, unkooperativen Menschen.

Messung im Ohr
1 Sek. im Ohr messen. Wert entspricht Temperatur bei rektaler Messung. Nur für professionell pflegerischen Gebrauch zugelassene Geräte verwenden.

Nachsorge

- Thermometer zum Ablesen waagrecht halten, nach Gebrauch herunterschütteln oder ausschalten
- Ermittelten Wert, Meßort und evtl. aufgetretene Vorkommnisse oder Abweichungen sofort dokumentieren; ggf. ÄrztIn informieren
- Zu Pflegenden bei Bedarf wieder lagern, zudecken oder beim Anziehen, Aufstehen helfen
- Thermometer desinfizieren und reinigen.

Tips, Tricks & Fallen

- Rektale Messung wegen kurzer Meßdauer und hoher Genauigkeit bevorzugen
- Axillare und inguinale Messung: Quecksilberdepot muß völlig von trockener, unbeschädigter Haut umschlossen sein; keine Kleiderfalten dazwischen
- Einfetten der Thermometerspitze verfälscht Ergebnis nach unten
- Bei Bauchschmerzen axillar und rektal messen. Temperaturdifferenz bis zu 1 °C als Hinweis auf Blinddarmentzündung
- Möglichst keine Quecksilberthermometer verwenden wegen Unfallgefahr (☞ 2.10.1).

2.13.2 Fieber

Ursachen

- Infektiöses oder bakterielles Fieber durch Stoffwechselprodukte oder Gifte von Bakterien, z.B. bei Pneumonie
- Resorptions- oder aseptisches Fieber durch Aufsaugung (Resorption) von Blutergüssen, nekrotischem Gewebe, Sekreten, z.B. bei Dekubitus
- Allergisches Fieber durch Medikamente, artfremde Eiweiße, z.B. nach Transfusionen
- Exsikkose- oder Durstfieber durch Flüssigkeitsmangel (☞ 2.6.8)
- Zentrales Fieber durch Schädigung des Wärmezentrums, z.B. bei Schädel-Hirn-Verletzungen, Sterbenden (☞ 16.2.1)
- Fieber bei entzündlichen Systemerkrankungen, z.B. Rheumatoide Arthritis (☞ 10.2.4)

- Fieber durch Hitzeschäden, Wärmestau bei mangelndem Schwitzen (☞ 2.11.4).

Symptome

Fiebersymptome können, müssen aber nicht vorhanden sein.
Subjektive Symptome: allgemeines Krankheitsgefühl, Abgeschlagenheit, Müdigkeit, Leistungsverminderung, Kopf- und Gliederschmerzen, Licht-, Geräuschempfindlichkeit, Frösteln, Hitzeschauer.
Objektive Symptome: Anstieg von Temperatur und Puls (um 5–10 Pulsschläge/Min. pro 1 °C Temperaturerhöhung) beschleunigte, meist oberflächliche Atmung; Appetitlosigkeit, Gewichtsabnahme; trockene, oft belegte Zunge, rissige Lippen; Durst; bei ungenügender Flüssigkeitszufuhr verminderte Urinausscheidung, stark konzentrierter Urin; Obstipation; heiße, häufig gerötete Haut, großperlig, warmer Schweißausbruch; glänzende Augen; Unruhe, Verwirrtheit, Halluzinationen, Schlaflosigkeit, evtl. Umkehr des Tag-Nacht-Rhythmus.

Fieberstadien

Fieberanstieg: schnell oder langsam; ein schneller Anstieg ist meist mit Schüttelfrost verbunden, sehr anstrengend für den Organismus und kann für alte Menschen lebensgefährlich sein.
Fieberhöhe: höchste erreichte Temperatur.

Fieberabfall
- Krisis: schnell, innerhalb von Stunden, kann lebensbedrohlich sein; starker Schweißausbruch, evtl. kleinperlig, kalt; Blässe, Zyanose, Tachykardie (☞ 2.12.8). Kollapsgefahr. Sorgfältige Betreuung und engmaschige Überwachung nötig
- Lysis: langsam, innerhalb von Tagen; Organismus kann sich allmählich umstellen, weniger Belastung.

Fieber bei alten Menschen
Bei alten Menschen verläuft Fieber häufig weniger dramatisch, z. B. kein Schüttelfrost, eher subfebrile Temperaturen auch bei ernsthaften Infektionen, aber Gefahr von Kreislaufkollaps und Ateminsuffizienz und weiteren Komplikationen ist erhöht.

Komplikationen

- Schüttelfrost: unwillkürlich schnelles Muskelzittern zum Anheben der Körpertemperatur; z. B. bei Pneumonie, Sepsis
- Fieberdelir: Verwirrtheit, Halluzinationen bei lang anhaltendem hohen Fieber, verursacht z. B. durch Stoffwechselprodukte von Bakterien
- Kreislaufkollaps, Ateminsuffizienz, Exsikkose, Nierenversagen, Thrombose
- Stoffwechselentgleisung bei Diabetikern: Hypo-, Hyperglykämie ☞ 11.1.2

- Verlängerte Rekonvaleszenz: lang anhaltende Schwäche, Mattigkeit, Leistungsverminderung.

Fieberverlauf

2

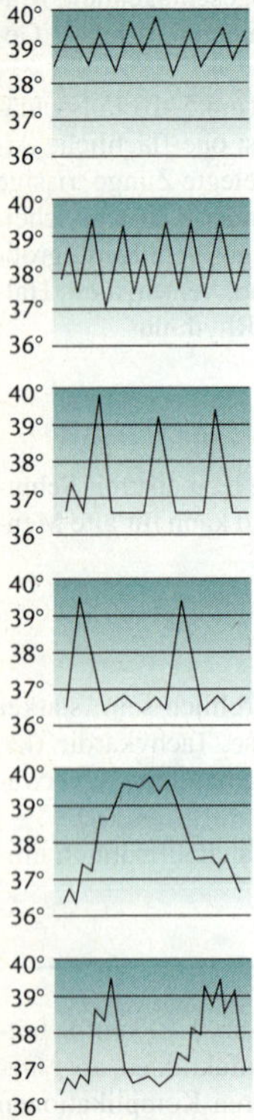

Kontinuierliches Fieber:
Temp. gleichbleibend hoch, max. Schwankung 1 °C.

Vorkommen: z.B. Viruspneumonien

Remittierendes Fieber:
Max. Temp.-Schwankungen - 1,5 °C. Temp. abends höher als morgens.

Vorkommen: z.B. Nierenbeckenentzündung

Intermittierendes Fieber:
Im Tagesverlauf wechseln hohe Temp. mit fieberfreien Intervallen, Temp.- Schwankungen > 1,5 °C . Bei schnellem Fieberanstieg evtl. Schüttelfrost.

Vorkommen: z.B. Sepsis

Rekurrierendes Fieber (Rückfallfieber):
Fieberschübe über mehrere Tage wechselnd mit 2- bis 15-tägigen fieberfreien Intervallen (periodisches Fieber).

Vorkommen: z.B. Gallenblasenentzündung

Undulierendes Fieber:
Wellenförmiger Temp.-Verlauf mit langsamem Anstieg, hohem Fieber über einige Tage, Fieberabfall und fieberfreiem Intervall über mehrere Tage. Dann Wiederholung.

Vorkommen: z.B. Tumoren

Biphasisches Fieber (Dromedartyp):
Temp.-Erhöhung in zwei Phasen. Zweigipflige Fieberkurve mit dem Umriß eines Dromedars.

Vorkommen: z.B. Viruserkrankungen

Abb. 2.49: Fieberverlaufskurven [B 169]

Pflege bei Fieber

Die Überwachung und Pflege Fieberkranker hängt ab von Zustand, Wünschen, Umgebung, Betreuungssituation, z. B. ambulante/stationäre Pflege, Angehörige, HausärztIn. Im ambulanten Bereich wird evtl. eine Krankenhauseinweisung unvermeidlich, falls Pflege rund um die Uhr nicht sichergestellt werden kann.

Betreuung und Überwachung

- Gute psychische Betreuung: Aufmunterung, Beruhigung, Aufklärung
- In der häuslichen Pflege Angehörige miteinbeziehen, aufklären, mitbetreuen, anleiten
- Temperatur, Atmung, RR, Puls, Hautfarbe, -zustand: Kontrolle halbstündlich bei kritischem Verlauf, zwei- bis mehrstündlich bei langsamem Anstieg und Abfall
- Bewußtsein, Orientierung, Befindlichkeit: bei jeder pflegerischen Handlung
- Flüssigkeitsbilanz (☞ 2.6.9); auf Austrocknungszeichen achten (☞ 2.6.8), Ausscheidung beobachten (☞ 2.11.1)
- Bei kritischem Fieberverlauf zu Pflegenden nie alleinlassen.

Körperpflege

- Lauwarme Abwaschungen nach Bedarf und Wunsch, Assistenz oder Übernahme durch die Pflegekraft. Keine kalten Abwaschungen wegen Kreislaufbelastung
- Sorgfältige Mund-, Lippen-, Hautpflege (☞ 2.5.3)
- Wäschewechsel nach Bedarf, Erkältungsgefahr bei feuchter, verschwitzter Wäsche
- Leichte, luftdurchlässige Kleidung und Wäsche, z.B. Baumwolle

Prophylaxen

Je nach Zustand und Fieberdauer: Pneumonie, Soor und Parotitis, Dekubitus, Thrombose, Obstipation, Kontraktur ☞ 3.1.

Ernährung

- Mind. 2 l kühle Getränke nach Wunsch und Verträglichkeit: Tee, Saft, Mineralwasser, Saftschorle; pro °C Temperaturerhöhung 500 ml Flüssigkeit mehr
- Leichte Wunschkost, vitamin-, kohlehydrat-, kochsalzreich, fettarm, leicht verdaulich; evtl. anfangs flüssig oder breiig.

Umgebung

- Gut und häufig lüften, zu kalte und Zugluft unbedingt vermeiden
- Wenn toleriert, Raumtemperatur 17–19 °C, fördert Wärmeabstrahlung
- Kein grelles Licht, nach Wunsch abdunkeln, Ruhe ermöglichen, leicht zudeken.

Mobilisation

- Im akuten Stadium Bettruhe; bei körperlicher Belastung Kollapsgefahr
- Langsame, angepaßte Mobilisation je nach Bewegungsdrang und Zustand: anfangs nur an Bettrand setzen lassen, wenn toleriert in Sessel, allmählich steigern. Sorgfältig Kreislauf kontrollieren
- Frühmobilisation durch 2 Pflegepersonen (☞ 2.4.3).

Fiebersenkende Maßnahmen

- Medikamentöse Therapie auf schriftliche ärztl. Anordnung
- Behandlung der Grunderkrankung

- Pflanzliche Medikamente, Tees nach Absprache mit ÄrztIn, z. B. Weidenrinde, Stechpalmenblätter. Wirken fiebersenkend
- Physikalische Maßnahmen wie lauwarme Abwaschungen, evtl. mit Zitronen- oder Essigwasser; gut abtrocknen; keine Zugluft
- Wadenwickel ☞ 3.7.4, Essigsocken nur nach ärztl. Anordnung.

Pflege an Fieberverlauf anpassen

Fieberanstieg
Frösteln, rasche Muskelkontraktionen: Wärmeproduktion, Zähneklappern, Schütteln des ganzen Körpers. **Maßnahmen:** Wärmezufuhr durch Decken oder Wärmflasche, ÄrztIn benachrichtigen, Temperatur nach Beendigung des Schüttelfrostes kontrollieren, Dokumentation, Beruhigung, Kranken nicht allein lassen.

Fieberhöhe
Hitzegefühl, Hitzezeichen, Angst, Unruhe, Unbehagen, Durst, Schütteln beendet. **Maßnahmen:** Wärmespender entfernen, häufig Vitalzeichen sowie Temperatur, Aussehen, Bewußtseinslage kontrollieren, Beruhigung, Zuwendung, kühle Getränke, lauwarme Abwaschungen.

Fieberabfall
Starker Schweißausbruch (warm, großperlig), Temperaturabfall. Bei kaltem Schweiß, Blässe und Zyanose Gefahr von Kreislaufkollaps. **Maßnahmen:** sorgfältige Beobachtung von Vitalzeichen, Temperatur, Aussehen, Bewußtseinslage; Beruhigung, Zuwendung, kühle Getränke, lauwarme Abwaschungen.
Erschöpfung: großes Schlafbedürfnis. Ruhe ermöglichen.

Tips, Trick & Fallen

- Fieber bei alten Menschen sehr ernstnehmen: Vorbelastung durch Multimorbidität, schlechten Allgemein- und Ernährungszustand, Immobilität. Kann lebensbedrohlich sein
- Immer ÄrztIn informieren und Bedarfanordnungen einholen
- Schüttelfrost, Fieber und alle Pflegemaßnahmen dokumentieren
- Fiebernde mit Diabetes mellitus: Gefahr der Hypoglykämie. BZ-Kontrolle, evtl. Medikamentenänderung, ÄrztIn informieren.

2.13.3 Untertemperatur (Hypothermie)

Ursachen

- Auskühlung. Wind und Feuchtigkeit (Schweiß, Wasser, Nebel) zusammen beschleunigen Wärmeabstrahlung und damit die Auskühlung, z. B. durchnäßte Kleidung an kaltem, windigem Tag
- Stoffwechselverlangsamung, z. B. bei Hypothyreose, Unterernährung

- Starker Blutverlust, Schock, Kollaps, Schädigung der Wärmeregulationszentren
- Sterben.

Symptome und Stadien der Unterkühlung

- **Stadium 1** (36–34 °C): Kältezittern, Gänsehaut, weiße bis bläuliche Haut, zyanotische Lippen und Akren, RR steigt, Tachykardie, beschleunigte, vertiefte Atmung, Schmerzen, Bewußtsein klar bis verwirrt, evtl. Erregung
- **Stadium 2** (34–27 °C): Kältezittern beendet, Muskulatur starr, Bradykardie, Arrhythmie, RR normal oder niedrig, Atmung flach und unregelmäßig, Schmerzempfindung vermindert, Reflexe abgeschwächt, teilnahmslos bis bewußtlos
- **Stadium 3** (≤ 27 °C): Koma (Scheintod). Muskulatur schlaff; Puls flach, kaum tastbar, verlangsamt; Atmung minimal, keine Reflexe.

Pflege

- Raumtemperatur 26–29 °C
- Nasse Kleidung ausziehen
- Langsame Erwärmung mit Decken, ca. 0,5 °C Temperaturanstieg pro Std., bei schneller Erwärmung Gefahr von Kreislaufkollaps
- Bei bewußtseinsklaren Menschen Temperatursteigerung durch z. B. Bewegung, warme, gesüßte Getränke und Speisen, Decke. Beine freilassen
- Vitalzeichen und Temperatur kontrollieren, Thermometer mit erweiterter Meßskala verwenden
- ÄrztIn benachrichtigen.

Tips, Tricks & Fallen

- Nie direkte Erwärmung mit Wärmflasche, Heizdecke o. ä., erweitert oberflächliche Gefäße, entzieht dadurch lebenswichtigen Organen Wärme
- Alte Menschen, die nach Sturz oder längerer Ohnmacht unbedeckt liegen, sind meist stark unterkühlt
- Schwere Auskühlung und Erfrierung ärztlich behandeln
- Bei Bewußtlosigkeit oder Kreislaufstillstand ☞ 17.3

2.13.4 Einübung jahreszeitgemäßer Kleidungs- und Verhaltensgewohnheiten

Viele alte Menschen empfinden ihre Umgebung als zu kalt, überheizen die Räume oder ziehen sich zu warm an. Umgekehrt gehen manche alten Menschen kaum bekleidet in die Kälte oder halten sich in einer völlig ausgekühlten Umgebung auf.

Ursachen

- Zu wenig Bewegung, z.B. bei Krankheiten an Knochen, Muskeln, Gelenken; bei Lähmungen, Schmerzen, Schwäche; aus Angst vor Stürzen; bei Atemnot
- Durchblutungsstörungen
- Gestörte Temperaturempfindung, z.B. bei Hypothyreose (frieren), im Klimakterium (Hitzewallungen)
- Langjährige Gewohnheit, Sparsamkeit
- Angst vor Erkältung
- Verwirrtheit, Demenzerkrankung, Schizophrenie
- „Innere Kälte", z.B. bei mangelnden Sozialkontakten, Einsamkeit, fehlender Selbstliebe, depressiver Stimmungslage.

Pflegerische Unterstützung

Ziele: Kälte-, Hitzeschäden, Erkältungskrankheiten vermeiden.

- Mögliche Ursachen für den Umgang mit Kälte und Wärme herausfinden und gemeinsam beseitigen
- Häufige Orienterung über Jahreszeit, Wetterverhältnisse, v.a. bei Menschen, die kaum oder nicht aus dem Haus kommen
- Hinweise auf jahreszeit- und temperaturgerechte Kleidung
- Regelmäßig lüften, Atemübungen (☞ 2.12.5), Bewegung (☞ 2.4)
- So oft und viel wie möglich Aufenthalt im Freien, Jahreszeiten wahrnehmen
- Training des Temperaturempfindens: kurze lauwarme oder kühle Abwaschung. Falls toleriert, Heizung probeweise reduzieren
- Förderung von Sozialkontakten, wenn möglich und gewünscht, z.B. durch Altengruppen, ehrenamtliche Tätigkeit, Familie, Nachbarschaft
- Änderungen nur nach Information und mit Einverständnis des zu Pflegenden und allmählich einführen.

2.14 ATL Ruhen und Schlafen

Beobachtung von Bewußtsein und Bewußtseinsstörungen ☞ 17.4.2.
Schlaf ist ein aktiver Erholungsvorgang, bei dem die Empfindlichkeit für Sinnesreize herabgesetzt ist. Bedeutung von Schlaf: Erholung, Wohlbefinden, Träumen, Kraftaufbau, Geborgenheit, Eiweißsynthese.

2.14.1 Schlafphasen, Schlafverhalten, Schlafbedarf

Schlafphasen

Mehrfacher Wechsel von Tiefschlafphasen und Flachschlafphasen pro Nacht. Etwa stündlicher Wechsel beider Phasen. Im Laufe einer Nacht werden REM-Phasen länger (anfangs 5 Min., zum Ende der Nacht 50 Min.) und Non-REM-Phasen kürzer.

Flachschlafphasen, **REM-Schlaf** (Rapid eye movements): lebhafte Augenbewegungen des Schläfers, Anstieg von Puls und RR, Träume.
Tiefschlafphasen, **Non-REM-Schlaf:** niedriger Puls, RR, Körpertemperatur. Schwer weckbar. Ist der eigentlich erholsame und kräfteaufbauende Schlaf.

Schlafphasen

Phase	Beschreibung
1	Entspannung, flüchtige Gedanken, weckbar durch geringe Reize
2	Zunehmende Entspannung, Gedanken sind verschwommen, fester Schlaf, weckbar
3	Völlige Entspannung nach ca. 30 Min. Schlaf, verlangsamte Körperfunktionen, durch Reize nicht weckbar
4	Sehr tief entspannt, kaum Bewegung, schwer oder nicht weckbar
5	REM-Schlaf: leichter Schlaf mit Träumen

Schlafverhalten von alten Menschen

- Kürzere Tiefschlafphasen
- Nicht mehr so tiefer Schlaf
- Vermehrte Wachphasen
- Mehr Flachschlafphasen
- Kürzere Gesamtschlafdauer
- Kürzere Traumphasen.

Schlafbedarf

Erhöht: nach Belastungssituationen, z.B. schwerem Essen, Untersuchungen, anstrengenden Pflegemaßnahmen, seelischer und körperlicher Belastung, bei Krankheit und Rekonvaleszenz; bei seelischer Erschöpfung; bei Sterbenden.
Vermindert: im Alter, bei langanhaltender Entspannung, z.B. Urlaub, bei Manie (☞ 15.3.2).

Tips, Tricks & Fallen

- Träume sind wichtig zur Verarbeitung von Erlebnissen. Gespräch über Träume des alten Menschen anregen
- Tagesschlaf zählt zum gesamten Schlafbedarf mit
- Alte Menschen bewegen sich in Schlafphasen weniger, daher erhöhte Dekubitusgefährdung (☞ 3.1.2)
- Alte Menschen und Angehörige über veränderte Schlafgewohnheiten im Alter aufklären, fördert Akzeptanz.

2.14.2 Schlafstörungen

Schlafstörungen sind sehr häufige Symptome im Alter. Es gibt Einschlafstörungen, Durchschlafstörungen, Schlafumkehr, gesteigertes oder vermindertes Schlafbedürfnis, Schlaf-Apnoe-Syndrom, Aussetzen der Atmung mit Folge von Schlafunterbrechung.

Ursachen

Umweltbedingte Ursachen
- Lärm, helles Licht
- Unbequeme Lagerung
- Zu warme Raumtemperatur
- Zu hohe oder niedrige Luftfeuchtigkeit
- Zu frühes Zubettgehen
- Zu wenig Tagesauslastung durch Aktivität
- Nichtbeachtung von Gewohnheiten, z.B. Gardinen, Jalousinen, spezielles Nachtlicht, Spätmahlzeit, Pflegegewohnheiten.

Seelische Ursachen
- Angstzustände, Depressionen (Morgentief ☞ 15.3.2)
- Konflikte, Aufregungen, Sorgen, Kummer, Trauer
- Erschöpfungszustände
- Reizüberflutung
- Vorfreude, freudige Aufregung
- Fremde Umgebung
- Schlafmittelentzug
- Verwirrtheit, Desorientierung.

Körperliche Ursachen
- Atemnot ☞ 2.12.2
- Herzerkrankungen, Angst, nächtliches Wasserlassen
- Schmerzen, z.B. Mitternachtsschmerz bei Rheuma (☞ 10.2.4)
- Grippale Infekte, z.B. Schnupfen, Husten
- Hypoglykämie bei langen Nahrungspausen oder großem Alkoholkonsum am Abend, Tief ca. 4.00 Uhr
- Sauerstoffmangel des Gehirns, z.B. durch RR-Abfall in der Nacht, Arteriosklerose
- Juckreiz der Haut (☞ 12.2.3)
- Volle Blase, Inkontinenz
- Blähungen nach schwer verdaulichen Speisen
- Erkrankungen wie Durchfall, Erbrechen
- Paradoxe Wirkung bei Schlafmittelmißbrauch
- Hunger
- Schlafstörungen bei Parkinsonerkrankung (Hypokinese) ☞ 15.2.2, Demenz ☞ 15.3.1.

Pflegerische Hilfen zum Schlafen

Alle Gewohnheiten erkunden, berücksichtigen und mit zu Pflegendem absprechen. Individuelle Schlafanamnese erstellen: Befindlichkeit im Aktivitäts- und Ruheverhalten, Gewohnheiten, innere und äußere Schlafbedingungen, Selbsthilfemaßnahmen.
- Alltagskompetenz stärken
- Aktive Tagesgestaltung durch gute Tagesstrukturierung und geregelter Tages-

beschäftigung ermöglichen. Tagsüber Bewegung (möglichst an frischer Luft) und Abendspaziergang ermöglichen; kurze Mittagsruhe von höchstens ½ Std.
- Nicht zu frühes Zubettgehen. Angehörige aufklären, spätes Zubettgehen durch Pflegedienst oder im Heim durch Nachtwache, Spätdienst ermöglichen
- Ruhige Abendgestaltung planen und ermöglichen, Entspannungsübungen, leise Musik, Gespräche über Tagesereignisse anbieten
- Abendrituale (biographische Orientierung) und Gruppenabendrituale entwickeln, z.B. gemeinsamer Tagesrückblick, Rückmeldungen, Ausblick auf morgen, Besinnung, Abendlied
- Für bequeme Lagerung und Wohlbefinden im Bett sorgen, z.B. Lieblingskissen, Maskottchen
- Frischluft im Zimmer, richtige Raumtemperatur: (17 °C), Dunkelheit, evtl. kleines Nachtlicht
- Geborgenheit und Sicherheit vermitteln, Klingel, Rufbereitschaft und Nachtwache immer erreichbar
- Verwirrten, dementen Personen Sicherheit vermitteln: Bezugsperson, gleiche Regeln, Rituale entwickeln und einhalten, Erklärung geben, klare Unterscheidung zwischen Tag und Nacht, helle Räume am Tag, dunklere Räume in der Nacht (Sturzprophylaxe ☞ 2.10.3), Tagesstrukturierung, kein Bettgitter wegen Gefahr des Hinüberkletterns, nur wenn nicht umgänglich Medikamente, Bauchgurt als letztes Hilfsmittel, aber nur mit richterlicher Genehmigung
- Warmes Bad/Fußbad, entspannende Einreibung vor dem Zubettgehen, z.B. Melisse und Lavendel, Verwöhnung bei der abendlichen Körperpflege
- Leicht verdauliche Spätmahlzeit anbieten (☞ 2.6.3)
- Schlaftee anbieten bei Ein- und Durchschlafschwierigkeiten, Fertigmischung aus Apotheke oder selbst herstellen.

Tee bei Ein- und Durchschlafschwierigkeiten
- Weißdornblüten 15 g
- Melissenblätter 15 g
- Baldrianwurzel 10 g (kann wegen schlechten Geschmacks auch weggelassen werden)
- Hopfenzapfen 5 g
- Orangenblüten 5 g

Zubereitung: 1 gehäufter Eßlöffel der Mischung auf ¼ l lauwarmes Wasser, 5 Std. ziehen lassen, ab und zu umrühren, abseihen, mit Honig süßen, erwärmen und schluckweise bis zum Schlafen trinken.

Nächtliche Verwirrtheit

Ursachen

Oft nächtlicher Blutdruckabfall, Unterzuckerung, Mangeldurchblutung des Gehirns. Wasserlassen verstärkt Blutdruckabfall mit folgender Verwirrtheit. Person findet evtl. allein zur Toilette, aber nicht mehr zurück.

Hilfen

- RR messen (☞ 2.12.8)
- Bei niedrigem RR Tasse Bohnenkaffee anbieten
- Keine beruhigende Bedarfsmedikamente
- Kleinigkeiten zu Essen anbieten
- Evtl. BZ messen
- Orientierung geben, Sicherheit vermitteln, auf Ängste und Gefühle eingehen, durch Körpernähe bzw. Anwesenheit Ruhe und Sicherheit vermitteln.

Kleine Übung zum Abbau von Tagesspannungen

- Sitzen auf der Bettkante, Stuhl oder Bett
- Tiefe Bauchatmung
- Bei Ausatmung tonlos „hu" hauchen lassen
- Dabei Kopf leicht nach vorne
- 10 x wiederholen.

Entspannungsübung nach Jacobson

Loslassen von Alltagssorgen durch Wechselspiel von Anspannung und Entspannung verschiedener Muskelpartien nacheinander:

- Bequeme Rückenlage
- 3 x tief einatmen (Bauchatmung); Atem jeweils in der Atempause 3–5 Sek. anhalten
- Muskelpartien an- und entspannen
- Muskeln 5–7 Sek. angespannt lassen; dabei zählen: eintausendeins, eintausendzwei
- Anschließend 15–20 Sek. ausruhen
- Jede Muskelpartie 2 x anspannen und entspannen
- Zwischen An- und Entspannung tief und ruhig atmen, Luft in Atempause 3–5 Sek. anhalten
- Reihenfolge: Zuerst rechte Hand, dann Bizeps, dann links; Gesichtsmuskulatur (Stirn, Kiefer); Schulterbereich; Bauch- und Gesäßbereich; Oberschenkel; Fuß; Unterschenkel.

Tips, Tricks & Fallen

- Warme Milch mit Honig ist schlaffördernd
- Entspannungsübungen zur Selbsthilfe anbieten: Autogenes Training, Muskelentspannung nach Jacobsen
- Bettgitter nur auf eigenen Wunsch des zu Pflegenden oder bei Gefährdung aufgrund richterlichen Beschlusses anbringen. Bei Gefahr des Rausfallens: Bett niedrig stellen, evtl. Matratze vor Bett legen
- Genußmittel wie Nikotin, Kaffee, schwarzer Tee, Alkohol bei Schlafstörungen meiden oder auf die erste Tageshälfte legen
- Nachtpflege kann als teilstationäres Angebot (☞ 2.1.2) in Anspruch genommen werden, entlastet pflegende Angehörige.

Medikamente

☞ auch 4.2.10. Schlafmittel nur nach ärztl. Anordnung geben. Grundsatz: soviel wie nötig, aber so wenig wie möglich.

- Vor dem Einsatz von Schlafmittel streng nach der Ursache der Schlafstörung suchen und Indikation genau mit ÄrztIn abwägen
- Schlafmittel gewähren keinen physiologischen Schlaf und stören REM-Phase
- Schlafmittel nie nach 22.00 Uhr und niedrig dosiert geben, sonst tagsüber Schläfrigkeit
- Üblich sind Tranquilizer, Neuroleptika (☞ 4.2.15)
- Schlafmittel nur vorübergehend geben
- Bei sturzgefährdeten Personen möglichst keine Schlafmittel; sind oft Ursache für Stürze (☞ 2.10.3).

2.14.3 Pflegebett

Pflegezimmer und Pflegebett sind für den zu Pflegenden Wohn- und Lebensraum, deshalb so individuell wie möglich gestalten (☞ 1.9.1). Folgen längerer Bettlägerigkeit bei reizarmer Umgebung: Teilnahmslosigkeit, Depression, Apathie, Verwirrtheit, Suizidgedanken.

Pflegebett als Lebensraum für visuelle Reize

- Bunte Bettwäsche, auch in stationärer Einrichtung
- Eigene Lieblingskissen, Maskottchen oder Stofftiere im Bett fördern die Behaglichkeit und Geborgenheit
- Bett so stellen, daß eine hereinkommende Person im Blickfeld ist (☞ Abb. 15.3)
- Gestaltung des direkten Umfeldes: eigene Bilder in Augenhöhe
- Große Motive und Mobile außerhalb des Blickfeldes regen dazu an, den Kopf zu bewegen
- Bei häufiger Rückenlage erkennbare Bilder bzw. Motive an der Zimmerdecke, nicht bei Halluzinationen (☞ 15.3.4).

Technische Anforderungen an das Pflegebett

Das Pflegebett soll Wärme und Geborgenheit vermitteln, trotzdem aber vielfältige praktische Gesichtspunkte erfüllen:

- Fahrbar mit Rollen
- Gute Standsicherheit mit Bremsen
- Höhenverstellbar
- Verstellbare Liege- und Rückenfläche
- Bettgiebel, aber nicht bei Personen nach Apoplexie
- Trennbarkeit, Demontierbarkeit für den häuslichen Bereich
- Verstellfunktionen per Handschalter, fördert die Eigenständigkeit des zu Pflegenden.

Zubehör

- Spezielle Matratzen, z. B. Antidekubitusmatratzen und -auflagen. Herstellerhinweise beachten
- Schutzbezüge, Spezialbezüge bei Antidekubitusmatratzen
- Auf Laken möglichst keine Gummis. Besser: wiederverwendbare Unterlagen mit wasserundurchlässiger Unterseite
- Kissen und Decken nach Wunsch des zu Pflegenden.

Hilfsmittel im und um das Bett

- Lagerungshilfsmittel (☞ 2.4.8)
- Pflegenachttisch
- Reifenbahre als Schutz vor Belastung durch Bettdecke
- Evtl. montierbare Infusionshalterung am Bett
- Klingelanlage, z. B. Nachtlicht, Rufknopf
- Aufziehhilfe und Bettbügel
- Gepolsterter Bettrahmen und Seitenteile (Gitter).

Tips, Tricks & Fallen

- Manche alte und verwirrte Menschen werden durch Bettgitter noch ängstlicher und verwirrter, nur bei strenger Indikation auf richterlichen Beschluß
- Je weicher die Lagerung, desto größer die Gefahr der Desorientierung. Ursache: fehlende Reize durch fehlenden Körperwiderstand und die Einschränkung der Eigenbewegung.

Maria-Anna Schoppmeyer

Pflege- und Arbeitstechniken 3

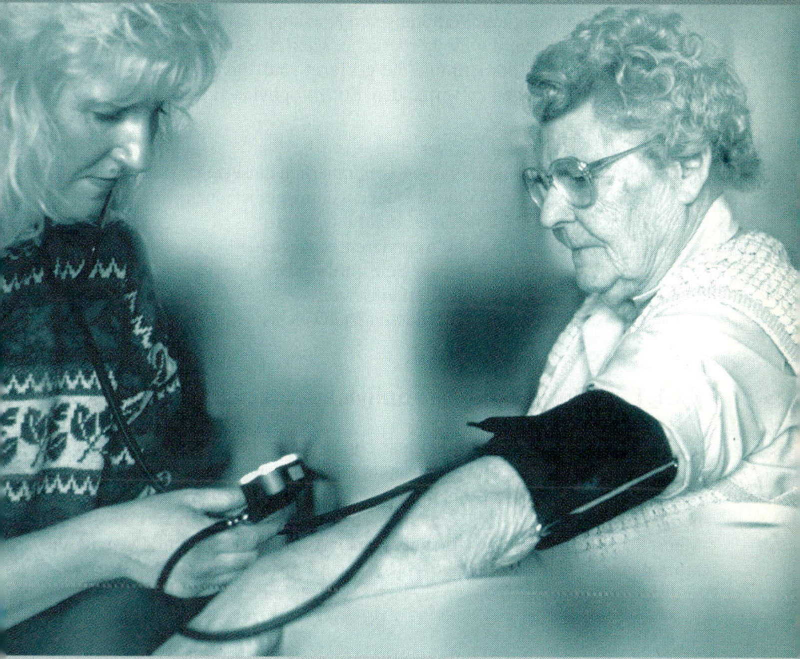

3.1 Prophylaxen

Prophylaxis = Vorbeugung, Verhütung von Krankheit. Prophylaktische Maßnahmen sind Maßnahmen, die die körperliche, seelische, geistige und soziale Gesundheit erhalten und fördern und die geeignet sind, das Entstehen von Folge- und Begleiterkrankungen zu vermeiden. Sturzprophylaxe ☞ 2.10.3.

3

Grundsätze prophylaktischer Pflege

- Alle Prophylaxen rechtzeitig und kontinuierlich einsetzen
- Prophylaxen in die individuelle Pflegeplanung einbeziehen (☞ 1.5.3)
- Prophylaxen möglichst in Tagesablauf integrieren
- Zu Pflegenden zur Mitarbeit motivieren, einbeziehen
- Mit Prophylaxen auch Hilfe zur Selbsthilfe geben, Eigenkompetenz stärken
- Prophylaxen ressourcenorientiert einsetzen
- Prophylaxen dokumentieren, müssen nachweisbar sein.

3.1.1 Hospitalismusprophylaxe

Als Hospitalismus werden u. a. psychische Schäden bezeichnet, die durch einen längeren Heim- oder Krankenhausaufenthalt entstehen. Hospitalismusprophylaxe ist bei allen HeimbewohnerInnen und alten Menschen notwendig, die alleine und isoliert im Heim oder auch zu Hause leben. Häufig betroffen sind alte Menschen, die wegen mangelndem eigenen Antrieb oder durch Bewegungseinschränkungen nicht in der Lage sind, soziale Kontakte, Gespräche, Aktivitäten und sinnvolle Beschäftigungen für sich selbst zu finden.

Ziele

Zufriedenheit, subjektives Wohlbefinden, kontinuierliche Vertrauensbeziehungen, soziale Integration. Betätigung durch gewohnte Beschäftigungen und Aufgaben.

Prophylaktische Maßnahmen

- Pflegeanamnese erstellen (☞ 1.5.3), individuelle Pflegeplanung
- Grundsätze aktivierender Pflege berücksichtigen, dabei nie gegen den Willen des alten Menschen aktivieren
- Sinnvollen und abwechslungsreichen Tagesablauf organisieren: Es muß sich lohnen, das Bett oder die Wohnung zu verlassen
- Tage und Wochen strukturieren, gibt Sicherheit und fördert Teilnahme (☞ 1.3.9)
- Orientierungshilfen im Wohnbereich geben
- Kontaktfindung unterstützen: Tischgemeinschaften, Patenschaften, Nachbarschaftshilfe, Interessengruppen, Besuchsdienste
- Beziehung zu Angehörigen fördern, z. B. Angehörigengruppe im Heim, Gesprächsgruppen, gemeinsame Veranstaltungen wie Feste, Brunch

- Teilnahme an Außenwelt ermöglichen: Zeitung, Nachrichten, Fernsehen
- Zu Beschäftigungen motivieren (☞ 2.8)
- Evtl. Gottesdienste besuchen
- Gewohnheiten erhalten, z. B. eigene Möbel
- Gewohnte Beschäftigungen und Aufgaben erhalten, fördern und wiederaufnehmen, z. B. Haushaltstätigkeiten, Handwerkliches
- Kontakte innerhalb des Heimes fördern. Interessengemeinschaften, z. B. Skatrunde bilden
- Alltagskompetenzen des alten Menschen stärken.

Tips, Tricks & Fallen
- Kleine Ziele erhöhen die Motivation, Erfolgserlebnisse werden schneller sichtbar
- Hospitalismusprophylaxe genauso wichtig nehmen wie andere Prophylaxen.

3.1.2 Dekubitusprophylaxe

Dekubitus und Risikofaktoren ☞ 12.2.1.

Ziele
- Dekubitusgefährdung rechtzeitig erkennen
- Dekubitus verhüten.

Dekubitusgefährdete Körperstellen
Besonders gefährdet sind Hautstellen an wenig gepolsterten Knochenvorsprüngen (☞ Abb. 3.1):
- Rückenlage: Kreuzbein (häufig), Fersen (häufig), Hinterkopf, Schulterblätter, Dornfortsätze der Wirbelsäule, Ellenbogen, Zehenspitzen bei Druck durch Bettdecke
- Seitenlage: großer Rollhügel (häufig), Hüftknochen (häufig), Ohr, Jochbein, Schulter, Ellenbogen, Rippenknochen, Knie, Knöchel, Fußkante
- Sitzen: Sitzbeinhöcker (häufig), Hinterkopf, Ellenbogen, Schulterblatt, Dornfortsätze der Wirbelsäule, Ferse, Fußballen.

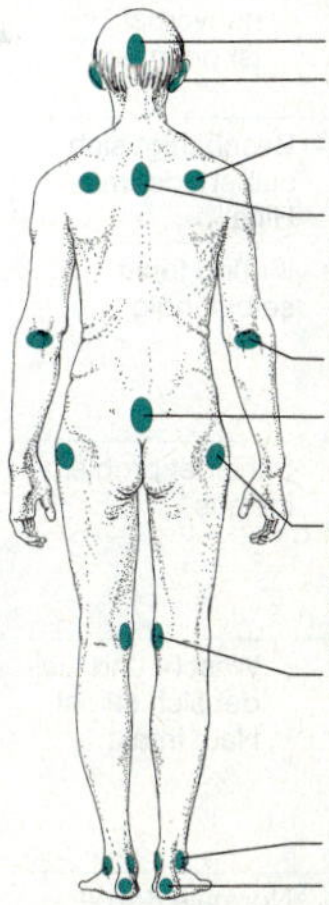

Abb. 3.1: Dekubitusgefährdete Stellen bei Rücken- und 90°-Seitenlagerung [B 101]

Gefährdungseinschätzung nach Skalen

Es gibt verschiedene Skalen zur Einschätzung der Dekubitusgefährdung. Am verbreitetsten ist die modifizierte Norton-Skala. Für Altenpflege hat sich eine noch differenziertere Skala bewährt: Zu Pflegender wird nach ATL beurteilt:

- Einschätzung von 9 ATL mit 5, 3 oder 1 Punkt
- Ergebnis addieren
- Erhöhte Dekubitusgefahr bei 27 Punkten und weniger
- Bei jedem zu Pflegenden 1 x wöchentlich die Gefährdung einschätzen
- Gewissenhaft dokumentieren
- Bei Gefährdung sofort prophylaktische Maßnahmen einleiten.

Skala zur Einschätzung der Dekubitusgefährdung

ATL	Nicht eingeschränkt: 5 Punkte	Mäßig eingeschränkt: 3 Punkte	Stark eingeschränkt: 1 Punkt	Punkte
Bewegung	Bewegt sich selbständig	Mit Hilfe beweglich	• Bettlägerig • Bewußtlos • Koma • Lähmungen	
Kommunikation	• Hat Kontakt zur Umwelt, verbal, nonverbal • Ist orientiert	Mäßig ausgeprägt: • Verwirrtheit • Demenz • Parkinson-Syndrom	Stark ausgeprägt: • Verwirrtheit • Demenz • Parkinson-Syndrom	
Beschäftigung	Beschäftigt sich selbst oder mit Hilfe	• Desinteressiert • Antriebslos • Lustlos	Vollständig apathisch	
Essen und Trinken	Ißt und trinkt selbständig	• Hilfestellung • Diabetes mellitus • Nahrungsanreichung	• Tumorerkrankung • Kachexie • Adipositas • Sonden • Schlucklähmung	
Ausscheidung	Scheidet problemlos aus	• Hilfestellung • Teilweise Inkontinenz	• Vollständige Inkontinenz • Katheter zur Harnableitung • Stoma	
Waschen und Kleiden Hautzustand	• Wäscht und kleidet sich selbst • Haut intakt	• Hilfestellung beim Waschen • Haut trocken, schuppig	• Ganzwäsche im Bett • Vollständige Hilfe • Haut feucht • Allergie, Ekzeme, Wunden	
Temperaturregulierung	Normale Körpertemperatur	• Schwitzen • Frieren	• Erhöhte Temperatur • Fieber	

ATL	Nicht eingeschränkt: 5 Punkte	Mäßig eingeschränkt: 3 Punkte	Stark eingeschränkt: 1 Punkt	Punkte
Atmung und Kreislauf	Atmet ausreichend, bekommt genügend Luft	• Mäßig eingeschränkte Atmung • Kompensierte Herzinsuffizienz • Leichte Durchblutungsstörungen	• Stark eingeschränkte Atmung • Dekompensierte Herzinsuffizienz • Schwere Durchblutungsstörungen	
Sinnfindung, Motivation	Ist zufrieden mit Situation	Unzufriedenheit Bewältigungsprobleme	Ablehnung, Lebensverneinung Todeswunsch	
			Gesamtpunktzahl	

Tips, Tricks & Fallen

Eine Skala ist kein absolut sicheres Kriterium, sondern eine Einschätzungshilfe. Ausschlaggebend ist letztlich immer die Druckeinwirkung.

Prophylaktische Maßnahmen

Grundsatz: Notwendigkeit der Prophylaxe erkennen, dokumentieren, Durchführung abzeichnen (Urteil BGH).

Druckentlastende Lagerung bei Dekubitusgefährdung

- 2stdl. umlagern, so daß keine Rötung entsteht. Bei Bedarf evtl. häufiger. Lagerungsplan erstellen und nach jeder Umlagerung abzeichnen
- Weichlagerung: Antidekubitusmatratzen z.B. aus speziellen Schaumstoffmaterial, Antidekubitusauflagen, echte Schlaffelle, Gelkissen oder Improvisation mit Federkissen. Durch Vergrößerung der Auflagefläche wird Druck verteilt. Druckverteilung auch durch Wechseldruckmatratzen, sind aber technisch störanfällig und meist sehr teuer
- Bei Antidekubitusmatratzen nur Spezialschutzbezug nach Herstellerhinweis verwenden, Schutzbezug und Laken nicht einstecken (reduziert die Wirkung)
- Superweichlagerung: spezielle, sehr weiche Antidekubitusmatratzen für zu Pflegende ohne Spontanbewegung und mit sehr großer Dekubitusgefährdung. Nachteil: hemmt Eigenbewegung, deswegen zu Pflegende mit Eigenbewegung nicht superweich lagern
- Hohllagerungen durch Lagerungshilfsmittel, Würfelmatratze, Fersenhohllagerung.

5-Kissen-Steißhohllagerung

Ziel: Druckentlastung des Steißbeins und der Fersen. Druckverteilung auf sonstige aufliegende Körperteile.
Material: Kissen 80 x 80 cm oder dicke Kissen 40 x 40 cm, möglichst spezielle Lagerungskissen, evtl. kleines Kissen oder Nackenrolle.

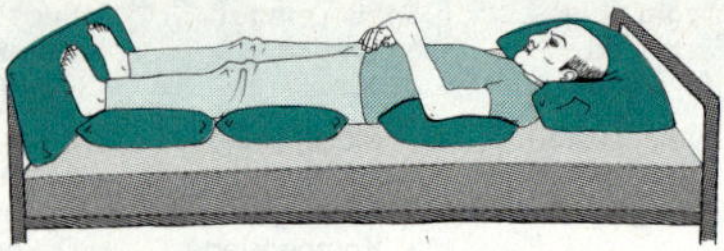

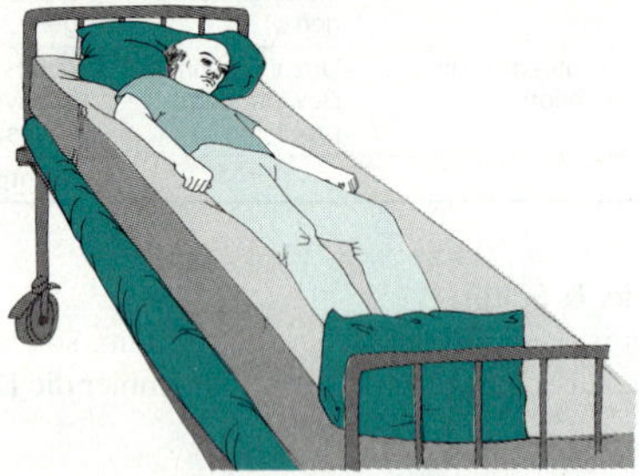

Abb. 3.2: Druckentlastende Lagerung zur Dekubitusprophylaxe. Oben: 5-Kissen-Steißhohllagerung, unten: schiefe Ebene [L 215]

1. Möglichkeit
- Möglichst 2 Pflegepersonen
- 2 Kissen einschlagen (Schiffchen) oder spezielle Lagerungskissen rechts und links unter Gesäß legen, Mitte 2–3 cm frei lassen
- 1 Kissen unter Beine, Fersen freilassen, hohllagern, evtl. Kissen unten umschlagen
- Eingeschlagenes Kissen unter Kopf und Schulter, zusätzlich auf Wunsch kleines Kissen oder Nackenrolle
- Weiches Lagerungskissen vor die Füße: Spitzfußprophylaxe.

2. Möglichkeit (☞ Abb. 3.2)
- Möglichst 2 Pflegepersonen
- 2 Kissen einschlagen (Schiffchen) oder spezielle Lagerungskissen
- Erstes Kissen unter Kopf, zweites Kissen unter Rücken, drittes Kissen unterhalb Kreuzbein und Oberschenkel bis Knie, viertes Kissen unter Unterschenkel, fünftes Kissen zur Spitzfußprophylaxe.

Schiefe Ebene

Ziel: Druckverteilung auf ungefährdete Körperteile durch Verlagerung des Körpergewichtes auf die Weichteile der belasteten Seite (☞ 3.2). Keine absolute Entlastung des Steißbereiches, nicht anwenden bei bestehendem Dekubitus im Steißbereich.

Material: zusammengerollte Wolldecke oder Bettdecke, spezielle Lagerungskissen.

Durchführung (☞ Abb. 3.2)
- Auch durch eine Pflegeperson möglich
- Zu Pflegender liegt in Rückenlage
- Matratze auf einer Seite am Fußende beginnend ca. 10–20 cm (15–20°) anheben und zusammengerollte Decke unterlegen.

30°-Lagerung

Ziel: Druckverteilung auf ungefährdete Körperteile durch Verlagerung des Körpergewichtes auf die Weichteile der belasteten Seite (☞ Abb. 3.3). Absolute Druckentlastung des Steißbereichs und Entlastung des großen Rollhügels.
Material: 2 Kissen (Lagerungskissen) 40 x 80 cm.

Durchführung
- Möglichst 2 Pflegepersonen
- Zu Pflegender liegt auf einer Seite
- 1. Kissen an einer Seite unter Gesäß (evtl. bis Oberschenkel) und 2. Kissen unter Rücken bis Schulterhöhe legen
- Aufliegende Schulter freilegen
- Steißbein freilegen, überprüfen
- Großen Rollhügel druckentlasten, überprüfen.

Nachteile
- Unruhige oder orientierungsgestörte Personen verrutschen leicht, rollen auf großen Rollhügel oder auf den Rücken zurück
- Geringe Bewegungsfreiheit.

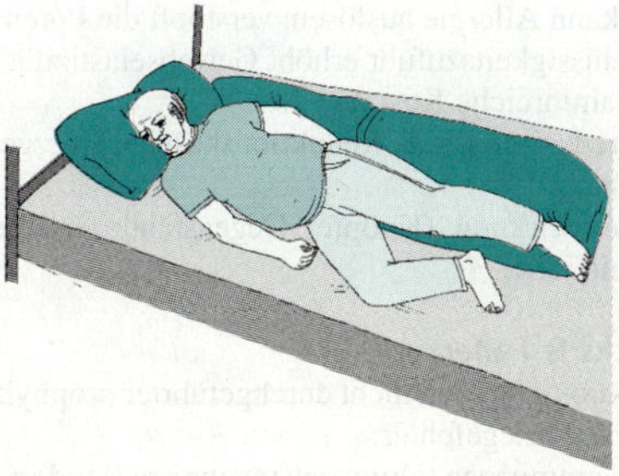

Abb. 3.3: 30°-Schräglage [L 215]

3

135°-Lagerung

Ziel: 100 % Druckentlastung der gesamten Rückenseite bei großen Dekubiti an Steißbein, Fersen, Wirbelsäule.
Material: 1 dickes Kissen 40 x 80 cm, 1 dickes Kissen 80 x 80 cm.

Durchführung
- 2 Pflegepersonen
- Zu Pflegender liegt auf der Seite Richtung Bauchlage (☞ Abb. 3.4)
- Kissen längs unter den Oberkörper legen
- Freies Bein angewinkelt auf dickes Kissen lagern
- Beckenkamm druckentlasten, überprüfen.

Nachteile
- Kann nicht bei Personen mit Atem- oder Herzbeschwerden eingesetzt werden, Einengung des Brustkorbes
- Immobile Personen reagieren oft mit Angst oder Unruhe.

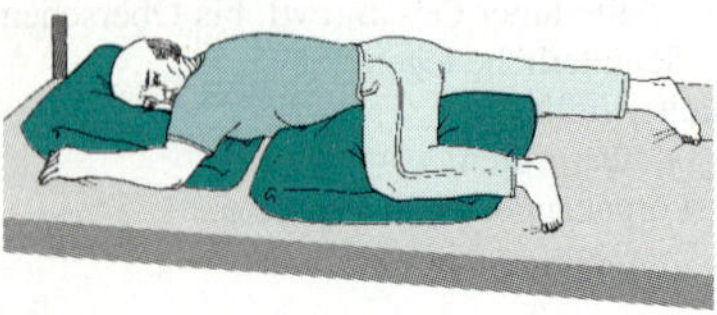

Abb. 3.4: 135°-Lage [L 215]

Allgemeine Maßnahmen zur Dekubitusprophylaxe
- Mobilisation: aktive und passive Übungen (☞ 2.4.3), Gymnastik (☞ 2.4.7)
- Gute Hautpflege: Haut trocken halten, pH-neutrale Waschemulsion, W/O-Pflegeprodukte, vorsichtige Massagen zur Anregung der Durchblutung, Hautschutzcremes wie Mitosyl®, PC 30 V-Lsg.® (medizinische Hautpflegemittel). Kein Melkfett: kann Allergie auslösen, verstopft die Poren
- Ausreichende Flüssigkeitszufuhr erhöht Gewebselastizität (☞ 2.6.8)
- Eiweiß- und vitaminreiche Kost (☞ 2.6.3)
- Risikofaktoren reduzieren, z. B. Reduktionskost bei Übergewicht, Aufbaukost bei Untergewicht
- Externe Druckeinwirkung (Knöpfe, Gegenstände im Bett, Falten) sowie Scherkräfte vermeiden.

Tips, Tricks & Fallen
- Ein Dekubitus wegen nicht durchgeführter prophylaktischer Maßnahmen ist ein Pflegefehler
- Keine Gummiringe (Druckentstehung am Rand), keine Gummiunterlagen auf Antidekubitusmatratzen, keine Wasserkissen einsetzen

- Weichlagerung ersetzt meist nicht das zweistdl. Umlagern. Deshalb durch genaue Hautbeobachtung prüfen, ob Weichlagerung ausreicht
- Wegen zu hohem Druck auf großen Rollhügel keine 90°-Seitenlagerung anwenden
- Bei Dekubitus 1. Grades (☞ 12.2.1) sofort druckentlastende Maßnahmen einleiten.

3.1.3 Pneumonieprophylaxe

3

Pneumonie ☞ 7.2.4. Pneumonieprophylaxe ist bei allen zu Pflegenden notwendig, deren Atemtätigkeit eingeschränkt ist, da sich in den tiefen, schlecht belüfteten Lungenabschnitten Sekret ansammelt und zu einer Infektion führt.

Ziele

- Pneumonie vorbeugen
- Gute Lungenbelüftung
- Sekret verflüssigen
- Sekret entleeren.

Gefährdung

- Bettlägerigkeit, Immobilität
- Oberflächliche Atmung bei Depression, Angst, Sedativa, Schonatmung, z.B. bei Schmerzen
- Ungenügendes Abhusten von Sekret, Austrocknung der Atemwege, Schluckstörungen (Aspiration von Nahrung oder Flüssigkeit, z.B. bei Apoplexie)
- Bestehende Atemwegs- und Lungenerkrankungen, Herz- und Kreislauferkrankungen
- Abwehrschwäche
- Mangelnde Mundpflege, falsche Mundpflege z.B. mit stark desinfizierenden Lsg., die die natürliche Abwehrfunktion der Mundflora zerstören.

Prophylaktische Maßnahmen

- Bei allen zu Pflegenden Gefährdung einschätzen. Atemskala zur Einschätzung der Atemsituation nach Christel Bienstein (☞ Abb. 2.34)
- Maßnahmen für zu Pflegenden individuell nach Pflegeplan erstellen
- Lungenbelüftung durch Mobilisation, regelmäßiges Umlagern fördern. Atemunterstützende Lagerungen: Oberkörperhochlagerung, Dehnlage, Halbmondlage, V-Lage, T-Lage, A-Lage (☞ 2.12.4)
- Atemgymnastik: Tiefe Ein- und Ausatmung anregen (☞ 2.12.5), tiefe Bauchatmung, Arme hochheben lassen und strecken, Atmung durch Nasenenge und Lippenbremse, Kontaktatmung, spielerische Übungen wie Kerze ausblasen, Federn oder Wattebällchen blasen, mit Strohhalm in Wasserglas sprudeln, Luftballons oder Tüten aufblasen, Singen, Laute machen. Rhythmische Ein-

reibung (☞ 2.12.6). Alle Übungen mehrmals tägl. durchführen. Hilfsmittel zur tiefen Ein- und Ausatmung (☞ 2.12.5)
- Verflüssigung des Sekretes durch Anfeuchten der Luft (☞ 2.12.6), Inhalationen nach ärztlicher Anordnung (☞ 2.12.6), ausreichende Flüssigkeitszufuhr (☞ 2.6.8), sekretverflüssigende Tees, Flüssigkeitsbilanz erstellen (☞ 2.6.9); mind. 2 x tägl. hyperämisierende Salben und Lsg. zur Einreibung
- Entfernung des Sekretes durch mind. 2 x tägl. manuelle Vibrationsmassage am Thorax (☞ 2.12.6), Unterstützung bei produktiven Abhusten geben (☞ 2.12.6), Taschentücher, Zellstoff, Sputumbecher bereitstellen, evtl. Absaugen auf ärztliche Anordnung
- Aspirationsprophylaxe: Oberkörperhochlagerung bei der Nahrungsaufnahme, Flüssigkeiten schluckweise anbieten, genügend Zeit beim Essen lassen, Hilfestellung bei Erbrechen (☞ 2.11.3)
- Sorgfältige Mund- und Nasenpflege (☞ 2.5.3)
- Medikament nach Arztanordnung: Antibiotika, Sekretolytika, Expektoranzien.

Tips, Tricks & Fallen
- Das Abklatschen, Hacken, Abklopfen des Rückens zur Sekretlösung ist zu belastend und veraltet, besser: manuelle Vibrationsmassage
- Ätherische Öle nur mit genauer Kenntnis und Arztabsprache anwenden (☞ 2.12.6).

3.1.4 Thromboseprophylaxe

Thrombose ☞ 6.3.4

Ziele
Thrombenbildung in Venen verhindern:
- Venösen Rückenfluß verbessern
- Blutgerinnungsneigung in den Gefäßen herabsetzen
- Rückstau in unteren Gefäßen verhindern.

Gefährdung
Bei Bettlägerigkeit, Immobilität, Bewegungsmangel, Gefäßerkrankungen, wie Krampfadern und Venenentzündung, Herzerkrankungen, Adipositas, Bluteindikkung bei Exsikkose, Medikamente wie Östrogene, nach Operationen.

Prophylaktische Maßnahmen

Alle Maßnahmen individuell mit zu Pflegendem in Pflegeplan aufnehmen.

Bewegung
- Frühmobilisation, Mobilisation (☞ 2.4.3)
- Passive und aktive Bewegungsübungen der unteren Extremitäten zur Anregung der Muskelpumpe, z.B. Greifbewegung der Zehen, Füße heben und

senken, im Sprunggelenk kreisende Bewegung, Fahrradfahren, Druck der Fußsohle gegen Unterlage.

- Atemgymnastik: tiefe Bauchatmung (☞ 2.12.5) fördert Blutfluß durch Sog in den Venen.

Hochlagerung eines oder beider Beine

Fördert venösen Rückfluß (☞ Abb 3.5):

- Bein auf Venenkissen oder Schiene lagern
  oder eingeschlagenes Kissen vom Oberschenkel ausgehend längs unter das Bein und zweites kleines Kissen oder Rolle in Fußhöhe unter das erste Kissen legen
  oder Keil bzw. Kissen unter Matratzenende schieben
- Lagerungshöhe 10–15 cm unter Herzhöhe
- Beine nicht überkreuzen, nicht zu stark in Leiste einknicken (hemmt Blutrückfluß), Kniegelenk nicht überstrecken.

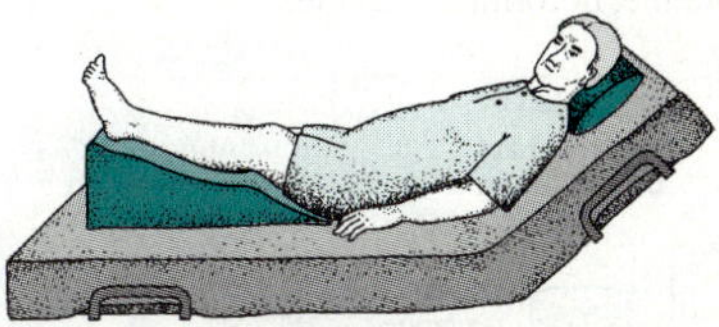

Abb. 3.5: Lagerung bei Thrombosegefährdung [L 119]

Venen ausstreichen

- Mit beiden Händen herzwärts erst Oberschenkel, dann Unterschenkel ausstreichen, dabei Beinhochlagerung
- Mehrmals tägl. 5 Min. lang
- W/O-Lotion oder auch Venensalbe verwenden
- Immer vor dem Anziehen von Kompressionsstrümpfen (☞ unten) anwenden.

Beine hochhalten

Beine zur Entstauung gleichzeitig ca. 50–60% in Rückenlage einige Minuten hochhalten, fördert den venösen Rückfluß kurzfristig sehr stark. Nicht bei Herzkranken!

Medikamente

Auf Arztanordnung Gabe von Antikoagulantien (Heparin, Cumarine). Auf Nebenwirkungen achten (☞ 4.2.9).

Flüssigkeitszufuhr

Ausreichende Flüssigkeitszufuhr ☞ 2.6.8.

Kompressionsbehandlung

Durch Kompression wird Druck auf die Venen ausgeübt, erhöht den venösen Rückfluß. Auf Arztanordnung.

Antithrombosestrümpfe (ATS)

- ATS mit niedrigem Kompressionsdruck (weiße ATS)
- Genaue Abmessung durch Sanitätshaus oder Pflegefachkraft mit Maßband nach Herstellerhinweisen
- Nur im Liegen bei entstauten Venen anlegen
- 24 Std. tragen, keine Nachtentlastung
- Strümpfe alle 2–3 Tage wechseln. Gute Hautpflege, Strümpfe verursachen manchmal Juckreiz
- Anziehen: mit re. Hand bis Strumpf-Ferse schlupfen, diese umdrehen und mit zwei Fingern festhalten, Strumpf über Fuß und Ferse des zu Pflegenden stülpen und Stück für Stück nach oben streifen, Fersensitz kontrollieren, keine Falten. Für Fuß Anziehhilfe benutzen, z.B. Seidenfußüberzieher.

Kontraindikationen: arterielle Durchblutungsstörung, Herzinsuffizienz, Lungenödem, starke Ödeme, deformierte Beine.

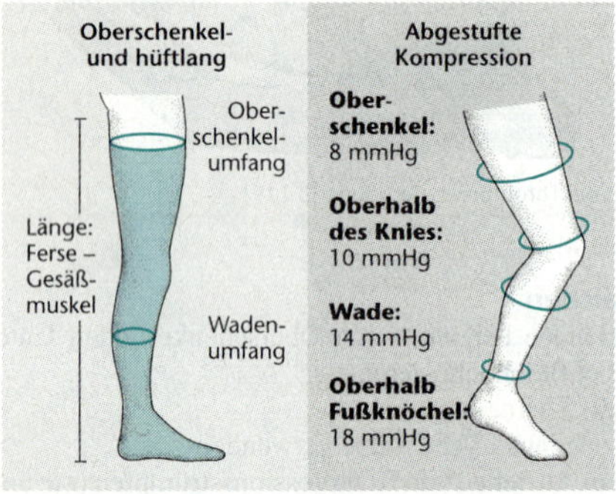

Abb. 3.6: Messpunkte zur Anpassung von Antithrombosestrümpfen [B 169]

Kompressionsstrümpfe

- Individuell hergestellter Kompressionsstrumpf (braun)
- Spezialausmessung durch Sanitätshaus
- Anlegen im Liegen bei entstauten Venen (☞ oben)
- Nachtentlastung nach Arztabsprache
- Strümpfe nicht heiß waschen
- Gute Hautpflege
- Anziehen nach spezieller Anziehtechnik. Anziehhilfen benutzen.

Kontraindikationen: arterielle Durchblutungsstörung, schwere Herzinsuffizienz, Lungenödem, starke Beinödeme.

Kompressionsverband (Beine wickeln)

Wenn zu Pflegender nicht mit Kompressionsstrumpf versorgt werden kann, z.B. zu dicke, dünne oder unförmige Beine, bei Ulcus cruris, wenn Strümpfe nicht vertragen werden oder Anziehen zu unangenehm ist.
Material: mind. 3 Kurzzugbinden (8 cm, 10 cm, 12 cm), braunes Pflaster zum Fixieren.

Durchführung

- Verband bei entstauten Venen anlegen (☞ oben)
- Evtl. Assistenzperson zum Anheben der Beine
- Am Zehengrundgelenk beginnend über Ferse nach oben wickeln, Fuß dabei in 90°-Stellung, am Fuß Achtertouren (hält besser), am Bein Achter- oder Kreistouren. Bis Oberschenkel mit Druck wickeln, Druck am Oberschenkel nur noch 40%. ⅔ Überlappung der Bindentouren, immer direkt entlang des Beines wickeln
- Verband darf keine Fenster, Falten oder Einschnürung aufweisen
- Mit braunem Pflaster fixieren. Keine Klammern verwenden wegen Verletzungsgefahr
- Nach 30 Min. Durchblutung an Zehen kontrollieren.

Kontraindikationen: arterielle Durchblutungsstörung, schwere Herzinsuffizienz, Lungenödem.

Tips, Tricks & Fallen

- Bei allen Maßnahmen zur Thromboseprophylaxe gute Beobachtung auf Thrombosesymptome (☞ 6.3.4). Sofort ÄrztIn oder NotärztIn bei Anzeichen einer Thrombose rufen
- Der Pütterverband ist eine weitere spezielle Wickeltechnik, die aber sehr gut beherrscht werden muß, weil es sonst zu ungünstigen unterschiedlichen Druckverhältnissen kommt
- Zinkleimverbände nach Arztabsprache. Wickeltechnik ☞ oben
- Bei Verrutschen des Verbandes: seitlich mit langen Pflasterstreifen fixieren
- Verband mind. alle 12 Std. oder bei Verrutschen erneuern
- Nachtentlastung nach ärztlicher Anordnung möglich
- Bei Schmerzen sofort Verband abnehmen und neu anlegen (evtl. zu fester Verband).

3.1.5 Kontrakturenprophylaxe

Kontraktur = irreversible Funktions- und Bewegungseinschränkung der Gelenke durch Schrumpfung der Gelenkkapsel und Muskulatur bis hin zur Gelenksteife. Als Folge von Bewegungseinschränkungen (☞ 2.4.2) entstehen Beuge-, Streck-, Abduktions- und Adduktionskontrakturen, Spitzfuß.

Ziele

- Beweglichkeit der Gelenke erhalten und fördern
- Bewegungseinschränkungen vorbeugen
- Kontrakturen verhindern.

Gefährdung

Bewegungseinschränkung der Gelenke, ungenügende Motivation zur Bewegung, falsche Lagerung bei Bettlägerigkeit über Tage bis Wochen, Fehl- und Schonhaltung eines Gelenkes z. B. bei Schmerzen, nach Unfall, lange Ruhigstellung eines Gelenkes, Unfall, Lähmungen einer Extremität (☞ 2.4.2).

Prophylaktische Maßnahmen

- Bei Bettlägerigkeit: zweistdl. abwechselnd in Streck-, Mittel- und Beugestellung der Gelenke lagern (☞ Abb. 2.7). Wenn Umlagern nicht möglich: physiologische Mittelstellung als Lage, die den Gelenken bei einer Versteifung den größtmöglichen Arbeitsumfang gewährleistet (☞ Abb 3.7)
- Geduldig zur Bewegung motivieren
- So früh wie möglich Mobilisation (☞ 2.4.3)
- Mind. 2 x tägl. alle Gelenke passiv, assistierend oder aktiv durchbewegen (☞ 2.4.3). Bewegungsübungen im Zusammenhang mit anderen Pflegemaßnahmen durchführen, z. B. bei Körperpflege
- Nie gegen Widerstand oder bei Schmerzen Gelenke bewegen
- Bei Körperpflege gut beobachten: Wie ist Gelenkstellung, wie sitzt zu Pflegender, Schmerzen bei Bewegung, Beweglichkeit der Gelenke?

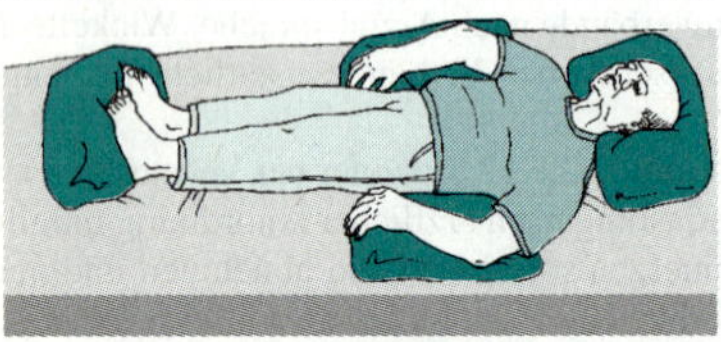

Abb. 3.7: Lagerung in physiologischer Mittelstellung [L 215]

Spitzfußprophylaxe

- Weiche Fußstütze wie z. B. Lagerungskissen, Schaumstoffquader gegen Fußsohle legen, Füße fast 90° angewinkelt lagern (wie beim Gehen)
- Bettbogen oder Bettdecke über Bettkante hängen, damit Bettdecke nicht auf die Füße drückt
- Vorsicht bei Halbseitenlähmung: zu starker Druck gegen Fußsohle löst Spastik aus (☞ 15.2.1).

Tips, Tricks & Fallen

- Bei allen Übungen bestimmt zu Pflegender Tempo, Rhythmus und Ausmaß der Übungen
- Bei allen Übungen Belastbarkeit einschätzen
- Kontrakturenprophylaxe ist Aufgabe von Pflegekraft, nicht nur von KG
- Übungen mit KG und anderen an der Pflege beteiligten Personen genau absprechen.

3.1.6 Munderkrankungsprophylaxe

Munderkrankungen = z.B. Soor, Parotitis (☞ 2.5.3). Munderkrankungen können als Folge einer nicht intakten Mundschleimhaut entstehen.

Ziele

- Munderkrankungen verhindern
- Intakte Mundschleimhaut und Mundflora erhalten
- Speichelsekretion anregen.

Gefährdung

- Mangelnde Kautätigkeit z.B. bei Sondenernährung, passierter Kost
- Allgemeine Abwehrschwäche, Vitaminmangel
- Langzeitverwendung von antibakteriellem Mundwasser (stört Mundflora)
- Mangelnde Mundhygiene, schlecht sitzende Zahnprothese
- Verletzungen, Erkrankungen der Mundhöhle
- Mangelnde Flüssigkeitsaufnahme (≤ 1000 ml/24 Std.)
- Mundtrockenheit durch Medikamente, z.B. Antibiotika, Psychopharmaka, Antitussiva.

Prophylaktische Maßnahmen

- Bei intakter Schleimhaut Mundraum und Zahnprothese nach jeder Mahlzeit reinigen (☞ 2.5.3)
- Speichelproduktion durch basale Stimulation® anregen (☞ 1.9.5)
- Kautätigkeit anregen, z.B. Brotrinde kauen lassen. Vorsicht bei Schluckstörung
- Mind. 3 x tägl. oder nach Bedarf häufiger Mundhöhle nach spezieller Mundpflegetechnik (☞ 2.5.3) mit geeigneten Lösungen auswischen, z.B. Kamillen- und Salbeitee, Zitronenlsg., stilles Wasser. Bei Schwerstkranken und Sterbenden auch zweistdl.
- Speicheldrüsen stimulieren. Ohr- und Kieferspeicheldrüsen zum Ausführungsgang mehrmals tägl. ausstreichen.
- Lippenpflege
- Borken und Beläge auf der Zunge mit pflegender Lsg. wie z.B. Bepanthen® und ganz weicher Zahnbürste vorsichtig lösen.

Tips, Tricks & Fallen

- Desorientierte Personen führen Mundpflege meist nicht eigenständig durch
- Borkenbildung und Beläge sind meist Zeichen von schlechter Mundpflege
- Zur Borkenlösung keine Butter auf die Zunge (Aspirationsgefahr, Fettpneumonie)
- Wenn Munderkrankung vorliegt, nach Arztanordnung Behandlungsmaßnahmen durchführen
- Bei Mundverschluß keine Gewaltanwendung. Mit Finger über Lippe und Mundwinkel streichen, liebevolle Ansprache.

3.1.7 Intertrigoprophylaxe

Intertrigo = lokal begrenzte, brennende, juckende, schmerzhafte, auch nässende Hautentzündung („Wundsein"). Ursachen: Feuchtigkeitsstau, Reibung und Infektion (Bakterien, Pilze). Besonders gefährdet sind adipöse, zuckerkranke und stark schwitzende Menschen.

Ziele

- Gefährdete Körperstellen trockenhalten
- Physiologischen Säureschutzmantel erhalten
- Intakte Haut.

Gefährdete Körperstellen

Aneinanderliegende Hautstellen: unter der weiblichen Brust, Leistenbeugen, Bauchfalten, Bauchnabel, Genitalbereich, Analfalte, zwischen Oberschenkeln, Ohren, Finger- und Zehenzwischenräume, Achselhöhlen.

Prophylaktische Maßnahmen

- Gefährdete Körperstellen tägl. inspizieren
- Gefährdete Körperstellen nach dem Waschen gut trocknen, schwer zugängliche Stellen auch trockenfönen (nur bei intakter Haut, sonst Keimverschleppung)
- Luftdurchlässige Kleidung z.B. aus Baumwolle bevorzugen
- Bei starkem Schwitzen: häufiger Wäschewechsel. Bei intakter Haut evtl. Teilwaschung mit Pfefferminz oder Salbei.
- Bei Frühzeichen, z.B. leichter Rötung, zinkhaltige Hautschutzsalbe
- Leinen- oder Baumwolläpchen zwischen Hautfalten. Häufig kontrollieren, weil Faltenbildung Reibung fördert
- Salbenrückstände mit Öl und Kompresse entfernen. Kein Puder (klumpt)
- Regelmäßige Inkontinenzversorgung (☞ 2.11.1)
- Bei entzündeter Haut Behandlung nach Arztanordnung.

3.1.8 Obstipationsprophylaxe

Obstipation = verzögerte und erschwerte Darmentleerung von meist hartem Stuhlgang, weniger als 3 Stuhlentleerung in der Woche. Begleitsymptome: Blähungen, Appetitlosigkeit, Kopfschmerzen, Unlustgefühle.

Ziele

- Gut geformter und regelmäßiger Stuhlgang
- Beschwerdefreie Ausscheidung.

Gefährdung

Ballastoffarme Kost, mangelnde Flüssigkeitsaufnahme, mangelnde Bewegung, Unterdrückung des Stuhlganges z. B. aus Scham, Darmerkrankungen (Tumoren, Entzündungen, Hämorrhoiden), neurogene Störungen wie Lähmungen, Abführmittelmißbrauch, Nebenwirkung von Medikamenten wie z. B. Antdepressiva und Schmerzmittel, Kummer und Streß (Verlusterlebnisse, Heimeinzug).

Prophylaktische Maßnahmen

Pflegemaßnahmen setzen viel Taktgefühl und Einfühlungsvermögen voraus:

- Gute Beobachtung des Stuhlverhaltens (☞ 2.11.2)
- Stuhlausscheidungsanamnese erstellen: Stuhlkonsistenz, Frequenz, Ausscheidungsdauer, evtl. Abführmittelgebrauch und Gewohnheiten erfragen
- Trinkplan (☞ 2.6.8). Ausreichende Flüssigkeitszufuhr, mind. 2 l/24 Std.
- Schrittweise Nahrungsumstellung auf ballaststoffreiche Kost (☞ 2.6.11), z. B. Quellstoffe wie Weizenkleie, Leinsamen
- Verzicht auf obstipierende Nahrungsmittel, z. B. Schwarztee, Schokolade, Weißmehlprodukte
- Nach dem Aufstehen ein Glas Wasser oder Gemüsesaft trinken: führt bei vielen Menschen zur reflektorischen Darmentleerung
- Ausreichende Bewegung, Spaziergänge, Gymnastik, auch Sitzgymnastik, Mobilisation bei Bettlägerigkeit
- Tiefe Bauchatmung fördert innere Massage
- Bauchmassage durch zu Pflegenden selbst oder Pflegekraft: in kleinen Kreisen im Uhrzeigersinn mit Hand entlang des Dickdarms massieren, auf tiefes und gleichmäßiges Atmen achten, tägl. 5 Min. vor dem Aufstehen
- Ruhige, ungestörte und selbständige Stuhlentleerung unterstützen: Stuhlentleerung nach festem Plan, Stuhldrang nicht unterdrücken, Intimsphäre waren, Zeit lassen zur Stuhlentleerung, Gewohnheiten berücksichtigen.

Tips, Tricks & Fallen

- Abführmittel nur nach Arztanordnung
- Bei plötzlich auftretender Obstipation mit Auftreten von Blut im Stuhl oder Erbrechen ÄrztIn benachrichtigen.

3.1.9 Harnwegsinfektprophylaxe

Harnwegsinfekt ☞ 9.2.1. **Ziel:** Vermeidung eines Harnweginfektes

Gefährdung

Transurethraler Katheter, Diabetes mellitus, physiologisch kurze Harnröhre bei Frauen (kurzer Weg für aufsteigende Keime), mangelnde Inkontinenzversorgung, Unterkühlung, ungenügende Flüssigkeitsaufnahme (mangelhafter Spüleffekt), Restharn bei Überlaufblase oder Reflexinkontinenz, Abwehrschwäche, unzureichende Intimpflege.

3

Prophylaktische Maßnahmen

- Sorgfältige Intimpflege (☞ 2.5.2), nach jedem Toilettengang Intimbereich reinigen
- Tägl. Wäsche wechseln
- Bei Inkontinenz regelmäßig Vorlagen und Einlagen wechseln
- Tragen von Unterhosen auch bei bettlägerigen Personen
- Witterungsgerechte Bekleidung: warme Unterwäsche, immer für warme Füße sorgen (☞ 2.13.4)
- Warme Raumtemperatur. Auf Nachtstuhl immer vor Unterkühlung schützen (Decke, Fußbekleidung)
- Sorgfältige Katheterpflege (☞ 3.4.1)
- Mind. 2 l Flüssigkeit/24 Std. (Durchspülung der Blase)
- Stärkung der körpereigenen Abwehrkräfte durch vitamin- und eiweißreiche Kost
- Bei Brennen, Schmerzen, häufigem Wasserlassen sofort ÄrztIn benachrichtigen.

3.2 Wundbehandlung und -verbände

Wunden können primär oder sekundär heilen:

- **Primäre Wundheilung:** Wundränder müssen dicht aufeinander liegen (spontan oder durch chirurgische Naht bzw. Pflasterzug), Wundränder verwachsen direkt miteinander, schnelle Heilung, schmale Narbe entsteht. Wunden, die primär heilen, sind aseptische, keimfreie Wunden
- **Sekundäre Wundheilung:** Wunde ist nicht verschlossen, heilt langsam vom Wundgrund nach oben, ist mit Bakterien besiedelt (septisch), es entsteht je nach Wundgröße eine breite Narbe.

Wundheilungsphasen

- **Reinigungsphase** (Abbauphase): Eiterung, Absonderung von Gewebetrümmern, Keimen, Leukozyten, Gewebsflüssigkeit. Selbstreinigung der Wunde

- **Granulationsphase** (Umbauphase): Nach Reinigungsphase entsteht neues Gewebe. Empfindliches Granulationsgewebe (junges gefäßreiches Bindegewebe) sproßt ein
- **Epithelisierungsphase** (Aufbauphase): Epithelzellen (Zellen der Oberhaut) entstehen, Neubildung von außen nach innen, Wunde verschließt sich.

Aseptischer, keimfreier VW (☞ 3.2.2) ist bei allen aseptischen und septischen Wunden nötig. ÄrztIn legt Verbandsart fest.

Wunde beobachten

- Tägl. Wunde beobachten, beurteilen und dokumentieren
- Entzündungszeichen erkennen: Rötung, Schwellung, Wärme, Schmerz, Funktionseinschränkung
- Farbe des Wundsekretes: gelblich, grünlich, bräunlich?
- Beschaffenheit des Wundsekretes: z.B. dickflüssig?
- Geruch des Wundsekretes: stinkend, faulig, jauchig?
- Durchmesser und Tiefe der Wunde in cm
- Wundheilungsphase?
- Fotodokumentation mit Einverständnis von zu Pflegendem zur Absicherung.

3.2.1 Verbandarten

Aufgaben eines Verbandes: Vor Infektionen schützen, überschüssiges Sekret aufnehmen, Blutstillung unterstützen, Wunde ruhigstellen, Wundrandödem verhindern, Schmerzen lindern, jeweilige Wundheilungsphase unterstützen. Je nach Wundart optimale Unterstützung durch verschiedene Verbandarten.

Trockenverbände

Trockene Kompressen, mit Heftpflaster oder Mullbinden fixiert. **Anwendung:** trockene Wunden, primär heilende Wunden (☞ oben). **Nachteil:** verklebt bei feuchten Wunden und schädigt Gewebe.

Salbenverbände

Weitmaschige Kompressen, die mit Salbe, z.B. Branolind®, oder Medikamenten imprägniert sind, um das Verkleben der Wunde zu verhindern. **Anwendung:** frische oberflächliche Wunden (z.B. Schürfwunden), auch abheilende Ulzera (z.B. Ulcus cruris) und Dekubitus.

Herkömmliche Feuchtverbände

Sterile Kompressen, die mit steriler Flüssigkeit, z.B. Ringerlsg., Rivanol®, angefeuchtet sind und auf Wunde fixiert werden. Verband muß so häufig angefeuchtet werden, daß er nicht austrocknet, sonst Verklebungsgefahr. **Anwendung:** bei septischen, großen und tiefen Wunden. **Nachteil:** hoher Arbeitsaufwand.

Hydrokolloid-, Hydrogelverbände

Selbstklebender, wasserabweisender, aus hydrophilen Quellstoffen bestehender Verband, z.B. Varihesive®, Comfeel®, Hydrosorb®, die auf dem Prinzip feuchter

Wundbehandlung basieren. Wundsekret wird aufgesaugt und bildet Gel; bei max. Aufsaugung bildet sich Blase und farbliche Veränderung. Fördert Wundreinigung und Wundheilung durch Bildung einer feuchten Kammer. **Anwendung:** schlecht heilende Wunden wie Dekubitus, Ulcus cruris. **Vorteile:** Verband kann mehrere Tage belassen werden, ist wasserabweisend (Duschen möglich, günstig bei Inkontinenz), schonender VW, beschleunigter Wundheilungsprozeß, niedrige Infektionsrate, geringer Arbeitsaufwand.

Nachteil: Keine Anwendung bei sehr stark infizierten septischen Wunden (Sepsisgefahr), sehr tiefen Wunden, z.B. freiliegende Knochen und Infektion mit anaeroben Keimen (Keime, die sich ohne Sauerstoff vermehren). Evtl. ungewohnt für Pflegekraft.

Anwendung
- Prinzip wie aseptischer Verbandwechsel (☞ 3.2.2). Gebrauchsanweisung lesen
- Richtige Größe: Wunde abschätzen. Verband muß Wunde um 1–2 cm überragen. Es gibt verschiedene Verband-Größen und -Formen
- Tiefe Wunden: mit spezieller Paste, z.B. Varihesive®, oder Sorbalgon®-Kompressen füllen. Wundgrund muß Kontakt zu Pflaster haben. Bei Spülung nicht entfernte Gewebeteile belassen
- Aufbringen: vorher aseptische Wundreinigung (☞ 3.2.2) und Wundvorbereitung, Schutzpapier des Verbandes entfernen, Verband auf Wunde auflegen, keine großen Luftblasen einschließen, Pflaster mit flacher Hand 2–3 Min. mit leichtem Druck auf Wunde drücken; keine weitere Fixierung nötig
- VW: Verband belassen bis Verfärbung und Blase entsteht. Anfangs oft 2 x tägl., in der Regel VW nach 3–5 Tagen, max. nach 7 Tagen.

3.2.2 Aseptischer Verbandwechsel

Aseptische (keimfreie) Wunden: z.B. nicht infizierte Operationswunden, auch z.B. PEG, suprapubischer Blasenkatheter, Venenzugang mit Verweilkanüle. Nach Operation Wunde bis 2. Tag belassen, wenn keine Entzündungszeichen, VW bei trockener, unauffälliger Wunde tägl., oder auf Arztanordnung alle 2–3 Tage (z.B. PEG, suprapubischer Blasenkatheter).

Material
- Tablett, Verbandswagen
- Schutzkittel, sterile Handschuhe, Einmalhandschuhe, evtl. Mundschutz, Händedesinfektionsmittel, Hautdesinfektionsmittel
- Steriles Verbandsmaterial (z.B. Kompressen, Tupfer)
- Unsteriles Verbandsmaterial (z.B. Mullbinden)
- Sterile Instrumente (2 anatomische Pinzetten, Schere, Spatel)
- Salbe, Pflasterlösungsmittel, NaCl 0,9 %
- Abwurfschale, Abfalleimer.

! Sterile Materialien

Alle Materialien, die direkt oder indirekt, z. B. Schere, mit Wunde in Verbindung kommen, müssen steril sein.

Durchführung

- Zwei Pflegepersonen
- Sterile und unsterile Arbeitsfläche schaffen. Materialien vorbereiten
- Zu Pflegenden informieren, bequem lagern, vor Blicken anderer schützen
- Hygienische Händedesinfektion (☞ 2.10.1), Schutzkittel, unsterile Handschuhe anziehen, bei Abwehrschwäche evtl. Mundschutz
- Verband bis auf Wundauflage lösen, evtl. Pflasterlösungsmittel verwenden. Handschuhe und Verband verwerfen
- Sterile Handschuhe anziehen, Wundauflage mit steriler Pinzette entfernen, bei Verklebung mit NaCl 0,9 % lösen, Pinzette und Wundauflage verwerfen
- Wunde, Wundumgebung und evtl. Schlauch (z. B. bei PEG) desinfizieren, Hautdesinfektionsmittel bei trockener, unauffälliger Wunde. Von innen nach außen reinigen (☞ Abb. 3.8), für jeden Wisch einen Tupfer, evtl. Salbe mit sterilem Spatel auftragen
- Wunde inspizieren
- Wundabdeckung auflegen und fixieren, z. B. Fixomull®, Stretchmull, auf guten Sitz kontrollieren, Schlauch (bei PEG) tunneln
- **Nachsorge:** Material hygienisch entsorgen, aufräumen, zu Pflegenden evtl. lagern, hygienische Händedesinfektion, Zustand der Wunde und durchgeführte Maßnahme dokumentieren.

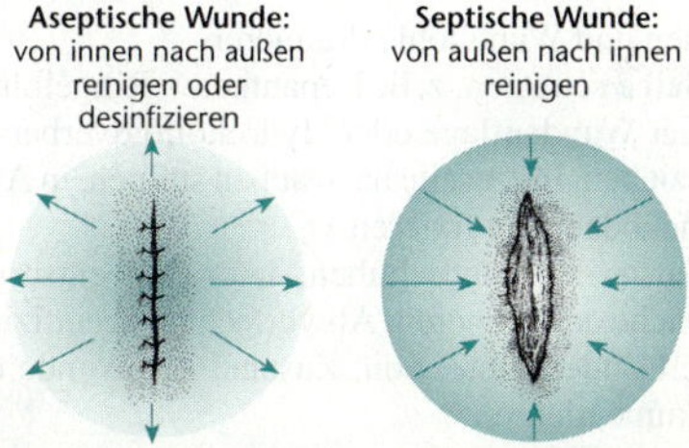

Abb. 3.8: Prinzip der Wundreinigung [L 215]

3.2.3 Septischer Verbandwechsel

Septische Wunden sind sekundär, ohne Naht vom Wundgrund aus heilende Wunden, infizierte Wunden, z. B. Dekubitus, Ulcus cruris. Wundversorgung je nach Wundheilungsphase und auf Arztanordnung.

Materialien: Wie bei aseptischem VW (☞ 3.2.2), evtl. Materialien zur Wundspülung (☞ unten).

3

Durchführung

- Zwei Pflegepersonen
- Zu Pflegenden informieren, bequem lagern, vor Blicken anderer schützen, für geeignete Unterlage sorgen, Materialien bereitlegen, bei Schmerzen 20–30 Min. vor VW Schmerzmedikation (nach Arztanordnung)
- Zuerst aseptische Wunden versorgen
- Hygienische Händedesinfektion, Schutzkittel, bei Abwehrschwäche evtl. Mundschutz
- Unsterile Handschuhe anziehen, Verband bis auf Wundauflage entfernen und mit Handschuhen verwerfen
- Sterile Handschuhe anziehen und Wundauflage mit steriler Pinzette entfernen und verwerfen
- Evtl. Wundspülung (☞ unten)
- Mit sterilen Tupfern von außen nach innen reinigen (☞ Abb. 3.8), schmierige Beläge vorsichtig wegwischen. Für jeden Wisch einen Tupfer
- Wunde inspizieren
- Evtl. sterile Handschuhe wechseln oder mit steriler Pinzette ggf. Medikament in Wunde einbringen z. B. zur enzymatischen Wundreinigung oder Granulationsförderung
- Evtl. Wundtaschen und Wundhöhle drainieren
- Wundrand mit Salbe schützen, z. B. Bepanthen®, Ringelblumensalbe
- Wunde mit steriler Wundauflage oder Hydrokolloidverband abdecken
- Handschuhe ausziehen, Innenseite nach außen stülpen, in Abwurfbehälter verwerfen und Wundabdeckung fixieren
- Nachsorge: mit unsterilen Handschuhen Materialien entsorgen, zu Pflegenden lagern, Arbeitsfläche desinfizieren, Abwurfschale desinfizieren und sterilisieren, hygienische Händedesinfektion, Zustand der Wunde und durchgeführte Maßnahmen dokumentieren.

Wundspülung

Indikationen

Bei infizierten Wunden in Reinigungsphase zur Entfernung von Eiter, Wundsekret, Gewebetrümmern, gelösten Nekrosen, bei ausgetrockneten Wunden.

Material

Wie bei aseptischem VW (☞ 3.2.2), zusätzlich: sterile 20-ml-Spritze, sterile Knopfkanüle, Spülkatheter, sterile Spülflüssigkeit, Nierenschale, Zellstoff, wasserdichte Unterlage.

Spülflüssigkeit

- NaCl 0,9 % in Reinigungsphase
- Ringerlsg. in Granulationsphase
- Desinfizierende Flüssigkeiten, z.B. H_2O_2 (Wasserstoffsuperoxyd), Betaisodona®-Lsg. nur kurzfristig einsetzen (schädigen auch gesundes Gewebe). Immer mit NaCl 0,9 % nachspülen.

Durchführung

- Zu Pflegenden informieren, entspannt lagern, evtl. vorher Schmerzmedikamente, Bettschutz unterlegen, Materialien bereitstellen
- Wunde mit dosiertem Strahl spülen, Bespritzen der Wundumgebung vermeiden
- Wundtaschen mit Knopfkanüle spülen und beurteilen
- Ablaufende Flüssigkeit mit Nierenschale, Zellstoff wundnah auffangen
- Spülflüssigkeit aus Wunde mit sterilem Tupfer entfernen.

Tips, Tricks & Fallen

- Aseptische Wunde immer vor der septischen Wunde versorgen, um Keimverschleppung zu vermeiden
- Keine Materialien ins Bett wegen Gefahr der Keimverschleppung.

3.2.4 Behandlung von Dekubituswunden

Dekubitus ☞ 12.2.1. Behandlung von Dekubituswunden immer nach Arztanordnung.

Dekubitusbehandlung Grad 1

Umschriebene, nicht wegdrückbare Hautrötung.

- Absolute Druckentlastung bis zum Verschwinden der Rötung
- Keine lokale Wärme (Hyperämisierung), keine Massagen wegen zu starker Reizung
- Beobachten.

Dekubitusbehandlung Grad 2

Blasenbildung, oberflächliche Hautdefekte.

- Absolute Druckentlastung
- Wegen Infektionsgefahr Hautblase geschlossen halten und steril mit Kompresse abdecken
- Bei Infektion wird Blase von ÄrztIn steril geöffnet. Aseptischer Wundverband
- Bei oberflächlicher Hautschädigung: aseptischer Wundverband, z.B. Branolind®-Wundauflage.

Dekubitusbehandlung Grad 3 und 4

Defekt aller Hautschichten und Nekrosen bis zur Knochenhaut bzw. mit Knochenbeteiligung

- Absolute Druckentlastung
- Bei Infektion immer Wundabstrich (durch ÄrztIn)
- Reinigungsphase unterstützen:
  - Nekrosen nur durch ÄrztIn abtragen lassen
  - Enzymatisch reinigen, z.B. mit Iruxol®, Fibrolan®. Wunde und Wundtaschen mit NaCl 0,9 % spülen
  - Feuchtverbände, Hydrokolloidverbände, Kohleaktivfilter, Schaumstoff
  - Systemische Antibiotikatherapie
- Granulationsphase unterstützen: Spülen nur noch mit Ringerlsg., keine Enzyme (schädigen Granulationsgewebe), Feuchtverbände, Hydrokolloidverbände, Verbände mit Wundauflagen, z.B. Branolind®. Keine Schaumstoffe und Aktivkohlefilter, trocknen aus
- Epithelisierungsphase unterstützen: sterile Wundabdeckung, keine verklebenden Verbände, Hydrokolloidverbände, Wundauflagen
- VW je nach Sekretmenge und Wundheilungsphase: anfangs 3–4 x tägl., später 2 x tägl., VW Hydrokolloidverband ☞ 3.2.1. Bei großen Defekten evtl. Hauttransplantation erforderlich.

! Verboten

- Baden wegen Keimverschleppung. Ausnahme: Hydrokolloidverband
- Druckbelastung
- Lokale Antibiotika: führen evtl. zu Allergie, Resistenz, Reizung, zerstören Granulationsgewebe
- Zinkpasten für Wundrand (trocknen aus)
- Eisen und Fönen.

3.2.5 Wundbehandlung bei Unterschenkelgeschwür (Ulcus cruris)

Ulcus cruris ☞ 6.3.5. Wundbehandlung nach Arztanordnung.

- Aseptischer VW (☞ 3.2.2)
- Häufigkeit des VW nach Arztanordnung. In der Reinigungsphase mehrmals tägl., in der Granulationsphase alle 2 Tage. Hydrokolloid- oder Hydrogelverband ☞ 3.2.1
- Evtl. vorher Schmerzmittelgabe
- Reinigungsphase: Wundspülung mit NaCl 0,9 %, enzymatische Wundreinigung, Hydrokolloidverband
- Evtl. chirurgische Abtragung der Nekrosen durch ÄrztIn
- Granulationsphase: Ringerlsg., keine enzymatische Wundreinigung, Hydrokolloidverband

- Bei Infektion: Wundabstrich und systemische Antibiotikatherapie
- Wundrand: keine Zinkpasten, trocknen aus. Besser: Ringelblumensalbe, Bepanthen®
- Fußbad nach Arztabsprache wegen Gefahr der Keimverschleppung, Wundrandaufweichung
- Wundzustand beobachten und dokumentieren.

Tips, Tricks & Fallen
Ohne operative Therapie (Varizenentfernung) oder Kompressionstherapie heilt kein Ulcus cruris.

3

3.3 Injektionen und Infusionen

3.3.1 Injektionen

Injektion = Einspritzung eines sterilen Medikamentes in Gewebe oder Blutbahn mit steriler Spritze und Kanüle. Ärztliche Tätigkeit, die nur unter bestimmten Voraussetzungen delegiert werden darf.

Injektionsarten

Je nach Ort, in den das Medikament injiziert wird: intramuskuläre (i. m., in einen Muskel), subcutane (s. c., unter die Haut), intradermale (in die Haut, z. B. für Allergietestung), intravenöse (i. v., in eine Vene) Injektion (☞ Abb. 3.9). Außerdem gibt es noch intraarterielle (in Arterie) und intraartikuläre (in Gelenk) Injektionen, kommen aber in der Altenpflege kaum vor.

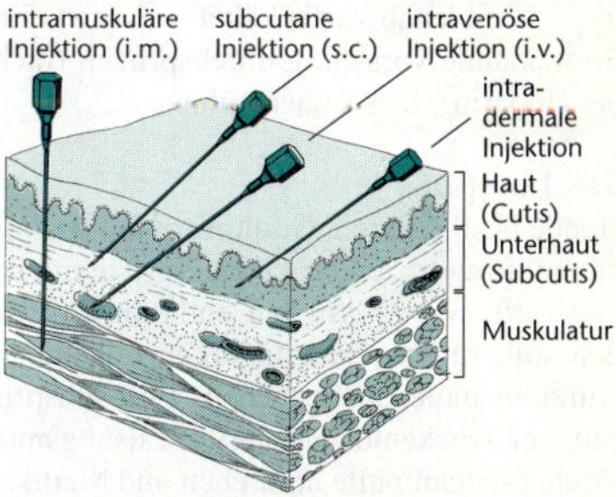

Abb. 3.9: Die 4 Injektionsarten [L 190]

Delegationsvoraussetzung

- Schriftliche ärztl. Verordnung muß vorliegen
- Nur s. c. und i. m. Injektion in Gesäß oder Oberschenkel dürfen an Pflegepersonen delegiert werden
- Pflegekraft muß Fachkompetenz und Examen besitzen. ÄrztIn muß sich von Fachkompetenz überzeugen
- Einverständnis der Pflegekraft (darf Durchführung ablehnen)
- Einverständnis von zu Pflegendem.

Regeln bei allen Injektionen

- Vorher immer Hände desinfizieren
- Hautdesinfektion (Einwirkzeit beachten)
- Sterile Materialien und steriles Arbeiten
- Keine Zugluft, kein Niesen, Husten auf Injektionsstelle
- Nicht in entzündetes, ödematöses, vernarbtes oder auffälliges Gewebe injizieren
- 6-R-Regel (☞ 4.1.4) zweimal durchführen: beim Richten der Spritze, bei Verabreichung)
- Verfallsdatum, Lagerung, Trübung, Verfärbung, Ausflockung beachten.

Injektionslösung aufziehen

Glasampulle

Hände desinfizieren, Injektionslsg. aus Ampullenhals klopfen, evtl. Ampullensäge desinfizieren, Ampullenhals desinfizieren (Einwirkzeit beachten), aufsägen oder mit einem Tupfer aufbrechen (☞ Abb. 3.10), Injektionslösung mit Aufziehkanüle aufziehen, dabei nicht an den oberen Ampullenrand kommen (unsteril), Spritze luftleer machen, Kanüle wechseln, Aufziehkanüle per Hand in Kanülenabwurfbehälter verwerfen, Spritzkanüle vorsichtig durchspritzen (nicht bei Heparin), Dosis überprüfen.

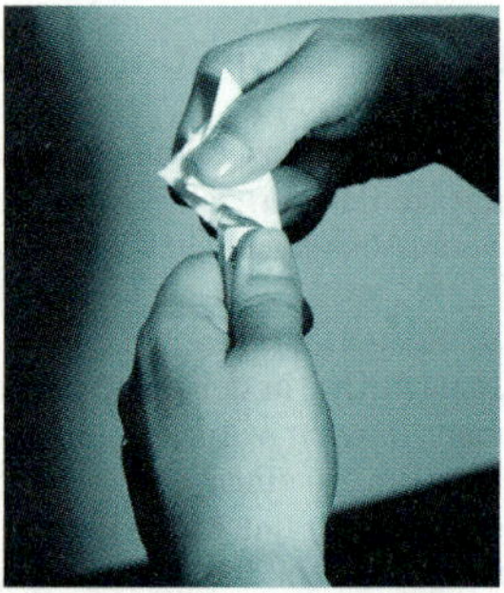

Abb. 3.10: Ampullenkopf und -hals mit dem Tupfer umfassen und mit dem Zeigefinger als Hebel abbrechen [K 183]

Stechampulle

Hände desinfizieren, Gummistopfen desinfizieren, Einwirkzeit beachten. Spritze mit soviel Luft, wie Flüssigkeit entnommen werden soll, füllen, Gummistopfen mit dünner Aufziehkanüle durchstechen, Luft einspritzen, bei Trockenlösung steriles Lösungsmittel einspritzen und Medikament auflösen, Stechampulle umdrehen und Medikament aufziehen, Luftblasen zum Kanülenansatz klopfen und herausspritzen, Aufziehkanüle per Hand in Kanülenabwurfbehälter, Spritzkanüle steril aufsetzen, luftleer machen. Keine Kanüle im Gummistopfen belassen (Keimverschleppung). Datum bei Erstentnahme auf Stechampulle vermerken.

Tips, Tricks & Fallen

- Kanülen immer in verschließbaren Kanülenabwurfbehälter verwerfen
- Kanülenabwurfbehälter muß laut Unfallverhütungsvorschrift vom Arbeitgeber bereitgestellt werden.

3.3.2 Subcutane Injektion (s. c.)

Indikation: Verabreichung wässriger Lsg. in das Fettgewebe, z.B. Heparin, Insulin
Kontraindikationen: Hautauffälligkeiten, Ödeme.
Injektionsort: Körperregionen mit ausgeprägter Subcutis: Bauchdecke, Oberschenkel, Oberarm. Ausweichstellen: Flanken, unterhalb Schulterblätter (☞ Abb. 3.11).
Material: Spritzentablett, Händedesinfektionsmittel, Hautdesinfektionsmittel, sterile Tupfer, geeignete sterile Spritze, steriles Medikament, eine sterile Aufziehkanüle, eine sterile Spritzkanüle (12, 16, 20 oder 25 mm), Kanülenabwurfbehälter, Abwurfschale.

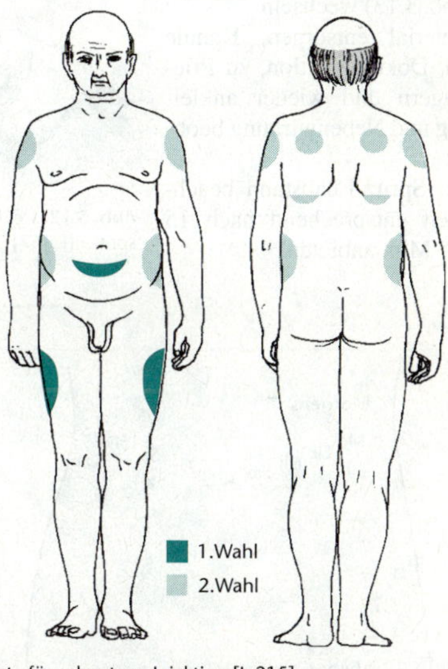

Abb. 3.11: Injektionsorte für subcutane Injektion [L 215]

Durchführung

- Information des zu Pflegenden, Einverständnis einholen
- Hygienische Händedesinfektion, Einwirkzeit beachten
- Hautdesinfektion, Einwirkzeit beachten. Nicht mit Tupfer nachwischen (Keimverschleppung)

- Ca. 2–3 cm dicke Hautfalte zwischen Daumen und Zeigefinger anheben, desinfizierte Hautstelle dabei nicht berühren (☞ Abb. 3.12)
- Mit „kurzem Ruck" in die Falte einstechen:
  - 12 und 16 mm Kanülen: im 90°-Winkel, senkrecht
  - 20 und 25 mm Kanülen: im 45°-Winkel, schräg
  - Einstichrichtung der Cutisstärke anpassen
- Langsam injizieren: 2 ml/Min.
- Kanüle zügig entfernen, Hautfalte loslassen, Einstichstelle mit Tupfer leicht komprimieren (leichte kreisende Bewegung)
- Keine Aspiration. Bei korrekter Lage und richtiger Anwendung von Kanülengröße ist versehentliche i. v. Injektion nicht möglich. Aspiration führt zu Gewebeschäden
- Einstichstellen regelmäßig nach Spritzenkalender (☞ Abb. 3.13) wechseln
- Nachsorge: Material entsorgen, Kanüle sicher entfernen, Dokumentation, zu Pflegenden evtl. lagern und wieder ankleiden, auf Wirkung und Nebenwirkung beobachten
- Bei Insulingabe: Spritz-Eßabstand beachten und Mahlzeit entsprechend nach 15 Min. bis max. 45 Min. anbieten.

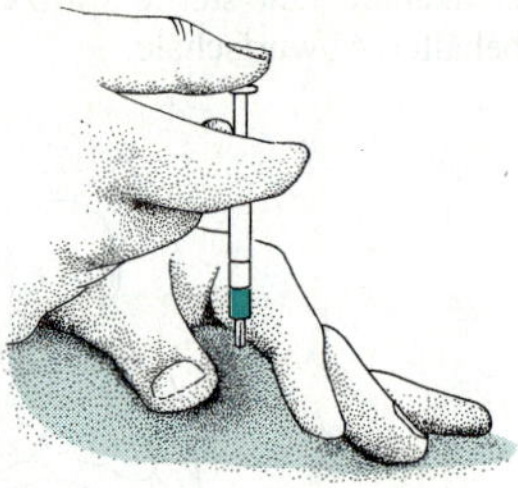

Abb. 3.12: s. c. Injektion mit Fertigspritze [L 157]

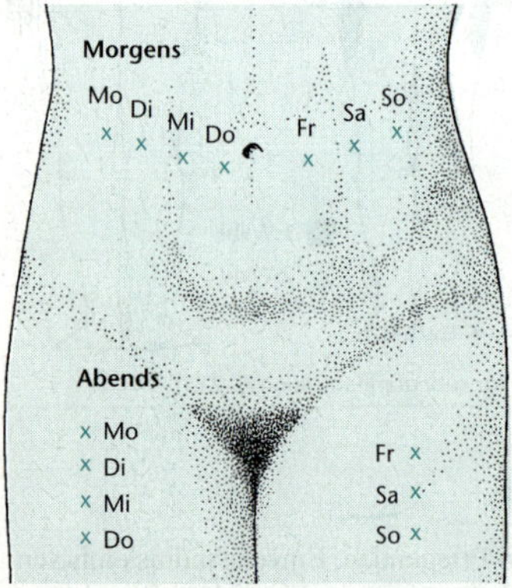

Abb. 3.13: Beispiel für einen Spritzenkalender für die Insulininjektion. Bevorzugte Bereiche sind Subcutis des Bauches und des Oberschenkels, weil sie bei der Selbstinjektion gut zu erreichen sind [B 169]

Komplikationen
- Gewebeschäden (Verhärtungen) bei häufigem Spritzen in die gleiche Stelle
- Gefäßverletzung (Hämatom): bei nicht korrektem Injizieren in die Hautfalte
- Infektion, Abszeß durch unsteriles Arbeiten
- Allergie: allergische Sofortreaktion, sofort ÄrztIn benachrichtigen.

Tips, Tricks & Fallen
- Die ausführende Pflegekraft hat Durchführungsverantwortung und ist bei Fehlern haftbar (☞ 1.7.1)
- In der ambulanten Pflege kann bei einer Insulininjektion auf Hautdesinfektion verzichtet werden
- Insulinspritzen: 1 ml = 40 IE (internationale Einheiten) oder 2 ml = 80 IE. **Vorsicht:** in der Schweiz 1 ml = 100 IE.
- Insulininjektionen möglichst vom alten Menschen selbst durchführen lassen.

3.3.3 Insulin mit PEN injizieren

PEN = Injektionshilfe für s.c. Injektion von Insulin mit sehr feinen Einmalnadeln, fast schmerzfreie Injektion. Ein PEN ist wie ein Füllfederhalter aufgebaut mit einer Insulinpatrone, z.B. 3 ml Inhalt, und einer Einmalkanüle. Jeder PEN funktioniert unterschiedlich, immer Gebrauchsanweisung lesen, z.B. OptiPen®, NovoPen®. Andere Einheitenzählung: 100 IE = 1 ml.

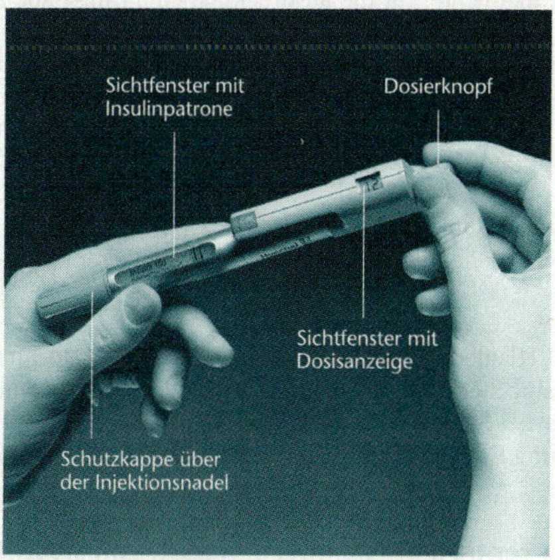

Abb. 3.14: Dosierung der Insulineinheiten im PEN. Mit dem Dosierknopf lassen sich je nach Ausführung die Einheiten in 1er, 2er oder 4er Schritten einstellen und im Sichtfenster kontrollieren [U 135]

Durchführung

- Immer zum Firmenprodukt passende Insulinpatrone verwenden
- Eß-Spritzabstand berücksichtigen
- Jede Person hat eigene Injektionshilfe
- PEN nie im Kühlschrank aufbewahren, Insulin kann aufschäumen (Luftblasen)
- PEN vor Gebrauch 10 x um 180° hin und her kippen
- PEN-Nadel aufsetzen und Spritzbereitschaft prüfen
- Meistens: Startknopf entsichern
- Dosis einstellen: Dosierknopf drehen, bis richtige Dosis im Anzeigenfenster erscheint
- Hände desinfizieren
- Hautdesinfektion, Einwirkzeit beachten
- Schutzkappe entfernen
- Hautfalte abheben, Injektionsort ☞ 3.3.2. 90°-Einstich in Hautfalte, Dosierknopf langsam bis Anschlag durchdrücken und bis 10 zählen
- Nadel aus der Haut ziehen, Hautfalte loslassen, Einstichstelle leicht mit Tupfer komprimieren
- Kanüle in Kanülenabwurfbehälter verwerfen
- Kanüle 1 x verwenden.

3.3.4 Intramuskuläre Injektion (i. m.)

Indikation: Medikamente, für die ausdrücklich eine i.m.-Gabe angeordnet ist, z.B. manche Antibiotika, Schmerzmittel, Vitaminpräparate
Kontraindikationen: Schock, erhöhte Blutungsneigung (z.B. unter Antikoagulantientherapie), Herzinfarkt (Muskeleinstich verändert Laborwerte für Diagnostik), geplante Lysetherapie zum Auflösen von Thromben, Ödeme, Hautauffälligkeiten.
Injektionsorte
- Ventroglutäal: Gesäßmuskulatur
- Oberschenkelmuskel: äußere Seite des Oberschenkels.

Material
Spritzentablett, Händedesinfektionsmittel, farbiges Hautdesinfektionsmittel, sterile Spritze, eine sterile Aufziehkanüle, eine sterile Spritzkanüle (30, 40, 50 oder 70 mm), steriles Medikament, sterile Tupfer, Heftpflaster, bei Hepatitis- und AI DS-Gefährdung Einmalhandschuhe, Kanülenabwurfbehälter, Abwurfschale.

Durchführung ventroglutäale Injektion nach von Hochstetter

- Information des zu Pflegenden, Einverständnis einholen
- Zur Muskelentspannung flache Seitenlagerung, oberes Bein leicht angewinkelt
- Pflegekraft steht hinter Rücken des zu Pflegenden

- Hygienische Händedesinfektion
- Sorgfältiges Aufsuchen der Injektionsstelle: Zeigefinger auf vorderen Darmbeinstachel, Mittelfinger auf höchste Stelle des Darmbeinkammes; Hand Richtung Vorderseite des Oberschenkels verdrehen, bis Handteller auf dem großen Rollhügel liegt und Mittelfinger um 2 cm unterhalb des Darmbeinkammes; in das untere Drittel zwischen beide Finger injizieren (☞ Abb. 3.15)

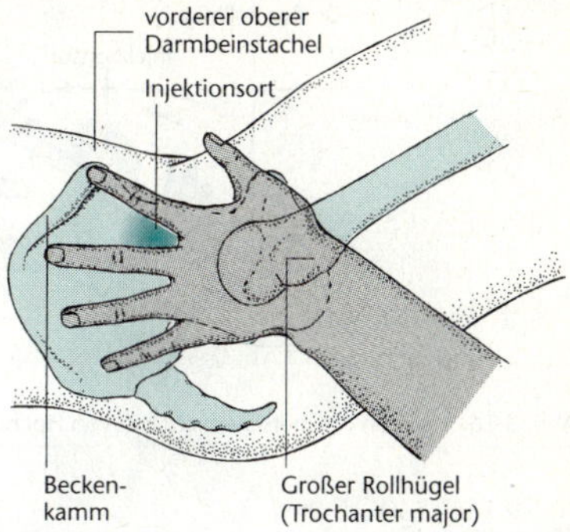

Abb. 3.15: Ventroglutröale Injektion nach von Hochstetter [B 169]

- Hautdesinfektion: desinfizieren, mit Tupfer wischen, nochmals desinfizieren, Einwirkzeit beachten
- Kanülengröße: bei Normalgewicht 50 mm, bei Untergewicht 30 oder 40 mm, bei Übergewicht 70 mm
- Haut etwas spannen
- Kanüle senkrecht (90°-Winkel) mit „kurzem Ruck" einstechen
- Senkrecht aspirieren; wenn kein Blut kommt, langsam injizieren (2 ml/Min.). Bei Aspiration von Blut: Injektion unterbrechen, neue Spritze, neues Medikament
- Wird Knochen getroffen, Kanüle 1 cm zurückziehen
- Gute Beobachtung von Wirkung und Nebenwirkung
- Bei Schmerzen, Kribbeln, Taubheitsgefühl (Verdacht auf Nervenverletzung): Injektion sofort unterbrechen, ÄrztIn informieren
- Kanüle zügig entfernen, Einstichstelle mit Tupfer komprimieren, Pflaster
- Nachsorge: Materialien entsorgen, Kanüle in Kanülenabwurfbehälter, bequeme Lagerung, Beobachtung, Dokumentation.

Durchführung Injektion in den Oberschenkel nach von Hochstetter

- Zu Pflegenden informieren, Einverständnis einholen
- Entspannte Rückenlage, keine Außenrotation des Beines
- Hyienische Händedesinfektion
- Aufsuchen der Injektionsstelle: Handkante an großen Rollhügel und Patella legen, eine gedankliche Linie ziehen (☞ Abb. 3.16). Einstichstelle in Mitte der Linie
- Hautdesinfektion mit farbigem Desinfektionsmittel
- Kanülengröße: 30 mm, 40 mm
- Kanüle senkrecht mit kurzem Ruck einstechen, aspirieren (in Gluteus maximus)
- Wenn kein Blut kommt, langsam injizieren
- Kanüle zügig entfernen, mit Tupfer leicht komprimieren (1 Min.), Pflaster
- Nachsorge: Materialien entfernen, Kanülen in Kanülenabwurfbehälter, bequeme Lagerung, Beobachtung, Dokumentation.

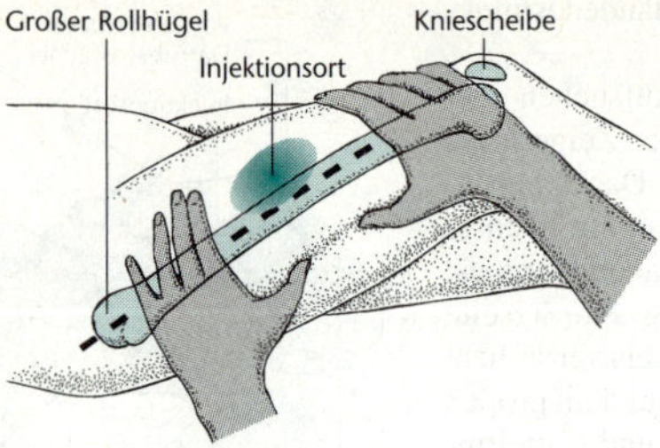

3

Abb. 3.16: Injektion in Oberschenkel nach von Hochstetter [B 169]

Komplikationen
Hämatome, Nervenverletzungen, Infektionen, Spritzenabszeß, Nekrosen, Kollaps z.B. aus Angst, Allergien.

Tips, Tricks & Fallen

- Es darf nicht mehr in den oberen, äußeren Quadranten, injiziert werden (Gefahr der Nervenverletzung)
- Pflegekräfte dürfen nicht in den Oberarmmuskel injizieren, Durchführung nur durch ÄrztIn
- Nie im Stehen injizieren: Unfallgefahr, Muskeln sind nicht entspannt
- Bei Unsicherheit die Injektionsdurchführung ablehnen.

3.3.5 Intravenöse Injektion

Durchführung nur durch ÄrztIn; Assistenz durch Pflegekraft.
Indikationen: Medikamente, die i. v. injiziert werden müssen; Verabreichung von Medikamenten, die schnell wirken sollen.
Injektionsorte: Ellenbeuge, Innenseite Unterarm, Handrücken, Fußrücken.
Material: Spritzentablett, Händedesinfektionsmittel, Hautdesinfektionsmittel, Einmalhandschuhe, Stauschlauch, Stütze oder Kissen zur Unterarmhochlagerung, Moltex, sterile Tupfer, 2 sterile Venenpunktionskanülen, sterile Spritze und Medikament, Pflaster.

Pflege und Assistenz

- Zu Pflegenden informieren, Einverständnis einholen, bequeme Rückenlagerung, Kleidung entfernen, Armhochlagerung, Moltex unter Arm, ausreichendes Licht
- Punktion der Vene durch ÄrztIn
- Assistenz: Materialien anreichen, zu Pflegenden beruhigen
- Nachsorge: Wirkung des Medikamentes beobachten sowie auf Nebenwirkungen bzw. Komplikationen achten, z.B. Übelkeit, Schwindel, Hitzewallung, Tachykardie, Dyspnoe, Schmerz, Bewußtsein, Nachblutung

- Entsorgung des Materials, Kanüle in Kanülenabwurfbehälter
- Dokumentation durch ÄrztIn.

3.3.6 Infusionen

Infusion = tropfenweises Einfließen einer sterilen Flüssigkeit in Gewebe oder Vene. Subcutane oder venöse Infusion.

- **s.c. Infusion:** Arztanordnung, Delegation der Durchführung an examinierte Pflegekraft möglich (Delegationsvoraussetzung ☞ 3.3.1)
- **i.v. Infusion:** Durchführung durch ÄrztIn, Assistenz durch Pflegekraft.

Infusionsflasche vorbereiten

- Hygienische Händedesinfektion
- 6-R-Regel (☞ 4.1.4); Verfallsdatum, Aussehen, Auffälligkeiten beurteilen
- Schutzkappe entfernen, Desinfektion des Verschlußgummis, Einwirkzeit beachten
- Infusionssystem aus steriler Verpackung entnehmen
- Rollklemme schließen und Einstichdorn in die Mitte des Verschlußgummis einstechen
- Flasche an Infusionsständer hängen und Tropfkammer durch mehrmaliges Drücken auf Tropfkammer ca. ⅔ füllen
- Bei Glasflasche Belüftungsventil öffnen, bei Plastikflasche geschlossen halten (Flasche zieht sich zusammen)
- Rollklemme öffnen und Schlauch luftleer füllen (sonst Luftemboliegefahr), Rollklemme wieder schließen
- Infusionsflasche beschriften: Name, Datum, Anfangszeit, Halbzeit, Ende der Laufzeit, evtl. Zusatz.

Infusionsgeschwindigkeit

Infusionsgeschwindigkeit durch Infusionsgerät (Infusomat) oder manuell einstellen. Manuell: durchlaufende Tropfen/Min. mit Sekundenzeiger zählen. 1 ml wäßrige Lsg. = 20 Tropfen.

Formel: Infusionsgeschwindigkeit

Infusionsmenge und -dauer sind angeordnet.

$$\frac{\text{Infusionsmenge in ml}}{\text{Infusionsdauer in Std.} \times 3} = \text{Tropfen/Min.}$$

Infusionsflasche wechseln

Wechsel der Infusionsflasche kann an Pflegekräfte delegiert werden.

- Bevor Tropfkammer leergelaufen ist, Rollklemme schließen
- Neue Infusionsflasche vorbereiten (☞ oben)
- Dorn aus der leeren Flasche herausziehen und in die Mitte des Verschlußgummis der neuen Flasche einstechen, auf Sterilität des Dornes achten

- Spiegel der Tropfkammer und System auf Luftleerheit überprüfen
- Tropfgeschwindigkeit einstellen
- Alle 24 Std. Infusionssystem wechseln.

Tips, Tricks & Fallen

Bei Handhabung eines Infusomaten ist nach Medizingeräteverordnung eine Einführung in die Bedienung notwendig.

3.3.7 Subcutane Infusion

Infusion in die Subcutis (Unterhautfettgewebe). Nur auf Arztanordnung. Verabreichung von max. 1000 ml isotonischer Lsg. (Ringerlsg., 0,9 % NaCl, 5 % Glukose) in 24 Std.

Indikationen: Flüssigkeitsaufnahme ergänzen; bei Exsikkosegefährdung Krankenhausaufenthalt vermeiden.

Kontraindikationen: Stoffwechselentgleisung, Störung der Blutgerinnung, Schock, Hämatome, Entzündungen, Hautauffälligkeiten.

Material: Tablett, sterile Infusionsflasche, steriles Infusionsbesteck, Händedesinfektionsmittel, sterile Tupfer und Kompressen, sterile Flügelkanüle oder 30-mm-Kanüle, breites Heftpflaster oder Braunülenpflaster, evtl. sterile 2-ml-Spritze und 1 Ampulle Kinetin® (erhöht die Resorptionsfähigkeit des Gewebes; Arztanordnung), wasserdichte Unterlage, Infusionsständer.

Durchführung

- Information des zu Pflegenden, Einverständnis einholen
- Situation einschätzen: Desorientiertheit, Angst, Unruhe, braucht Person ständige Betreuung?
- Blase entleeren lassen
- Bequeme Lagerung, Kleidung entfernen, wasserdichte Unterlage unter Infusionsstelle
- Hygienische Händedesinfektion
- Infusionsflasche vorbereiten, an Ständer hängen, Flügelkanüle anschließen und luftleer machen
- Hautdesinfektion der Einstichstelle (Oberschenkel, nach Arztabsprache auch Bauch), Einwirkzeit beachten
- Flügelkanüle im 45°-Winkel, längere Kanülen im 30°-Winkel in Hautfalte einstechen
- Kanüle sicher fixieren: 2 Zellstofftupfer unter Flügel legen, mit Kompressen abdecken, seitlich Pflasterstreifen oder Braunülenpflaster, Schlaufe legen
- Rollklemme öffnen und Tropfgeschwindigkeit einstellen
- Klingel in Reichweite
- Bei unruhigen und desorientierten Personen ständig beobachten, evtl. Sitzwache. Keine Fixierungsmaßnahmen
- Dokumentation

- Infusion entfernen: Rollklemme schließen, Kanüle schnell herausziehen, mit steriler Kompresse mit leichten kreisenden Bewegungen komprimieren, Pflaster. Besteck und Flasche sicher entsorgen.

Komplikationen
Infektionen durch unsteriles Arbeiten, Reizung des Gewebes, starke Ödeme und Schmerzen bei zu schneller Tropfgeschwindigkeit, Abknickung des Schlauches, Verletzungsgefahr.

3.3.8 Intravenöse Infusion

Infusion in die Vene (Unterarm, Handrücken, Ellenbeuge). Durchführung durch ÄrztIn. Assistenz und Pflege durch Pflegekraft.
Indikationen: Störungen des Wasser- und Elektrolythaushaltes, zur parenteralen Ernährung, Medikamentengabe.
Material: Tablett, Händedesinfektionsmittel, Einmalhandschuhe, Stauschlauch, Stütze oder Kissen zur Armhochlagerung, wasserdichte Unterlage, sterile Tupfer, 2 sterile Verweilkanülen (z.B. Braunülen 17 G/gelb, 18 G/grün), 10-ml-Spritze mit steriler 0,9%iger NaCl-Lsg. zum Durchspülen der Vene, braunes Pflaster oder Braunülenpflaster zum Fixieren, elastische Mullbinde, evtl. Einmalrasierer, sterile Pinzette, sterile Infusionslösung, steriles Infusionsbesteck, Infusionsständer.

Assistenz und Pflege

- Information des zu Pflegende, Einverständnis einholen
- Situation einschätzen: Angst, Unruhe, Desorientierung, braucht Person ständige Betreuung?
- Blase entleeren lassen
- Bequeme Rückenlagerung, Kleidung am Infusionsort (z.B. li. Arm) entfernen
- Für gutes Licht sorgen
- Evtl. Hautstelle rasieren
- Infusionsflasche und Tablett vorbereiten
- Anlegen der Infusion durch ÄrztIn, Anreichen von Materialien durch Pflegekraft
- Klingel in Reichweite
- Bei unruhigen und desorientierten Personen ständig beobachten. Keine Fixierungsmaßnahmen (verschlimmern Unruhe)
- Ist keine ständige Beobachtung gewährleistet, Behandlungsmaßnahme in der Altenpflege ablehnen
- Tägl. aseptischer VW des Verweilkanülenverbandes (Braunülenverband)
- Infusion entfernen: Rollklemme schließen, sterilen Tupfer auf Einstichstelle, Verweilkanüle herausziehen, mit Tupfer ca. 1 Min. komprimieren, Druckverband (Blutungsgefahr), Arm hochlagern oder noch etwas hochhalten, auf Nachblutung achten.

Komplikationen und Hilfen
- Infusion läuft para = neben die Vene (ödematöse Schwellung, Schmerzen): Infusion abstellen, ÄrztIn benachrichtigen, Infusion entfernen
- Thrombophlebitis durch Reizung der Venenwände oder Paralaufen: Infusion abstellen, durch ÄrztIn Infusion entfernen lassen, Armhochlagerung, Alkoholumschläge zum Kühlen, Heparinsalbenverband
- Infusion läuft nicht mehr. Nach Ursache suchen: Schlauch oder Arm abgeknickt? Läuft Infusion para (☞ oben)? Liegt Kanülenspitze an Veneninnenwand (Kunststoffkanüle ganz leicht bewegen)?

3.4 Sonden und Katheter

3.4.1 Transurethrale Katheterisierung

Ärztliche Tätigkeit, die an Pflegekraft mit Fachkompetenz delegiert werden darf. Hohes Infektionsrisiko für Harnwege und Nieren, deswegen strenge Indikationsstellung, absolut aseptisches Arbeiten und Infektionsprophylaxe beachten.

Indikationen: Diagnostik, Restharnbestimmung, Harnverhalten mit Abflußhindernis unterhalb Blase, Überlaufblase, Dekubitus bei Inkontinenten zur Verbesserung der Wundheilung, nach Operation im Urogenital- und Bauchbereich, zur Nierenfunktionskontrolle z.B. bei Exsikkose.
Kontraindikationen: Pflegeerleichterung, Inkontinenz (Ausnahme: Dekubitus), Harnröhrenverletzung, Penisverletzung, Entzündungen im Urogenitalbereich, Harnröhrenverengung, Tumoren.

Katheterarten
- PVC-Kunststoff-Einwegkatheter, meist für Katheteriesierung aus diagnostischen Gründen: Tiemann-Katheter für Männer, Nelaton-Katheter für Frauen
- Dauerkatheter (Ballonkatheter) aus Silikon, Latex mit Silikon beschichtet oder Latex: Tiemann-Dauerkatheter mit Ballon für Männer, Nelaton-Dauerkatheter mit Ballon für Männer und Frauen. Silikonkatheter bevorzugen: geringere Infektionsgefahr, weniger Inkrustierungen, gut verträglich
- Silberbeschichtete Katheter: geringere Infektionsgefahr, wenig Inkrustierungen, aber teuer.

Kathetergrößen
Durchmesser wird in Charrière (Ch) gemessen: 1 Ch = ⅓ mm.
- Frauen: 12–14 Ch
- Männer: 14–18 Ch

- Zu große Katheter können Schleimhaut schädigen, zu kleine Katheter verstopfen leicht z. B. bei Harngries (kleinste Nierensteine, ☞ 9.2.2).

Material

Händedesinfektionsmittel, Einmalhandschuhe, Utensilien für Intimpflege, kleines Kissen unter Gesäß bei Frau, wasserdichte Unterlage, Sichtschutz, 2 sterile Katheter (1 als Reserve), Schleimhautdesinfektionsmittel, z. B. Braunol® (nicht bei Jodallergie), steriles Urinauffanggefäß, 10-ml-Spritze mit sterilem Aqua destillata zum Blocken (kein NaCl: verkrustet), 1 geschlossenes und steriles Urinableitungssystem, 1 steriles Katheterset (enthält Schlitz- oder Lochtuch, Nierenschale, Tupferschale, 6 Tupfer für Frauen oder 3 Tupfer für Männer, 2 sterile Pinzetten), Abwurfbehälter, 3 sterile Handschuhe, evtl. steriles Gleitmittel mit Anästhetikum, Abfalleimer.

3

Katheterisierung der Frau

Legen eines Einmalkatheters

Vorbereitung

- Information des zu Pflegenden, Einverständnis einholen, gutes Licht, Intimsphäre schützen, Sichtschutz. Materialien bereit stellen, Assistenzperson zum Anreichen von Materialien. **Lagerung:** Rückenlagerung, Beine aufstellen, Füße seitlich versetzt, unter Becken kleines Kissen, wasserdichte Unterlage
- Schutzkittel, hygienische Händedesinfektion, Einmalhandschuhe
- Intimpflege durchführen (lassen).

Durchführung

- Katheterset unter aseptischen Bedingungen öffnen und zwischen Beine stellen
- Sterile Handschuhe anreichen lassen und anziehen, an re. Hand 2 Stück übereinander
- Evtl. Schlitztuch herausnehmen und Genitale abdecken, Assistenzperson darf am äußeren oberen Rand anfassen
- Assistenzperson tränkt 6 Tupfer mit Desinfektionsmittel
- Mit li. Hand Schamlippen spreizen
- Mit re. Hand von Symphyse zum Anus desinfizieren, Einwirkzeit beachten
- Jeder Tupfer 1 Wisch. Reihenfolge:
  - 1. und 2. Tupfer: große Schamlippen re. und li.
  - 3. und 4. Tupfer: kleine Schamlippen re. und li.
  - 5. Tupfer: Harnröhrenmündung
  - 6. Tupfer: auf Vaginalöffnung legen
- Tupfer in Nierenschale abwerfen
- Li. Hand spreizt weiter Schamlippen
- Re. Hand: oberen Handschuh durch Assistenzperson ausziehen lassen

- Katheter anreichen lassen: wie Bleistift zwischen Zeigefinger und Daumen fassen, ca. 5 cm unterhalb Katheterspitze
- Katheter einführen. Sobald Urin fließt, nicht weiterschieben
- Urin in steriles Auffanggefäß ableiten, ggf. Laborröhrchen füllen
- Katheteröffnung mit Zeigefinger verschließen, Katheter entfernen, Tupfer aus Vaginalöffnung entfernen
- Nachsorge: Intimpflege, Dokumentation, Urinröhrchen beschriften, evtl. Begleitzettel ausfüllen, aufräumen, hygienische Händedesinfektion.

Legen eines transurethralen Dauerkatheters

Durchführung
- Vorbereitung ☞ Einmalkatheter
- Durchführung bis einschließlich Desinfektion wie Einmalkatheter
- Assistenzperson verbindet Dauerkatheter aseptisch mit sterilem, geschlossenem System
- Assistenzperson gibt evtl. bei trockenen Schleimhäuten steriles Gleitmittel auf Katheterspitze, Katheter 5 cm unterhalb Spitze fassen, unter leichten drehenden Bewegungen einführen bis Urin fließt, dann noch 2–3 cm weiterschieben
- Urinableitungssystem am Bett unter Blasenniveau befestigen
- Assistenzperson blockt Katheter mit 5–10 ml Aqua destillata
- Katheter zurückziehen und Lage prüfen
- Nachsorge ☞ Einmalkatheter.

Katheterisierung des Mannes

Legen eines Einmalkatheters

Vorbereitung
- Information des zu Pflegenden, Einverständnis einholen, gutes Licht, Intimsphäre schützen, Sichtschutz, Materialien bereit stellen, Assistenzperson zum Anreichen von Materialien, einfache Rückenlagerung, wasserundurchlässige Unterlage
- Schutzkittel, hygienische Händedesinfektion, Einmalhandschuhe
- Intimpflege durchführen (lassen).

Durchführung
- Hände desinfizieren, sterile Handschuhe (re. 2 Handschuhe übereinander). Alternative: sterile Pinzette
- Lochtuch vorlegen und Vorhaut zurückziehen
- Penis zwischen Ring- und Mittelfinger der li. Hand nehmen, Urethraöffnung durch leichten Druck von Daumen und Zeigefinger spreizen. Li. Hand verbleibt so bis Ende der Katheterisierung
- Desinfektion mit re. Hand, für jeden Wisch 1 Tupfer:
  - 1. und 2. Tupfer: Eichel
  - 3. Tupfer: Harnröhrenmündung

- Ca. 8 ml Gleitmittel in Harnröhreneingang geben. Einwirkzeit 5–10 Min.
- Überschüssiges Gleitmittel abtupfen, erneut desinfizieren
- Re. oberen Handschuh durch Assistenzperson ausziehen lassen
- Katheter anreichen lassen und ca. 5 cm unterhalb Spitze fassen, Penis mit li. Hand gerade nach oben strecken, Kaheter ca. 10–15 cm einführen. Penis fußwärts absenken und Katheter weiterschieben, bis Urin fließt
- Urin in Auffanggefäß abließen lassen, ggf. Laborröhrchen füllen
- Katheterende mit Zeigefinger verschließen und gleichmäßig zurückziehen
- Nachsorge: Intimpflege, Vorhaut wieder vorschieben (sonst Gefahr der Abschnürung), Dokumentation, Urinröhrchen beschriften, evtl. Begleitzettel ausfüllen, aufräumen, hygienische Händedesinfektion.

Legen eines Dauerkatheters

Durchführung

Vorbereitung ☞ Legen eines Einmalkatheters.

- Bis Eintropfen des Gleitmittels in Harnröhre und nachfolgende Desinfektion wie bei Einmalkatheter
- Oberen re. Handschuh ausziehen
- Assistenzperson verbindet Katheter aseptisch mit Urinableitungssystem
- Katheter ca. 5 cm unterhalb Spitze fassen, Penis mit li. Hand nach oben strekken und Katheter einführen und nachschieben (10–15 cm), Penis fußwärts senken und Katheter weiterschieben, bis Urin fließt
- Katheter noch ca. 2 cm weiterschieben
- Assistenzperson blockt Katheter mit 5–10 ml Aqua destillata
- Katheter vorsichtig bis Widerstand zurückziehen
- Intimpflege, Vorhaut wieder vorschieben
- Nachsorge ☞ Einmalkatheter.

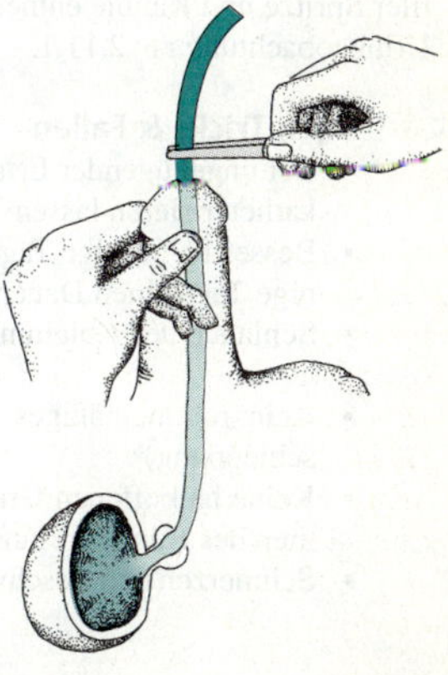

Abb. 3.17: Legen eines Blasenkatheters [L 157]

Tips, Trick & Fallen

Bei Harnverhalt (überfüllte Blase): Urin nicht im Schuß entleeren, nach ca. 500 ml Katheter abklemmen, ca. 1 Std. Pause, sonst Gefahr einer Blasenschleimhautblutung.

Dauerkatheter entfernen

Bei Katheterwechsel, wenn keine Indikation mehr vorhanden, Arztabsprache.

- Nierenschale zwischen Beine des zu Pflegenden stellen
- Einmalhandschuhe anziehen

- Sterile Spritze (10 ml) auf Ballonleitung aufsetzen
- Ballon entleeren
- Katheter mit leichtem Zug entfernen
- Katheter in Handschuh stülpen, abwerfen
- Bei Widerstand: Vorgang unterbrechen, ÄrztIn benachrichtigen. Nicht fest ziehen (Verletzungsgefahr).

Pflege bei liegendem Katheter

3

- Nur geschlossenes Urinableitungssystem verwenden. System immer geschlossen halten, auch mit Beinbeutel
- Urinauffangbeutel unter Blasenniveau hängen, sonst Urinrückfluß
- Öffnen nur unter strenger Asepsis und Indikation, z.B. Blaseninstillation
- Einmalhandschuhe anziehen und Urinablaßhahn vor dem Öffnen desinfizieren (darf nicht mit Auffanggerät in Berührung kommen)
- 2 x tägl. Intimpflege und Katheterschlauch mit Waschemulsion reinigen
- 2 x tägl. Harnröhrenöffnung und Katheter mit Schleimhautdesinfektionsmittel, z.B. Betaisodona®, desinfizieren
- Spülung „von oben": mind. 2 l/24 Std. trinken
- Wechsel von Katheter und System nach Vorschrift (Arztanordnung, Herstellerhinweis beachten), Silikonkatheter nach 2, spätestens 3 Wochen
- Urin zu Untersuchungszwecken an vorgesehener Urinabnahmestelle mit steriler Spritze und Kanüle entnehmen
- Urinbeobachtung ☞ 2.11.1.

Tips, Tricks & Fallen

- Bei ungenügender Erfahrung und Unsicherheit Männer durch ÄrztIn katheterisieren lassen
- Besser für wenige Tage 2–3 x tägl. Einmalkatheterisieren als für wenige Tage einen Dauerkatheter legen
- Schlauch des Ableitungssystem wegen Druckgefahr nicht unter Knie legen
- Kein routinemäßiges Spülen der Blase zur Prophylaxe (Keimeinschleppung)
- Keine halboffenen Urinableitungssysteme mehr verwenden (Richtlinien des Bundesgesundheitsamtes)
- Schmerzen und Beschwerden des zu Pflegenden immer ernst nehmen.

3.4.2 Suprapubische Katheterisierung

Supra = oberhalb, os pubis = Schambein. Der suprapubische Katheter wird durch die Bauchdecke oberhalb des Schambeines in die Harnblase eingebracht und an ein geschlossenes Urinauffangsystem angeschlossen (☞ Abb. 3.18). Katheter wird an Bauchdecke fest genäht oder durch Ballon fixiert, evtl. äußere Fixierplatte. **Vorteile:** geringes Infektionsrisiko, bessere Toleranz und Akzeptanz, gleichzeitiger Toilettengang gut möglich, Intimbereich ist nicht so betroffen.

Indikationen: Harnverhalt, Restharn, Nierenfunktionskontrolle, Operation im Urogenitalbereich, Stenosen, Tumoren, Harnröhrenverletzung.

Vorbereitung
- Zu Pflegenden informieren, Einverständnis einholen
- Assistenzperson organisieren
- 2–3 Std. vor Eingriff keine Blasenentleerung
- 1 Std. vorher: Harnblase auffüllen, viel trinken (1000 ml)
- Unterbauch bis zum Nabel rasieren, z.B. mit Einmalrasierer.

Durchführung: ÄrztIn in Klinik oder urologischer Ambulanz.

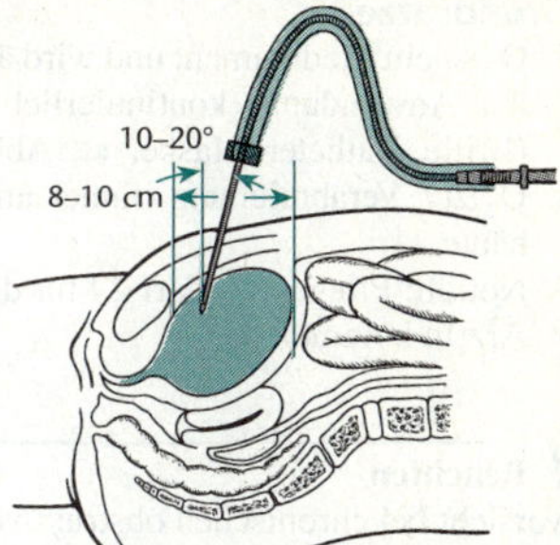

Abb. 3.18: Prinzip des suprapubischen Katheters [L 157]

Pflege eines suprapubischen Katheters
- In der 1. Woche: 1 x tägl. aseptischer Verbandswechsel. Danach alle 2–3 Tage bei trockener, unauffälliger Wunde (☞ 3.2.2):
  - Einstichstelle, Schlauch und ggf. Fixierplatte mit Hautdesinfektionsmittel desinfizieren
  - Mit zwei gegenüberliegenden sterilen Schlitzkompressen abdecken
  - Fixierung durch Fixmull, Stretchmull: Schlauch tunneln
  - Alternative: steriler Transparentverband
  - Wenn keine Fixierplatte vorhanden: Schlaufe legen
- Bei infizierter Wunde: Wundversorgung auf ärztl. Anordnung, z.B. Betaisodana®-Lsg. oder -Salbe
- Schlauch darf nicht abknicken
- Urinbeobachtung ☞ 2.11.1
- Spülung „von oben", mind. 2 l Flüssigkeit/24 Std. trinken
- Verbindungen des Harnableitungssytems nicht trennen
- Katheterwechsel nach Arztanordnung
- Auf gute Fixierung achten.

3.4.3 Sauerstoff (O_2) verabreichen

Zur Anreicherung der Einatmungsluft mit O_2

Indikationen: akute Atemnot, Herzerkrankungen, Lungenerkrankungen, Vergiftungen, Schock, Anämien.

Grundsätze

- O_2 ist ein Medikament und wird ärztlich verordnet: Dosierung (l/Min.), Dauer der Anwendung (kontinuierlich oder intermittierend), Insufflationssystem (Brille, Katheter, Maske, ☞ Abb. 3.19)
- O_2 zur Verabreichung immer anfeuchten, verringert Reizung der Schleimhäute
- Notfall: Pflegekraft darf 2 l für die Dauer von max. 10 Min. verabreichen bis ÄrztIn kommt.

3

! Beachten

Vorsicht bei chronischen obstruktiven Lungenerkrankungen, z. B. Asthma bronchiale, Lungenemphysem, Atemwegsstenosen, chronischer Bronchitis, (☞ 7.2.2, 7.2.3): Körper hat sich an den O_2-Mangel gewöhnt. Relativ hoher CO_2-Gehalt im Blut stimuliert Atemzentrum im Gehirn. Bei O_2-Zufuhr sinkt CO_2-Gehalt im Blut, Atemanreiz fällt weg. Folge: Atemstillstand.

O_2-Quellen

O_2-Flaschen (blau, ☞ Abb. 3.20) enthalten 100%igen O_2 in komprimierter Form. Flaschen (2, 5, 10 oder 50 l) stehen unter Druck (150–200 bar). O_2-Geräte, die O_2 aus der Umgebungsluft isolieren und abgeben, sind praktisch, aber teuer. Zentrale Reservoirs über Wandanschlüsse geben 100%igen O_2 ab (moderne Intensivpflegebereiche, Krankenhaus).

Verabreichungsformen (Insufflationssysteme)

☞ Abb. 3. 19

- **O_2-Nasensonde mit Schaumstoffpolsterung:** 1 cm in Nase vorschieben, seitlich mit Sondenpflaster fixieren. Verabreichung geringer Sauerstoffmengen. Nachteile: verrutscht leicht, irritiert Nasenschleimhaut
- **O_2-Brille mit und ohne Schaumstoffpolsterung:** Einflußstutzen in Nasenlöcher einführen und Schlauchschlaufen wie Brille hinter Ohren befestigen. Verabreichung bei Dauerinhalationen von kleinen O_2-Mengen. Nachteil: kann als einschränkend erlebt werden, ohne Schaumstoffpolster kann O_2 an Umgebungsluft verloren gehen
- **O_2-Maske:** wird auf Nase und Mund gesetzt, Ausatmungsluft entweicht über seitliche Öffnungen. Verabreichung nur bei größeren O_2-Mengen (6–10 l/Min.). Zu niedrige O_2-Gaben können zum Stau von CO_2 führen. Nachteil: große Einschränkung, Beengungsgefühle.

Vorbereitung bei O_2-Gabe (Flasche)

- **Material:** betriebsbereite O_2-Flasche, steriles Aqua destillata und steriler Behälter oder Aquapack (Einmalbehälter), steril verpackte O_2-Brille, O_2-Sonde, O_2-Katheter, Maske, ggf. Pflaster, Kurzzeitwecker, Nasenpflegeset, Händedesinfektionsmittel, Zellstoff

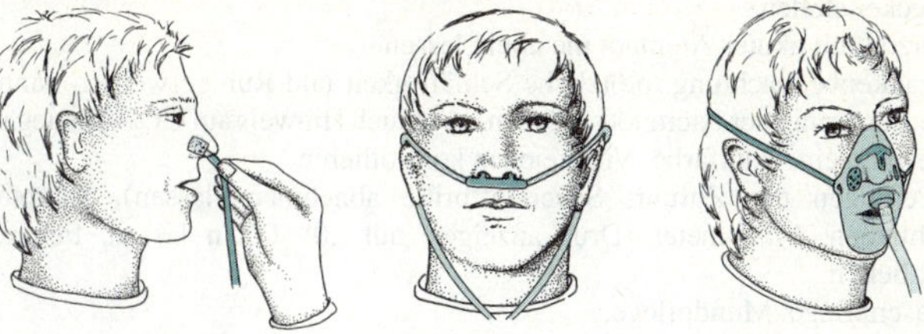

Abb. 3.19: O_2-Sonde, -Brille, -Maske [L 157]

- O_2-Gerät vorher überprüfen, erst vor der O_2-Verabreichung steriles Gefäß mit sterilem Aqua destillata füllen oder Aqua Pack anschrauben.
- Zu Pflegenden informieren, auf Ängste eingehen
- Oberkörper hochlagern (armunterstützt)
- Nasenpflege: schneuzen lassen, Nasengänge reinigen, keine fettende Nasensalbe
- Evtl. Mundpflege und Mund-Rachen-Raum absaugen.

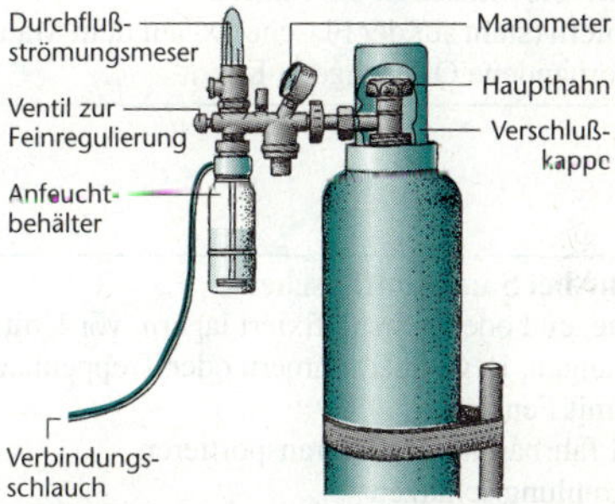

Abb. 3.20: Sauerstoffgerät [L 119]

Sauerstoff verabreichen

- Hände desinfizieren. **Kein Fett** an Hände: Explosionsgefahr der Sauerstoffflasche beim Hahnaufdrehen
- Sauerstoffbrille aufsetzen (lassen), Sauerstoffsonde in Nase einsetzen (lassen) und fixieren
- Vorbereitete Flasche an Pflegebett stellen und mit Sauerstoffbrille verbinden
- Haupthahn langsam öffnen, max. eine Umdrehung
- Druck am Manometer ablesen, schriftlich notieren

- Dosierung mit Feinregler am Durchflußströhmungsmesser einstellen (l/Min.)
- Wecker stellen
- Person mit akuter Atemnot nie allein lassen
- Krankenbeobachtung: plötzliche Schläfrigkeit und Ruhigerwerden kann für Verbesserung der Atemnot sprechen, aber auch Hinweis auf CO_2-Anstieg sein. Bewußtsein, Hautfarbe, Vitalzeichen kontrollieren
- Beendigen der Zufuhr: Sauerstoffbrille abnehmen (lassen), Haupthahn schließen, Manometer (Druckanzeiger) auf „0" fallen lassen, Feinregler schließen
- Nasenpflege, Mundpflege.

Nachsorge

- Material entsorgen: Sauerstoffbrille verwerfen (Einmalartikel). Sauerstoffkatheter kann 24 Std. liegen bleiben, Aqua-destillata-Behälter und Zulaufschläuche nach Vorschrift desinfizieren
- Dokumentation: Beginn und Ende der Sauerstoffverabreichung, Dosis, Beobachtungen und Auffälligkeiten
- Sauerstoffflasche sicher aus Bewohnerzimmer transportieren, in der ambulanten Pflege nach Absprache mit KlientIn.

Restinhalt von Sauerstoffflaschen berechnen

Flascheninhalt in Litern (steht auf der Flasche) × auf dem Manometer angezeigter Druck = noch vorhandene O_2-Menge in Litern

! Explosionsgefahr bei Sauerstoffflaschen

- Volle Flaschen liegend oder stehend fixiert lagern, vor Umfallen schützen
- Nicht in Durchgängen, Bewohnerzimmern oder Treppenhäusern lagern
- Extralagerraum mit Fenster
- Flaschen nur auf fahrbarem Gestell transportieren
- Vor Sonneneinstrahlung schützen
- Nicht an Heizung stellen: $\geq 50\,°C$ Explosionsgefahr
- Ventile nie mit Fett und Öl in Kontakt bringen
- Nie mit Werkzeug an Ventilen hantieren.

Tips, Tricks & Fallen

- Sauerstoffbrillen und Sauerstoffsonden sind am gebräuchlichsten
- Einmalartikel Aqua Pack kann für 24 Std. an der Sauerstoffflasche belassen werden
- Regelmäßig (3 x tägl.) Mund- und Nasenpflege durchführen, Schleimhäute trocknen sonst aus.

3.4.4 Transnasale Magensonde

Einführung einer Sonde durch die Nase über Speiseröhre in den Magen. Ärztliche Tätigkeit, die an Pflegekräfte delegiert werden kann.
Indikationen: kurzfristige Ernährungstherapie bis zu 4 Wo. z.B. bei neurologischer Schluckstörung nach Apoplexie, starke Kachexie.

Sonden

- Material: PVC für kurzfristige Anwendung bis einige Tage (Sonde wird hart→ Druckstellengefährdung); Polyurethan- oder Silikonsonden bestehen aus weichen, gewebefreundlichen Materialien, können bis zu mehreren Wochen liegen. Herstellerhinweise beachten
- Durchmesser: je dünner, desto geringer ist Druckstellengefährdung. Größe richtet sich nach der Sondennahrung: 8–15 Ch
- Länge: 60–120 (130) cm
- Viele Sonden haben zur Röntgenkontrolle einen seitlichen Kontraststreifen.

Transnasale Magensonde legen

Material

Tablett, steril verpackte Magensonde, Sondenpflaster zum Fixieren, Stethoskop, 10- oder 20-ml-Spritze mit Adapter, Indikatorpapier, Handtuch, Nierenschale, Glas mit Wasser oder ungesüßtem Tee, Taschenlampe, evtl. Schleimhautanästhetikum als Spray, Fettstift, Abwurf, Nasenpflegeset, Händedesinfektionsmittel, Einmalhandschuhe.

Durchführung

- Letzte Nahrungsaufnahme muß ≥ 6 Std. zurückliegen
- Information des zu Pflegenden, Einverständnis einholen, Assistenzperson dazu bitten
- Für Ruhe sorgen, gutes Licht, Intimsphäre wahren
- Oberkörperhochlagerung, Handtuch auf Brust legen, Nierenschale evtl. in Händen halten lassen
- Nasenpflege durchführen, evtl. vorher Mundpflege
- Sonde ausmessen (Nasenspitze–Ohrläppchen–Magengrube) und kennzeichnen oder Markierungszahl merken
- Einmalhandschuhe anziehen
- Zu Pflegenden zur Mundatmung auffordern
- Angefeuchtete, gleitfähige Sonde horizontal in durchgängiges Nasenloch einführen
- Kontrollieren, ob Sonde sich im Mund aufrollt
- Nach 10 cm Kopf von Assistenzperson nach vorne beugen lassen und zum Schlucken auffordern. Als Hilfe Schluck Wasser oder Tee anbieten, wenn keine Schlucklähmung besteht
- Während des Schluckens Sonde weiterschieben bis zur Markierung: Sonde ist

jetzt am Übergang von Speiseröhre in den Magen. Sonde noch 10–15 cm weiterschieben
- Bei starkem Husten oder Zyanose: Sonde zurückziehen, liegt wahrscheinlich in Luftröhre
- Sonde nicht gegen Widerstand legen. Besser: Sonde zurückziehen und erneut mit leicht drehenden Bewegungen legen
- Sondenlage überprüfen:
  - 1. Aspiration von Sekret, Prüfung mit Indikatorpapier: Säurenachweis
  - 2. 10 ml Luft in Magen spritzen, Stethoskop unter Brustbeinspitze anlegen und Einströmungsgeräusch (Blubbern) hören
  - 3. Inspektion des Rachenraumes mit Taschenlampe: Sonde darf sich nicht im Rachenraum aufrollen
  - 4. Röntgen als sicherster Nachweis
- Sonde fixieren (Nasenrücken, Stirn oder Wange), Druckstellen vermeiden
- Bei 100%iger Sicherheit, daß Sonde richtig liegt: Sonde mit Tee durchspülen und verschließen
- Dokumentation.

Gefahren

Verletzung der Nasenschleimhaut, Sonde liegt in Luftröhre, Sonde rollt sich im Rachenraum auf, Fehlplazierung in Speiseröhre oder Dünndarm, Aspiration.

Pflegemaßnahmen bei transnasaler Magensonde

- Mehrmals tägl. Mundpflege, Munderkrankungsprophylaxe (☞ 3.1.6)
- Nasenpflege, tägl. Pflaster neu fixieren, Sondenfixierung tägl. wechseln, um Nasenflügeldekubitus zu vermeiden, Sonde dabei bewegen
- Tägl. Sonde mit 20 ml Tee spülen (Verstopfungsprophylaxe ☞ 2.6.12)
- Sondenansatz tägl. reinigen (Kompresse mit NaCl 0,9 %)
- Richtige Sondennahrung und evtl. Medikamente verabreichen (☞ 2.6.12)
- Flüssigkeitsbilanz und Dokumentation (☞ 2.6.9)
- Pneumonieprophylaxe (☞ 3.1.3)
- Bedeutung der Nahrungsaufnahme erhalten: wenn möglich zusätzlich Nahrung und Getränke anbieten, Schlucktraining (☞ 2.6.5).

3.4.5 Perkutane endoskopische Gastro-, Jejunostomie (PEG, PEJ)

PEG = **p**erkutane, **e**ndoskopisch kontrollierte **G**astrostomie.
PEJ = **p**erkutane, **e**ndoskopisch kontrollierte **J**ejunostomie.
Extraorale Ernährung, wobei die Sonde unter endoskopischer Kontrolle durch Bauchdecke in Magen (PEG) oder Dünndarm (PEJ) gelegt wird. Fixierung durch eine innere Halteplatte und äußere Fixierplatte (☞ Abb. 3.21).

Indikationen: Langzeiternährung per Sonde, z. B. Schlucklähmung nach Apoplexie, Stenosen, Tumoren, starke Kachexie. Vorteile gegenüber nasaler Sonde:

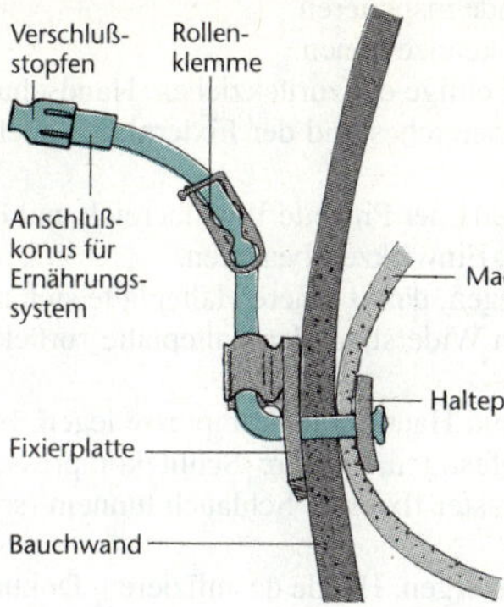

Abb. 3.21: Schema einer PEG. Die Ernährungssonde wird über den Mund in den Magen und durch eine Punktionsstelle nach außen geführt, bis sich die Halteplatte von innen an die Magenwand legt [B 200]

bessere Akzeptanz, kann lange Zeit belassen werden, wenig risikoreich, diskret (Bauch), leichte Handhabung.

Pflegemaßnahmen bei PEG, PEJ

- Aseptischer VW in der ersten Woche jeden Tag (☞ 3.2.2), danach alle 2–3 Tage bei unauffälliger Wunde
- Mehrmals tägl. Mundpflege, Munderkrankungsprophylaxe (☞ 3.1.6)
- Sondenkost verabreichen, Sonde spülen, auf Unverträglichkeit achten, Medikamente verabreichen (☞ 2.6.12)
- Flüssigkeitsbilanzierung und Dokumentation ☞ 2.6.9
- Bedeutung der Nahrungsaufnahme erhalten, wenn nicht kontraindiziert, weiterhin Nahrung und Getränke anbieten.

Verbandwechsel bei PEG, PEJ

Material
Händedesinfektionsmittel, Hautdesinfektionsmittel, Schutzkittel, Einmalhandschuhe, sterile Handschuhe oder sterile Pinzetten, sterile Pflaumentupfer, sterile Schlitzkompressen und Kompressen, Fixomullstretch zum Fixieren, Schere.

Durchführung
- Aseptischer VW (☞ 3.2.2)
- Information des zu Pflegenden
- Flache Rückenlagerung des zu Pflegenden
- Hände desinfizieren, Schutzkittel, Einmalhandschuhe

- Verband entfernen, Wunde inspizieren
- Austrittstelle der Sonde kennzeichnen
- Fixierplatte lockern und einige cm zurückziehen, Handschuhe verwerfen
- Desinfektion des Wundbereiches und der Fixierplatte, auch Unterseite, Einwirkzeit beachten
- Mit sterilen Handschuhen oder Pinzette Wundbereich und Platte reinigen
- Nochmals desinfizieren, Einwirkzeit beachten.
- Sonde hin und her bewegen, damit innere Halteplatte sich nicht festsetzt
- Sonde wieder bis an den Widerstand der Halteplatte zurückbewegen. Keinen starken Zug ausüben
- Zwischen Fixierplatte und Haut Schlitzkompresse legen, Fixierplatte wieder zurückschieben und befestigen, weitere Schlitzkompresse entgegengesetzt auflegen, mit Stretchpflaster fixieren, Schlauch tunneln (sonst Druckstellengefährdung)
- Nachsorge: Material entsorgen, Hände desinfizieren, Dokumentation.

Tips, Tricks & Fallen

- Nasale Sonden sind eine große Beeinträchtigung und werden oft abgelehnt, auch herausgerissen
- PEG-Sonden werden besser akzeptiert
- Keine gesüßten Tees: Verklebungsgefahr. Keine Früchtetees: Ausflokkung von Eiweiß
- Duschen ist nach Arztabsprache mit PEG, PEJ möglich
- Auch Verwendung von Transparentverbänden bei PEG, PEJ möglich.

3.5 Stomapflege

3.5.1 Tracheostoma

Tracheotomie: operativ angelegte Öffnung der Luftröhre nach außen, „Luftröhrenschnitt". Erste Zeit nach Operation Tragen einer Trachealkanüle. In das Tracheostoma wird eine Trachealkanüle mit einem speziellen Einsatzstück (Innenkanüle) eingesetzt. ÄrztIn entscheidet über Tragedauer und Kanülenart.
Indikationen: Kehlkopfentfernung bei Tumor, schwere Verletzungen, Stenosen, Langzeitbeatmung.

Probleme

- Betroffene atmen durch Öffnung am unteren Hals. Anfeuchtung, Erwärmung und Filterung der Luft durch obere Luftwege fällt weg: Infektionsgefahr, Erstickungsgefahr durch Verstopfung des Stomas mit Schleim
- Verlust der normalen Tonbildung, da das Anblasen der Stimmbänder entfällt.

Pflegemaßnahmen

- Gute psychische Betreuung: Tracheotomie ist für alte Menschen ein schwerer Eingriff
- Logopädie: Ersatzsprache, Umgang mit Sprechapparat und Sprechkanüle lernen (☞ 2.3.4)
- Selbsthilfegruppen vermitteln
- Schutz der Atemwege: Tracheostoma mit Abdecktuch oder Vorhang als Staub-, Blick- und Austrocknungsschutz bedecken. Beim Rasieren Abdecktuch tragen. Luftbefeuchtung ☞ 2.12.6 (Luftfeuchtigkeit nicht unter 50%), kein Wasser in Tracheostoma (Sitzbad statt Liegebad, Handdusche anstelle Wanddusche), Inhalationen nach Arztanordnung ☞ 2.12.6
- Notfallverhalten bei Atemnot: Innenkanüle entfernen (Verstopfung), griffbereite Ersatzkanüle einsetzen. Im Notfall kleinere Kanüle einsetzen, geht schneller. ÄrztIn rufen
- Gute Trachealkanülenpflege.

Trachealkanüle pflegen

Material
Sterile Kompressen, Schlitzkompresse, Kanülenreinigungspulver, Reinigungsbürste (Flaschenputzer), desinfizierte Kanülen, Abdecktuch für Tracheostoma, Zellstoff, Abwurf, evtl. Pinzette, Einmalhandschuhe, Händedesinfektionsmittel.

Durchführung
- Hygienische Händedesinfektion, Einmalhandschuhe
- 1–2 x tägl. Kanüle reinigen:
  - Kanüle nach Lösen der Befestigung am Ansatz fassen und herausziehen
  - Innenkanüle herausnehmen und beide Kanülen unter fließendem Wasser mit Flaschenputzer und Kanülenreinigungspulver reinigen
  - In kochendem Wasser auskochen oder sterilisieren. Nach chemischer Desinfektion gut mit Wasser nachspülen, sonst Schleimhautreizung
- Umgebung des Tracheostomas mit weichem Tuch oder Kompresse reinigen (keine Seife: Hustenreiz), sichtbare Krusten mit feuchtem Tuch und Pinzette entfernen, Hautpflegecreme auftragen. Keine Watte, Watteträger oder flusende Tücher verwenden
- Nach Erkalten Kanüle wieder einsetzen. Kein Öl verwenden: Gefahr einer Ölpneumonie
- Zwischen Kanülenansatz und Haut Schlitzkompresse für Aufnahme von Sekret legen, Schutzvorhang.

Behandlung von Krusten

- Zur Ablösung von Krusten Dampfinhalationen (Arztanordnung)
- Nach Dampfinhalation äußere Krusten mit steriler Pinzette lösen und Schleim mit kräftigem Hustenstoß aushusten. Zellstoff bereit halten.

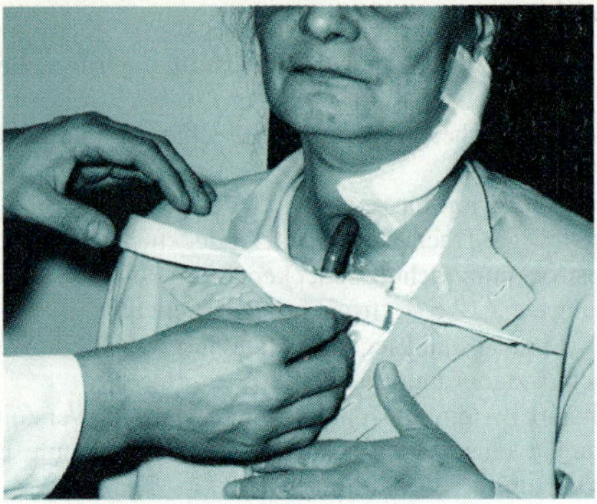

Abb. 3.22: Entfernen einer Trachealkanüle [K 183]

Tips, Tricks & Fallen

- Wenn keine Kanüle getragen wird, 2 x tägl. Tracheostoma wie oben beschrieben reinigen
- Feuchtigkeitsmesser im Zimmer anbringen, einen oder mehrere Luftbefeuchter im Raum aufstellen
- Alkohol und Rauch trocknen Schleimhäute zusätzlich aus
- Nie Tropfen oder Sprays in Tracheostoma geben
- Endotracheales Absaugen nur auf Arztanordnung und unter absolut sterilen Bedingungen (☞ 2.12.7)
- Zu Pflegenden auf Einschränkung seines Geruchsvermögens hinweisen. Gefahr, daß verdorbene Speisen gegessen werden
- „Kaltpusten“ von Speisen und Getränken nicht möglich, deshalb Temperatur auf Handgelenk prüfen.

3.5.2 Anus praeternaturalis (Enterostoma)

Anus praeter naturalis = künstlich angelegter Darmausgang. Ableitung des Darminhaltes über Bauchdecke in einen Kunststoffbeutel.

Indikationen: Tumoren, chronische Dickdarm- und Dünndarmerkrankungen (z.B. Entzündungen), Darmverletzungen, Darmverschluß, Bestrahlungsschäden.

Stomaarten

Unterscheidung je nach Lokalisation.

Kolostoma
Künstlicher Dickdarmausgang (☞ Abb. 3.23). Je weiter Kolostoma in Richtung Dünndarm liegt, desto dünner ist der Stuhlgang. Typische Lokalisation: li. Unterbauch, re. oder li. Oberbauch. Endständige Kolostomie bei vollständiger Darmentfernung: Stoma bleibt endgültig. Doppeläufige Kolostomie: Ein Darmabschnitt wird eine bestimmte Zeit stillgelegt, zuführende und abführende Schlinge zum Stoma. Durch Zuführung wird Stuhl ausgeschieden, durch andere Öffnung Schleim aus dem stillgelegten Darmabschnitt abgeführt. Stoma ist vorübergehend.

Ileostoma
Künstlicher Dünndarmausgang. Endständiges Stoma. Typische Lokalisation: re. Unterbauch. Stuhlableitung erfolgt über Dünndarm. Dünnflüssige Stuhlkonsistenz. Stuhl ist aggressiv gegenüber Haut, da er viele Verdauungssäfte enthält. Deswegen ist Stoma 2–3 cm über Hautniveau prominent. Kontinuierliche Entleerung des Ileostoma.

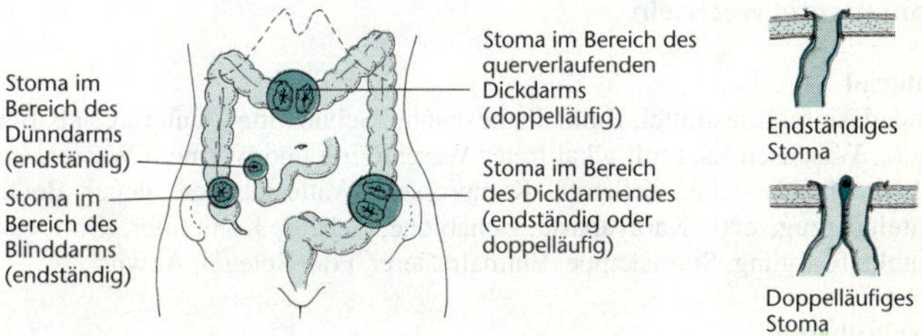

Abb. 3.23: Mögliche Lage der Stomata und Stomatypen [B 200]

Pflegemaßnahmen

- Verständnisvolle Vertrauensbeziehung, auf Ängste und Sorgen eingehen
- Zur Selbstversorgung des Stomas anleiten. Beraten, nicht vorschreiben; Hilfestellung geben
- Evtl. Kontakte zu Selbsthilfegruppen herstellen
- Ernährung: viele kleine Mahlzeiten (5–6); keine spezielle Diät nötig; keine blähenden Nahrungsmittel. Zellulosereiche Nahrung nur im begrenzten Maß: Spargel, Pilze, Trauben, Mandarinen, Apfelsinen, Nüsse meiden. Schrittweise Nahrungsmittel auf Verträglichkeit testen, Ernährungsplan anlegen
- Tägl. Stoma pflegen, mehrmaliger tägl. Wechsel bzw. mehrmaliges Ausstreifen des Beutels nach Bedarf
- Tägl. Stoma beobachten auf Komplikationen, z.B. Kontaktekzem, Hautreizung, Infektion durch Bakterien oder Pilze, Retraktion (Einziehung des Stomas), Stenose (Verengung), Prolaps (Vorfall um mind. 3 cm), Bauchwandbruch (Hernie).

3

Stomabeutelsysteme

Stomabeutel und Hilfsmittel sollen eine geruchsfreie, hautfreundliche und einfache Stomaversorgung ermöglichen:

- Kolostomiebeutel: geschlossen, oft integrieter oder anklebbarer Kohlefilter. Wechsel 1–2 x tägl.
- Ileostomiebeutel: verlängertes Ende zum Ausstreifen von Stuhl, Klammer zum Verschließen. Entleerung mehrmals tägl., Wechsel alle 2–3 Tage
- Minibeutel, Kappe: bei kontinenten Stomaträgern zur Abdichtung
- Einteiler: Hautschutzplatte im Beutel integriert. Hautschutzplatte hat standardisierte Stomaöffnung oder Öffnung muß nach Ausmessen zurechtgeschnitten werden
- Zweiteiler: Basisplatte, Stomabeutel wird aufgeklebt oder mit Rastring befestigt. Basisplatte kann bis zu 7 Tagen auf der Haut verbleiben. Herstellerhinweise beachten.

Stomabeutel wechseln

Material

Händedesinfektionsmittel, Einmalhandschuhe, Schutzkittel, Unterlage als Bettschutz, Waschschüssel mit alkalifreier Waschlotion und warmem Wasser, Einmalwaschhandschuhe, Zellstoff, Kompressen, Wattestäbchen, neuer Beutel, Beutelüberzug, evtl. Karayapaste, Schablone, Schere, Kohlefilter, Gürtel zur Beutelbefestigung, Stomakappe, Einmalrasierer, Fön, Spiegel, Abwurf.

Durchführung

- Zu Pflegenden informieren, Intimsphäre schützen, Sichtschutz
- Hände desinfizieren, Schutzkittel, Einmalhandschuhe anziehen
- Leichte Oberkörperhochlagerung, Bettschutz vorlegen
- Kolastomiebeutel vorsichtig von oben nach unten lösen; kein Zug auf die Haut ausüben, nachlaufenden Stuhl mit Zellstoff aufnehmen, Beutel verwerfen (nicht in Toilette)
- Illostomiebeutel öffnen, in Steckbecken oder Nierenschale abfließen lassen; Beutelausflußöffnung mit Kompresse und Desinfektionsmittel reinigen und wieder mit Klammer verschließen
- Stomaumgebung grob mit Zellstoff von außen nach innen reinigen
- Stomaumgebung mit Wasser und alkalifreier Waschlotion von außen nach innen reinigen, mit klarem Wasser nachreinigen
- Stoma mit Kompressen und Wattestäbchen reinigen, trocknen, evtl. vorsichtig fönen. Stomafalten müssen trocken sein
- Stoma und Umgebung inspizieren
- Keine Öle, Waschbenzin, Äther, Alkohole und Pflegeschaum für Hautreinigung verwenden (reizen Haut)
- Evtl. Haare mit Einmalrasierer entfernen
- Stomagröße mit Schablone exakt ausschneiden: Öffnung muß mit Stoma abschließen

- Hautfalten mit Karayapaste ausfüllen
- Vorbereiteten Beutel (mit Filter) von unten nach oben faltenfrei ankleben. Bei Bettlägerigen seitwärts, Aufstehpersonen Richtung Leiste oder Bein
- Beutelüberzug anbringen (verhindert Schweißbildung und Knistern des Beutels)
- Person mit Spiegel Stoma ansehen lassen
- Nachsorge: Abfall entsorgen, Dokumentation von Beutelwechsel und Beobachtung von Auffälligkeiten und Stuhl, hygienische Händedesinfektion.

Training zur Selbstversorgung

- Zu Pflegenden zusehen lassen, z.B. mit Spiegel
- Beutel bei gereinigter Stomaumgebung anlegen
- Stoma reinigen und Beutel anlegen
- Beutel abnehmen, Stoma reinigen und Beutel anlegen
- Komplette Stomaversorgung unter Aufsicht
- Komplette Stomaversorgung alleine.

Irrigation

Regelmäßiger Einlauf in ein Kolostoma. Dadurch kann Kontinenz von 24 Std. erreicht werden. Nur nach Absprache mit ÄrztIn; Einführung durch StomatherapeutIn. Material: industriell gefertigtes Irrigationsset

- Entleerungsschlauch anbringen, Konus mit re. Hand fixieren
- Wasserbeutel mit 500–1000 ml auf Schulterhöhe hängen, mit li. Hand Rollklemme öffnen und warmes Wasser einlaufen lassen
- Konus entfernen und oberen Beuteleingriff verschließen
- Hauptentleerung läuft in Toilette ab, kleinere Entleerungen können im hochgeschlagenen Entleerungsschlauch aufgefangen werden
- Entleerungsschlauch nach 40–45 Min. entfernen, Stoma und Umgebung reinigen und mit Stomakappe verschließen.

Tips, Tricks & Fallen

- Zur Verbesserung der Klebefähigkeit Karayaring zwischen Händen anwärmen
- Bei Auftreten von Hautproblemen oder Komplikationen ÄrztIn und/oder StomatherapeutIn zu Rate ziehen.

3.5.3 Urostoma

Urostomie = künstliche Harnableitung. Harnableitung über Bauchdecke in einen Kunststoffbeutel.

Indikation: Abflußbehinderung von der Niere in die Blase, z.B. bei Blasentumoren.

Urostomabeutel wechseln

Material
Händedesinfektionsmittel, Einmalhandschuhe, Schutzkittel, Nierenschale, sterile Pflaumentupfer, Zellstoff, Urostomabeutel, Beutelüberzug, evtl. Schablone und Schere, evtl. Einmalrasierer, Abwurf, Waschschüssel mit warmem Wasser und pH-neutraler Waschemulsion, Einmalwaschlappen und Handtuch.

Durchführung
- Händedesinfektion, Schutzkittel, Einmalhandschuhe anziehen
- Zu Pflegenden informieren; flache Rückenlagerung oder im Stehen; Intimsphäre wahren, Sichtschutz
- Urostomabeutel in Urinflasche oder Steckbecken entleeren und vorsichtig von einer Seite abrollen, nicht wie Pflaster abreißen
- Beutel direkt in Abwurf verwerfen
- Stomaumgebung mit Wasser und Waschemulsion reinigen, mit klarem Wasser nachreinigen, Haut nicht reiben, Pflaumentupfer dazu kurzfristig auf Stomaöffnung legen, Haut trocknen
- Stoma inspizieren: Rötung, Schwellung, Stenose, Hautreizungen, Pilzinfektionen.
- Evtl. Haare mit Einmalrasierer entfernen, Beutelöffnung mit Schablone abmessen und Lochöffnung zuschneiden
- Beutel zügig ankleben und andrücken, evtl. Beutelüberzug
- Nachsorge: Materialien entfernen, Dokumentation von Beutelwechsel und beobachteten Auffälligkeiten, hygienische Händedesinfektion.

Tips, Tricks & Fallen
- Alkalischer Urin beeinträchtigt Haftfähigkeit des Beutels, säuernde Getränke verabreichen
- Auf Arztanordnung Flüssigkeit bilanzieren (☞ 2.6.9)
- Bei Auffälligkeiten ÄrztIn und/oder StomatherapeutIn benachrichtigen.

3.6 Abführende Maßnahmen

Alle Unterstützungen der Darmentleerung nur auf Arztanordnung.

3.6.1 Darmeinlauf

Reinigung und Entleerung des Dickdarmes.
Indikationen: bei hartnäckiger Obstipation, vor Operation.
Wirkungsweise: mechanisch durch Darmrohr, chemisch durch Zusätze (20 ml

Gyzerin/l Wasser; Kamillentee als Zusatz; 20 ml Olivenöl/l Wasser; 10 g NaCl/l Wasser), thermisch durch Temperaturreiz (37 °C).
Kontraindikationen: Erbrechen und Bauchschmerzen unbekannter Ursache, Darmverschluß, Blutung im Verdauungstrakt, Dickdarmfistel, nach Darmoperationen.
Material: Händedesinfektionsmittel, Schutzschürze, Einmalhandschuhe, Irrigator mit Schlauch, Darmrohr (10–12 mm Durchmesser), Vaseline, Schlauchklemme, 1 l warme Flüssigkeit mit Zusatz, Badethermometer, wasserdichte Unterlage, Zellstoff, Abfalleimer, Steckbecken oder Nachtstuhl, RR-Gerät.

Darmeinlauf durchführen

Vorbereitung: zu Pflegenden informieren, auf tiefes Atmen bei Einlauf hinweisen, linke Seitenlagerung im Bett, Beine leicht angewinkelt, Bettschutz vorlegen, Intimsphäre wahren, Sichtschutz.

- Schlauch abklemmen, 1 l Wasserlösung einfüllen. Schlauch luftleer machen, abklemmen. Darmrohrende mit Vaseline einfetten
- Vitalfunktionen überprüfen
- Hände desinfizieren, Einmalhandschuhe, Schutzschürze anziehen
- Irrigator ca. 60 cm über Beckenhöhe an Ständer anbringen
- Darmausgang inspizieren und Darmrohr unter leichter Drehbewegung ca. 10 cm in Darm einführen, Klemme lösen, Flüssigkeit einlaufen lassen, auf tiefes Atmen hinweisen
- Bei Schließmuskelinsuffizienz Gesäßfalten zusammendrücken
- Nach der Hälfte des Einlaufens von linke auf rechte Seite drehen, um alle Darmabschnitte zu erreichen
- Bei Übelkeit, Schwindel, Schmerzen, Tachykardie sofort unterbrechen. Vitalzeichen kontrollieren
- Nach Einlaufen der Flüssigkeit Schlauch abklemmen, Darmrohr entfernen und mit Handschuh verwerfen
- Flüssigkeit soll mind. 5 Min. eingehalten werden, Nachtstuhl oder Steckbekken bereitstellen
- Zu Pflegenden gut beobachten und nicht alleine lassen, Stuhl inspizieren
- Dokumentation.

Tips, Tricks & Fallen

- Temperaturen unter 37 °C lösen bei Darmeinlauf Hyperperistaltik (Krämpfe) aus
- Beschwerden lassen nach Verringerung der Einlaufgeschwindigkeit durch Absenken des Irrigators nach.

3.6.2 Klistiere und Suppositorien

Klistier

Klistier = kleine Menge von Flüssigkeit mit Zusatz von Salzen, Glyzerin oder Medikamenten.

Indikationen: Obstipation, Verabreichung von Medikamenten bei Darmentzündungen.
Kontraindikationen: Erbrechen und Bauchschmerzen unbekannter Ursachen, Darmverschluß, Blutung im Verdauungstrakt, nach Darmoperationen, bei krankhaften Verbindungsgängen vom Darm zu Nachbarorganen (Fistel).
Material: körperwarmes Klistier, z.B. Practoclyss®, Mikroklist®, Vaseline zum Einfetten des Ansatzes, Einmalhandschuhe, wasserdichte Unterlage, Zellstoff, Abfalleimer.

3

Klistier verabreichen

Vorbereitung: Zu Pflegenden informieren, Sichtschutz, li. Seitenlagerung, Beine leicht angewinkelt, Bettschutz vorlegen.

- Einmalhandschuhe anziehen, Ansatzstück bzw. Applikator einfetten
- After inspizieren und Tubenhals ca. 3 cm in Enddarm einführen. Nie gegen Widerstand einführen
- Klistierbeutel zu Anus hin aufrollen und ausdrücken, herausziehen und mit Handschuh verwerfen
- Flüssigkeit soll ca. 15 Min. eingehalten werden
- Steckbecken oder Toilettenstuhl bereitstellen, Klingel in Reichweite
- Dokumentation.

Suppositorien

Suppositorien = Zäpfchen. Zum Einführen in den Darm, z.B. Abführzäpfen (Dulcolax®). **Indikation:** Obstipation.
Kontraindikationen: Hämorrhoiden, Darminfektionen, anale Blutungen, Verdacht auf Darmverschluß.
Material: Zäpfchen, Vaseline, Einmalhandschuhe, Fingerling, Toilettenstuhl bzw. Steckbecken, wasserdichte Unterlage.

Zäpfchen verabreichen

Vorbereitung: Zu Pflegenden informieren, Sichtschutz, flache Seitenlagerung mit angewinkelten Knien oder Rückenlagerung mit aufgestellten Beinen, Bettschutz vorlegen.

- Hygienische Händedesinfektion, Einmalhandschuhe und Fingerling anziehen.
- After inspizieren und Zäpfchen 2–4 cm tief mit stumpfer Seite zuerst einführen, Spitze „rutscht dann von alleine nach"
- Auf leichtes Brennen im Analbereich hinweisen
- Aufforderung, Zäpfchen ca. 15 Min. zu halten
- Steckbecken oder Toilettenstuhl und Klingel bereitstellen
- Dokumentation.

3.6.3 Digitale Ausräumung

Manuelle Entfernung von harten Kotmassen aus dem Enddarm.
Indikationen: bei schlaffer Darmlähmung (Querschnittslähmnung), Bewußtlosigkeit und hartnäckiger Obstipation. Vorsicht: Nur nach ganz strenger Indikation, weil Verletzungsgefahr besteht und die Maßnahme einen sehr großen Eingriff in Intimbereich darstellt.
Kontraindikation: Hämorrhoiden.
Material: Einmalhandschuhe, Vaseline zum Einfetten, wasserdichte Unterlage, Zellstoff, Abfalleimer, Schutzschürze.

Durchführung

- Zu Pflegenden informieren
- Li. Seitenlagerung mit angewinkelten Knien
- Schutzschürze und Einmalhandschuhe anziehen und mit Vaseline einfetten
- Inspektion des Darmausganges
- Kotsteine vorsichtig entfernen und Stuhl inspizieren: Konsistenz, Auflagerungen, Blut
- Intimpflege
- Dokumentation.

3.7 Physikalische Behandlungsmaßnahmen

Physikalische Therapie = Anwendung von physikalischen Mitteln wie z.B. Wärme, Kälte oder Strahlung. Ziele: Stoffwechselvorgänge beeinflussen, Allgemeinzustand und Widerstandskraft verbessern.

3.7.1 Trockene Wärmebehandlung

Wärmeanwendungen führen zur Gefäßerweiterung der Haut, bei längerer Anwendung auch der tieferen Gewebeschichten. Dadurch Verbesserung der Durchblutung, indirekte Beeinflussung des Stoffwechsels, Entspannung der Muskulatur.

Wärmflasche

Indikationen: Bett warmhalten, Füße aufwärmen, Schmerzlinderung bei Magen-Darm-Beschwerden, Obstipation, Muskelverspannungen.
Kontraindikationen: Unterkühlung (☞ 2.13.4); entzündliche Baucherkrankungen, Gelenkergüsse nach Prellungen, Kollapsneigung, bewußtlose und desorientierte Personen, Sensibilitätsstörungen.

Durchführung

- Information, Toilettengang, keine Zugluft
- Wärmeflasche mit 60 °C warmem Wasser füllen. Mit Thermometer kontrollieren
- Wärmflasche luftleer und dicht verschließen, mit Schutzbezug versehen
- Zu Pflegenden bequem lagern
- Vitalfunktionen kontrollieren, Haut beobachten
- Nochmalig Temperatur vor Anwendung kontrollieren
- Dokumentation.

Infrarotbestrahlung

Wärmeerzeugung durch kurzwellige Strahlen der Infrarotlampe = Soluxlampe (Tiefenwirkung). Arztanordnung.
Indikationen: rheumatische Erkrankungen. Nasennebenhöhlen- und Stirnhöhlenentzündung, Furunkel, Mittelohrenentzündung, Muskelverspannungen.

Durchführung

- Information, Toilettengang anbieten, störende Kleidung entfernen, keine Zugluft, Metallgegenständen wie Schmuck, Haarnadeln entfernen
- Bei Gesichtsbestrahlung Schutzbrille aufsetzen
- Lampe im Abstand von 30–50 cm positionieren. Wärme soll als angenehm empfunden werden
- Keine entflammbaren Gegenstände in der Nähe
- 2 x tägl. 15 Min., Zeitschaltuhr einstellen
- Anschließend warmhalten (Bettruhe, Bademantel)
- Dokumentation.

Tips, Tricks & Fallen
Bei Erkältungskrankheiten mit Nasenneben- und Stirnhöhlenentzündung muß die Nase vor der Wärmebehandlung frei sein, z. B. abschwellende Nasentropfen geben, sonst wird Bakterienwachstum gefördert, eitriges Sekret kann nicht abfließen.

3.7.2 Kataplasmen (Breiumschläge)

Langfristige Wärmezufuhr bis zu 24 Std. Dadurch Anregung des Stoffwechsels. Arztanordnung.
Indikationen: Nervenschmerzen (Neuralgien), Parotitis, Lymphdrüsenschwellung, Furunkel.
Kontraindikationen: Allergien gegen Wirkstoffe, Kollapsneigung, Vorsicht bei desorientierten Personen wegen Verbrennungsgefahr.
Material: Kataplasma (gebrauchsfertige Paste mit Wirkstoffen wie z. B. Menthol, Eukalyptus, Jod), Leinentuch in entsprechender Größe, entsprechende Mullauflage, Spatel, Wasserbad, evtl. Idealbinde zum Fixieren.

Durchführung

- Zu Pflegenden informieren
- Kataplasma-Paste im Wasserbad auf 40–45 °C erhitzen
- Kataplasma fingerdick mit Spatel auf Leinentuch auftragen, mit Mullauflage abdecken, auf entsprechende Körperregion auflegen, evtl. mit Idealbinde fixieren
- Haut wegen Verbrennungsgefahr kontrollieren
- Nach Anordnung bis zu 24 Std. belassen
- Nachsorge: Kataplasma entsorgen, Haut reinigen, Hautpflege mit fettender Creme
- Dokumentation.

3.7.3 Feuchte Wärmebehandlung

Feuchte Wärmeanwendung durch wärmezuführende Auflagen und Wickel.
Wirkungsweise: Wärmestau entsteht, der Stoffwechsel in bestimmter Körperregion anregt.
Indikationen: Leber-, Gallen- und Darmerkrankungen, Obstipation, Zystitis, Furunkel, chronische Entzündungen und Schmerzzustände, akute Entzündungen, z. B. Bronchitis. Nur nach Arztabsprache, kann auch schaden.

Zitronenwickel

Bei Bronchitis und Pneumonie sekretlösend; auch schmerzlindernd.
Material: ca. 1 l heißes Wasser und Saft einer halben ungespritzten Zitrone in Wasser geben, Baumwolltuch als Innentuch, Innentuch anfeuchten und gut auswringen, Flanelltuch als Außentuch.
Vorbereitung: Zimmer gut lüften, warme Raumtemperatur, zu Pflegenden informieren, Blasen- und Darmentleerung, bequeme Oberkörperhochlagerung.

- Zu Pflegenden aufsetzen
- Feuchtes Tuch um Brust legen, dann Flanelltuch darüber, keine Falten. Keine Sicherheitsnadeln zum Fixieren. Wärmeverträglichkeit prüfen
- Zu Pflegenden zudecken: darf nicht frieren, aber auch nicht schwitzen
- Wickel ca. 30–40 Min. belassen
- Klingel in Reichweite
- Bei Auffälligkeiten, z. B. schnelle Atmung, Tachykardie: Maßnahme unterbrechen, Flachlagerung
- Nachsorge: 30 Min. nachruhen, Wickel entfernen, Hautpflege mit fettender Creme
- Dokumentation.

Tips, Tricks & Fallen

- Kartoffelwickel bei Pneumonie, Bronchitis, Husten, Schmerzzuständen
- Wickel nur mit guter Fachkenntnis anwenden (Fortbildungen besuchen)
- Keine Erwärmungsbäder bei alten Menschen wegen Kreislaufbelastung und Kollapsgefahr.

3

3.7.4 Kälteanwendung

Trockene oder feuchte Kälteanwendung möglich.

Wirkungsweise
Engstellung der Blutgefäße mit verminderter Blutzufuhr, reaktiv gesteigerte Durchblutung.

Trockene Kälteanwendung

Indikationen: Blutungen, Entzündungen, drohender Gelenkerguß z.B. nach Trauma. Arztanordnung.
Kontraindikationen: chronische Entzündungen, Fieber wegen Gefäßengstellung, dadurch schlechte Wärmeabgabe.
Material: Eisblase, Eiskrawatte, Kühlelemente (Gel), Schutzbezug, Eiswürfel oder Eisschnee.
Vorbereitung: Zu Pflegenden informieren, keine Zugluft, angenehme Raumtemperatur, Toilettengang anbieten, entsprechende Lagerung, störende Kleidung entfernen.

Durchführung

- Eisblase zur Hälfte mit Eisstückchen füllen, luftleer verschließen; Kühlelement aus Gefrierfach
- Textilen Schutzbezug über Eisblase ziehen
- Kühlmittel direkt auf Haut legen
- Oberflächlich verlaufende Nerven durch Wattepolster schützen
  - vor dem Ohr (N. trigeminus)
  - Mitte des Glutäus (N. ischiadicus)
  - Kniekehle und zwischen Außenknöchel und Achillessehne (N. peroneus)
- Bei Blutung Vitalzeichen, Hautfarbe kontrollieren
- Anwendungsdauer nach Arztanordnung ca. 20 Min.
- Nachsorge: Eisblase, -krawatte entleeren, äußerlich desinfizieren, Dokumentation, Materialien (Eis) vorbereiten, Kühlelemente wieder in Gefrierfach.

Wadenwickel

Feuchte Kälteanwendung mit sofortiger wärmeentziehender Wirkung.
Indikation: Fieber ab 39 °C. Arztanordnung.

Kontraindikationen: Durchblutungsstörung der Beine, kalte Füße, Kollapsneigung. Gefahren: Kollapsgefahr bei schneller Fiebersenkung um mehr als 1 °C.
Material: Schüssel mit lauwarmem bis kühlem Wasser (nicht zu kalt, sonst ziehen sich Gefäße zu sehr zusammen und verhindern Wärmeabgabe), 2 Handtücher, wasserdichte Unterlage, Wollsocken, Decke zum Zudecken, evtl. Bettbogen.

Durchführung

- Zu Pflegenden informieren
- Bequeme Rückenlagerung, vorher Blasen- und Darmentleerung
- Temperatur feststellen, Vitalzeichen kontrollieren
- Zu Pflegenden mit leichter Decke zudecken, Unterschenkel bis Knie freilassen, wasserdichte Unterlage unter Unterschenkel
- Warme Socken anziehen
- Handtücher in Wasser tauchen und auswringen, locker um beide Waden legen, Gelenke freilassen, um Auskühlung der Gelenke zu vermeiden
- Keine Falten legen
- Unterschenkel nicht zudecken, sonst Wärmestau
- Evtl. Bettbogen und darüber leichte Decke
- Klingel in erreichbare Nähe
- Wickel bei Erwärmung erneuern. Nie länger als 1 Std. wegen hoher Kreislaufbelastung
- Nachbereitung: Temperatur nach 30 Min. kontrollieren, Vitalzeichen kontrollieren, Bettruhe, Hautpflege mit W/O-Pflegeprodukt
- Dokumentation.

Tips, Tricks & Fallen

Wegen hoher Kreislaufbelastung keine Abkühlungsbäder bei alten Menschen.

Dr. med. Hans - Joachim Naurath

Umgang mit Medikamenten 4

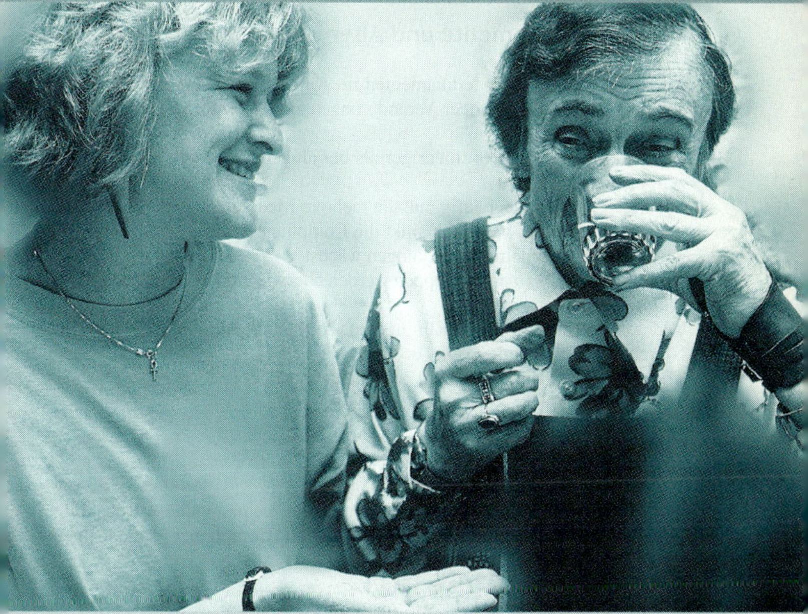

4.1 Allgemeine Regeln

4.1.1 Medikamente und Alter

Bei der Anwendung von Medikamenten im Alter ist aufgrund physiologischer und pathologischer organischer Veränderungen eine Vielzahl von Besonderheiten zu beachten:

- Besondere Dosierung: oft niedriger als bei jüngeren Erwachsenen. Beipackzettel beachten
- Niedrige Compliance: häufig müssen mehrere Medikamente gleichzeitig eingenommen werden, hierdurch sinkt die Compliance, während das Risiko für unerwünschte Arzneimittelwirkungen wächst
- Bestimmte Medikamentengruppen werden überwiegend bei typischen Alterserkrankungen verordnet
- Veränderte Resorption und Elimination: Aufnahme und Ausscheidung über Nieren können verändert sein
- Therapeutische Breite (Abstand zwischen wirksamer und toxischer Dosis) oft verringert.

Compliance

Ältere Menschen sind häufig auf eine dauerhafte medikamentöse Behandlung angewiesen. Ohne die **Bereitschaft zur Mitarbeit** (Compliance) ist jedoch eine erfolgreiche Behandlung nicht möglich.

Complianceprobleme

- Einschränkungen der Beweglichkeit und Sehstörungen erschweren den Zugang zu Arzneimitteln, z.B. Einkauf, Teilen oder Abzählen, Erreichen des Aufbewahrungsortes
- Gedächtnis- und Orientierungsstörungen beeinträchtigen oder verhindern Einsichtsfähigkeit bzw. regelmäßige Einnahme
- Geldmangel: Medikamenteneinnahme nur im „Extremfall“, Verlängerung der Einnahmeintervalle, Nichterwerb rezeptierter Arzneimittel
- Schwierigkeiten bei der Einnahme: Entnahmeschwierigkeiten durch Verpakkung, Gebißprobleme, Schluckstörungen
- Unzureichende Aufklärung über die medikamentöse Behandlungsnotwendigkeit oder die Einnahmemodalitäten
- Unzureichendes Vertrauen gegenüber ÄrztIn oder Pflegeperson.

Maßnahmen zur Verbesserung der Compliance

- Über geplante Maßnahmen informieren
- Zu Pflegenden und Angehörige einbeziehen
- Leicht verständliche Anweisungen geben, bei Schriftform auf Leserlichkeit und ausreichende Größe achten

- Bei Einnahmeschwierigkeiten behandelnde ÄrztIn informieren und ggf. nach Alternativen fragen, z. B. Saft statt Tablette
- Für zu Hause lebende alte Menschen: Wochen- oder Tageskästchen für Medikamente, spezielle Behälter mit je einem Fach
- Rechtzeitig für Medikamentennachschub sorgen, ggf. über Angehörige oder Sozialdienst.

Tips, Tricks & Fallen
Je mehr und öfter Medikamente eingenommen werden müssen, desto geringer ist die Compliance.

4.1.2 Darreichungsformen von Medikamenten

Ein Arzneimittel kann durch Aufnahme über die Körperoberfläche (Haut, Schleimhaut) oder als Injektion und Infusion in den Körper gelangen. Nach Art und Ort der Anwendung werden orale, rektale, parenterale und lokale Verabreichungsformen voneinander unterschieden.

Orale Medikamentengabe

Häufigste Verabreichungsform, bei der das Medikament nach Einnahme über den Mund in den Magen-Darm-Trakt gelangt und entweder dort oder nach Aufnahme über die Schleimhaut des Magen-Darm-Traktes im Körper seine Wirkung entfaltet:
- Dragée: fester Arzneikern in Hüllsubstanz(en)
- Kapsel: fester oder flüssiger Arzneikern mit Umhüllung. Sonderform: Sublingualkapsel, deren flüssiger Inhalt nach dem Zerbeißen von der Mundschleimhaut aufgenommen wird
- Tablette: aus pulverförmigen Wirk- und Hilfsstoffen gepreßte, mechanisch haltbare und lagerfähige Arzneiform
- Suspension: Aufschwemmung nicht löslicher Arzneimittel in flüssiger Trägersubstanz.

Tips, Tricks & Fallen
- Die Herstellung der Präparate ist einfach und die Verordnung mit wenig Complianceproblemen behaftet
- Bei fehlender oder gestörter Aufnahme über die Schleimhäute, bei Übelkeit, Erbrechen oder Bewußtlosigkeit ist keine orale Verabreichung möglich.

Rektale Medikamentengabe

Verabreichung des Medikaments über den After zur Wirkungsentfaltung direkt im Dick- bzw. Enddarm oder nach Aufnahme über die Schleimhaut im Körper. Rektale Verabreichungsformen sind eine Alternative zur oralen Applikation vor allem bei Verwirrtheit (Ausspucken), Übelkeit, Erbrechen und Obstipation.

Nachteil: wechselnde Wirkstärke durch Resorptionsschwankungen.

- Zäpfchen (Suppositorium): kegel-, walzen- oder eiförmige Arzneizubereitung zum Einführen (☞ 3.6.2)
- Darmeinlauf (Klistier): zum Einbringen einer wirkstoffhaltigen Flüssigkeit (☞ 3.6.2).

Parenterale Medikamentengabe

Wirkstoffverabreichung in Blutgefäß, Muskel oder Haut als Injektion oder Infusion. Parenterale Medikamentengabe erlaubt genaue Dosierung.
Als Injektion in ein Gefäß (**i**ntra**v**enös, **i**ntra**a**rteriell) mit umgehendem Wirkungseintritt (z. B. bei Notfällen), als **i**ntra**m**uskuläre, **s**ub**c**utane oder **i**ntra**c**utane Injektion mit verzögertem Wirkungseintritt.
Nachteil: psychophysische Belastung des zu Pflegenden und erhöhtes Verabreichungsrisiko, z. B. lokale oder generalisierte Keimverschleppung, Unverträglichkeitsreaktionen.
An AltenpflegerInnen darf die Durchführung der s. c. Injektion, i. m. Injektion und die s. c. Infusion delegiert werden (☞ 3.3).

4

Lokale Medikamentengabe

Verabreichung an zugänglichen Körperoberflächen. Einsatz bei Augen-, Ohren-, Haut-, Mund- und Rachenerkrankungen, Atemwegserkrankungen (Aerosole ☞ 2.12.6) oder bösartigen Erkrankungen der Harnblase (z.B. Zytostatikainstillation).
Vorteil: geringe Dosis erforderlich, kaum systemische Wirkung.
Nachteil: Allergisierung bei Hautapplikation.

- Salbe: streichfähige Arzneizubereitung, in besonders weicher Form als Creme bezeichnet
- Paste: mit unlöslichem Pulver form- und streichbar gestaltete hochkonzentrierte Wirkstofflösung
- Puder: Wirkstoff in pulverförmiger Zubereitung
- Tropfen: Arzneizubereitung in flüssiger Form, die mit geeignetem Hilfsmittel (z. B. Pipette) genau dosiert werden kann
- Spray: mit einer Verneblungsvorrichtung versehene flüssige Arzneizubereitung.

Zusatzbezeichnungen von Arzneimitteln

- Compositum: ein aus mindestens zwei unterschiedlichen Wirkstoffen bestehendes Präparat
- Depot, Oblong, Retard: Arzneimittel mit verlängerter Wirkdauer
- Forte, Spezial: Bezeichnung für einen in höherer Dosierung vorliegenden Wirkstoff
- Lyophilisat: gefriergetrocknetes, meist zur Auflösung bestimmtes Arzneimittel.

Wirkungsbeginn unterschiedlicher Verabreichungsformen

Darreichungsform	Wirkeintritt
Orale Medikation	
Sublingualkapsel	Sekunden
Tropfen	5–10 Minuten
Saft	10–15 Minuten
Tabletten	20–30 Minuten
Kapseln, Dragées (normal)	20–30 Minuten
Kapseln, Dragées (magensaftresistent)	1 Stunde und mehr
Rektale Medikation	
Suppositorien	15–20 Minuten
Parenterale Medikation	
i. v., i. a.	Sekunden
i. m.	15–20 Minuten
s. c.	20–30 Minuten
i. c.	Minuten bis Stunden
Lokale Medikation	
Cremes, Puder, Salbe	Stunden. Teilwirkung wie Kühlung sofort
Nasen-Tropfen, -Salbe, -Spray	Sekunden bis Minuten
Bronchial-Spray	Sekunden
Augen-Salbe, -Tropfen	Minuten
Vaginal-Ovula	20–30 Minuten

4.1.3 Aufbewahrung von Arzneimitteln

Allgemeine Regeln für die Aufbewahrung

- Arzneimittel in einem verschließbaren Behältnis trocken und möglichst kühl lagern
- In der Originalverpackung belassen. Chargennummer, Medikamentenname, Verfallsdatum beachten
- Lagerungshinweise beachten: Lichtschutz, Kühllagern, Feuer- und Explosionsgefahr
- Vorgaben des Betäubungsmittelgesetzes (BtMG) beachten (☞ 4.1.6)
- Gesonderte Aufbewahrung von Medikamenten nach BtMG: spezielles abschließbares Fach im Medikamentenschrank
- Medikamente nicht zusammen mit Lebensmitteln aufbewahren
- Nach Überschreiten des Verfallsdatums Medikamente zurück zur Apotheke
- Nicht mehr benötigte Medikamente, z. B. von Verstorbenen, ebenfalls an Apotheke zurück, um Sammeln und Mißbrauch vorzubeugen.

Aufbewahrungsformen von Substanzen zur parenteralen Verabreichung

- Glasampulle: zum Ansägen. Brechampulle, meist mit Ring am Ampullenhals, ist angesägt
- Stechampullen: mit Kunststoffverschluß zur mehrmaligen Entnahme von Einzeldosen
- Fertigspritzen, z.B. Vitaminpräparat
- Infusionslösungen in Glas- oder Kunststoffbehältern.

Besonderheiten der Aufbewahrung in Institutionen

- Medikamente bewohnerbezogen aufbewahren. Jede BewohnerIn hat im Medikamentenschrank eigenes, mit Namen versehenes Fach
- Auf jeder Medikamentenpackung Bewohnername vermerken
- Medikamente im abschließbaren Medikamentenschrank übersichtlich aufbewahren
- Alle Medikamente bei Anbruch mit Datum versehen
- Kein „Zusammenräumen" gleicher Medikamente, Chargennummer beachten
- Verantwortlichkeit für Medikamentenschrank und BtM-Schlüssel festlegen. Medikamentenschrank „ohne Aufsicht" immer abschließen
- Eigenen Medikamentenbestand vom zu Pflegenden berücksichtigen und regelmäßig kontrollieren
- Aufbewahrungsschränke regelmäßig säubern.

Tips, Tricks & Fallen

- In einer stationären Altenpflegeeinrichtung dürfen keine Medikamente im Sinne eines Stationsbedarfes bestellt werden
- Die entgeltliche Abgabe von freiverkäuflichen Arzneimitteln ist in stationären Altenpflegeeinrichtungen verboten.

4.1.4 Vorbereitung und Verabreichung von Arzneimitteln

Injektionen ☞ 3.3.1 ff., Suppositorieneinführung ☞ 3.6.2.
Medikamente grundsätzlich nur nach **schriftlicher ärztlicher Anordnung** (Dosis, Zeitpunkt, Verabreichungsform) vorbereiten und verabreichen. Bei Bedarfsmedikamenten muß der Bedarf von ÄrztIn schriftlich genau festgelegt sein (Bedarfszustand, Dosis, Zeitpunkt, Verabreichungsform). Zur Sicherung der Compliance (☞ 4.1.1) und zur Aufrechterhaltung von Selbständigkeit vor allem zu Pflegende und Angehörige in der häuslichen Umgebung ausreichend über Medikamententherapie informieren.

! Vor jeder Verabreichung „6 R" prüfen

- **Richtiger Patient?** Größte Verwechslungsgefahr in Institutionen, z. B. Heime, Tagesstätten
- **Richtiges Präparat?** Besondere Vorsicht bei ähnlich lautenden Präparatenamen, z. B. Contraneural® – Contrapect®; Durabronchal® – Duracebrol®
- **Richtige Menge?** Ein Präparatename kann mit unterschiedlichen Dosierungen verbunden sein, z. B. Adalat® 5/10, Catapresan® 75/150/300
- **Richtige Darreichungsform?** Sind beispielsweise Saft, Tabletten oder Ampullen angeordnet?
- **Richtige Zeit und richtiger Zeitpunkt?** Morgens vor, während oder nach dem Frühstück? Nach dem Abendessen oder vor dem Schlafengehen? Richtiger Eß-Spritz-Abstand bei Insulin?
- **Richtige Dokumentation?** Sind die Verordnungsangaben korrekt übertragen? Wurde die Medikamentengabe schriftlich (Durchführungskontrollblatt) festgehalten?

Vorbereitung oraler Medikamente

- Medikamente im Altenheim wöchentlich in Wochenkästchen stellen. **Nachteil:** bei Medikamentenänderung mehr Arbeitsaufwand, Umstellen bei Medikamentenänderung kann leicht vergessen werden
- Oder: Medikamente im Altenheim täglich auf Spezialtablett stellen. **Nachteil:** mehr Organisationsaufwand
- Für zu Pflegende in der häuslichen Umgebung sind Tages- oder Wochenkästchen geeignet
- Hygienische Händedesinfektion vor der Vorbereitung
- Hygienische Medikamentenschälchen bzw. -dispenser verwenden
- Bei der Vorbereitung der Medikamente beachten: Verfallsdatum, Schutzverpackung des Medikamentenkärtchen (Blister) unversehrt, Form- oder Farbveränderungen, Feuchtigkeit in der Schutzhülle. Bei Flüssigkeiten auf Ausflockung, Eintrocknung, Geruchsveränderung, Trübung, Verfärbung achten
- Korrekte Beschriftung des Medikamentendispensers mit Name und ggf. Einnahmezeitpunkt (☞ Abb. 4.1)
- Eigenkontrolle durchführen: bei Nehmen und Zurückstellen des Medikaments, bei Verpackungsentnahme
- Flüssige Zubereitungsformen mit besonderer Sorgfalt vorbereiten: Tropfenzahl, ggf. Schütteln, verschiedene Präparate nicht mischen
- Flüssige Medikamente nur für die nächstfolgende Verabreichung kurz vorher vorbereiten
- Farbig gekennzeichnete Tropfenschälchen benutzen, z. B. morgens gelb; mittags rot; abends blau.

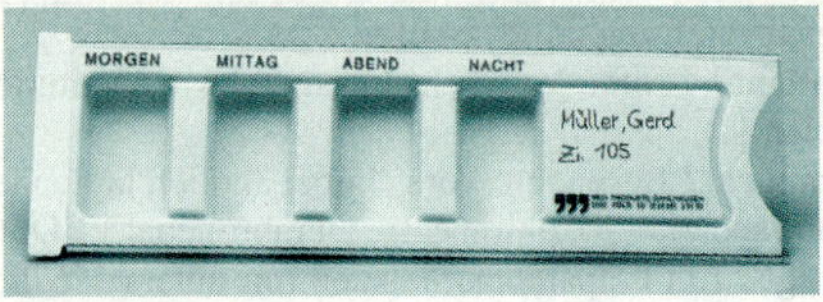

Abb. 4.1: Dispenser. Die Schale enthält den gesamten Tagesbedarf an Tabletten für einen zu Pflegenden [K 183]

4

Verabreichung oraler Medikamente

Medikamentenverabreichung bei Ernährung über Sonde ☞ 2.6.12.

Zuverlässigen, selbständigen, orientierten zu Pflegenden die Tagesration in Dosierbehälter anvertrauen und ausreichende Informationen geben. Medikamenteneinnahme evtl. überprüfen, in der häuslichen Umgebung evtl. durch Angehörige überwachen lassen.

- Dragées und Kapseln unzerkaut einnehmen, reichlich Flüssigkeit nachtrinken lassen
- Granulat in Wasser gelöst oder ungelöst einnehmen, reichlich Flüssigkeit nachtrinken lassen
- Linguetteninhalt unter die Zunge legen und dort zergehen lassen
- Lösungen unverdünnt einnehmen, reichlich Flüssigkeit nachtrinken lassen
- Pastillen lutschen oder im Mund zergehen lassen
- Pulver in 50–100 ml Wasser auflösen, reichlich Flüssigkeit nachtrinken lassen
- Suspensionen nach Herstellerhinweisen verabreichen
- Tabletten möglichst unzerkaut einnehmen, reichlich Flüssigkeit nachtrinken lassen
- Tropfen meist unverdünnt einnehmen, reichlich Flüssigkeit nachtrinken lassen
- Zerbeißkapselinhalt nach mechanischer Kapseleröffnung (zerbeißen, mit Kanüle anstechen), in der Mundhöhle, möglichst unter der Zunge, zergehen lassen.

Dosierrichtlinien für flüssige Arzneimittel

Mengenangaben gelten für wäßrige Lösungen:

- 1 Teelöffel: 3 ml
- 1 Eßlöffel: 15 ml
- 20 Tropfen: 1 ml.

Probleme bei der oralen Verabreichung

Problem	Vorgehen
Ablehnung, häufig v.a. bei Multimedikation	Wichtige Medikamente zuerst geben. Ablehnung dokumentieren
Trockener Mund vor der Arzneimitteleinnahme	Vorher Getränk anbieten
Schluckprobleme bei großen Darreichungsformen	Tabletten teilen. Dragées oder Kapseln: • z.B. mit Flüssigkeit, Pudding verabreichen • Kapseln nicht öffnen, Dragées nicht zerteilen, nicht mörsern
Schlechter Geschmack einzelner Präparate	Evtl. in angenehme Geschmacksträger auflösen oder untermischen
Zu Pflegender zerbeißt Dragées oder Kapsel	Aufklären oder andere Arzneimittelform veranlassen

4

Tips, Tricks & Fallen

- Zu Pflegenden vor der Medikamentengabe informieren
- Das Vorbereiten und Verabreichen von Medikamenten darf nur durch examinierte Pflegekräfte durchgeführt werden. SchülerInnen stehen unter Aufsicht ihrer Anleitungsperson.

4.1.5 Beobachtung der Wirkung und Nebenwirkung

Wirkung: Gesamtheit der durch ein Arzneimittel hervorgerufenen Veränderungen im behandelten Organismus. Nebenwirkungen = unerwünschte Wirkungen.

Spezifische Wirkungen

- Heilung einer Erkrankung: z.B. Beseitigung einer Infektion durch Antibiotikagabe
- Linderung oder Besserung von Beschwerden: z.B. Schmerzbehandlung bei degenerativen Knochen- und Gelenkerkrankungen
- Prophylaxe: z.B. Verhinderung einer Thrombose (☞ 3.1.4) durch Gabe gerinnungshemmender Mittel.

Nebenwirkungen

- Akut einsetzend: z.B. Luftnot, deutliche Puls- und Blutdruckveränderungen, Schock (☞ 17.4.1)
- Subakut: z.B. Übelkeit, Erbrechen, Schwindel, Kopfschmerzen
- Verzögert einsetzend (nach Stunden bis Tagen): z.B. Hautausschlag, Durchfall, Kopfschmerzen.

Tips, Tricks & Fallen

- Bei allen Unklarheiten im Umgang mit Medikamenten ÄrztIn fragen
- Jede beobachtete Nebenwirkung dokumentieren und der behandelnden ÄrztIn mitteilen

- Kein freier Medikamentenzugang für verwirrte, hirnleistungsgeminderte oder suizidgefährdete Personen. Besonders in der ambulanten Pflege beachten
- Einnahme kontrollieren; „Sammeln“ von Medikamenten verhindern
- Kein Identifikationsversuch loser Medikamente. Im Zweifelsfall verwerfen und neu stellen
- Ordner mit Waschzetteln und Umrechnungstabellen anlegen
- Umgang mit Roter Liste erlernen. An zentralem Platz in der Nähe des Medikamentenschrankes plazieren.

4.1.6 Umgang mit Medikamenten nach dem Betäubungsmittelgesetz

Rechtsgrundlage: Betäubungsmittelgesetz (BtMG), aktuelle Fassung vom 23.12.1992. Unter das BtMG fallen chemisch und pharmakologisch unterschiedliche Arzneimittel, die dämpfende wie erregende Eigenschaften haben können und stets ein hohes Abhängigkeits- bzw. Mißbrauchspotential aufweisen. Werden umgangssprachlich auch als „Opiate“ bezeichnet, z.B. Levomethadon, Morphin, Opiumextrakt. Seit Änderung der BtM-Verschreibungsverordnung vom 8.2.1993 deutliche Erleichterung der Verordnung im ambulanten Bereich, z.B. Schmerzbehandlung bei Sterbenden.

Besonderheiten im Alter

- Ältere Menschen benötigen zur Schmerzbehandlung oft niedrigere Dosierungen
- Nebenwirkungen können rascher oder ausgeprägter auftreten, z.B. Atemdepression, Obstipation, geistige Funktionsstörungen, Übelkeit
- In jeder Lebensphase, somit auch im Alter, besteht das Anrecht auf die Nutzung adäquater Therapiemaßnahmen.

Gründe für eine unzureichende oder verzögerte Opiatverordnung

- Schmerzbehandlung hat prinzipiell bisher nicht den Stellenwert, der ihr eigentlich zukommen müßte (☞ 4.2.2)
- Ängste und Vorurteile behindern den rechtzeitigen Einsatz von Opiaten: „Opiate machen süchtig“, „Atemdepression unter Opiatbehandlung verkürzt das Leben“, „Wer erst mal Opiate bekommt, lebt nicht mehr lange“
- Angst vor fehlenden therapeutischen Alternativen.

Empfehlungen für den praktischen Umgang mit Betäubungsmitteln

- BtM separat in abschließbarem Medikamentenschrank aufbewahren
- „Schlüsselverantwortung“ festlegen, z.B. Schichtleitung
- BtM-Buch durch verantwortliche Kraft, z.B. Stations-, Pflegebereichsleitung führen: Zugänge, Bestand, Verbleib von BTM
- Regelmäßige ärztliche Bestandskontrolle des BtM-Buches, z.B. monatlich
- Dokumentation jeder Bestandsentnahme in einer Kladde: Datum, Menge und

Name des Medikaments, Patientenname, Namen von Pflegekraft und verordnender ÄrztIn

- Bei Schichtwechsel vorhandene Opiate weitergeben und Vorgang dokumentieren: Datum, Uhrzeit, Namen von übergebender und übernehmender Pflegekraft
- Regelmäßiger Übertrag, z.B. wöchentlich, aus Kladde in BtM-Buch durch verantwortliche Pflegekraft mit allen Daten
- Auch bei ambulanter Betreuung BtM verschlossen aufbewahren und die „Schlüsselgewalt“ eindeutig festlegen.

Tips, Tricks & Fallen

- BtM-Schlüssel nicht in unbefugte Hände
- BtM-Ausgabe nur nach schriftlicher Anweisung (nach Verordnungsplan)
- Nur das benötigte Medikament und nie mehr als die benötigte Menge aus dem Vorratsschrank entnehmen
- Genaue Schmerzbeobachtung hilft bei der Dosisfindung, z.B. Schmerzen beim Umlagern macht Dosiserhöhung erforderlich (☞ 2.10.2)
- Nicht mehr benötige Medikamente, z.B. von Verstorbenen, zurück an Apotheke.

4.2 Einteilung nach Stoffgruppen

4.2.1 Übersicht

Medikamente, Anwendungsgebiete, Besonderheiten

Medikament	Anwendungsgebiete	Besonderheiten
Analgetika, Antirheumatika, Antiphlogistika ☞ 4.2.2	Schmerzen, Entzündungen	Große Stoffgruppe, Nebenwirkungen beachten, stark wirksame Mittel fallen unter das BtMG (☞ 4.1.6)
Antibiotika, Chemotherapeutika ☞ 4.2.3	Infektionskrankheiten, Autoimmunkrankheiten, bösartige Erkrankungen	Große Stoffgruppe, Nebenwirkungen beachten, Wirkungsbeeinträchtigung durch Resistenz der Erreger
Antidiabetika ☞ 4.2.4	Diabetes mellitus Typ I und II	Größtes Behandlungsrisiko: Unterzuckerung (Hypoglykämie)
Antihypertensiva ☞ 4.2.5	Primäre und sekundäre Hypertonie	Große Stoffgruppe, Indikationsüberschneidungen z.B. mit Diuretika (☞ 4.2.6), Kardiaka (☞ 4.2.11)

Medikament	Anwendungsgebiete	Besonderheiten
Diuretika ☞ 4.2.6	Herzinsuffizienz, Hypertonie, Ödemneigung	Bei längerfristiger Einnahme Beeinträchtigung des Wasser- und Elektrolythaushaltes
Durchblutungsfördernde Mittel ☞ 4.2.7	Arterielle Mangeldurchblutung	Vor allem bei der häufigen arteriellen Verschlußkrankheit nur eingeschränkte Behandlungserfolge
Geriatrika ☞ 4.2.8	Prophylaxe und Therapie alternsbedingter Beschwerden	Wirksamkeit umstritten
Gerinnungshemmende Substanzen, Thrombozytenaggregationshemmer ☞ 4.2.9	Prophylaxe und Therapie von Thrombembolien	Alternative zu operativen Maßnahmen bei akuten Gefäßverschlüssen, zur Prophylaxe nach einem Gefäßverschluß
Hypnotika, Sedativa ☞ 4.2.10	Therapie von Angst- und Unruhezuständen, Schlafstörungen	Risiko der Gewöhnung und Abhängigkeit bei längerem Gebrauch
Antiarrhythmika, Koronartherapeutika ☞ 4.2.11	Herzinsuffizienz, Herzrhythmusstörungen, koronare Herzkrankheit	Große Stoffgruppe, Indikationsüberschneidungen z. B. mit Antihypertensiva (☞ 4.2.5), Diuretika (☞ 4.2.6)
Magen-Darm-Therapeutika ☞ 4.2.12	Erkrankungen des Magen-Darm-Trakts	Große Stoffgruppe mit weitem Indikationsbereich und verschiedenen pharmakologischen Ansätzen
Ophthalmika ☞ 4.2.13	Innere und äußere Erkrankungen des Auges	Trotz meist lokaler Therapie auf Nebenwirkungen achten, die den ganzen Körper betreffen (systemische NW)
Parkinsonmittel ☞ 4.2.14	Behandlung des Parkinsonsyndroms und anderen extrapyramidalmotorischen Störungen	Häufig Kombinationen unterschiedlicher pharmakologischer Wirkprinzipien
Psychopharmaka ☞ 4.2.15	Psychische Erkrankungen	Bisher keine ursächliche (kausale) Therapie möglich
Wundbehandlungsmittel ☞ 4.2.16	Wunden und Verbrennungen	Behandlungsstrategie ist vom Zustand der Wunde abhängig

4.2.2 Analgetika, Antirheumatika, Antiphlogistika

Analgetika unterdrücken die Schmerzempfindung, indem sie entweder direkt am ZNS (stark wirkende Analgetika) oder peripher wirken (schwach bis mittelstark wirkende Analgetika). Die peripher wirksamen Analgetika besitzen oft gleichzeitig antipyretische (fiebersenkende) und antiphlogistische (entzündungshemmende) Eigenschaften.
Schmerztherapie nach **3-Stufen-Schema der WHO:** opiodfreie Schmerzmittel– schwächere Opioide – starke Opioide.

Analgetika, Antirheumatika, Antiphlogistika

Substanz	Anwendung, Dosierung	Besonderheiten, Nebenwirkungen (NW)
Überwiegend periphere Wirkung		
Azetylsalizylsäure (z. B. Aspirin®, ASS-Ratiopharm®)	Kopf-, Skelett- und Muskelschmerzen, zur Fiebersenkung Einzeldosis 0,5–1 g, maximal 4 g/Tag	Verwendung auch zur Gerinnungshemmung (Thrombozytenaggregationshemmer, ☞ 4.2.9). NW: Gastritis, Ulkuskrankheit
Parazetamol (z. B. Ben-u-ron®, Paracetamol-Ratiopharm®)	Kopf-, Skelett- und Muskelschmerzen, zur Fiebersenkung. Einzeldosis 0,5–1 g, maximal 4 g/Tag	Kombinationsbehandlung mit Opiaten bei starken Schmerzen. NW: bei hoher Dosierung Leberschäden möglich
Metamizol (z. B. Novaminsulfon®, Novalgin®)	Kopf-, Skelett- und Muskelschmerzen, zur Fiebersenkung. Einzeldosis 0,5–1 g, maximal 4 g/Tag	Kombinationsbehandlung mit Opiaten bei starken Schmerzen. NW: Blutbildungsstörungen mit Verminderung der weißen Blutkörperchen (Agranulozytose), allergische Reaktionen
Indometazin (z. B. Amuno®, Indo-Tablinen®) Diclofenac (z. B. Voltaren®, Diclo-Puren®)	Vor allem bei rheumatisch bedingten Skelett- und Muskelschmerzen. Einzeldosis 25–50 mg, maximal 200 mg/Tag	NW: Gastritis, Ulkuskrankheit, Störungen der Blutbildung
Ibuprofen (z. B. Imbun®, Brufen®)	☞ Indometazin. Einzeldosis 250–500mg, maximal 3g/Tag	NW: Gastritis, Ulkuskrankheit, Störungen der Blutbildung
Zentrale Wirkung		
Tramadol (z. B. Tramal®, Irama-Dorsch®)	Einzeldosis 50–100 mg, maximal 400 mg/Tag	NW: Mundtrockenheit, Übelkeit und Erbrechen, Obstipation, Atemdepression
Tilidin-Naloxon (z. B. Valoron-N®)	Einzeldosis 50–100 mg, maximal 400 mg/Tag	
Pethidin (z. B. Dolantin®)	Einzeldosis 25–150 mg, maximal 500 mg	
Piritramid (z. B. Dipidolor®)	Einzeldosis 15–30 mg s. c., maximal 120 mg s. c./Tag	
Buprenorphin (z. B. Temgesic®)	Einzeldosis 0,2–0,4 mg, maximal 1,6 mg/Tag	
Morphin (z. B. MST®, Sevredol®)	Einzeldosis 10–200 mg, Tagesmaximaldosis abhängig von auftretenden Nebenwirkungen	

Kombinationstherapie

- Zur wirkungsvollen Schmerzbeseitigung ist die Behandlung mit einem Schmerzmittel (Monotherapie) oft nicht ausreichend
- Prinzipiell sind Kombinationen aus zentral und peripher wirksamen Analgetika möglich, z. B. Morphin und Metamizol
- Da das Schmerzempfinden wesentlich durch die Psyche beeinflußt wird, lassen sich nebenwirkungsreiche Dosissteigerungen von Opiaten durch Kombination mit Antidepressiva oder Neuroleptika (☞ 4.2.15) vermeiden. Oft ver-

wendete Präparate: Haloperidol, z.B. Haldol®, Levomepromazin, z.B. Neurocil®, Promethazin, z.B. Atosil®, Triflupromazin, z.B. Psyquil®.

Begleitmedikamente

Um Nebenwirkungen von opioidhaltigen Schmerzmitteln zu beseitigen, ist häufig die Gabe von Begleitmedikamenten nötig:

- Antiemetika gegen Übelkeit und Erbrechen
- Laxantien gegen Obstipation, wenn Obstipationsprophylaxe nicht ausreichend ist
- Kortison, auch schmerzlindernd.

Pflege bei chronischen Schmerzzuständen

Schmerzanamnese und Beobachtung von Schmerzen ☞ 2.10.2.

- Verordnung erfolgt nach festem Zeitplan, Dokumentation auf Kontrollblatt
- Verordnung nicht nach Bedarf: Schmerzspitzen vermeiden, zu Pflegender wird sonst zum Bittsteller
- Schmerzanamnese und genaue Schmerzbeobachtung durchführen (☞ 2.10.2)
- Beobachtung von Bewußtsein (☞ 17.4.2), RR und Puls (☞ 2.12.8), Atmung (☞ 2.12.1)
- Vertrauensvolle Bezugspflege
- Zeit nehmen, Gesprächsbereitschaft signalisieren: baut Ängste ab und reduziert den Analgetikabedarf
- Aktivierende und ressourcenorientierte Pflege, KG, Ergotherapie: Unabhängigkeit, Selbstbewußtsein und Mobilität erhalten
- Obstipationsprophylaxe (☞ 3.1.8)
- Bei Bettlägrigkeit Pneumonieprophylaxe (☞ 3.1.3), Dekubitusprophylaxe (☞ 3.1.2)
- Bei Übelkeit und Erbrechen Gefahr der Aspiration, ggf. Hilfe bei der Nahrungsaufnahme (☞ 2.6.5)
- Mobilisation (☞ 2.4.3).

Tips, Tricks & Fallen

- Schmerzeinstellung (Schmerztherapie) kann durch erfahrene HausärztIn erfolgen
- Hospizdienste beraten bei Schmerztherapie und bieten Hausbetreuungsdienste an
- In jeder größeren Stadt gibt es inzwischen Schmerzambulanzen.

4.2.3 Antibiotika, Chemotherapeutika

Chemotherapeutika ist der Oberbegriff für unterschiedliche Wirkstoffe, die zur Behandlung von Infektionen mit Bakterien, Pilzen, Protozoen, Viren und Würmern oder zur Bekämpfung von Zellen bösartiger Tumoren (☞ 14.2.1) eingesetzt werden.

Wirkungsweise

Erreger oder pathologische Zellen sollen dabei abgetötet (z. B. bakterizide Wirkung) oder in ihrem Wachstum gehemmt (z. B. bakteriostatische oder zytostatische Wirkung) werden, ohne den betroffenen Organismus zu schädigen.

- Gute Behandlungsergebnisse bei Infektionen durch Bakterien v. a. durch Antibiotika (☞ Tabelle unten)
- Schlechtere medikamentöse Behandlungserfolge durch Chemotherapeutika bei Virusinfekten und bösartigen Erkrankungen.

Chemotherapeutische Behandlung von Infektionskrankheiten

Substanz	Indikationsbeispiele	Pflegerische Hinweise, Bemerkungen
Antibiotika (Mittel gegen bakterielle Infektionen)		
Penicilline		
Oral: Phenoxymethylpenicillin (z. B. Isocillin®) Parenteral: Penicillin G (z. B. Penicillin Grünenthal®)	Bronchopneumonie, Sinusitis, Erysipel, Lymphangitis, -adenitis	Allergische Reaktionen unterschiedlicher Ausprägung (leichte Hautveränderungen bis Anaphylaxie). Deshalb auf mögliche Unverträglichkeitsreaktionen achten. Ausscheidung, Temperatur, Haut und venösen Zugang bei i. v.-Gabe kontrollieren
Penicillase-feste Penicilline: Oxacillin (z. B. Stapenor®) Flucloxacillin (z. B. Staphylex®)	Staphylokokkeninfektionen von Atemwegen und Magen-Darm-Trakt	
Erweitertes Wirkungsspektrum: Ampicillin (z. B. Binotal®) Amoxicillin (z. B. Amoxypen®) Mezlocillin (z. B. Baypen®) Piperacillin (z. B. Pipril®)	Infektionen von Atem-, Harn- und Gallenwegen, Sepsis	☞ oben. Unter Ampicillingabe häufige allergisch Hautveränderung: makulo-papulöses Exanthem
Cephalosporine		
Oral: Cefadroxil (z. B. Bidocef®) Cefalexin (z. B. Oracef®) Parenteral: Cefazolin (z. B. Elzogram®) Cefotiam (z. B. Spizef®) Cefotaxim (z. B. Claforan®) Cefuroxim (z. B. Zinacef®)	Septikopyämien, primäre und sekundäre Pneumonien, Wund- und Gewebeinfektionen, schwere lebensbedrohliche Infektionen mit multiresistenten Keimen, bei Abwehrschwäche	Allergische Reaktionen (Anaphylaxie selten), Nierenschädigung. Deshalb auf Unverträglichkeitsreaktionen achten. Ausscheidung (ggf. Bilanz, ☞ 2.6.9), Temperatur, Haut und venösen Zugang bei i. v.-Gabe kontrollieren
Kombinationen von Enzyminhibitoren mit Antibiotika		
Imipenem + Cilastatin (z. B. Zienam®)	Schwere bakterielle Infektionen und Mischinfektionen	☞ Cephalosporine
Ampicillin + Sulbactam (z. B. Unacid®) Amoxicillin + Clavulansäure (z. B. Augmentan®)	Infektionen von Atem-, Harn- und Gallenwegen, Sepsis	☞ Penicilline mit erweitertem Wirkungsspektrum

4

Substanz	Indikationsbeispiele	Pflegerische Hinweise, Bemerkungen
Antibiotika (Mittel gegen bakterielle Infektionen)		
Tetrazykline		
Doxycyclin (z. B. Vibramycin®) Minocyclin (z. B. Klinomycin®)	Atypische Pneumonien, Infektionen von Magen-Darm- und Urogenitaltrakt, der Haut und im HNO-Bereich	Bei Doxycyclineinnahme reichlich trinken lassen: oberflächliche Schädigung der Speiseröhre möglich. Auf gastrointestinale Unverträglichkeitsreaktionen achten. Nicht zuviel Sonne: phototoxische Reaktionen möglich
Andere Antibiotika		
Chloramphenicol (z. B. Paraxin®)	Typhus, Paratyphus, Salmonellensepsis und -meningitis	Gefahr der Knochenmarksschädigung. Kontraindiziert bei Schädigung der Leber- und Nierenfunktion. Auf Ausscheidung achten
Erythromycin (z. B. Erycinum®)	Infektionen von Atemwegen, Urogenitaltrakt, Haut (Erythrasma, Erysipel)	Wenige Nebenwirkungen, gelegentlich gastrointestinale Beschwerden, reversibler Gehörverlust bei Niereninsuffizienz
Lincomycin (z. B. Albiotic®) Clindamycin (z. B. Sobelin®)	Infektionen von Knochen, Gelenken, Haut, Unterhaut und Weichteilen	Gastrointestinale Beschwerden, pseudomembranöse Kolitis, Absinken der weißen Blutkörperchen (Agranulozytose)
Aminoglykoside: Amikacin (z. B. Biklin®) Gentamycin (z. B. Refobacin®) Streptomycin (z. B. Streptomycin Grünenthal®)	Infektionen von Atem- und Harnwegen, Magen-Darm-Trakt, Haut, Knochen und Weichteile, Streptomycin bei Tbc	Auf Hörvermögen und Ausscheidung achten: Gehör- und Nierenschädigung. Direkten Kontakt mit der Haut vermeiden: lokale Hautreizung
Vancomycin (z. B. Vancomycin Lilly®)	Pseudomembranöse Kolitis, Staphylokokken-Enterokolitis, schwere Staphylokokkeninfektionen	Allergische Reaktionen bis Anaphylaxie, Nierenschädigung, Hörstörungen. Auf Unverträglichkeitsreaktionen achten. Ausscheidung, Haut, Temperatur und venösen Zugang bei i. v.-Gabe kontrollieren
Rifampicin (z. B. Rifa®)	Tuberkulose	Allergische Reaktionen, gastrointestinale Nebenwirkungen
Fosfomycin (z. B. Fosfocin®)	Reserveantibiotikum bei Atem- und Harnwegsinfektionen, Lungenabszeß, Osteomyelitis	Gastrointestinale Nebenwirkungen. Haut auf Exantheme beobachten. Temperatur und venösen Zugang kontrollieren
Synthetische Chemotherapeutika		
Diaminobenzylpyrimidin-Sulfonamid-Kombinationen		
Cotrimoxazol = Trimethoprim-Sulfamethoxazol (z. B. Eusaprim®)	Infektionen von Atem- und Harnwegen, Magen-Darm-Trakt, Haut und Weichteilen	Antriebsschwäche, Verwirrtheitszustände. Ausscheidung, Haut und venösen Zugang bei i. v.-Gabe kontrollieren
Gyrasehemmer		
Ciprofloxacin (z. B. Ciprobay®) Ofloxacin (z. B. Tarivid®)	Infektionen von Atem- und Harnwegen, Magen-Darm-Trakt, Haut, Weichteilen, Knochen und Gelenken	Allergische Reaktionen, psychische Reaktionen, gastrointestinale Nebenwirkungen

Substanz	Indikationsbeispiele	Pflegerische Hinweise, Bemerkungen
Synthetische Chemotherapeutika		
Nitrofuran-Derivate		
Nitrofurazon (z. B. Furacin®)	Hautinfektionen	Lokale allergische Reaktionen
Nitrofurantoin (z. B. Furadantin®)	Harnwegsinfektionen	Psychische Reaktionen möglich
Nitroimidazole		
Metronidazol (z. B. Clont®)	Trichomoniasis, Infektionen mit anaeroben Bakterien	Gastrointestinale Nebenwirkungen, psychische Reaktionen
Synthetische Tuberkulosemittel		
Ethambutol (z. B. Myambutol®)	Tuberkulose	Sehstörungen möglich
Isoniazid (z. B. Tebesium®)	Tuberkulose	Gastrointestinale Nebenwirkungen, psychische Reaktionen
Pyrazinamid (z. B. Pyrafat®)	Tuberkulose	Gastrointestinale Nebenwirkungen, Blutbildungsstörungen möglich
Antihelmintika (Mittel gegen Würmer)		
Albendazol (z. B. Eskazole®)	Befall mit Fuchs- oder Hundebandwurm, Trichinose	Allergische Reaktionen, gastrointestinale Beschwerden, Fieber, Nasenbluten
Mebendazol (z. B. Vermox®)	Befall mit Askariden, Rinder- oder Schweinebandwurm, gemischter Wurmbefall	Allergische Reaktionen (meist der Haut), gastrointestinale Beschwerden
Niclosamid (z. B. Yomesan®)	Befall mit Rinder-, Schweine-, Fisch- oder Zwergbandwurm	Gastrointestinale Beschwerden
Antimykotika (Mittel gegen Pilze)		
Amphotericin B (z. B. Ampho-Moronal®)	Hefemykosen von Haut und Intestinum, Organmykosen, generalisierte Mykosen	Oft massive Nebenwirkungen bei systemischer Anwendung, gastrointestinale Beschwerden, Hautirritationen unter lokaler Therapie
Clotrimazol (z. B. Canesten®)	Hautmykosen	Nur wenige lokale Nebenwirkungen
Fluconazol (z. B. Diflucan®)	Hefemykosen von Haut und Schleimhäuten, inneren Organen und Intestinum	NW bei i. v.-Gabe weniger ausgeprägt als bei Amphotericin B: gastrointestinale Beschwerden, periphere Nervenschäden unter oraler Therapie
Ketoconazol (z. B. Nizoral®)	System- und Organmykosen, Mykosen von Haut, Schleimhaut und Haaren	Gastrointestinale Beschwerden, Haarausfall, Juckreiz
Miconazol (z. B. Daktar®)	System- und Organmykosen vor allem durch Hefepilze, Hautmykosen	Bei i. v.-Gabe allergische Reaktionen, Fieber, gastrointestinale Beschwerden

4

Substanz	Indikationsbeispiele	Pflegerische Hinweise, Bemerkungen
Antibiotika (Mittel gegen bakterielle Infektionen)		
Nystatin (z. B. Moronal®)	Candidabefall des Magen-Darm-Trakts, Candidosen der Haut und Schleimhäute (Lokaltherapie)	Gelegentlich gastrointestinale Beschwerden
Virustatika (Mittel gegen Viren)		
Aciclovir (z. B. Zovirax®)	Infektionen mit Herpesviren	Hautexantheme möglich. Ausscheidung, Haut und venösen Zugang bei i. v.-Gabe kontrollieren
Didanosin (z. B. Videx®) Zidovudin (z. B. Retrovir®)	fortgeschrittene HIV-Infektion (AIDS, ARC)	Blutbildveränderungen, gastrointestinale Beschwerden, Fieber. Einfuhr, Haut, Temperatur und venösen Zugang bei i. v.-Gabe kontrollieren
Ganciclovir (z. B. Cymeven®)	Cytomegalie-Infektionen	Allergische Reaktionen, Blutbildveränderungen, psychische Reaktionen, Fieber. Auf NW achten. Haut, Temperatur und venösen Zugang kontrollieren
Tromantadin (z. B. Viru-Merz® Vidarabin (z. B. Vidarabin Thilo®)	Beginnende Herpes-simplex-Infektion der Haut und Hornhaut des Auges	Lokale allergische Reaktionen möglich

Chemotherapeutischen Behandlung bösartiger Erkrankungen im Alter

Bösartige Erkrankungen ☞ auch Kapitel 14.

- Sind im Alter seltener und verlaufen oft weniger fortschreitend
- Werden im Alter nur nach sorgfältiger Prüfung des Einzelfalles chemotherapeutisch behandelt, z. B. orale Behandlung von Mammakarzinom mit Tamoxifen®, Prostatakarzinom mit Fugerel® oder Plasmozytom mit Melphalan®.

Chemoterapeutische Behandlung bösartiger Erkrankungen

Substanz	Indikationsbeispiele	Nebenwirkungen (NW), pflegerische Hinweise
Alkylierende Präparate		
Busulfan (z. B. Myleran®)	Chronisch myeloische Leukämie, Vermehrung der Blutplättchen (Thrombozytose) bei Polycythaemia vera	NW: Blutbild- und Hautveränderungen, Leberschädigung, Sehstörungen. Auf Blutungsneigung, Einfuhr und Haut achten
Chlorambucil (z. B. Leukeran®)	Chronisch lymphatische Leukämie, M. Hodgkin und Non-Hodgkin-Lymphome	NW: Anämie, Fieber, gastrointestinale Störungen, Haarausfall, Leberschädigung. Auf Einfuhr, Haut und Temperatur achten

Substanz	Indikationsbeispiele	Nebenwirkungen (NW), pflegerische Hinweise
Alkylierende Präparate		
Cyclophosphamid (z. B. Endoxan®)	Leukämien, M. Hodgkin und Non-Hodgkin-Lymphome, verschiedene Autoimmunerkrankungen und bösartige Tumoren	NW: Blutbildveränderungen, gastrointestinale Störungen, Haarausfall, bei höheren Dosierungen Schädigung von Nieren und ableitenden Harnwegen. Auf Ein-, Ausfuhr (Blut im Urin?), Blutungsneigung, Infektanzeichen und venösen Zugang bei i. v.-Gabe achten
Ifosfamid (z. B. Holoxan®)	Verschiedene bösartige Tumoren	NW: Anämie, Beeinträchtigung von Nierenfunktion und Psyche, gastrointestinale Störungen, Haarausfall. Auf Ein-, Ausfuhr, Verhaltensauffälligkeiten und venösen Zugang achten
Lomustin (z. B. Cecenu®)	Bronchialkarzinom, Tumoren des ZNS, M. Hodgkin	☞ Cyclophosphamid
Melphalan (z. B. Alkeran®)	Plasmozytom	NW: Blutbildveränderungen. Auf Blutungsneigung und venösen Zugang bei i. v.-Gabe achten
Antimetabolite		
Cytarabin (z. B. Alexan®)	Akute myeloische und lymphoblastische Leukämie, Blastenschub bei chronisch myeloischer Leukämie, Non-Hodgkin-Lymphome hoher Malignität	NW: Anämie, gastrointestinale Beschwerden, Haarausfall, Immunsuppression. Auf Einfuhr, Infektanzeichen und venösen Zugang achten
Fluorouracil (z. B. 5-FU Lederle®)	Bösartige Tumoren im Bereich von Dickdarm, Harnblase, Leber, Magen, Mamma, Ovar, Pankreas	
Methotrexat, (z. B. Methothrexat medac®)	Bösartige Tumoren im Kopf- und Halsbereich, bei Brust-, Ovarial- und kleinzelligem Bronchialkarzinom	
Hormone, Hormonantagonisten		
Aminoglutethimid (z. B. Orimeten®) Tamoxifen (z. B. Kessar®)	Mammakarzinom	NW: Blutbildveränderungen, gastrointestinale Störungen, psychische Reaktionen. Auf Blutungsneigung und Einfuhr achten
Cyproteronacetat (z. B. Androcur®) Flutamid (z. B. Fugerel®)	Prostatakarzinom	NW: Anämie, gastrointestinale Beschwerden, Vergrößerung der Brustdrüse (Gynäkomastie), Hautveränderungen. Auf Einfuhr achten

4

Substanz	Indikationsbeispiele	Pflegerische Hinweise, Bemerkungen
Hemmstoffe der Zellteilung		
Vinblastin (z. B. Velbe®) Vincristin (z. B. Vincristin Bristol®)	Bronchialkarzinome, Non-Hodgkin-Lymphome, Mammakarzinom, Sarkome	NW: Anämie, Fieber, gastrointestinale Beschwerden, Haarausfall, Immunsuppression. Auf Einfuhr, Infektanzeichen, Temperatur und venösen Zugang achten
Zytostatische Antibiotika		
Doxorubicin (z. B. Adriblastin®) Epirubicin (z. B. Farmorubicin®)	Bösartige Erkrankungen des blutbildenden Systems, Tumoren von Harnblase, Leber, Mamma, Ovar, Prostata	NW: Blutbildveränderungen, gastrointestinale Beschwerden, Fieber, Haarausfall, Nierenfunktionsstörungen. Auf Blutungsneigung, Ein-, Ausfuhr, Temperatur und venösen Zugang achten
Plicamycin (z. B. Mithramycin®)	Erhöhter Kalziumblutspiegel bei bösartigen Tumoren	NW: Blutungsneigung, Fieber, gastrointestinale Beschwerden. Auf Blutungen, Einfuhr, Temperatur und venösen Zugang achten
Sonstige Zytostatika		
Carboplatin (z. B. Carboplat®) Cisplatin (z. B. Platinex®)	Bronchial-, Harnblasen-, Hoden-, Ovarial-, Prostatakarzinome, Sarkome	NW: Anämie, gastrointestinale Beschwerden, Immunsuppression, Schädigung von Niere und ableitenden Harnwegen. Auf Ein-, Ausfuhr (Blut im Urin?), Infektanzeichen und venösen Zugang achten
Etoposid (z. B. Vepesid®)	Bronchial-, Ovarialkarzinome, Hodgkin und Non-Hodgkin Lymphome	NW: Unverträglichkeitsreaktionen bis zur Anaphylaxie, Anämie, Immunsuppression. Auf allergische Reaktionen, Infektanzeichen und venösen Zugang (bei i. v.-Gabe) achten
Mitoxantron (z. B. Novantron®)	Leberzellkarzinom, Mammakarzinom	NW: Blutbildveränderungen, gastrointestinale Beschwerden, Haut- und Schleimhautveränderungen, Immunsuppression. Auf Blutungs- und Infektanzeichen, Haut, Einfuhr und venösen Zugang achten

4.2.4 Antidiabetika

Diabetes mellitus ☞ 11.1.2. Bei Diabetes mellitus Typ I steht die Insulintherapie im Vordergrund, während zur Therapie bei Diabetes Typ II (Altersdiabetes) zuerst orale Antidiabetika eingesetzt werden, wenn Gewichtsreduktion und Diät (☞ 2.6.11) nicht ausreichen.

Orale Antidiabetika

Substanz	Dosierung	Besonderheiten, Nebenwirkungen
Sulfonylharnstoffe: steigern Insulinfreisetzung, verbessern Glukoseverwertung		
Glibenclamid (z. B. Euglucon N®, Glukoreduct®)	Einzeldosis 1,75–7 mg, maximal 10,5 mg/Tag	Am häufigsten verordnetes orales Antidiabetikum. NW: erhebliche wirkungsverändernde Wechselwirkungen mit anderen im Alter oft verordneten Medikamenten, schwere und langandauernde Senkungen des Blutzuckerspiegels (prolongierte Hypoglykämien) möglich (hohe Letalität)
Glisoxepid (z. B. Pro-Diaban®)	Einzeldosis 2–8 mg, maximal 16 mg/Tag	NW: ☞ Glibenclamid
Tolbutamid (z. B. Artosin®, Rastinon®)	Einzeldosis 0,5–1 g, maximal 2 g/Tag	„Oldtimer" der Stoffgruppe, nur noch wenig verordnet. NW ☞ Glibenclamid, geringere Hypoglykämiegefahr
Biguanide: verbessern Glukoseverwertung		
Metformin (z. B. Glucophage®, Mediabet®)	Einzeldosis 0,5–1 g, maximal 2,5 g/Tag in Kombination mit Sulfonylharnstoffen	NW: gastrointestinale Störungen, Übersäuerung des Blutes durch Milchsäure (Laktazidose) bei Niereninsuffizienz, jedoch keine zu starke Blutzuckersenkung
Glukoseresorptionshemmer: verzögern Glukoseresorption		
Acarbose (z. B. Glucobay®)	Einzeldosis 50–200 mg, maximal 600 mg/Tag	NW: Durchfall, Blähungen. Führen oft zum Abbruch der Therapie
Guar (z. B. Glucotard®, Lejguar®)	Einzeldosis 3,5–7 g in mindestens ¼l kalter Flüssigkeit, maximal 21 g/Tag	NW: gastrointestinale Nebenwirkungen, verminderte Aufnahme von Mineralien und Vitaminen

Insulintherapie

Pflegerische Besonderheiten bei Insulintherapie ☞ 11.1.2, s.c. Injektionstechnik ☞ 3.3.2, Insulinverabreichung durch PEN ☞ 3.3.3.

Insulin = Hormon aus den B-Zellen der Bauchspeicheldrüse, welches u. a. die Blutglukosekonzentration senkt. Therapeutisch werden neben dem synthetisch (gentechnologisch) hergestellten Humaninsulin auch noch Insuline aus tierischen Bauchspeicheldrüsen von Rindern und Schweinen genutzt. Da Insulin bei oraler Einnahme im Magen-Darm-Trakt verdaut und damit zerstört würde, ist eine s. c.- Verabreichung notwendig.

4

Insuline

Insulintyp	Anwendung	Besonderheiten
Normal- oder Altinsuline (z. B. Actrapid HM®, Huminsulin Normal®, H-Insulin Hoechst®)	Zusammen mit einem Langzeitinsulin s. c. bei Basis-Bolus-Konzept s. c. oder i. v. bei Stoffwechselentgleisung Achtung: Nur Altinsulin darf i. v. gegeben werden	Kurzwirkende Insuline. Wirkdauer bis 8 h, Maximum nach 1–2 h. Spritz-Eß-Abstand bei s. c.-Gabe 15–20 Min.
Verzögerungsinsuline (z. B. Basal-H-Insulin Hoechst®, Huminsulin Basal®, Insulin Insulatard®)	Zusammen mit einem Altinsulin s. c. bei Basis-Bolus-Konzept Mischinsuline: fixe Kombination zwischen Alt- und Verzögerungsinsulin	Mittellangwirkende Insuline: Wirkdauer 10–24 h, Maximum nach 2–5 h. Langwirkende Insuline: Wirkdauer ≥ 24h, Maximum nach 3–8 h. Spritz-Eß-Abstand bei s. c.-Gabe 30–45 Min.
Mischinsuline (z. B. Depot-H-Insulin Hoechst®, Huminsulin Profil I-IV®, Insulin Mixtard®)	s. c. bei konventioneller Insulintherapie	Altinsulinanteil 10–50 %, Intermediärinsulinanteil 50–90 %, oft benutztes Mischungsverhältnis 30/70 Spritz-Eß-Abstand bei s. c.-Gabe 30 Min.

Medikamentöse Kombinationsmöglichkeiten bei Diab. mell. Typ II

- Sulfonylharnstoff + Biguanid
- Sulfonylharnstoff + Glukoseresorptionsverzögerer (+ Biguanid)
- Sulfonylharnstoff + Insulin (+ Glukoseresorptionsverzögerer) (+ Biguanid).
- Sulfonylharnstoff + Insulin wird von den genannten Kombinationen am häufigsten angewendet.

Tips, Tricks & Fallen

- Bei einer Kombination von oralen Medikamenten und Insulin ist meist eine morgendliche s. c. Insulingabe ausreichend
- PEN-Insulinpatronen enthalten eine deutlich höhere Konzentration (100 I. E./ml) als die „normalen" Darreichungsformen (40 I. E./ml) desselben Insulins. Deshalb nicht untereinander verwechseln
- Insulinvorräte im Kühlschrank zwischen +2 und +8 °C lagern
- PEN nicht im Kühlschrank aufbewahren. Vorratsinsulinpatronen hingegen können im Kühlschrank aufbewahrt werden
- Angebrochene Insulinampullen mit Name und Erstentnahmedatum versehen
- Im Gebrauch befindliche Insulinampullen sind 4 Wo. bei Zimmertemperatur, angebrochene Insulinpatronen im PEN 3 Wo. haltbar
- Insulin vor direktem Sonnenlicht schützen.

4.2.5 Antihypertensiva

Antihypertensiva = blutdrucksenkende Medikamente. Hypertonie ☞ 7.1.1. Auf gute Einstellung des RR-Wertes achten: beugt Arteriosklerose, Schlaganfall (Apoplexie), Herzinfarkt, Herzinsuffizienz vor.

Antihypertensiva

Substanz	Dosierung	Besonderheiten, Nebenwirkung (NW)
ACE (Angiotensin-Converting-Enzym)-Hemmer		
Benazepril (z. B. Cibacen®) Captopril (z. B. Lopirin®) Enalapril (z. B. Xanef®) Fosinopril (z. B. Fosinorm®) Ramipril (z. B. Delix®)	Je nach Präparat schwanken die Einzeldosen (bis zu 3 x/Tag) zwischen 0,5 und 20 mg	Ein Teil der Präparate kann auch zur Behandlung der Herzinsuffizienz eingesetzt werden (☞ 4.2.11). Auf Ausscheidung (Nierenfunktionsstörung) und Haut (Exantheme) achten, oft trockener Husten
β-Rezeptorenblocker ☞ 4.2.11, Diuretika ☞ 4.2.6		
Kalziumantagonisten, eigentlich Kalziumkanalblocker		
Nifedipin (z. B. Adalal®) Nicardipin (z. B. Antagonil®) Nitrendipin (z. B. Bayotensin®)	Je nach Präparat schwanken die Einzeldosen (bis zu 3 x/Tag) zwischen 5 und 30 mg	Ein Teil der Präparate kann auch zur Behandlung von koronarer Herzkrankheit und Herzrhythmusstörungen eingesetzt werden (☞ 4.2.11). NW: Knöchelödeme, Gesichtsrötung und Kopfschmerzen
Periphere Vasodilatatoren		
Diazoxid (z. B. Hypertonalum®) Dihydralazin (z. B. Nepresol®) Minoxidil (z. B. Lonolox®)	Dihydralazin: Einzeldosis 12,5–50 mg, Tagesmaximaldosis 100 mg Minoxidil: Einzeldosis 2,5–10 mg, Tagesmaximaldosis 100 mg	Diazoxid nur bei Hochdruckkrise einsetzbar (☞ 6.1.2; nur i. v.-Gabe möglich), Minoxidil nur kombiniert mit β-Blocker und Diuretikum. Auf Blutergüsse achten. NW: orthostatische Regulationsstörungen, bei Minoxidil zunehmende Behaarung.
Sympatholytika		
α-Rezeptorenblocker: Hydrierte Mutterkornalkaloide (z. B. DCCK®, Hydergin®) Clonidin (z. B. Catapresan®) Moxonidin (z. B. Physiotens®) Prazosin (z. B. Minipress®) Urapidil (z. B. Prazosin®)	Clonidin: Einzeldosis 35–150 ng, Tagesmaximaldosis 900 ng Moxonidin: Einzeldosis 0,1–0,4 mg, Tagesmaximaldosis 0,6 mg Prazosin: Einzeldosis 0,5–5 mg, Tagesmaximaldosis 20 mg Urapidil: Einzeldosis 30–120 mg, Tagesmaximaldosis 180 mg. Mutterkornalkaloide ☞ 4.2.7	Auf Hämatome achten. NW: orthostatische Regulationsstörungen mit Schwindel und Fallneigung, bei Clonidin zusätzlich psychische Reaktionen, Mundtrockenheit.

Antihypertensiva und Alter

- Bevorzugt werden ACE-Hemmer, Kalziumantagonisten und niedrig dosierte Diuretika (um Kaliumstoffwechsel wenig zu stören) eingesetzt
- Gefahren durch Diuretikagabe ☞ 4.2.6
- Sehr oft ist eine Kombinationsbehandlung mit mehreren Antihypertensiva erforderlich. Bestehende Therapieempfehlungen, z.B. Stufenschema der Deutschen Hochdruckliga, entsprechen nicht immer den Bedürfnissen älterer Menschen.

Tips, Tricks & Fallen

- Bei Therapie mit Antihypertensiva regelmäßig RR kontrollieren (Arztanordnung)
- Auch Herzleistung, Nierenfunktion und Serum-Elektrolyte müssen regelmäßig überprüft werden (ÄrztIn).

4

4.2.6 Diuretika

Medikamente, die eine vermehrte Harnausscheidung bewirken. Obwohl die diuretische Wirkung an den Nieren erzielt wird, können mit Diuretika keine Nierenerkrankungen behandelt werden.

Indikationen für Diuretika: Hypertonie, Herzinsuffizienz, Ödeme, z.B. Bein-, Lungenödem.

Diuretika

Substanz	Dosierung	Besonderheiten
Kaliumsparende Diuretika		
Aldosteronantagonisten: Spironolacton (z.B. Aldacton®)	Einzeldosis 25–200 mg, maximal 400 mg/Tag	Auf Ausscheidung (Nierenfunktion) und gastrointestinale Beschwerden (Krämpfe, Diarrhoe) achten. Oft in Kombination mit anderen Diuretika
Cycloamidinderivate kombiniert mit Hydrochlorothiazid: Amilorid (z.B. Moduretik®) Triamteren (z.B. Dytide H®)	Amilorid: Einzeldosis 2,5–5 mg, Tagesmaximaldosis 20 mg Triamteren: Einzeldosis 25–50 mg, Tagesmaximaldosis 100 mg	Auf Ausscheidung (Nierenfunktion), orthostatische Reaktionen (Prellmarken) und Überempfindlichkeitsreaktionen (insbesondere allergische Hautreaktionen) achten
Schleifendiuretika		
Furosemid (z.B. Lasix®) Piretanid (z.B. Arelix®) Torasemid (z.B. Unat®)	Furosemid: Einzeldosis 10–40 mg, Tagesmaximaldosis 1500 mg Piretanid: Einzeldosis 3–12 mg, Tagesmaximaldosis 60 mg Torasemid: Einzeldosis 2,5–20 mg, Tagesmaximaldosis 100 mg	Auf Ausscheidung (Nierenfunktion), orthostatische Reaktionen (Prellmarken) und Hautturgor (Exsikkose) achten
Thiaziddiuretika		
Hydrochlorothiazid (z.B. Esidrix®)	Einzeldosis 12,5–25 mg, maximal 100 mg/Tag	☞ Schleifendiuretika

Tips, Tricks & Fallen

- Vorsichtiger Umgang mit Diuretika im Alter. Gefahr der Exsikkose: abnehmendes Durstempfinden, abnehmende Nierenfunktion und Reduzierung des Gesamtkörperwasser bei gleichzeitig verringerten Kompensationsmöglichkeiten bei gestörtem Wasser- und Elektrolythaushalt
- Anzeichen einer Diuretika-bedingten Störung: Müdigkeit, Apathie, Halluzinationen, Verwirrtheit, reduzierter Hautturgor, Schwäche, Schwindel, Fallneigung, Herzrasen, Herzrhythmusstörungen, Exsikkose (☞ 2.6.8).

4.2.7 Durchblutungsfördernde Mittel

Indikationen: arterielle Mangeldurchblutung z. B. bei peripherer arterieller Verschlußkrankheit (pAVK, ☞ 6.2.4), Gefäßverschlüssen (☞ 6.2.3). Ziel medikamentöser Behandlungsmaßnahmen: Verbesserung der Fließeigenschaften des Blutes, Erweiterung oder Wiedereröffnung von Gefäßen sowie Prophylaxe von embolischen oder thrombotischen Gefäßverschlüssen.

Durchblutungsfördernde Mittel

Substanz	Dosierung	Besonderheiten, Nebenwirkung (NW)
Gerinnungshemmende Substanzen, Thrombozytenaggregationshemmer ☞ 4.2.9		
Vasodilatatoren mit Angriff an den Muskelgefäßen		
Bencyclanhydrogenfumarat (z. B. Fludilat®) Cinnarizin (z. B. Stutgeron®) Naftidrofurylhydrogenoxalat (z. B. Dusodril®, Naftilong®)	Bencyclanhydrogenfumarat: Einzeldosis 100–200 mg Tagesmaximaldosis 800 mg Cinnarizin: Einzeldosis 75 mg, Tagesmaximaldosis 225 mg Naftidrofurylhydrogenoxalat: Einzeldosis 100–200 mg, Tagesmaximaldosis 600 mg	Einsatz auch bei Demenzbehandlung. NW: gastrointestinale Nebenwirkungen und Störungen des zentralen Nervensystems
Pflanzliche durchblutungsfördernde Mittel		
Trockenextrakt aus Gingkoblättern (z. B. Rökan®, Tebonin®)	Einzeldosis: 40 mg, maximal 120 mg/Tag	Einsatz auch bei Demenzbehandlung. NW: gastrointestinale Nebenwirkungen, allergische Hautreaktionen
Prostaglandinderivate		
Alprostadil (z. B. Prostavasin®)	Einzeldosis: 40–60 µg, maximal 80 µg/Tag	Verabreichung nur durch i. v.- oder i. a.-Infusion. NW: vielfältige NW (auch Schmerzen) möglich, daher genaue Beobachtung

4

Substanz	Dosierung	Besonderheiten, Nebenwirkung (NW)
Purinderivate		
Pentoxifyllin (z. B. Pento-Puren®, Trental®) Xantinolnicotinat (z. B. Complamin®)	Pentoxifyllin: Einzeldosis 400–600 mg, Tagesmaximaldosis 1200 mg Xantinolnicotinat: Einzeldosis 150–500 mg, Tagesmaximaldosis 3000 mg	Einsatz auch bei Demenzbehandlung. NW: gastrointestinale Störungen
Sympatholytika		
Hydrierte Mutterkorn-alkaloide (z. B. DCCK®, Hydergin®)	Einzeldosis: 1–2 mg, Tagesmaximaldosis 6 mg	Auch zur Bluthochdruck- und Demenzbehandlung (☞ 4.2.5, 4.2.15). NW: Blutdruckabfall, gastrointestinale Nebenwirkungen

4

Tips, Tricks & Fallen

Gute Beobachtung des zu Pflegenden bei medikamentöser Behandlung arterieller Durchblutungsstörungen: Pulse, Hauttemperatur, Sensibilität, (Bein-) Umfänge, Beweglichkeit, Schmerzen (beim Seitenvergleich Extremitäten).

4.2.8 Geriatrika

Arzneimittel, die den (physiologischen) Alternsprozeß aufhalten sollen. Da gegenwärtig jedoch keine allgemeingültige „Alterungstheorie" existiert, können nur Einzelaspekte für prophylaktische und therapeutische Maßnahmen herangezogen werden. Einsatz von Geriatrika kritisch sehen, oft fehlt begründbares Konzept für die Behandlung. Im Gegensatz zu vielen Erkrankungen läßt sich Altern nicht vermeiden oder behandeln.

Häufige Inhaltsstoffe von Geriatrika

- Pflanzliche Extrakte aus Baldrian, Ginseng, Hopfen, Knoblauch, Mistel, Weißdorn
- Procain
- Rutoside, Flavonoide
- Spurenelemente, z. B. Kalzium, Eisen, Magnesium
- Vitamine.

Tips, Tricks & Fallen

- Geriatrika sind überwiegend rezeptfrei und fallen in den wachsenden Bereich der Selbstmedikation
- Ihre Einnahme wird oft verschwiegen, so daß Interaktionen mit anderen Pharmaka und Nebenwirkungen nicht korrekt zugeordnet werden können
- Bei Selbstmedikation zu Pflegenden bzw. Angehörige darauf ansprechen und Arztberatung empfehlen.

4.2.9 Gerinnungshemmende Substanzen, Thrombozytenaggregationshemmer

Zur Prophylaxe und Therapie von Erkrankungen, die z.B. durch Thrombosen bzw. Embolien entstehen, z.B. Herzinfarkt, Lungenembolie, Schlaganfall, Venenthrombosen.

Wirkungsweise

- Gerinnungshemmende Substanzen („Antikoagulantien"): Funktionsbeeinflussung von Gerinnungsfaktoren
- Thrombozytenaggregationshemmer: Beeinträchtigung der gerinnungsfördernden Zusammenballung von Blutplättchen.

Gerinnungshemmende Substanzen, Thrombozytenaggregationshemmer

Substanz	Indikationen, Dosierung	Nebenwirkungn
Fibrinolytika		
Streptokinase (z.B. Kabikinase®, Streptase®) Urokinase (z.B. Alphakinase®, Urokinase medac®) Plasminogen-Aktivator (z.B. Actilyse®)	Akute thrombembolische Gefäßverschlüsse. Individuelle, an Laborparametern orientierte Dosierung erforderlich. Standardisierte Behandlung bei „Kurzzeitlyse" z.B. mit Streptase 1–1,5 Mio I.E. in einer Stunde	Allergische Reaktionen bis zum Schock, deutlich erhöhtes Blutungsrisiko. Bei venösen Verschlüssen erhöhtes Embolierisiko
Heparine		
Unfragmentierte (hochmolekulare) Heparine (z.B. Calciparin®, Liquemin®)	Thromboseprophylaxe, akute thrombembolische Gefäßverschlüsse, Verbrauchskoagulopathie. Einzeldosis 5000–10000 I.E., maximal 40000 I.E./Tag s.c. oder i.v.	Allergische Reaktionen, erhöhtes Blutungsrisiko, Erhöhung der „Leberwerte". Gegenmittel: Protamin (1 mg hebt die Wirkung von 100 I.E. Heparin auf)
Fragmentierte (niedermolekulare) Heparine (z.B. Fraxiparin®, Mono-Embolex®)	Thromboseprophylaxe. 1 Fertigspritze/Tag	Blutungsrisiko und andere Nebenwirkungen weniger ausgeprägt als unter unfragmentiertem Heparin. Gegenmittel: Protamin (1 mg hebt die Wirkung von 100 I.E. Heparin auf)
Thrombozytenaggregationshemmer		
Azetylsalizylsäure (z.B. ASS-ratiopharm®, Colfarit®) Ticlopidin (z.B. Tiklyd®)	Prophylaxe bei geschädigter arterieller Gefäßwand und bei Vermehrung der Blutplättchenzahl (Thrombozytosen). Azetylsalizylsäure: Einzeldosis 30–500 mg, Tagesmaximaldosis 2100 mg Ticlopidin: Einzeldosis 250–500 mg, Tagesmaximaldosis 500 mg	Gesteigerte Blutungsneigung, bei Ticlopidin zusätzlich Knochenmarksschäden

Substanz	Indikationen, Dosierung	Nebenwirkungn
Vitamin-K-Antagonisten (Cumarine)		
Phenprocoumon (z. B. Marcumar®) Warfarin (z. B. Coumadin®)	Langfristige Gerinnungshemmung z. B. bei Vorhofflimmern, nach Herzinfarkt, Herzklappenersatz, tiefen Venenthrombosen. Individuelle, an Laborparametern (Quick-Wert) orientierte Dosierung der grundsätzlich oral verabreichten Medikation erforderlich	Dermatitis, Urtikaria, Haarausfall. Eine Vielzahl von Medikamenten kann die Wirkung von Cumarinen beeinflussen. Gegenmittel mit zeitlicher Verzögerung: Vitamin K. Gegenmittel mit sofortiger Wirkung: PPSB

Pflegerische Besonderheiten

- Jede Blutung, auch Petechien (kleine punktförmige Hautblutungen), sofort der ÄrztIn melden und dokumentieren
- Nach Blutentnahmen an verlängerte Nachblutung denken
- Patientenausweis bei Cumarintherapie, stattgehabte Behandlung mit Fibrinolytika, an alle behandelnden ÄrztInnen weiterleiten. Patientenausweis immer bei sich tragen
- Keine i.m.-Spritzen verabreichen: lebensgefährliche Blutung bei Cumarintherapie
- Bei Beschwerden im Oberbauch grundsätzlich an obere gastrointestinale Blutung denken und ÄrztIn informieren
- Sturzprophylaxe ☞ 2.10.3
- Keine Naßrasur bei Cumarintherapie.

4.2.10 Hypnotika, Sedativa

Hypnotika = schlaffördernde Arzneimittel. Sedativa = beruhigende Arzneimittel.
Ob ein Medikament beruhigend (als Sedativum) oder schlaffördernd (als Hypnotikum) wirkt, hängt von der Dosierung ab, denn trotz unterschiedlicher pharmakologischer Angriffspunkte wirken alle diese Präparate zuerst allgemein beruhigend, dann schlaffördernd und schließlich narkotisierend auf das ZNS. Einzelne Präparate beeinflussen darüberhinaus auch die Psyche (Psychopharmaka ☞ 4.2.15).

Gefahren

- Die meisten Schlafmittel verlieren bereits nach kurzer Zeit ihre Wirksamkeit, Benzodiazepine nach etwa 4 Wo.
- Folgen sind Dosissteigerung oder zusätzliche Medikamenteneinnahme
- Steigendes Risiko der Abhängigkeit.

Hypnotika, Sedativa

Substanz	Dosierung	Nebenwirkung (NW), Besonderheiten
Barbiturate		
Phenobarbital (z. B. Luminal®, Nervolitan®) Vinylbital (z. B. Speda®)	60–300 mg kurz vor dem Schlafengehen	NW: allergische und gastrointestinale Nebenwirkungen sowie Knochenmarksschädigunug möglich. Risiko von Gewohnheitsbildung und Sucht.
Benzodiazepine		
Bromazepam, Lexotanil®, Normoc®) Diazepam (z. B. Valium®) Flurazepam (z. B. Dalmadorm®, Staurodorm®) Lormetazepam (z. B. Loretam®, Noctamid®) Midazolam (z. B. Dormicum®) Nitrazepam (z. B. Dormo-Puren®, Mogadan®) Oxazepam (z. B. Adumbran®, Praxiten®)	Präparateabhängig zwischen 0,5 und 15 mg	NW: Atemdepression, Herabsetzung des Muskeltonus mit Bewegungs- und Gangunsicherheit, Überempfindlichkeitsreaktionen
Pflanzliche Präparate		
Baldrian (z. B. Nervipan®, Valdispert®) Hopfenzapfenextrakt (z. B. Bonased®)	Präparatabhängig 1–6 Dragees	Manche Präparate enthalten Äthanol. Nebenwirkungen sind selten
Verschiedene		
Chloralhydrat (z. B. Chloraldurat®)	0,5–1,5 g. Tödliche Dosis 6–10 g	Risiko von Gewöhnung und Sucht. NW: allergische Reaktionen, gastrointestinale Beschwerden, Verwirrtheit
Melperon (z. B. Eunerpan®)	25–100 mg	NW: allergische Reaktionen, gastrointestinale Beschwerden, psychotische Reaktionen
Zolpidemtartrat (z. B. Stilnox®)	4–16 mg	NW: gastrointestinale Beschwerden, psychotische Reaktionen

Pflegerische Besonderheiten

- Vor Anwendung von Schlafmitteln alle anderen pflegerischen Maßnahmen ausschöpfen (☞ 2.14.2)
- Schlaf- und Beruhigungsmittel wirklich nur dann einsetzen, wenn die Ursache einer Schlafstörung nicht behoben werden kann (☞ 2.14.2)
- Auch wenn das medikamentöse Angebot groß ist: Das ideale Schlafmittel gibt es derzeit nicht
- Nicht routinemäßig abends ein Schlafmittel anbieten
- Nach 22.00 Uhr keine Schlafmittel mehr verabreichen

4

- Keine langwirkenden Medikamente verabreichen, um den Tag-Nacht-Rhythmus nicht durch einen Überhangeffekt zu beeinträchtigen
- Schlafmittel werden häufig für Suizidversuche verwendet. Deswegen nur Einzeldosen verabreichen und Einnahme kontrollieren sowie größere Mengen unter Verschluß halten, v. a. in der häuslichen Pflege
- Manchmal ist Plazebopräparat, Scheinmedikament (im eigentlichen Sinne „unwirksam“) sinnvoll (Arztanordnung).

4.2.11 Antiarrhythmika, Koronartherapeutika

Kardiaka gehören zusammen mit den durchblutungsfördernden Mitteln zu den am häufigsten verordneten Arzneimitteln überhaupt.
Indikationen: Erkrankungen des Herzens (Herzinsuffizienz, Herzrhythmusstörungen und koronare Herzkrankheit ☞ Kapitel 5).

Antiarrhythmika, Koronartherapeutika

Substanz	Indikationen/Dosierung	Nebenwirkungen
ACE-(Angiotensin-Converting-Enzym)-Hemmer ☞ 4.2.5		
Antiarrhythmika		
Klasse Ia (Chinidintyp)		
Chinidin (z. B. Chinidin-Duriles®) Disopyramid (z. B. Rythmodul®) Prajmalin (z. B. Neo-Gilurytmal®)	Supraventrikuläre Herzrhythmusstörungen, Vorhofflimmern. Chinidin: Einzeldosis 0,2–1 g, Tagesmaximaldosis 3 g Disopyramid: Einzeldosis 100–200 mg, Tagesmaximaldosis 800 mg Prajmalin: Einzeldosis 10–20 mg, Tagesmaximaldosis 80 mg	Allergische Reaktionen (Chinidin), gastrointestinale Beschwerden, Herzrhythmusstörungen einschließlich Herzstillstand (Asystolie)
Klasse Ib (Lidocaintyp)		
Lidocain (z. B. Xylocain®) Mexiletin (z. B. Mexitil®)	Ventrikuläre Herzrhythmusstörungen. Mexiletin: Einzeldosis 200–400 mg, maximal 600–800 mg/Tag Lidocain: nur i. v.-Gabe möglich, Dosierung orientiert sich am Körpergewicht	Gastrointestinale Beschwerden, Herzrhythmusstörungen einschließlich Herzstillstand, psychische Reaktionen
Klasse Ic		
Flecainid (z. B. Tambocor®) Propafenon (z. B. Rytmonorm®)	Supraventrikuläre und ventrikuläre Herzrhythmusstörungen. Flecainid: Einzeldosis 50–200 mg, Tagesmaximaldosis 500 mg Propafenon: Einzeldosis 150–300 mg, Tagesmaximaldosis 900 mg	Gastrointestinale Beschwerden, Herzrhythmusstörungen, psychische Reaktionen

Substanz	Indikationen/Dosierung	**Nebenwirkungen**
ACE-(Angiotensin-Converting-Enzym)-Hemmer ☞ 4.2.5		
Antiarrhythmika		
Klasse II (β-Rezeptorenblocker)		
Metoprolol (z. B. Beloc®) Propranolol (z. B. Dociton®)	Tachykarde Herzrhythmusstörungen. Metoprolol: Einzeldosis 50–100 mg, Tagesmaximaldosis 200 mg Propranolol: 40–80 mg, Tagesmaximaldosis 240 mg	Blutdruckabfall, Beeinträchtigung des Glukosestoffwechsels, gastrointestinale Beschwerden, psychische Reaktionen
Klasse III		
Amiodaron (z. B. Cordarex®) Sotalol (z. B. Sotalex®)	Supraventrikuläre und ventrikuläre Herzrhythmusstörungen. Amiodaron: Einzeldosis 150–300 mg, Tagesmaximaldosis 450 mg Sotalol: Einzeldosis 20–160 mg, Tagesmaximaldosis 320 mg	Hautveränderungen (Amiodaron), Herzrhythmusstörungen, psychische Reaktionen, Sehstörungen und Hornhautveränderungen
Klasse IV (Verapamiltyp)		
Diltiazem (z. B. Dilzem®) Gallopamil (z. B. Procorum®) Verapamil (z. B. Isoptin®)	Hypertonie (☞ 4.2.5), koronare Herzkrankheit, supraventrikuläre Herzrhythmusstörungen. Diltiazem: Einzeldosis 60–120, Tagesmaximaldosis 360 mg Gallopamil: Einzeldosis 25–100 mg, Tagesmaximaldosis 200 mg Verapamil: Einzeldosis 40–120 mg, Tagesmaximaldosis 480 mg	Allergische Reaktionen (vor allem im Hautbereich), AV-Blockierungen, Blutdruckabfall
β-Rezeptorenblocker (☞ auch Antiarrhythmika Klasse II)		
Atenolol (z. B. Tenormin®) Bisoprolol (z. B. Concor®) Oxprenolol (z. B. Trasicor®)	Hypertonie, koronare Herzkrankheit, tachykarde Herzrhyrthmusstörungen. Atenolol: Einzeldosis 25–100 mg, Tagesmaximaldosis 100 mg Bisoprolol: Einzeldosis 2,5–10 mg, Tagesmaximaldosis 10 mg Oxprenolol: Einzeldosis 160 mg, Tagesmaximaldosis 320 mg	Blutdruckabfall, Beeinträchtigung des Glukosestoffwechsels, gastrointestinale Beschwerden, psychische Reaktionen
Herzglykoside (Digitalispräparate)		
Digoxin (z. B. Lanicor®) β-Azetyldigoxin (z. B. Novodigal®) Methyldigoxin (z. B. Lanitop®) Digitoxin (z. B. Digimerck®)	Herzinsuffizienz. Digoxinpräparate: 0,1–0,3 mg/Tag Digitoxinpräparate: 0,05–0,1 mg/Tag	Gastrointestinale Nebenwirkungen, Herzrhythmusstörungen (ventrikuläre Extrasystolie, AV-Block), Sehstörungen

4

Substanz	Indikationen/Dosierung	Nebenwirkungen
Kalziumantagonisten (eigentlich Kalziumkanalblocker) ☞ Antiarrhythmika Klasse IV und 4.2.5		
Nitrate		
Glyceroltrinitrat (z. B. Nitrangin®, Nitrolingual®) Isosorbidmononitrat (z. B. Ismo®, Monostenase®) Isosorbiddinitrat, ,z. B. Duranitrat®, Isoket®)	Herzinsuffizienz, koronare Herzkrankheit. Glyceroltrinitrat: Einzeldosis: 0,8–2,4 mg Isosorbidmono-, -dinitrat: Einzeldosis: 5–60 mg, Tagesmaximaldosis 160 mg	Blutdruckabfall, gastrointestinale Beschwerden, Kopfschmerzen

Pflegerische Besonderheiten

- Herzkranken keine i. m.-Injektion verabreichen, um ggf. erforderliche Lysetherapie bei Infarkt nicht zu blockieren
- Bei Einnahme von Kardiaka regelmäßig Puls, Blutdruck und Ausscheidung kontrollieren, werden oft über Nieren ausgeschieden: bei Niereninsuffizienz Anreicherung der Wirkstoffe im Blut mit Vergiftungsgefahr
- Bei Auffälligkeiten, z. B. Brustschmerzen, unregelmäßigem Puls, sofort ÄrztIn verständigen
- Auf Ödementwicklung (Knöchel) und Halsvenenstauung im Sitzen achten
- Regelmäßig Gewicht kontrollieren (☞ 2.6.10)
- Ggf. Flüssigkeitsbilanz auf Anordnung (☞ 2.6.9).

4.2.12 Magen-Darm-Therapeutika

Zur Behandlung von Erkrankungen des Magen-Darm-Kanals, wobei häufig die Aufnahme, Verdauung und Resorption von Nahrungsstoffen beeinträchtigt ist. Auf Grund der Vielfältigkeit der hierbei ablaufenden Funktionen bestehen unterschiedliche pharmakologische Angriffsmöglichkeiten.

Magen-Darm-Therapeutika

Substanz	Dosierung	Nebenwirkungen (NW), Besonderheiten
Antazida: neutralisieren Magensäure		
Aluminium- und/oder Magnesiumverbindungen (z. B. Aludrox®, Kompensan®, Maaloxan®, Riopan®)	Einzeldosen 300–800 mg, Maximaldosen 4200–6400 mg	NW: Obstipation oder Diarrhoe. Längerfristige Einnahme von aluminiumhaltigen Medikamenten kann zu verminderter Aufnahme von Phosphat führen. Die Aufnahme von Eisensalzen, Tetrazyklinen und Gallensäuren kann vermindert sein.

Substanz	Dosierung	Nebenwirkungen (NW), Besonderheiten
Antidiarrhoika: Mittel gegen Durchfall		
Medizinische Kohle (z. B. Kohle-Compretten®) Loperamid (z. B. Imodium®)	Medizinische Kohle: Einzeldosis 500–1000 mg, Tagesmaximaldosis 12 500 mg Loperamid: Einzeldosis 2–4 mg, Tagesmaximaldosis 8 mg	Medizinische Kohle wird in hohen Dosen auch zur Behandlung von Vergiftungen mit Schwermetallen und Nahrungs- oder Arzneimitteln verwendet
Appetitanregende Mittel		
Pizotifen (z. B. Mosegor®)	Einzeldosis 0,5 mg, Tagesmaximaldosis 1,5 mg	Chemische Verwandtschaft mit Antidepressiva. Die Wirkung von Hypnotika und Sedativa kann verstärkt werden
Gastritis-, Ulkusmittel (Antazida ☞ oben)		
H_2-Rezeptorenblocker: Cimetidin (z. B. Tagamet®) Ranitidin (z. B. Sostril®, Zantic®)	Cimetidin: Einzeldosis 200–800 mg, Tagesmaximaldosis 2000 mg Ranitidin: Einzeldosis 150–300 mg, Tagesmaximaldosis 900 mg	NW insgesamt selten: gastrointestinale Beschwerden, psychische Veränderungen. Cimetidin bei Älteren mit etwas höherer Nebenwirkungsrate (Verwirrtheit, Halluzination)
Muscarinrezeptorenblokker: Pirenzepin (z. B. Gastrozepin®)	Einzeldosis 50 mg, Tagesmaximaldosis 150 mg	NW: gelegentlich Beeinträchtigung der Sehschärfe oder Mundtrockenheit
Protonenpumpenblocker: Lansoprazol (z. B. Agopton®) Omeprazol (z. B. Antra®)	Lansoprazol: Einzeldosis 15–30 mg, Tagesmaximaldosis 60 mg Omeprazol: Einzeldosis 20–40 mg, Tagesmaximaldosis 80 mg	NW: Diarrhoe oder Obstipation, depressive Verstimmung. Blutbildveränderungen möglich
Andere Gastritis-, Ulkusmittel: Sucralfat (z. B. Ulcogant®) Wismutverbindungen (z. B. Bismofalk®, Jatrox®)	Sucralfat: Einzeldosis 1–2 g, Tagesmaximaldosis 4 g Wismutsalicylat: Einzeldosis 15–30 ml, Tagesmaximaldosis 240 ml	Verfärbung von Schleimhäuten und Stuhl, neurologische und psychische Störungen: Konzentrations- und Gedächtnisstörungen, Muskelzittern, Gangunsicherheit
Karminativa: verdauungsfördernde und Blähungen vermeidende Mittel		
Dimeticon (z. B. Lefax®, Sab simplex®)	Einzeldosis 40–100 mg, Tagesmaximaldosis 600 mg	Ganz vereinzelt gastrointestinale Nebenwirkungen
Laxantien: Abführmittel		
Bisacodyl (z. B. Dulcolax®) Lactulose (z. B. Bifiteral®) Paraffin/Phenolphthalein (z. B. Agarol®)	Bisacodyl: Einzeldosis 5–10 mg Lactulose: Einzeldosis 5–30 g Paraffin, Phenolphthalein: Einzeldosis 8–15 ml	Hauptproblem bei häufigem Laxantiengebrauch: Kaliumverlust, der wiederum die Obstipationsneigung verstärkt
Mittel zur Behandlung entzündlicher Darmerkrankungen		
Salazosulfapyridin (z. B. Azulfidin®)	Einzeldosis 0,5–1 g, Tagesmaximaldosis 4 g	NW: Ausschläge an Haut und Schleimhäuten, Gelbfärbung von Haut und Urin, zentrale und periphere neurologische Störungen

4

Substanz	Dosierung	Nebenwirkungen (NW), Besonderheiten
Motilitätsbeeinflussende Mittel		
Dopaminrezeptorblokker: Cisaprid (z. B. Propulsin®) Domperidon (z. B. Motilium®) Metoclopramid (z. B. Paspertin®)	Cisaprid: Einzeldosis 5–10 mg, Tagesmaximaldosis 80 mg Domperidon: Einzeldosis 10–40 mg, Tagesmaximaldosis 120 mg Metoclopramid: Einzeldosis 10 mg, Tagesmaximaldosis 30 mg	NW: Diarrhoe, zentralnervöse Störungen (Unruhe, Angst, Schwindel, Parkinsonismus)
Verdauungsenzyme		
Magenwirksame Enzympräparate: Pepsinhaltige Präparate (z. B. Enzynorm®), Pepsinwein	Einzeldosis 62,5–125 mg, Tagesmaximaldosis 375 mg	NW: vereinzelt gastrointestinale Beschwerden
Darmwirksame Enzympräparate: pankreatinhaltige Präparate (z. B. Kreon®, Panpur®)	Einzeldosis 300–900 mg, Tagesmaximaldosis 3600 mg	NW: vereinzelt gastrointestinale Beschwerden

4

Tips, Tricks & Fallen

- Gastrointestinale Erkrankungen gehen oft mit einer Beeinträchtigung des Wasser- und Elektrolythaushaltes einher (☞ 4.2.6)
- Gastrointestinale Erkrankungen und deren medikamentöse Therapie können zu einer Beeinträchtigung der Resorption von Nährstoffen, Vitaminen, Spurenelementen und Medikamenten führen.

4.2.13 Ophthalmika

Ophthalmika = Augenheilmittel. Verabreichung von Augentropfen und -salben ☞ 13.1.7

Ophthalmika

Substanz	Indikationen, Dosierung	Nebenwirkungen, Besonderheiten
Anästhetika		
Oxybuprocain 0,4 % (z. B. Novesine®) Proxymetacain (z. B. Chibro-Kerakain®)	Verletzungen, Messung des Augeninnendruckes. 1–2 Tropfen	Wegen Hornhautschädigung ist eine Dauertherapie nicht möglich. Präparat nicht dem zu Pflegenden aushändigen!
Antibiotika, Virustatika		
Chlortetracyclin (z. B. Aureomycin®) Gentamycin (z. B. Refobacin®) Kanamycin (z. B. Kanamytrex®) Ofloxacin (z. B. Floxal®)	Infektionen des Auges und seiner Umgebung. In der Regel 4–8 x tägl. 1 Tropfen in das betroffene Auge geben	Auf lokale Unverträglichkeiten, z. B. Brennen, Rötung, achten

Substanz	Indikationen, Dosierung	Nebenwirkungen, Besonderheiten
Aciclovir (z. B. Zovirax®)	Virusinfektionen des Auges. 5 x täglich je 1 cm langen Salbenstrang einbringen	Längerfristige Anwendung ≥ 14 Tage vermeiden. Lokale Unverträglichkeiten möglich
Kortikoide		
Dexamethason (z. B. Spersadex®) Hydrocortison (z. B. Ficortril®) Prednisolon (z. B. Ultracortol®)	Allergische Reaktionen, nichtinfektiöse Binde- und Hornhautentzündungen. 2–4 x täglich 1–2 Tropfen	Keine längerfristige Anwendung. Gefahr von Hornhautschäden einschließlich Perforation, Erhöhung des Augeninnendrucks und Hornhauttrübungen
Filmbildner (sog. künstliche Tränen)		
Polyvinylalkohol (z. B. Lacrimal®)	Verminderte Tränenbildung. 4–6 x täglich 1 Tropfen	Lokale Reaktionen möglich
Glaukommittel		
Diuretika: Acetazolamid (z. B. Diamox®)	Akuter Glaukomanfall. 250–500 mg	Vorsicht bei höhergradiger Nierenschädigung und Elektrolytstörungen
ß-Blocker: Metipranolol (z. B. Betamann®) Pindolol (z. B. Durapindol®) Timolol (z. B. Chibro-Timoptol®)	Akutes und chronisches Glaukom. 1–2 x täglich 1Tropfen	Lokale Reaktionen möglich. Wegen systemischer Wirkung bestehen umfangreiche Gegenanzeigen
Cholinergika: Carbachol (z. B. Carbamann®) Clonidin (z. B. Isoglaucon®) Pilocarpin (z. B. Pilopos®)	Akutes und chronisches Glaukom. 2–3 mal täglich 1 Tropfen	Sehstörungen und vermehrte Tränensekretion möglich
Lokaltherapeutika		
Sympathomimetika: Phenylephrin (z. B. Visadron®) Naphazolin (z. B. Proculin®) Tetryzolin (z. B. Yxin®)	Nichtinfektiöse und allergische Konjunktivitis. 2–3 x täglich 1–2 Tropfen	Keine längerfristige Anwendung. Gefahr von Störungen der Sehschärfe, Bindehautreizung und Glaukomanfall
Vitamine: Dexpanthenol (z. B. Bepanthen®) Retinolpalmitat (z. B. Ophtosan®)	Begleittherapie bei Horn- und Bindehauterkrankungen. 2–4 x tägl. 1–2 Tropfen bzw. 1 cm Salbenstrang	Selten lokale Reaktionen möglich
Mydriatika (pupillenerweiternde Substanzen)		
Atropin (z. B. Atropinol®) Cyclopentolat (z. B. Cyclopent®) Scopolamin (z. B. Boro-Scopol®)	vor augenärztl. Untersuchung. 1–2 Tropfen	Störungen der Sehschärfe, Auslösung eines Glaukomanfalls bei Engwinkelglaukom

Tips, Tricks & Fallen

- Salbentube oder Tropfenflasche jeweils nur für eine Person verwenden
- Wenn beides verordnet ist: Tropfen immer vor der Salbe verabreichen
- Angebrochene Augentropfen sind nur ca. 6 Wochen haltbar. Datum bei Anbruch auf Flasche schreiben.

4.2.14 Parkinsonmittel

Die unterschiedlichen motorischen und psychovegetativen Funktionsstörungen des Parkinsonsyndroms (☞ 15.2.2) können durch gezielte medikamentöse Therapie oft auch über einen längeren Zeitraum positiv beeinflußt werden. Hierzu ist meist eine Kombination verschiedener pharmakologischer Wirkprinzipien erforderlich.

Parkinsonmittel

Substanz	Dosierung	Nebenwirkungen (NW)
Kombinationen mit L-Dopa		
L-Dopa + Benserazid (z. B. Madopar®) Dopa + Carbidopa (z. B. Nacom®)	L-Dopa + Benserazid: Einzeldosis 62,5–250 mg, Tagesmaximaldosis 1000 mg L-Dopa + Carbidopa: Einzeldosis 50–200 mg, Tagesmaximaldosis 800 mg	NW: Übelkeit, Erbrechen, Erregung, Unruhe, plötzliche Bewegungsunfähigkeit, RR-Abfall, Herzrhythmusstörungen, Halluzinationen. L-Dopa-Spätsyndrom: z. B. unwillkürliche Bewegungen, On-off-Phänomene
Amantadin		
Amantadinsulfat (z. B. PK-Merz®)	Einzeldosis 50–100 mg, Tagesmaximaldosis 500 mg	NW: Übelkeit, Übererregbarkeit, Harnverhalt bei Prostatavergrößerung
Andere Parkinsonmittel		
Biperiden (z. B. Akineton®) Bromocriptin (z. B. Pravidel®) Lisurid (z. B. Dopergin®) Metixen (z. B. Tremarit®) Selegilin (z. B. Movergan®)	Biperiden: Einzeldosis 2–4 mg, Tagesmaximaldosis 12 mg Bromocriptin: Einzeldosis 1,25–10 mg, Tagesmaximaldosis 30 mg Lisurid: Einzeldosis 0,1–0,5 mg, Tagesmaximaldosis 2 mg Metixen: Einzeldosis 2,5–15 mg, Tagesmaximaldosis 30 mg Selegilin: Einzeldosis 2,5–5 mg, Tagesmaximaldosis 10 mg	NW: Angst, Delir, Sehstörungen, Harnverhalt bei Prostatavergrößerung, Obstipation, Herzrhythmusstörungen, Gedächtnisstörungen

4.2.15 Psychopharmaka

Psychopharmaka = Medikamente, die v. a. die Aktivität des ZNS beeinflußen und eine Wirkung auf psychische Funktionen haben.
Psychopharmaka im engeren Sinn: Antidepressiva, Neuroleptika, Tranquilizer.
Psychopharmaka im weiteren Sinn: Lithium, Halluzinogene, Schlafmittel und Sedativa.
Indikationen: Alkoholentzugssyndrom, Depressionen, Erregungs- und Angstzustände sowie psychische Symptome bei organischen Krankheiten.

Psychopharmaka

Substanz	Indikationen, Dosierung	Nebenwirkungen
Antidepressiva		
MAO-Hemmer		
Moclobemid (z. B. Aurorix®) Tranylcypromin (z. B. Parnate®)	Depressive Syndrome mit Antriebsarmut. Moclobemid: 300–600 mg/Tag Tranylcypromin: 5–30 mg/Tag	Gelegentlich psychische und Bewegungsstörungen
Tri- und tetrazyklische Antidepressiva		
Amitriptylintyp: Amitriptylin (z. B. Laroxyl®) Doxepin (z. B. Aponal®)	Depressive Syndrome mit Angst oder psychischer und motorischer Erregung	Nebenwirkungen können vielfältig sein. Hervorzuheben sind anticholinerge Effekte (Mundtrockenheit, Obstipation, Sehschärfe- und Miktionsstörungen), psychovegetative Störungen und Suizidgefahr (bei antriebssteigernden Präparaten)
Desipramintyp: Nortriptylin (z. B. Nortrilen®)	Depressive Syndrome mit Antriebsarmut	
Imipramintyp: Clomipramin (z. B. Anafranil®) Imipramin (z. B. Tofranil®) Maprotilin (z. B. Ludiomil®)	Depressive Syndrome, bei denen die Stimmungsaufhellung im Vordergrund steht	
Sonstige		
Fluvoxamin (z. B. Fevarin®) Fluoxetin (z. B. Fluctin®) Trazodon (z. B. Thombran®)	Depressive Verstimmungen. Fluvoxamin: 100–300 mg/Tag Fluoxetin: 20–80 mg/Tag Trazodon: 50–400 mg/Tag	Keine relevante anticholinerge Wirkung. Gastrointestinale Beschwerden können auftreten
Neuroleptika		
Chlorprotixen (z. B. Truxal®) Haloperidol (z. B. Haldol®) Levomepromazin (z. B. Neurocil®) Melperon (z. B. Eunerpan®) Pipamperon (z. B. Dipiperon®) Promethazin (z. B. Atosil®) Triflupromazin (z. B. Psyquil®)	„Antipsychotische" Wirkung durch Verminderung von Antrieb, Erregung und Aggressivität ohne Einschränkung von Bewußtsein und Kritikfähigkeit	Anticholinerge Effekte (Sehschärfe- und Miktionsstörungen, Mundtrockenheit, Obstipation), depressive Verstimmung, zentral-nervöse Störungen (Sitzunruhe, Dyskinesien, Parkinson Syndrom)
Neurotropika (Nootropika)		
Ginkgo (z. B. Tebonin®) Meclofenoxat (z. B. Helfergin®) Memantin (z. B. Akatinol®) Nicergolin (z. B. Sermion®) Nimodipin (z. B. Nimotop®) Piracetam (z. B. Nootrop®)	Hirnleistungsminderung	Gastrointestinale Beschwerden, psychische und motorische Störungen

4

Substanz	Indikationen, Dosierung	Nebenwirkungen
Psychoanaleptika		
Fenetyllin (z. B. Captagon®) Pemolin (z. B. Tradon®)	Antriebsarmut. Fenetyllin: 25–100 mg/Tag Pemolin: 20–30 mg/Tag	Gastrointestinale Beschwerden, psychotische, psychische und motorische Erregungszustände
Tranquillanzien/Anxiolytika		
Benzodiazepine		
Bromazepam (z. B. Normoc®) Clobazam (z. B. Frisium®) Diazepam (z. B. Valium®) Lorazepam (z. B. Tavor®) Oxazepam (z. B. Adumbran®)	Angst- und Spannungszustände	Gewohnheitsbildung (auch körperliche Abhängigkeit möglich), Koordinationsstörungen, paradoxe Erregungs- und Verwirrtheitszustände
Andere		
Buspiron (z. B. Bespar®) Kavain (z. B. Kavaform®)	Angst- und Spannungszustände	Gastrointestinale Beschwerden, Müdigkeit, Schwindel
Andere Psychopharmaka		
Clomethiazol (z. B. Distraneurin®)	Entzugserscheinungen, Erregungs- und Verwirrtheitszustände, Prädelir	Atem- und Kreislaufdepression, gastrointestinale Beschwerden
Lithium (z. B. Hypnorex®)	Endogene Depression, manisch-depressive Psychosen	EKG-Veränderungen, Schilddrüsenvergrößerung, zerebrale Krampfanfälle

Pflegerische Besonderheiten

- Kein Alkohol unter Therapie mit Psychopharmaka
- Genaue Beobachtung des zu Pflegenden: Bewußtsein, Ernährungsverhalten, Nebenwirkungen oder paradoxe Reaktionen
- Jede Verhaltensänderung dokumentieren und ÄrztIn mitteilen
- Auf ausreichende Bewegung achten, bei Bettlägrigkeit notwendige Prophylaxen durchführen (☞ 3.1).

4.2.16 Wundbehandlungsmittel

Häufige **Indikationen:** Dekubitalulzera (☞ 12.2.1), Ulcus cruris und gangränöse Veränderungen (☞ 6.3.5). Verbände und Verbandarten (☞ 3.2 ff.).

Wundbehandlungsmittel

Substanz	Indikationen	Besonderheiten
Antiinfektiosa, Antiseptika		
Framycetin (z. B. Sofra-Tüll®) Nitrofurazon (z. B. Furacin®) Polyvidon (z. B. Betaisodona®) Zinkoxid (sog. Zinkpaste) Dexpanthenol (z. B. Bepanthen®) Dextranomer (z. B. Debrisorb®) Perubalsam (z. B. Branolind®)	Oberflächliche Wunden und Verbrennungen, Dekubitus, Ulcus cruris	Lokale Unverträglichkeiten und Brennen möglich
Enzym- und Organpräparate		
Hämodialysat (proteinfrei) aus Kälberblut (z. B. Actihaemyl®) Lebertran/Zinkoxid (z. B. Desitin®) Plasmin/Desoxyribonuclease (z. B. Fibrolan®)	Oberflächliche Wunden und Verbrennungen, Dekubitus, Ulcus cruris	Lokale Unverträglichkeiten und Brennen möglich

4

4.3 Naturheilkundliche Medikamente

4.3.1 Phytotherapeutika

Phytotherapeutika = aus Pflanzen oder Pflanzenteilen (z. B. Blätter, Blüten, Früchte) gewonnene Arzneimittel, die in ihrer ursprünglichen Stoffkomposition (Substanzgemisch) belassen werden. Demgegenüber werden Einzelstoffe pflanzlichen Ursprungs, z. B. Digitalisglykoside (☞ 4.2.11), Opiumalkaloide (☞ 4.2.2), nicht zu dieser Substanzklasse gezählt.

Vorteile gegenüber der „klassischen" Pharmakotherapie

- Größere therapeutische Breite (☞ 4.1.1)
- Gute Verträglichkeit, weniger Nebenwirkungen
- Umfangreicheres Wirkungsspektrum.

Nachteile

- Geringe oder gar keine Wirksamkeit
- Fehlende Überschaubarkeit der sich möglicherweise überlagernden Wirkungen und Nebenwirkungen.

Einsatz der Phytotherapie

- Erkrankungen behandeln
- Selbstheilungsvermögen des Organismus steigern
- Zur Prävention durch Auswahl geeignet erscheinender Nahrungsmittel oder Gewürze.

Phytotherapeutika

Substanz	Indikationen, Besonderheiten
Atemwege	
Anis, Eibischblätter, Eukalyptusblätter, Fenchel, Senegawurzel, Thymian	Asthma bronchiale
Anis, Bitterkleeblätter, Campher, Eibischblätter, -wurzel, Eucalyptusblätter, Holunderblüten, Primelwurzel, Quendelkraut, Sanikelkraut, Schlüsselblumenblüten, Seifenwurzel, Senegawurzel, Sonnentaukraut, Spitzwegerichkraut, Thymian, Wollblumenblüten	Akute und chronische Bronchitis, grippale Infekte
Herz-Gefäß-System	
Weißdornblätter, -blüten	Koronare Herzkrankheit
Adonisröschenkraut, Fingerhut, Herzgespannkraut, Maiglöckchen, Meerzwiebel, Weißdornblätter, -blüten	Herzinsuffizienz. Auf Übelkeit, Erbrechen und Herzrhythmusstörungen achten
Birkenblätter, Brennessel, Goldrute, Hauhechelwurzel, Liebstöckelwurzel, Löwenzahn, Manna, Mateblätter, Petersilie, Schachtelhalm, Wacholderbeeren	Steigerung der Harnausscheidung
Besenginsterkraut, Enzianwurzel, Rosmarinblätter, Weißdornblätter, -blüten	Hypotonie
Herzgespannkraut, Knoblauchzwiebel, Rauwolfiawurzel	Hypertonie. Depressive Verstimmung, Müdigkeit (Rauwolfia) möglich
Buchweizenkraut, Gingko-biloba-Blätter, Knoblauchzwiebel, Schöllkraut, Weißdornblätter, -blüten	Arteriosklerose. Gelegentlich gastrointestinale Beschwerden, Kopfschmerzen (Gingko)
Magen-Darm-Trakt	
Artischockenblätter, Boldoblätter, Kurkumawurzel, Kardamom, Minze, Rosmarin, Schafgarbe, Schöllkraut, Teufelskrallenwurzel, Wegwarte	Erkrankungen der Gallenwege
Mariendistelfrüchte, Schöllkraut	Toxische Leberschäden möglich
Bockshornsamen, Löwenzahn, Teufelskrallenwurzel, Wacholderbeeren, Wermutkraut	Appetitlosigkeit
Gänsefingerkraut, Tormentillwurzel	Diarrhoe
Aloe, Faulbaum, Flohsamen, Hibiskusblüten, Kreuzdornbeere, Leinsamen, Sennesblätter	Obstipation. Mögliche Elektrolytverluste (insbesondere von Kalium) beachten
Chinarinde, Fenchel, Harongarinde, Kamillenblüten, Koriander, Kümmel, Lavendelblüten, Melissenblätter, Pomeranzenschale, Pfefferminzblätter, Tausendgüldenkraut, Wermutkraut	Funktionelle Magenbeschwerden, Blähungen, Verdauungsbeschwerden

Substanz	Indikationen, Besonderheiten
Nervensystem	
Baldrian, Hopfenzapfen, Passionsblume, Kava-Kava, Melissenblätter	Angst- und Unruhezustände, Schlafstörungen
Johanniskraut	Angst- und Unruhezustände, depressive Verstimmung
Weidenrinde	Schmerzzustände
Gingko biloba	Hirnleistungsminderung. Gelegentlich gastrointestinale Beschwerden, Kopfschmerzen
Urogenitaltrakt	
Bärentraube, Queckenwurzelstock, Wacholderbeeren	Harnwegsentzündungen
Brennessel, Kürbissamen, Sägepalmenfrüchte	Prostatavergrößerung
Sonstige Indikationen	
Sonnenhutblätter, -wurzel, Taigawurzel, nordamerikanischer Wasserdost	Abwehrschwäche
Knoblauch, Soja, Zwiebel	Fettstoffwechselstörungen
Kamille, Pappel	Wundbehandlung

4.3.2 Homöopathika

Homöopathika = Tinkturen aus Pflanzen, tierischen Stoffen, Mineralien oder Chemikalien sowie indifferenten Verdünnungsmitteln, z. B. Weingeist, Glyzerin, Aqua destillata. Die Dosierung erfolgt nach abgestuften, auf die jeweilige Ursubstanz bezogenen Verdünnungen, den sog. Potenzen. Unterschieden werden Centesimal- (C1 = 1:100) von Dezimal-Potenzen (D1 = 1:10). Neben dem Beschwerdespektrum wird eine Vielzahl individueller Faktoren berücksichtigt, so daß ein Krankheitsbild nicht immer identisch behandelt wird.

Beispiel: zerebrale Durchblutungsstörungen

- Arnica montana: D6–D12 bei Hypotonie, D30 bei Hypertonie, bei Abgeschlagenheit, überempfindlicher Schmerzreaktion und Schlaflosigkeit trotz Übermüdung. Beschwerdebesserung bei Wärme und Ruhe
- Helleborus niger: D3–D4, bei Abgeschlagenheit, depressiver Verstimmung, physischer und psychischer Verlangsamung
- Secale cornutum: D4–D6, bei Kopfschmerzen, Taubheitsgefühl (Parästhesien), Kältegefühl im Kopf. Beschwerdebesserung bei Kälte
- Vinca minor: D2–D6, bei Nervosität und Reizbarkeit. Verschlimmerung bei Kälte, keine Besserung bei Wärme.

Grit Wurlitzer

5 Herzerkrankungen

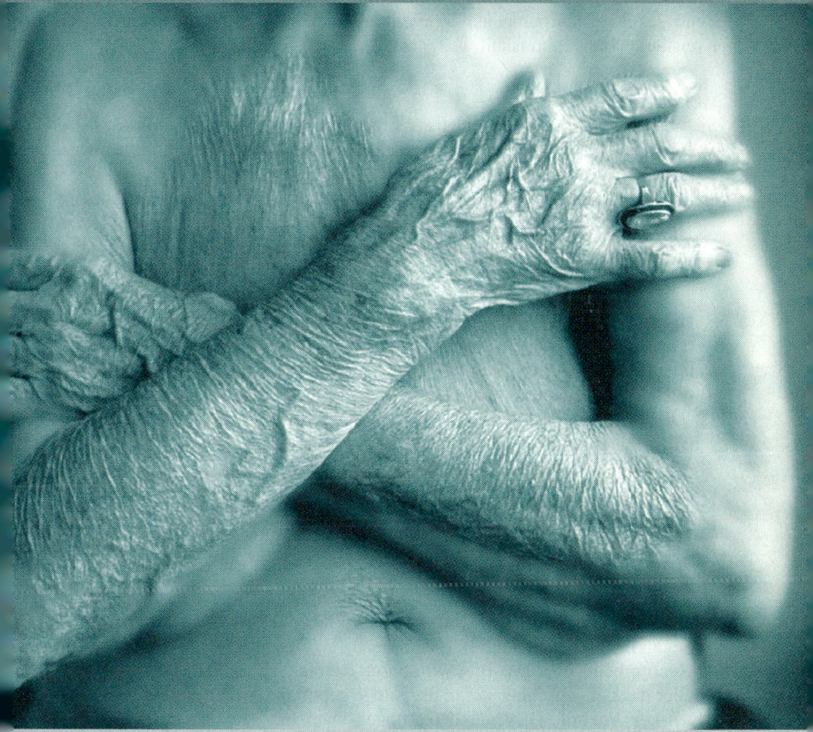

5.1 Anatomie und Physiologie

Zentrales Kreislaufpumpensystem mit getrenntem Bluttransport durch zwei Kreisläufe (Lungenkreislauf, Körperkreislauf, ☞ 6.1.1).

Herzwand

Sie besteht von innen nach außen aus drei Schichten:

- **Innenhaut** (Endokard): dünne Schicht ≤ 1 mm, die den Herzinnenraum auskleidet und die Herzklappen umhüllt
- **Muskelschicht** (Myokard): dickste Wandschicht, die durch rhythmisches Zusammenziehen (Kontraktion) und Erschlaffen die Pumpleistung des Herzes erzeugt. Die Wandstärke hängt von dem Widerstand des Gefäßsystems ab, in welches das Blut gepumpt wird. Vorhöfe haben dünne, Kammern dicke Muskelschicht
- **Herzbeutel** bestehend aus einem inneren (Epikard) und einem äußerem Blatt (Perikard). Inneres Blatt umschließt das Herz, äußeres Blatt ist mit dem Zwerchfell und dem Rippenfell verwachsen und fixiert so das Herz im Brustkorb. Zwischen beiden Blättern verringert ein dünner Flüssigkeitsfilm die Reibung.

➡ Die Innenhaut ist anfällig für Entzündungen (Endokarditis), die zu Klappenschäden führen können.

5

Herzhöhlen

Die Herzscheidewand (Septum) trennt Herz in re. und li. Herzhälfte. Die Segelklappen unterteilen die Herzhälften in je einen Vorhof und je eine Kammer. So entstehen vier Herzhöhlen:

- **Rechter Vorhof:** Sauerstoffarmes Blut gelangt aus dem Körperkreislauf über die obere und untere Hohlvene in den Vorhof und von hier durch die rechte Segelklappe in die rechte Herzkammer
- **Rechte Kammer:** Das Blut wird durch die rechte Taschenklappe (☞ unten) über die Lungenschlagader in die Lunge gepumpt (Gasaustausch, ☞ 7.1)
- **Linker Vorhof**: Hier münden Lungenvenen mit sauerstoffangereichertem Blut aus der Lunge
- **Linke Kammer:** Erhält sauerstoffreiches Blut aus linkem Vorhof und pumpt es durch Taschenklappe über die Körperschlagader (Aorta) in den Körperkreislauf.

Herzklappen

Lassen sich vom Blutstrom nur in eine Richtung aufdrücken (Ventilmechanismus), Blut kann deshalb nur „vorwärts" fließen. Nach ihrem Aufbau werden Segelklappen und Taschenklappen unterschieden:

- **Segelklappen:** zwischen Vorhöfen und Kammern; segelähnliche Form. Sehnenfäden verbinden die freien Segelzipfel der Klappe mit Muskeln der Kammer (Papillarmuskeln) und halten die Klappe bei Kontraktion der Kammern fest verschlossen. Re. Segelklappe hat 3 Segel (Tricuspidalklappe), li. Segelklappe hat 2 Segel (Mitralklappe)

- **Taschenklappen:** zwischen Kammern und Gefäßabgängen. Bestehen aus je drei schwalbennestähnlichen Taschen, die an den Gefäßwänden fixiert sind. Re. Taschenklappe (Pulmonalklappe) zwischen re. Kammer und Lungenschlagader. Li. Taschenklappe (Aortenklappe) zwischen li. Kammer und Körperschlagader (Aorta).

Erregungsbildung und Erregungsleitung

Besonderheit von Herzmuskelzellen: benötigen keine Nervenzellen (☞ 15.1.1), um sich zusammenziehen (kontrahieren) zu können. Rhythmus des Herzschlages entsteht im Herzen selbst, ca. 70 Schläge/Min. Nervensystem (vegetatives Nervensystem ☞ 15.1.2) hat nur regulierenden Einfluß. Sinusknoten im Herzen legt als Schrittmacher die Herzfrequenz fest und leitet Erregung an untergeordnete, ebenfalls im Herzen liegende Zentren, weiter. Erregungsbildungs- und -leitungssystems ermöglicht eine fast gleichzeitige Kontraktion der Herzmuskulatur und damit eine effektive Herzarbeit.

➡ Während der Erregung des Herzens entsteht ein geringer Stromfluß, der sich über Elektroden von der Brustwand ableiten, messen und als Kurve (Elektrokardiogramm, kurz EKG), aufzeichnen läßt

➡ Unterbrechungen des Erregungssystem werden als „Herzblock" bezeichnet und erfordern manchmal das Einsetzen eines künstlichen Schrittmachers (Pacemaker).

5

Herzaktion

Das Herz arbeitet nach dem Prinzip einer Saug-Druck-Pumpe. Kontraktionsphase (Systole) und Entspannungsphase (Diastole) wechseln einander ab (Herzzyklus). Vorhöfe und Kammern haben zu verschiedenen Zeiten Kontraktions- und Entspannungsphasen:

- **Kammer-Systole:** Kammermuskulatur spannt sich an und wirft Blut in den Kreislauf aus. Gleichzeitig entspannt sich Vorhofmuskulatur (Diastole der Vorhöfe), so daß dort Blut aus den Venen in die Vorhöfe einströmt. Taschenklappen sind geöffnet, Segelklappen geschlossen
- **Kammer-Diastole:** Kammermuskulatur erschlafft, dehnt sich aus und saugt Blut aus den Vorhöfen an, die sich gleichzeitig kontrahieren und Blut in die Kammern pressen (Systole der Vorhöfe). Segelklappen sind geöffnet, Taschenklappen geschlossen.

➡ Beim Blutdruckmessen (☞ 2.12.8) entspricht der erste gemessene (systolische) Wert dem Druck, mit dem das Blut während der Kammersystole in den Körperkreislauf gepreßt wird. Der zweite (diastolische) Wert entspricht dem Druck während der Diastole.

Ernährung des Herzens

Blutversorgung über zwei kleine Arterien, die aus der Aorta entspringen und das Herz kranzförmig von rechts und links umschließen. Herzkranzgefäße = Koronararterien.

- Re. Herzkranzarterie (Arteria coronaria dextra) versorgt rechten Vorhof und rechte Kammer

- Li. Herzkranzarterie (Arteria coronaria sinistra) versorgt linken Vorhof, linke Kammer und den überwiegenden Teil der Kammerscheidewand.

➡ Eingeengte Herzkranzgefäße können dem Herzen nicht genügend Sauerstoff zur Verfügung stellen. Folgen: Angina pectoris und Herzinfarkt (☞ 5.2.1).

Steuerung der Herzaktion

Wechselnde Sauerstoffbedürfnisse des Körpers z. B. in Ruhe oder bei Belastung. Steuerung der Herztätigkeit je nach Bedarf über vegetatives Nervensystem (Sympathikus und Parasympathikus ☞ 15.1.2).

Sympathikus- und Parasympathikuswirkung auf das Herz

	Sympathikus	Parasympathikus
Schlagfrequenz	↑	↓
Schlagkraft	↑	↓
Erregungsleitungsgeschwindigkeit	↑	↓
Herzleistung	↑	↓

5

5.2 Häufige Krankheitsbilder im Alter

5.2.1 Koronare Herzkrankheit (KHK) und Herzinfarkt

Durch Einengung oder Verschluß der Herzkranzgefäße verminderte Durchblutung und Sauerstoffmangel der Herzmuskulatur.

- **Angina pectoris** („Brustenge"): vorübergehender Sauerstoffmangel der Herzmuskelzellen. Angina-pectoris-Anfälle treten in Folge von körperlichen oder psychischen Belastungen auf, also bei erhöhtem Sauerstoffbedarf des Herzens
- **Herzinfarkt** (Myokardinfarkt): Herzmuskelnekrose (örtlicher Gewebetod) durch akuten Sauerstoffmangel der Herzmuskulatur meist in Folge eines Koronararterienverschlusses. Die Schwere des Infarktes richtet sich nach der Größe des untergegangenen Muskelanteils. Wird Herzinfarkt überlebt, bildet sich an der betroffenen Herzmuskelschicht eine Narbe. Folge: Leistungsminderung.

Ursachen

Meist arteriosklerosebedingte Einengung des Gefäßlumens. Risikofaktoren sind:

- Fettstoffwechselstörungen
- Langjähriges Rauchen
- Hypertonie
- Diabetes mellitus, Gicht
- Übergewicht und Bewegungsmangel
- Neuere Forschungen vermuten auch Bakterien (Chlamydien) als Mitverursacher.

Anfalls- bzw. herzinfarktauslösend können körperliche Anstrengung, seelische Belastung, Streß, reichhaltige Mahlzeiten oder Kälte sein.

Symptome

Die Beschwerden eines Angina-pectoris-Anfalls und eines Herzinfarktes sind sehr ähnlich.

Gemeinsame Symptome

- Sek. bis Min. anhaltende starke Schmerzen hinter dem Brustbein
- Beklemmungsgefühl, Druckgefühl, Engegefühl in der Brust
- Vernichtungsgefühl und Todesangst
- Schmerzausstrahlung in li. Schulter, Arm, Hand, Unterkiefer, Hals oder Oberbauch (☞ Abb. 5.1)
- Luftnot
- Graublasse, kaltschweißige Haut
- Übelkeit und Erbrechen.

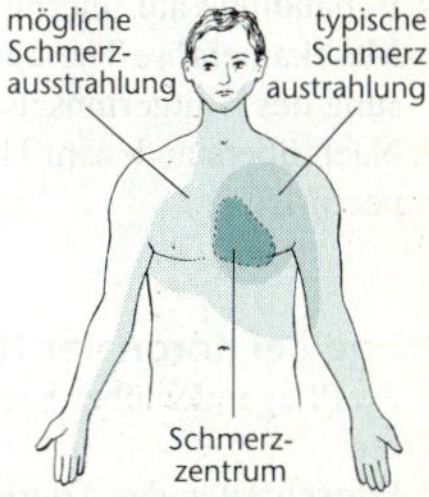

Abb. 5.1: Schmerzausstrahlung bei Angina pectoris [L 157]

Typische Beschwerden eines Herzinfarktes

- Anfallsdauer länger als 15 Min.
- Stärkere Schmerzen als bei früheren Angina-pectoris-Anfällen
- Schockzeichen (☞ 17.4.1)
- Keine Besserung bei der Gabe von Bedarfsmedikamenten (Nitroglyzerin, z.B. als Spray)
- Plötzliche Herzrhythmusstörungen.

! Pflegerische Erstmaßnahmen beim Angina-pectoris-Anfall oder Verdacht auf Herzinfarkt

- ÄrztIn rufen (lassen), zu Pflegenden nicht alleine lassen, Ruhe ausstrahlen
- Oberkörper hochlagern, absolute körperliche Entlastung
- Puls, RR, Atmung, Bewußtsein beobachten
- Selbst Ruhe bewahren und Patienten beruhigen
- Beengende Kleidung öffnen oder ausziehen
- Für Frischluftzufuhr sorgen, Fenster öffnen, 2l Sauerstoff/Min. geben (☞ 3.4.3)
- Bis zum Eintreffen der ÄrztIn bei einem systolischen RR ≥ 110 mmHg dem zu Pflegenden seine ärztlich verordneten Angina-pectoris-Medikamente verabreichen, z.B. 1–2 Hübe Nitroglyzerin-Spray unter die Zunge sprühen
- Krankenhauseinweisung vorbereiten.

Komplikationen

Herzrhythmusstörungen (☞ 5.2.3), Herzinsuffizienz (☞ 5.2.2), Schock (☞ 17.4.1), arterielle Embolie (☞ 6.2.3).

Behandlung der Koronaren Herzkrankheit

Angina pectoris

- Zur Vermeidung erneuter Anfälle Medikamente, die den Sauerstoffbedarf des Herzens senken (Nitrate, β-Blocker, ☞ 4.2.11) und Medikamente, die die Herzkranzgefäße erweitern (Kalziumantagonisten, ☞ 4.2.5)
- Azetylsalizylsäure, z. B. ASS® (☞ 4.2.2), verhindert das Zusammenklumpen der Blutplättchen und damit die Gefahr von Thrombosen
- Evtl. Erweiterung der verengten Herzkranzgefäße durch einen über eine Beinarterie eingeschobenen Katheter oder Operation. Bypass: verengtes Herzkranzgefäß wird durch ein eingesetztes Venenstück umgangen.

Herzinfarkt

- Behandlung auf internistischer Intensivstation
- Medikamentöse Therapie: Schmerzbehandlung, Lyse (medikamentöse Auflösung des Blutgerinnsels im Herzkranzgefäß)
- Nach überstandenem Herzinfarkt wird evtl. Operation erwogen (☞ Angina pectoris).

Pflege bei Koronarer Herzkrankheit

- Zu Pflegenden über Krankheit, Risikofaktoren und Anfallsauslöser informieren
- Fortschreiten der Arteriosklerose vermeiden (☞ 2.6.11):
  - Über Möglichkeiten zur Änderung der Lebensweise beraten, nichts aufzwingen
  - Nahrungsumstellung anstreben, Übergewicht reduzieren
  - Tägl. 5 kleinere, fettarme Mahlzeiten
  - Körperliche Bewegung, Spaziergänge, Gymnastik nach Arztabsprache
  - Entspannungstraining, z. B. Autogenes Training
- Verständnis für das Festhalten an alten Lebensgewohnheiten zeigen, behutsame Änderungen anstreben, kleine, überschaubare Ziele
- Bei Bettlägerigkeit Übernahme der notwendigen ATL, behutsam mobilisieren nach Arztabsprache (☞ 2.4.3), Prophylaxen (☞ 3.1).

Tips, Tricks & Fallen

Während in jüngeren Jahren ein Herzinfarkt meist mit dramatischen Symptomen einhergeht, können bei alten Menschen die Beschwerden auch nur schwach ausgeprägt sein, sogenannter „stummer" Herzinfarkt.

5.2.2 Chronische Herzinsuffizienz

Chronische Herzmuskel- und dadurch bedingte Herzleistungsschwäche: Herz kann das zur Versorgung des Körpers notwendige Blutvolumen nicht fördern. Akute Linksherzinsuffizienz (Lungenödem) ☞ 7.2.6.

Ursachen

- Sauerstoffmangel der Herzmuskelzellen durch Arteriosklerose der Herzkranzgefäße (KHK)
- Herzmuskelnekrosen mit nachfolgender Narbenbildung nach Herzinfarkt
- Rhythmusstörungen: Zeit zwischen den Herzaktionen ist z. B. zu kurz für eine ausreichende Füllung
- Herzklappenfehler: undichte Klappen produzieren uneffektiven Blutpendelfluß
- Herzmuskelentzündung.

Symptome

Die Symptome sind abhängig vom Kreislauf, in dem die Herzmuskelschwäche einen Blutrückstau hervorruft (☞ Abb. 5.3):

- **Linksherzinsuffizienz** (Blutrückstau in den Lungenkreislauf): Flüssigkeitsaustritt ins Lungengewebe. Folge: Luftnot mit Rasselgeräuschen, besonders nachts
- **Rechtsherzinsuffizienz** (Blutrückstau in den Körperkreislauf): Unterschenkel- und Knöchelödeme, anfänglich v. a. abends; bei Bettlägerigkeit Ödeme im Kreuzbeinbereich; Halsvenenstauung, vergrößerte Leber; Aszites („Bauchwassersucht", Flüssigkeit in der Bauchhöhle)
- **Gemeinsame Symptome:** Leistungsminderung, Zyanose, Tachykardie, Herzrhythmusstörungen, Nykturie (nächtliches Wasserlassen, Ödeme werden ausgeschwemmt).

Stadieneinteilung der New York Heart Association (NYHA)

Stadium I: keine Beschwerden bei normaler Belastung, aber EKG-Veränderungen
Stadium II: leichte Beschwerden bei normaler Belastung
Stadium III: erhebliche Beschwerden bei normaler Belastung
Stadium IV: Atemnot bereits in Ruhe (Ruhedyspnoe).

Therapie und Pflege

- Medikamente:
  - Digitalis: steigert Herzmuskelkraft
  - Diuretika: vermindern Blutvolumen und entlasten so das Herz
  - Nitrate: stellen Gefäße weit
  - ACE-Hemmer: verringern Gefäßwiderstand und erleichtern so die Herzarbeit
- Medikamentennebenwirkung beobachten (☞ 4.2.6, 4.2.11)

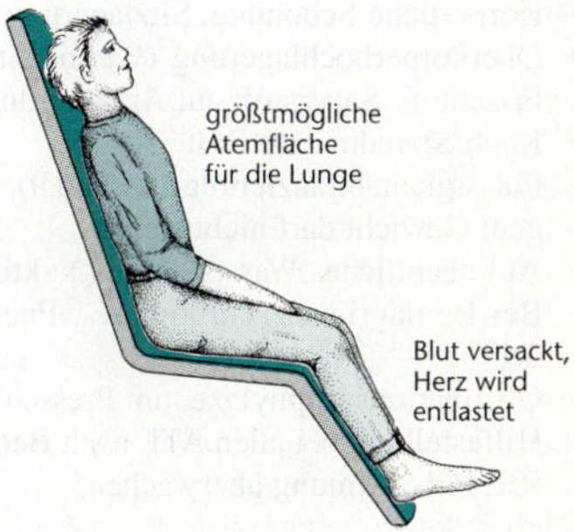

Abb. 5.2: Oberkörperhoch- und Beintieflagerung im „Herzbett" [L 157]

Linksherzinsuffizienz

Häufige Ursachen: Bluthochdruck, Klappenfehler (linkes Herz), Koronare Herzkrankheit, Herzinfarkt, Rhythmusstörungen

Rechtsherzinsuffizienz

Häufige Ursachen: Linksherzinsuffizienz, Herzklappenfehler, Lungenerkrankungen

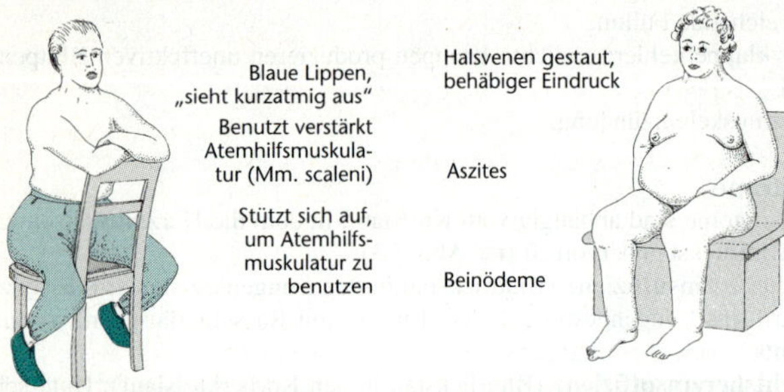

Erscheinungsbild bei Linksherzinsuffizienz

- Schwäche und Ermüdbarkeit
- Atemnot bei Belastung, evtl. auch in Ruhe
- Rasselgeräusche über der Lunge, Husten
- Lungenödem
- Zyanose

Erscheinungsbild bei Rechtsherzinsuffizienz

- Gestaute, erweiterte Halsvenen
- Ödeme (Bauch, Fußgelenke, Füße)
- Gewichtszunahme
- Leberschwellung

Gemeinsame Symptome

- Eingeschränkte Leistungsfähigkeit (beim Treppensteigen Atemnot)
- Häufiges Wasserlassen, auch bei Nacht
- Schneller Herzschlag (Tachykardie) v.a. bei Belastung, Herzrhythmusstörungen
- Herzvergrößerung, Pleura- und Perikarderguß
- Im Spätstadium niedriger Blutdruck

Abb. 5.3: Ursachen und Hauptbeschwerden bei Herzinsuffizienz [L 157]

- Körperliche Schonung, Sitzlagerung (☞ Abb. 5.2), evtl. Bettruhe
- Oberkörperhochlagerung (v.a. nachts), zur Atemerleichterung (☞ 2.12.4), Frischluft. Sauerstoff auf Arztanordnung
- Kochsalzreduzierte Diät
- Flüssigkeitsbilanzierung (☞ 2.6.9), Trinkmenge beschränken. Täglich wiegen: Gewicht darf nicht steigen
- Auf nächtliches Wasserlassen (Nykturie) achten
- Bei Bettlägrigkeit Thrombose-, Pneumonie- und Dekubitusprophylaxe (☞ 3.1)
- Obstipationsprophylaxe, um Pressen zu vermeiden (☞ 3.1.8)
- Hilfestellung bei allen ATL nach Bedarf
- RR, Puls, Atmung überwachen.

Komplikationen

Dekompensierte (überlastete) Linksherzinsuffizienz mit Lungenstauung und akutem kardialem Lungenödem (☞ 7.2.6).

Tips, Tricks & Fallen

- Vorsicht bei Thromboseprophylaxe: Beine nicht ausstreichen oder hochlagern, Blut fließt sonst verstärkt zum Herz zurück und belastet es zusätzlich
- Dekubitusgefährdung v. a. an ödematösen Stellen.

5.2.3 Herzrhythmusstörungen

Tachykarde Herzrhythmusstörungen

Herzfrequenz ≥ 100/Min. Störungen der Zentren von Erregungsbildung und Erregungsleitung (☞ 5.1).

Ursachen

- Herz: Koronare Herzkrankheit, Herzinfarkt (☞ 5.2.1), Herzmuskelentzündung
- Stoffwechsel: Schildrüsenüberfunktion (☞ 11.2.3)
- Elektrolytverschiebungen: Hypokaliämie
- Kreislauf: Fieber, Blutvolumenmangel, Schock (☞ 17.4.1)
- Gehirn: erhöhter Hirndruck, Hirntumor
- Medikamente: z. B. Digitalis, Antiarrhythmika.

Formen

Surpavertrikuläre Tachykardie

Ursache der Tachykardie liegt „oberhalb" (=supra) der Kammer. Steigerung der Sinusknotenerregung. Folge: Anfallsartige Vorhoftachykardie (Herzfrequenz 100–160/Min.), Vorhofflattern (Herzfrequenz 220–350/Min.), Vorhofflimmern (Herzfrequenz nicht meßbar). Werden diese Frequenzen 1:1 auf die Kammern übergeleitet, besteht Lebensgefahr.

Ventrikuläre Tachykardie

Ursache der Tachykardie liegt in der Kammer. Erregungsbildung durch die Herzkammer, teilweise ohne Steuerung. Folge: Ventrikuläre Extrasystolen („Herzstolperer" ohne Herzfrequenz-Veränderung); Kammerflattern (Herzfrequenz 180–300/Min.); Kammerflimmern (Herzfrequenz 250–400/Min. = funktioneller Herzstillstand).

Symptome

- Regelmäßiges Herzrasen: Anfallsweise oder mit allmählichem Beginn und Ende
- Unregelmäßiges Herzrasen

- Herzklopfen, Herzstolpern: Extraschläge oder Aussetzer werden bemerkt
- Schwindel
- Atemnot
- Schock, Bewußtlosigkeit.

! Pflegerische Erstmaßnahmen bei tachykarden Herzrhythmusstörungen
- ÄrztIn rufen (lassen)
- Oberkörper leicht erhöht lagern
- Puls, RR, Atmung engmaschig kontrollieren
- Puls immer 1 Minute lang zählen
- Für Frischluftzufuhr sorgen (Fenster öffnen) bzw. 2 l Sauerstoff/Min. geben
- Auf Erste Hilfe mit Herzdruckmassage vorbereitet sein (☞ 17.3).

Komplikationen
Akute Herzinsuffizienz mit Lungenödem (☞ 7.2.6), Herzstillstand (☞ 17.3).

Therapie
- Bei supraventrikulärer Tachykardie: Herzglykosid, Kalziumantagonist (z.B. Verapamil), Antiarrhythmika
- Bei ventrikulärer Tachykardie: Lidokain (Xylocain®), Antiarrhythmika, Defibrillation (Durchbrechen der Herzerregungsstörung durch Gleichstromschock von außen). Dieser Eingriff erfolgt entweder als geplanter Eingriff unter Narkose (Kardioversion) oder als Notfalleingriff bei einer Reanimation (Wiederbelebung).

5

Pflege
- Erstmaßnahmen ☞ Kasten oben
- Bettruhe nach Anordnung
- Bei den ATL nach Bedarf unterstützen
- Pneumonie-, Thrombose- und Dekubitusprophylaxe (☞ 3.1)
- Vitalzeichen kontrollieren. Häufigkeit je nach Anordnung, anfänglich meist halbstündlich
- Wirkung und Nebenwirkung der medikamentösen Therapie beobachten (☞ 4.2.11).

Bradykarde Herzrhythmusstörungen
Herzfrequenz ≤ 50/Min. Störungen der Zentren von Erregungsbildung und Erregungsleitung.

Ursachen
- Herz: Koronare Herzkrankheit, Herzinfarkt (☞ 5.2.1), Herzmuskelentzündung
- Stoffwechsel: Schildrüsenunterfunktion (☞11.2.4)
- Elektrolytverschiebungen: Hyperkaliämie

- Gehirn: erhöhter Hirndruck, Hirntumor
- Medikamente: z. B. Digitalis, Antiarrhythmika (☞ 4.2.11).

Formen

- Sinusbradykardie: meist ohne Symptome
- SA-Block: Erregungsleitungsstörung vom Sinusknoten (S) zum Vorhof (A = Atrium)
- AV-Block: Erregungsleitungsstörung vom Vorhof (A) zur Kammer (V = Ventrikel).

Symptome

- Verminderte Leistungsfähigkeit
- Schwindelanfälle
- Kurzzeitiger Bewußtseinsverlust
- Tastbarer Puls ≤ 50/Min.

! Pflegerische Erstmaßnahmen bei bradykarden Herzrhythmusstörungen

- ÄrztIn rufen (lassen)
- Oberkörper flachlagern
- Engmaschig Puls- und Blutdruck messen
- Puls immer 2–3 Min. lang zählen.

Therapie und Pflege

- Medikamente: Atropin oder Alupent®
- Schrittmacherimplantation (Pacemaker): in Notfallsituation wird vorübergehend passagerer Schrittmacher gelegt, später wird permanenter (dauerhafter) Schrittmacher implantiert (Umgang ☞ unten). Lage: meist unter der Haut im re. oberen Brustbereich
- Bettruhe nach Arztanordnung
- Pneumonie-, Thrombose- und Dekubitusprophylaxe (☞ 3.1)
- Bei den ATL nach Bedarf unterstützen.

Umgang mit Herzschrittmachern (Pacemaker)

- Aseptische Verbandswechsel nach Schrittmacherimplantation (☞ 3.2.2)
- Auf vollständige Papiere achten. Schrittmacherausweis muß immer mitgeführt werden. Bei immobilen zu Pflegenden in Heimen Ausweis in Dokumentationsmappe aufbewahren
- Zu Pflegenden und Angehörige über gefährliche Orte informieren: Orte mit starken Magnetfeldern, z. B. Magnetresonanz-CT, Funktelefongeräte, magnetische Diebstahlkontrolle in Kaufhäusern beeinträchtigen Schrittmacherfunktion
- Tägl. 1 x 1 Min. Puls zählen, bei Auffälligkeiten ÄrztIn informieren
- Ärztliche Schrittmacherkontrollen veranlassen (2 x jährlich).

Gunther de Frenne

Kreislauf- und Gefäßerkrankungen

6

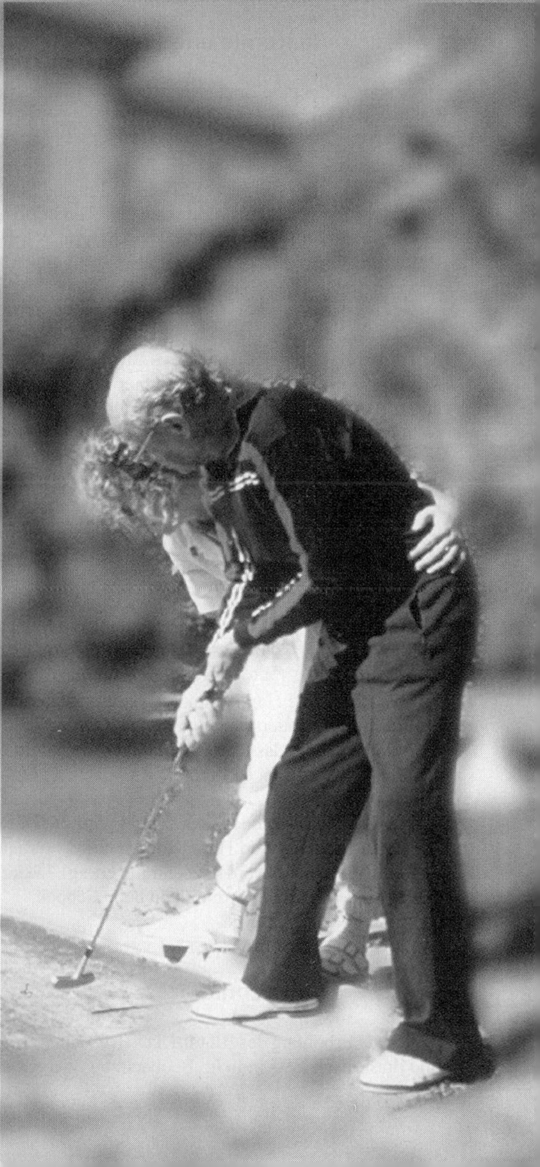

6.1 Herz-Kreislauf-System

6.1.1 Anatomie und Physiologie

Herz und Blutgefäße bilden das Herz-Kreislauf-System (kardiovaskuläres System) des Menschen.

Funktionen

- Versorgung des Körpers mit Nährstoffen und Sauerstoff
- Entsorgung von Abbauprodukten der Nährstoffe und von Kohlendioxid
- Transport von Hormonen, Abwehrkörpern, Wärme und Wasser.

Durch die Wand der kleinen Gefäßverzweigungen (Kapillaren) werden Stoffe ausgetauscht.

Körperkreislauf (großer Kreislauf)

Versorgt von der linken Herzkammer über die Körperschlagader (Aorta) und deren Abzweigungen (Arterien) die Organe des Menschen mit Sauerstoff und Nährstoffen. Sauerstoffarmes Blut sammelt sich in den Venen und wird über die obere und untere Hohlvene (Vena cava) zum rechten Vorhof des Herzens zurückgeführt. Außer den Fetten werden Nährstoffe aus dem Darm zunächst über die Pfortader in die Leber transportiert. Hier werden sie „verarbeitet" und anschließend über die untere Hohlvene dem Körperkreislauf zugeführt. Die Fette werden von der Lymphe über ein großes Lymphgefäß (Ductus thoracicus) in die obere Hohlvene geleitet.

Lungenkreislauf (kleiner Kreislauf)

Sauerstoffarmes Blut wird vom Körper zum rechten Vorhof des Herzens und von da über die rechte Herzkammer in die Lunge gepumpt. In den Lungenbläschen nimmt das Blut Sauerstoff auf und gibt Kohlendioxid ab. Nach der Passage durch die Lunge gelangt das Blut in den linken Vorhof und die linke Herzkammer, von dort über die Aorta in den großen Kreislauf.

➡ Beim Kreislaufschock (☞ 17.4.1) wird die Durchblutung der lebenswichtigen Organe Gehirn und Herz dadurch aufrechterhalten, daß andere Körperteile weniger durchblutet werden (Zentralisierung). Dies zeigt sich z. B. an der blassen Haut und den kühlen Extremitäten beim Schock.

6.1.2 Hypertonie

Dauernde Erhöhung des Blutdruckes (RR) auf Werte von systolisch ≥ 160 mmHg und diastolisch ≥ 95 mmHg. Beobachtung von RR ☞ 2.12.8.

Ursachen

- Primäre (essentielle) Hypertonie (90 %): keine erkennbare Ursache, also nach Ausschluß aller sekundären Hypertonieformen
- Sekundäre Hypertonie (10 %): Hypertonie als Folge einer anderen Erkrankung. Beispiel: Arteriosklerose, Nierenerkrankung, Nierenarterienverengung, hormonelle Entgleisungen, Medikamente.

➡ Hypertonie im höheren Alter ist meist Folge eines Elastizitätsverlustes der Aorta und der peripheren Arterien. Typische Veränderung: leichte bis mittelgradige Erhöhung des systolischen Wertes, meist normaler, auch erniedrigter diastolischer Wert (große RR-Amplitude).

Risikofaktoren der primären Hypertonie

Begünstigung der primären Hypertonie durch zahlreiche Risikofaktoren: Übergewicht und erhöhte Blutfette, übermäßiger Alkoholkonsum, z. B. mehr als 1–2 Gläser Wein oder Flaschen Bier am Tag, Rauchen, psychische Belastung, Bewegungsmangel, Hypertonie in der Familie, Diabetes mellitus.

Symptome

Oft zufällig entdeckt, weil Betroffene meist lange Zeit beschwerdefrei sind. Schwindel, (morgendlicher) Kopfschmerz, Nervosität, Nasenbluten, Augenflimmern, Ohrensausen, gestaute Halsvenen (Klopfen in Hals und Kopf), hochroter Kopf, harter Puls bei normaler Frequenz, evtl. Atemnot.

6

Komplikationen

Die Hypertonie selbst beeinträchtigt den Betroffenen nur selten, um so schwerwiegender sind die Langzeitfolgen. Der hohe Blutdruck schädigt die Gefäße und führt zur Arteriosklerose. Das begünstigt:

- Herzinfarkt oder Angina pectoris (☞ 5.2.1)
- Herzinsuffizienz (☞ 5.2.2)
- Vorzeitige Leistungsminderung des Gehirns, Schlaganfall (☞ 15.2.1)
- Periphere arterielle Durchblutungsstörungen (☞ 6.2.4)
- Niereninsuffizienz (☞ 9.2.3).

Therapie und Pflege

Sekundäre Hypertonie: Behandlung der Grundkrankheit.
Dauerbehandlung bei primärer Hypertonie:

- Salzarme Diät: 3–5 g/Tag
- Körperliche Bewegung
- Risikofaktoren reduzieren, z. B. Rauchen, Übergewicht
- Medikamentöse Behandlung: Diuretika, β-Rezeptorenblocker, Kalzium-Antagonisten, ACE-Hemmer
- Täglich RR messen nach Arztanordnung (☞ 2.12.8)
- Geregelter Tagesablauf mit angemessenen Ruhephasen
- Für Sicherheit sorgen: Ängste und Unruhe durch Vertrauensbeziehung und Gespräche reduzieren
- Regelmäßige Bewegung ohne Anstrengung.

! Hypertone Krise (Hypertensive Krise)

Blutdruckwerte ≥ 200/120 mmHg. Symptome: starke Kopfschmerzen, Schwindel, Augenflimmern, Ohrensausen, Übelkeit, Bewußtseinstrübung, Herzschmerzen.

Erstmaßnahmen

- Bettruhe, Oberkörper erhöhen
- Zu Pflegenden nicht allein lassen
- ÄrztIn/NotärztIn benachrichtigen
- 10 minütlich RR und Puls kontrollieren (☞ 2.12.8), RR an beiden Armen messen
- Bewußtseinslage beobachten (☞ 17.4.2), evtl. Wiederbelebungsmaßnahmen einleiten (☞ 17.3)
- Medikamente nach Arztanordnung.

Tips, Tricks & Fallen

- Bei schneller Blutdrucksenkung kann Person sich unwohl fühlen, es besteht Kollapsgefahr. ÄrztIn informieren
- Risikofaktoren, z.B. Rauchen, Übergewicht, falsche Ernährung, mit Einverständnis des zu Pflegenden reduzieren. Keine Bevormundung; Angehörige einbeziehen.

6.1.3 Hypotonie

Blutdruckwerte ≤ 100/60 mmHg.

Ursachen

- Essentielle Hypotonie (unklare Ursache)
- Symptomatische Hypotonie: Flüssigkeitsmangel (Hypovolämie), Medikamente, z.B. Psychopharmaka, zu hohe Dosierung von Diuretika, lange Bettlägerigkeit, Infektionen mit Fieber, Herzinsuffizienz, Rhythmusstörungen, Herzmuskelentzündung, Schock (☞ 17.4.1), Krampfadern, Hormonstörungen.

Symptome

Allgemeine Schwäche, Müdigkeit, Schwindel beim Aufstehen, Schwarzwerden vor den Augen (Mangeldurchblutung des Gehirns), Kollapsneigung (O_2-Mangel im Gehirn), Schlafstörungen, Übelkeit, Erbrechen, depressive Verstimmung, auch Unruhe, Frieren, Blässe, Herzstiche, Verwirrtheit.

Therapie und Pflege

- Zu Pflegende, Angehörige beraten
- Plötzliches Aufrichten aus der Horizontale vermeiden
- Kreislauftraining: Wechselduschen der Beine nach Arztabsprache, Bürstenmassagen, klimatische Reize

- Kompressionsstrümpfe tragen oder Beine wickeln, verhindert Absacken des Blutes (☞ 3.1.4)
- Ausreichende Flüssigkeitszufuhr (☞ 2.6.8)
- Salzreiche Ernährung
- Regelmäßig RR und Puls kontrollieren auf Arztanordnung
- Vitalzeichen vor anstrengenden Pflegemaßnahmen, z.B. Baden, Duschen kontrollieren
- Auf Gangunsicherheit achten
- Medikamente auf Arztanordnung.

! **Erstmaßnahmen bei Kreislaufkollaps (Ohnmachtsanfall)**
- Oberkörper tief, Beine hoch lagern. Nicht bei Herzerkrankungen!
- Vitalzeichen alle 10 Min. kontrollieren, RR an beiden Armen messen
- ÄrztIn informieren und evtl. Antihypotonika geben.

6.2 Arterien

6.2.1 Anatomie und Physiologie

Arterien: Gefäße, in denen das Blut vom Herzen wegströmt. Im Körperkreislauf führen sie sauerstoffreiches, im Lungenkreislauf sauerstoffarmes Blut. Wand der Arterien enthält kleine Muskeln. Dadurch sind diese in der Lage, ihren Durchmesser zu verändern. Bei großem Durchmesser fließt viel Blut in das betreffende Gebiet, bei kleinem Durchmesser nur wenig (Steuerung der Durchblutung verschiedener Körperregionen).
Arteriolen: Aufzweigung in immer kleinere Arterien.
Kapillaren: kleinste Gefäße (Übergang zu Venen), in denen Austausch der Substanzen zwischen Blut und Gewebe stattfindet.

6.2.2 Arteriosklerose

Oft mit dem Altern einhergehende Verhärtung und Verdickung der Arterienwand durch Ablagerungen, Elastizitätsverlust und Einengung des Arteriendurchmessers. Folge: Minderdurchblutung der Organe oder Gefäßverschluß durch Thrombose.

Ursachen

Komplexe, multifaktorielle Entstehung durch verschiedene Risikofaktoren: Hypertonie, Fettstoffwechselstörungen, Übergewicht und Bewegungsmangel, Diabetes mellitus, Gicht, Rauchen, psychosozialer Streß, Altern, Hyperthyreose. Neuere Forschungen vermuten Bakterien (Chlamydien) als Mitverursacher.

Komplikationen

Koronare Herzkrankheit, Herzinfarkt, Schlaganfall, akuter arterieller Gefäßverschluß, periphere arterielle Verschlußkrankheit.

Therapie und Pflege

Rückbildung einmal eingetretener arteriosklerotischer Veränderungen ist kaum möglich.

- Abbau von Risikofaktoren, um Krankheitsbild nicht zu verschlimmern
- Diät ☞ 2.6.11.

6.2.3 Akuter Verschluß einer Extremitätenarterie

Akuter Verschluß einer Extremitätenarterie meist durch Embolus aus dem li. Herzen. Notfall.

Symptome

Blitzartiger, heftiger Schmerz; Blässe des Beines (Mangeldurchblutung); Gefühlsstörung; kein Puls am Bein tastbar; Bewegungsunfähigkeit; Erschöpfung, Schock.

6

! **Erstmaßnahmen bei arterieller Embolie**

- Bettruhe, Bein tief lagern
- Zu Pflegenden nicht allein lassen
- ÄrztIn/NotärztIn benachrichtigen
- Vitalzeichen kontrollieren
- Krankenhauseinweisung vorbereiten.

Therapie im Krankenhaus

Operation oder Auflösung des Thrombus.

6.2.4 Periphere arterielle Verschlußkrankheit (pAVK)

Arteriosklerotisch bedingte Verengungen und Verschlüsse der Arterien. Meist in den Beinen. Häufig bei Diabetes mellitus oder langjährigen Rauchern. Ursache: Arteriosklerose.

Symptome

- Unzureichende Durchblutung führt je nach Schweregrad zu: Schweregefühl, Schmerzen bei Belastung, z.B. Laufen.
- Claudicatio intermittens: belastungsabhängige, zum Stehenbleiben zwingen-

de Schmerzen beim Gehen. In Ruhe evtl. Beschwerdefreiheit, erst nach bestimmter Gehstrecke wieder kribbelnde, ziehende und stechende Schmerzen
- Ruheschmerz, v.a. nachts
- Blasse, kalte Haut der betroffenen Extremität, v.a. bei Belastung. Im Spätstadium Gangrän oder Nekrosen (Raucherbein).

Therapie und Pflege

- Gefäßerweiternde und gerinnungshemmende Medikamente
- Operation: Erweiterung der verschlossenen Arterie oder Ersatz durch Kunststoff oder Vene
- Gefäßtraining: mehrmals täglich rasch gehen, bis erste Schmerzen auftreten, 5 Min. Pause, Übung wiederholen. Mit KG absprechen.
- Beine tief lagern: fördert Durchblutung. Nicht bei Ödemen
- Beine nicht einengen, z.B. durch Kompressionsstrümpfe, Strumpfbänder, Schuhe, Beine wickeln
- Haut auf Verletzungen und Hautinfektionen kontrollieren
- Beine durch wollene Socken warmhalten, auch nachts
- Täglich lauwarme Fußbäder: fördert Durchblutung
- Keine Vollbäder über 35 °C; keine hyperämisierenden Salben
- Bei Geschwür: aseptische Wundbehandlung (☞ 3.2.2) auf Arztanordnung.

Tips, Tricks & Fallen
- Vorsicht beim Nägelschneiden: Verletzungen heilen schlecht. Fußpflege durch FußpflegerIn
- Bei Fußbädern: Haut nie aufweichen lassen, Zehenzwischenräume gut trocknen. Gefahr von Pilzinfektion und Geschwürbildung.

6

6.3 Venen

6.3.1 Anatomie und Physiologie

Blutgefäße mit zum Herzen führender Strömungsrichtung des Blutes. Enthalten im Körperkreislauf sauerstoffarmes, im Lungenkreislauf sauerstoffreiches Blut. Viele Venen haben Taschenklappen mit Ventilfunktion, so daß Blut nur in Richtung Herz strömen kann. Die Strömung in den Venen wird durch Bewegungen der Skelettmuskulatur (Muskelpumpe) und durch Sogkraft des Herzens erzeugt. Im Alter kommt es häufig zur Funktionseinbuße der Venen mit Erschlaffung und Erweiterung der Venenwände (Krampfadern) sowie unvollständigem Klappenschluß (chronische venöse Insuffizienz, postthrombotisches Syndrom) mit nachfolgenden Hautveränderungen bis hin zur Geschwürsbildung (Ulcus cruris, ☞ 6.3.5).

6.3.2 Varikosis

Krampfadern. Knotige Aufweitung und serpentinenähnliche Schlängelung der Venen an den Beinen (☞ Abb. 6.1), unzulängliche Taschenklappenfunktion. Frauen sind häufiger als Männer betroffen.

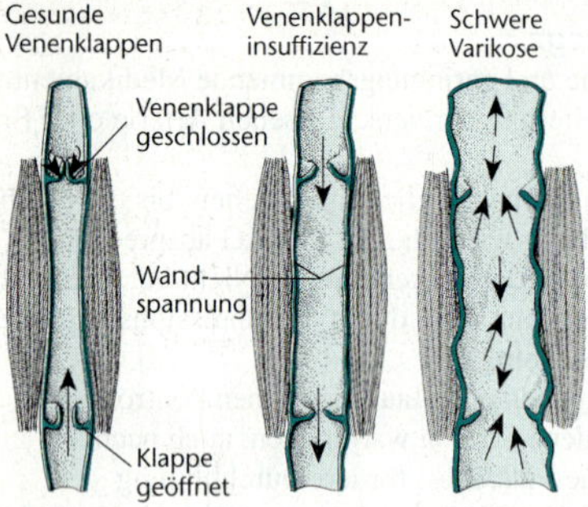

Abb. 6.1: Links: gesunde, funktionstüchtige Venenklappen. Mitte: unvollständiger Klappenverschluß, Blutrückfluß in die Peripherie, erweiterte Venen. Rechts: voll ausgebildete Varkosis [B 108]

6

Symptome

Sichtbare Krampfadern, abendliche Schmerzen in der Wade, Schwere- und Spannungsgefühl, Ödeme, Muskelkrämpfe in Ruhe, Juckreiz.

Komplikationen

Blutungen durch Platzen der Krampfadern, Thrombophlebitis, Ulcus cruris, Ekzeme.

Therapie und Pflege

- Verödungsbehandlung durch GefäßchirurgIn
- Operative Entfernung durch Stripping. Nicht im hohen Alter
- Konservative Behandlung: venösen Rückfluß durch Bewegung fördern, (Kompressionstherapie, Hochlagerung der Beine, ☞ 3.1.4), tiefe Bauchatmung, bequeme flache Schuhe, nicht zu langes Stehen und Sitzen, Venengymnastik
- Keine Vollbäder, keine warmen Fußbäder, keine Sauna: weiten Venen noch mehr aus
- Übergewicht reduzieren
- Obstipationsprophylaxe (☞ 3.1.8): erweiterter voller Dickdarm drückt auf große Venen, erhöhter Druck im Bauchraum durch Pressen behindert venösen Abfluß aus den Beinen.
- Wechselduschen der Beine nach Arztabsprache.

6.3.3 Thrombophlebitis

Akute Entzündung der Wand oberflächlicher Venen, fast immer mit Verschluß dieser Venen durch Thromben. Häufig bei Venenverweilkathetern.

Symptome

Rötung im Bereich der Vene, lokaler Schmerz bei evtl. strangförmig verdickter Vene, Schwellung und Überwärmung, evtl. Fieber.

Therapie und Pflege

- Therapie nach Arztanordnung
- Bei Thrombophlepitis der unteren Extremität viel gehen (keine Bettruhe)
- Straffer Kompressionsverband (Wickeln ☞ 3.1.4), keine Nachtentlastung
- Beim Liegen Beine hochlagern (☞ 2.4.5)
- Alkoholumschläge mit 20–30%iger Alkohollösung auf Arztanordnung
- Heparinhaltige Salben nach Arztanordnung.

6.3.4 Phlebothrombose

Blutpfropfbildung in einer tiefen Vene, meist Bein- oder Beckenvene mit der Gefahr einer Lungenembolie (☞ 7.2.7).

Symptome

- Schmerz in Wadenmuskukatur (wie Muskelkater)
- Schwellung und Zyanose des betroffenen Beines
- Spannungs-, Schweregefühl
- Überwärmung durch Blutstau, Blutfülle
- Schmerz im betroffenen Bein beim Husten, Druckschmerz an verschiedenen Punkten, auch Ruheschmerz
- Wadenschmerz, wenn Fuß Richtung Fußrücken bewegt wird
- Leichte Temperaturerhöhung bis 1 °C, evtl. Tachykardie.

Komplikation

- Lungenembolie (☞ 7.2.7)
- Postthrombotisches Syndrom: chronische venöse Insuffizienz durch Zerstörung der Venenklappen und Einengung der Venen. Folge ist Abflußbehinderung des Blutes mit
  - Krampfadern
  - Unterschenkelödem
  - Bräunlicher Verfärbung der Haut, oft auch Geschwürsbildung besonders an den Knöcheln (Ulcus cruris ☞ 6.3.5).

Therapie und Pflege

- Bei Verdacht sofort ÄrztIn/NotärztIn verständigen: Lungenemboliegefahr
- Krankenhauseinweisung vorbereiten

- Bis ÄrztIn eintrifft: absolute Ruhigstellung
- Im Krankenhaus: Auflösung des Thrombus durch Medikamente (Lysetherapie)
- Währenddessen in den ersten 2 Wochen Bettruhe, Beine hochlagern
- Keine Bewegungsübung: Thrombus kann sich lösen
- Keine Erschütterungen, z. B. beim Betten, Lagern, Bettverstellen
- Obstipationsprophylaxe, um Pressen zu vermeiden
- Nach 2–3 Wochen stufenweise nach Arztabsprache mobilisieren.

Beobachten bei einer Phlebothrombose

- Temperatur und Puls kontrollieren
- Warnhinweise auf eine Lungenembolie:
  - Plötzliche Atemnot mit Zyanose, Tachypnoe, Husten, evtl. blutiger Auswurf
  - Plötzlicher Brustschmerz (atemabhängig) besonders bei der Einatmung
  - Beklemmung im Brustbereich
  - Tachykardie, Blutdruckabfall, Schweißausbruch, bis hin zum Schock
  - Hervortretende, gestaute Halsvenen
  - Angst, Unruhe, Todesangst
- Farbe der Beine im Seitenvergleich
- Schwellung beobachten und messen, immer an gleicher Stelle messen (Markierung)
- Auf Schweregefühl achten
- Auf Schmerzen achten.
- Beobachtungsergebnisse dokumentieren.

Tips, Tricks & Fallen

- Bei Wadenschmerz bei bettlägerigen Personen sofort an Phlebothrombose denken
- Bei allen Venenerkrankungen Thromboseprophylaxe (☞ 3.1.4).

6.3.5 Ulcus cruris

Unterschenkelgeschwür („offenes Bein") aufgrund arterieller oder venöser Durchblutungsstörung mit Mangelernährung und Sauerstoffmangel des Gewebes.

Symptome

Venöse Ulkusbildung meist an der Innenseite des Unterschenkels und im Knöchelbereich, Ödembildung im Knöchel- und Unterschenkelbereich (☞ Abb. 6.2), oberflächliche Krampfadern (Umgehungskreisläufe), Hyperpigmentierung, oft Entzündung.

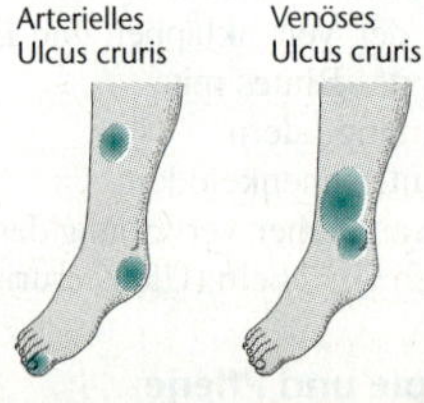

Abb. 6.2: Bevorzugte Lokalisation arterieller und venöser Unterschenkelgeschwüre [L 190]

Therapie und Pflege

Behandlung dauert Wochen bis viele Monate. Für die lange Behandlungsdauer sollte von ÄrztIn ein klarer Behandlungsplan vorgegeben werden:

- Konsequente Kompressionsbehandlung mit Kurzzugbinden oder Kompressionsstrümpfen (☞ 3.1.4)
- Bewegung und Gymnastik fördern: regt Muskelpumpe an
- Beim Liegen Beine hochlagern (☞ 3.1.4)
- Aseptische Wundbehandlung nach ärztlichem Therapieschema (☞ 3.2.2)
- Unterstützende Maßnahmen durch Massage und Lymphdrainage
- Zu Pflegenden motivieren, muß Pflegemaßnahmen akzeptieren
- Allgemeinzustand verbessern
- Vitamin- und eiweißreiche Ernährung
- Gute Kooperation mit HausärztIn anstreben
- Wundheilungsverlaufes regelmäßig kontrollieren und dokumentieren.

Tips, Tricks & Fallen

- Diabetes mellitus ist ein komplizierender Faktor bei der Wundheilung
- Das Baden des Ulcus cruris ist eine umstrittene Maßnahme bei der Wundversorgung (Keimverschleppung).

6.4 Lymphsystem

6.4.1 Anatomie und Physiologie

Lymphgefäße transportieren Lymphe aus dem Gewebe in den Kreislauf zurück und bilden ein Drainagesystem des Körpers. Lymphe: hellgelbe aus Lymphplasma und Lymphozyten bestehende Flüssigkeit. Lymphozyten sind an der Immunabwehr beteiligt. In die Lymphbahnen sind Lymphknoten eingeschaltet. Lymphknoten sind „Reinigungsstationen" des Körpers. Jede Gruppe von Lymphknoten entsorgt eine bestimmte Körperregion.

➡ Bei der Operation von Brustkrebs werden oft angrenzende Lymphknoten mitentfernt. Folge: Abflußstau und Lymphödem des betreffenden Armes.

6.4.2 Lymphödem

Nicht schmerzhafte Weichteilschwellung. Rückstau der Lymphflüssigkeit in Gewebe bei Abflußstörungen in den Lymphbahnen. Stark ausgeprägtes Lymphödem wird als Elephantiasis bezeichnet.

Ursachen

- Angeboren: unzureichende Lymphbahnen, meist an den Beinen
- Erworben: Zerstörung der Lymphknoten oder -bahnen z. B. nach Operationen (☞ oben), durch Erreger, durch Metastasierung.

Symptome

Teigige, derb gehärtete, meist einseitige Schwellung, Spannungs- und Schweregefühl, Bewegungseinschränkung, vertiefte Hautfalten an Gelenken.

Therapie und Pflege

- Behandlung der Grunderkrankung
- Lymphdrainage: herzwärts gerichtete Massage der Lymphgefäße durch LymphtherapeutIn
- Geschwollene Extremität periodisch hochlagern
- Kompressionstherapie nach Arztanordnung
- Gezielte Gymnastik (KG)
- Keine einengende Kleidung, z. B. zu enge Strumpfbänder, Kniestrümpfe
- Betroffene Extremität hochlagern
- Lymphödem des Beines: Längeres Stehen vermeiden
- Keine Überwärmung oder Unterkühlung: verstärkt Blutzufuhr und damit Ödembildung
- Hautpflege mit fettenden Cremes: trockene Haut begünstigt Geschwürbildung
- Haut täglich auf Verletzungen untersuchen, besondere Vorsicht bei der Nagelpflege.

6

Tips, Tricks & Fallen
Keine Blutdruckmessung oder Injektion an betroffener Extremität.

Gunther de Frenne

Lungen- und Atemwegserkrankungen 7

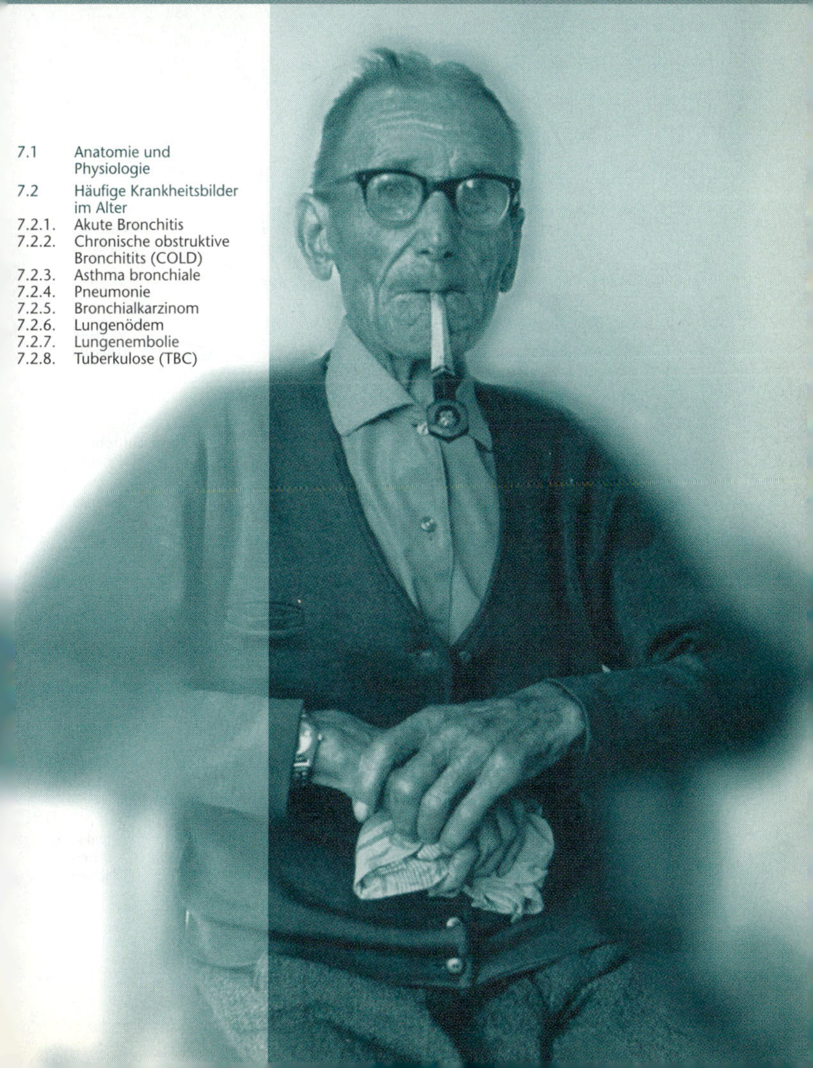

7.1 Anatomie und Physiologie

Äußere Atmung: Einatmung (O_2-Aufnahme) und Ausatmung (CO_2-Abgabe).
Innere Atmung: Verbrennung von Nährstoffen in den Zellen (O_2 wird zu CO_2).

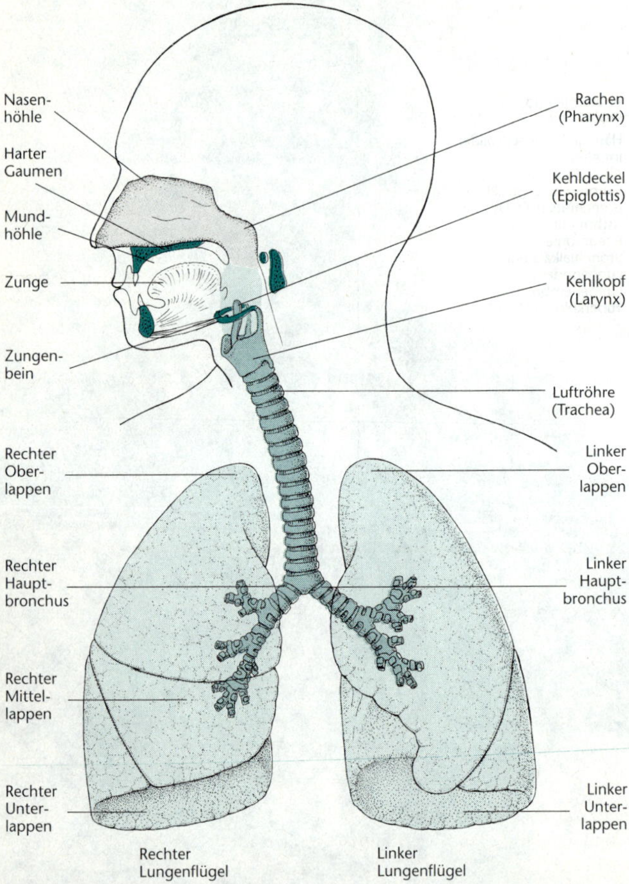

Abb. 7.1: Übersicht über das Atmungssystem [B 108]

Atmungssystem

- **Obere Luftwege:** Nase, Nasennebenhöhlen und Rachenraum
- **Untere Luftwege:** Kehlkopf, Luftröhre, Bronchien und Lunge.

Die Lunge ist das eigentliche Organ der äußeren Atmung. Sie ermöglicht dem Blut die Aufnahme von O_2, das u.a. zur Verbrennung der Nahrungsstoffe notwendig ist, und die Abgabe von CO_2, das u.a. als Endprodukt des Stoffwechsels entsteht.

Luftröhre und Bronchialbaum

Die **Luftröhre** (Trachea) liegt wie ein elastisches Rohr zwischen Kehlkopf und Lunge. Sie verläuft vor der Speiseröhre. In ihrer muskulären Wand befinden sich zahlreiche Knorpelspangen, die sie offenhalten. An ihrem unteren Ende teilt sie sich in die beiden **Hauptbronchien:**

- Re. Hauptbronchus: verläuft steil nach unten und teilt sich in drei Hauptäste für die drei re. Lungenlappen
- Li. Hauptbronchus: verläuft weniger steil nach unten und teilt sich in zwei Hauptäste für die zwei li. Lungenlappen.

Die **Lappenbronchien** verzweigen sich in **Segmentbronchien** und dann in immer kleinere Äste, vergleichbar mit dem Geäst eines Baumes (Bronchialbaum). Kleinste Aufzweigungen sind die Bronchiolen (Innendurchmesser ≤ 1 mm). Bronchiolen gehen in die traubenförmigen **Lungenbläschen** (Alveolen) über.

Luftröhre und Bronchien sind innen von einer Schleimhaut mit Flimmerhärchen ausgekleidet. Durch den Flimmerschlag werden Fremdkörper und Schleim über Stunden zum Rachen zurücktransportiert. Die Wand der Bronchien enthält Muskulatur.

➡ Beim „Verschlucken" (Fremdkörperaspiration ☞ 17.4.9) gelangt der eingeatmete Gegenstand meist in den rechten Hauptbronchus, da dieser steiler nach unten verläuft. Der Fremdkörper muß dann mit einem Bronchoskop, das durch die Luftröhre vorgeschoben wird, wieder entfernt werden.

Die beim Asthma bronchiale (☞ 7.2.3) entstehende Luftnot hat ihre Ursachen im Zusammenziehen der Bronchialmuskulatur und der Produktion von zähem Schleim. In den verengten, schleimgefüllten Bronchien kann die Luft schlecht in die Lungenbläschen gelangen und noch schlechter ausgeatmet werden.

Aufbau der Lunge

Besteht aus re. und li. **Lungenflügel**, die in der Brusthöhle liegen. Mit der von Brustfell umgebenen oberen (Lungenspitze) und seitlichen Außenseite liegen sie dem Brustkorb an. Die Lungenunterseite (Lungenbasis) grenzt an das Zwerchfell.

Zwischen beiden Lungenflügeln liegt das Herz. Es liegt mehr nach links verschoben, so daß die linke Lunge kleiner ist als die rechte. An der Innenseite der Lungen befindet sich die **Lungenpforte** (Lungenhilus). Hier treten Bronchien, Arterien und Nerven ein, Venen und Lymphgefäße aus.

Jeder Lungenflügel teilt sich in **Lungenlappen** auf:

- Re. Lunge: Unterteilung in drei Lungenlappen
- Li. Lunge: Unterteilung in zwei Lungenlappen.

Lungenlappen bestehen aus **Lungensegmenten**. Jedes Segment wird von einem Segmentbronchus und einem Segmentast der Lungenarterie versorgt.

Pleura

Die Lunge ist von **Brustfell** (Pleura) überzogen, das den Spalt zwischen Lunge und den angrenzenden Körperteilen auskleidet. Es besteht aus zwei Blättern: Innen überzieht das Lungenfell die Lungen, außen das Rippenfell die Rippen, Herz und Zwerchfell. Der Spalt zwischen beiden Blättern (Pleuraspalt) wird durch wenig Flüssigkeit feuchtgehalten, so daß bei den Atembewegungen Lungen- und Rippenfell gegeneinander verschieblich sind. Im Pleuraspalt besteht ein Unterdruck, dadurch ziehen Brustkorb und Zwerchfell die Lunge bei der Einatmung mit und vergrößern sie entsprechend.

Atemmechanik

Einatmung (Inspiration)

Ausdehnung der Lunge nach vorn und unten. Bewegung durch Zwischenrippenmuskulatur und Zwerchfellmuskel (spannt sich und senkt sich dadurch, ☞ Abb. 7.2). Die Lunge wird größer und frische Luft strömt ein.

Ausatmung (Exspiration)

Passiv durch das Zusammenziehen der elastischen Lunge:
- Zwerchfell entspannt sich und wölbt sich nach oben
- Zwischenrippenmuskulatur zieht sich zusammen, kontrahiert sich.

Bei vertiefter Atmung (Luftnot) kann die Einatmung durch die Muskeln des Schultergürtels und die Ausatmung durch Muskeln der Bauchwand verstärkt werden (**Atemhilfsmuskeln**).

➡ Atemhilfsmuskeln haben ihre beste Wirkung im Sitzen oder Stehen mit aufgestützten Armen. Menschen mit stärkster Atemnot (Orthopnoe) nehmen oft zur Verbesserung der Atmung diese Position ein (☞ 2.12.4).

7

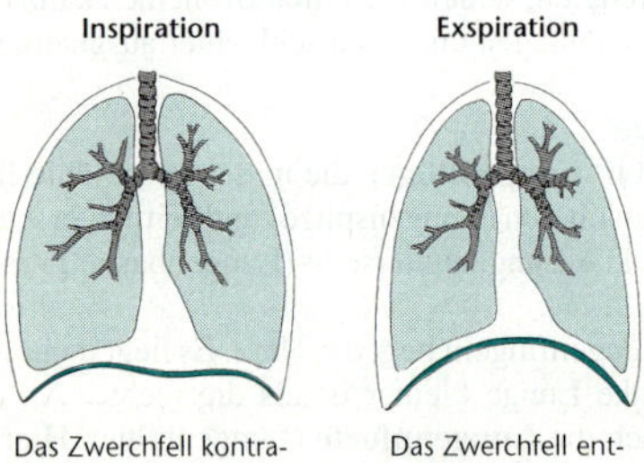

Abb. 7.2: Zwerchfellbewegung bei der In- und Exspiration [B 108]

Gasaustausch

Gasaustausch: Aufnahme von O_2, Abgabe von CO_2. Gasaustausch findet in den Lungenbläschen statt. Die Gase diffundieren durch die Wand der Alveolen und die Wand der anliegenden Kapillaren **(Blut-Luft-Schranke)** vom Ort mit höherer zum Ort mit niedriger Konzentration. Da das O_2 in der frischen Atemluft höher konzentriert vorliegt, „fließt" es aus der Luft in das Blut. Das CO_2 diffundiert umgekehrt vom Blut in die Atemluft. Dieser Austausch geschieht innerhalb sehr kurzer Zeit (0,3 Sekunden).

➪ Die Blut-Luft-Schranke ist beim Gesunden etwa $^1/_{1000}$ mm dick. Dieser Diffusionsweg kann sich z.B. bei einer Lungenentzündung (☞ 7.2.4) oder beim Asthma (☞ 7.2.3) durch Sekretansammlungen deutlich erhöhen. Die dadurch erschwerte Diffusion der Gase führt zur Atemnot.

Verhalten der Gase im Blut

Vom Blut aufgenommenes O_2 diffundiert in die **roten Blutkörperchen** und lagert sich dem **Hämoglobin** an. Sobald das Blut in sauerstoffarmes Gewebe strömt, diffundiert das O_2 entlang des Konzentrationsgefälles aus den Blutkörperchen in das Gewebe. Das Blut verliert so ca. ¼ seines O_2-Gehaltes an die Organe.

CO_2 diffundiert als Abfallprodukt der inneren Atmung (Verbrennung von Nährstoffen in den Zellen mit Hilfe von O_2) aus dem Gewebe ins Blut. Es wird nach einer chemischen Umwandlung in den Erythrozyten hauptsächlich als **Bikarbonat** (HCO_3^-) transportiert. In der Lunge entsteht wieder freies Kohlendioxidgas, das an die Atemluft abgegeben werden kann.

Steuerung der Atmung

Die Atmung wird zentral im **Atemzentrum** gesteuert. Dies geschieht im **verlängerten Mark** (Medulla oblongata) oberhalb des Halsrückenmarks. Hier befinden sich räumlich getrennt Inspirations- und Exspirationskerne (Ein- und Ausatmungsgebiete), die abwechselnd tätig werden. Sie werden im wesentlichen durch zwei Mechanismen beeinflußt:

- **Dehnungsrezeptoren** in der Lunge melden den jeweiligen Dehnungszustand der Lunge an das Atemzentrum:
  - Geringe Dehnung erregt die Inspirationskerne (Einatmung)
  - Große Dehnung erregt die Exspirationskerne (Ausatmung)
- **Messung von O_2, CO_2 und pH-Wert:** Chemorezeptoren in Aorta, Halsschlagader und Gehirn messen die Konzentration dieser Gase und beeinflussen das Atemzentrum. Die Atmung wird verstärkt bei einem niedrigen O_2 und bei einem hohen CO_2-Gehalt (und damit auch niedrigem pH-Wert).

Weitere Einflußfaktoren auf die Atmung sind vermehrte Muskelarbeit (verstärkte Atmung), Erhöhung und Absinken der Körpertemperatur (verstärkte Atmung), Psyche (verstärkte Atmung bei Erregung).

➪ Psychische Belastung kann zu übertriebener Atemtätigkeit (Hyperventilation) führen. Dadurch wird verstärkt CO_2 an die Atemluft abgegeben. Durch den erniedrigten Kohlendioxidgehalt des Blutes sinkt der pH-Wert und der Anteil des

Kalziums im Blut, der ionisiert ist. Folgen sind Kribbelgefühl, Muskelkrämpfe und die sogenannte Pfötchenstellung der Hände und schließlich Bewußtlosigkeit.
Therapie: beruhigen, CO_2-Rückatmung (in einen Plastikbeutel atmen lassen, dadurch wird verstärkt eigenes CO_2 wieder eingeatmet) oder medikamentöse Beruhigung auf Arztanordnung.

7.2 Häufige Krankheitsbilder im Alter

7.2.1 Akute Bronchitis

Akute Entzündung der Bronchien.

Ursache
Meist Virusinfektion der gesamten oberen Luftwege, sekundär (folgend) Bakterieninfektion.

Symptome
Hustenreiz mit Schmerzen hinter dem Brustbein, evtl. Temperaturerhöhung und Fieber, Kopfschmerzen, Auswurf.

Komplikationen
Pneumonie, Übergang in eine chronische Bronchitis (☞ 7.2.2).

Therapie und Pflege
- Bettruhe bei Fieber
- Sekretlösende Medikamente, evtl. Antibiotika, evtl. hustendämpfende Mittel
- Unterstützung beim Abhusten (☞ 2.12.6)
- Ausreichende Flüssigkeitszufuhr (☞ 2.6.8), auswurffördernde Tees anbieten
- Atemunterstützende Lagerungen (☞ 2.12.4)
- Sekretlösende Maßnahmen (☞ 2.12.6)
- Für ausreichende Luftfeuchtigkeit sorgen
- Frischluft, nicht zu warme Raumtemperatur (18–22 °C), kein Durchzug
- Brustwickel (☞ 3.8.3)
- Tägl. Temperatur- und Vitalzeichen kontrollieren
- Gute Mund- und Nasenpflege
- ATL nach Bedarf unterstützen.

7.2.2 Chronische obstruktive Bronchitis (COLD)

Husten und Auswurf an den meisten Tagen von mind. 3 Monaten zweier aufeinanderfolgender Jahre. Obstruktiv: einengend. Häufige Atemwegserkrankung im Alter.

Ursachen

Meist durch jahrzehntelanges Rauchen, seltener durch Luftverschmutzung, häufige Infektionen der Atemwege, endogene Faktoren, z. B. Konstitution, Empfindlichkeit der Bronchialschleimhaut.

Stadien der chronischen Bronchitis

Stadium	Symptome
Einfache chronische Bronchitis	Schleimig-weißer Auswurf ohne Verengung der Bronchialwege, „Raucherhusten"
Chronisch obstruktive Bronchitis (COLD)	Verengung der Bronchialwege durch Ödem der Schleimhaut und Verkrampfung der Bronchien, Auswurf, zähes Sputum
Emphysem (☞ unten)	Wie COLD, zusätzlich Emphysem mit verminderter Gasaustauschfläche

Symptome

- Husten und Auswurf (v. a. morgens „Raucherhusten"), zäher Schleim
- Häufige bronchiale Infekte
- Giemen und Brummen beim Atmen durch verschleimte, verengte Luftwege
- Atemnot (Dyspnoe, ☞ 2.12.2), anfangs bei Belastung, später auch in Ruhe; Zyanose
- Im Spätstadium:
  - **Bronchiektasen:** dauerhafte sackartige Ausweitung der Bronchien
  - **Lungenemphysem:** dauerhafte Überblähung der Alveolen durch behinderte Ausatmung der verengten Bronchien und durch im Alter verringerte Elastizität der Lunge. Folge: Alveolenwände reißen, so daß Gasaustauschfläche abnimmt
  - **Chronisches Cor pulmonale:** Herzerkrankung als Folge einer Lungenerkrankung. Durch die verringerte Belüftung der Lunge verengen sich auch ihre Gefäße, das Herz muß gegen den erhöhten Widerstand Blut in die Lunge pumpen. Diese Druckbelastung führt zu einer Erweiterung der rechten Herzkammer und evtl. zur Rechtsherzinsuffizienz (☞ 5.2.2).

Therapie und Pflege

- Schädliche Umwelteinflüsse ausschalten: z. B. Rauchen, Luftverschmutzung
- Sekretolytika zur Verflüssigung des Schleimes, antiobstruktive Medikamente als Dauertherapie, Antibiotika bei aufflackernder Infektion
- Beim Abhusten unterstützen (☞ 2.12.6)
- Leichte manuelle Vibrationsmassage am Thorax: löst Sekret
- Mit Bronchialbalsam (z. B. Transpulmin®) einreiben
- Brustwickel (☞ 3.7.3)

7

- Atemunterstützende Lagerungen, atemunterstützende Sitzposition (☞ 2.12.4)
- Luft befeuchten (Ultraschallvernebler)
- Inhalationen nach Arztanordnung
- Ausreichende Flüssigkeitszufuhr (☞ 2.6.8), aber keine kalten Getränke, auswurffördernde Tees
- Frischluft; aber keine kalte Atemluft
- Vitalzeichen kontrollieren
- Wegen Kurzatmigkeit nur dosierte Belastung
- Atemübungen zur Vertiefung der Atmung, Lippenbremse verhindert Bronchiolenkollaps (☞ 2.12.5).

Tips, Tricks & Fallen

- Vorsicht mit hustenstillenden Medikamenten bei verschleimten Atemwegen: verhindern Abhusten
- O_2-Therapie nur ganz bedingt nach Arztanordnung einsetzbar. Gefahr der Atemdepression (☞ 3.4.3)
- Meist kein Fieber bei chronischer Bronchitis
- Verschlimmerung der Symptome bei kalter Luft.

7.2.3 Asthma bronchiale

Anfallsweise auftretende, ganz oder teilweise reversible Atemwegsobstruktion in unterschiedlicher Intensität. Durch Kontraktion der Bronchialmuskulatur, Schleimhautschwellung (-ödem) und Produktion von zähem Schleim kommt es zur Bronchieneinengung und zur Atemnot.

Ursachen

- Allergien, z.B. Hausstaub, Blütenpollen, Nahrungsmittel. Gehäuft bei allergischer Vorbelastung der Familie
- Nichtallergisch bedingt: z.B. durch Infekte; körperliche Belastung; kalte, feuchte Luft; psychische Belastungen wie Angst, Streß, Konfliktsituationen; Kontakt mit Rauch.

Symptome

- Leichte bis schwerste Atemnot
- Pfeifende, brummende, giemende Atmung
- Erschwerte, verlängerte Ausatmung
- Husten mit zähem, durchsichtigem Schleim
- Angst, Unruhe, Erstickungs- und Todesangst
- Körperhaltung mit aufgestützten Armen zur Atemunterstützung (Orthopnoe)
- Zyanose
- Kalter Schweiß
- Allgemeine Erschöpfung, evtl. Bewußtseinstrübung
- Tachykardie, Puls > 150/Min.

Stadieneinteilung des Asthma bronchiale

Stadium	Symptome
I: geringes Asthma	Geringe Atemnot
II: mäßiges Asthma	Atemnot in Ruhe, Gebrauch der Atemhilfsmuskulatur, lautes Giemen beim Atmen
III: schweres Asthma	Schwere Atemnot, Zyanose, lautes Giemen, paradoxer Puls (☞ 2.12.2) bei der Einatmung
IV: lebensbedrohlich	Schwerste Atemnot, Lethargie, Verwirrtheit, paradoxer Puls

Komplikationen

- Chronische obstruktive Bronchitis durch häufige Infekte, Lungenemphysem, Cor pulmonale
- Schleimverlegung der Atemwege: Schock, Atemstillstand, Tod
- Akuter Asthmaanfall (☞ unten).

Therapie und Pflege

Ziel: Gasaustausch durch Schleimverminderung und Erweiterung der Bronchien verbessern.

- Schädliche Umwelteinflüsse ausschalten, z. B. Rauchen, Luftverschmutzung, Allergieauslöser
- Frischluft, aber keine kalte Luft
- Ausreichende Flüssigkeitszufuhr (☞ 2.6.8), evtl. Flüssigkeitsbilanz
- Schleimlösende Medikamente, z. B. ACC®, Mucosolvan®
- Medikamente zur Erweiterung der Bronchien als Dauertherapie
- Inhalations-, Aerosoltherapie; Anleitung zur Medikamentenanwendung
- Atemerleichternde Körperhaltungen einüben (Kutschersitz ☞ 2.12.4)
- Entspannungs- und Atemübungen einüben: Kontaktatmung, Lippenbremse (☞ 2.12.5)
- Allergietest, dann Versuch, Allergieauslöser auszuschalten oder dagegen zu desensibilisieren
- Technik des produktiven Hustens einüben (☞ 2.12.6)
- Selbständigkeit erhalten, bei den ATL nach Bedarf unterstützen
- Sicherheit vermitteln, ruhige Tagesstruktur, Streß vermeiden
- Angehörige in Pflege einbeziehen: über Hilfe bei akuter Atemnot informieren, auf Selbsthilfegruppen hinweisen.

! Pflegerische Erstmaßnahmen beim Asthmaanfall

- Beruhigen, nicht alleine lassen! Angst ist ein wesentlicher Auslöser und Verstärker des Asthmaanfalles
- Atemerleichternde Position (Kutschersitz ☞ 2.12.4) einnehmen lassen
- Bedarfsmedikamente (Bronchialspray) inhalieren lassen, evtl. nach 5 Min. wiederholen

- ÄrztIn verständigen (lassen), falls Spray nicht nach wenigen Minuten Besserung bringt
- Frischluft, Fenster auf. Nicht bei kalter Witterung, kann Anfall verstärken
- Vitalzeichen kontrollieren
- O_2-Gabe nach ärztlicher Anweisung, ständig beobachten (☞ 3.4.3)
- Krankenhauseinweisung vorbereiten.

Tips, Tricks & Fallen

- Bedarfsmedikamente müssen für zu Pflegenden immer griffbereit sein, z. B. Handtasche, Nachttisch
- Die Verabreichung von Azetylsalizylsäure (Aspirin®) kann Asthmaanfall auslösen
- Die Aerosoltherapie mit Glukokortikoiden begünstigt Infektionen der Mundhöhle (Pilzinfektion): Gute Mundpflege und nach der Inhalation eine Mahlzeit anbieten, vermindert Infektionsrisiko
- **Status asthmaticus:** akuter Asthmaanfall, der trotz Behandlung (mit eigenen Medikamenten) länger als 6–12 Std. anhält. Immer lebensbedrohlich.

7.2.4 Pneumonie

Pneumonieprophylaxe ☞ 3.1.3. Pneumonie (Lungenentzündung): Entzündung des Lungenparenchyms. Im Alter lebensbedrohlich. Ursachen: Viren, Bakterien, Pilze, Protozoen, Aspiration. Einteilung in primäre und sekundäre Pneumonie:

- Primäre Pneumonie: tritt ohne Vorerkrankung beim zuvor Gesunden auf
- Sekundäre Pneumonie: Folge von Vorerkrankung, z. B. Bronchitis, Herzinsuffizienz, Bettlägrigkeit, Abwehrschwäche, Karzinom.

Risikofaktoren

Bettlägrigkeit, Immobilität, eingeschränkte, oberflächliche Atmung (Schonhaltung z. B. bei Schmerzen), eingeschränktes Abhusten, Schluckstörungen (Aspirationsgefahr), schlechte Mundhygiene, bestehende Lungen- und Atemwegserkrankungen, Herzerkrankungen (führen zu mangelnder Durchblutung der Lungen).

Symptome

Beim alten Menschen oft untypische Zeichen:

- Schwäche
- Schlechtes Allgemeinbefinden
- Atembeschwerden
- Geringe Temperaturerhöhung
- Desorientiertheit durch mangelnde O_2-Versorgung des Gehirns.

Aber auch klassische Leitsymptome:

- Plötzlicher Beginn mit schwerem Krankheitsgefühl

- Hohes Fieber mit Schüttelfrost
- Vermehrtes Schwitzen
- Husten mit Auswurf: zunächst schleimig, eitrig, später auch rotbraun
- Tachykardie, Hypotonie
- Flache und beschleunigte Atmung („Nasenflügeln“)
- Zyanose bei ausgedehnter Pneumonie
- Thoraxschmerzen bei mitentzündetem Brustfell
- Atemgeruch: fade-süßlich bis faulig-stinkend.

Tips, Tricks & Fallen

Bei Fieber, Husten, Auswurf, Schmerzen beim Atmen immer an Pneumonie denken und sofort ÄrztIn verständigen.

Therapie und Pflege

- Bettruhe in akuter Phase; Krankenhauseinweisung mit HausärztIn absprechen
- Medikamente
  - Antibiotika bei bakterieller Infektion, Antimykotika bei Pilz-Pneumonie. Bei Virus-Pneumonie nur symptomatische Behandlung möglich
  - Fieber senken: Antipyretika (Aspirin®, ben-u-ron®) und physikalische fiebersenkende Maßnahmen (z. B. Wadenwickel) auf Arztanordnung
  - bei schwerem Verlauf Medikamente gegen sich entwickelnde Herzinsuffizienz, z. B. Digitalisierung
- Atemunterstützende Maßnahmen
  - Atemerleichternde Lagerungen: abwechselnd Oberkörperhochlagerung, V-Lagerung, T-Lagerung, Dehnlage, Seitenlage (☞ 2.12.4)
  - Zum produktiven Abhusten anleiten und dabei unterstützen (☞ 2.12.6) Evtl. Sekret absaugen (☞ 2.12.7)
  - Atemgymnastik nach Absprache mit KG
  - Evtl. O_2-Gabe bei Luftnot und Zyanose (☞ 3.4.3)
  - Sekret lösen: Medikamente, Brustwickel, rhythmische Einreibung, vorsichtige manuelle Vibrationsmassage am Thorax mehrmals tägl. (☞ 2.12.6). Luft befeuchten (Ultraschallvernebler). Inhalationen auf Arztanordnung
- Prophylaxen: Thromboseprophylaxe (☞ 3.1.4), Munderkrankungsprophylaxe (☞ 3.1.6), Dekubitusprophylaxe (☞ 3.1.2), sorgfältige Hautpflege wegen Schwitzen
- Ernährung
  - leichte, vitamin- und kohlenhydratreiche Kost; Wunschkost anbieten
  - ausreichende Flüssigkeitszufuhr, Flüssigkeitsbilanz (☞ 2.6.8, 2.6.9)
- Mobilisation nach individuellem Stufenplan und Arztabsprache.

Krankenbeobachtung

- Regelmäßig Temperatur kontrollieren (☞ 2.13.1)
- RR und Puls kontrollieren (☞ 2.12.8)
- Haut beobachten (☞ 2.5.1)
- Atmung beobachten (☞ 2.12.1)

7

- Sputum: Ist Abhusten möglich, Farbe, Konsistenz, Menge, Geruch, Beimengungen?
- Ausscheidung beobachten: Schweiß, Urin, Stuhl, Sputum
- Allgemeinbefinden.

Komplikationen

Kollaps, Schock, toxisches Kreislaufversagen, Herzinsuffizienz; Lungenabszesse (eitrige Einschmelzung des Lungengewebes); Bronchiektasenbildung; Pleuramitbeteiligung (Erguß, Pleuritis), Thrombose, Lungenemolie.

Tips, Tricks & Fallen

- Sputum ist immer als infektiös anzusehen: Handschuhe im Umgang mit Sputum anziehen, Sputumbecher desinfizieren oder Wegwerfbehälter mit Deckel verwenden (☞ auch 2.12.3)
- Konsequente Atemtherapie: Inhalation, Atemgymnastik, Lagerungen, produktives Abhusten. Trägt entscheidend zur Genesung bei. Deswegen auf Motivation des zu Pflegenden besonderen Wert legen.

7.2.5 Bronchialkarzinom

Häufigster bösartiger Tumor, von Bronchialschleimhaut ausgehend. Bevorzugtes Alter: 50–65 Jahre. Männer häufiger als Frauen betroffen.

Ursachen

Zigarettenrauchen, je nach Menge bis zu 25fach erhöhtes Risiko. Luftverschmutzung, berufsbedingt (1 %) durch Asbest, Nickel, Uran.

Symptome

Es gibt keine Frühsymptome. Wenn Symptome auftreten, spricht dies für ein schon fortgeschrittenes Stadium. Deshalb fast immer schlechte Prognose.

- Lang andauernder Reizhusten
- Bluthusten
- Appetitverlust, unerklärliche Gewichtsabnahme
- Häufige Entzündungen der Luftwege
- Bei Metastasen (Tochtergeschwulsten):
  - Heiserkeit (Befall des Kehlkopfnervs)
  - Knochenschmerzen (Metastasen in den Knochen)
  - Brustschmerz (bei Befall des Brustfells)
  - Kopfschmerzen, Gangstörungen (Metastasen im Gehirn).

Therapie und Pflege

- Chirurgische Entfernung des befallenen Gebietes, Chemotherapie, Strahlentherapie
- Schmerzen nach ärztlichen Schmerztherapieplan behandeln. Schmerzen immer ernst nehmen, gute Kooperation mit HausärztIn anstreben

- Angst vor der Krankheit und vor dem Tod verarbeiten helfen: viele Gespräche ermöglichen, sich Zeit nehmen. Zu Pflegenden bestimmen lassen, über was er reden möchte; aktives Zuhören praktizieren (☞ 2.3.2)
- Angehörige begleiten, Gesprächsbereitschaft signalisieren
- Notwendige Prophylaxen durchführen (☞ 3.1)
- Selbständigkeit des zu Pflegenden fördern. Dabei Tätigkeiten abnehmen, die er selbst nicht mehr ausführen kann
- Sterbebegleitung (☞ Kapitel 16).

Tips, Tricks & Fallen

- Bei unkooperativer HausärztIn betreffs Schmerztherapie den Kontakt über Angehörige intensivieren und versuchen, Situation zu verbessern
- In vielen großen Städten und Kliniken gibt es Schmerzambulanzen, die Schmerztherapien durchführen
- Aufklärung richtet sich immer danach, wieviel Wahrheit der Betroffene im Moment verkraften kann. Bei Nachfrage: einfühlsame Aufrichtigkeit zeigen.

7.2.6 Lungenödem

Austritt von Gewebeflüssigkeit der Lunge in die Alveolen („Wasser" in den unteren Luftwegen). Meist Folge einer Linkherzinsuffizienz. Gasaustausch erheblich gestört.

Symptome

- Rasch auftretende schwere Atemnot
- Brodelnde und rasselnde Atemgeräusche, sogenanntes „Kochen der Brust"
- Zyanose, Tachykardie, erniedrigter RR, Schweißausbruch
- Evtl. schaumiger Auswurf
- Angst, Unruhe, Todesangst. Sprechen meist nicht mehr möglich.

Therapie und Pflege

! Erstmaßnahmen

- Oberkörper erhöhen (sitzend), Beine tieflagern (☞ Abb. 5.3)
- Nitroglyzerin nach Bedarfsanordnung. RR messen: Systolischer Wert sollte mind. 120 mmHg betragen
- ÄrztIn oder NotärztIn verständigen
- Evtl. Atemwege absaugen (☞ 2.12.7)
- Evtl. O_2-Gabe 2l/Min. (☞ 3.4.3)
- Zu Pflegenden beruhigen, nicht allein lassen
- Wenig Flüssigkeit trinken lassen (Entlastung)
- Krankenhauseinweisung vorbereiten.

7

Ärztliche Therapie

Schmerzbekämpfung, Sedierung bei starker Unruhe, Stabilisierung der Herz-Kreislaufsituation, entwässernde Medikamente, Sauerstoff, evtl. Beatmung.

7.2.7 Lungenembolie

Verschluß einer Lungenarterie durch einen losgelösten und mit dem Blutstrom in die Lunge verschleppten Thrombus (Embolus). Meist Folge einer Phlebothrombose (☞ 6.3.4). Eine Lungenembolie ist lebensbedrohlich. Risikofaktoren: Bettlägrigkeit, Immobilität, Phlebothrombose, venöse Erkrankungen, Operationen, Adipositas.

Symptome

Schweres Krankheitsbild, je nach Ausmaß der Embolie:

- Plötzliche Atemnot mit Zyanose, Tachypnoe, Husten, evtl. blutiger Auswurf
- Plötzlicher Brustschmerz, besonders bei der Einatmung
- Beklemmung im Brustbereich
- Tachykardie, Blutdruckabfall, Schweißausbruch, bis hin zum Schock
- Hervortretende, gestaute Halsvenen
- Angst, Unruhe, Todesangst.

Therapie und Pflege

! **Erstmaßnahmen bei Lungenembolie**

- ÄrztIn oder NotärztIn verständigen (lassen)
- Oberkörper hochlagern, absolute Bettruhe, nicht bewegen
- Zu Pflegenden beruhigen, nicht allein lassen
- Frischluft, evtl. 2 l/Min O_2 geben (☞ 3.4.3)
- Vitalzeichen kontrollieren
- Bei Schockzeichen ☞ 17.4.1
- Krankenhauseinweisung vorbereiten.

7

Ärztliche Behandlung

Schmerzbehandlung, Sedierung, Stabilisierung der Herz-Kreislaufsituation, Sauerstoffgabe, evtl. Beatmung, medikamentöse Auflösung oder operative Entfernung des Thrombus.

7.2.8 Tuberkulose

Tuberkulose (Tbc, Schwindsucht): Infektion durch den Erreger Mycobacterium tuberculosis. Chronischer Verlauf. Lokalisation: hauptsächlich Lungen einschließlich Hilus und Atemwege, selten Hirnhaut, Knochen, Nieren und Gelenke. Tröpfcheninfektion von Mensch zu Mensch. Insgesamt in Mitteleuropa seltene Erkrankung, etwas häufiger jedoch bei alten Menschen durch Wiederaufleben einer früheren Infektion.

Formen und Symptome

Primäre Tbc
Ansteckung meist über Atemwege (Tröpfcheninfektion). Bildung von Primärkomplex (Primärherd plus befallener Lymphknoten) in der Lunge. Primärherd verkalkt später, enthält aber noch lebende Tuberkelbakterien. Bei guter Abwehrlage ist der Erkrankte durch diese Abkapselung geheilt (geschlossene Tuberkulose, nicht ansteckend), ohne daß Symptome erkennbar sind.
Meist ohne Symptome, evtl. grippeähnliche Symptome, manchmal Fieber, Nachtschweiß, Husten, Auswurf, Pleuraerguß, knotige Hautveränderungen.

Postprimäre Tbc
Kann dem Primärkomplex unmittelbar folgen oder später auftreten. Wiederaufleben alter Herde aufgrund einer Abwehrschwäche. Gründe können z. B. hohes Alter, Kortisontherapie, Diabetes mellitus, Alkoholismus, AIDS, Tumoren sein. Es können neben der Lunge auch andere Organe befallen werden. Durch Einschmelzung eines Lungenherdes entsteht eine Kaverne (Höhle) mit Kontakt zum Bronchialsystem. Person atmet Tuberkelbakterien aus (offene Tuberkulose, ansteckend).
Symptome können sein: chronischer Husten, Nachtschweiß, Appetitlosigkeit mit Gewichtsverlust („Schwindsucht"), Leistungsminderung, Bluthusten, Thoraxschmerzen, Fieber.

Therapie und Pflege

Vorsorge: BCG-Impfung, Screening (Suchtest) von Kontaktpersonen.
- Kombinationstherapie mit 3–4 gegen Tuberkelbakterien wirksamen Antibiotika (Tuberkulostatika)
- Bei offener Tbc Behandlung im Krankenhaus. Da infektiös: Isolation
- Im akuten Stadium Bettruhe; anschließend Schonung, stufenweise Mobilisation
- Frischluft
- Atemübungen (KG)
- Beim Abhusten unterstützen (☞ 2.12.6), hygienischer Umgang mit Sputum (☞ 2.12.3)
- Im Kontakt mit Tbc-Kranken Mundschutz tragen, nicht anhusten lassen; Schutzkittel, Einmalhandschuhe bei möglichen Kontakt mit Sputum (☞ 2.12.3)
- Medikamenteneinnahme überwachen, langzeitige Einnahme notwendig
- Vitalzeichen, Gewicht kontrollieren, Sputum und Husten beobachten (☞ 2.12.3).

Tips, Tricks & Fallen

- Eine Tbc kann sowohl im Früh- als auch im Spätstadium offen, also ansteckend sein. Entscheidend ist, ob die Bakterien Anschluß an die Außenwelt haben, z.B. bei Lungenbefall über Ausatemluft, bei Nierenbefall über den Urin, oder abgekapselt sind
- Tbc ist bei Erkrankung und Tod meldepflichtig (Gesundheitsamt).

Grit Wurlitzer

Erkrankungen der Verdauungsorgane

8

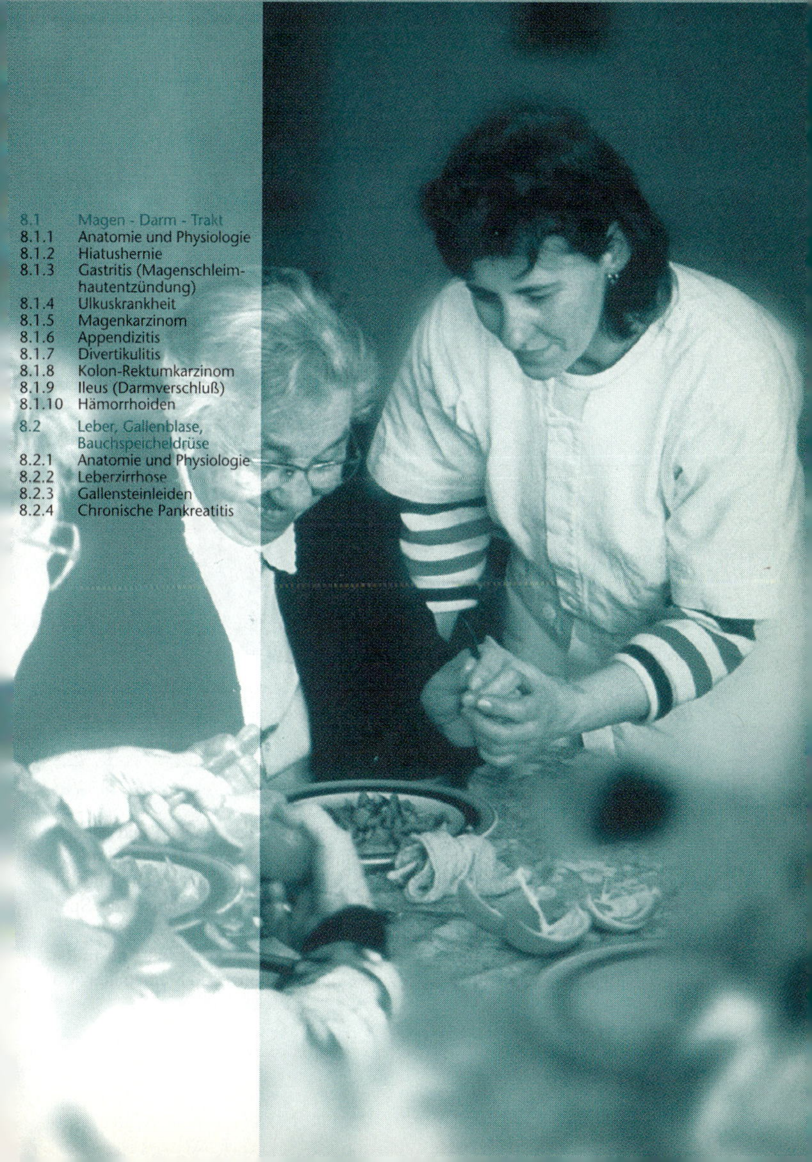

8.1 Magen-Darm-Trakt

8.1.1 Anatomie und Physiologie

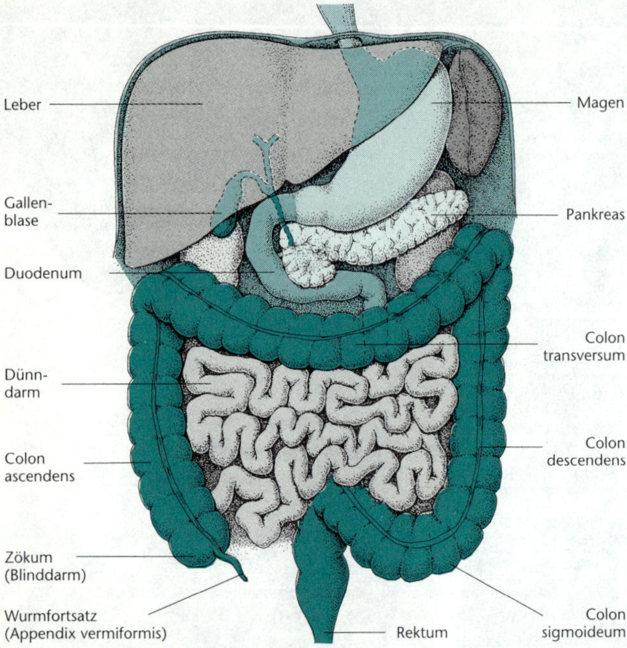

Abb. 8.1: Verdauungsorgane [B 101]

Speiseröhre (Ösophagus)

Etwa 25 cm langer, elastischer Muskelschlauch zwischen Rachen und Magen. Beginnt am Kehlkopf und endet ca. 3 cm unterhalb des Zwerchfells. Kann sich beim Schluckakt bis zu 3,5 cm aufdehnen. Es gibt drei physiologische Engstellen: Ringknorpelenge, Aortenenge, Zwerchfellenge. Oben und unten ist die Speiseröhre muskulär verschlossen (Sphinkter).

➡ Entzündungen und Tumoren manifestieren sich v. a. an diesen Engstellen. Auch verschluckte Fremdkörper oder zu wenig gekaute Bissen bleiben hier, v. a. in Ringknorpelenge stecken.

Nahrungspassage
Zu Beginn des Schluckaktes erschlafft der obere Ösophagussphinkter. Nahrung gelangt vom Rachen in die Speiseröhre. Durch wellenförmige Kontraktionen (Peristaltik) der glatten Ösophagusmuskulatur wird Nahrung zum Mageneingang transportiert. Der untere Ösophagussphinkter öffnet sich und Nahrung gelangt in den Magen.

Magen

1,5 Liter fassendes Hohlorgan unterhalb des Zwerchfells. Wird von zwei Bändern, die zu Leber und Milz verlaufen, gehalten. Lage variiert je nach Füllungszustand und Körperlage. Am Magen können fünf Zonen unterschieden werden:
- Kardia (Mageneingang)
- Fundus (liegt ganz oben)
- Korpus (großer Mittelteil)
- Antrum (am Magenausgang)
- Pylorus (Magenpförtner) mit einem Schließmuskelsystem, das den Speisebrei schubweise in den Zwölffingerdarm entläßt.

Magensaft
Die Magenschleimhaut enthält zahlreiche Drüsen, die den Magensaft produzieren (ca. 2 l/Tag). Steuerung der Magensaftproduktion durch N. vagus (☞ 15.1.2), Gewebshormone (Gastrin, Pepsinogen) und psychische Einflüsse. Magensaft besteht aus:
- Salzsäure (HCl)
- Enzyme zur Eiweißverdauung
- Magenschleim (haftet an der Mageninnenwand und schützt Magenschleimhaut vor aggressiver Salzsäure)
- Intrinsic factor zur Resorption von Vitamin B_{12}.

Dünndarm

Besteht aus drei Abschnitten, die ohne scharfe Grenze ineinander übergehen:
- Zwölffingerdarm (Duodenum): ca. 25 cm lang, C-förmig, verläuft bogenförmig um Bauchspeicheldrüsenkopf
- Leerdarm (Jejunum): ca. 2 m lang
- Krummdarm (Ileum): ca. 3 m lang.

Große Schleimhautoberfläche durch Falten, Aus- und Einstülpungen zur Resorption von Nährstoffen und zur Rückresorption der Verdauungssekrete und der Galle.

Dickdarm, Rektum und Anus

Dickdarm besteht aus:
- Blinddarm (Caecum) mit dem Wurmfortsatz (Appendix vermiformis)
- Kolon (nacheinander: aufsteigender, querverlaufender, absteigender, S-förmiger Abschnitt).

Dickdarmschleimhaut hat tiefe Einstülpungen und schleimbildende Zellen.
Der von ihnen abgesonderte Schleim erleichtert Stuhlpassage. Im Dickdarm werden Wasser und Elektrolyte rückresorbiert.

Rektum schließt sich an Dickdarm an, ist ca. 15–20 cm lang und endet am Anus (After).

Anus (After) ist Öffnung des Darmes nach außen. Wird von 2 Muskeln verschlossen:

- Innerer Schließmuskel (nicht willkürlich beeinflußbar)
- Äußerer Schließmuskel (willkürlich beeinflußbar).

In der Übergangszone zwischen Darmschleimhaut und äußerer Haut liegt die Hämorrhoidalzone (oberflächlich unter der Schleimhaut gelegenes Venengeflecht).

8.1.2 Hiatushernie

Zwerchfellbruch, bei dem sich Magenteile durch die Speiseröhrenöffnung im Zwerchfell (Hiatus oesophageus) in den Brustkorb verlagern. Im Alter zunehmend häufig. Verschiedene Formen, meist treten Mischformen (☞ Abb. 8.2) auf.

- Axiale Gleithernie (häufig): Kardia des Magens und der Magenfundus gleiten durch Zwerchfellücke in den Brustraum
- Paraösophageale Hernie (selten): Ösophagus-Mageneingang liegt an normaler Stelle, Magenfundus drängt sich neben der Speiseröhre in den Brustraum. Upside-down-Magen: gesamter Magen in den Thorax verlagert. Gefahr von Geschwüren (Durchbruchgefahr), Schleimhauterosion und Einklemmungen.

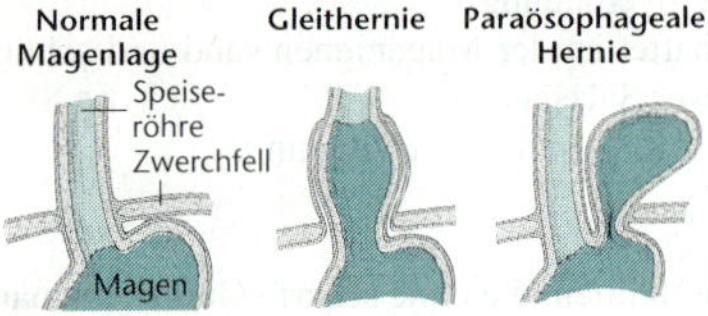

Abb. 8.2: Gleithernie [B 200]

8

Ursachen

- Im Alter v.a. durch Elastizitätsverlust des Bindegewebes und verringerte Spannung der Zwerchfellmuskulatur
- Begünstigend wirken Obstipation, chronischer Husten, langanhaltendes Erbrechen: führen durch starke Bauchpresse zur Druckerhöhung im Bauchraum.

Symptome

Bei Gleithernien meist keine Symptome, evtl. durch Rückfluß von Magensaft in die Speiseröhre:

- Sodbrennen, Aufstoßen, evtl. Schluckbeschwerden
- Evtl. Speiseröhrenentzündung (Ösophagitis)
- Schmerzen hinter dem Brustbein v.a. nach dem Essen, verstärkt im Liegen

- Druckgefühl in der Herzgegend
- Bei Brucheinklemmung akute Brustschmerzen.

Therapie und Pflege

- Besonders beim Schlafen Oberkörper hochlagern
- Bücken vermeiden
- 6–8 kleine, fettarme, eiweißreiche, ballaststoffreiche Mahlzeiten. Günstig sind Milchprodukte
- Bei Übergewicht langsame Gewichtsreduktion anstreben
- Säuernde Getränke, z.B. Cola, Genußmittel wie Kaffee, Alkohol, Nikotin, Süßigkeiten, saure Nahrungsmittel (saures Obst), meiden
- Nach den Mahlzeiten möglichst nicht hinlegen: letzte Mahlzeit 3–4 Std. vor dem Zubettgehen
- Säurehemmende Medikamente vor dem Essen
- Obstipationsprophylaxe (☞ 3.1.8)
- Paraösophageale Hernien und Brucheinklemmung: Operation.

8.1.3 Gastritis (Magenschleimhautentzündung)

Akute Gastritis und Gastroenteritis

Entzündung der Magenschleimhaut. Evtl. oberflächliche Schleimhautdefekte (Erosionen). Gastroenteritis: zusätzlich Darmschleimhautentzündung.

Ursachen

Einfache Gastritis

- Diätfehler oder nach übermäßigem Alkohol- und Nikotingenuß. Im Volksmund „verdorbener Magen“
- Medikamente, z.B. Azetylsalizylsäure (z.B. Aspirin®), Antirheumatika
- Streß, z.B. nach großen Operationen, Verbrennungen, Schock.

Infektiöse Gastroenteritis

Infektion mit Bakterien oder Viren, tritt v.a. in der warmen Jahreszeit auf, z.B.:

- Salmonelleninfektion durch salmonellenverseuchte Lebensmittel, z.B. Geflügel, rohe Eierspeisen, Mayonnaise, Fisch, Eis
- Bakterielle Ruhr durch Shigellen
- Lebensmittelvergiftung durch Staphylokokken, z.B. in verdorbenem Fleisch, Milch, Eier.

Symptome

- Appetitlosigkeit, Übelkeit, Erbrechen
- Druckgefühl in der Magengegend, evtl. Bauchschmerzen
- Bluterbrechen und Teerstuhl bei Zerstörung der oberflächlichen Magenschleimhautschicht mit Eröffnung kleiner Blutgefäße

- Bei infektiöser Gastroenteritis: einige Std. (evtl. bis 2 Tage) nach Genuß verseuchter Lebensmittel Übelkeit, Erbrechen, krampfartige Bauchschmerzen, starker Durchfall (evtl. blutig), Kreislaufschwäche, Fieber. Bei abwehrgeschwächten alten Menschen evtl. Komplikationen wie Blutvergiftung (Sepsis), Hirnhautentzündung, Knocheninfektion.

Therapie und Pflege

Bei nichtinfektiöser, einfacher Gastritis:

- Für 24 Std. nichts oder nur Zwieback essen
- Reichlich Flüssigkeitszufuhr, z.B. Tee
- Lokal Wärme anwenden (☞ 3.7)
- Hilfe bei Erbrechen (☞ 2.11.3)
- Evtl. krampflösende Medikamente und Antazida, z.B. Maaloxan®. Übrige Medikamente von ÄrztIn überprüfen lassen (Magenschonung)
- Verzicht auf Kaffee, Alkohol und Nikotin
- Pflege bei Durchfall (☞ 12.11.2), evtl. Infusion zum Flüssigkeits- und Elektrolytersatz.

Bei infektiöser Gastroenteritis: Krankenhausbehandlung, v.a. abwehrgeschwächte alte Menschen.

! Prophylaxe von Salmonelleninfektionen

- Häufig Hände waschen, v.a. nach Toilettengang, vor Kontakt mit Lebensmitteln
- Lebensmittel v.a. in der warmen Jahreszeit kühl lagern: bremst Salmonellenvermehrung
- Salmonellenverschleppung bei Nahrungszubereitung vermeiden: aufgetautes Geflügelwasser wegschütten, Geschirr und Besteck, das mit rohem Geflügelfleisch in Verbindung gekommen ist, mit heißem Wasser abwaschen
- Nahrung gründlich erhitzen: tötet Salmonellen
- Keine rohen Eierspeisen
- Essenreste wegwerfen oder sofort in den Kühlschrank und spätestens am nächsten Tag verbrauchen.

Tips, Trick & Fallen

- Infektiöse Durchfallerkrankungen sind bei Verdacht, Erkrankung, Tod, Dauerausscheidern von Salmonellen meldepflichtig
- Bei Durchfall immer ÄrztIn informieren: Gefahr der Exsikkose.

Chronische Gastritis

Chronische Entzündung der Magenschleimhaut. Da kaum Symptome, häufig nur ein Zufallsbefund bei endoskopischen Untersuchungen, die eigentlich aus anderen Gründen durchgeführt wurden. Einteilung:

- **Typ A** (selten): **A**utoimmunkrankheit: Körpereigene Antikörper zerstören Magenschleimhautzellen. Folge: Salzsäuremangel im Magensaft (Anazidität), Anämie durch Vitamin-B_{12}-Mangel

- **Typ B** (v.a. im Alter sehr häufig): **b**akteriell verursacht (Helicobacter pylori)
- **Typ C: c**hemisch-toxisch aufgrund eines Gallerückflusses oder durch Medikamente, z.B. Antiphlogistika.

Symptome

Über Jahre ohne Symptome. Evtl. Oberbauchschmerzen, Übelkeit und Brechreiz.

Komplikationen

Anämie durch Vitamin-B_{12}-Mangel (führt unbehandelt zum Tod), Magengeschwüre, erhöhtes Krebsrisiko.

Therapie und Pflege

Behandlung der Beschwerden (☞ akute Gastritis). Bei Typ-A-Gastritis lebenslang alle drei Monate Vitamin B_{12}. Regelmäßige ärztliche Kontrolle wegen Krebsgefahr. Bei Typ-B-Gastritis Medikamente gegen Bakterien.

8.1.4 Ulkuskrankheit

Ulkus (Geschwür, auch „peptisches Ulkus“): tiefer Schleimhautdefekt (☞ Abb. 8.3). Wiederholt auftretende Geschwüre: Ulkuskrankheit.

2 Formen

- Magengeschwür (Ulcus ventriculi): v.a. bei älteren Menschen
- Zwölffingerdarmgeschwür (Ulcus duodeni): v.a. bei jüngeren Menschen, häufiger als Magengeschwür.

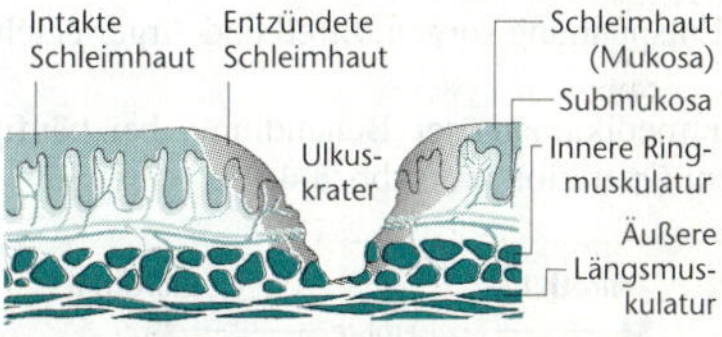

Abb. 8.3: Ulkus [B 101]

Ursachen

Bis vor kurzem Ungleichgewicht zwischen aggressiven (die Schleimhaut angreifenden, v.a. durch Magensäure) und defensiven (die Schleimhaut schützenden) Faktoren als Ursache vermutet. Heute werden mehr und mehr Bakterien (Helicobacter pylori) für Ulkusentstehung verantwortlich gemacht.

Symptome

Evtl. Aufstoßen, Sodbrennen, Druck und Völlegefühl im Oberbauch, Appetitlosigkeit, Erbrechen.

- Magengeschwür: evtl. Oberbauchschmerzen direkt nach dem Essen. Folge: Essen wird vermieden, Gewichtsabnahme
- Zwölffingerdarmgeschwür: evtl. Nüchternschmerz im re. Oberbauch (v.a. nachts), der sich nach der Nahrungsaufnahme sofort bessert. Folge: evtl. Gewichtszunahme.

Komplikationen

- Perforation (Magendurchbruch): brettharter Bauch (Bauchfellentzündung), Tachykardie, Kreislaufschock (Notfall, ☞ 17.4.1)
- Blutung: Bluterbrechen, Schock, Teerstuhl. Anämie durch chronische Blutung.
- Penetration (Geschwür greift auf andere Organe, z. B. Pankreas, über): anhaltende, starke, bohrende Schmerzen. Ausstrahlung in Rücken und li. Schulter.
- Stenose des Pylorus: langsame Entwicklung mit Übelkeit, Erbrechen, Völlegefühl, Gewichtsverlust.

Therapie und Pflege

- Medikamente bei Bakteriennachweis: Antibiotika zur Keimausrottung
- Wenn keine Bakterien gefunden wurden: säurereduzierende Medikamente; außerdem Absetzen aller nicht unbedingt notwendigen, ulkusbegünstigenden Medikamente
- Keine spezielle Ulkusdiät: normale vollwertige Kost, häufige, kleine Mahlzeiten, Alkohol- und Rauchverzicht, bei Übergewicht langsame Gewichtsreduktion anstreben
- Oberkörper hochlagern
- Obstipationsprophylaxe (☞ 3.1.8)
- Für Ruhe und Entspannung sorgen. Streß und Ärger erschweren Ulkusabheilung
- Bei erfolgloser medikamentöser Behandlung, bei häufigen Rezidiven, bei Komplikationen: Operation (☞ Abb. 8.4).

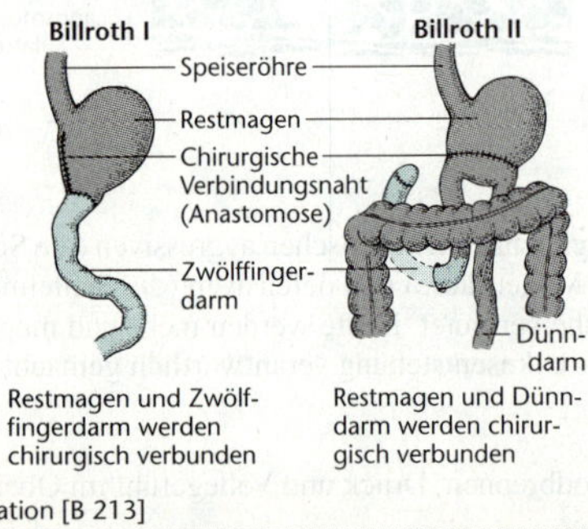

Abb. 8.4: Magenoperation [B 213]

Komplikationen nach Magenoperation

Durch veränderten Passageweg der Nahrung nach einer Magenoperation können Verdauungsstörungen auftreten (Dumping-Syndrom, to dump = hineinplumpsen):

- Früh-Dumping: ca. ½ Std. nach dem Essen Bauchschmerzen, Durchfall, Schockzeichen (Herzklopfen, Schwindel, Blässe, Schweißausbruch), Kollaps
- Spät-Dumping: ca. 1–3 Std. nach dem Essen Hypoglykämie mit Kaltschweißigkeit, Übelkeit, Schock
- Bei manchen Magenoperierten auch Beschwerden wie Völlegefühl, Erbrechen, Appetitlosigkeit, Gewichtsverlust.

Verdauungsbeschwerden durch kleine, häufige Mahlzeiten vermeiden; langsamer essen; nichts zu den Mahlzeiten trinken; kohlenhydratreiche Nahrungsmittel, die „schnell ins Blut gehen", vermeiden, z. B. Milch, Süßspeisen. Nach den Mahlzeiten ½ Std. hinlegen.

Tips, Tricks & Fallen

Bei Blutbeimengungen im Erbrochenen oder bei Teerstuhl (☞ 2.11.2) ÄrztIn informieren.

8.1.5 Magenkarzinom

Gehört zu den häufigsten bösartigen Tumoren des Magen-Darm-Traktes. Besonders häufig sind Männer zwischen dem 50. und 60. Lebensjahr betroffen. Metastasen (☞ 14.1) treten vor allem in Leber, Lunge, Gehirn, Skellett und in Lymphknoten über dem linken Schlüsselbein (Virchow-Drüse) auf.

Risikofaktoren

- Chronische Magenerkrankungen, z. B. chronische Gastritis, operierter Magen
- Familiäre Häufung
- Langjähriges Rauchen und Alkoholkonsum
- Langjährige Ernährung mit hohem Nitrosamingehalt, z. B. geräuchertes Fleisch, Wurst, Fisch.

Symptome

- Lange Zeit keine Symptome, evtl. Völle- und Druckgefühl, Appetitlosigkeit, Übelkeit
- Evtl. Abneigung gegenüber bestimmten Speisen, z. B. Fleisch, Wurst
- Gewichtsabnahme
- Evtl. Schluckbeschwerden bei Lokalisation am Mageneingang
- Evtl. Erbrechen unverdauter Speisen 2–3 Std. nach Nahrungsaufnahme
- Bluterbrechen, durch Blut schwarzen Stuhl (Teerstuhl).

Therapie und Pflege

Die einzige erfolgversprechende Therapie ist eine frühzeitige und radikale Operation, i. d. R. Entfernung des gesamten Magens. Als Palliativmaßnahme (zur

Leidensminderung) operative Tumorverkleinerung bzw. Einlegen einer Dünndarmsonde zur Ernährung.

- Pflege Tumorkranker ☞ 14.2.2
- Sondenkost verabreichen ☞ 2.6.12
- Umgang mit PEG/PEJ ☞ 3.4.5.

8.1.6 Appendizitis

Entzündung des Wurmfortsatzes am aufsteigenden Kolon (☞ 8.1.1).

Symptome
Appetitlosigkeit, Übelkeit, Erbrechen; Schmerzen um den Bauchnabel, später mehr im re. Unterbauch; gebeugte Schonhaltung; Fieber mit einer Differenz axillar-rektal ≥ 0,8 °C, typische, druckschmerzhafte Punkte in Bauchregion.
Bei alten Menschen meist keine oder untypische Symptome: „Altersappendizitis".
Therapie: Operation.

8.1.7 Divertikulitis

Divertikel: Ausstülpungen der Darmschleimhaut durch die Darmmuskulatur, besonders im Dickdarm vorkommend. Sehr häufig im Alter. Divertikulitis: Entzündung der Divertikelwand und der Divertikelumgebung.

Ursachen

- Divertikel entstehen bei Darmwandschwäche und gleichzeitig erhöhtem Darminnendruck. Begünstigend: ballaststoffarme Ernährung, Obstipation, Adipositas und Bewegungsmangel
- Divertikulitis: Entzündung durch in der Aussackung gestauten Darminhalt.

Symptome

- Verstopfungen oder Durchfälle, krampfartige Schmerzen im linken Unterbauch. Symptome ähneln akuter Appendizitis (☞ 8.1.6)
- Evtl. druckschmerzhafte „Walze" tastbar
- Leichtes Fieber.

Komplikationen

Divertikelblutung, Durchbruch (Perforation), Übergreifen der Entzündung auf benachbarte Darmabschnitte, Ileus (☞ 8.1.9).

Therapie

- Bei akuter Entzündung: Nulldiät, parenterale Ernährung, Eisblase und Antibiotika. Zur Linderung krampfartiger Bauchschmerzen evtl. zusätzlich Spasmolytika

- Langfristig Stuhl regulieren durch ballaststoffreiche Ernährung (Obstipationsprophylaxe ☞ 3.1.8)
- Evtl. Operation.

8.1.8 Kolon-Rektumkarzinom

Das Kolon-Rektumkarzinom (kolorektales Karzinom, Dickdarm- bzw. Mastdarmkarzinom) ist nach dem Bronchialkarzinom der zweithäufigste bösartige Tumor in industrialisierten Ländern. Gehäuft zwischen dem 50. und 70. Lebensjahr. Risikofaktoren: chronische Darmentzündungen, ballaststoffarme Ernährung, chronische Obstipation, familiäre Häufung.

Symptome

Treten erst spät auf:

- Wechsel von Stuhlgewohnheiten, z.B. Obstipation, Diarrhoe, auch abwechselnd auftretend
- Blähungen
- Blut im Stuhl, dadurch Anämie (Blutarmut)
- Gewichtsabnahme
- Krampfartigen Schmerzen und Darmverschluß
- Einbruch in Nachbarorgane, z.B. Duodenum, Magen, Harnblase, Vagina
- Metastasen (☞ 14.1) in Leber, Lunge, Knochen und im Gehirn.

Therapie und Pflege

Einzig wirksame Therapie ist Operation mit Entfernung des betroffenen Darmabschnittes und der dazugehörigen Lymphknoten. Evtl. muß ein Anus praeter naturalis (Enterostoma, künstlich angelegter Darmausgang) angelegt werden. Pflege bei Enterostoma ☞ 3.5.2, Pflege bei Tumorerkrankungen ☞ Kapitel 14.

8.1.9 Ileus (Darmverschluß)

Unterbrechung der Darmpassage durch mechanisches Hindernis (mechanischer Ileus) oder durch Darmlähmung (paralytischer Ileus). Lebensbedrohliches Krankheitsbild.

Ursachen

- **Mechanischer Ileus:** Einengung des Darmlumens durch z.B. Tumoren, Verwachsungen, Brüche (Hernien), Darmeinstülpung
- **Paralytischer Ileus:** bei Perforation (Durchbruch) von z.B. Gallenblase oder Darm mit nachfolgender Bauchfellentzündung; Verschluß der darmversorgenden Mesenterialgefäße; Darmentzündungen z.B. bei Entzündung kleiner Darmwandausstülpungen (Divertikulitis); reflektorisch nach Bauchoperationen, bei Gallen- oder Nierenkoliken oder Stoffwechselentgleisungen, z.B. bei Urämie; bei Psychopharmaka-Überdosierung.

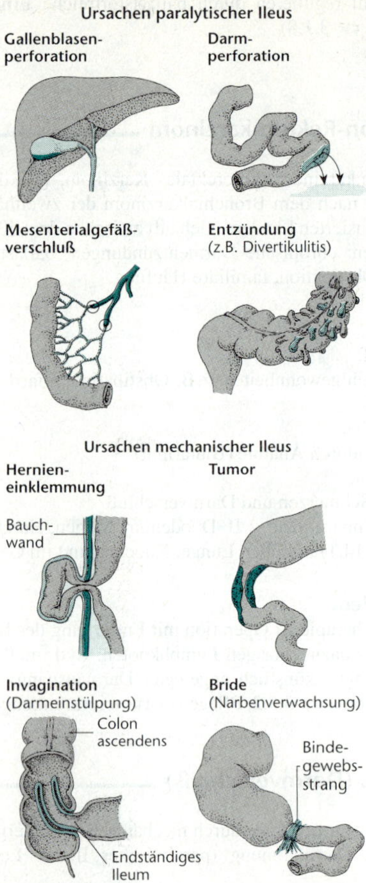

Abb. 8.5: Ileus [L 190]

Symptome

- Bei mechanischem Ileus: krampfartige Bauchschmerzen, starke Darmgeräusche (mit dem Stethoskop zu hören). Nach Stunden bis Tagen Nachlassen (Darmerschöpfung)
- Bei paralytischem Ileus: aufgetriebener, druckempfindlicher Bauch, Schluckauf, keine Darmgeräusche („Totenstille")

- Übelkeit, Erbrechen, bei fortgeschrittener Erkrankung auch Koterbrechen (Miserere) durch Rückstau des Darminhaltes
- Blähungen, Stuhl- und Windverhalt
- Evtl. Fieber, Tachykardie
- Schock.

! Beobachtung bei Ileusverdacht

Kein Stuhlgang ≥ 3 Tage + Erbrechen (+ evtl. Bauchschmerzen): dringender Verdacht auf Darmverschluß. ÄrztIn informieren.

Therapie

Immer im Krankenhaus.

- Mechanischer Ileus: Operation
- Paralytischer Ileus: Behandlung der Ursache, evtl. Operation.

Tips, Tricks & Fallen

Bei Verdacht auf Darmverschluß keine abführenden Maßnahmen.

8.1.10 Hämorrhoiden

Krampfaderähnliche, knotige Erweiterungen des unter der Schleimhaut im Analkanal liegenden Venengeflechts. Kommen sehr häufig vor.

Ursachen

- Familiär gehäuft, z.B. bei Bindegewebsschwäche
- Entzündungen der Analregion
- Chronische Obstipation
- Vorwiegendes Sitzen (Blutstau im Gefäßgeflecht).

Symptome

4 Schweregrade:

- **Stadium I:** keine Schmerzen, gelegentlich hellrote Blutauflagerungen auf dem Stuhl, evtl. Afterjucken (Pruritus ani)
- **Stadium II:** Größere Knoten fallen bei der Stuhlentleerung durch Pressen vor (Prolaps) und schmerzen. Nach der Defäkation schieben sich die Knoten wieder von alleine in den Analkanal zurück (spontane Reposition). Begleitende Entzündungserscheinungen: Brennen, Nässen, Hitzegefühl, selten auch leichte Blutauflagerungen auf dem Stuhl
- **Stadium III:** Prolaps bildet sich nicht von alleine zurück, läßt sich aber manuell zurückschieben. Entzündungen, ödematöse Schwellung, starke Schmerzen bei und nach jedem Stuhlgang und beim Sitzen, quälender Juckreiz und Schleimabsonderungen
- **Stadium IV:** Einklemmung der ständig vorgefallenen Hämorrhoidalknoten, lassen sich nicht mehr in den Analkanal zurückdrücken, heftigste Schmerzen.

8

Komplikationen

Massive Blutungen, Ausbildung von Nekrosen und Ulzerationen bei permanentem Prolaps der Knoten, Infektion und schmerzhafte Thrombosierung.

Therapie und Pflege

Allgemeinmaßnahmen: Gewichtsreduktion, Obstipationsprophylaxe (☞ 3.1.8), Analregion nach jedem Stuhlgang waschen.

- In frühen Stadien schmerzstillende und entzündungshemmende Salben und Zäpfchen, z.B. Recto-Serol®-Salbe, Anusol®-Supp.; Sitzbäder mit entzündungshemmenden Zusätzen, z.B. Kamille, für 10–20 Minuten bei ca. 38 °C nach der Stuhlentleerung; kalte, feuchte Umschläge bzw. Eisbeutel (abschwellend)
- Stadium I und II: Verödung
- Stadium III und IV: Operation (Hämorrhoidektomie).

8.2 Leber, Gallenblase und Bauchspeicheldrüse

8.2.1 Anatomie und Physiologie

Anatomie und Physiologie der Bauchspeicheldrüse ☞ 11.1.1.

Leber

8

Leber (Hepar): größtes und schwerstes Organ im Bauchraum. Liegt im re. Oberbauch. An Unterseite ist Gallenblase eingebettet. Durch Leberpforte treten Gefäße, Gallengang und Nervenäste hindurch:

- Pfortader (Vena porta) mit venösem, nährstoffreichen Blut aus dem gesamten Magen-Darm-Trakt
- Leberarterie, die sauerstoffreiches Blut zur Leber bringt
- Ductus hepaticus, durch den die in der Leber gebildete Galle in die Gallenblase geleitet wird
- Lymphgefäße und vegetative Nervenäste
- Venen.

Funktion der Leber

Größtes Stoffwechselorgan des Körpers:

- Auf- und Abbauvorgänge im Kohlenhydrat-, Eiweiß- und Fettstoffwechsel
- Entgiftet körpereigene und von außen zugeführte toxische Substanzen, v.a. Arzneimittel und Alkohol
- Bildung und Ausscheidung der Galle.

Gallenwege und Gallenblase

Aus der Leber kommender Lebergallengang durchquert Bauchspeicheldrüse und mündet zusammen mit Bauchspeicheldrüsengang im Zwölffingerdarm. Vor der Bauchspeicheldrüse zweigt Gallenblasengang ab, der in die Gallenblase mündet. Gallenblase liegt an der Leberunterseite, ist 8–10 cm lang und faßt ca. 50 ml Galle. Die muskuläre Wand der Gallenblase kann sich zusammenziehen und dadurch den Inhalt durch den Gallenblasengang austreiben.

Galle

Die Galle wird in den Leberzellen gebildet, fließt in die Gallenblase und wird dort eingedickt. In der Galle enthaltene Gallensäure ermöglicht Fettresorption. Großteil der Gallensäure wird im Dünndarm rückresorbiert, gelangen mit dem Pfortaderblut wieder zur Leber und wird dort erneut an die Gallenblase abgegeben (enterohepatischer Kreislauf).

8.2.2 Leberzirrhose

Leberzirrhose (Schrumpfleber): chronische Erkrankung der Leber mit irreversiblem Funktionsverlust der Leber. Kann Endstadium aller Lebererkrankungen sein. Folgezustände sind lebensbedrohlich. Häufige Erkrankung. Mehr Männer als Frauen betroffen.

Ursachen

- Langjähriger Alkoholmißbrauch
- Virushepatitis (Leberentzündung)
- Seltener: Gallenwegserkrankungen, Stauungsleber bei Rechtsherzinsuffizienz (☞ 5.2.2), Medikamente, Gifte, Stoffwechselerkrankungen.

Symptome

- Mattigkeit, verminderte Leistungsfähigkeit, Gewichtsverlust, Schwitzen, psychische Verstimmung
- Leberhautzeichen (☞ Abb. 8.6): Spider naevi (spinnenförmige Hautgefäße), Palmarerythem (gerötete Handinnenflächen), Weißfleckung der Haut bei Abkühlung, Lackzunge (glatte und rote Zunge durch Vitamin-B-Mangel), Mundwinkelrhagaden (eingerissene Mundwinkel), Beugesehnenkontraktur des Ringfingers, Caput medusae: („Medusenhaupt“, verstärkte Venenzeichnung um den Bauchnabel durch Umgehungskreisläufe)
- Hormonelle Störungen: Potenzstörungen und Libidoverlust, Vergrößerung der männlichen Brustdrüse, Hodenatrophie und Ausbildung einer Bauchglatze durch Verlust der männlichen Sekundärbehaarung
- Im fortgeschrittenen Stadium: grau-fahle, evtl. ikterische Hautfarbe, aufgetriebener Bauch (Blähungen, Aszites), evtl. quälender Juckreiz.

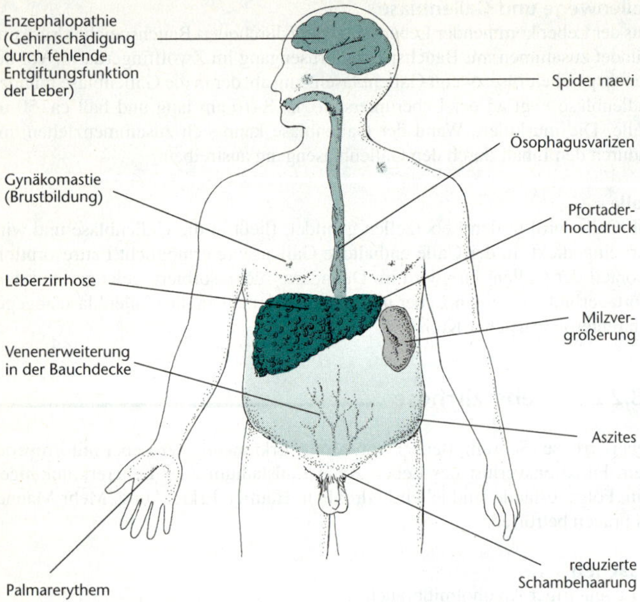

Abb. 8.6: Leberzirrhose [L 190]

Folgezustände der fortschreitenden Leberzirrhose

- Ösophagusvarizen (Krampfadern der Speiseröhre): Durch den Umbau der Leber wird das Blut in der Pfortader zunehmend zurückgestaut. Es bilden sich Umgehungskreisläufe. Gefahr: Ösophagusvarizenblutung (☞ 17.4.7)
- Aszites (Bauchwassersucht) und Ödeme durch den Pfortaderhochdruck, Eiweißmangel und verminderte Leistungsfähigkeit von Herz und Nieren
- Erhöhte Blutungsneigung aufgrund fehlender Gerinnungsfaktoren
- Enzephalopathie und Leberkoma (Koma ☞ 17.4.2) durch Wegfall der Entgiftungsfunktion der Leber
- Erhöhtes Leberkrebsrisiko.

8

Therapie und Pflege

- Keine ursächliche Therapie möglich
- Leberschädigende Stoffe, z.B. Alkohol, Medikamente, ausschalten
- Vitaminreiche, salzarme Mischkost; fettlösliche Vitamine parenteral
- Bei Aszites Bettruhe, Flüssigkeitsbeschränkung (Bilanz ☞ 2.6.9), eiweißreiche Kost
- Prophylaxen (☞ 3.1), Sturzprophylaxe (☞ 2.10.3) wegen Blutgerinnungsstörung

- Diuretika zur Ödemausschwemmung
- Bei Enzephalopathie reduzierte Eiweißzufuhr (0,5–1,0 g/kg pro Tag)
- Bei Leberkoma Intensivtherapie
- Begleitung Sterbender ☞ Kapitel 16.

Beobachtung

Bewußtsein, Vitalzeichen, Haut auf Leberhautzeichen, Bauchumfang (Aszites), Körpergewicht, Blutungszeichen.

8.2.3 Gallensteinleiden

Gallensteine in der Gallenblase und/oder den Gallenwegen. Sehr häufig, oft symptomlos.

Risikofaktoren

Entzündungen und Stauung der Gallenwege, weibliche Geschlechtshormone (Östrogene), cholesterinreiche Ernährung, familiäre Häufung, Diabetes mellitus, Adipositas.

Symptome und Komplikationen

- Stumme Steine: keine Beschwerden, meist keine Behandlung
- Gallenkolik (wenn Stein aus Gallenblase in Gallengänge ausgetrieben wird): heftigste krampfartige Bauchschmerzen mit Ausstrahlung in re. Schulter, häufig durch fette oder blähende Speisen ausgelöst. Außerdem Schweißausbruch, Brechreiz und Erbrechen, evtl. Kreislaufkollaps
- Verschlußikterus bei Steineinklemmung in den Gallengängen: Gelbfärbung der Haut, Juckreiz, entfärbter Stuhl und dunkler Urin
- Gallenblasenhydrops durch Abflußbehinderung aus der Galle
- Gallenblasenempyem (Eiteransammlung in der Gallenblase) durch zusätzliche bakterielle Besiedlung der durch Stein verschlossenen Gallenblase. Hohes Fieber und Schüttelfrost
- Entzündung der Gallenblase (akute Cholezystitis): Schmerzen im re. Oberbauch mit Ausstrahlung in die rechte Schulter, Übelkeit, Erbrechen und Fieber
- Leberabszesse, Leberzirrhose, akute Pankreatitis.

8

Therapie und Pflege

- Bei Gallenkolik: krampflösende (z.B. Buscopan®) und schmerzlindernde (z.B. Dolantin®, Fortral®) Medikamente intravenös. Nichts essen, Bettruhe, lokale Wärmeapplikation (☞ 3.7)
- Bei anhaltenden Schmerzen und Entzündungszeichen operative Steinentfernung. Ansonsten wird im beschwerdefreien Intervall operiert (Cholezystektomie).

Pflege bei Gallenkolik und akuter Cholezystitis

- Bettruhe und Nahrungskarenz. Ab dem 2. Tag langsamer Kostaufbau (Gallenschonkost). Zuerst nur Tee, später Haferschleim, dann auch Weißbrot und Zwieback sowie Kartoffelbrei
- Nach ärztlicher Anordnung medikamentöse Schmerztherapie
- Warme Bauchwickel zur Krampflösung
- Temperatur, Bauchschmerzen, Bauchdeckenspannung (harte Bauchdecken als Zeichen einer Bauchfellentzündung), Puls und Blutdruck beobachten.

Pflege im symptomfreien Intervall

Fettarme Diät, um erneute Koliken zu verhindern. Bei bestehender Adipositas Reduktionskost.

8.2.4 Chronische Pankreatitis

Kontinuierliche oder in Schüben verlaufende Entzündung. Folge: Funktionsverlust des Pankreas mit Mangel an Verdauungsenzymen, später auch Insulinmangel.

Symptome

- Wiederholte Schmerzen im Oberbauch über mehrere Stunden bis Tage. Strahlen gürtelförmig in den Rücken aus. Auslöser: fette Mahlzeiten oder Alkohol. Im Endstadium der Erkrankung lassen die Schmerzen meist nach
- Übelkeit, Erbrechen, Abmagerung bis zur Kachexie, Fettunverträglichkeit
- Ausscheidung fettig glänzender, massiger Stühle (Steatorrhoe)
- Diabetes mellitus durch mangelnde Insulinproduktion.

Therapie und Pflege

- Alkoholverzicht
- Fettarme, aber kalorienreiche kleine Mahlzeiten; Genußmittel auch im beschwerdefreien Intervall meiden
- Medikamentöser Ersatz fehlender Pankreasenzyme, z.B. Kreon®-Granulat
- Pflege bei Schmerzen (☞ 2.10.2)
- Sich Zeit nehmen, zuhören, ernst nehmen
- Bei einem sich entwickelnden Diabetes mellitus Insulintherapie (☞ 11.1.2)
- Bei akutem Schub Krankenhauseinweisung. Evtl. Operation.

Gunther de Frenne

Erkrankungen des Harnapparates

9

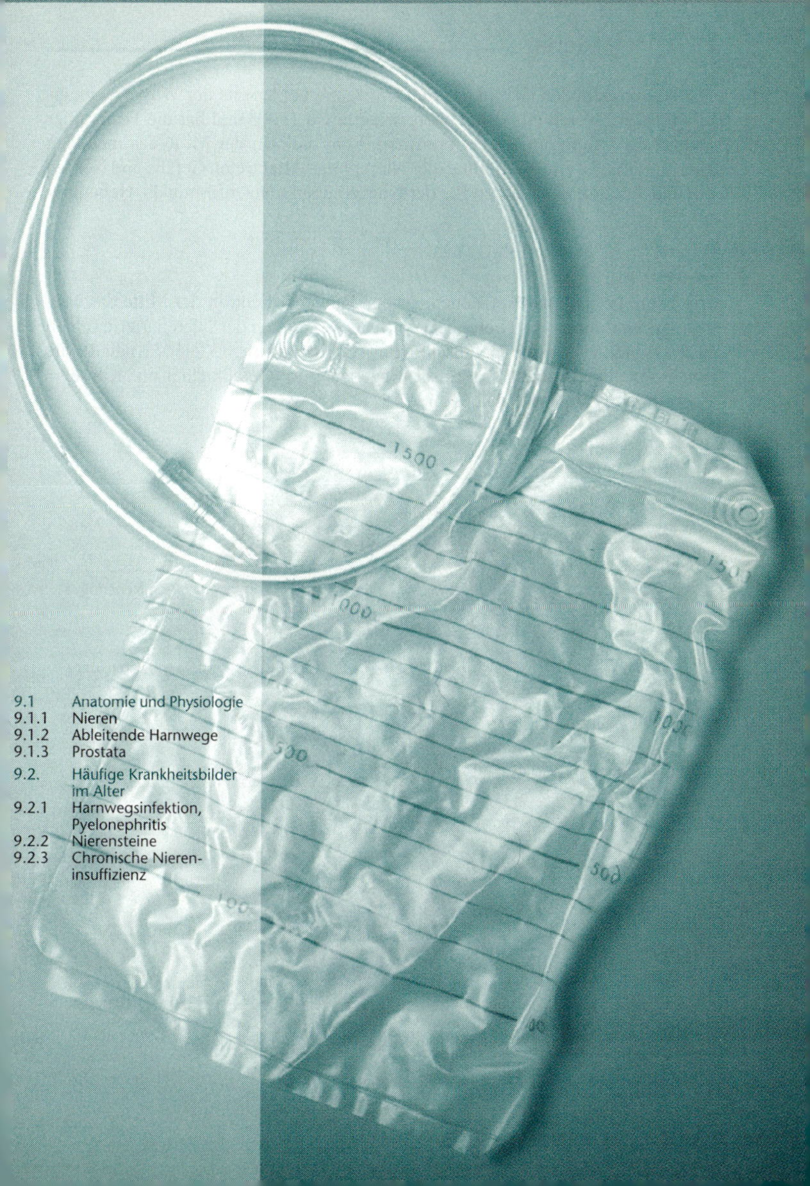

9.1 Anatomie und Physiologie

9.1.1 Nieren

Die Nieren befinden sich in der Lendengegend beiderseits der Wirbelsäule unterhalb des Zwerchfells. Eine Niere wiegt etwa 150 g und hat die Form einer Bohne, ca. 12 cm lang, 6 cm breit und 3 cm dick. In der Mitte des medialen Nierenrandes ist eine Vertiefung, der Nierenhilus. Hier treten Gefäße und Nerven ein und aus. Auf dem oberen Pol der Nieren sitzen mützenförmig die Nebennieren.

Innerer Aufbau

Die Niere besteht aus drei Zonen: Außen Rindenschicht, in der Mitte das Nierenmark und innen das Nierenbecken. Aufzweigungen der Nierenarterie bilden in der Rinde zahlreiche Gefäßschlingen (**Glomerulum** = kleines Knäuel), die von einer doppelwandigen **Kapsel** umgeben sind. Gefäßknäuel mit Kapsel = **Nierenkörperchen** (☞ Abb. 9.2).

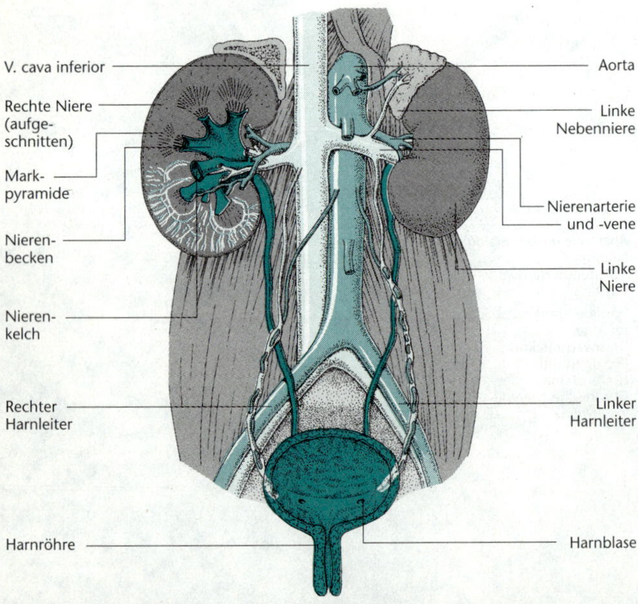

Abb. 9.1: Das Harnsystem, rechte Niere im Längssschnitt [L 190]

Harnbildung

Urinbestandteile ☞ 2.11.1.

Harnbildung

Der komplizierte Vorgang der Harnbildung läßt sich anhand eines mit Wasser gefüllten Luftballons und eines kleinen Plastikschlauches, durch den Wasser fließt, veranschaulichen: Eine Schlaufe des Schlauchs (Gefäßschlinge) drückt man in den Luftballon (Kapsel), so daß nur noch die Enden des Schlauchs hervorschauen. Wenn der Schlauch und der ihm anliegende Teil des Ballons kleine Poren besäßen und im Schlauch ein höherer Druck herrscht, fließt Wasser aus dem Schlauch in den Luftballon.

- Da der Druck im Gefäß höher ist als der in der Kapsel, fließt Flüssigkeit aus dem Gefäß in die Kapsel (Primärharn, tägl. 180 l)
- Von der Kapsel fließt der Primärharn in ein Röhrchen (Tubulus), in dessen Verlauf aus dem Primärharn durch Wasserentzug und Rückresorption von Elektrolyten und Glukose der konzentrierte Sekundärharn (ca. 1,5 l tägl.) wird, der in Sammelrohren (☞ Abb. 9.2) zum Nierenbecken fließt
- Von dort wird er über die ableitenden Harnwege (☞ 9.1.2) nach außen geleitet.

➡ Bei sehr niedrigem Blutdruck (≤ 80 mmHg) fließt keine Flüssigkeit mehr aus dem Blut in die Kapsel. Es kommt zur Anurie ☞ 2.11.1).

Normalerweise können Blutkörperchen und Eiweiße die Poren aufgrund ihrer Größe nicht durchdringen. Blut oder Eiweiße im Urin (☞ 2.11.1) weisen auf

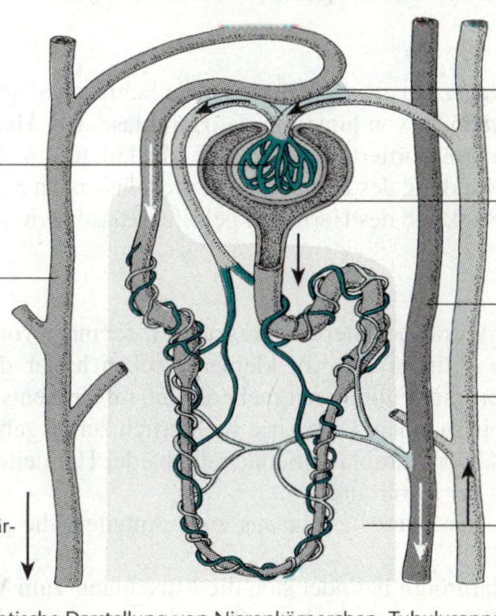

Abb. 9.2: Schematische Darstellung von Nierenkörperchen, Tubulusapparat und Gefäßversorgung [B 101]

9

eine Schädigung des Harnapparates hin, z.B. durch Tumor, Nierenstein oder -entzündung.
Bei normalem Blutzuckergehalt findet man im Urin fast keine Glukose. Erst bei einem Anstieg über einen bestimmten Schwellenwert im Blut von ca. 180 mg/dl (wie beim Diabetiker) wird Glukose in größeren Mengen mit dem Urin ausgeschieden. Da die Glukose auch Wasser an sich bindet, steigt beim Diabetiker die Harnmenge. Um sein Blutvolumen aufrecht zu erhalten, hat er mehr Durst.

Aufgaben der Nieren

Nieren haben lebenswichtige Regulationsaufgaben:
- Ausscheidung von Stoffwechselendprodukten (harnpflichtige Substanzen)
- Entgiftungsfunktion: Ausscheidung von Fremdsubstanzen wie Medikamente, Gifte
- Regulation von RR, Elektrolyt- und Wasserhaushaltes
- Umwandlung von Vitamin D in seine wirksame Form.

9.1.2 Ableitende Harnwege

Nierenbecken

Die Sammelrohre des Tubulussystems münden auf kleinen Ausbuchtungen des Nierenmarks, den Papillen. Jede der etwa zehn Papillen steckt in einem Kelch. Die Kelche sind Ausstülpungen des **Nierenbeckens** (Pyelon). Das Nierenbecken verengt sich nach unten zum Harnleiter.

Harnleiter

Der **Harnleiter** (Ureter) zieht als etwa 30 cm langer Schlauch hinter dem Bauchfell nach unten und mündet von hinten in die Harnblase. Der Harn wird durch peristaltische Wellen transportiert, die durch die Muskulatur im Harnleiter ausgelöst werden. Die Mündung des Harnleiters in die Blase ist in Muskulatur eingebettet, so daß ein Rückfluß des Harns bei gefüllter Blase verhindert wird.

Harnblase

Die Harnblase ist ein Vorratsbehälter aus Muskulatur, der innen von Schleimhaut ausgekleidet ist. Sie befindet sich im kleinen Becken hinter der Symphyse (Schambeinfuge). Bei einer Füllung mit mehr als 350 ml Urin entsteht ein Harndrang, jedoch kann bis zu einem Liter Urin willkürlich zurückgehalten werden. An der hinteren Wand der Harnblase münden die beider Harnleiter, am unteren Pol liegt die Öffnung der Harnröhre.
Die Muskulatur der Harnblase besteht aus zwei Anteilen, die gegensätzliche Wirkung haben.
- Am Beginn der Harnröhre befindet sich die Muskulatur zum **Verschluß** der Blase. Der obere Ringmuskel arbeitet reflektorisch, also unwillkürlich, während der untere Ringmuskel willkürlich steuerbar ist

- Die Wand der Harnblase besteht aus glatter, unwillkürlicher Muskulatur, die dazu dient, die Harnblase bei der **Entleerung** zusammenzuziehen.

Die entgegengesetzte Wirkungsweise der Wand- und der Schließmuskulatur wird auch in der unterschiedlichen Steuerung deutlich. Die unwillkürliche Blasenmuskulatur wird vom vegetativen Nervensystem (☞ 15.1.2) versorgt.

Harnröhre

Die Harnröhre (Urethra) des **Mannes** ist etwa 20–25 cm lang. Sie verläuft durch Vorsteherdrüse (Prostata), Beckenboden und Penis. Unter dem Beckenboden macht sie eine Biegung nach vorne und im Penis nach unten, dies erschwert das Legen eines Katheters.
Die **Harnröhre der Frau** ist 2,5–4 cm lang und mündet nach geradem Verlauf zwischen Scheide und Klitoris.

9.1.3 Prostata

Die Vorsteherdrüse (Prostata) ist ca. kastaniengroß und liegt unterhalb der Harnblase des Mannes und umschließt die Harnröhre. Sie sondert eine Flüssigkeit ab, die den Hauptanteil des Spermas ausmacht und die Beweglichkeit der Spermien ermöglicht. Im Alter kommt es häufig zu einer Vergrößerung der Drüse. Dadurch entstehen Harnabflußstörungen.

9.2 Häufige Krankheitsbilder im Alter

Harninkontinenz ☞ 2.11.1.

9.2.1 Harnwegsinfektion, Pyelonephitis

Harnwegsinfekt

Entzündung der ableitenden Harnwege durch Bakterien, die in der Harnröhre aufsteigen. Häufig Colibakterien. Unterteilung in Urethritis (Entzündung der Harnröhre), Zystitis (Entzündung der Blasenwand), Pyelonephritis (Nierenbeckenentzündung).

Risikofaktoren, Ursachen

Frauen wegen der kürzeren Harnröhre, Personen mit Inkontinenz, bei anhaltendem feuchten Kältereiz, mangelhafte Intimhygiene, Abwehrschwäche, Restharn, Diabetiker, ungenügende Flüssigkeitsaufnahme, Katheterträger.

Symptome

- Schmerzen und Brennen beim Wasserlassen
- Ständiger Harndrang mit häufigem Wasserlassen und geringer Urinmenge
- Unwillkürlicher Abgang von Harntropfen
- Schmerzen im Bereich der Harnröhre und im Blasenbereich
- Manchmal Rückenschmerzen
- Manchmal leichtes Fieber. Hohes Fieber deutet auf eine Mitbeteiligung der Nieren hin
- Trüber und brauner Urin (enthält Bakterien, Leukozyten und evtl. Erythrozyten)
- Unwohlsein, Schwäche, Verwirrtheit
- Bei desorientierten Personen: Unruhe, nonverbaler Ausdruck von Schmerzen.

Komplikationen

Urosepsis (von der Niere ausgehende Sepsis), Steinbildung, Abszesse (Eitereinschmelzungen).

Therapie und Pflege

- Medikamente nach Arztanordnung: Antibiotika, Analgetika
- Bettruhe
- Lokale Wärmeanwendung nach Arztanordnung: z. B. Wärmflasche, warmes, feuchtes Handtuch mehrmals täglich für eine Stunde auf Unterleib legen
- Warme Unterwäsche, für warme Füße sorgen (Socken)
- Temperatur mind. 2 x tägl. kontrollieren
- Durchspülungstherapie von oben: viel trinken, Blasentees wie Solubitrat®, Heumanns Blasentee®
- Inkontinenzvorlagen regelmäßig wechseln
- Allgemeinzustand verbessern; vitaminreiche Kost, eiweißreiche Kost (fördert sauren Urin: Bakterien vermehren sich darin nicht so schnell)
- Beobachten, dokumentieren der Harnausscheidung (☞ 2.11.1)
- Pflege bei Fieber ☞ 2.13.2.

Tips, Tricks & Fallen

Harnwegsinfekte sind die häufigsten bakteriellen Erkrankungen, deswegen bei jedem zu Pflegenden mit Gefährdung prophylaktische Maßnahmen einsetzen (☞ 3.1.9.)

Pyelonephritis

Nierenbeckenentzündung: Entzündung des Nierenbeckens und des Nierengewebes. Wegen der engen Nachbarschaft beider Anteile der Niere ist bei einer Entzündung des Nierenbeckens immer auch das Nierengewebe mitbetroffen. Ursache: fast immer aufsteigende Infektion aus der Blase.

Symptome

Schüttelfrost, hohes Fieber; Schmerzen oder Druckgefühl in der Niere (Lendenschmerz), oft einseitig; Kopfschmerz, Übelkeit, Erbrechen; Symptome der Harnwegsinfektion (☞ oben).

Therapie und Pflege

Bettruhe, Vitalzeichen kontrollieren, ATL nach Bedarf unterstützen, sonst wie bei der Zystitis.

9.2.2 Nierensteine

Bildung von einzelnen oder mehreren Konkrementen in den Nierenkelchen oder im Nierenbecken.

Risikofaktoren

Eiweißreiche Kost, erhöhter Harnsäurespiegel, Harnstau z.B. bei Verengung der Harnwege, Harnwegsinfekte, geringe Flüssigkeitszufuhr.

Formen

Meist gemischte Steine aus Kalziumoxalat, Harnsäure und Zystin. Evtl. als Hirschgeweih- oder Ausgußstein das gesamte Nierenbecken ausfüllend.

Symptome

Beschwerden machen die Steine, die klein genug sind, um durch das Harnwegssytem zu wandern, aber zu groß, um die Engstellen (meist im Harnleiter) leicht zu passieren. Solange der Stein nicht wandert, bestehen meist keine Beschwerden. Symptome treten erst auf, wenn Stein in Richtung Blase und Harnleiter abgeht.

Nierenkolik

- Krampfartige, in Wellen auftretende heftigste Schmerzen. Schmerzausbreitung: Rücken, Hoden oder Schamlippen, Unterbauch
- Übelkeit und Erbrechen
- Unruhe, Bewegungsdrang
- Urin: evtl. blutig oder mit Harngries (= kleinste Steine)
- Evtl. reflektorischer Ileus (Darmverschluß ☞ 8.1.9)
- Kolik hört auf, wenn der Stein durch die Engstelle gewandert ist. Erneuter Beginn bei nächster Engstelle möglich.

Therapie und Pflege

Bei Nierenkolik:

- ÄrztIn oder NotärztIn verständigen; Medikamente (Analgetika, Spasmolytika), Bettruhe
- Hohe Flüssigkeitszufuhr 3 l/24 Std.
- Temperatur kontrollieren wegen Gefahr von Harnwegsinfektionen. Bei Harnwegsinfektion Antibiotika
- Evtl. heißes Vollbad oder warme Lendenpackungen nach Arztanordnung. Vorher Vitalzeichen kontrollieren
- Sammelurin, Urin sieben
- Zum Herumlaufen und Treppensteigen motivieren

- Bei ausbleibendem Steinabgang: Evtl. medikamentöse Auflösung bei Harnsäuresteinen, evtl. Steinentfernung mit dem Endoskop, evtl. Steinzertrümmerung mit Stoßwellen. Steintrümmer gehen dann spontan mit dem Urin ab (evtl. Koliken). Als letzte Möglichkeit Operation.

Prophylaxe

- Viel trinken
- Diät je nach Steinanalyse:
  - Kalziumphosphatsteine: wenig Milchprodukte, kochsalzarm
  - Kalziumoxalatsteine: wenig Milchprodukte, keine Zitrusfrüchte oder -säfte, kein Spinat, Rhabarber, Schokolade, Kakao, Mandeln, schwarzer Tee
  - Harnsäuresteine: wenig Fleisch (besonders Innereien), Spinat, Hülsenfrüchte
- Urin-pH verändern: je nach Steinart medikamentös ansäuern oder alkalisieren
- Infekt behandeln
- Operation bei Verengung der ableitenden Harnwege.

9.2.3 Chronische Niereninsuffizienz

Langsam fortschreitender Funktionsausfall der Nieren mit zunehmender Harnvergiftung (Urämie).

Ursachen

Chronische Nieren- oder Nierenbeckenentzündungen, langjähriger Diabetes mellitus, langjähriger und häufiger Schmerzmittelgebrauch.

Symptome

Anfänglich keine. Später durch zunehmende Anhäufung harnpflichtiger Substanzen im Blut vielfältigste Organstörungen, z. B.:

- Herz-Kreislauf-System: Hypertonie (☞ 6.1.2), Herzrhythmusstörungen (☞ 5.2.3), schwere Anämie
- Lunge: Lungenödem (☞ 7.2.6), Pneumonie (☞ 7.2.4)
- Magen-Darm-Trakt: Mundgeruch nach Urin, außerdem Übelkeit, Erbrechen, Durchfall, Gastroenteritis (☞ 8.1.3)
- ZNS: Verwirrtheit (☞ 15.3.1), Kopfschmerzen, Krampfanfälle, Bewußtlosigkeit bis hin zum Koma
- Haut: Juckreiz, urinöser Geruch
- Skelett: Knochenabbau.

Therapie und Pflege

- Medikamente gegen oben genannte Symptome
- Diuretika (Wichtig: Thromboseprophylaxe, ☞ 3.1.4)
- Behandlung von Harnwegsinfekten (☞ 9.2.1)
- Evtl. Dialysebehandlung, Transplantation

- Diät: hohe Flüssigkeitszufuhr (2–3 l pro Tag), eiweiß- und kaliumarme Diät (kein Obst, enthält viel Kalium), kalziumreich (viel Milch)
- Angst vor der Krankheit und vor dem Tod verarbeiten helfen: viele Gespräche ermöglichen, sich Zeit nehmen; zu Pflegenden bestimmen lassen, über was er reden möchte; aktiv zuhören (☞ 2.3.2)
- Angehörige begleiten, Gesprächsbereitschaft signalisieren, über Diät beraten
- Notwendige Prophylaxen durchführen (☞ 3.1)
- Selbständigkeit des zu Pflegenden fördern, dabei Tätigkeiten abnehmen, die er selbst nicht mehr ausführen kann
- Sterbebegleitung ☞ Kapitel 16.

Krankenbeobachtung

- Flüssigkeitsbilanz (☞ 2.6.9)
- Vitalzeichen, Atmung, Temperatur, Gewicht kontrollieren
- Beginnende Infekte
- Urämiesymptome (☞ oben)
- Überdosierungserscheinung von mangelhaft über die Nieren ausgeschiedenen Medikamenten, z. B. Digitalis (☞ 4.2.11).

9.2.4 Prostataadenom

Gutartige Vergrößerung der Prostata (Vorsteherdrüse). Folge: Verengung der Harnröhre und damit Abflußstörung des Harns. Mehr als die Hälfte aller Männer >50 Jahre sind betroffen.

Ursache

Verhältnis zwischen Testosteron und Östrogen zugunsten der Östrogene verschoben.

Symptome

- Abschwächung des Harnstrahls („nur noch bis zur Schuhspitze")
- Verzögerter Beginn beim Wasserlassen, „drücken", um Blase zu entleeren
- Häufiger Harndrang auch nachts wegen unvollständiger Blasenentleerung
- Nachtröpfeln von Urin
- Unvollständige Blasenentleerung (Restharn) führt zu Harnwegsinfekten. Im fortgeschrittenen Stadium Überlauf-Inkontinenz (☞ 2.11.1)
- Schließlich Rückstau des Harns mit Erweiterung des Harnabflußsystems und Nierenschädigung
- Gefahr des **akuten Harnverhalts:** plötzlicher Verschluß des Blasenausganges Kann jederzeit auftreten (Katheterisieren ☞ 3.4.1).

Therapie und Pflege

- Medikamente auf pflanzlicher Basis, z. B. Prostagutt®
- Regulierung der Darmtätigkeit durch ballaststoffreiche Kost
- Reizung der Blasenschleimhaut (z. B. durch Alkohol, Kälte) vermeiden

- Unterleib warmhalten
- Sorgfältige Intimpflege
- Für ausreichende Flüssigkeitszufuhr sorgen, Betroffene trinken wegen des Harndranges oft nicht genug
- Katheterisierung nach Arztanordnung(☞ 3.4.1)
- Operation.

Gunther de Frenne

Erkrankungen des Bewegungsapparates 10

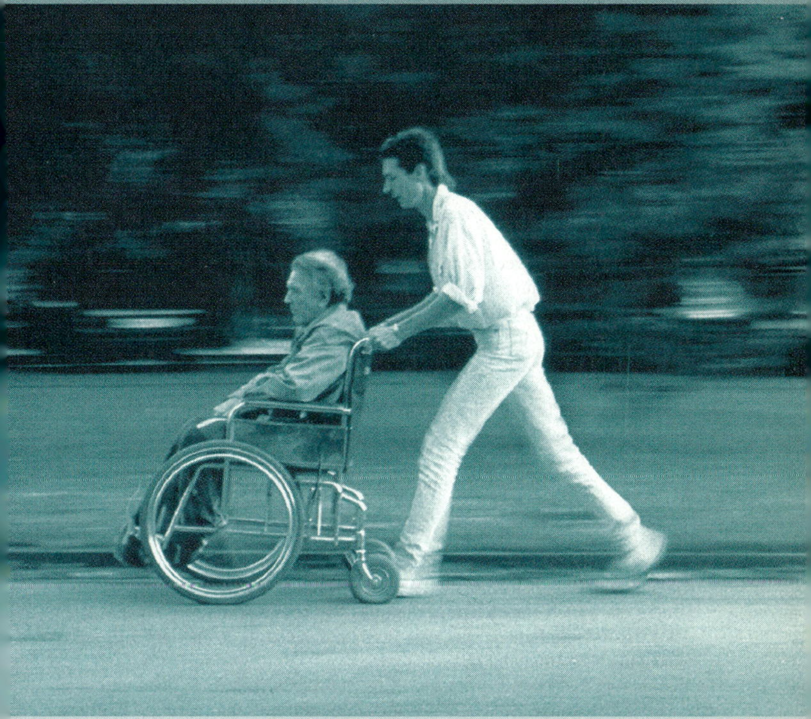

10.1 Anatomie und Physiologie

Der Mensch besitzt über 200 Knochen und 700 Muskeln. Das knöcherne Skelett ermöglicht zusammen mit den Muskeln und Bändern dem Körper sowohl eine hohe Stabilität als auch eine große Beweglichkeit.
Der Körperstamm besteht aus Wirbelsäule, Brustkorb und Schädel. Er ist über den Schultergürtel mit den oberen Extremitäten und über den Beckengürtel mit den unteren Extremitäten verbunden.

10.1.1 Wirbelsäule

Die Wirbelsäule ist abwechselnd aus Wirbelkörpern und Zwischenwirbelscheiben (Bandscheiben) aufgebaut. Zahlreiche straffe Bänder geben ihr eine hohe Stabilität. Gleichzeitig besitzt sie durch die flexiblen Zwischenwirbelscheiben eine gewisse Beweglichkeit. Die Wirbelsäule bildet die große Achse des Skeletts mit:
- 7 Halswirbeln
- 12 Brustwirbeln (verbunden mit den Rippen)
- 5 Lendenwirbeln
- 5 miteinander verschmolzenen Kreuzbeinwirbeln
- ca. 4 meist miteinander verschmolzenen Steißbeinwirbeln.

Aufbau der Wirbel

- Vorne eine massive Scheibe, die oben und unten über die Zwischenwirbelscheiben mit dem benachbarten Wirbel verbunden ist
- Hinten ein knöcherner Ring, in dem das Rückenmark als Nervenversorgung des Körpers vom Schädel bis zum Steißbein verläuft, ab ca. dem 1. Lendenwirbel als Nervenbündel (Cauda equina).

Am Übergang zwischen Körper und Ring befindet sich jeweils oben und unten eine halbkreisförmige Ausbuchtung. Zusammmen mit dem darunter bzw. darüberliegenden Wirbel bilden diese ein kreisförmiges seitliches Loch, durch das Nerven aus dem Rückenmark ein- und austreten. Hinten am Ring befindet sich bis zum Lendenbereich ein Dornfortsatz, dessen Ende von außen tastbar ist.

Krümmungen der Wirbelsäule

Die Wirbelsäule ist von vorne gerade. Von der Seite bildet sie die Form von zwei übereinanderliegenden „S“. Dies zusammen mit den flexiblen Zwischenwirbelscheiben federt Stöße ab.

10.1.2 Schulter und Arm

Die obere Gliedmaße besteht aus Schultergürtel und der freien oberen Extremität.

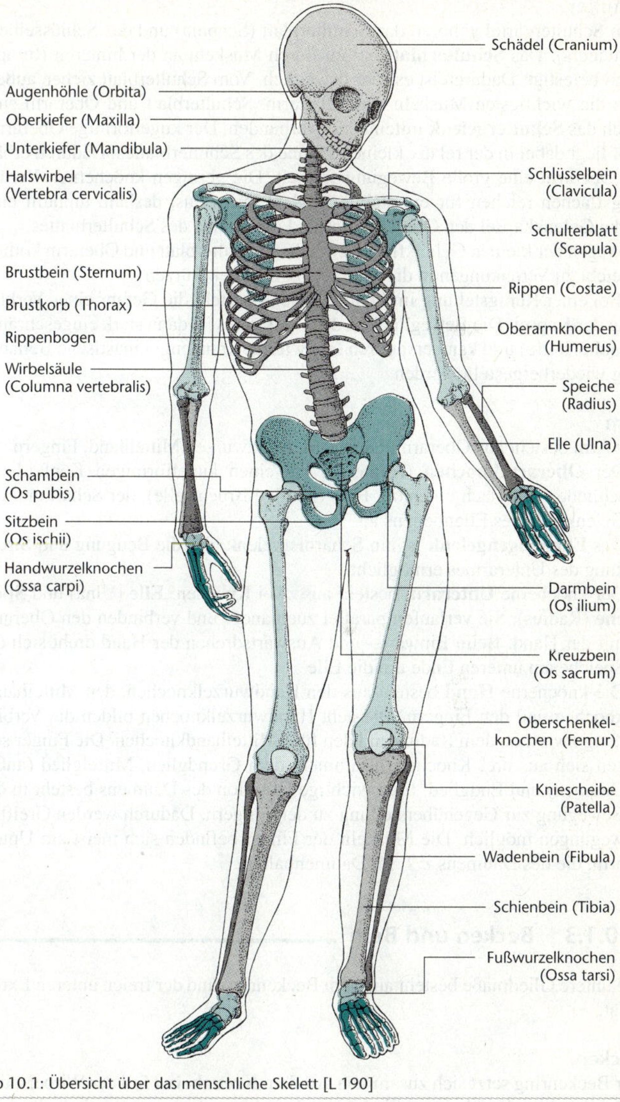

Abb 10.1: Übersicht über das menschliche Skelett [L 190]

Schulter

Zum Schultergürtel gehören das Schulterblatt (Scapula) und das Schlüsselbein (Clavicula). Das **Schulterblatt** ist nur durch Muskeln an der hinteren Rumpfwand befestigt. Dadurch ist es sehr beweglich. Vom Schulterblatt ziehen außerdem die wichtigsten Muskeln zum Oberarm. Schulterblatt und Oberarm sind durch das **Schultergelenk** miteinander verbunden. Der kugelförmige Oberarmkopf liegt dabei in der relativ kleinen Pfanne des Schulterblattes. Dadurch erhält der Oberarm eine große Bewegungsfreiheit. Die geringen knöchernen Berührungsflächen reichen für ein stabiles Gelenk nicht aus, deshalb umhüllt eine starke Gelenkkapsel den Oberarmkopf und die Pfanne des Schulterblattes.

➩ Wegen der kleinen Gelenkfläche zwischen Schulterblatt und Oberarm kommt es leicht zu Verenkungen in diesem Gelenk z. B. bei Stürzen

➩ Bei einer Ruhigstellung im Schultergelenk besteht die Gefahr einer Verkürzung der Kapsel. Die Beweglichkeit des Oberarmes ist dann stark eingeschränkt (Schultersteife) und kann erst durch langwierige krankengymnastische Behandlung wiederhergestellt werden.

Arm

Der Arm besteht aus Oberarm, Unterarm, Handwurzel, Mittelhand, Fingern

- Der **Oberarmknochen** (Humerus) hat einen kugelförmigen Kopf, daran schließen sich nach unten der Hals (häufige Bruchstelle), der Schaft und die Gelenkrolle des Ellenbogens an
- Das **Ellenbogengelenk** ist ein Scharniergelenk, das die Beugung und Streckung des Unterarmes ermöglicht
- Der knöcherne **Unterarm** besteht aus zwei Knochen: **Elle** (Ulna) und **Speiche** (Radius). Sie verlaufen parallel zueinander und verbinden den Oberarm mit der Hand. Beim Einwärts- und Auswärtsdrehen der Hand dreht sich die Speiche am unteren Ende um die Elle
- Die knöcherne **Hand** besteht aus den Handwurzelknochen, den Mittelhandknochen und den Fingern. Die acht Handwurzelknochen bilden die Verbindung zwischen dem Radius und den fünf Mittelhandknochen. Die Finger setzen sich aus drei Knochen zusammen: dem Grundglied, Mittelglied (außer Daumen) und Endglied. Eine wichtige Funktion des Daumens besteht in der Bewegung zur Gegenüberstellung zu den Fingern. Dadurch werden Greifbewegungen möglich. Die Muskeln der Finger befinden sich meist am Unterarm, die des Daumens z. T. im Daumenballen.

10.1.3 Becken und Bein

Die untere Gliedmaße besteht aus dem Beckenring und der freien unteren Extremität.

Becken

Der Beckenring setzt sich zusammen aus dem **Kreuzbein** (Teil der Wirbelsäule) und den beiden **Hüftbeinen**. Sie bilden einen Ring, der vorne durch die knorpelige **Symphyse** (Schambeinfuge) geschlossen wird. Am Hüftbein befindet sich

die Hüftgelenkspfanne. Sie bildet mit dem Kopf des Oberschenkelknochens das **Hüftgelenk**.
Die knöcherne Öffnung des Beckens wird durch Muskeln verschlossen, die verhindern, daß die inneren Organe „nach unten rutschen". Zusammen bilden die Muskeln den **Beckenboden**.
Er läßt Öffnungen für den Darmausgang, die Harnröhre und bei der Frau für die Scheide frei.
➡ Besonders bei Frauen besteht die Gefahr, daß der Beckenboden erschlafft. Dies ist häufig nach mehreren Schwangerschaften der Fall. Folge können eine Harninkontinenz (☞ 2.11.1) oder eine Gebärmuttersenkung sein. Vorbeugung: Beckenbodengymnastik nach Geburten (häufiges Anspannen der Muskulatur wie beim Zurückhalten von Urin oder Stuhlgang).

Bein

Das Bein besteht aus: Oberschenkel, Unterschenkel, Fußwurzel, Mittelfuß, Zehen.

- Der **Oberschenkelknochen** (Femur) hat oben einen Kopf, der über einen schräg nach unten und außen verlaufenden Hals mit dem Schaft verbunden ist
- Das untere Ende des Schaftes verbreitert sich zu einer Gelenkrolle als oberer Teil des **Kniegelenkes**
- Das **Schienbein** (Tibia) bildet den unteren Teil des Kniegelenkes. Dieses Gelenk ermöglicht eine Beugung und Streckung des Unterschenkels und eine Drehung um die Unterschenkelachse bei gebeugtem Knie
- Von der Vorderseite des Oberschenkelknochens zur Vorderseite des Schienbeines zieht der vierköpfige Oberschenkelmuskel. Er ist der wichtigste Streckmuskel im Knie. In seine Sehne eingebettet liegt die **Kniescheibe** (Patella) als vorderer Anteil des Kniegelenkes
- Zwischen Oberschenkelknochen und Schienbein befindet sich innen und außen jeweils ein flacher halbmondförmiger Knorpelpuffer, der **Meniskus**. Beide dienen als Gleitkissen bei Bewegungen im Knie
- Das Kniegelenk wird durch starke Bänder stabilisiert: seitlich das **Außen-** und das **Innenband**, vorne die Sehne des vierköpfigen Oberschenkelmuskels, in der Mitte des Gelenkes zwei **Kreuzbänder**. Die Seitenbänder verhindern das Abknicken des Unterschenkels nach innen oder außen. Die Kreuzbänder sichern den Kontakt zwischen Femur und Tibia bei der Rotation (Drehung) im gebeugten Knie
- Der **Unterschenkel** besteht aus zwei Knochen: innen das **Schienbein** (Tibia) und außen das **Wadenbein** (Fibula). Unten bildet die Fibula eine Art Gabel (Innen- und Außenknöchel). Diese Gabel stellt zusammen mit dem Sprungbein (Talus) das obere Sprunggelenk dar (zur Hebung und Senkung des Fußes). Re. und li. Gelenk tragen die Last des gesamten Körpers, sie sind deshalb durch kräftige Bänder verstärkt
- Am Fuß ist der Talus der oberste von sieben Fußwurzelknochen. Unten bildet er mit zwei weiteren Fußwurzelknochen (Kahnbein und Fersenbein) das untere Sprunggelenk. Weiter vorne befinden sich die Mittelfußknochen, daran anschließend die Zehen.

10.2 Häufige Krankheitsbilder im Alter

10.2.1 Osteoporose

Knochenschwund durch Verminderung von Knochenmasse, -struktur und -funktion. Folgen sind häufig schmerzhafte Veränderungen der Wirbelsäule und erhöhtes Risiko für (spontane) Knochenbrüche. Betroffen sind meist Frauen nach den Wechseljahren, seltener auch Männer im hohen Alter.

Ursachen

- Primäre Osteoporose: Östrogenmangel bei Frauen nach der Menopause (Zeitpunkt der letzten Regelblutung); altersbedingter Abbau; Bewegungsmangel und kalziumarme Ernährung in früheren Lebensjahren
- Sekundäre Osteoporose: Immobilität, Bindegewebserkrankungen, Langzeitbehandlung mit Kortison, Alkoholmißbrauch, Schilddrüsenüberfunktion, Polyarthritis, Tumoren, Mangelernährung.

Symptome

- Rückenschmerzen (oft dumpf und unscharf begrenzt), verstärkt nach Bewegung wie Gehen, daher abends heftiger
- Abnahme der Körpergröße, Rundrücken, Buckelbildung
- Akute Schmerzen bei Knochenbrüchen, z.B. Oberschenkelhals, Schulter, Wirbelkörper, Ober- und Unterarm, Hand.

Therapie und Pflege

Ist der Knochenschwund bereits eingetreten, ist Hilfe nur begrenzt möglich. Ziel: Verschlimmerung verhindern:

- Behandlung der Grunderkrankung bei sekundärer Osteoporose
- Schmerzlinderung durch Medikamente, Massagen, Kälte- oder Wärmeanwendung (Kälte bei akuten Schmerzen, Wärme bei chronischen Schmerzen, ☞ 3.7)
- So viel Bewegung wie möglich verhindert Fortschreiten der Erkrankung
- Kalziumreiche Ernährung (z.B. Milch und Milchprodukte) fördert Knochenaufbau
- Medikamente (niedrigdosierte Östrogene bei Frauen ab der Menopause als Prophylaxe, aber auch als Therapie); Kalzium und Kalzitonin (Schilddrüsenhormon: fördert Kalziumeinbau in Knochen), Fluoride
- KG: Schulung neuer Haltungs- und Bewegungsmuster
- Sturzprophylaxe (☞ 2.10.3)
- Bei sturzgefährdeten Personen: Hüftschutz empfehlen (Verhütung von Oberschenkelhalsbruch)
- Selbständigkeit erhalten, bei ATL nach Bedarf unterstützen.

Tips, Tricks & Fallen
- Schmerzen gehen nicht vom Knochen selbst aus, sondern von den verspannten Muskeln durch die veränderte Statik
- Eine Prävention muß früh (mit Menopause) einsetzen: Bewegung, Kalzium (mind. 1000 mg/Tag = 1 l Milch), evtl. Östrogene
- Bei akuten Schmerzattacken immer an Knochenbruch denken: ÄrztIn benachrichtigen.

10.2.2 Frakturen

Knochenbrüche sind im Alter trotz der geringeren körperlichen Betätigung alter Menschen sehr häufig.

Ursachen

Stürze (Ursachen ☞ 2.10.3), Unfälle (z.B. durch unangepaßtes Verhalten im Straßenverkehr bei Verwirrtheit), Osteoporose (☞ 10.2.1) oder Metastasen

Gefahren

Immobilität, Bettlägrigkeit, Folgeerkrankungen und -störungen wie Thrombose, Pneumonie, Dekubitus, Kontrakturen und Inkontinenz, Verlust von Lebensqualität, Abnahme der körperlichen Kräfte, sozialer Rückzug, Resignation, Pflegebedürftigkeit, oft Grund für Heimeinzug.

Oberschenkelhalsbruch

Einer der häufigsten Knochenbrüche im Alter nach Sturz auf die Hüfte oder das Bein. Frauen sind wegen der Osteoporose häufiger betroffen. Durch Immobilität manchmal lebensbedrohlich. Gefahr: Entwicklung einer Hüftkopfnekrose (Mangeldurchblutung des Schenkelkopfes).

Symptome

Schmerzen in der Leiste. Bein ist nicht mehr belastungsfähig, nach außen gedreht und verkürzt.

! Erstmaßnahmen bei Verdacht auf Oberschenkelhalsbruch
- Bein nicht belasten, keine Bewegung!
- Bei Sturz: Person liegen lassen, vor Kälte schützen, Kopf unterpolstern, beruhigen, nicht allein lassen, Vitalzeichen kontrollieren, NotärztIn/RettungssanitäterIn rufen, immer Röntgen veranlassen
- Dokumentieren.

Therapie

Schenkelhalsfrakturen bei älteren Menschen werden heute fast immer operiert, Hüftgelenkpfanne und/oder Oberschenkelkopf durch Endoprothesen ersetzt.

- Operation bei jeder Fraktur mit Verschiebung der Bruchstücke
  - künstlicher Ersatz des Oberschenkelkopfes: wird abgetrennt, ersetzt und mit langem Schaft in der Markhöhle des Oberschenkelknochens verankert. Belastung sofort möglich
  - Totalendoprothese (TEP; ☞ Abb. 10.2): künstlicher Ersatz des Oberschenkelkopfes und der Hüftpfanne bei arthrotischem (abgenutztem) Hüftgelenk. Hüftpfanne wird herausgebohrt und durch künstliche Pfanne ersetzt. Belastung sofort möglich
  - Platte und Schrauben oder Nagelung des Oberschenkelknochens bei Frakturen unterhalb des Schenkelhalses: Bettruhe einige Tage bis Wochen, volle Belastbarkeit nach ca. drei Wochen bis vier Monaten
- Bei unverschobenen Bruchstücken, die stabil sind: Bettruhe, Lagerung auf Schiene, Schmerzbekämpfung, dann Gehtraining mit Gehwagen, Stöcken (Immobilisation entgegenwirken).

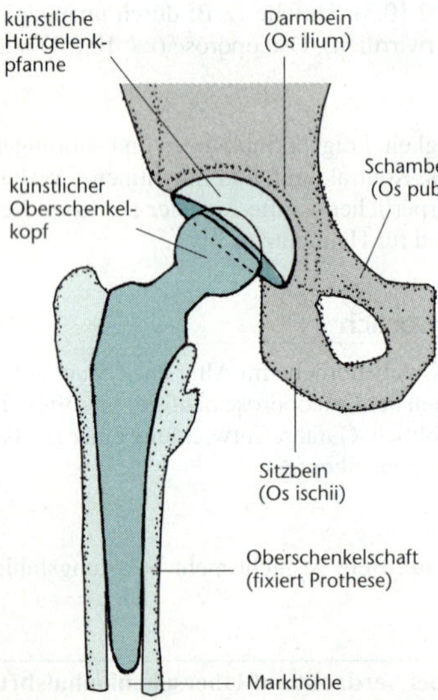

Abb. 10.2: Künstlicher Ersatz von Oberschenkelkopf und Hüftgelenkspfanne durch eine Totalendoprothese (TEP) [L 190]

Pflege

- Frühmobilisation im Krankenhaus
- Rehabilitation im Anschluß an Krankenhausbehandlung stationär oder auch ambulant möglich
- Mobilisation in Absprache mit KG
- Lagerung: ohne Druck und in physiologischer Mittelstellung. Ausnahme

10

Knie: nur leicht unterpolstern, um eine Beugekontraktur zu verhindern. Dekubitusprophylaxe (☞ 3.1.2)

- Notwendige Prophylaxen durchführen: Pneumonieprophylaxe (☞ 3.1.3); Thromboseprophylaxe (☞ 3.1.4); Kontrakturenprophylaxe (☞ 3.1.5); Obstipationsprophylaxe (☞ 3.1.8)
- Zur Mobilisation motivieren (es muß sich lohnen „wieder auf die Beine zu kommen"), an Biografie und Ressourcen orientieren
- Zum richtigen Umgang mit Gehhilfen anleiten; sicheres Gehen trainieren (aufgebaute Angst abbauen), Gleichgewichtsübungen
- Auf der „kranken" Seite aus dem Bett steigen und auf der anderen Seite einsteigen. Verhindert Luxation der TEP durch Innenrotation
- Treppensteigen: beim Hochsteigen geht das „gesunde" Bein voran; beim Treppabsteigen das „kranke" Bein zuerst auf die Stufe setzen
- Pflegende Angehörige beraten (Hilfsmittel)
- Sturzprophylaxe ☞ 2.10.3, Wohnraumanpassung ☞ 1.2.12, Hausnotruf (Funkfinger) ☞ 1.2.11
- Training der Alltagskompetenz: z.B. Waschtraining, Anziehtraining, Toilettengang.

Oberarmfraktur

Durch Sturz auf die Hand oder den Ellbogen.

Symptome

Schmerzen bei Bewegung des Armes, Schwellung im Bereich der Bruchstelle, Bluterguß an der Innenseite des Oberarmes.

Therapie und Pflege

- Meistens konservative Behandlung (= ohne Operation) mit Gips oder Verband. Ruhigstellung 7–10 Tage
- Operative Behandlung bei verschobenen Bruchstücken, die nicht in die ursprüngliche Lage gebracht werden können. Wiederherstellung der ursprünglichen Form durch Verschraubung, Platte oder Nagel
- Sofort Bewegungstherapie durch KG
- Bei Funktionseinschränkung: Ergotherapie
- Vom ersten Tag an isometrisches Muskeltraining. Pendelübungen (☞ Abb. 10.3) bei vorgebeugtem Oberkörper durchführen.

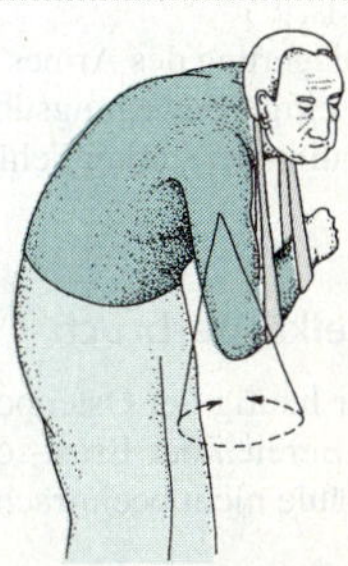

Abb. 10.3: Pendeln des Armes im Schultergelenk mit vorgebeugtem Oberkörper, um eine Schrumpfung der Gelenkkapsel zu vermeiden [L 119]

10

Unterarmfraktur

Typisch beim älteren Menschen ist die Fraktur des Radius (Speiche) am Handgelenk nach Sturz auf die gestreckte Hand (☞ Abb. 10.4).

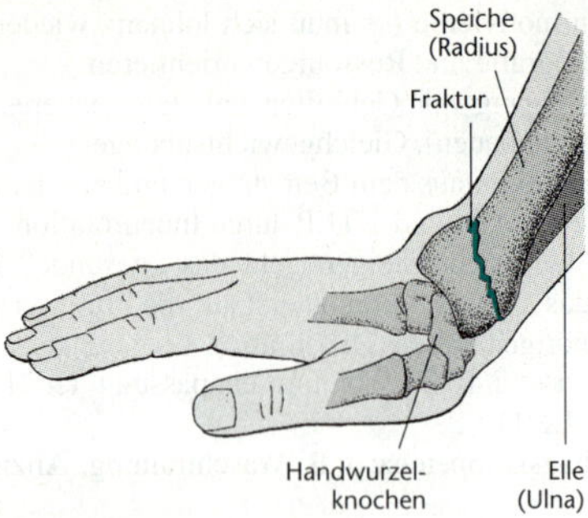

Abb. 10.4: Typische Radiusfraktur nach einem Sturz auf die ausgestreckte Hand [L 190]

Symptome

Schmerzen bei Bewegung der Hand, Schwellung des Handgelenks, Hervortreten des Bruchstückes an der Daumenseite des Handgelenkes.

Therapie und Pflege

- Einrichtung des Bruches und Unterarm-Gipsverband für mind. 3 Wochen
- Auch in geringer Fehlstellung verheilte Brüche ermöglichen oft wieder eine ausreichende Funktion des Handgelenkes, so daß eine Operation nur selten nötig ist
- Hochlagerung des Armes
- Frühzeitige Bewegungsübungen von Schulter, Ellenbogen und Fingern
- Operation bei starker Fehlstellung, offenem Bruch, Gefäß- und Nervenstörungen.

Wirbelkörperbruch

Im Alter häufig bei Osteoporose (☞ 10.2.1) oder nach Stürzen auf das Gesäß v.a. im Bereich der Brust- oder Lendenwirbelsäule. Meist ist die Stabilität der Wirbelsäule nicht beeinträchtigt (stabiler Bruch).

Symptome

- Stabiler Bruch: Druck-, Klopf- und Belastungsschmerz im betroffenen Wirbelsäulenabschnitt
- Instabiler Bruch (Wirbelsäule durch Verletzung nicht mehr stabil, in sich verschieblich): Gefahr der Rückenmarkverletzung (Querschnittssyndrom, ☞ 15.2.6), Spontanschmerz.

Therapie und Pflege

- Erstmaßnahmen: flach lagern, nicht bewegen (Gefahr der Rückenmarkverletzung)
- Stabiler Bruch: meistens 1–2 Wo. Instabiler Bruch: ca. 6 Wo. Bettruhe
- Prophylaxen einleiten (☞ 3.1)
- Schmerzbehandlung (bis zu 12 Wo. Schmerzdauer)
- KG zur Stärkung der Rückenmuskulatur
- Aufstehen nach Arztanordnung
- Beugung des Rückens vermeiden, z.B. beim Sitzen im Sessel
- Selten notwendig: Korsett, Gips (Gefahr von Ulzera und Pneumonie). Sehr selten Operation.

Tips, Tricks & Fallen

- Jede Pflegeeinrichtung sollte Absprachen (Pflegestandard) betreffs Verhalten bei Sturz treffen. Immer zur eigenen Absicherung Röntgen veranlassen
- Keine Blutdruckmessung oder Injektion an betroffener Extremität
- Das Schultergelenk reagiert besonders schnell auf eine Ruhigstellung mit Schrumpfung der Gelenkstrukturen durch Kontrakturen.

10.2.3 Arthrose

Auch: degenerativer Rheumatismus. Degenerative, nicht entzündliche Gelenkzerstörung (Verschleiß) durch Mißverhältnis zwischen Beanspruchung und Widerstandsfähigkeit der Gelenke. Häufige Alterserkrankung. Zunächst Zerstörung des Gelenkknorpels, später des Knochens. Bei Frauen häufiger als bei Männern. Die am häufigsten betroffenen Gelenke sind Knie, Hüfte, Finger, Wirbelsäule.

Ursachen

Altersabnutzung der Gelenke; Überbelastung und Fehlbelastung des Gelenks (z.B. bei X- oder O-Beinen, Übergewicht), traumatische Schäden, Erbfaktoren. Übergang von „stummer" in „aktivierte" Arthrosen oft durch Überbeanspruchung.

Symptome

- Hauptsymptom Schmerz:
  - Anlaufschmerz z.B. nach längerem Sitzen und Nachlassen der Schmerzen nach „Einlaufen"
  - Belastungsschmerz z.B. nach längerem Laufen
  - Morgendliche Steifigkeit
  - im Spätstadium auch Ruheschmerz
- Reiben, Knarren und Knacken im Gelenk
- Schonung des Gelenks, z.B. durch Hinken, Bewegungseinschränkung im Gelenk
- Depressive Verstimmung durch ständige Schmerzen
- In akuter Phase: Überwärmung, Schwellung und Rötung des Gelenks spre-

chen für aktivierte Arthrose. Akute Schübe können bei einer chronischen (stummen, inaktiven) Arthrose immer wieder auftreten.

Komplikationen

Kontrakturen und Fehlstellungen (Deformitäten) nicht nur des betroffenen Gelenks, sondern durch Schonhaltung auch benachbarter Gelenke, Entzündung, Reizerguß (Flüssigkeit im Gelenk).

Therapie und Pflege

- Entlastung des Gelenkes, ohne die notwendige Bewegung einzuschränken, z.B. mit Stockhilfe, Korsett
- Übergewicht reduzieren
- Physikalische Therapie: Wärme bei chronisch inaktiver Arthrose, Kälte bei akuter = aktivierter Arthrose. Bewegungsübungen im Wasser (weniger Gewichtsbelastung der Gelenke)
- KG: Gangschule, Bewegungstherapie, Muskelaufbautraining
- Ergotherapie: Gelenkschutz-Maßnahmen, z.B. richtiges Aufstehen, Wahl des richtigen Bettes oder Sessels anleiten
- Medikamente: z.B. Schmerzmittel, Antirheumatika, Salben
- Wohnraumanpassung: z.B. Griffe, Halterungen (☞ 1.2.12)
- Operationen, z.B. Endoprothesen für Hüfte oder Knie (☞ Abb. 10.2), evtl. auch operative Gelenkversteifung.

Tips, Tricks & Fallen

KG ist nur als Dauertherapie sinnvoll. Anleitung von Pflegepersonal durch KG, dann weitere Durchführung durch Pflegeperson.

10.2.4 Entzündliches Gelenkrheuma

Auch: Primär chronische Polyarthritis (PCP), Rheumatoide Arthritis, „Gelenkrheumatismus“. Chronische, entzündliche, in Schüben oder schleichend verlaufende Systemerkrankung des Bindegewebes.

Der Organismus bildet Antikörper gegen körpereigenes Gelenkgewebe (Autoimmunerkrankung). Folge: Zerstörung der knöchernen Gelenkkörper mit Versteifung. Evtl. auch innere Organe betroffen. Beginn im mittleren Lebensalter, aber auch nach dem 60. Lebensjahr. Frauen sind häufiger betroffen als Männer.

Ursachen

Autoimmunerkrankung. Viren oder Bakterien sind evtl. Auslöser.

Symptome

Allgemeine Symptome: Unwohlsein, Appetitlosigkeit, Müdigkeit, Gewichtsverlust, vegetative Symptome, starkes Schwitzen, allgemeine Schwäche, Gefühlsstörungen.

10

Charakteristische Symptome:

- Morgensteifigkeit der Fingergelenke (symmetrisch); mind. 15 Min., oft länger als 30 Min. anhaltend
- Ruhe- und Nachtschmerz
- Schmerzhafte Bewegungseinschränkung, schmerzhafter Händedruck
- Spannungs- und Schmerzgefühl der Gelenke
- Taubheitsgefühle (Parästhesien)
- Gelenkschwellung: häufig Fingergrund-, Fingermittel-, und Zehengrundgelenke
- Oft symmetrischer Befall der Gelenke, später Deformationen (☞ Abb. 10.5)
- Rheumaknoten, besonders Streckseiten der Hand- und Ellenbogengelenke
- Verlust von Alltagskompetenz durch Bewegungseinschränkung
- Im Spätstadium: völlige Gelenkzerstörung mit Versteifung. Mögliche Folgen: Bettlägrigkeit, Angewiesensein auf Rollstuhl
- Befall weiterer Organe in späten Stadien möglich: Herz (Entzündungen, Erguß); Augen (verminderte Tränensekretion mit Entzündung); Gefäßentzündungen (Hautnekrosen an den Fingerkuppen)
- Depressive Verstimmung durch Schmerzen und Bewegungseinschränkung.

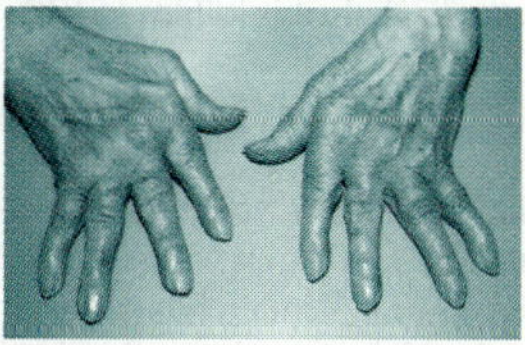

Abb. 10.5: Typische Gelenkverformungen der Hände bei Rheuma [M 114]

Verlauf

Sehr unterschiedlich, langsam schleichend oder plötzlich akut beginnend. Mitunter beschwerdefreie Phasen, selten rasante Entwicklung. Um so heftiger, je älter die betroffene Person bei Krankheitsbeginn ist. Nach mehreren Jahren können Beschwerden nachlassen und die Personen lernen, mit der Behinderung zu leben.

Therapie

- Medikamente:
  - Schmerzbehandlung
  - Im akuten Schub: nichtsteroidale Antiphlogistika zur symptomatischen Behandlung (Entzündungshemmung im Gelenk)
  - Nach Ausschöpfung anderer Möglichkeiten: Glukokortikoide (intraartikulär oder oral)
  - Zur kausalen Behandlung sog. Basistherapie: in möglichst geringen Dosen Methotrexat, Chloroquin, Gold, D-Penicillamin
  - Bei schwerem Verlauf und Nierenschäden Immunsuppressiva (Zytostatika)
  - Lokale Therapie: entzündungshemmende Salben, z. B. Voltaren®

10

- Physikalische Therapie: KG (Bewegungsübungen, Bewegungsbäder bei 34–36 °C, Unterwassermassagen, Bindegewebsmassagen); Elektrotherapie, Ergotherapie (Gelenkschutz, Schienen, Selbsthilfetraining, Funktionstraining, Training zur Erhaltung der Alltagskompetenz)
- Operative Therapie nach erfolglosen anderen Maßnahmen (Behebung von Gelenkfehlstellungen, Gelenkversteifungen, künstlicher Gelenkersatz, Stabilisierung der Wirbelsäulengelenke).

Pflege

- Eiweiß- und vitaminreiche Kost
- ATL bei Bedarf unterstützen; Selbständigkeit fördern (Zeit lassen)
- Hilfsmittel einsetzen: Eß-, Trink- und Anziehhilfen, Greifzangen, verlängerte Griffe, (☞ Kapitel 2)
- Wohnraumanpassung (☞ 1.2.12)
- Lagerung:
  - Gelenke in physiologischer Mittelstellung lagern (☞ Abb. 3.7)
  - Kontrakturenprophylaxe (☞ 3.1.5): 2 x tägl. passive, assistierende oder aktive Bewegungsübungen
- Schmerzgrenze akzeptieren
- Dekubitusprophylaxe (☞ 3.1.2)
- Akute Entzündung: Bettruhe, kalte bis kühle (15–20 °C) Wickel oder Packungen (☞ 3.7)
- Chronische Entzündung: Wärmeanwendungen (Fango, Thermal- und Moorbäder)
- Zusammenarbeit mit KG (Übungen weiterführen)
- Linderung der Morgensteifigkeit durch warmes Handbad
- Bei drohenden oder bereits bestehenden Funktionseinschränkungen: auf achsengerechte Belastung der Gelenke achten, Bandagen bei Instabilitäten (besonders Knie), bei Funktionseinschränkungen Schienen
- Druckentlastende und stabilisierende Hilfsmittel: z. B. orthopädische Schuhe, Einlagen
- Gelenke nicht überbelasten, Ruhepausen einlegen
- Noch vorhandene Gelenkfunktion durch Training erhalten.

Tips, Tricks & Fallen

- Bei Wärmeanwendungen persönliche Erfahrungen berücksichtigen, werden oft nicht vertragen
- Wärmeanwendungen sind im akuten Stadium kontraindiziert.

10.2.5 Gicht

Durch Ablagerungen von Harnsäurekristallen in den Gelenken hervorgerufene Erkrankung mit Schmerzen und Entzündungszeichen, die bei längerem Bestehen zur Gelenkzerstörung führt. Harnsäure ist das Abbauprodukt der Purine aus den Nukleinsäuren (entsteht allgemein beim Zellabbau: Fleischverzehr, eigene Zellen). Verlauf: teilweise in Schüben (akuter Gichtanfall), aber auch langsam fortschreitend (chronische Gicht).

Ursachen

Erhöhter Harnsäurespiegel im Blut durch:

- Vermehrtes Absterben von Zellen bei Tumorbehandlung, Bluterkrankung, Anämie
- Erhöhte Purinzufuhr durch Fleisch, Innereien, Hirn
- Erbliche Harnsäurestoffwechselstörung
- Verminderte Harnsäureausscheidung, z.B. durch Diuretika, Niereninsuffizienz
- Intoxikationen.

Risikofaktoren

Adipositas, Diabetes mellitus, Hypertonie, übermäßiger Alkoholgenuß (Alkohol vermindert Harnsäureausscheidung über die Niere).

Symptome

- Bei **akutem Anfall:** plötzlicher Befall von meistens einem Gelenk (meist Großzehengrundgelenk, seltener Finger-, Hand- und Kniegelenk) mit starken Schmerzen, Berührungsempfindlichkeit, Schwellung, Überwärmung, Rötung
- Manchmal Begleitsymptome: Fieber, Kopfschmerzen, Erbrechen
- Beschwerden treten oft plötzlich nachts auf
- Hautschuppung über dem Gelenk nach dem Gichtanfall
- Bei **chronischer Gicht:** ständiger Befall mehrerer Gelenke, Gelenkzerstörung
- Gichtknoten (Harnsäureablagerungen, Tophi) an Ohrmuscheln, Händen, Ellenbogen, Fersen
- Nierensteinbildung durch erhöhte Harnsäurekonzentration.

Therapie und Pflege

Erstmaßnahmen bei Gichtanfall

- Auf Arztanordnung bzw. bei vorhandener Bedarfsmedikation: Colchizin, Indometazin rektal (bei starken Beschwerden)
- Evtl. Glukokortikoide (bei Gichtanfall länger als 2 Tage)
- Lokal: kühlende Alkoholumschläge, Extremität ruhig lagern
- Bettruhe
- ÄrztIn benachrichtigen.

Dauerbehandlung

- Diät (purinarme Kost, ☞ 2.6.11)
- Einschränkung des Alkoholgenusses, wenig Kaffee
- Bei Übergewicht: Gewichtsreduktion nach Arztabsprache. Keine Fastenkuren (Harnsäurespiegel steigt stark an, löst Gichtanfälle aus)
- Ausreichende Flüssigkeitszufuhr zur Ausscheidungsförderung (2,5–3 l/24 Std.)

- Medikamente: Allopurinol (hemmt Harnsäurebildung)
- Auslösefaktoren eines Gichtanfalles vermeiden: Alkohol, Belastung, Aufregung, tierisches Eiweiß.

Tips, Tricks & Fallen

- Unbehandelte Gicht führt zur Gelenkzerstörung
- Bei plötzlicher, berührungsempfindlicher Entzündung eines Gelenkes, besonders des Großzehengrundgelenks (Podagra), immer an Gichtanfall denken.

Gunther de Frenne

Stoffwechselerkrankungen 11

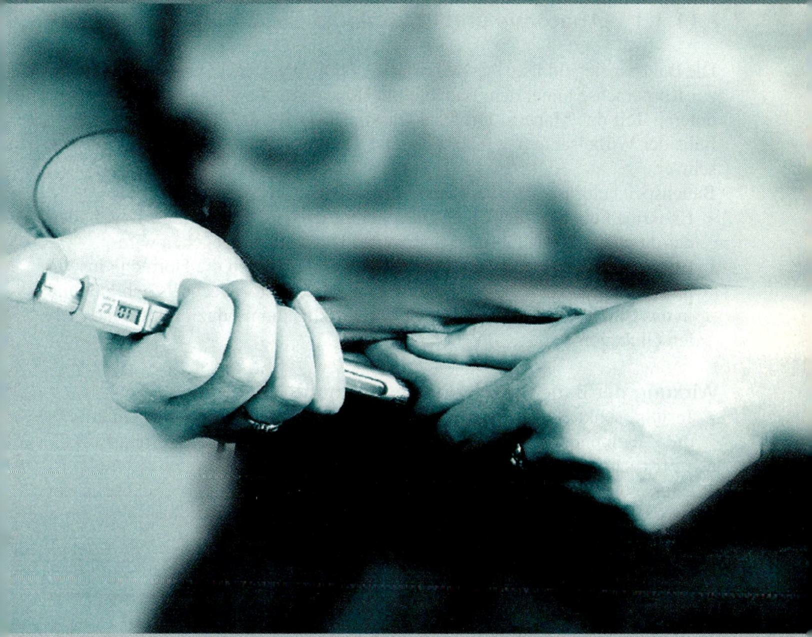

11.1 Bauchspeicheldrüse

11.1.1 Anatomie und Physiologie

Die Bauchspeicheldrüse (Pankreas) hat die Form eines Keiles und liegt senkrecht zur Körperachse hinter dem Bauchfell in Höhe des 2. Lendenwirbels hinter dem unteren Teil des Magens. Der Pankreaskopf liegt rechts, der Pankreasschwanz links der Wirbelsäule (☞ Abb. 8.1). Das Pankreas ist ca. 15 cm lang und 70 g schwer.

Bauchspeicheldrüse hat zwei Funktionen:

- Exokrine Funktion: In kleinen Drüsenläppchen wird Verdauungssaft gebildet, der durch einen Ausführungsgang in den Dünndarm abgegeben wird
- Endokrine Funktion: In den Langerhans-Inseln werden die Hormone Insulin und Glukagon zur Regulierung des Kohlenhydratstoffwechsels gebildet und in das Blut abgegeben. In den β-Zellen wird Insulin produziert, in den α-Zellen Glukagon.

Wirkung der Bauchspeicheldrüsenhormone

- Insulin: senkt Blutzuckerspiegel durch verstärkte Aufnahme von Glukose in die Zellen und Verbrennung in den Zellen, wirkt auch auf Fett- und Eiweißstoffwechsel
- Glukagon: erhöht Blutzuckerspiegel durch Freisetzung von Glukose in der Leber. Gegenspieler vom Insulin.

11.1.2 Diabetes mellitus

Diabetes mellitus: Zuckerkrankheit, bei der ein absoluter oder relativer Insulinmangel besteht.

- **Typ I:** Juveniler (jugendlicher) Diabetes mit absolutem Insulinmangel. In der Bauchspeicheldrüse wird zu wenig oder kein Insulin produziert, ca. 10% der Betroffenen
- **Typ II:** Altersdiabetes mit relativem Insulinmangel. Insulin wird produziert, kann aber an den Zellen nicht wirken, ca. 90% der Betroffenen
  - **Typ II a:** Diabetes mit Normalgewicht (selten)
  - **Typ II b:** Diabetes mit Übergewicht.

Symptome

- Erhöhter Blutzuckerspiegel (für Betroffene unbemerkt)
- Schleichende und untypische Symptome wie Müdigkeit und Mattigkeit. Glukose gelangt nicht in ausreichemdem Maße in Zellen. Infolgedessen oft Gewichtsabnahme
- Urin: vermehrte Ausscheidung (Zucker im Urin „zieht“ Wasser mit); Zucker

im Urin (kann von der Niere nicht ausreichend rückresorbiert werden); durch Zucker erhöhtes spezifisches Gewicht (≥ 1030, ☞ 2.11.1)
- Heißhunger und starker Durst
- Erhöhte Infektionsneigung: z.B. Harnwegsinfekt, Hauterkrankung, Pilzinfektion im Genitalbereich
- Wundheilungsstörungen durch Störung des Eiweißstoffwechsels
- Juckreiz durch trockene Haut, Sensibilitätsstörungen, Sehstörungen, Wadenkrämpfe.

Spätfolgen

In der Regel ca. 5–15 Jahre nach Erkrankungsbeginn. Ausmaß und Zeitpunkt der Spätfolgen abhängig von dauerhaft guter BZ-Einstellung. Spätschäden entstehen durch Schädigung der großen (Makroangiopathie) und kleinen (Mikroangiopathie) Gefäße und damit an allen Organen.

Makroangiopathien

Diabetisch bedingte Arteriosklerose (☞ 6.2.2) mit gehäuft auftretenden Erkrankungen wie Herzinfarkt (☞ 5.2.1), pAVK (☞ 6.2.4), Apoplex (☞ 15.2.1), Niereninsuffizienz (☞ 9.2.3).

Mikroangiopathien

- Diabetische Retinopathie: Schädigung der Kapillaren am Auge. Folge kann Netzhautablösung mit Erblindung sein. Kann rechtzeitig mit Laser und Medikamenten behandelt werden
- Diabetische Nephropathie: Schädigung der Kapillaren der Nierenkörperchen. Folge: Niereninsuffizienz
- Diabetische Neuropathie: Schädigung kleinster, die Nerven versorgender Blutgefäße. Symptome: Taubheitsgefühle, Kribbeln, pelziges Gefühl, Fußbrennen, fehlende Sensibilität
- Autonome Neuropathie: Schädigungung des autonomen (vegetativen, ☞ 15.1.2) Nervensystems. Symptome: Herzrhythmusstörungen, Magen-Darm-Störungen (Übelkeit, Obstipation oder Durchfall), Blasenentleerungsstörungen (Überlaufblase, ☞ 2.11.1), Impotenz bei Männern.

Diabetischer Fuß

Bildung von Geschwüren an Zehen und Druckstellen als Folge von kleinen Verletzungen, Hautinfektionen, schlechter Durchblutung und Nervenversorgung. Vom Diabetiker oft unbemerkt (Schmerzen werden nicht gespürt). Gefahr: keine Wundheilung, Nekrose, Amputation.

Entgleisungen des BZ-Spiegels

Eine Entgleisung des Blutzuckerspiegels nach oben oder unten ist immer ein Notfall. Beide können zur Bewußtlosigkeit führen. Warnsymptome frühzeitig erkennen und bei Auffälligkeiten geeignete Maßnahmen einleiten.

11

Unterzuckerung (Hypoglykämie)

Relativ häufig. Kann sich rasch innerhalb von Minuten entwickeln. BZ-Wert ≤50 mg/dl. Gefahr von hypoglykämischen Schock bei BZ-Werten ≤40 mg/dl. Kann unbehandelt zum Tod führen.

Ursachen und Auslöser

Überdosierung blutzuckersenkender Medikamente, nach ungewöhnlicher intensiver körperlicher Betätigung, bei zu geringer Nahrungsaufnahme, langen Mahlzeitenpausen, Erbrechen, seltener bei Alkoholabusus.

Symptome

- Desorientiertheit
- Kopfschmerzen, Müdigkeit, Gähnen, Schwindel
- Schweißausbruch, Blässe, feuchte, kalte Haut
- Zittern, Tachykardie, Angst, Herzklopfen
- Heißhunger
- Psychische Veränderungen, z.B. Erregbarkeit
- Bewußtlosigkeit mit Krampfanfällen (hypoglykämischer Schock).

! Sofortmaßnahmen bei Unterzuckerung

- BZ-Wert ermitteln (☞ unten)
- Bei nichtbewußtlosen Personen: 2 BE schnell resorbierbare Zucker zum Trinken anbieten, z.B. mit Traubenzucker gesüßten Tee, Fruchtsäfte, Zuckerwasser. Zusätzlich 1–2 BE Brot oder Kekse, um erneutes Absinken des BZ zu vermeiden
- Bei bewußtlosen Personen
  - stabile Seitenlage (☞ Abb. 17.1)
  - ÄrztIn benachrichtigen
  - Injektion von Glukagon i.m. Nach Aufwachen 3–4 „schnelle" BE zum Trinken anbieten, z.B. mit Traubenzucker gesüßten Tee, Fruchtsäfte, Zuckerwasser
  - Wenn Person nicht wach wird, Glukose 20% i.v. (möglichst durch ÄrztIn).

Wichtig: Jede DiabetikerIn sollte ihre individuellen Hypoglykämiesymptome kennen. Angehörige über Notfallhandeln und Glukagoninjektion informieren und anleiten.

Hyperglykämie (Überzuckerung)

Überzuckerung der DiabetikerIn. Bei Werten ≥ 400 mg/dl Gefahr eines diabetischen Komas. Entwickelt sich langsam über Stunden bis Tage.

Ursachen und Auslöser

Unbekannte Diabetes-Erkrankung, zu gering dosierte oder fehlende Diabetesmedikamente, Dosierungsfehler, Infektionen, Diätfehler, psychische Streßsituationen, Unfälle, Operationen.

! Sofortmaßnahmen bei Überzuckerung

- BZ bestimmen (☞ unten)
- Azetontest im Urin (☞ unten) oder mit Tränenflüssigkeit
- Vitalzeichen kontrollieren
- ÄrztIn, NotärztIn rufen, Krankenhauseinweisung vorbereiten (☞ 1.3.12)
- Bei Bewußtlosigkeit: stabile Seitenlage (☞ Abb. 17.1).

Unterscheidung von Über- und Unterzuckerung

	Überzuckerung (Diabetisches Koma)	Unterzuckerung (Hypoglykämischer Schock)
Beginn	Langsam, Tage	Schnell innerhalb von Minuten
Essen, Trinken	Starker Durst	Heißhunger
Muskulatur	Schlaff	Verspannt, Zittern
Haut	Trocken	Feucht, kalt
Atmung	Vertieft	Normal
Symptome	Fieber, Bauchschmerzen	Krämpfe

Diagnostik

- Anamnese: häufiges Wasserlassen, starker Durst, Gewichtsabnahme, Diabetes in Familie?
- Blutzucker bestimmen: Nüchternblutzucker ≥ 120 mg/dl. Blutzuckertagesprofil: wenn BZ 1 Std. nach dem Essen ≥ 180 mg/dl → sicherer Diabetes
- Oraler Glukosetoleranztest: normal ist ein 2-Std.-Wert von ≤ 140 mg/dl. Darüber beginnt die pathologische Glukosetolerenz. Ab 2-Std.-Wert ≥ 200 mg/dl gilt Diabetes als gesichert
- Urinzucker (Glukosurie = Ausscheidung von Zucker im Urin) bei BZ-Werten ab ca. 175 mg/dl
- HbA_1 oder HbA_{1c}(Hämoglobinuntergruppe, ist ein „Blutzuckergedächtnis" für die letzten 1–3 Mon.): bei guter BZ-Einstellung ≤ 7 % vom Gesamt-Hb
- Suche nach bestehenden Schäden: z. B. Nierenfunktion, Augenhintergrundsspiegelung.

Therapie und Pflege

Ziele: ausgewogene Stoffwechsellage ohne große BZ-Schwankungen, Spätfolgen vermeiden, Lebensqualität erhalten.

BZ-Spiegel
Ziel: nüchtern ca. ≤ 120 mg/dl, nach dem Essen ≤ 160 mg/dl.

Pflegemaßnahmen

- Diät einhalten (☞ 2.6.11)
- Gewichtsreduktion bei Diabetes II b (☞ 2.6.11)
- Kontinuierliche körperliche Aktivität in Tagesplanung einbeziehen. Bei besonderer körperlicher Anstrengung evtl. Extramahlzeit, zusätzlich BZ kontrollieren. Bei Personen mit körperlicher Anstrengung (Wegläufer, Unruhe, Verwirrtheit) häufig BZ kontrollierenn und evtl. Insulinanpassung auf Arztanordnung
- Insulintherapie bei Typ I
- Orale Antidiabetika (z. B. Euglucon®, ☞ 4.2.4) bei Typ II zur Ergänzung der Diät, wenn noch eigene Insulinproduktion vorhanden ist. Falls dies nicht ausreicht, ggf. auch Insulin
- Tagesstrukturierung: z. B. Zeitplan aufstellen für Urinuntersuchung, Insulininjektionen, BZ-Kontrollen, Essenszeiten, Protokollführung, Aktivitäten
- Motivation und Schulung
- Folgeerkrankungen wie Harnwegsinfekten, Pilzinfekten des Genitalbereiches vorbeugen (☞ 3.1.7, 3.1.9), sorgfältige Hautpflege
- Fußpflege zur Vermeidung eines diabtischen Fußes: tägl. unter warmem Wasser (30–35 °C) waschen, ph-neutrale Seife, keine langen Fußbäder (weicht die Haut auf), sorgfältig trocknen, mit fettender Creme eincremen; tägl. Inspektion (Selbstinspektion mit Spiegel). Bei Auffälligkeiten und kleinsten Verletzungen sofort ÄrztIn benachrichtigen. Nägelschneiden und Behandlung von harter Haut und Hühneraugen nur durch medizinische Fußpflege (Verletzungsgefahr); keine engen Strümpfe oder Schuhe, evtl. Verordnung von Spezialschuhen durch OrthopädIn
- Gute Beobachtung auf Hypo- und Hyperglykämie: regelmäßig BZ kontrollieren, Urinzuckerkontrollen, Beobachtung auf Entgleisungssymptome.

Insulintherapie

Präparate ☞ 4.2.4, Technik der s. c. Injektion ☞ 3.3.2, PEN ☞ 3.3.3
Ersatz des normalerweise in der Bauchspeicheldrüse produzierten Insulins durch Injektion von meist synthetisch hergestellten Insulinpräparaten mit Spritze, PEN oder auch Insulinpumpe.
Indikationen: Typ I-Diabetes, Typ II-Diabetes, wenn Diät und orale Antidiabetika nicht ausreichen.

Therapieschemata

- **Konventionelle Insulintherapie:** morgens ⅔ und abends ⅓ eines Mischinsulins (☞ 4.2.4). Vorteil: nur 2 Injektionen tägl.; gut von ambulantem Pflegedienst durchführbar. Nachteil: Zu Pflegender muß sich in seinen (Essens-)Gewohnheiten der Insulinwirkung anpassen
- **Basis-Bolus-Konzept:** abends langwirkendes Insulin (= Basis), zusätzlich 3 x tägl. vor der Mahlzeit eine auf die Nahrung abgestimmte Menge Alt-Insulin (= Bolus; ☞ 4.2.4). Vorteil: gute BZ-Einstellung möglich. Nachteil: vor jeder Mahlzeit BZ kontrollieren. Nur für kooperative Menschen
- **Insulinpumpentherapie:** über subkutanen Katheter kontinuierliche Gabe von Altinsulin. Zu den Mahlzeiten zusätzlicher Bolus. Heute noch relativ selten.

Besonderheiten von Insulin

- Injektionsorte wechseln, um Fettgewebeschäden vorzubeugen
- Oberschenkel für Eigeninjektion vorbehalten
- Anleitung zur Eigeninjektion in kleinen Schritten. PEN für Eigeninjektion benutzen
- In der häuslichen Pflege kann auf Hautdesinfektion verzichtet werden
- Insulinstechampullen und Insulinpatronen vor Gebrauch in Händen rollen, nicht schütteln; PEN vor Gebrauch 10 x um 180° kippen
- Stets auf den richtigen Spritz-Eßabstand achten (☞ 4.2.4)
- Lagerung von Insulin ☞ 4.2.4.

Blutzucker (BZ) bestimmen

Regelmäßige (tägl.) Blutzuckerbestimmung bei Diabetikern (nach Arztanordnung oder bei Verdacht auf Hypo- und Hyperglykämie). Regelmäßige Kontrollen sind das beste Mittel gegen Entgleisungen. Visuelle und sensorische Bestimmungsmethode möglich.

Visuelle BZ-Bestimmung (Hämoglukotest 20–800)

BZ mit Kapillarblut nach Testverfahren schnell bestimmen (auch Selbstkontrolle). Nachteil: keine ganz genaue Angabe des Wertes möglich.

Material

Hämo-Glukostäbchen (in Verpackung lassen), mind. 2 sterilisierte Tupfer, Händewaschutensilien, 2 sterile Lanzetten oder Lanzettengerät, Extraabwurfbehälter, Abwurfschale, Einmalhandschuhe.

Durchführung

- Zu Pflegende informieren, Einverständnis einholen, Hände waschen, gut trocknen (keine Hautdesinfektion: verändert Wert)
- Eigene Hände desinfizieren, Einmalhandschuhe anziehen
- Finger nach unten ausstreichen. Mit steriler Lanzette oder Lanzettengerät seitlich in Fingerkuppe stechen (in der Mitte tut es mehr weh). Alternative: Ohrläppchen. Lanzette in Extraabwurfbehälter verwerfen
- Ersten Blutstropfen mit Tupfer wegwischen
- Zweiten Blutstropfen auf Teststreifen geben (Testfläche muß bedeckt sein); Nach 1 Min. Blut wegwischen
- Nach 1 weiteren Minute (insgesamt 2 Min.) Testfläche mit Farbskala vergleichen. Bei Unsicherheit 2. Person ablesen lassen
- Einstichstelle mit Tupfer komprimieren
- Bei hohen Werten ≥ 300 ml/dl Farbvergleich nach einer weiteren Minute (insgesamt 3 Min.)
- Dokumentieren: Uhrzeit, Datum, Wert, Test, Handzeichen.

Sensorische BZ-Bestimmung

BZ-Bestimmung durch automatische, digitale Geräte (verschiedene Geräte und Funktionen). Bei jedem Gerät Bedienungsanleitung genau lesen.

Material
Gerät, passende Teststreifen, evtl. Kodierungsstreifen für Gerät, 2 sterile Lanzetten oder Lanzettengerät, Händewaschutensilien, Einmalhandschuhe, mehrere sterilisierte Tupfer, Extraabwurfbehälter, Abwurfschale.

Durchführung
- Zu Pflegenden informieren, Einverständnis einholen, Hände waschen, gut trocknen
- Eigene Hände desinfizieren, Einmalhandschuhe anziehen
- Gerät einschalten, überprüfen (Code)
- Mit steriler Lanzette seitlich in Fingerkuppe einstechen. Alternative: Ohrläppchen. Lanzette in Extraabwurfbehälter verwerfen
- Ersten Blutstropfen mit Tupfer wegwischen, zweiten Blutstropfen nach Vorschrift auf Teststreifen geben
- Ablesen nach Vorschrift, z. B. Countdown von 20–0 Sekundentakt
- Einstichstelle mit Tupfer komprimieren
- Dokumentieren: Uhrzeit, Datum, Wert, Test, Handzeichen.

Urinkontrollen

Die Zucker- und Azetonbestimmung im Urin sind zwei wichtige Untersuchungsmethoden, die gut zur Selbstkontrolle angewendet werden können.

Urinzuckerkontrolle

Einfache, kostengünstige und schmerzlose Selbstkontrolle mit Teststäbchen, z. B. Glukotest®, Clinitest®, Clinistix®, Diastix® . Es wird der Zuckergehalt im Urin (Zucker kann von Niere nicht mehr rückresorbiert werden, ☞ 9.1.1) festgestellt. Nierenschwelle liegt bei ca. 180 mg/dl. Nachteil: Niedriger BZ-Gehalt ist nicht feststellbar, genaue Bestimmung oberhalb der Nierenschwelle nicht feststellbar.
Bestimmung: morgens nüchtern, vor dem Mittagessen, vor dem Abendessen, vor dem Zubettgehen. Dokumentieren.

Azetontest im Urin

Azeton kann mit Teststreifen z. B. Ketur®-Test, im Urin nachgewiesen werden, wenn anstelle von Kohlenhydraten Fettreserven zur Energiegewinnung verwendet werden. Azeton (Ketonkörper) wird nachgewiesen bei: Insulinmangel mit beginnender Entgleisung, Gewichtsabnahme, nach langen Hypoglykämien. Azeton im Urin ist ein Warnsignal.

Schulung und Motivation

Jede DiabetikerIn und Angehörige sollte durch spezielle Schulung über die Erkrankung informiert werden. Schulungen werden in Kliniken durchgeführt, wenn nicht möglich auch durch Pflegeperson. Inhalte sind:
- Ursache, Symptome, Therapie und Verlauf
- Beeinflussungsmöglichkeiten: Diät, Bewegung, Medikamente

- Kontrollieren des BZ-Spiegels, Harnzuckers und Azetons. Tagebuch bei Selbstkontrolle, Dokumentation
- Verhalten bei Über- und Unterzuckerung
- Information über Spätschäden
- Anleitung zur Injektion von Insulin (☞ 3.3.2, 3.3.3)
- Diabetiker-Ausweis mit sich zu führen (für neuen Stand sorgen)
- Selbsthilfegruppen vermitteln (Adressen ☞ Kapitel 18).

Tips, Tricks & Fallen

- Mit zunehmendem Körpergewicht steigt das Risiko, einen Diabetes Typ II zu entwickeln
- Diät einhalten zur Vermeidung von frühen Spätschäden auch im Alter wichtig, weil oft bereits Risikofaktoren wie Arteriosklerose bestehen
- Bei Fußverletzung sofort Wunddesinfektion, ÄrztIn innerhalb von 24 Std. benachrichtigen. DiabetikerIn soll nie barfuß gehen
- DiabetikerIn über Symptomatik von Hypoglykämie aufklären und darauf hinweisen, immer Traubenzucker dabei zu haben
- Bei unklarem Koma kein Insulin, sondern Glukose geben und Wirkung abwarten. Zucker bei Hyperglykämie schadet nicht, Insulin bei Hypoglykämie kann tödlich sein
- Bei fieberhaften Erkrankungen benötigt der Körper 10–20% mehr von der Tagesinsulindosis (ÄrztIn)
- Jede Änderung des gewohnten Tagesablaufes der DiabetikerIn (z.B. zeitliche Verschiebung von Mahlzeiten, Krankheiten, vermehrte körperliche Aktivitäten) beeinflußt den Glukosestoffwechsel.

11.2 Schilddrüse

11.2.1 Anatomie und Physiologie

Die Schilddrüse (Glandula thyreoidea) liegt unterhalb des Schildknorpels vor der Luftröhre. Sie bildet die Form eines Schmetterlings, dessen Flügel die Luftröhre an beiden Seiten umschließen. Sie produziert drei verschiedene Hormone:

- Thyroxin (T_4) und Trijodthyronin (T_3): regulieren die Stoffwechselvorgänge im Körper. Eine Überproduktion führt zu Stoffwechselsteigerung, eine Unterproduktion zur Stoffwechselsenkung. Zur Produktion von T_3 und T_4 benötigt die Schilddrüse Jod, das sie aus dem Blut aufnimmt
- Kalzitonin senkt den Kalziumspiegel im Blut und fördert den Knochenaufbau.

Wirkung von T_3 und T_4

- Verstärkter O_2-Verbrauch und gesteigerter Energieumsatz: Folgen sind z.B. verstärkte Herztätigkeit, Temperaturerhöhung, nervöse Übererregung, Abmagerung

- Förderung von Wachstum und Reifung. Ein Mangel führt zu Zwergwuchs und Intelligenzdefekten.

Regelkreis der Schilddrüsenhormone

Die Bildung und Ausschüttung der Schilddrüsenhormone wird durch einen Regelkreis (☞ Abb. 11.1) gesteuert.

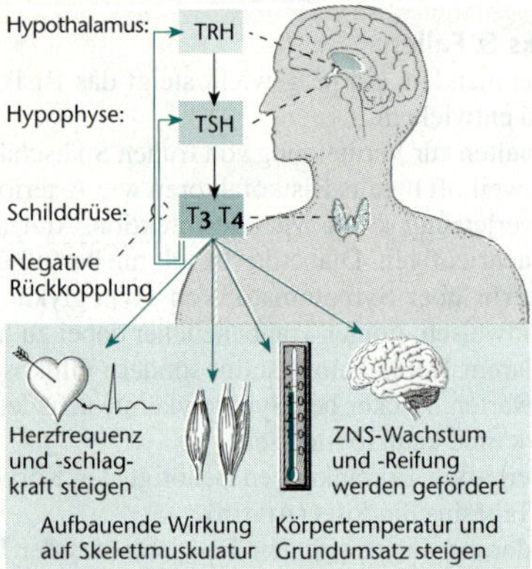

Abb. 11.1: Regelkreis der Schilddrüsenhormone. TRH aus dem Hypothalamus im Zwischenhirn stimuliert Ausschüttung von TSH in der Hypophyse (Hirnanhangdrüse). TSH bewirkt Freisetzung von Schilddrüsenhormonen aus der Schilddrüse sowie die vermehrte Bildung von Schilddrüsenhormonen. Sind genügend Schilddrüsenhormone im Blut vorhanden, wird die Ausschüttung von TSH und TRH gedrosselt (negative Rückkopplung). [B 108]

11.2.2 Struma

Diffuse oder knotige Schilddrüsenvergrößerung (Kropf). Ursachen: Jodmangel, Tumoren, Entzündungen, Morbus Basedow. Häufige Stoffwechselerkrankung im Alter.

Symptome

- Zunahme des Halsumfanges, Engegefühl am Hals
- Bei großer Struma: Atembeschwerden (Druck auf Luftröhre), Schluckbeschwerden (Druck auf Speiseröhre), Heiserkeit (Druck auf Kehlkopfnerv, selten).

Therapie

Gutartige, nicht entzündliche Schilddrüsenvergrößerung wird bei normalem Blutspiegel für Schilddrüsenhormone wie folgt behandelt:

- Zur Vorbeugung: Jod-Gabe (Jodetten®), jodreiche Ernährung (z. B. Meerestiere)

- Gabe von Schilddrüsenhormonen (L-Thyroxin, z. B. Euthyrox®; nüchtern einnehmen). Folge: Hypophyse registriert ausreichenden Hormonspiegel → weniger TSH wird ausgeschüttet → Schilddrüse wird weniger zum Wachstum angeregt. Erfolg: ca. 70 % der Strumen werden kleiner oder verschwinden
- Operative Entfernung eines Großteils der Schilddrüse bei Einengung von Nachbarorganen, falls Medikamente keinen Erfolg haben. Anschließend Hormontherapie, um erneutes Wachstum zu unterdrücken
- Gelegentlich Radiojodtherapie: z. B. Rezidivstruma bei alten Menschen.

11.2.3 Hyperthyreose (Schilddrüsenüberfunktion)

Erhöhte Werte der Schilddrüsenhormone im Blut. Beim älteren Menschen häufiger als beim jungen. Bei Frauen häufiger als bei Männern. Ursachen: Autonomes Adenom der Schilddrüse (gutartige Drüsengeschwulst, die unabhängig von hormoneller Steuerung Schilddrüsenhormone produziert), Morbus Basedow (Autoimmunerkrankung, bei der Antikörper gebildet werden, die die Schilddrüse zu Wachstum und Hormonproduktion anregen), Überdosierung von Schilddrüsenhormonen.

Symptome

Die Symptome sind durch die stoffwechselsteigernde Wirkung der Schilddrüsenhormone bedingt. Sie werden oft als normale Alterserscheinungen verkannt:
- Gewichtsverlust trotz gleichbleibender Ernährung
- Herzrhythmusstörungen: Tachykardie, Arrhythmie. Herzinsuffizienz
- Müdigkeit mit Muskelschwäche
- Nervosität mit Zittern der Hände
- Durchfälle
- Schwitzen, feuchte warme Haut, Juckreiz, dünnes Haar
- Evtl. Hervortreten der Augäpfel (Exophthalmus), seltener Lidschlag
- Evtl. Struma
- Psychisch: depressive Verstimmung, leichte Erregbarkeit, evtl. Labilität.

Therapie

- Medikamente
  - Thyreostatika, z. B. Favistan®, Carbimazol® (blockieren die Produktion von Schilddrüsenhormonen). Eher zur kurzfristigen Regulierung des Hormonspiegels geeignet, langfristig bei älteren Patienten oft nicht ausreichend wirksam.
  - Radiojodtherapie (radioaktives Jod wird in die Schilddrüse aufgenommen und zerstört durch die Strahlung das Schilddrüsengewebe). Indikationen: Wenn andere Medikamente versagen, nur eine geringe Vergrößerung der Schilddrüse besteht oder nicht operiert werden kann
- Operative Entfernung der Schilddrüse bei knotiger oder großer Struma sowie bei Verdacht auf ein Karzinom.

Pflege

- Unterstützung der ATL nach Bedarf
- Ruhige Umgebung, Aufregung vermeiden
- Gute Augenpflege wegen Austrocknungs- und Entzündungsgefahr durch seltenen Lidschlag
- Vitalzeichen kontrollieren
- Ausscheidung beobachten
- Gewicht kontrollieren
- Gute Hautbeobachtung
- Beobachtung von Bewußtsein und Motorik.

11.2.4 Hypothyreose (Schilddrüsenunterfunktion)

Erniedrigte Werte der Schilddrüsenhormone im Blut. Häufiger bei Frauen als bei Männern. Ursachen: Jodmangel, Autoimmunerkrankung (Antikörperbildung gegen Schilddrüsengewebe), nach Schilddrüsenoperation (zu viel Gewebe bei einer Struma entfernt) oder Überdosierung von Thyreostatika (unterdrücken die Produktion von Schilddrüsenhormonen).

Symptome

- Antriebsarmut, Verlangsamung, Müdigkeit, Desinteresse
- Obstipation
- Trockenes Haar, Haarausfall
- Gewichtszunahme trotz Appetitlosigkeit
- Kälteempfindlichkeit
- Haut: trocken, blaß, kühl, teigig; Myxödem (hinterläßt keine Dellen)
- Unfähigkeit zu schwitzen
- Merk- und Konzentrationsschwäche (oft gedeutet als Altersabbau des Gehirns)
- Bradykardie, Herzinsuffizienz
- Rauhe, heisere Stimme.

Therapie und Pflege

- Schilddrüsenhormon: L-Thyroxin (Euthyrox®; nüchtern einnehmen)
- Dosis langsam steigern, lebenslange Behandlung notwendig
- Obstipationsprophylaxe (☞ 3.1.8)
- Vitalzeichen kontrollieren
- Gewicht kontrollieren, evtl. kalorienreduzierte Kost
- Bei Appetitlosigkeit Anregung zur Nahrungsaufnahme (☞ 2.6.1.)

Tips, Tricks & Fallen

Hypothyreose wird bei alten Menschen oft als Altersdepression verkannt.

Gunther de Frenne

12 Hauterkrankungen

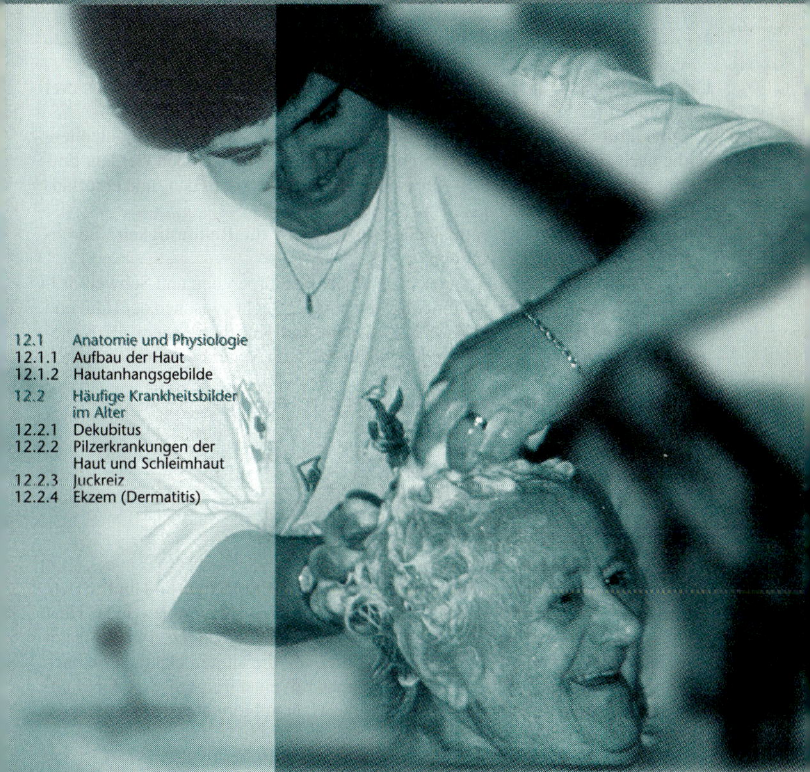

12.1 Anatomie und Physiologie

12.1.1 Aufbau der Haut

Die Haut ist das größte Organ des menschlichen Körpers. Sie besteht aus drei Schichten:

- **Oberhaut** (Epidermis): produziert in tiefer Schicht ständig neue Hautzellen, die nach außen wandern und dort als Hornschuppen abgestoßen werden. Enthält außerdem Melanozyten (für Farbe und Bräunung der Haut) und empfindliche Nervenendigungen
- **Lederhaut** (Korium): enthält elastische Fasern für Reißfestigkeit, Berührungsrezeptoren, Haarwurzeln
- **Unterhaut** (Subcutis): Fettgewebe. Enthält Tastkörperchen und Schweißdrüsen. Bildet ein Druckpolster und die Verschiebeschicht zwischen der Haut und dem darunterliegendem Gewebe (Muskeln und Knochen), dient als Kälteschutz, Stoßpuffer und Energiedepot. Fehlt z. B. an Augenlidern, Ohrmuschel, Nabel.

Veränderungen der Haut im Alter und Hautbeobachtung ☞ 2.5.1.

12.1.2 Hautanhangsgebilde

Haare

Am gesamten Körper vorhanden, außer an den Handflächen und Fußsohlen. Besonders dichtes Wachstum an Kopf, Schambereich, Augenbrauen. Jedes Haar besteht aus Schaft und Wurzel. Das Wachstum geschieht in der Haarwurzel: Hier werden neue Zellschichten an das Haar gefügt, die die älteren Haaranteile nach außen schieben. Jedes Haar mündet zusammen mit einer Talgdrüse an der Hautoberfläche. Durch kleinste Muskeln kann das Haar aufgerichtet werden (Gänsehaut).

Haarwachstum in Phasen:

- Wachstumsphase etwa drei Jahre
- Rückbildungsphase einige Tage
- Ruhephase etwa drei Monate
- Danach Ausfall des Haares. Ca. 100 Haare pro Tag am Kopfhaar, v. a. bei alten Männern hormonbedingt auch deutlich mehr.

Nägel

Zum Schutz von Fingern und Zehen, ermöglichen als Widerlager das Tasten (vermindertes Tastempfinden bei entferntem Nagel). Wachstum findet in der Nagelmatrix (sichtbar als Lunula = Halbmond) an der Nagelbasis statt. Von hier schiebt sich die Nagelplatte auf dem Nagelbett an die Finger-, Zehenspitze, wo sie sich vom Nagelbett löst. Das Wachstum beträgt etwa 0,1 mm/Tag.

Hautdrüsen

Talgdrüsen
An jedem Haar sowie an Penis, Schamlippen, Augenlidern sondern Talgdrüsen Talg und Duftstoffe auf die Hautoberfläche ab. Sie kommen besonders häufig im Gesicht vor.

Schweißdrüsen
Über fast den gesamten Körper verteilt, besonders an Fußsohlen und Handflächen. Über Ausführungsgänge wird Schweiß (im wesentlichen Wasser, Salz und Milchsäure) abgegeben. Regulierung zentralnervös. Normale Schweißmenge/Tag 0,5 l, starke Produktion bis zu 10 l/Tag z.B. durch Hitze, körperliche Aktivität, Aufregung, scharfe Speisen. Der Schweiß wird an der Hautoberfläche durch Bakterien zersetzt und bekommt dadurch seinen spezifischen Geruch. Beobachtung von Schweiß ☞ 2.11.4.

Funktion der Haut und Hautanhangsgebilde

- Schutzorgan gegen Druck, Stoß, Reibung, Chemikalien, Hitze und Kälte
- Chemischer Schutz durch Abgabe von Säuren an die Hautoberfläche. Säureschutzmantel hemmt Bakterienwachstum
- Sinnesorgan für Schmerzen, Tast- und Berührungsempfindungen, Verbindungsorgan zur Außenwelt
- Kommunikationsorgan: Haut als „Spiegel unserer Seele“
- Regulatorfunktion: Abgabe von Schweiß, Schutz von Wasserverlust, Regulierung der Körpertemperatur durch Weit- bzw. Engstellung der Gefäße
- Talgproduktion hält Haut und Haare geschmeidig
- Nägel: Schutz und Widerlagerfunktion für bessere Tastempfindungen an Fingern
- Haare: Schutz gegen Sonneneinstrahlung und Kälte (Kopf), gegen Fremdkörper am Auge (Wimpern) und in der Nase. Sehr sensible Tastorgane.

12.2 Häufige Krankheitsbilder im Alter

Verbrennung, Verbrühung ☞ 17.4.10.

12.2.1 Dekubitus

Decumbere = sich niederlegen. Druckgeschwür, Wundliegegeschwür, Durchliegegeschwür. Entsteht bei Druckeinwirkung von ≥ 2 Std. (bei Durchblutungsstörungen auch eher; große individuelle Unterschiede): Kleinste Hautgefäße werden zusammengepreßt. Folge ist eine mangelnde Versorgung der Haut mit O_2 und Nährstoffen mit nachfolgender Hautschädigung bis zur Nekrose (örtlicher

Gewebstod). Gefährdet ist Haut v.a. an Knochenvorsprüngen wie Fersen, Knöcheln, großer Rollhügel, Kreuzbein, Ellenbogen, Wirbelsäule, Schulterblatt, Ohrmuschel (☞ Abb. 3.1), Dekubitusprophylaxe ☞ 3.1.2.

Risikofaktoren

Gesunde Menschen wechseln relativ häufig ihre Position (druckbelastete Stelle schmerzt bei Sauerstoffmangel). Deshalb Gefährdung für Personen, die sich nicht ausreichend bewegen oder Schmerzen nur eingeschränkt wahrnehmen können sowie bei vorgeschädigter Haut:

- Immobilität, z.B. bei Demenz, Bettlägerigkeit z.B. nach Knochenbrüchen, Depression, Koma. Auch durch ruhigstellende Medikamente, z.B. Parkinsonmittel
- Fehlendes Druckempfinden, z.B. nach Schlaganfall, bei Diabetes mellitus durch Schädigung kleinster Nerven (☞ 11.1.2)
- Durchblutungsstörungen, z.B. pAVK (☞ 6.2.4), Ödeme bei Herzinsuffizienz (☞ 5.2.2), chronisch venöse Insuffizienz (☞ 6.3.5)
- Feuchte Haut durch starkes Schwitzen oder Inkontinenz, Fieber (erhöhter O_2-Bedarf), altersbedingte Hautveränderungenn (☞ 2.5.1)
- Übergewicht (hoher Druck auf Gewebe), Untergewicht (mangelndes Fettgewebe zum Polstern), Scherkräfte, äußere Druckeinwirkung (Krümel, Falten).

Stadien des Dekubitus

Beurteilung eines Dekubitus nach Schweregrad (Beteiligung der Gewebeschichten). Einteilung in 4 (nach einigen Lehrmeinungen auch 5) Schweregrade. Pflegeeinrichtung muß sich mit Pflegestandard auf eine Einteilung einigen.

Dekubitus Grad 1

Scharf begrenzte, länger als 2–3 Min. anhaltende Hautrötung als Reaktion auf Druckentlastung (reflektorische Gefäßweitstellung). Haut intakt.

Dekubitus Grad 2

Blasenbildung bis Defekt der Lederhaut. Das subkutane Fettgewebe ist nicht betroffen. Schmerzen. Gefahr: Lösung der Oberhaut und Infektionsgefahr. Bei Hornhaut z.B. an der Ferse kann Blasenbildung in der Tiefe möglich sein (schlecht erkennbar).

Dekubitus Grad 3

Tiefes Geschwür. Gewebedefekt, der alle Hautschichten betrifft, Bänder, Sehnen und Muskeln sind sichtbar. Ödeme, Infektionen möglich. Eiweißzerfall (käseartige Masse). Schmerzen. Oft Ausdehnung bis zur Knochenhaut. Beeinträchtigung des Allgemeinbefindens. Gefahr: Infektionen.

Dekubitus Grad 4

Haut- und Gewebedefekt mit Knochenbeteiligung. Infektion und Eiterung des Knochenmarks möglich (Osteomyelitis). Starke Schmerzen und Entzündungszeichen. Gefahren: Sepsis, Nieren- und Leberschädigung durch Gifte, Blutbildveränderungen.

12

Therapie und Pflege

- Vollständige Druckentlastung der Dekubituswunde: Hohllagerung, regelmäßiger Lagerungswechsel (☞ 3.1.2)
- Wundbehandlung nach ärztlicher Anordnung. Spezielle Wundversorgung unter Berücksichtigung des Schweregrades (☞ 3.2.4)
- Gezielte Beobachtung bei jedem VW bzw. bei Grad 1 bei jedem Lagerungswechsel. Wundzustand dokumentieren. Fotodokumentation nur mit Einverständnis von zu Pflegendem oder BetreuerIn
- Eiweiß- und vitaminreiche Kost fördert Wundheilung
- Ausreichende Flüssigkeitszufuhr (☞ 2.6.8)
- Regelmäßige Inspektion durch Hausarzt, mind. 1 x wöchentlich
- Schmerzbehandlung, besonders vor jedem VW
- Abbau von Risikofaktoren: z.B. Fieber, schlechter Allgemeinzustand
- Vitalzeichen, Temperatur kontrollieren.

Tips, Tricks & Fallen

- Auch keine kurzfristige Lagerung auf Dekubituswunde z.B. zur Nahrungsaufnahme. Deshalb bei Sakraldekubitus 30°-Lagerung oder Hohllagerung zur Nahrungsaufnahme
- Behandlung unter Berücksichtigung der Wundheilungsphasen (☞ 3.2.4).

12.2.2 Pilzerkrankungen der Haut und Schleimhaut

Befall der Haut und Schleimhaut mit Pilzen (Einzellern) in großer Anzahl. Am häufigsten finden sich Pilzerkrankungen der Haut zwischen den Zehen, im Genitalbereich und an den Zehennägeln.

Risikofaktoren

Feuchte Haut (Schwitzen, ungenügendes Abtrocknen nach dem Waschen), mangelnde Hygiene, falsche Hygiene mit Zerstörung des Säureschutzmantels (Seife, häufiges Waschen), Diabetes mellitus, Kortisonbehandlung (unterdrückt Immunabwehr), Erkrankungen mit bösartigen Tumoren, Antibiotikabehandlung.

Symptome

- Haut: juckende, rote bis weißliche Hautbezirke, oft mit scharfen Rändern, evtl. mit Bläschenbildung, Risse zwischen den Zehen
- Nägel: weißlich-gelbliche Verfärbung sowie Verdickung des Nagels (☞ Abb. 12.1), manchmal Schmerzen
- Schleimhaut (Mund, Scheide, Penis): Jucken und Brennen, weißliche Beläge, Ausfluß aus der Scheide
- Schuppen und Krusten auf der Kopfhaut.

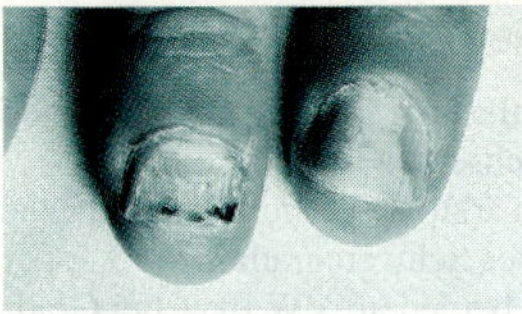

Abb. 12.1: Nagelmykose [A 130]

Therapie

- Haut: antimykotische (pilzhemmende) Salben (z.B. Canesten®), Pinselung mit Farbstoffen (z.B. Solutio Castellani®), Nachteil: Farbstoff erschwert Hautbeobachtung. Behandlung noch einige Tage über das Verschwinden der Hautveränderungen hinaus
- Mundschleimhaut: Lutschtabletten oder Suspension (z.B. Moronal®)
- Vaginalschleimhaut: Vaginaltabletten oder -creme (z.B. Antifungol®)
- Nägel: Nagel chirurgisch oder mit nagelauflösendem Salbenverband entfernen, z.B. Mycospor®. Danach Behandlung des Nagelbetts mit antimykotischer Salbe
- Systemisch bei sehr ausgedehntem Befall oder bei immungeschwächten Patienten: Einnahme von Tabletten (z.B. Likuden®) oder Infusionen (z.B. Ampho-Moronal®).

Pflege

- Bei der Körperpflege und Auftragen von Salben immer Einmalhandschuhe tragen, infizierte Körperstellen immer zuletzt waschen, um Keime nicht zu verschleppen
- Extrawaschschüssel für Waschwasser von befallenen Körperstellen benutzen, nach Benutzung desinfizieren
- Ggf. Strümpfe und Schuhe mit antimykotischem Puder oder Spray behandeln
- Badewannen, Waschbecken, Pflegeutensilien nach Gebrauch mit fungizidem Desinfektionsmittel behandeln
- Verlauf der Infektion beobachten, regelmäßig dokumentieren
- Hautpflege: gut trocknen, luftdurchlässige Kleidung, ph-neutrale Waschlotion, tägl. Wäschewechsel
- Bei schmerzhafter Mundinfektion: Lokalanästhetikum vor den Mahlzeiten, weiche Nahrung, keine säurehaltigen Getränke
- Bei Befall der Vaginalschleimhaut: Wäsche täglich wechseln und kochen, Waschlappen nach jedem Gebrauch wechseln.

12.2.3 Juckreiz

Juckreiz ist keine Krankheit, sondern ein im Alter sehr häufiges Symptom. Altersjuckreiz (= seniler Pruritus) durch trockene Altershaut. Meist an Rücken, Gesäß und Oberschenkel.

Ursachen von Juckreiz

- Austrocknung und Entfettung der Haut im Alter
- Zu häufiges Waschen mit alkalihaltiger Seife
- Einreibungen mit Alkohol, z.B. Franzbranntwein
- Erkrankungen wie Schuppenflechte, Pilzinfektionen, Neurodermitis, Diabetes mellitus, Ikterus, Hyperthyreose, Nierenfunktionsstörungen
- Allergische Hautveränderungen
- Medikamente
- Psychische Ursachen
- Ungeziefer wie Milben, Flöhe oder Läuse.

Therapie und Pflege

- Ursache ärztlich abklären und Grunderkrankung behandeln
- Waschen ohne Seife
- Medizinische Wasch- und Badezusätze
- Begrenzung der Badezeit (max. 10 Min.). Besser: duschen, da Haut beim Duschen weniger Fett entzogen wird
- Eincremen mit fettender Creme oder W/O-Produkten
- Juckreizstillende Salben wie Fenistil®, kühlende Gels
- Bei Schlafstörungen zusätzlich auch Schlafhilfen und Entspannungsübungen anbieten (☞ 2.14.2)
- Genaue Beobachtung und Dokumentation von Juckreiz.

12.2.4 Ekzem (Dermatitis)

Ekzem (Juckflechte): meist chronische, seltener akute Entzündung der oberen Hautschichten. Häufig schubförmiger Verlauf: nässend mit Krustenbildung im akuten Stadium, ansonsten trocken, schuppend.

Ursachen

- Allergie auf Metalle (z.B. Reißverschluß, Schmuck, Verschlüsse von Strumpfhalter oder Büstenhalter), Seifen, Deos, Hautpflegeprodukte, Farben und Waschmittelreste in der Kleidung, Chemikalien wie Putzmittel
- Medikamente
- Trockene Haut
- Unklare Ursache, evtl. genetisch mitbedingt z.B. bei Erkrankungen wie Neurodermitis, Schuppenflechte.

Symptome

- Starker Juckreiz, auch Brennen der Haut
- Rötung, Bläschenbildung, Schwellung
- Nässen, offene Haut, Krustenbildung
- Grobe und verdickte Haut bei chronischem Ekzem.

Therapie und Pflege

- HautärztIn; Ursache abklären
- Bei Allergie: auslösende Faktoren vermeiden; Allergieausweis immer bei zu Pflegenden bzw. im Dokumentationssystem aufbewahren
- Durchführung ärztlicher Behandlungsmaßnahmen: z.B. Zinkölsalben, teerhaltige Fettsalben, harnstoffhaltige Salben, evtl. kortisonhaltige Salben
- Hypoallergene Waschlotionen benutzen, z.B. Balneum Hermal®. Von HautärztIn verschreiben lassen
- Hautpflege mit fettenden Cremes oder W/O-Emulsionen
- Auftragen von Salben, Cremes mit Einmalhandschuhen
- Genaue Beobachtung und laufende Dokumentation des Infektionsverlaufes.

Ekzemformen

	Akutes Ekzem	Nässendes Ekzem	Chronisches Ekzem
Beschreibung	Starke Rötung Juckreiz	Aufgeplatzte Bläschen Ödem	Hautverdickung Schuppung
Pflege	Eichenrindenbäder, z.B. Tannolact® Salben mit Kortison Zinksalben	Feuchte Umschläge, z.B. Aqua dest. mit Kaliumpermanganat Zinköl, z.B. Lotio Hermal® Salben mit Kortison	Teerhaltige Fettsalben, z.B. Teer-Linola-Fett®, Balneum Hermal® Harnstoffhaltige Salben, z.B. Tannolact® Salbe

Tips, Tricks & Fallen

Bei schmierig, weißlichen Belägen der Haut (oft Entzündung mit Bakterien oder Pilzen) nie mit kortisonhaltigen Salben behandeln: Kortison schwächt die Immunabwehr.

Gunther de Frenne

Erkrankungen der Sinnesorgane

13

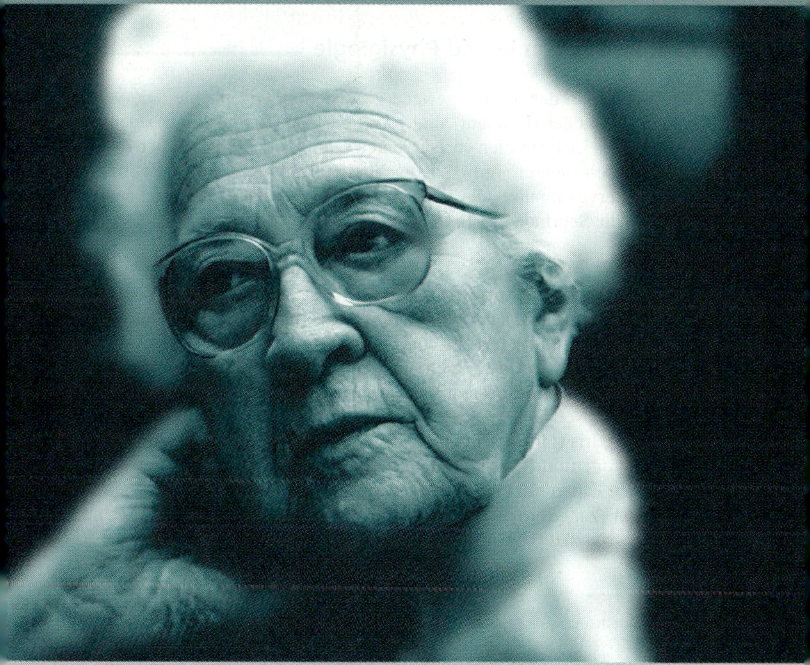

13.1 Das Auge

13.1.1 Anatomie und Physiologie

Das Auge liegt in der mit Fettgewebe gepolsterten Augenhöhle. Die vorderen Augenanteile (außer Hornhaut) sind von Bindehaut (Konjunktiva) bedeckt. Das Auge wandelt Lichtstrahlen in Nervenreize um. Das Licht gelangt durch die Pupille auf den inneren Teil der Augenhinterwand (Netzhaut = Retina). Dort entstehen Nervenimpulse, die über den Sehnerv in das Gehirn gelangen und schließlich die Sehrinde im Hinterhaupt erreichen.

Wandschichten des Augapfels

- Der Augapfel besteht aus äußerer, mittlerer und innerer Augenhaut:
- **Äußere Augenhaut:** besteht aus Lederhaut (das „Weiße" des Auges) und Hornhaut (durchsichtige Schicht vor der Pupille)
- **Mittlere Augenhaut:** besteht aus Aderhaut (gefäßreiche, rote Schicht zur Ernährung der Netzhaut), Ziliarkörper (Muskeln, Bindegewebe zur Verformung der Linse), Iris (farbige „Lochblende" vor der Linse)
- **Innere Augenhaut:** besteht aus Netzhaut (Sinneszellschicht mit lichtempfindlichen Zapfen für Farbsehen und Stäbchen für Schwarzweiß-Sehen), Nervenzellen (zur Weiterleitung der Reize) und dem Pigmentepithel (Umkleidung der Netzhaut).

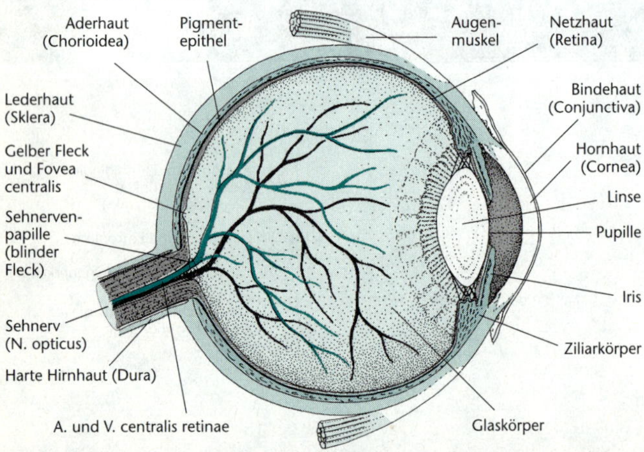

Abb. 13.1: Augapfel mit Hornhaut und Sehnerv [A 130]

Linse und Glaskörper

Die Linse befindet sich, aufgehängt am Ziliarkörper, zwischen der Iris und dem Glaskörper. Vordere und hintere Linsenfläche sind nach außen gekrümmt.
Funktion: durch Brechkraft werden einfallende Lichtstrahlen auf der Netzhaut zu einem scharfen Bild vereinigt.
Der Glaskörper ist eine gallertartige Masse und nimmt den Innenraum des Auges hinter der Linse ein.
Funktion: erhält durch Quellungsdruck die Form des Auges und gewährleistet Kontakt zwischen Netzhaut und Pigmentepithel.

Kammerwasser

In den Bindegewebsfortsätzen des Ziliarkörpers wird das Kammerwasser gebildet, das die vordere (zwischen Iris und Hornhaut) und hintere kleinere (zwischen Irisrückseite und Glaskörper) Augenkammer ausfüllt. Im Kammerwinkel zwischen Iris und Hornhaut befindet sich der Schlemmsche Kanal (Abfluß des Kammerwassers in die Venen). Augeninnendruck bleibt bei Gleichgewicht zwischen Zufluß und Abfluß des Kammerwassers konstant, ca. 15 mm Hg.

Augenspiegelung

Mit Augenspiegel kann der Augenhintergrund betrachtet werden. Sichtbar sind:
- Netzhaut
- Gefäßveränderungen z. B. bei Diabetes mellitus, Arteriosklerose, Hypertonie
- Papille (Austrittsstelle des Sehnerven); Stauungspapille (Vorwölbung der Papille) bei Druckerhöhung im Schädelraum; Eindellung der Papille bei erhöhtem Augeninnendruck.

Tränenapparat

Bildet Tränenflüssigkeit in den Tränendrüsen oberhalb der äußeren Augenwinkel. Die wäßrige, antibakteriell wirkende Lösung schützt das Auge: schwemmt Fremdkörper aus und verhindert Austrocknung.

Augenlider

Ober- und Unterlid mit Wimpern. Funktion: Schutz des Auges vor Fremdkörpern und Austrocknung.

Augenmuskeln

Jedes der beiden Augen kann durch sechs Augenmuskeln willkürlich in viele Richtungen bewegt werden. Die Augenmuskeln steuern außerdem das Zusammenspiel beider Augen.

13.1.2 Altersweitsichtigkeit

Bei Weitsichtigkeit ist die Eigenelastizität der Linse zu gering. Dadurch kann sie sich nicht mehr ausreichend zur Kugelform krümmen, um Gegenstände in der Nähe auf der Netzhaut scharf abzubilden. Ursache im Alter (Altersweitsichtigkeit, Presbyopie): Abnahme des Wassergehalts im Kern der Linse mit Verhärtung des Linsenkörpers.

Symptome

- Gegenstände können in der Nähe nicht mehr scharf gesehen werden
- Beim Lesen wird Lesestoff weit vom Körper entfernt gehalten
- Nachlassendes Interesse am Lesen: Einschränkung der Sehkraft wird als unangenehm empfunden, Scham.

Pflege und Therapie

- Brille mit Sammellinse (Lesebrille, ☞ Abb. 13.2)
- Regelmäßige Kontrolle durch Augenarzt oder Optiker, ob Brillenstärke ausreicht
- Gute, blendfreie Beleuchtung
- Motivation zum Tragen der Brille
- Regelmäßige Reinigung der Brillengläser
- Förderung von Interesse am Lesen.

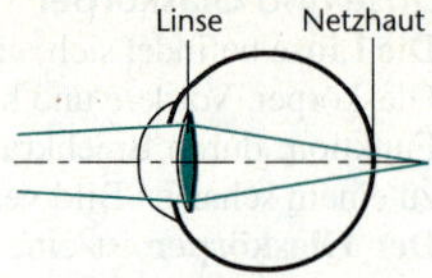

Die Linse hat an Eigenelastizität verloren und kann sich deshalb nicht mehr ausreichend krümmen. Das scharfe Bild naher Objekte liegt hinter der Netzhautebene.

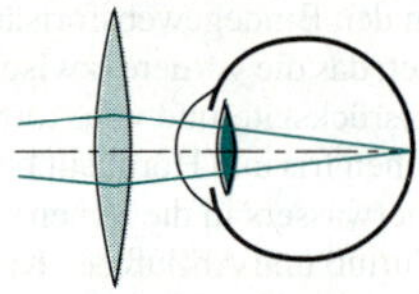

Eine Sammellinse gleicht fehlende Linsen-Krümmung aus

Abb. 13.2: Altersweitsichtigkeit und Korrektur mit einer Brille [L 190]

13.1.3 Grauer Star (Katarakt)

Trübung der Augenlinse. Häufigste Augenerkrankung bei alten Menschen. Ursachen im Alter: teilweise unklar, außerdem bei Vorerkrankungen wie Diabetes mellitus, anderen Augenerkrankungen oder Verletzungen der Linse.

Symptome

- Zu Beginn: Blendungsgefühl, Nebligsehen, Verschwommensehen
- Später: Abnahme der Sehschärfe, Sehen wie durch einen Schleier, bis nur noch Helligkeitsunterschiede wahrgenommen werden
- Grauweiß getrübte Pupille. Dann nur noch Vorgänge unmittelbar vor dem Auge erkennbar.

Therapie und Pflege

- Operation: Entfernung der erkrankten Linse, gleichzeitig Ersatz durch Kunststofflinse
- Evtl. Ersatz der entfernten Linse durch Starbrille oder Kontaktlinse, falls künstliche Linse nicht möglich
- Alten Menschen Dauertragekontaktlinsen anbieten. Entfernung aus dem Auge nur alle 4 Wochen notwendig

- Langsame Gewöhnung an Starbrille unterstützen. Raumgefühl und Wahrnehmung verändert
- Umgang, Kommunikation bei Sehbehinderung ☞ 2.3.4.

13.1.4 Grüner Star (Glaukom)

Erhöhter Augeninnendruck. Häufige Ursache im Alter: altersbedingte Abflußbehinderung des Kammerwassers. Gefahr: Erblindung durch Druckschädigung des Sehnerven bei Nichtbehandlung.

Akuter Glaukomanfall

- Vorboten: manchmal Nebelsehen oder Farbringe um Lichtquellen
- Stark gerötetes Auge, harter Augapfel
- Plötzliche starke Sehverschlechterung auf dem betroffenen Auge
- Hornhauttrübung, erweiterte Pupille, Tränenfluß
- Starke Schmerzen, ausstrahlend in Schläfe, Hinterkopf und Kiefer
- Übelkeit, evtl. Fieber, Erbrechen.

Chronisches Glaukom

- Lange Zeit meist keine Symptome, manchmal Augenbrennen, Kopfschmerzen
- Später Einschränkung des Gesichtsfeldes bis zum „tunnelartigen" Sehen
- Schließlich Ausfall des scharfen Sehens
- Klare Hornhaut, enge Pupille.

Therapie und Pflege

- Im akuten Glaukomanfall: sofort AugenärztIn benachrichtigen (Medikamente zur Augendrucksenkung, Diuretika, Schmerzmittel)
- Dauerhaft Medikamente zu Augendrucksenkung (Pilocarpin®, Timoptol®): drosseln Kammerwasserproduktion oder verbessern Kammerwasserabfluß
- Regelmäßige Augeninnendruckmessungen (AugenärztIn) veranlassen
- Evtl. Laserbehandlung oder Operation zur Abflußverbesserung
- Einstellen des Rauchens empfehlen: verbessert Durchblutung des Sehnervs.

Tips, Tricks & Fallen

- Bei älteren Menschen einmal jährlich Augeninnendruck messen lassen, z.B. anläßlich der Verordnung oder Anpassung einer Brille
- Es sind glaukomverstärkende oder -auslösende Nebenwirkungen durch Medikamente möglich, z.B. durch Anticholinergika, Antihistaminika. Genaue Beobachtung und Dokumentation von Nebenwirkungen. Augeninnendruckkontrollen nach Arztanordnung.

13.1.5 Ektropium und Entropium

	Ektropium	Entropium
Definition	Auswärtskehrung des Unterlids	Einwärtskehrung des Unterlids
Ursachen	Erschlaffung des Augenschließmuskels, Narbenzug	Anspannung des Augenschließmuskels, Narbenzug
Folgen	• Tränenabfluß gestört durch Abstehen des Tränenpünktchens • Tränen laufen über die Wangen ab • Häufiges Wischen des Auges • Austrocknung und Rötung der Bindehaut des Unterlids	• Wimpern scheuern auf der Hornhaut • Reizung und Entzündung der Hornhaut
Behandlung	• Augentropfen, -salbe gegen Austrocknung • Operation: z. B. Verkürzung des Unterlids	• Beseitigung der Entzündung • Abziehen des Unterlids durch Heftpflasterstreifen • Operation: z. B. Straffung der Haut unter dem Lid

13.1.6 Trockenes Auge

Unvollständiger Tränenfilm auf der Bindehaut, evtl. mit Bindehautdefekten. Ursachen: ungenügende Tränenbildung im Alter oder mangelnder Lidschluß z. B. nach Schlaganfall, Parkinsonerkrankung.

Symptome

Fremdkörpergefühl im Auge, Augenjucken, bei Entzündung der Bindehaut schleimige Fäden auf dem Auge, erschwertes Öffnen der Augenlider am Morgen.

Therapie und Pflege

- Mehrmals tägl. Gabe von Tränenersatzmitteln, z. B. Protagent®
- Operation: Verödung der Tränenpünktchen verhindert Tränenabfluß.

13.1.7 Pflegetechniken bei Augenerkrankungen

Augentropfen-,Salbenapplikation

Vorbereiten

- Hygienische Händedesinfektion
- Leichte Oberkörperhochlagerung oder Sitzhaltung des zu Pflegenden
- Tropfenflasche nur für einen zu Pflegenden
- Verfallsdatum kontrollieren: nach Anbruch 6 Wo. haltbar
- Auf Verfärbung, Ausflockung achten
- Zeitliche Tropfabstände beachten
- Bei Verordnung von Tropfen und Salben immer zuerst Augentropfen, dann Salbe verabreichen.

Augentropfen, -salben applizieren

- Kopf nach hinten neigen lassen
- Blick nach oben richten lassen, damit Tropfen nicht auf Hornhaut fällt
- Mit Tupfer das Unterlid vorsichtig nach unten ziehen
- Tropfen: keinen Kontakt der Tropfenflasche mit Auge, Hand mit der Tropfflasche an der Stirn des zu Pflegenden abstützen, Tropfen in des Bindehautsack fallen lassen
- Salbe: ca. 0,5–1 cm langen Salbenstrang direkt aus der Tube in den Bindehautsack geben
- Auge vorsichtig schließen, überfließende Tropfen bzw. Salbe abtupfen.

Handhabung von Augenprothesen

Eine Augenprothese ist individuell für jeden zu Pflegenden angepaßt. Sie besteht aus einem empfindlichen Spezialglas. Pflege: mind. 1 x tägl. mit warmem Wasser reinigen, bei Inkrustierungen in 0,9%ige NaCl-Lsg. 10 Min. einweichen, mit Baumwollkompressen trocknen.

Vorbereiten

- Material: 0,9%ige NaCl-Lsg., Reinigungsgefäß, weiches Handtuch, Baumwollkompressen (ES-Kompressen), bei Verkrustung Einmalhandschuhe
- Zu Pflegenden mit Oberkörper hochlagern
- Hygienische Händedesinfektion, evtl. Einmalhandschuhe
- Sauberes Handtuch vor Brustkorb legen.

Herausnehmen

- Blick nach oben
- Unterlid vorsichtig nach unten ziehen bis der untere Rand der Prothese sichtbar wird
- Mit Glasstäbchen oder Zeigefinger unter den Rand der Prothese fassen
- Prothese herausheben
- Augenhöhle und Prothese mit physiologischer Kochsalzlsg. reinigen.

Einsetzen

- Prothese anfeuchten
- Blick nach oben, Oberlid leicht anheben
- Prothese zwischen Daumen und Zeigefinger fassen und in Übergangsfalte schieben (kurzer Teil zeigt meist zur Nase)
- Unterlid runterziehen und Prothese in Bindehautsack gleiten lassen
- Kontrolle auf richtigen Sitz.

Tips, Tricks & Fallen

- Verabreichung von Augentropfen ist Behandlungspflege
- Bei allen Auffälligkeiten (Rötung, Schwellung, Schmerz, Sekretabsonderung, veränderter Tränenfluß) spezielle Augenpflege durchführen (☞ 2.5.3), ÄrztIn informieren
- Augenprothese nicht über Nacht in Wasser liegen lassen: führt zu Kalkablagerung.

13.2 Das Ohr

13.2.1 Anatomie und Physiologie

Das Ohr enthält zwei Sinnesorgane: Hörorgan (Aufnahme von Schallreizen und Umwandlung in Nervenimpulse) und Gleichgewichtsorgan (registriert Körperlage und -bewegung im Raum). Ohr besteht aus äußerem Ohr, Mittelohr und Innenohr (☞ Abb. 13.3).

Äußeres Ohr

Zum äußeren Ohr gehören Ohrmuschel und Gehörgang bis zum Trommelfell. Die Ohrmuschel dient als schallaufnehmender Trichter und leitet die Schallwellen in den äußeren Gehörgang. Gehörgang enthält Drüsen, die Cerumen (Ohrschmalz) bilden, und einzelne Haare.

Mittelohr

Das Mittelohr liegt in einer kleinen, luftgefüllten Knochenhöhle im Felsenbein, deren Hauptteil die Paukenhöhle ist. Hierdurch verlaufen die drei Gehörknöchelchen (Hammer, Amboß, Steigbügel). Die Gehörknöchelchen wandeln die auf das Trommelfell treffenden Luftschwingungen um und dämpfen starke Trommelfellschwingungen zum Schutz des Innenohres.

Innenohr

Das Innenohr mit den Sinnesrezeptoren und dem Gleichgewichtssinn liegt in einem komplizierten Hohlraumsystem, dem Labyrinth. Labyrinth mit Schnecke (Gehör), Vorhof und drei Bogengängen für Gleichgewichtssinn. Das Labyrinth ist mit einer Flüssigkeit gefüllt. Durch Kopfbewegungen und weitergeleitete Schallwellen aus der Paukenhöhle bewegt sich die Flüssigkeit und löst Reizungen von Sinneszellen aus: Schallwellen in der Schnecke, Bewegungen in Vorhof und Bogengängen.

Hörvorgang

- Schallwellen gelangen über Ohrmuschel und Gehörgang an das Trommelfell
- Schwingungen des Trommelfells werden über Hammer, Amboß und Steigbügel am ovalen Fenster an die Flüssigkeit in der Schnecke weitergeleitet

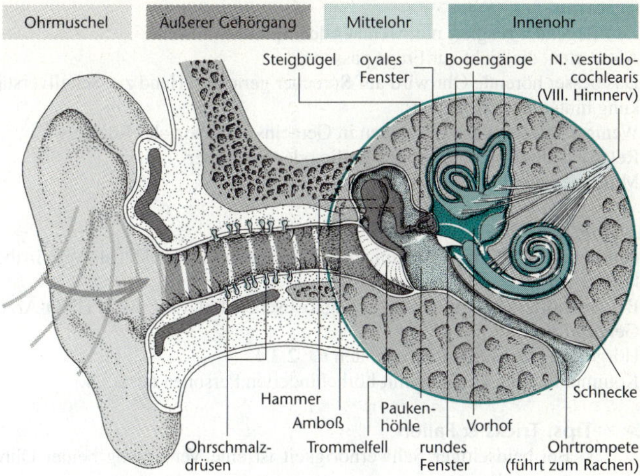

Abb. 13.3: Äußeres Ohr, Mittel- und Innenohr [L 190]

- Verschiedene Frequenzen führen an verschiedenen Stellen der Schnecke zu Reizungen der Haarzellen (Sinneszellen des Gehörs). Tiefe Töne werden am Anfang der Schnecke, hohe am Ende registriert
- Über Nervenbahnen werden Impulse der Haarzellen in das Hörzentrum im Schläfenlappen des Großhirns geleitet.

Gleichgewichtssinn

Zum Gleichgewichtsorgan gehören Vorhof und Bogengänge. Diese sind mit Flüssigkeit gefüllt. In die Flüssigkeit hinein ragen gallertartige Leisten (Kapula und Makula), in die die Härchen von Sinneszellen eingebettet sind. Bei Bewegungsveränderungen kommt es infolge der Trägheit der Flüssigkeit zu einer Verbiegung von Kupula oder Makula und damit zu einer Reizung der Zellen.

13.2.2 Altersschwerhörigkeit

Abnahme der Hörfähigkeit nach dem 60. Lebensjahr mit besonderer Beeinträchtigung des Sprachgehörs durch Nebengeräusche. Beidseits annähernd gleich ausgeprägte Innenohrschwerhörigkeit mit Hörverlust im oberen Frequenzbereich (hohe Töne). Ursachen: Schallempfindungsstörungen durch Rückbildung von Sinneszellhaaren, des Hörvorgangs und von Zellen des Hörnervs.

13

Symptome

- Zu Pflegender reagiert nur, wenn er den Sprecher ansieht
- Antworten, die nicht zur Frage passen
- Das besser hörende Ohr wird auf Sprecher gerichtet, Hand zur Schallverstärkung hinter das Ohr gelegt
- Weniger Interesse an Aktivitäten in Gemeinschaft, sozialer Rückzug
- Relativ lautes Sprechen, lautes Radio oder Fernseher
- Mißtrauen, depressive Verstimmungen.

Therapie und Pflege

- Aufmerksamkeit für Hörstörung haben, gut beobachten, nicht als Verwirrtheit fehldeuten
- Bei Hörstörung in 2 m Abstand: diagnostische Abklärung durch HNO-ÄrztIn
- Gehörrehabilitation
- Hörgeräte, Umgang mit Hörgeräten ☞ 2.3.4
- Kommunikation, Umgang mit hörbehinderten Personen ☞ 2.3.4.

Tips, Tricks & Fallen

- Bei beidseitiger Schwerhörigkeit ist eine Versorgung beider Ohren notwendig
- Feinmotorische und kognitive Einschränkungen machen den Umgang mit Hörgeräten problematisch. Deswegen eine Anpassung so früh wie möglich anstreben
  Unter folgenden Telefonnummern können höreingeschränkte Personen einen Telefon-Hörtest durchführen:
  – 040/2801205 (Hamburg)
  – 069/637046 (Frankfurt)
  – 09129/1037 (Nähe Nürnberg)

13.2.3 Hörsturz

Plötzlich einsetzender Hörverlust, meist auf einem Ohr. Oft Folge von Durchblutungsstörungen des Innenohrs. Häufig mit Ohrgeräusch (Tinnitus) verbunden.

Symptome

- Druckgefühl im Ohr
- Ohrgeräusche: Klingeln, Sausen, Klopfen
- Gehörabnahme innerhalb von Minuten bis zur Taubheit
- Manchmal Schwindel.

Therapie und Pflege

- Notfall: sofort HNO-ÄrztIn oder HNO-Ambulanz benachrichtigen. Solange Bettruhe
- Krankenhauseinweisung vorbereiten
- Infusion mit durchblutungssteigernden Medikamenten (Haes®-Lsg., Dusodril®, Ringerlösung mit Tebonin®) über ca. 2–3 Wochen

- Prognose: Bei sofortigem Behandlungsbeginn ist meistens eine deutliche Verbesserung des Hörvermögens möglich
- Bettruhe nach Arztanordnung, Ruhe, keine Aufregung, für angenehme Atmosphäre sorgen, keinen Streß
- Unterstützung der ATL nach Bedarf
- Regelmäßig Vitalzeichen (RR, Puls, evtl. Temp.) und psychischen Zustand kontrollieren.

Tips, Tricks & Fallen
Hörsturz ist ein Notfall (Krankenhausaufenthalt). Aber auch ambulante Versorgung möglich.

Gunther de Frenne

Bösartige Tumorerkrankungen 14

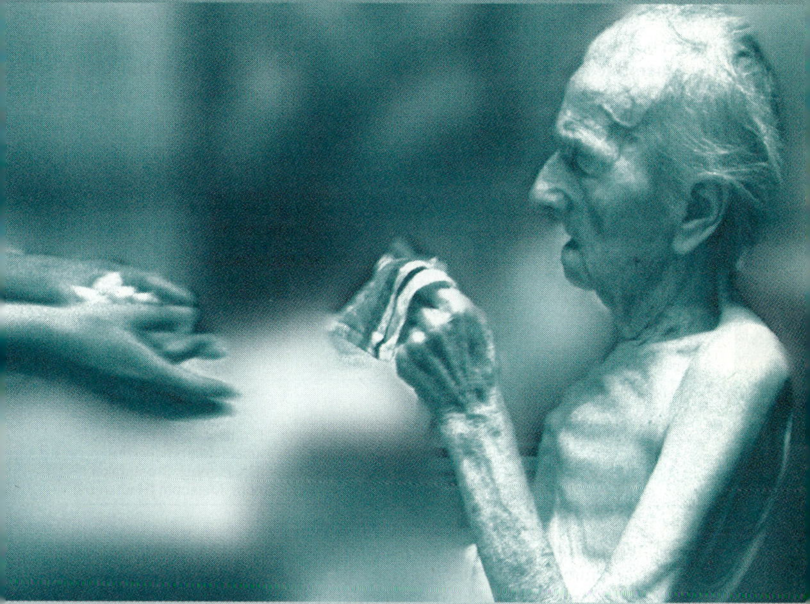

14.1 Allgemeines über Tumoren

Tumor = Geschwulst (Größenzunahme von Gewebe). Meistens wird der Begriff jedoch benutzt, um entartetes Gewebe (im Volksmund „Krebs") zu beschreiben. Im Unterschied zu gutartigen wachsen bösartige Tumoren in das benachbarte gesunde Gewebe ein, zerstören es und streuen Tochtergeschwülste (Metastasen) in andere Organe. Krebszellen vermehren sich unkontrolliert.

Merkmale gutartiger und bösartiger Tumoren

Kennzeichen	Gutartiger Tumor	Bösartiger Tumor
Unterschied zur Normalzelle	Gering	Groß
Zellvermehrung	Meist langsam	Meist schnell
Wachstum	Verdrängt Nachbargewebe	Bricht in Nachbargewebe und -organe ein und zerstört sie
Einbruch in Gefäße und Lymphbahnen	Nein	Ja
Metastasenbildung (Tochtergeschwulste)	Nein	Ja
Beispiel	Polyp z. B. im Darm, Adenom z. B. der Prostata, Myom (Muskelgeschwulst der Gebärmutter)	Bronchialkarzinom (Lungenkrebs), Mammakarzinom (Brustkrebs), Prostatakarzinom, Melanom (Hautkrebs).

Eine Mittelstellung zwischen gutartigen und bösartigen Tumoren nehmen „halbbösartige" (semimaligne) Tumoren eine. Sie verhalten sich im Wachstum wie bösartige Tumoren (☞ Tabelle), streuen aber keine Tochtergeschwulste aus. Häufig im Alter: Basaliom der Haut.

Metastasen (Tochtergeschwulste)

Metastasen sind Tochtergeschwulste eines bösartigen Tumors an einer anderen Körperstelle. Beispiel: Tumor in der Lunge, Tochtergeschwulst wird aus der Lunge mit dem Blut ins Gehirn verschleppt, dort Absiedlung und Wachstum. Metastasen können über die Blutgefäße, die Lymphbahn oder selten durch direkten Kontakt (z. B. Unterlippenkarzinom „springt auf Oberlippe über") verschleppt werden.

Entstehung und Ursachen von Tumoren

Eindeutige Ursache bisher nicht gefunden. Vermutlich wirken ein Vielzahl von Faktoren zusammen:

- Endogen: erbliche Komponente, z. B. gehäuft Brustkrebs bei Frauen, in deren enger Blutsverwandschaft Brustkrebs aufgetreten ist
- Exogen: chronische Schädigung des Gewebes (z. B. Hautkrebs durch chron. Schädigung der Haut nach Sonnenbränden, Schädigung der Atmungsorgane durch Nikotin), Viren (z. B. Leberkrebs nach virusbedingter Gelbsucht), Hormone (Östrogene fördern Brustkrebs, Testosteron Prostatakrebs).

Häufigkeit von Tumoren

Im Alter sehr viel häufiger als in jungen Jahren. Etwa die Hälfte aller bösartigen Tumoren treten nach dem 65. Lebensjahr auf. Nach den Herz-Kreislauferkrankungen sind Krebserkrankungen die zweithäufigste Todesursache. Das häufigste Karzinom im Alter ist bei Frauen das Mammakarzinom (Brustkrebs), bei Männern das Lungenkarzinom. Häufig sind auch bösartige Tumoren der Vorsteherdrüse (Prostata), der Gebärmutter, des Magen-Darm-Traktes, des Blutes und der Haut.

14.1.1 Anzeichen einer Tumorerkrankung

Bei vielen Krebsarten schleichender, unbemerkter Beginn: allgemeine Krankheitszeichen (häufig als normale altersbedingte Beschwerden verkannt), z.B.

- Gewichtsabnahme (ohne Diät)
- Appetitlosigkeit und Abneigung gegen bestimmte Speisen (z.B. gegen Fleisch und Wurst bei Magenkrebs)
- Leistungsabfall; Schwäche, Müdigkeit
- Blutungen: z.B. Blut im Urin, aus der Scheide, der Brustwarze, dem Darm
- Fieber, Nachtschweiß
- Juckreiz, Schmerzen.

14

14.1.2 Behandlungsmöglichkeiten von Tumoren

Abhängig von Art und Stadium des Tumors werden mit der Behandlung verschiedene Ziele angestrebt:

- Kurative Behandlung: hat das Ziel, den Tumor endgültig zu entfernen, so daß der Betroffene abgesehen von dem möglichen Verlust bestimmter Organe oder Organteile geheilt wird
- Palliative Behandlung: Bei einer Tumorausdehnung oder Tumorart, die eine vollständige Entfernung nicht mehr möglich macht, hat diese Behandlung das Ziel, dem Betroffenen die verbleibende Lebenszeit zu verlängern und so beschwerdefrei wie möglich zu gestalten.

Methoden der Tumorbekämpfung

Können je nach Tumorart und -stadium einzeln oder kombiniert angewandt werden:

- Operation: chirurgische Entfernung des entarteten Gewebes. Im Alter oft risikoreich, deshalb nur bedingt anwendbar
- Bestrahlung und/oder Chemotherapie: Schnellwachsendes Tumorgewebe wird während empfindlicher Zellteilungsphase durch Strahlen oder schädigende Chemikalien zerstört
- Hormontherapie: hemmen Tumorwachstum bei hormonell beeinflußbaren Tumoren, z.B. Mammakarzinom, Prostatakarzinom
- Immuntherapie: Stärkung des Immunsystems durch Aktivierung körperlicher Abwehrkräfte gegen Tumorzellen.

Häufige Nebenwirkungen der Tumorbehandlung

Methode	Nebenwirkungen
Operation	Unterschiedlich, je nach operierter Region. Allgemein: • Wundheilungsstörungen • Nervenschädigungen • Abflußstörungen von Lymphe und Blut (Ödeme, Blutstauungen)
Bestrahlung	• Hautschäden • Je nach bestrahltem Organ: Blutbildveränderungen, Übelkeit, Haarausfall, Schädigung von Organen
Chemotherapie	Auswirkung auf alle sich schnell vermehrenden Zellen: • Magen-Darm-Schleimhaut: Übelkeit und Erbrechen • Mundschleimhaut: Entzündung, Ulzera • Blutbildungszellen des Knochenmarks: Verminderung der weißen Blutkörperchen (Infektanfälligkeit; Entzündungen durch Bakterien und Pilze) und der Blutplättchen (Gerinnungsstörungen) • Haarwurzelzellen: Haarausfall
Hormontherapie	• Bei männlichen Sexualhormonen: Vermännlichung der Frau, z.B. Bartwuchs, tiefe Stimme • Bei weiblichen Sexualhormonen: Impotenz und Vergrößerung der Brust bei Männern • Wassereinlagerung • Hitzewallungen • Kopfschmerzen, Müdigkeit
Immuntherapie (oft durch abgeschwächte Tuberkulosebakterien)	• Fieber • Tuberkulose • Leberentzündungen

14

14.2 Häufige Tumorerkrankungen

14.2.1 Übersicht: Symptome und Therapie verschiedener Tumorarten

Häufige Tumorerkrankungen im Alter

Tumor	Symptome	Behandlung
Brustkrebs	• Knoten in der Brust • Warzenveränderungen • Verhärtungen • Metastasen in Lymphknoten der Achselhöhle, Lunge, Skelett, Gehirn	• Operation: Entfernung eines Teils oder der ganzen Brust • Bei Metastasen zusätzlich Chemotherapie, Hormone und Bestrahlung
Gebärmutterkrebs	• Blutungen aus der Scheide • Schmerzen im Unterbauch	• Operation: Entfernung der Gebärmutter • Bestrahlung • Bei Metastasen Chemotherapie

Tumor	Symptome	Behandlung
Krebs der Vorsteherdrüse	• Früh: keine • Schmerzen beim Wasserlassen • Wasserlassen in kleinen Mengen, nächtliches Wasserlassen • Kreuzschmerzen • Metastasen in Beckenknochen, Lendenwirbelsäule	• Operation: Entfernung der Prostata, evtl. der Hoden • Anti-Testosterone • Bestrahlung • Chemotherapie
Lungenkarzinom	• Früh: keine • Bronchitis • Husten • Blutiger Auswurf • Schmerzen im Brustkorb • Atemnot • Metastasen in Hals-Lymphknoten, Gehirn, Skelett	• Operation: Entfernung des Tumors • Bestrahlung • Chemotherapie
Magen-Darm-Karzinom	• Früh: Stuhlunregelmäßigkeiten • Schmerzen im Bauch • Veränderungen des Stuhlgangs: Verstopfung, Durchfall, Darmverschluß • Blut im Stuhl • Brechreiz • Darmkrämpfe • Zunahme des Bauchumfanges (Hose wird zu eng) • Metastasen in Bauch-Lymphknoten, Leber, Lunge	• Operation: Entfernung des befallenen Magen- oder Darmabschnitts; evtl. Anlegen eines Anus praeternaturalis (☞ 3.5.2)
Blutkrebs	• Früh: Leistungsabfall, Müdigkeit • Fieber • Lymphknotenschwellungen • Abwehrschwäche • Blutungen • Nachtschweiß • Gewichtsverlust	• Bestrahlung • Chemotherapie • Knochenmarktransplantation
Hautkrebs	• Veränderungen von braunen Flecken der Haut • Knoten in der Haut • Juckreiz • Hautblutungen	• Operation: Entfernung mit Sicherheitsabstand • Bestrahlung • Chemotherapie • Unterstützung des Immunsystems

14.2.2 Pflege bei Tumorerkrankungen

- Beobachtung von Frühsymptomen (Blut aus Scheide, Brustwarze, Penis, in Stuhl und Urin), Kopfschmerzen, Appetitlosigkeit, Gewichtsabnahme.
- Beobachtung von Hauptbeschwerden:
  - Abmagerung: Fast alle Tumoren im fortgeschrittenen Stadium
  - Durchfall: besonders bei Magen-Darm-Tumor, Bauchspeicheldrüsentumor
  - Verstopfung: alle Tumoren des Bauchraumes
  - Blasenentleerungsstörungen: Tumoren im Bereich des Harnleiters, der Blase, der Harnröhre
  - Schmerzen: jeder Tumor

14

- Lebensqualität so lange wie möglich erhalten:
  - Auf unnötig belastende Maßnahmen verzichten: Mobilisierung, Baden. Teilnahme an Gemeinschaftsveranstaltungen (Essen im Speisesaal, Basteln, Gymnastik) nur, wenn zu Pflegender es wünscht
  - Anstrengende Pflegemaßnahmen dosieren, z.B. Teilwaschung anstelle Ganzkörperwaschung
  - Kontakt zu Angehörigen und Bekannten fördern, falls erwünscht
  - Einzelzimmer falls möglich. Aber kein Verlegen/Abschieben in abgelegenen Raum
  - Übernachtungsmöglichkeiten für Angehörige schaffen: zusätzliches Bett einstellen, leerstehendes Zimmer anbieten
  - Wünsche, Interessen unterstützen
  - Selbständigkeit erhalten
- Angehörigenarbeit: Angehörigengruppe vermitteln, Gespräche mit Angehörigen, mit Angehörigen Betreuungs- und Hilfsangebote besprechen
- Sensibel sein für versteckte Signale, die den Wunsch nach Gespräch oder Zuwendung ausdrücken
- Durchführung notwendiger Prophylaxen (☞ 3.1)
- Kontakt zu anderen Helfern herstellen, z.B. SeelsorgerIn, SozialpädagogIn, PsychologIn.

14

Beobachtung von Schmerzen

Schmerzen sind die Folge der meisten Tumorerkrankungen. Sie treten oft erst in fortgeschrittenem Stadium auf. Im Rahmen einer Schmerzbehandlung ist eine kontinuierliche Schmerzbeobachtung notwendig (☞ 2.10.2.).

Ursachen von Tumorschmerzen

Schmerzen werden durch mechanische und chemische Aktivierung von Schmerzrezeptoren im Gewebe hervorgerufen:

- Volumenvermehrung eines Organes
- Mechanische Verschiebung von Gewebe
- Verschluß von Hohlorganen, z.B. der Blase
- Einwachsen in andere Organe und Gewebe
- Chemisch: Rezeptorstimulation durch schmerzauslösende Substanzen wie Prostaglandin, Bradykinin
- Beeinflussung der Schmerzwahrnehmung auch durch Psyche.

Pflege bei Schmerzen

- Schmerzanamnese erstellen; Schmerzbeobachtung, Schmerzprotokoll führen (☞ 2.10.2). Am besten durch tumorerkrankte Person selbst
- Partnerschaftliches Verhältnis zum zu Pflegenden und Angehörigen anstreben
- Schmerzempfindung immer ernst nehmen
- Eigene Ansicht über Schmerzintensität hinterfragen
- Erhaltung von Selbständigkeit und Unabhängigkeit verbessert Therapieerfolg bei der Schmerzmittelbehandlung
- Tumorerkrankten Personen keine Schmerzmittel vorenthalten, keine Plazebos geben: fühlt sich sonst nicht ernst genommen

- Über Betreuer- und Angehörigenangst vor Sucht und Suizid mit Schmerzmitteln offenes Gespräch anstreben. Ist meist unbegründet und vor allem Angst der BetreuerIn
- Genaues Schema nach Arztabsprache einhalten
- Pflegeperson ist MittlerIn: bei Tumorschmerzen immer Zusammenarbeit mit ÄrztIn anstreben, die spezielle Schmerztherapie durchführt, oder an Schmerzambulanz vermitteln.

Aufklärung

Grundsatz bei vermutlich lebensbedrohlicher Tumorerkrankung: Die volle Wahrheit nicht aussprechen, aber nie die Unwahrheit sagen. Die Andeutung einer Lebensbedrohung durch den Tumor gibt dem alten Menschen die Möglichkeit, sich auf den Tod einzustellen. Es wird ihm aber durch eine nicht ganz eindeutige Aussage nicht jegliche Hoffnung genommen.

TumorpatientIn aufklären

- Im einfühlsamen Gespräch herausfinden, wie weit Person aufgeklärt werden möchte. Nur die Frage „Wie lange habe ich noch zu leben" bedeutet noch nicht, daß Betroffener wirklich die ganze Wahrheit wissen will
- Erkrankung aber auch nicht beschönigen: führt zu Vertrauensverlust und Verlust von Glaubwürdigkeit
- Vorgehen im Pflegeteam und mit der behandelnden ÄrztIn einheitlich absprechen
- Gespräche über Krankheit und Tod nicht aufdrängen, aber immer Gesprächsbereitschaft signalisieren
- Aktiv zuhören (☞ 2.3.2)
- Angehörigen keine grundsätzlich anderen Auskünfte geben als erkranktem alten Menschen (außer bei dementen Personen).

Vorbereitung auf den Tod

Der krebskranke alte Mensch beschäftigt sich irgendwann mit dem Tod. Angebote der Pflegepersonen können sein:

- Gespräche über das Sterben, wenn zu Pflegender darüber reden will
- Gespräche über das Leben des zu Pflegenden, dabei Leistungen und Erfolge hervorheben
- Lebensbilanz ziehen, alte Fotos ansehen
- Wünsche erkennen und erfüllen
- Keine Gespräche aufdrängen, auch wenn eigenes Bedürfnis danach besteht
- Eigene Fähigkeiten erhalten und fördern
- Sterbebegleitung ☞ 16.2.

Prof. Dr. med. Erich Grond

Neurologische Erkrankungen und Gerontopsychiatrie 15

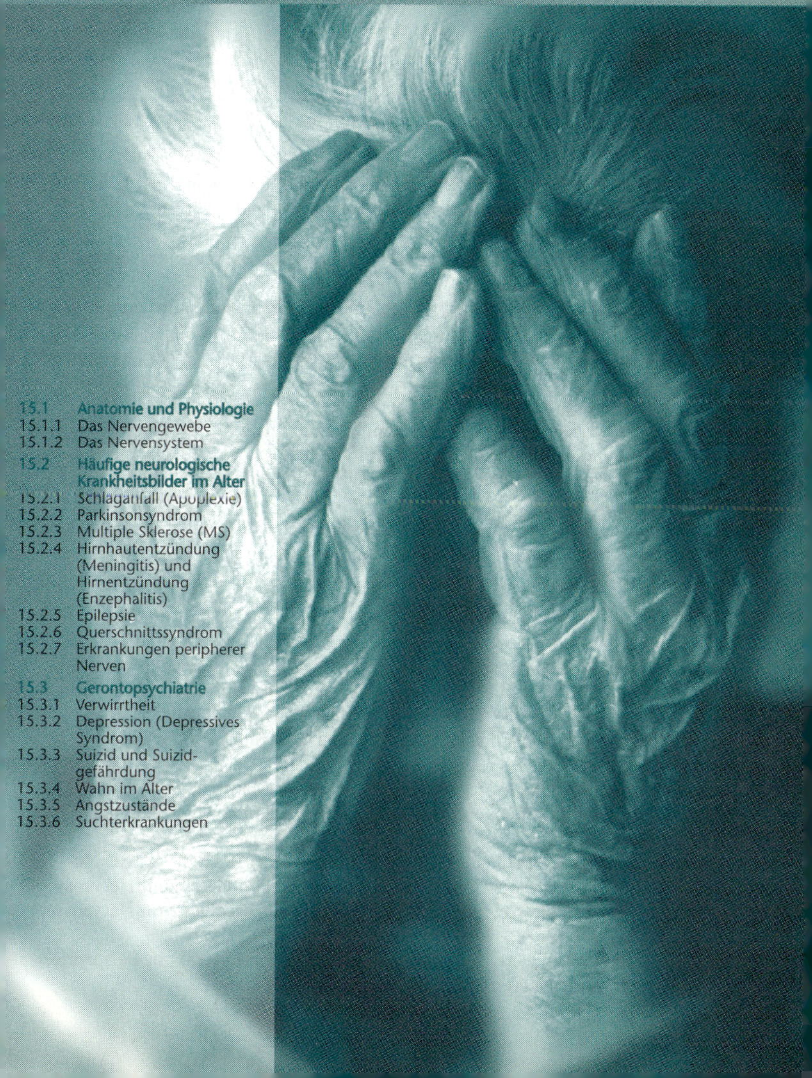

15.1 Anatomie und Physiologie

Das Nervensystem ist die Gesamtheit des Nervengewebes. Es nimmt Informationen auf, speichert und verarbeitet sie und leitet sie weiter. Aufnahme, Verarbeitung und Weiterleitung von Informationen beruhen auf elektrischen und biochemischen Vorgängen.

15.1.1 Das Nervengewebe

Zellen des Nervengewebes

2 Zelltypen: Die Nervenzellen (Neuronen) bilden die Erregung und leiten sie weiter, die Stützzellen (Gliazellen) stützen, ernähren und schützen die Nervenzellen.

Nervenzellen haben Fortsätze, über die sie mit anderen Nervenzellen verbunden sind:

- Dendriten: kurze, vielfach verzweigte Zellfortsätze. Sie leiten Erregungen zur Nervenzelle hin
- Axon: langer Fortsatz. Er leitet Erregung von der Nervenzelle weg zu anderen Nerven- oder Muskelzellen.

Verschiedene Gliazellen, z. B.:

- Astrozyten: beeinflussen den Übergang von Stoffen (z. B. Medikamente) aus dem Blut in die Nervenzelle (Blut-Hirn-Schranke)
- Oligodendrozyten: bilden im ZNS um die Axone eine Isolierschicht (Markscheiden).

Synapsen sind Kontaktstellen zwischen zwei Nervenzellen (Axon der einen zum Dendriten einer anderen Nervenzelle) oder zwischen einer Nerven- und einer Muskelzelle.

Nervenfasern

Axon + Markscheide = Nervenfaser. Markhaltige Nervenfasern mit einer dikken Markscheide leiten die Erregung schneller als marklose Nervenfasern mit einer dünnen Markscheide. Die dicke Markscheide wird in Abständen unterbrochen (Ranviersche Schnürringe). Die Erregung springt von Schnürring zu Schnürring.

➡ Bei der Multiplen Sklerose (☞ 15.2.3) werden die Markscheiden zerstört und damit die Erregungsleitung beeinträchtigt. Folgen: Lähmungen, Sensibilitätsstörungen.

Je nach Richtung der Erregungsleitung gibt es:

- Afferente Nervenfasern: leiten Erregung aus der Peripherie zum Nervensystem, z. B. sensible Nervenfasern, die von den Sinneszellen zum Nervensystem ziehen
- Efferente Nervenfasern: leiten Erregung vom Nervensystem zur Peripherie, z. B. motorische Nervenfasern, die zu den Muskeln ziehen.

Elektrische Vorgänge

- Im Ruhezustand besteht an der Nervenzellmembran eine geringe elektrische Spannung **(Ruhepotential)**, wobei das Zellinnere gegenüber dem Zelläußeren negativ geladen ist. Ursache dafür ist die unterschiedliche Verteilung negativ und positiv geladener Teilchen (z. B. Kalium, Natrium) im Zellinneren und -äußeren
- Bei Erregung strömen positiv geladene Teilchen ins Zellinnere, bis das Zellinnere gegenüber dem Zelläußeren positiv geladen ist **(Aktionspotential)**
- Die Erregung breitet sich (ebenfalls durch Teilchenströme) entlang des Axons bis zur Synapse aus.

Biochemische Vorgänge

An der Synapse (Kontaktstelle zu einer Nerven- oder Muskelzelle) werden aus Bläschen Überträgerstoffe (Neurotransmitter) in den Spalt zwischen zwei Zellen freigesetzt. Von dort aus erregen sie die Zellmembran der nachfolgenden Zelle. Manche Überträgerstoffe hemmen auch die Weiterleitung der Erregung.

➡ Die Funktion der verschiedenen Überträgerstoffe ist genau aufeinander abgestimmt. Ist das Gleichgewicht gestört, kann es zu schwerwiegenden Erkrankungen kommen:

- Beim Parkinsonsyndrom (☞ 15.2.2) ist der erregende Überträgerstoff Dopamin nicht ausreichend vorhanden
- Bei der Schizophrenie (☞ 15.3.4) spricht die Membran von Nervenzellen zu stark auf Dopamin an
- Bei einer Depression (☞ 15.3.2) ist das Gleichgewicht zwischen erregenden und hemmenden Überträgerstoffen gestört.

15.1.2 Das Nervensystem

Nach Funktion und Steuerung werden unterschieden:

- **Willkürliches Nervensystem:** steuert bewußte, willkürliche Vorgänge. Es besteht aus:
  - Zentralem Nervensystem (ZNS): Gehirn und Rückenmark
  - Peripherem Nervensystem: verbindet ZNS mit der Peripherie
- **Vegetatives Nervensystem:** ist nicht dem Willen unterworfen, kann nicht willkürlich beeinflußt werden.

Das Gehirn

Steuert Handlungen, ist Sitz des Bewußtseins und ethischer Wertvorstellungen, ermöglicht Sprache und Abstraktionsvermögen (Fähigkeit, vom konkreten Fall ausgehend zu verallgemeinern).

Großhirn

Zwei Großhirnhälften (Hemisphären), die durch Längsfurche geteilt und in der Tiefe verbunden sind. Jede Hemisphäre ist in 4 Lappen gegliedert: Stirn-, Scheitel-, Schläfen-, Hinterhauptlappen. Außen befindet sich die Großhirnrinde, die

einen Großteil der grau aussehenden Nervenzellen enthält (graue Substanz). Innen liegt die aus Nervenfasern bestehende weiße Substanz.
In der **grauen Substanz** gibt es Gebiete (Rindenfelder), in denen Nervenzellen ähnlicher Funktion zusammenliegen, z.B.:
- Motorische Rindenfelder: steuern z.B. bewußte Bewegungen der Skelettmuskulatur
- Sensorische Rindenfelder: nehmen z.B. Empfindungen der Haut, der Muskeln, der inneren Organe bewußt wahr
- Rindenfelder der Sinnesorgane: z.B. Sehzentrum, Hörzentrum, Riechzentrum
- Assoziationsfelder: verarbeiten Sinneseindrücke, entwerfen Handlungsmuster und ermöglichen so logisches Denken und Kreativität.

➡ Bei der Demenz (☞ 15.3.1) sterben Nervenzellen des Großhirns ab. Folgen sind Gedächtnisverlust und zunehmender Verfall der Persönlichkeit.
Die **weiße Substanz** besteht aus Nervenbahnen, die Teile des ZNS untereinander verbinden, z.B.:
- Pyramidenbahn: steuert bewußte Bewegungen, verläuft vom Großhirn zum Rückenmark. Ein Großteil ihrer Nervenfasern kreuzt in ihrem Verlauf zur Gegenseite
- Extrapyramidales (außerhalb der Pyramidenbahn liegendes) System: steuert v.a. unbewußte Bewegungen und ist für den Muskeltonus verantwortlich. Zu ihm gehören:
  – Extrapyramidale Bahnen: verlaufen außerhalb der Pyramidenbahn zum Rückenmark
  – Basalganglien: sind Anhäufungen von Nervenzellen (Kerne) in der Tiefe des Gehirns.

15

➡ Bei einem Schlaganfall (☞ 15.2.1) der rechten Gehirnhälfte ist die linke Körperhälfte gelähmt.
Das Parkinsonsyndrom (☞ 15.2.2) ist eine Erkrankung der Basalganglien.
Das **Limbische System** umgibt verschiedene Teile des Gehirns wie ein Saum (limbus = Saum). Es beeinflußt Organfunktionen, Gefühle wie Angst und Aggression und kann z.B. Durchfall, Puls- und Blutdruckanstieg bewirken.

Zwischenhirn
Schaltstelle zwischen Großhirn und Hirnstamm. Besteht aus:
- Thalamus: sammelt, verarbeitet und filtert Informationen aus Umwelt und inneren Organen, bevor sie an das Großhirn weitergeleitet werden
- Hypothalamus: kontrolliert z.B. Körpertemperatur, Wasserhaushalt; überwacht Kreislauf-, Verdauungs- und Blasenfunktion; ist Durst-, Hunger- und Sättigungszentrum; ist an der Entstehung von Gefühlen wie Wut beteiligt; bildet Hormone, die in der Hypophyse (Hirnanhangdrüse) gespeichert werden und veranlaßt Freisetzung von Hormonen aus der Hypophyse.

Hirnstamm
Unterster Gehirnabschnitt. Wird von netzförmigen Fasern (Formatio reticularis) durchzogen, die die Aktivität des gesamten Nervensystems, Bewußtseinslage und Schlaf-Wach-Rhythmus regulieren. Besteht aus:

- Mittelhirn: Hör-, Seh- und Reflexzentrum, Bestandteil der Pyramidenbahn und des extrapyramidalen Systems
- Brücke enthält Verbindungsbahnen innerhalb des Gehirns
- Verlängertem Mark (Medulla oblongata), das in das Rückenmark übergeht und auf- und absteigende Nervenbahnen sowie lebenswichtige Steuerzentren z. B. für Herz-Kreislauf, Atmung enthält.

➭ Bei erhöhtem Druck im Schädelinneren, z. B. durch Hirnblutung oder Hirntumor, kann das verlängerte Mark im knöchernen Hinterhauptsloch eingeklemmt werden. Führt schnell zum Tod.
Beim Apallischen Syndrom (Teilhirntod) funktioniert das Stammhirn weiter, auch wenn die Großhirnfunktion, z. B. durch Unfall oder Sauerstoffmangel, ausgefallen ist.

Kleinhirn

Liegt in der hinteren Schädelgrube. Reguliert im Zusammenspiel mit dem Großhirn den Muskeltonus und stimmt die Bewegungen aufeinander ab. Ist an der Steuerung des Gleichgewichts beteiligt.

Hirnnerven

Verlassen das ZNS oberhalb des Rückenmarks, versorgen Kopf, Hals und innere Organe und verbinden Sinnesorgane mit dem Gehirn. Es gibt 12 Hirnnervenpaare:
I: Riechnerv
II: Sehnerv
III, IV, VI: Augenmuskelnerven
V: Drillingsnerv (N. trigeminus) mit drei sensiblen Ästen (Augenhöhlen-, Ober- und Unterkiefernerv) und motorischen Anteilen für Kau- und Mundbodenmuskeln
VII: Gesichtsnerv (N. fazialis) besteht aus motorischen Fasern (versorgen die mimischen Gesichtsmuskeln), sensiblen Fasern (leiten Geschmacksempfindungen von den vorderen ⅔ der Zunge) und parasympathischen (☞ 15.1.2) Fasern (ziehen zu Tränen-, Unterkiefer- und Unterzungendrüse)
VIII: Hör- und Gleichgewichtsnerv
IX: Zungen- und Rachennerv für das Schlucken
X: Eingeweidenerv (N. vagus). Versorgt als Hauptnerv des Parasympathikus (☞ unten) Halsorgane, Brust- und Baucheingeweide
XI: Halsnerv für Kopfdrehung und Schulterheben
XII: Zungennerv für Zungenbewegungen.

➭ Bei einer Fazialislähmung kann das Auge nicht geschlossen und die Stirn nicht gerunzelt werden, der Mundwinkel hängt herab.

Rückenmark

Das Rückenmark (Medulla spinalis) geht aus verlängertem Mark hervor. Enthält außenliegend große Nervenbahnen (weiße Substanz), die Informationen auf- und abwärts leiten sowie innenliegend die graue Substanz mit Nervenzellen, so daß lebenswichtige Reflexe sofort und ohne den Umweg über das Gehirn ausge-

15

löst werden können. Beidseits entspringen aus dem Rückenmark 31 Paar Nervenwurzeln, die die Spinalnerven bilden.

➡ Nervenwurzeln können bei einem Bandscheibenvorfall (☞ 15.2.6) gequetscht werden. Folgen: Muskelschwäche bis Lähmung und Empfindungsstörungen.

Schutzeinrichtungen und Blutversorgung des ZNS

Hirnhäute (Meningen)

Schützen Gehirn und Rückenmark. 3 Hirnhäute: außen harte Hirnhaut (Dura mater), in der Mitte Spinnwebenhaut (Arachnoidea) und innen weiche Hirnhaut (Pia mater).

Liquor

Ist eine klare, farblose Flüssigkeit, die die Hohlräume des ZNS (Ventrikel) und den Raum zwischen mittlerer und innerer Hirnhaut (Subarachnoidalraum) füllt. Schützt das ZNS wie ein Wasserkissen vor Stößen und transportiert Stoffwechselprodukte aus dem ZNS in das Venensystem.

15

➡ Bei einer Hirnhautentzündung (Meningitis ☞ 15.2.4) wird Liquor zur Untersuchung gewonnen. Nach örtlicher Betäubung am gekrümmt sitzenden Kranken werden zwischen Dornfortsätzen des 3. und 4. Lendenwirbels die Haltebänder der Wirbelsäule und die harte Hirnhaut durchstochen (Lumbalpunktion) und so etwa 5 ml Liquor gewonnen. Das Rückenmark kann nicht verletzt werden, da es bereits in Höhe des 2. Lendenwirbels endet.

Blutversorgung

Rechte und linke Kopfschlagader (Arteriae carotis internae) sowie rechte und linke Wirbelschlagader (Arteriae vertebrales) versorgen das Gehirn kontinuierlich mit Sauerstoff und Nährstoffen. Damit eine Unterbrechung des Blutflusses in einem der Gefäße das Gehirn nicht irreparabel schädigt, sind die Arterien in Form eines Ringes (Circulus arteriosus) untereinander verbunden.

➡ Ist diese Funktion des Arterienringes z. B. bereits durch Arteriosklerose eingeschränkt und wird die Blutversorgung im Gehirn z. B. durch ein Blutgerinnsel unterbrochen, stirbt das von dieser Arterie versorgte Hirngewebe ab (Hirninfarkt, Apoplex , ☞ 15.2.1).

Peripheres Nervensystem

Nerven, die das ZNS mit der Peripherie verbinden. Nach dem Austritt der Spinalnerven (☞ oben) aus der Wirbelsäule teilt sich jeder Spinalnerv in Äste auf, die Haut und Muskeln vom Hals abwärts bis zum Kreuzbein versorgen. Die Äste einiger Spinalnerven bilden Nervengeflechte (Plexus), bevor sie sich zu Arm- und Beinnerven teilen. Wichtige Nerven sind z. B.:

- Armnerven: Speichennerv (N. radialis), Ellennerv (N. ulnaris), Mittelnerv (N. medianus)
- Ischiasnerv (N. ischiadicus).

Reflexe

Reflexe sind vom Willen unabhängige, schnelle motorische Reaktionen in Situationen, in denen bewußte Überlegungen zu lange dauern würden. Beispiel: Beim Berühren eines heißen Bügeleisens zuckt die Hand sofort zurück, noch ehe der Schmerz im Gehirn bewußt wird. Reflexe regeln ständig Körperfunktionen (z. B. die Muskelgrundspannung), ohne daß sie bewußt kontrolliert werden müßten. Reflexe werden über **Reflexbögen** ausgelöst, diese bestehen aus:

- Rezeptor: nimmt Reiz auf
- Sensibler Nerv: leitet den Reiz zum Rückenmark
- Reflexzentrum im Rückenmark bildet Reflexantwort
- Motorische Nerven übermitteln die Reflexantwort auf Muskeln.

Reflexarten

- Eigenreflexe: Reizaufnahme und -antwort erfolgen im selben Muskel und regulieren die Körperhaltung. Beim Patellarsehnenreflex (PSR) reizt ein Schlag unterhalb der Kniescheibe die Sehne des Muskels, der den Unterschenkel streckt. Bei neurologischer Untersuchung werden verschiedene Reflexe geprüft
- Fremdreflexe: Reizaufnahme und -antwort erfolgen in verschiedenen Organen, z. B. Bestreichen der Bauchhaut führt zur Anspannung der Bauchmuskeln
- (Viszerale) Eingeweide-Reflexe steuern die glatte Muskulatur innerer Organe, z. B. Blasen- oder Mastdarmreflex bei Füllung, Husten- und Speichelsekretionsreflex.

15

➡ Je nach Ort einer Schädigung sind die neurologischen Ausfälle unterschiedlich:

- Zentrale Lähmung: Wenn das motorische Rindenfeld oder die Pyramidenbahn z. B. beim Schlaganfall geschädigt wird, entfällt die zentrale Steuerung, die Muskelreflexe bleiben aber erhalten → Der Muskelruhetonus ist erhöht, die Lähmung wird spastisch
- Periphere Lähmung: Wenn das Rückenmark oder periphere Nerven geschädigt sind, ist die Reizleitung zu den Muskeln unterbrochen → schlaffe Lähmung
- Querschnittslähmung: Wenn z. B. durch Unfall der Rückenmarksquerschnitt geschädigt wird, sind alle auf- und absteigenden Bahnen unterbrochen. Unterhalb der Schädigung sind die Lämungen spastisch, in Höhe der Rückenmarkschädigung schlaff. Willkürmotorik, Sensibilität und Blasen-, Darm- und Sexualfunktion sind betroffen.

Vegetatives Nervensystem

Steuert unbewußt und unwillkürlich lebenswichtige Organfunktionen, z. B. Atmung und Kreislauf. Besteht aus **Sympathikus** (ist bei nach außen gerichteten Aktivitäten, z. B. körperlicher Arbeit, erregt) und **Parasympathikus** (dominiert bei nach innen gerichteten Funktionen, z. B. Verdauung). Durch das Zusammenspiel beider Anteile paßt sich der Körper ständig an die jeweiligen Bedürfnisse an.

Gegensätzliche Wirkung der beiden Anteile des vegetativen Nervensystems

Organe	Sympathikuswirkung	Parasympathikuswirkung
Pupillen	Werden erweitert	Werden verengt
Herzmuskel	Puls wird beschleunigt, Kontraktionskraft erhöht	Puls wird verlangsamt, Kontraktionskraft vermindert
Haut-und Eingeweidegefäße	Verengen sich	Keine Wirkung
Bronchien	Erweitern sich	Verengen sich
Speichel- und Verdauungsdrüsen	Sekretion vermindert	Sekretion gesteigert
Magen-Darm-Trakt	Tonus und Bewegungen vermindert, Schließmuskeln kontrahiert	Tonus und Bewegungen gesteigert, Schließmuskel entspannt
Tränendrüsen	Keine Wirkung	Sekretion gesteigert
Sexualorgane	Löst Ejakulation aus	Löst Erektion aus

15

15.2 Häufige neurologische Krankheitsbilder im Alter

Leitsymptome bei neurologischen Erkrankungen

Symptom	Beschreibung	Häufige Ursachen
Bewußtseinsstörungen (☞ auch 17.4.2)		
Bewußtseinstrübung	Benommenheit (Somnolenz)	Akute Hirnschädigung durch Verletzung, Infektionen, Gifte, Hirnblutung, Hirntumor
Sopor	Tiefschlafähnlicher Zustand	
Koma	Reaktions- und Bewegungslosigkeit	
Lähmung (Parese)		
Schlaffe Lähmung	Lähmung ohne Widerstand	Nervenlähmung zwischen Rückenmark und Muskel z. B. durch Verletzung
Spastische Lähmung	Lähmung mit federndem Widerstand	Schädigung von Gehirn oder Rückenmark bei Apoplex, Multipler Sklerose
Monoparese	Lähmung einer Extremität	Hirnverletzung, kleiner Hirninfarkt
Hemiparese, Hemiplegie	Halbseitenlähmung	Apoplex, Hirntumor, Hirnblutung, Hirnverletzung
Paraparese	Lähmung beider Arme oder beider Beine	Rückenmarksverletzung, z. B. bei Querschnittslähmung, Multipler Sklerose

Symptom	Beschreibung	Häufige Ursachen
Extrapyramidale Bewegungsstörungen: Schädigung des Gehirns außerhalb der Pyramidenbahn (☞ 15.1.2)		
Zittern (Tremor)	Hände, Beine, seltener der Kopf zittern. • Intentionstremor: Zittern bei Zielbewegungen • Ruhetremor: Zittern in Ruhe	Parkinsonsyndrom, Alkoholdelir, Kleinhirnschädigung, Schilddrüsenüberfunktion, Kleinhirnschäden, Multiple Sklerose, Parkinsonsyndrom
Steifigkeit (Rigor)	Gleichmäßiger Widerstand, evtl. Zahnradphänomen	Parkinsonsyndrom
Veitstanz (Chorea)	Blitzartige, schnelle Bewegung; Zuckungen	Chorea Huntington
Athetose	Langsame, schraubende Bewegungen	Nach Apoplex, bei angeborenen Hirnschäden
Sensibilitätsstörung (Empfindungsstörung)		
Oberflächensensibilität	Störung der Schmerz-, Berührungs-, Temperaturempfindung	Multiple Sklerose, Polyneuropathie, Rückenmarkserkrankungen
Tiefensensibilität	Störung der Vibrationsempfindung	Rückenmarkserkrankungen, Schädigung peripherer Nerven
Aphasie (☞ auch 2.3): Sprachstörung		
Sensorische Aphasie	Unfähigkeit, Sprache zu verstehen	Anfänglich nach Apoplex
Motorische Aphasie	Unfähigkeit, Sprache zu sprechen	Im späteren Verlauf eines Apoplex
Amnestische Aphasie	Wortfindungsstörung	Alzheimer-Demenz
Koordinationsstörungen (Ataxie)		
	Unkoordinierte Bewegungsabläufe	Kleinhirn- und Rückenmarkserkrankungen, Polyneuropathie, Multiple Sklerose, Parkinsonsyndrom
Schwindel		
	Orientierungsstörung im Raum	Hirndurchblutungsstörung, Apoplex, Augen-, Ohrenerkrankungen, psychisch bedingt
Kopfschmerzen		
	Akute Kopfschmerzen	Meningitis, Enzephalitis, Blutung zwischen die inneren beiden Hirnhäute (Subarachnoidalblutung), Glaukomanfall, Nasennebenhöhlenentzündung
	Wiederkehrende Kopfschmerzen	Migräne, Reizung des V. Hirnnerven (Trigeminusneuralgie ☞ 15.1.2)
	Chronische Kopfschmerzen	Spannungskopfschmerz, Hirntumor, Depression
Muskeltonus (Muskelspannung)		
Muskelschwäche	Schwäche einzelner Muskeln	Muskelerkrankung, Apoplex, Hirnverletzung, Multiple Sklerose, Hirntumor
Hypotonie (schlaffe Muskeln)	Herabgesetzter Widerstand bei Bewegung	Erkrankungen des Kleinhirns

15.2.1 Schlaganfall (Apoplexie)

Auch apoplektischer Insult. Häufiges neurologisches Krankheitsbild. Akute Hirnschädigung durch arterielle Hirndurchblutungsstörung mit gewöhnlich halbseitig auftretender Lähmung. Meistens schlagartiges Auftreten.

Ursachen

- **Verminderte Blutversorgung** (73 % der Betroffenen): Verschluß eines Hirngefäßes führt zu Sauerstoffmangel und damit zum Absterben von Hirngewebe (Hirninfarkt). Ursachen: Thrombose, Embolie
- **Blutung im Gehirn** (24 % der Betroffenen): Gefäßzerreißung z. B. aufgrund einer Hypertonie oder einer Gefäßausbuchtung (Aneurysma) mit Blutung unter die mittlere Hirnhaut; Schädigung des Hirngewebes
- **Andere Ursachen** (3 %): z. B. Tumoren, Schädel-Hirn-Verletzungen.

Risikofaktoren

15

Alte Menschen sind besonders gefährdet: Arteriosklerose, hoher Blutdruck, Herzinsuffizienz, chronische Atemwegserkrankung mit Sauerstoffabfall, Thrombose, Exsikkose, Diabetes mellitus, langjähriger Alkohol- und Nikotinmißbrauch, Bewegungsmangel, Übergewicht, psychosoziale Faktoren wie Verluste, Wohnungswechsel oder Krisen.

Einteilung der Durchblutungsstörungen des Gehirns nach Schweregraden

Stadium	Symptome	Verlauf
I	Einengung des Hirngefäßes	Keine Symptome
IIa	TIA = transitorische ischämische Attacke: vorübergehende Durchblutungsstörung des Gehirns	Vollständige Rückbildung aller Symptome innerhalb von 24 Std.
IIb	PRIND = prolongiertes reversibles ischämisches neurologisches Defizit: verlängerte, durch Hirndurchblutungsstörung bedingte, neurologische Ausfälle	Symptome bleiben länger als 24 Std. bestehen, bilden sich aber vollständig zurück
III	PS = Progressive stroke : zunehmender Schlaganfall	Symptome nehmen zu, sind teilweise rückbildungsfähig
IV	CS = Completed stroke: kompletter Schlaganfall (Apoplex), bei dem das Hirngewebe irreversibel geschädigt ist (Hirninfarkt)	Chronische neurologische Schäden (☞ Symptome)

Symptome

TIA = transitorische ischämische Attacke (Stadium II, ☞ Tabelle oben)
Symptome sind Vorboten, Warnzeichen.

- Dauer: wenige Min. bis maximal 24 Std.

- Symptome: plötzliche Schwäche und Gefühlsstörung, kurzfristiger Sehverlust, Doppelbilder sehen, flüchtige halbseitige Empfindungsstörung, heftige und plötzliche Kopfschmerzen, plötzlicher Schwindel.

Schlaganfall (Stadium III und IV, ☞ Tabelle oben)
Symptome je nach betroffenem Hirnabschnitt:
- Halbseitenlähmung (Hemiplegie)
  - Halbseitige Schwäche bis Lähmung
  - Anfangs schlaffer, später spastischer Haltetonus mit Beugespastik des Armes und gleichzeitig Streckspastik des Beines
  - Gesichtsnervenlähmung (Fazialisparese) mit Asymmetrie der Gesichtsmuskulatur: einseitig herabhängender Mundwinkel, einseitig verstrichene Falte zwischen Nase und Oberlippe, Vorwölben der Wange beim Ausatmen („Tabakblasen"), Speichelfluß
  - Wahrnehmungs- und Sensibilitätsstörung der gelähmten Seite (Temperatur, Berührung, Geruch, Schmecken, Gesichtsfeld)
  - Evtl. Bewußtseinverlust (☞ 17.4.2)
- Bei Schädigung der dominanten Hirnhälfte
  - Sprachstörungen (Aphasien, ☞ 2.3.4)
  - Schlucklähmung bzw. -störung (☞ 2.6.5)
  - Erkennungsstörung (Agnosie), Erinnerungsverlust (Amnesie)
- Bei Schädigung der nicht-dominanten Hirnhälfte
  - Räumliche Orientierungsstörung, Handlungsstörung (Apraxie)
  - Vernachlässigung (Neglect), Fallneigung zur Lähmungsseite
- Störungen des vegetativen Nervensystems (☞ 15.1.2), z.B. Schwitzen, Inkontinenz, Steigerung von Blutdruck und Blutzucker, Speichelfluß, Herzrhythmusstörungen.

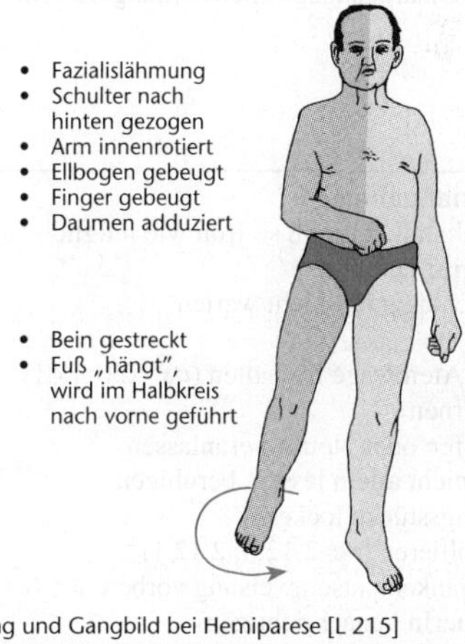

Abb. 15.1: Körperhaltung und Gangbild bei Hemiparese [L 215]

15

Psychische Symptome

Betroffene Person kommt aus ihrem psychischem Gleichgewicht:

- Störung sozialer Kontakte bis hin zu völligem sozialen Rückzug z.B. durch Sprachstörung
- Störung der Eigenwahrnehmung und des Körpergefühls. Integrität des Körpers geht verloren
- Gefühlsschwankungen, Wesensveränderungen
- Angst vor Pflegebedürftigkeit und Abhängigkeit
- Aggression als Bewältigungsform aufgrund Selbstwertverlustes und Unabhängigkeitsbestrebens
- Depression als Reaktion auf Verluste (☞ 15.3.2).

Diagnostik

Anamnese, klinische Symptomatik, EKG, EEG, Computertomographie des Schädels, Ultraschall (Doppler-Sonographie), evtl. Angiographie (Gefäßdarstellung).

15

Therapie

- Akutphase: Klinikeinweisung mit Intensivüberwachung. Medikamentöse Therapie: Kreislauf stabilisieren, Hirndruck senken, antithrombotische Medikamente (z.B. Vollheparinisierung), Stoffwechsellage verbessern; Frührehabilitation im Krankenhaus
- Reha im Anschluß an Krankenhaus
- Physiotherapie: Behandlungskonzept nach Bobath
- Logopädie: Sprach- und Schlucktraining durch Logopädie (☞ 2.3.4, 2.6.5)
- Ergotherapie: Training psychologischer und physiologischer Fähigkeiten für Alltagspraxis
- Psychosoziale und sozialpädagogische Beratung und Begleitung.

Pflege

! Pflegerische Erstmaßnahmen

Wichtig: Ärztliche Behandlung muß so früh wie möglich einsetzen.

- Vorboten absolut ernst nehmen
- Bei Verdacht auf Schlaganfall nicht warten
- Bettruhe
- Stabile Seitenlage, Atemwege freihalten (☞ Abb. 17.1)
- Zahnprothese entfernen
- Sofort NotärztIn rufen oder Notruf veranlassen
- Betroffene Person nicht allein lassen, beruhigen
- Beengende Kleidungsstücke lockern
- Vitalzeichen kontrollieren (☞ 2.12.8; 2.12.1)
- Dokumentieren, Krankenhauseinweisung vorbereiten (☞ 1.3.12)
- Angehörige, BetreuerIn benachrichtigen.

Pflege nach Akutphase

Unterstützung aller ATL. Prinzipien des Bobath-Konzeptes anwenden.

Prinzipien nach dem Bobath-Konzept

Das Bobath-Konzept geht vom Wissen aus, daß sich geschädigte Hirnzellen reorganisieren können. Funktionen geschädigter Hirnareale können von anderen Arealen übernommen werden:

- Behandlungskonzept nach Bobath tägl. 24 Std. anwenden
- Pathologische Haltungs- und Bewegungsmuster hemmen
- Physiologische Bewegungsabläufe anbahnen
- Sensibilität der betroffenen Seite stimulieren
- Betroffene Seite in alle Bewegungsabläufe des tägl. Lebens einbeziehen
- Bobath-Lagerungstechnik ☞ unten
- Ansprechen, Agieren mit zu Pflegendem immer von der betroffenen Seite, um Wahrnehmung zu fördern
- Selbsthemmung des spastischen Musters durch Händefalten (betroffener Daumen oben, ☞ Abb. 15.2) beim Drehen im Bett, Aufsetzen, Sitzen
- Bobath-Raumgestaltung: alle Möbel, Gebrauchsgegenstände, Tür so aufstellen bzw. anordnen, daß sie nur über gelähmte Seite sichtbar sind; betroffene Seite zeigt zur Zimmermitte (☞ Abb. 15.3).

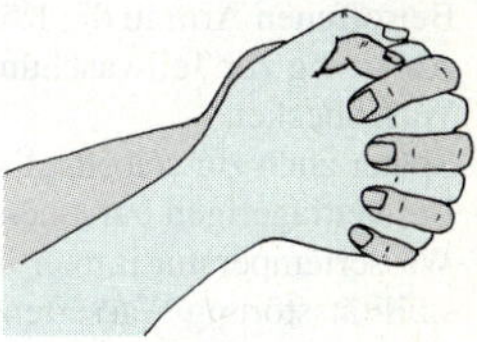

Abb. 15.2: Händefalten: Nichtbetroffener Arm führt betroffenen Arm durch Händefalten. Finger werden so „eingefädelt", daß der betroffene Daumen oben liegt [L215]

Kommunizieren

- Logopädische Anleitung zum Sprechen so früh wie möglich
- Sprechförderung nach Absprache mit LogopädIn

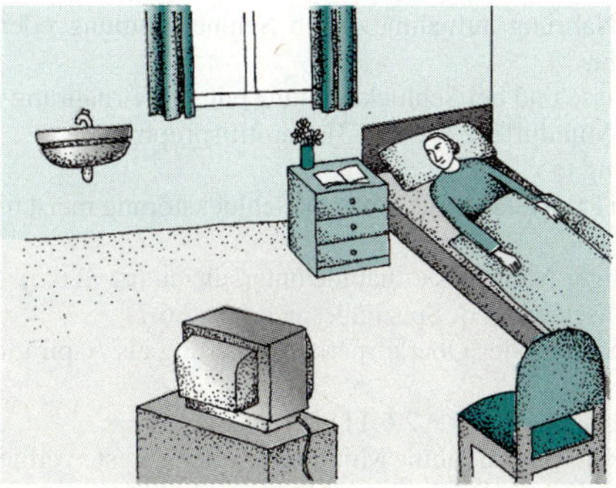

Abb. 15.3: Raumgestaltung nach dem Bobath-Konzept [L119]

15

- Tägl. Sprechen üben. Umgang bei Aphasien ☞ 2.3.4
- Soziale Kontakte fördern (tagesstrukturierende Gruppen ☞ 1.3.9), Besuchsdienste
- Angehörige, Freunde, Kontaktpersonen über Sprachstörung aufklären.

Sich waschen und kleiden

- Betroffenen Arm in die Körperpflege einbeziehen
- Anleitung zur Teilwaschung (☞ 2.5.2): Hocker, hemiplegischer Arm liegt in Waschbecken
- Später auch zur selbständigen Intimpflege anleiten (☞ 2.5.2)
- Bei bettlägerigen Personen Ganzkörperwäsche im Bett, Baden (☞ 2.5.2)
- Wassertemperatur immer überprüfen: Zu Pflegender kann wegen seiner Sensibilitätsstörung Wassertemperatur nicht wahrnehmen
- Entspannende Massagen anwenden
- Rauhe Waschlappen und Handtücher benutzen, um Wahrnehmung zu fördern
- Alle Körperpflegemaßnahmen langsam und intensiv durchführen. Fördert Körperwahrnehmung
- Gute Hautpflege wegen Inkontinenz, erhöhter Schweißsekretion (☞ 2.5.1)
- Augenpflege (☞ 2.5.3)
- Immer Unterwäsche tragen (Hautkontakt ist wichtig) und so früh wie möglich normale, bequeme, leicht zu öffnende Kleidung (Klettverschluß), bequeme Schuhe ohne Absatz (keine Turnschuhe wegen Hängenbleiben) oder Bally-Valens-Schuh® (Reha-Schuh)
- Anziehtraining (☞ 2.5.4)
- Tuch zum Abwischen für Speichelfluß. Speichelfluß verursacht Schamgefühle.

15

Essen und Trinken

Störungen der Nahrungsaufnahme durch Schlucklähmung oder -störung mit Aspirationsgefahr.

- In der Akutphase und bei Schlucklähmung enterale Ernährung per Sonde (☞ 2.6.12); gute Mundpflege (☞ 2.5.3), Parotitisprophylaxe
- Schlucktraining (☞ 2.6.5)
- Trinkplan: Zu Pflegende trinken wegen Schluckstörung meist nicht genug (☞ 2.6.8)
- Bei selbständiger Nahrungsaufnahme unterstützen (☞ 2.6.5)
- Hilfsmittel einsetzen, z.B. Spezialbesteck (☞ 2.6.7)
- Nahrung im Sitzen oder Oberkörperhochlagerung als Aspirationsprophylaxe anbieten
- Diät bei Arteriosklerose (☞ 2.6.11)
- Nach jeder Nahrungsaufnahme Mundpflege: Speisereste verbleiben im Mund (☞ 2.5.3)
- Zahnprothese anpassen lassen.

Sinn finden
- Akzeptanz der Erkrankung als Pflegeziel aufnehmen
- Über Ängste, Befürchtungen, Sorgen sprechen
- Über Verluste durch Krankheit (Sprachverlust) reden. Aktives Zuhören ☞ 2.3.2
- Ermutigen, loben, kleinste Fortschritte anerkennen und bestätigen
- Psychosoziale Hilfen (Psychologe, Seelsorger) vermitteln.

Sich beschäftigen
- Erfolgserlebnisse schaffen
- Mit Ergotherapie Beschäftigungsangebote entwickeln
- Hilfsmittel einsetzen.

Sich als Mann und Frau fühlen
- Schamgefühl respektieren
- Für attraktive Kleidung sorgen, stärkt Selbstwertgefühl
- Intimpflege möglichst selbst durchführen lassen.

Für Sicherheit sorgen
- Sichere Umgebung, Haltegriffe, rutschfester Weg, Wohnungsanpassung (☞ 1.2.12)
- Sturzprophylaxe (☞ 2.10.3)
- Stuhl mit Armlehnen
- Medikamenteneinnahme kontrollieren: können sich im Mund sammeln
- Hilfsmittelbenutzung sicher einüben, auch mit Angehörigen.

Ausscheiden
In der Akutphase Harninkontinenz (Dranginkontinenz ☞ 2.11.1) und Stuhlinkontinenz (☞ 2.11.2). Dauerkatheter nur in Akutphase.
- So früh wie möglich Dauerkatheter entfernen
- So früh wie möglich Kontinenztraining und Toilettentraining beginnen (☞ 2.11.1, 2.11.2)
- Angemessene Hilfsmittel einsetzen (kleine Vorlagen)
- Obstipationsprophylaxe (☞ 3.1.8).

Atmen und Kreislauf
- In Akutphase engmaschig Vitalzeichen kontrollieren (☞ 2.12.8)
- Wegen Beteiligung der Atemmuskulatur Pneumonieprophylaxe (☞ 3.1.3)
- Atemübungen (☞ 2.12.5).

Körpertemperatur regulieren
Evtl. Beeinträchtigung der Temperaturempfindung (Sensibilitätsstörung), deshalb:
- Wasch- oder Badewassertemperatur immer überprüfen
- Einüben temperaturangemessenen Kleidens (☞ 2.13.4)
- Schutz vor Kälte und vor Hitze, z.B. zu heißer Wärmflasche.

Ruhen und Schlafen

- Hilfen zum Schlafen (☞ 2.14.2)
- Desorientierung in der Nacht wegen verminderter Hirndurchblutung (☞ 2.14.2)
- Regelmäßiger Lagewechsel in der Nacht bei Dekubitusgefährdung (☞ 3.1.2).

Spastikhemmende Lagerung

In der Akutphase besteht schlaffe Lähmung. Nach einigen Tagen oder Wochen entsteht spastische Lähmung (Muskeltonus nimmt zu).

- Pflegebett mit normaler, fester Matratze: Widerstand der festen Matratze fördert Körperwahrnehmung
- Bei Dekubitusgefährdung keine weiche oder superweiche Unterlage, besser häufiger umlagern (☞ 3.1.2)
- Schon in Akutphase mit Mobilisation (☞ unten) beginnen
- Beste Reihenfolge spastikhemmender Maßnahmen (in Abhängigkeit von Befund und Zustand): Sitzen am Tisch, 90°-Seitenlage auf betroffene Seite, 90°-Seitenlage auf nichtbetroffene Seite, Rückenlage.

Sitzen am Tisch
(☞ Abb. 15.4)

- Zu Pflegender sitzt im festen Stuhl mit Seitenlehnen
- Beide Füße parallel fest auf dem Boden, Knie 90° gebeugt (entsprechende Sitzhöhe)
- Beide Unterarme liegen auf Tisch, Ellbogen unterstützt, Hände gefaltet mit Daumen der betroffenen Seite oben
- Evtl. festes Kissen im Lendenbereich.

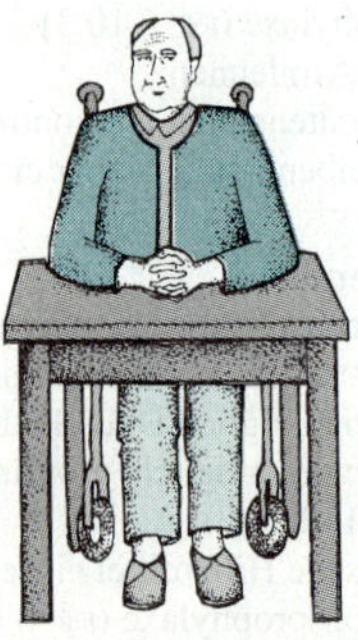

Abb. 15.4: Sitzen am Tisch [L119]

90°-Lagerung auf betroffene Seite (☞ Abb. 15.5)

- Bett flach, Seitenlage in 90°
- Betroffener Arm gestreckt, Handfläche zeigt nach oben, betroffene Schulter vorgezogen
- Kopf liegt auf kleinem Kissen (Kissen nicht unter Schulter)
- Betroffenes Bein in der Hüfte gestreckt und im Kniegelenk leicht gebeugt, Kissen unter betroffenes Bein
- Im Rücken Kissen, um Zurückrollen zu verhindern.

90°-Lagerung auf nichtbetroffene Seite (☞ Abb. 15.5)

- Bett flach, Kopf auf kleinem Kissen
- Nicht betroffener Arm angebeugt vor zu Pflegendem, betroffener Arm nach vorne ausgestreckt auf Kissen (Hand und Finger geöffnet)
- Betroffenes Bein mit weniger als 90° nach vorne auf Kissen lagern, nichtbetroffenes Bein gerade.

Rückenlagerung

Ungünstige Lagerung für Hemiplegiker.

- Kopf mit Kissen unterlagern (Kissen nicht unter Schulter)
- Betroffener Arm und Schulter auf Kissen (Ellenbogen gestreckt, Hand geöffnet, Finger gestreckt, Handfläche nach unten). Lagerungsvariante: Arm seitlich neben Kopf auf Kissen lagern
- Betroffene Gesäßhälfte und evtl. Oberschenkel leicht unterlagern (verhindert Schrumpfung der Hüftgelenkskapsel)
- Kopf zur betroffenen Seite drehen.

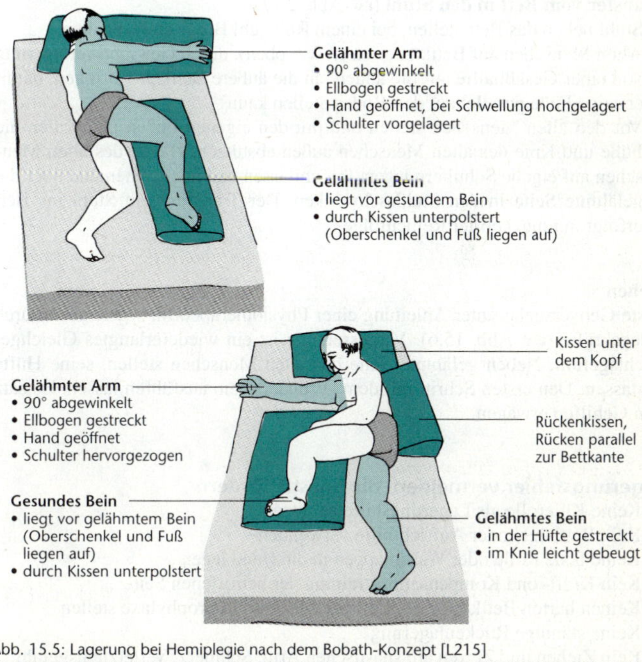

Abb. 15.5: Lagerung bei Hemiplegie nach dem Bobath-Konzept [L215]

15

Mobilisation

Sitzen im Bett
- Zuerst gesundes Bein ans Gesäß ziehen und aufstellen lassen, gelähmtes dann dabei unterstützen
- Arme in Richtung Füße ausstrecken, aufgestellte Beine an den Füßen festhalten, mit dem anderen Arm den Oberkörper aufrichten
- Rücken gut abstützen. Nur kurze Zeit sitzen lassen (z.B. zum Essen), da alter Mensch sonst wieder herunterrutscht.

Aufsitzen an der Bettkante
- An gelähmte Seite stellen und alten Menschen zu sich drehen
- Beine anziehen (lassen) und beide Unterschenkel nacheinander über den Bettrand hängen. Dabei gelähmtes Bein unterstützen
- Gesunde Hand stützt sich in Brusthöhe auf der Unterlage ab. Gelähmten Arm mit dem eigenen stützen, mit dem zweiten Arm um die Schultern fassen und alten Menschen aufrichten.

15

Transfer vom Bett in den Stuhl (☞ Abb. 2.17)
- Stuhl neben das Bett stellen, bei einem Rollstuhl Bremsen feststellen
- Alten Menschen auf Bettkante setzen (☞ oben), durch Gewichtsverlagerung von einer Gesäßhälfte auf die andere an die äußere Bettkante bringen, damit er seine Füße parallel auf den Boden stellen kann
- Vor den alten Menschen stellen und mit den eigenen Füßen und Knien die Füße und Knie des alten Menschen außen abstützen. Hände des alten Menschen auf eigene Schultern legen, ihn umfassen und hochziehen und über die gelähmte Seite in den Stuhl schwenken. Der Transfer vom Stuhl ins Bett erfolgt in umgekehrter Reihenfolge.

Gehen
Erste Gehversuche unter Anleitung einer PhysiotherapeutIn, später auch durch Pflegekräfte (☞ Abb. 15.6). Voraussetzung ist ein wiedererlangtes Gleichgewichtsgefühl. Neben gelähmte Seite des alten Menschen stellen, seine Hüfte umfassen. Den ersten Schritt mit dem gesunden Bein ausführen lassen. Einsatz von Gehilfen erwägen.

Lagerungsfehler vermeiden, die Spastik fördern
- Keine Knierolle als Lagerungshilfe benutzen
- Kein Bettbügel oder Aufrichthilfe verwenden
- Keine feste Rolle oder Waschlappen in die Hand legen
- Kein Kraft- und Kompensationstraining der betroffenen Seite
- Keinen harten Bettkasten an Fußende zur Spitzfußprophylaxe stellen
- Keine ständige Rückenlagerung
- Kein Ziehen und Zerren am spastischen Arm: Schmerz, Verletzungsgefahr

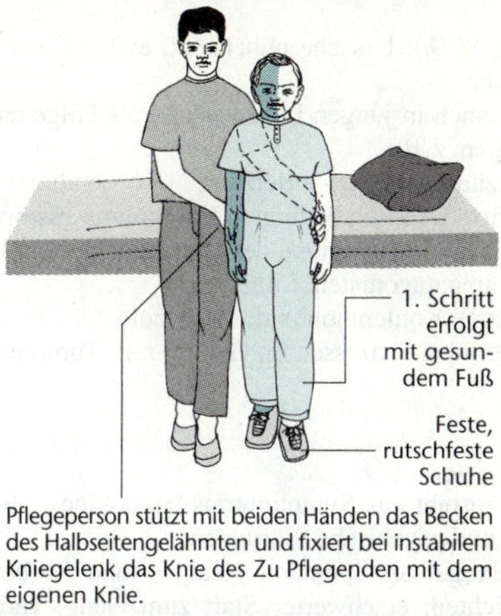

Abb. 15.6: Gehen mit dem Halbseitengelähmten [L 215]

- Bei Dekubitusgefährdung auch 30°-Lagerung einsetzen, auch wenn Widerspruch zur 90°-Lagerung. Im Team und mit KG absprechen. Keine dogmatische Anwendung einer Lagerungsart.

Tips, Tricks & Fallen

- Jeder dritte Schlaganfall kündigt sich durch Vorboten an
- Bobath-Konzept allen an der Pflege beteiligten Personen bekanntmachen: z.B. Fortbildung, Anleitung von pflegenden Angehörigen
- Frühzeitige Reha und Mobilisation durch Pflegekräfte und therapeutisches Team wirken einer dauernden Pflegebedürftigkeit entgegen
- Angehörigen Hilfe vermitteln: Altenheime, Tagespflege, Schwerbehindertenausweis, Pflegegeld, therapeutische Hilfen, Fahrdienste, Essen auf Rädern, Haushaltshilfen. Selbsthilfegruppen ☞ Kapitel 18
- Unbedingt individuelle Pflegeplanung erstellen. Ziele müssen in kurzer Zeit überprüfbar sein.

15.2.2 Parkinsonsyndrom

Parkinsonsyndrom (Schüttellähmung) = nach James Parkinson benanntes Syndrom. Häufige Erkrankung im höheren Lebensalter. Erkrankung der Basalganglien (Störung der Produktion des Überträgerstoffs Dopamin, ☞ 15.1.1). Folge ist Störung von Bewegungsabläufen. Männer erkranken häufiger als Frauen.

Ursachen

- Idiopathisch (ca. 80%): Ursache unbekannt, evtl. erblich. Beginn meist im 50–60. Lebensjahr
- Symptomatisch: auch in jungen Lebensjahren als Folge anderer Erkrankungen oder Störungen, z.B.:
  - Nach Hirnentzündung oder -verletzung
  - Bei z.B. arteriosklerotisch bedingten Durchblutungsstörungen
  - Medikamentös durch Hemmung der Dopaminaktivität, z.B. durch Neuroleptika, Kalziumantagonisten, Lithium
  - Durch Gifte, z.B. Kohlenmonoxid, Methanol
  - Bei raumfordernden Prozessen im Gehirn, z.B. Tumoren.

Symptome

Kernsymptomatik besteht aus Symptomtrias: Hypokinese, Rigor, Tremor. Zusätzlich vegetative und psychische Störungen.

- **Hypokinese:** Mangel an Spontan-, Reaktiv- und Mitbewegung, z.B. erschwertes Aufrichten; erschwerter Start zum Gang; verlangsamter Gang; kleinschrittiger, schlürfender, trippelnder Gang (☞ Abb. 15.7); Stoppen des Ganges kann nicht kontrolliert werden; Arme bewegen sich nicht mit beim Gehen; Knie leicht gebeugt; vornübergebeugte Körperhaltung; maskenhafte, starre Mimik (Maskengesicht); seltener Lidschlag; leise, tonlose, monotone Sprache; kleine, nach oben abweichende Schrift
- **Rigor:** Steigerung des Muskeltonus mit wachsartigem Widerstand der Arme und Beine bei passivem Bewegen (vergleichbar mit dem Biegen einer Kerze); ruckartiges Nachlassen des Widerstandes (Zahnradphänomen); Muskelsteifheit, keine völlige Entspannung möglich. Beispiel für Schulter-Nackenbereich: Kopf bleibt beim Anheben und Zurückfallenlassen im Liegen in der Luft hängen
- **Tremor:** Zittern in Ruhe, v.a. der Hände, das bei Zielbewegungen geringer wird, meist im Schlaf verschwindet, sich bei Aufregung verstärkt. Kann auch fehlen
- **Vegetative Symptome:** gesteigerter Speichelfluß, gesteigerte Talg- und Schweißdrüsensekretion (Salbengesicht), hypotone Kreislaufregulationsstörungen, Dranginkontinenz (☞ 2.11.1), seltener Harnverhalt, Obstipation wegen verlängerter Darmpassage, Völlegefühl, bei Anstrengung Atemnot, Schlafstörung aufgrund Hypokinese, Sexualfunktionsstörungen (☞ 2.9.1)
- **Psychische, kognitive Störungen:** verlangsamtes Denken bei erhaltener Intelligenz (Bradyphrenie), depressive Verstimmung (☞ 15.3.2), auch Suizidgefährdung (☞ 15.3.3), Demenz (☞ 15.3.1).

Diagnostik

Diagnose durch Anamnese, klinische Untersuchung, Symptome und Verlaufsbeobachtung.

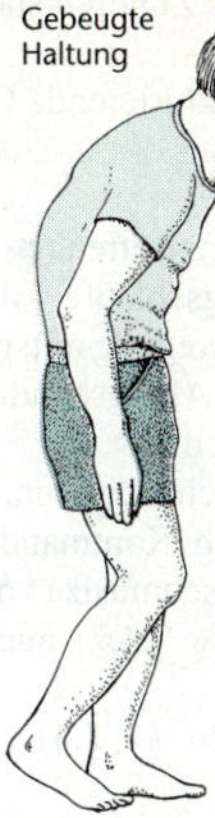

Abb. 15.7: Gangbild eines an Morbus Parkinson erkrankten alten Menschen [L 190]

15

Therapie

- Medikamentöse Einstellung mit Parkinsonmitteln in Klinik (☞ 4.2.14)
- Ergotherapie und KG
- Logopädie
- Physiotherapie: z.B. Schwimmen, Massagen, Packungen
- Psychosoziale Beratung.

Pflege

Beobachten beim Morbus Parkinson

- Gezielt auf Bewegungsstörungen achten
- Nebenwirkung von Parkinsonmitteln beobachten (☞ 4.2.14) und dokumentieren. ÄrztIn informieren
- Vegetative und psychische Symptome (☞ oben) beobachten
- Kontinuierlich dokumentieren.

Kommunizieren

- Konstante Pflegebezugsperson (☞ 2.3.1)
- Zeit nehmen für Kommunikation
- Keine Ungeduld: setzt zu Pflegenden unter Druck
- Auf verlangsamte Reaktion des zu Pflegenden einstellen
- Tägl. Sprachtraining: zu langsamem und deutlichem Sprechen, Singen, Lachen, Schreien ermuntern. Logopädische Behandlung fortsetzen. Tägl. mit Blockschrift üben, Buchstaben dabei vorsprechen lassen
- Absprache mit LogopädIn (☞ 1.4.5)

- Nähe geben mit Blickkontakt, aktives Zuhören stärkt Selbstwert (☞ 2.3.2) , Körperkontakt
- Soziale Integration fördern (tagesstrukturierende Gruppen ☞ 1.3.9).

Sich bewegen

- Bewegungsübung mit KG, Absprachen treffen (☞ 1.4.3)
- Schulung der verbliebenen Bewegungsabläufe: Ablauf bewußt machen, evtl. pflegerische Hilfe, Konzentration, Bewegung mitsprechen lassen, Ausführung der Bewegung, Entspannungsphase. Alltagshandlungen üben, z.B. im Bett drehen, vom Stuhl aufstehen, hinsetzen
- Gehen üben: zuerst Fersen, Beine leicht spreizen, bei Ermüdung Pause, verbale Einleitung der Bewegung durch Kommando, Rhythmus geben (1–2, 1–2...), Rhythmik durch Musik (Marschmusik) vorgeben
- Rhythmische Übungen nach Musik (☞ 2.4.7), auch Tanzen; Einzelübung vor Spiegel
- Haltungs- und Gleichgewichtsübungen (☞ 2.4)
- Sturzprophylaxe (☞ 2.10.3)
- Gehhilfen (☞ 2.4.8) individuell aussuchen. Wegen Sturzgefährdung genau abwägen
- Dekubitusgefährdung (keine Eigenbewegung im Schlaf), Dekubitusprophylaxe (☞ 3.1.2).

Sich waschen und kleiden

- Bei der tägl. Körperpflege anleiten. Zeit nehmen
- Wegen vermehrtem Schwitzen mehrmals tägl. waschen, evtl. tägl. duschen. Sicherheit: Duschstuhl, Haltegriffe (☞ 2.5.2). Luftdurchlässige Kleidung bevorzugen. Tägl. Wäsche wechseln
- Warme Bäder mit Fichtennadelzusatz (☞ 2.5.2)
- Wegen Salbengesicht keine fetten Gesichtscremes verwenden
- Natürliche Deodorantien und Erfrischungszusätze
- Sorgfältige Mundpflege (☞ 2.5.3)
- Sorgfältige Augenpflege (☞ 2.5.3), da durch seltenen Lidschlag Gefahr der Bindehautentzündung
- Wegern Zittern leicht zu öffnende Kleidung (z.B. Klettverschluß, Slipper) verwenden.

Essen und Trinken

- Selbständige Nahrungsaufnahme fördern
- Hilfsmittel einsetzen: z.B. Spezialbesteck, Tellerrandteller, Warmhalteteller (☞ 2.6.7)
- Schwere Tassen (wegen Zittern)
- Tassen nur halb füllen sonst Überschwappgefahr
- Gefahr der Unter- und Mangelernährung wegen langsamer Nahrungsaufnahme. Motivation fördern: Lieblingsspeisen anbieten, Gewohnheiten berücksichtigen (☞ 2.6.1)
- Obstipationsprophylaxe (☞ 3.8.1, 2.6.11)
- Ausreichende Trinkmenge, evtl. Trinkmenge bilanzieren.

Sich beschäftigen

- Handwerkliche und hauswirtschaftliche Tätigkeiten fördern Feinmotorik (☞ 2.8)
- Tagesstrukturierende Angebote machen (☞ 1.3.9)
- Erfolgserlebnisse schaffen
- Ergotherapie.

Sich als Mann und Frau fühlen

- Rollenverständnis erhalten: Kleidung, Frisur, Attraktivität
- Bedürfnisse nach Zärtlichkeit und Erotik nicht tabuisieren (☞ 2.9).

Für Sicherheit sorgen

- Sturzprophylaxe (☞ 2.10.3)
- Verletzungsarme Alltagsgegenstände besorgen und Umgang trainieren: z. B. mit Rasierapparat, Schere, Messer
- Umgebung übersichtlich gestalten
- Nebenwirkung von Antiparkinsonmittel (z. B. Halluzinationen, ☞ 4.2.14) beobachten, dokumentieren, ÄrztIn informieren
- Brille, Hörgerät regelmäßig überprüfen und anpassen. Schatten im Zimmer gut beleuchten und unklare Geräusche, Muster in Teppichen, Tapeten, Vorhängen vermeiden, um Halluzinationen einzuschränken oder zu vermeiden.

Ausscheiden

- Oft besteht motorische Dranginkontinenz (☞ 2.11.1)
- Kontinenztraining und Pflege (☞ 2.11.1)
- Obstipationsprophylaxe (☞ 3.1.8).

Atmen und Kreislauf

Atmung unterstützen. Hypokinese beeinträchtigt Atemmuskulatur:

- Pneumonieprophylaxe (☞ 3.1.3)
- Tägl. Atemübungen und atemstimulierende Einreibung (☞ 2.12.5)
- Kreislauftraining beim Aufstehen
- Tägl. RR nach dem Aufstehen (☞ 2.12.8) kontrollieren, Schellongtest (☞ 2.12.8).

Ruhen und Schlafen

- Für Bewegungswechsel während des Schlafes sorgen, schiefe Ebene, Lagerung nach Wunsch (☞ 2.4)
- Dopaminnebenwirkung: Halluzinationen, oft in Form von Alpträumen
- Dämmerlicht eingeschaltet lassen, um Halluzinationen einzuschränken bzw. zu vermeiden
- Weitere unterstützende Maßnahmen ☞ 2.14.2.

Tips, Tricks & Fallen

- Selbsthilfegruppen vermitteln (☞ Kapitel 18)
- Angehörige über Krankheit und Pflege informieren, anleiten und stützen

- Kuren in speziellen Parkinsonkliniken vermitteln
- Offene Gespräche über Erkrankung anbieten
- ATL durch individuelle Pflegeplanung unterstützen.

15.2.3 Multiple Sklerose (MS)

Auch: Encephalomyelitis disseminata. Autoimmunerkrankung des Gehirns und Rückenmarks. Bindegewebige Umwandlung (Sklerose) der Markscheiden (☞ 15.1.1) und Einengung der Nervenfasern durch bindegewebige Narben. Frauen erkranken häufiger als Männer. Keine typische Alterserkrankung: Erkrankung zwischen 20. und 45. Lebensjahr. Verlauf: 80 % schubförmig mit teilweiser oder vollständiger Rückbildung nach Wochen, 20 % schleichend fortschreitend.

Ursachen

Bisher ungeklärt, evtl.:

- Langsame Virusinfektion
- Erbanlagen
- Immunschwäche
- Stoffwechselstörungen
- Auslösefaktoren: Infekte, Verletzungen, Streß.

Symptome

Unterschiedliche Symptome je nach betroffenem Hirnabschnitt:

- Kribbeln, Kältegefühl, Schmerzen an Händen und Füßen
- Fortschreitende Schwäche bis Lähmung
- Zentrale Lähmungen: spastische Streck- und Beugespastik
- Kleinhirnsymptome: Ataxie (z.B. breitbeiniger Gang), abgehackte Sprache, Zittern bei Zielbewegungen, Rumpfataxie (Nicht-gerade-sitzen-können)
- Sehstörungen: Verschwommensehen, Doppeltsehen, Schielen
- Inkontinenz: Reflex- oder Dranginkontinenz (☞ 2.11.1)
- Impotenz
- Psychische Symptome: Depression, Aggressionen, selten Euphorie, Demenz.

Diagnostik

EEG, Lumbalpunktion (☞ 15.1.2), Kernspintomographie.

Therapie

- Medikamentöse Therapie: ACTH, Kortison, Imurek® zur Vorbeugung, Mittel gegen Spastik, z.B. Lioresal®
- Schmerzbehandlung
- Regelmäßig KG, Ergotherapie, evtl. Logopädie
- Psychosoziale Beratung.

Pflege

Beobachten bei Multipler Sklerose
- Genaue Beobachtung von Veränderungen, um Schübe zu erkennen
- Nebenwirkung von Medikamenten beobachten und dokumentieren. ÄrztIn informieren.

Kommunizieren
- Ängste, Zukunftsangst ernst nehmen, Gesprächsbereitschaft signalisieren
- Zu Pflegenden akzeptieren, auch bei ausgeprägter Wesensveränderung
- Wesensveränderung auch als Bewältigungsmöglichkeit der Krankheit verstehen
- Für soziale Kontakte sorgen (Freunde, Nachbarn)
- Betroffene Person und Angehörige frühzeitig, vorsichtig und einfühlend über Erkrankung und deren Folgen aufklären
- Sprachübungen nach Logopädie.

Sich bewegen
- Für KG sorgen
- Übungen in Absprache mit KG, KG-Übungen fortführen
- Mobilität fördern (☞ 2.4)
- Beinlähmung: Gehschule, Rollstuhltraining, Hilfsmittel wie z. B. Haltegriffe einsetzen
- Ataxie und Schwindel: Gleichgewichtsübungen
- Armlähmung: Handgeschicklichkeit trainieren
- Gefährdungen frühzeitig erkennen und Prophylaxen durchführen: Kontrakturen-, Dekubitus-, Thrombose-, Pneumonie- und Harnwegsinfektprophylaxen (☞ 3.1).

Essen und Trinken
- Vitaminreiche und eiweißreiche Kost, Vollwertkost (☞ 2.6.3)
- Für selbständige Nahrungsaufnahme Hilfsmittel einsetzen: verdickte Griffe, Haltegriffe am Besteck (☞ 2.6.7).

Sich waschen und kleiden
- Selbständigkeit individuell fördern
- Bequeme Kleidung z. B. mit Klettverschluß bevorzugen.

Sinn finden
- Krankheitsakzeptanz als Pflegeziel aufnehmen, einfühlende Gespräche
- Kontakt zu MS-Gesellschaft aufnehmen: Angebote von Beratung, Kursen, Ferienangeboten (Adressen ☞ Kapitel 18)

- In schweren Situationen psychotherapeutische Hilfe vermitteln
- Motivation fördern: kleinste Erfolge loben.

Ausscheiden

- Bei Inkontinenz eingehende, einfühlsame Gespräche
- Hilfsmittel einsetzen (☞ 2.11.1)
- Individuelles Toilettentraining (☞ 2.11.1)
- Evtl. suprapubischen Katheter (☞ 3.4.2)
- Zystitisprophylaxe (☞ 3.1.9)
- Obstipationsprophylaxe (☞ 3.1.8), Darmtraining (☞ 2.11.2).

Sich als Mann und Frau fühlen

- Rollenverständnis erhalten: bei Kleidung, Frisur, Attraktivität berücksichtigen
- Bedürfnisse nach Zärtlichkeit und Erotik nicht tabuisieren (☞ 2.9).

Ruhen und Schlafen

- Für erholsamen Schlaf und Entspannung sorgen (☞ 2.14.2).

Sich beschäftigen

- Sinnvolle Beschäftigungen anbieten
- Zu Hause: so lange wie möglich eigenständige Arbeiten ermöglichen, evtl. mit Haushaltshilfe
- Im Heim: sinnvolle Angebote machen, tagesstrukturierende Angebote (☞ 1.3.9)
- Erfolgserlebnisse schaffen.

Atmen und Kreislauf

Wegen Pneumoniegefährdung Atmung unterstützen:

- Pneumonieprophylaxe (☞ 3.1.3)
- Tägl. Atemübungen (☞ 2.12.5).

Tips, Tricks & Fallen

- Angehörigenarbeit: Information, Entlastung, Aufbau von Selbsthilfegruppen, Selbstpflege von Angehörigen unterstützen
- Selbsthilfegruppen vermitteln (☞ Kapitel 18)
- Wohnungsanpassung bei Rollstuhlbenutzung (☞ 1.2.12)
- Vorsicht bei Sprechen über MS: Diagnose macht Angst
- Schmerzen können Ausdruck für MS-Herd in sensiblen Nervenbahnen, aber auch Folge von Fehlbelastungen des Bewegungssystems sein (ÄrztIn, KG informieren).

15.2.4 Hirnhautentzündung (Meningitis) und Hirnentzündung (Enzephalitis)

Meningitis

Entzündung der Hirnhäute durch Infektion mit Viren, Bakterien oder Pilzen.

- Symptome: heftige Kopfschmerzen, Nackensteife, Benommenheit (☞ 17.4.2), Licht- und Lärmscheuheit, Fieber (☞ 2.13.2), Verwirrtheit
- Therapie: Krankenhauseinweisung (Infektionsabteilung); Antibiotika, Immunglobuline, Schmerzmittel.

Enzephalitis

Entzündung des Gehirns durch Infektion meist mit Viren. Ist Rückenmark mitbetroffen = Enzephalomyelitis.

- Symptome: Kopfschmerzen, zunehmende Bewußtseinseintrübung (☞ 17.4.2), epileptische Anfälle (☞ 15.2.5), Sprachstörungen, Lähmungen, Verwirrtheit, Aggressivität und psychomotorische Unruhe, Spannungsirresein (Katatonie)
- Therapie: Krankenhauseinweisung (Infektionsabteilung); virushemmende Medikamente (Virustatika), Immunglobuline.

Tips, Tricks & Fallen

- Bei Symptomen einer Meningitis oder Enzephalitis sofort ÄrztIn bzw. NotärztIn benachrichtigen. Krankenhauseinweisung vorbereiten
- Meldepflicht beim Gesundheitsamt
- Schlußdesinfektion durch Gesundheitsamt veranlassen.

15.2.5 Epilepsie

Zerebrale Krampfanfälle, bei denen sich Hirnzellen elektrisch abnorm aus voller Gesundheit heraus entladen. Unterscheidung in „echte“ Epilepsie und symptomatische Epilepsie.

Ursachen

- „Echte“ Epilepsie: Anfallserkrankung ohne erkennbare Ursache
- Symptomatische Epilepsie: Hirntumor, Schlaganfall, Unterzuckerung (Hypoglykämie), Alzheimer-Demenz, Hirndurchblutungsstörungen, Enzephalitis, Medikamenten- und Alkoholentzug.

Anfallsauslöser

- Nikotin, Sauerstoffmangel
- Medikamentenüberdosierung: z.B. Insulin oder Antidiabetika, Azetylsalizylsäure, Neuroleptika, Anticholinergika, Analgetika
- Überhöhter Kaffeekonsum
- Entzug von Alkohol, Tranquilizern, Antiepileptika
- Föhn und Wetterwechsel

- Hunger, Überanstrengung, Schlafentzug
- Angst, Schreck, Fernsehflimmern.

Symptome

Symptome beim großen, generalisierten Anfall
- Vorboten: Lichtblitze, Geruche, Melodien, Geräusche, Glücksgefühle kurz vor dem Anfall
- Tonisches Stadium: Schrei, Stöhnen, Hinstürzen, Atempause mit Zyanose, Bewußtlosigkeit mit Streckkrampf. Dauert ca. 30 Sek.
- Klonisches Stadium: symmetrisches und rhythmisches Zucken von Armen und Beinen, Zungenbiß, schaumiger Speichel vor dem Mund, Einnässen
- Tiefer Erschöpfungsschlaf: Nachschlaf mit Schwitzen, schnorchelnder Atmung. Nach dem Schlaf Erschöpfung und Kopfschmerzen.

Fokale (Herd-)Anfälle
Gehen von einem Krampfherd im Gehirn (z.B. lokale Hirnschädigung durch einen Hirntumor) aus, z.B.

15

- Jackson-Anfälle: rhythmische Zuckungen bzw. Mißempfindungen einer Extremität, kurze Dauer, erhaltenes Bewußtsein
- Psychomotorische Anfälle: Vorboten wie bei großem Krampfanfall (☞ oben), Dämmerattacken mit Verwirrtheit, Automatismen (Kauen, Schmatzen, Schlucken, Wischen, zielloses Umherlaufen, Ausziehen, gesteigerte Aggressivität). Dauer: Min.–Std.

Status epilepticus
Anfallsserie oder Anfallsdauer von mehr als 10 Min. Endet bei 10% tödlich.

Diagnostik
Anamnese, Anfallsbeobachtung, EEG, Computertomographie, Blutzucker.

Therapie
- Behandlung je nach Ursache: z.B. Operation eines Hirntumors
- Auslösende Faktoren behandeln
- Medikamentöse Behandlung mit Antiepileptika.

Pflege

! Erstmaßnahmen bei großem Anfall
- Vor Verletzungen schützen: Gegenstände wegräumen, aus gefährdender Umgebung, z.B. Nähe von Heizkörpern, entfernen
- Mit Decke abpolstern
- Beengende Kleidung öffnen
- Atemwege freihalten
- Nicht allein lassen
- Ruhe bewahren

- Nach Anfall stabile Seitenlage: Zunge kann im Tiefschlaf zurückfallen und die Atemwege verlegen (☞ Abb. 17. 1)
- Anfall beobachten und dokumentieren
- ÄrztIn benachrichtigen.

! **Erstmaßnahmen bei einem Status epilepticus**
- Erstmaßnahmen wie bei großem Anfall
- NotärztIn rufen
- Atemwege freihalten (stabile Seitenlage ☞ Abb. 17.1)
- Diazepam-Zäpfchen verabreichen (bei Verordnung)
- Sauerstoffgabe: 4–6 l/Min.

Pflegemaßnahmen im anfallsfreien Intervall
- Beim Duschen oder Baden zu Pflegende nicht alleine lassen. Anfall kann jederzeit auftreten
- Anfälle genau dokumentieren
- Regelmäßige Einnahme von Antiepileptika überwachen: plötzliches Absetzen löst Anfall aus
- Für regelmäßigen und erholsamen Schlaf sorgen (☞ 2.14)
- Fernsehen, Alkohol und Rauchen einschränken.

Tips, Tricks & Fallen
- Für die Zeit des Anfalls besteht Erinnerungslücke
- Wegen Einnässen alten Menschen nach Anfall umziehen, schlafen lassen, dann waschen
- Bei Erbrechen während Anfall Mund ausräumen und stabile Seitenlage (☞ Abb. 17.1).

15.2.6 Querschnittssyndrom

Syndrom durch Schädigung des Rückenmarkes. Lähmung kann vollständig oder unvollständig sein. Symptome davon abhängig, an welcher Stelle Rückenmark geschädigt ist.

Ursachen
Unfälle mit Wirbelbruch, Bluterguß, Tumor, Entzündungen, Bandscheibenvorfall.

Symptome
Anfangs schlaffe Lähmung. Später in Höhe der Schädigung schlaffe, unterhalb spastische Lähmung und Sensibilitätsstörung. Schmerzen in Höhe der Verletzung. Störung der Blasen-, Darm- und Sexualfunktion. Bei unvollständiger Querschnittslähmung bleiben einzelne Funktionen erhalten.

Therapie
Chirurgische und medikamentöse Behandlung in Spezialklinik, KG, Rollstuhltraining.

Pflege
- Thrombose-, Kontrakturen- und Dekubitusprophylaxe (Drehbett, Antidekubitusmatratze, ☞ 3.1)
- Blasenentleerung durch suprapubischen Kathether
- Zystitisprophylaxe (☞ 3.1.9), Obstipationsprophylaxe (☞ 3.1.8)
- Temperaturregulationsstörungen durch Bäder und Wickel (☞ 3.7) verhindern
- Psychische Betreuung des zu Pflegenden und seiner Angehörigen. Selbsthilfegruppen vermitteln.

Tips, Tricks & Fallen
- Sensibel nicht versorgte Hautbezirke sind besonders dekubitusgefährdet
- Rollstuhlgerechte Wohnungen durch Wohnungsanpassung (☞ 1.2.12).

15.2.7 Erkrankungen peripherer Nerven

Bandscheibenvorfall
Eindringen der Bandscheibe in den Spinalkanal.

Ursachen
- Langjährige Fehlbelastung der Wirbelsäule
- Plötzliche, schädigende Bewegung: z.B. schweres Heben, Bücken, Drehen
- Psychosoziale Faktoren: Verlust von wichtigen Bezugspersonen, Wohnung, Rolle, Status.

Symptome

Bandscheibenvorfall im Lumbalbereich
- Plötzlicher, massiver Schmerz im Lendenbereich (Hexenschuß)
- Starke Bewegungseinschränkung
- Schonhaltung: im Liegen angezogene Beine
- Schmerzen beim Niesen und Husten
- Schmerzausstrahlung in das Bein
- Evtl. Blasen-Mastdarmstörung: Notfall, sofortige Operation erforderlich.

Bandscheibenvorfall im Halswirbelbereich (selten)
- Schmerzen in Schulter und Arm, durch Kopfdrehen verstärkt
- Empfindungsstörung
- Muskelschwäche in Schulter und Arm.

Diagnostik

Neurologische Untersuchung (Reflexminderung, Muskelschwäche, Sensibilitätsstörung, Schmerzausstrahlung), Röntgen, Computertomographie, Kernspintomographie.

Therapie

Krankenhaus: Bettruhe, physikalische Anwendungen (Wärme, KG, Ergotherapie), medikamentöse Therapie (schmerz- und entzündungshemmende Mittel). Bei Nichterfolg: Operation.

Pflege

- Flach lagern, evtl. Stufenbett (Arztanordnung)
- Frühzeitige Mobilisation (Arztanordnung). Sitzen und Stehen meiden
- KG über einen längeren Zeitraum
- Feuchte und trockene Wärme anwenden (☞ 3.7)
- Bei der Körperpflege (Beine, Rücken) unterstützen
- Kontrakturen-, Dekubitus-, Thromboseprophylaxe (☞ 3.1)
- Teilnahme an Rückenschule anregen, auf Wunsch Kontakt zu einer Selbsthilfegruppe vermitteln (☞ Kapitel 18).

15

Erkrankungen mehrerer peripherer Nerven (Polyneuropathie)

Peripheres Nervensystem ist in Gesamtheit betroffen. Ist Folgeerkrankung oder Ausdruck einer Allgemeinerkrankung.

Ursachen

Spätfolge eines schlecht eingestellten Diabetes mellitus, chronischer Alkoholismus, Medikamentenmißbrauch, Unverträglichkeit von Antibiotika, Zeckenstich (Lyme-Krankheit), Virusinfekte, Metallvergiftungen (z.B. Blei).

Symptome

- Handschuh- und strumpfförmige, brennende Schmerzen
- Kribbeln, Wadenkrämpfe, reduzierte Temperatur- und Berührungsempfindlichkeit
- Lähmungen von Hand oder Fuß mit Muskelschwund
- Neigung zu Ulcus cruris, Nagelpilz, Schwitzen
- Inkontinenz.

Behandlung

Je nach auslösender Ursache, Schmerzmittel, Vitamin B, α-Liponsäure, KG, Nervenstimulation mit elektrischem Strom.

Pflege

- Krankenbeobachtung: Empfindungsstörung, Muskelschwäche, Inkontinenz, Schmerzmittelnebenwirkungen (☞ 4.2.2)
- Kontinuierlich dokumentieren

- Diabetes mellitus überwachen
- Wärmeanwendungen, Bäder
- KG vermitteln
- Für ausreichende Bewegung sorgen
- Prophylaxen (☞ 3.1).

15.3 Gerontopsychiatrie

Gerontopsychiatrie ist die Lehre von psychischen Erkrankungen im Alter. Pflegeziele: Lebensqualität, Wohlbefinden verbessern; Selbstbestimmung, Alltagskompetenz, Sinnorientierung, körperliche Verfassung, soziale Einbindung erhalten oder verbessern; in angenehmer Umgebung wohnen.

Hauptbeschwerden in der Gerontopsychiatrie

Hauptbeschwerden	Beschreibung	Häufige Ursachenn
Bewußtseinstrübung	Schläfrig, erweckbar (☞ 17.4.2)	Hirnorganische Erkrankung, Fieber
Orientierungsstörung	Verwirrtheit: • Räumlich: weiß nicht, wo er ist • Zeitlich: lebt z. B. in Vergangenheit • Situativ: verkennt Personen • Persönlich: vergißt seinen Namen	Akutes Delir (☞ 15.3.1), Demenz (☞ 15.3.1)
Gedächtnisstörungen	• Kurzzeit-Gedächtnis: merkt sich nichts mehr • Langzeit-Gedächtnis: kann sich nicht erinnern	Beginnende und fortschreitende Demenz (☞ 15.3.1)
Formale Denkstörung: Denkprozeß gestört		
Ideenflucht	Gedankenjagen	Manie (☞ 15.3.2)
Denkhemmung	Denkt verlangsamt, eingeengt, umständlich	Depression (☞ 15.3.2)
Perseveration	Grübelt, kreist um dasselbe Thema	Depression, Demenz
Gedankenentzug	Glaubt, andere entziehen ihm seine Gedanken	Schizophrenie (☞ 15.3.4)
Gedankenausbreitung	Glaubt, seine Gedanken breiten sich auf andere aus	Schizophrenie (☞ 15.3.4)
Zerfahrenes Denken	Zusammenhanglos,unlogisch	Schizophrenie, Demenz
Inhaltliche Denkstörungen (= Wahn)		
• Bestehlungswahn • Verfolgungswahn • Beziehungswahn	Wahn: unkorrigierbare, subjektive Gewißheit, die nicht zu entkräften ist	• Schizophrenie, Demenz • Depression, Manie • Alkoholsucht (☞ 15.3.6)

Hauptbeschwerden	Beschreibung	Häufige Ursachenn
Gefühls(Affekt-)störungen		
Affektinkontinenz	Lacht oder weint unkontrolliert ohne jeden Anlaß	Demenz, hirnorganische Erkrankung wie Alzheimer
Inadäquater Affekt	Äußert unpassende Gefühle, z. B. lacht bei Trauer	Schizophrenie
Angst	Erwartet Gefahr, mit Schweiß, Herzklopfen	Neurose, Depression, körperliche Erkrankung
Halluzinationen		
• Akustisch • Optisch • Geruch, Geschmack	• Hört Stimmen • Sieht z. B. weiße Mäuse • Riecht z. B. Gas, schmeckt z. B. bitter	• Schizophrenie • Alkoholdelir (☞ 15.3.1) • Schizophrenie, vor epileptischem Anfall (☞ 15.2.5), Demenz
Stimmung: andauernder Gefühlszustand		
• Gesteigert • Gedrückt	• Heiter, euphorisch oder gereizt • Traurig, hoffnungslos	• Manie (☞ 15.3.2) • Depression (☞ 15.3.2)
Antrieb: innerer „Motor" für Tätigkeiten		
Gesteigert	Unruhig, getrieben, rastlos, geschwätzig	Zustand nach Schädelhirntrauma, Delir, Manie
Gehemmt	Kann nicht handeln, apathisch	Depression
Verarmt	Nicht zielgerichtet, antriebslos	Alzheimer Demenz
Erstarrung (Stupor)		
Depressiver Stupor	Liegt regungslos im Bett	Schwere Depression
Katatoner Stupor	Gesperrt, wie erstarrt, gespannt	Schizophrenie, Hirntumor
Erregungszustand		
	Erregt, stark unruhig, schreit, schlägt um sich	Schizophrenie, Delir, schwere Hirninfektion (☞ 15.2.4)

15

15.3.1 Verwirrtheit

Verwirrtheit ist keine Krankheit, sondern ein Symptom: Reaktion auf körperliche, psychische oder sozio-kulturelle verwirrende Faktoren, auch Umweltfaktoren. Unterscheidung in akute und chronische Verwirrtheit mit unterschiedlichen Ursachen, verschiedenem Verlauf und Prognose. Verwirrtheit ist eine Pflegediagnose.

Folgen von Verwirrtheit für betroffene Person

- Persönliche Krise
- Verlust von Identität
- Verlust von Zeiterleben und Sinn
- Angst, Angst vor Abhängigkeit, Vereinsamung und Kontrollverlust
- Regression (Zurückgehen in frühere Zeiten und kindliche Verhaltensweisen)
- Nichtverstandenfühlen von der Umwelt.

Tips, Tricks & Fallen

- Verwirrtheit ist oft Etikett: Es werden Personen für verwirrt erklärt, die gar nicht verwirrt sind, z.B. alte Menschen, die sich „unangepaßt" verhalten, stören, aggressiv, unruhig oder schwerhörig sind, Kommunikationsprobleme haben, ihre Körperhygiene vernachlässigen, Nahrung verweigern
- Verwirrte Personen werden oft nicht ernst genommen. Eigene Einstellung immer wieder hinterfragen, z.B. im Rahmen einer Supervision
- Die häufig noch verwendete Diagnose „HOPS" (Hirnorganisches Psychosyndrom) gibt es nach der Internationalen Klassifikation von Erkrankungen nicht mehr.

Akute Verwirrtheitszustände

Akute Verwirrtheitszustände (Delir) gehen mit Bewußtseinseintrübung, Unruhe, Sinnestäuschungen und evtl. Wahnideen einher. Dauer: Stunden bis Tage. Akute Verwirrtheitszustände sind grundsätzlich änderbar und voll rückbildungsfähig.

15

Ursachen

Verwirrtheit als Reaktion

- Bedrohlich erlebte Krise: z.B. Verlust des Partners, familiäre Konflikte
- Gewohnheitsänderung: z.B. Umzug, Heimeinweisung, Verlegung, Zimmer- oder BetreuerInnenwechsel
- Angst: z.B. Verkennung von Schatten bei plötzlicher Dunkelheit.

Hirnfunktionsstörung

- Sauerstoffmangel bei Hirndurchblutungsstörungen durch Herzinsuffizienz, Herzinfarkt, Herzrhythmusstörungen, Atemwegserkrankungen und schwere Blutarmut, nächtlicher Blutdruckabfall
- Stoffwechselstörungen wie z.B. Austrocknung (Exsikkose ☞ 2.6.8), Unterzuckerung (Hypoglykämien ☞ 11.1.2, 2.6.11), beginnendes Leber- und Nierenversagen (☞ 8.2.2, 9.2.3)
- Hormonstörungen wie z.B. Schilddrüsenüber- und -unterfunktion (☞ 11.2.3, 11.2.4)
- Infektionen mit hohem Fieber (Fieberdelir, ☞ 2.13.2), z.B. Pneumonien oder Harnwegsinfekte. Infektionen auch ohne Fieber und Verwirrtheit als einziges Symptom
- Hirnerkrankungen, z.B. nach Schädel-Hirn-Verletzung, bei Hirnentzündung (Enzephalitis), Hirntumoren
- Schwere Verletzungen und Verbrennungen
- Starke Schmerzen (Verwirrtheit mitunter einziges Symptom), Juckreiz, anhaltende Schlafstörungen
- Überdosis, Nebenwirkung oder Entzug von Alkohol oder Medikamenten, v.a. Antiparkinsonmittel, Anticholinergika, Neuroleptika, Benzodiazepine, Diuretika, Kortison, Digitalis oder Theophyllin.

Symptome
- Bewußtseins- und Aufmerksamkeitsminderung
- Prädelir (Vorstadium, mit dem sich Delir ankündigt): Unruhe, Schlaflosigkeit, Zittern, Licht- und Lärmempfindlichkeit
- Räumliche und zeitliche Desorientierung
- Motorische Unruhe: Weglaufen, Umtriebigkeit
- Evtl. Halluzinationen: z. B. weiße Mäuse bei Alkoholentzugsdelir
- Mißtrauen, evtl. Aggressivität
- Erinnerungslücke nach Abklingen des Delirs
- Vegetative Störungen: Schwitzen, Schwindel, Blutdruckabfall, Puls erhöht, Umkehr des Schlaf-Wach-Rhythmus, trockene Zunge.

Komplikationen bei Delir
- Epileptische Anfälle bei Medikamenten-, Alkoholentzugsdelir (☞ 15.3.6)
- Hohes Fieber (☞ 2.13.2)
- Gefahr des Weglaufens
- Sturzgefährdung (☞ 2.10.3).

Therapie
- Ursachen suchen und auslösende Erkrankung behandeln
- Distraneurin® : einige Tage, höchstens 14 Tage; darf nicht abrupt abgesetzt werden. Distraneurin®-Infusion nur auf Intensivstation
- Ausreichende Flüssigkeitszufuhr
- Intensive Betreuung.

Pflege
- Bezugspflege (Vertrauensperson)
- Berührung und Zuwendung geben, wenn es toleriert wird: beruhigt und entspannt
- Prophylaxen (☞ 3.1)
- Auf ausreichende Flüssigkeitszufuhr achten, bilanzieren (☞ 2.6.8)
- Vitalfunktionen überwachen (☞ 2.12)
- Möglichst in gewohnter Umgebung belassen
- Pflege wie bei Demenz (☞ unten)
- Auf Medikamentennebenwirkung (Distraneurin® ☞ 4.2.15) achten.

Chronische Verwirrtheit bei Demenz

Demenz = Abbau geistiger Fähigkeiten (Gedächtnis, Intelligenz) mit mindestens einer der folgenden Störungen: Sprachstörung; Handlungsunfähigkeit; Unmöglichkeit, Gegenstände zu erkennen; Störungen bei konstruktiven Aufgaben. Unterscheidung in primäre und sekundäre Demenzen. Keine Bewußtseinstrübung. Krankheit beginnt allmählich und schreitet langsam fort. Demenzen dauern von der Diagnose bis zum Sterben 6–8 Jahre, selten bis zu 12 Jahren.

Ursachen

Demenz durch direkte Hirnschädigung (primäre Demenz)
- Durch Abbau von Hirnmasse (degenerative Demenz)
  - Am häufigsten: Alzheimer Demenz (ca. 60 % aller Demenzen)
  - Seltener: Picksche Stirnhirnatrophie, Chorea Huntington (Veitstanz), Demenz bei Parkinsonsyndrom (☞ 15.2.2)
- Durch Arteriosklerose der Hirngefäße (vaskuläre Demenz, 25 % aller Demenzen). Begünstigende Faktoren: Hypertonie, Rauchen, erhöhte Blutfette, Diab. mellitus
  - Am häufigsten: Multiinfarktdemenz (MID) als Folge von Durchblutungsstörungen oder kleineren Schlaganfällen
  - Selten: nach Reanimation, Blutung zwischen die beiden inneren Hirnhäute (Subarachnoidalblutung), bei diabetischem Gefäßleiden (Angiopathie).

Demenz infolge einer anderen Erkrankung (sekundäre Demenz)
- Sauerstoffmangel: z. B. Herzinsuffizienz, Herz-Kreislaufstillstand, Anämie
- Vitamin-B-Mangel
- Schilddrüsen- und Nebennieren-Unterfunktion
- Leber- und Nierenversagen
- Abhängigkeit von Medikamenten und Alkohol, z. B. Korsakow-Syndrom
- Hirnerkrankungen, z. B. Hirntumor, nach Schädel-Hirn-Verletzungen, Bestrahlung, Hirninfektionen, z. B. AIDS.

Symptome

Bei jeder Demenz vorhanden:
- Gedächtnisstörung: zuerst Kurzzeitgedächtnis, später Langzeitgedächtnis
- Orientierungsstörung: zuerst zeitliche und räumliche, später situative und persönliche Desorientierung
- Intelligenzabbau mit kognitiven Ausfallsymptomen: Auffassungs- und Konzentrationsstörungen, vermindertes Kritik- und Urteilsvermögen, erschwerte Entscheidungsfindung, Handlungsunfähigkeit, Sprachstörungen, Rechenunfähigkeit
- Störung der emotionalen Kontrolle und des Sozialverhaltens
- Antriebshemmung, Motivationshemmung: kein Spontanverhalten
- Keine Bewußtseinstrübung im Gegensatz zum Delir.

Evtl. vorhanden:
- Anfangs Depression und Zukunftsangst
- Apathie, Passivität, starke Verlangsamung
- Unruhe mit Weglaufneigung
- Tag-Nacht-Umkehr
- Epileptische Anfälle, parkinsonähnliche Bewegungsabläufe (☞ 15.2.2)
- Verhaltensstörungen: unkontrolliertes Lachen oder Weinen, Rückzug, Wahnideen z. B. Bestehlungswahn, Reizbarkeit, Aggressivität.

Unterschiede zwischen Alzheimer- und Multiinfarkt-Demenz

	Alzheimer-Demenz	Multi-Infarkt-Demenz
Häufigkeit	6–10 % aller Älteren	3–5 % aller Älteren
Familiäre Häufung	Erblich bei jedem 10.	Apoplexie in der Familie
Beginn	Schleichend	Akut, plötzlich
Verlauf	Stetig, langsam fortschreitend	Schreitet schrittweise fort mit Besserungen und Stillständen
Wichtige Symptome	• Betroffener findet Worte nicht, leidet nicht darunter • Bagatellisiert Versagen • Antwortet fehlerhaft • Beschuldigt andere	• Motorische Aphasie • Reizbar, unzufrieden • Schämt sich • Beschuldigt sich selbst
Stimmung	Launisch	Reagiert traurig
Denkfähigkeit	Verwirrt, erstarrt	Nur nachts verwirrt
Wahnideen	Bestehlungswahn	Selten Beziehungsideen
Blutdruck	Normal	Bei 80 % erhöht
Computertomographie	Hirn-Atrophie	Viele kleine Herde
Medikamente	Nootropika	Azetylsalizylsäure

Stadien nach Reisberg

Krankheitsverlauf kann nach den Reisbergskalen beurteilt werden:

- **Kein Verfall**
- **Zweifelhafter Verfall:** vergißt Namen, verlegt, findet Sachen schwer wieder
- **Milder Verfall:** findet sich in der Fremde nicht zurecht, Leistung ist reduziert, muß Beruf aufgeben, vergißt sofort, verliert Sachen, findet sie nicht wieder, ist zeitlich desorientiert
- **Mäßiger Verfall:** merkt sich Aktuelles nicht mehr, Lücken in der Biographie, kann Geld nicht verwalten, komplexe Aufgaben nicht lösen
- **Mittelschwerer Verfall:** braucht Hilfe beim Anziehen, Baden, zeitlich, örtlich desorientiert, kann von 20 an nicht rückwärts zählen, vertauscht Kleidung
- **Schwerer Verfall:** vergißt Namen des Partners, braucht Hilfe in allen ATL, ist völlig hilflos, abhängig, Altgedächtnis wird lückenhaft, Inkontinenz, Tag-Nacht-Umkehr, Bestehlungsideen, Zwänge, Angst vor Wasser; unruhig, aggressiv oder antriebslos
- **Sehr schwerer Verfall:** Sprach-Verlust, Automatismen (z. B. Schaukelbewegungen), döst regungslos vor sich hin, geh- und sitzunfähig, Haltungsverlust, evtl. Koma.

Diagnostik

Anamnese, internistische und neurologische Untersuchung, Computertomographie, EEG.

Therapie

- Medikamentöse Therapie
- Bewegungstherapie
- Ergotherapie

- Kunst- und Musiktherapie
- ROT-Training (☞ unten), Biografiearbeit, Validation® (☞ 1.9.4).

Pflege

Es gibt keine standardisierte Pflege für verwirrte Personen. Pflege immer individuell in der Pflegebeziehung auf verwirrte Person abstimmen. Pflegeziel: Eigenständigkeit und Würde des Dementen erhalten. In Deutschland gibt es derzeitig drei Ansätze in der Betreuung verwirrter Personen: biographischer Ansatz, Realitätsorientierungstraining, Validation®.

Biographischer Ansatz

Voraussetzung für individuelle, akzeptierende Pflege (☞ 1.9.2):
- Kenntnis über bisherigen Lebensweg
- Kenntnis über einschneidende Lebensereignisse
- Kenntnisse über jetzige Lebenssituation, Interessen und Neigungen
- Demente Person lebt oft in der Vergangenheit (Einschränkung des Kurzzeitgedächtnisses), deswegen Erlebnisse von früher aktivieren: vertraute Gerüche, farbige Bilder, Melodien, Lieder, Fotos, Erinnerungen, Märchen, Kurzgeschichten, Familiengeschichten
- Lebensrückblick: Fotos, Erinnerungsstücke, erzählen lassen, schreiben lassen
- An Tätigkeiten von früher orientieren: Kochen, Backen, Handwerkliches
- Informationen über Biographie erleichtern Verständnis für zu Pflegenden.

15

ROT (Realitätsorientierungstraining)

Konzept hilft, verwirrten Personen Orientierung zu geben (☞ 1.9.3). Orientierungstraining heißt nicht, verwirrte Person unbedingt aus „ihrer" Welt in die Realität zu holen. Orientierungshilfen möglichst schon vor voll ausgeprägter Demenz einsetzen. Keine überhöhten Erwartungen an zu Pflegenden stellen, ROT nicht als Pflichtübung und als „Defizitaufzeigen". Zur Orientierung kurze, einfache, leicht verständliche Sätze sprechen. Geduldig wiederholen.
- Räumliche Orientierung geben: Zimmer, Räume, Toilette, Wege mit Farben, Symbolen, wiedererkennbaren Bildern kennzeichnen; Umgebung konstant halten (z.B. gleiche Wege bei Spaziergängen, Weg erläutern); an zu Hause erinnernde Umgebung, gut beleuchten
- Zeitliche Orientierung geben: Orientierungstafel mit Wochen- und Tagesstrukturierung, Kalender; jahreszeitliches Training (z.B. Maiglöckchen im Mai, Getreide und Blätter im Herbst); gleiche Tagesstruktur (☞ 2.8.4). Kein Datumstraining
- Situative Orientierung geben: Situationen, Pflegemaßnahmen immer wieder erklären; Rituale einhalten; Plätze für z.B. Erinnerungsstücke und Geld einrichten; Erinnern durch Pinwand, festen Sitzplatz gewährleisten
- Persönliche Orientierung geben: verwirrte Person immer wieder mit Namen ansprechen, sich selbst immer wieder vorstellen.

Validation®

Wertschätzung, Annahme und Akzeptanz von verwirrten alten Menschen ist unbedingt notwendige Grundhaltung im Umgang (☞ 1.9.4)

- Verwirrte Person ohne Vorbehalt akzeptieren
- Verwirrte Person nicht verändern wollen
- Gefühle der verwirrten Person erkennen und in bestimmter Weise bestätigen
- Verwirrte Person in ihrer Realität belassen.

Grundsätze bei der Pflege verwirrter alter Menschen

- Tagesstruktur, Betreuung in tagesstrukturierender Gruppe (☞ 1.3.9)
- Beziehungspflege (Betreuung durch Bezugsperson), da Wechsel von Bezugsperson zusätzlich verwirrt (☞ 2.3.1)
- Kontinuität gibt Sicherheit und Orientierung: z. B. bestehende Ordnungen, Gewohnheiten einhalten, gleiche Abläufe, Tagesstruktur einhalten; Rituale einhalten
- Keine Unter- oder Überforderung. Selbständigkeit erhalten
- Ruhe vermitteln: Hektik und Unruhe verursachen Angst und Unsicherheit
- Nonverbale Kommunikation, Berührungen einsetzen, da Gefühle, Verständnis für nonverbale Kommunikation und Atmosphärisches erhalten bleibt. Basale Stimulation® (☞ 1.9.5)
- Loben, nicht kritisieren.

15

Hilfe für pflegende Angehörige

Pflegende Angehörige von verwirrten alten Menschen pflegen oft bis an ihre eigene Grenzen. Belastung kann auf Dauer nicht ohne Unterstützung ausgehalten werden.

- Selbsthilfegruppen vermitteln
- Pflegedienste und Nachbarschaftshilfen organisieren
- Tagespflege vermitteln
- Kurzzeitpflege empfehlen als Erholung für pflegende Angehörige
- Gespräche anbieten: Pflegende Angehörige haben oft Schuldgefühle
- Stationäre Pflege in Betracht ziehen und darüber reden
- Angehörige in spezieller Betreuung verwirrter Personen anleiten und informieren.

! Umgang mit aggressiven verwirrten Menschen

- Aggressives Verhalten nicht persönlich nehmen
- Ruhig bleiben, eigene Spannung aufschieben, später im Team austauschen, Supervision, mit anderen darüber reden
- Bei aggressivem Verhalten keine Bestrafung, kein Beharren auf eigenen Vorstellungen; Pflegemaßnahme evtl. unterbrechen und später nochmals beginnen
- Aggressives Verhalten ignorieren
- MitbewohnerInnen ebenso informieren

- Probieren: in Arm nehmen und beruhigen
- Validation®: Gefühle ansprechen und akzeptieren
- Aggression in Körperbewegung umsetzen (Bewegung, Tätigkeit).

Tips, Tricks & Fallen

- Nichts persönlich nehmen
- Keine Vorwürfe machen, nicht auf Machtkampf einlassen
- Musikhören, Singen, Summen einsetzen (erreicht zu Pflegenden auf emotionaler Ebene ☞ 2.8.1)
- Validation® und ROT stehen nicht im Widerspruch zueinander, können sinnvoll gemeinsam eingesetzt werden
- Zweckentfremdete und scheinbar sinnlose Tätigkeiten des zu Pflegenden akzeptieren, wenn er selbst zufrieden ist: z.B. Umherlaufen mit Gegenstand unter dem Arm
- Eigene Grenzen erkennen, sich selbst nicht überfordern, Versagens- und Schuldgefühle z.B. in Supervision, Balintgruppen reflektieren.

15

15.3.2 Depression (Depressives Syndrom)

Gefühlsstörung mit niedergeschlagener, trauriger Stimmung, die mindestens 14 Tage anhält. Häufigste psychische Erkrankung im Alter.

Ursachen und Auslöser

- Körperlich
  - Erblich bedingt bei bipolarer affektiver Störung = manisch-depressiver Erkrankung
  - Organisch bedingt durch Hirnschädigung: z.B. Parkinsonsyndrom, Hirntumor, nach Apoplex, Hirnarteriosklerose, Demenz
  - Symptomatisch: z.B. bei Leber-, Nierenleiden, Krebs, Herzinsuffizienz
  - Medikamentös bedingt: z.B. durch Kortison, Blutdrucksenker; ß-Blocker, Dauerbehandlung mit Neuroleptika, Alkohol
- Psychisch
  - Reaktiv nach Verlusterlebnissen und nicht verarbeiteter Trauer (☞ 2.7.6)
  - Vorgeschädigte Persönlichkeit: z.B. erlernte Hilflosigkeit durch überfürsorgliche Umgebung, mangelnde Anerkennung, mangelnde Selbstliebe, negativ verzerrtes Denken, Selbstentwertung bei Perfektionismus
- Sozial
  - Verlust von Rolle (Hausfrauenrolle, Berufsrolle), Familienkonflikte (Schuldzuweisung)
  - Vereinsamung (Verwitwung), Kontaktverlust, Wohnungs- und Heimatverlust, Heimeinzug (☞ 1.3.2)
  - Armut und Benachteiligung im Alter
  - Überfürsorglichkeit durch Angehörige (macht unselbständig), sich überflüssig fühlen

- Geistig: mangelnde Sinnorientierung bis Hoffnungslosigkeit
- Ökologisch: Heimat- und Wohnungsverlust; Lichtmangel bei „Herbst-Winter-Depression".

Symptome

- Wahrnehmung: auswählend negativ
- Gefühlsstörungen: niedergeschlagene Stimmung, Gefühllosigkeit, Freudlosigkeit, Hilflosigkeit, Selbstanschuldigung und Selbstvorwürfe, Schuldgefühle, Versagensgefühle, hypochondrische (krankheitsbefürchtende) Ängste, Grübeln über Tod, Suizid, Mißerfolge, verzerrte negative Wahrnehmung
- Denkhemmung: einsilbige Mitteilungen, Betroffene reden wenig, wirken abgestumpft. Gedächtnishemmung
- Verminderter Antrieb: Gleichgültigkeit, Entscheidungsunfähigkeit, Vernachlässigung der Körperpflege bis Verwahrlosung, Antriebslosigkeit bis Apathie, Interesselosigkeit, Handlungsunfähigkeit
- Körperliche Störungen: Müdigkeit, Kopfschmerzen, Schwindelgefühle, Schweißausbrüche
- Schlafstörung, Appetitlosigkeit, Gewichtsabnahme bis Kachexie, Obstipation, Magen-Darm-Beschwerden, Druckgefühle in Kopf, Hals, Brust, Rükken.

15

Symptome bei normal Trauernden und bei Depression

Depressive	Normal Trauernde
Längere traurige Stimmung	Kürzere traurige Verstimmung
Kein Ausdruck, kein Weinen	Trauer wird ausgedrückt (Reden, Weinen)
Ständige Schuldgefühle und Selbstvorwürfe	Bewältigung von Schuldgefühlen möglich
Rückzug aus Kontakten	Kontakt zu Mitmenschen
Keine Anpassung, keine Sinnfindung	Finden neuer Ziele, Lebensinhalte

Diagnostik

Anamnese, aktuelle Beschwerden, Ausschluß körperlicher Grunderkrankungen, evtl. Ausschluß einer Demenz.

Therapie

- Bei körperlich bedingter Depression Behandlung der Grunderkrankung (Internistische Behandlung)
- Medikamentöse Therapie hängt von Schwere der Erkrankung ab
- Bei akuter Suizidgefährdung: psychiatrische Klinik
- Psychotherapie: Verhaltenstherapie, therapeutische Gespräche, Gruppentherapie
- Sozialpsychiatrische Betreuung, z.B. Betreuung in Tagesklinik
- Schlafentzugtherapie und bei Herbst-Winter-Depression Lichttherapie in Klinik.

Pflege

Beobachten bei Depression
- Positive Veränderungen und Symptome
- Nebenwirkung von Medikamenten (☞ Kapitel 4)
- Gewicht, Halsumfang als Hinweis auf Schilddrüsenvergrößerung
- Suizidäußerungen und -gefährdung (☞15.3.3).

- Bezugspflegeperson, Beziehung aufbauen (☞ 2.3.1), Anteilnahme: „Ich bin für Sie da"
- Individuellen Pflegeplan erstellen (☞ 1.5.3); kleinste Ziele festlegen und Aufgaben in Stufenplan einüben
- Professionelle und liebevolle Distanz halten, sich nicht in depressiven Sog ziehen lassen
- Klare Absprachen treffen und immer einhalten
- Depressive Person ernst nehmen in Äußerungen, nicht beschwichtigen, abtun. Trotzdem Zuversicht vermitteln: Depression dauert, ist heilbar. Aktives Zuhören (☞ 2.3.2)
- Versichern, daß sie/er nicht schuld an Krankheit ist
- Keine hohen Ansprüche an depressive Person stellen
- Nicht-depressives Verhalten loben, depressives Verhalten ignorieren
- Ermuntern, Gefühle auszusprechen, z.B. Wut, Ärger, Trauer, Schmerz
- Über Suizidgedanken offen sprechen (Suizidgefahr ☞ 15.3.3)
- Aus der Biografie erzählen lassen (☞ 1.9.2)
- Familienangehörige über Verhaltensgrundsätze informieren, Selbsthilfegruppen für Familienangehörige vermitteln (☞ Kapitel 18)
- Vergebung, Versöhnung mit Angehörigen vermitteln, wenn gewünscht
- Für soziale Integration sorgen: z.B. gerontopsychiatrische Tagesgruppe, Tagesklinik, soziale Aufgaben vermitteln, Besuch
- Evtl. Haustier (Vogel, Katze ☞ 1.3.6)
- Freundliche Umgebung.

! **Fehler im Umgang mit Depressiven**
- Zwang: „Sie müssen jetzt aufstehen!"
- Alleinlassen, Absprachen nicht einhalten
- Überfürsorglichkeit und entmündigendes Schonen
- Beschönigen, bagatellisieren: „Es wird schon wieder"
- Appell: „Nehmen Sie sich zusammen"
- Kritik, ärgerliche Ungeduld, Überforderung
- Schuld und Wahn ausreden wollen
- Suizid tabuisieren.

Manie im Alter

Störung mit Steigerung von Wahrnehmen, Denken, Stimmung und Antrieb. Manische Episode tritt bei bipolarer affektiver Störung (manisch-depressiver Erkrankung) auf.

Symptome

Gesteigerter Antrieb, Denken und Fühlen: leicht ablenkbare Wahrnehmung, Gedankenjagen, Ideenflucht, Überschätzung in Größenideen (Größenwahn ☞ 15.3.4), euphorische, gehobene Stimmung überschwenglich, gereizt, angriffslustig, enthemmt, Vergessen zu schlafen, dranghaftes Handeln, erregte Verwirrtheit, Unruhe.

Diagnostik

Anamnese, aktueller Zustand, Ausschluß organischer Erkrankungen.

Therapie

Medikamentöse Behandlung (Haldol®, Dipiperon®, Lithium ☞ 4.2.15); Klinikeinweisung (Selbstschutz); ambulante sozialpsychiatrische Betreuung.

Pflege

Beobachten bei Manie

- Verlauf, Veränderungen von Verhalten
- Nebenwirkungen von Medikamenten (☞ Kapitel 4)
- Lithiumpaß führen
- Halsumfang kontrollieren: vergrößert sich Schilddrüse unter Lithiumtherapie?
- Gewicht kontrollieren
- Trinkmenge und Ausscheidungen kontrollieren
- Suizidgefährdung (☞ 15.3.3) hauptsächlich bei Stimmungsumschwung und abklingender Maniephase.

- Vernachlässigung von Körperpflege zunächst akzeptieren
- Reizarme Umgebung: Einzelzimmer
- Nicht mit Depressiven zusammen
- Sinnvolle Beschäftigung, um überschüssige Energie zu binden
- Witze, Anzüglichkeiten nicht persönlich nehmen.
- Konsequente und klare Anweisungen: im Team absprechen
- Innerhalb nötiger Grenzen Freiheit lassen. Selten Fixierung nötig
- Angehörige über Erkrankung informieren
- MitbewohnerInnen informieren, daß sie nichts verleihen (z.B. Geld).

Tips, Tricks & Fallen

- Depressiv erkrankte Personen erleben Tagesschwankungen: oft morgendliches Tief
- Depressive haben mitunter nur körperliche Beschwerden (☞ oben). Nicht als Hypochonder abtun, an eine Depression denken

15

- Hinter einer Depression kann sich eine Demenz oder hinter einer Demenz eine Depression verbergen: genaue Abgrenzung und Diagnose erforderlich, da unterschiedliche Behandlungsstrategie
- Für Selbstpflege und Distanzfindung sorgen
- Auch zu Pflegende mit einer Manie sind suizidgefährdet.

15.3.3 Suizid und Suizidgefährdung

Mit zunehmendem Alter werden Suizide (Selbsttötung) häufiger. Suizid aus sozialer und seelischer Not, tiefer Verzweiflung, Krisen und Notlagen. Die Hälfte der betroffenen Personen leidet an Depressionen. Männer töten sich häufig durch Erhängen oder Erschießen, Frauen nehmen häufiger Schlaftabletten.

Beobachtung Suizidgefährdeter

Wegen erhöhter Suizidgefahr besondere Beobachtung depressiver alter Menschen:

- Im Beginn und Abklingen der Depression
- Erste 3–4 Wochen nach Behandlungsbeginn mit Antidepressiva: Der Antrieb, auch der Antrieb zur Selbsttötung, wird durch Medikamente schneller gesteigert als sich die Stimmung aufhellt
- Nach erfolgloser Behandlung, über längere Zeit andauernde Schlafstörung
- Bei Depressiven auf Morgentief achten
- Bei scheinbar schlagartigem Verschwinden der Depression
- Im ersten Jahr nach Suizidversuch und aktiven Suizidplänen
- Bei Schuld- und Strafwahn, Gefühl der Wertlosigkeit.

15

! Suizidhinweise

- Risikogruppe: vereinsamte alte Männer, Depressive, unheilbar Kranke, bei Sucht, Schmerzen, drohendem Heimeinzug, Krise in zu enger und abhängiger Beziehung
- Suizidale Entwicklung: Erwägung → Abwägung → Entschluß → „Ruhe vor dem Sturm" → Tat
- Präsuizidales Syndrom (typische Symptome kurz vor dem Suizid):
  - Gedanken und Handlungen kreisen nur um Suizid. Je konkreter die Vorstellung über Suizidart, desto gefährlicher
  - Aggressionsstau, auch Aggression gegen sich selbst
  - Selbstvernichtungs- und Katastrophenträume oder -phantasien
- Unsichere Hinweise auf einen Suizid:
  - Ankündigung, Drohung, Abschiedsbrief
  - Frühere Suizidversuche, Suizid in Familie oder Umgebung
  - Selbstschädigendes Verhalten, z.B. Nahrungsverweigerung, Verweigerung lebenswichtiger Medikamente.

Vorbeugung

- Jede Suizidäußerung ernst nehmen, gut beobachten
- Medikamenteneinnahme überwachen, Sammeln verhindern
- Selbständigkeit und Alltagskompetenz fördern
- Keine Aggression gegen gefährdete Person (fördert Selbstaggression). Eigene Aggression in Supervision ausdrücken.

! **Krisenintervention**

- Krisensymptome wahrnehmen: z. B. Angst, Rückzug, Sammeln von Medikamenten
- Gespräch mit Vertrauensperson: Gefühle aussprechen, Suizidgefahr offen ansprechen, sich Zeit nehmen
- Fragen wie: Haben Sie daran gedacht, sich umzubringen, haben Sie schon mit jemandem darüber geredet, wie würden Sie es tun?
- Nach Krisenauslöser suchen und besprechen
- Pflegende Angehörige informieren
- Psychiatrische Intervention: psychiatrischer Konsiliardienst, Klinikeinweisung oder sozialpsychiatrischer Dienst
- Selbst Hilfe im Team suchen, darüber reden.

15.3.4 Wahn im Alter

Über 2–3 Mon. anhaltende Wahnideen (krankhafte, unkorrigierbare, unwiderlegbare, nicht zu entkräftende subjektive Gewißheiten). Keine Krankheitseinsicht. Wahn im Alter findet man bei verschiedenen psychiatrischen und organischen Krankheitsbildern, z. B. bei:

- Schizophrenie: Spaltungsirresein (☞ unten)
- Depression: Schuld-, Verfehlungs- Bestrafungswahn (☞ 15.3.4)
- Manie: Größenwahn (☞ 15.3.4)
- Organisch bedingten psychischen Störungen: z. B. durch Hormonstörungen, Stoffwechselstörungen, Hirnerkrankungen wie Durchblutungsstörungen oder Demenz (am häufigsten), Medikamente wie Antiparkinsonmittel, Schwerhörigkeit, Sehbehinderung, chronischer Alkoholismus.

Wahnideen

Verfolgungswahn (v. a. bei Seh- und Hörstörungen), Beziehungswahn (Person fühlt sich besonders angesprochen), Vernichtungswahn, Bestehlungswahn (v. a. bei Dementen durch eigene Vergeßlichkeit), Vergiftungswahn, Verarmungswahn, Schuld- und Versündigungswahn (v. a. bei Depressionen), Größenwahn (bei Manie), Ungezieferwahn (v. a. bei Juckreiz z. B. durch Diabetes mellitus oder Allergie).

Schizophrenie

Psychische Erkrankung (Spaltungsirresein) ohne erkennbare organische Ursache (endogene Psychose) mit Störungen des Denkens, der Wahrnehmung, des Antriebs und der Persönlichkeit. Keine Krankheitseinsicht. Für den Kranken ist dessen Erleben Wirklichkeit.
Krankheitsbegünstigende Faktoren: evtl. Erbfaktoren (nicht sicher), psychologische (z. B. verwundbare, mißtrauische Persönlichkeit) und soziale Faktoren (z. B. Isolierung, Vereinsamung)

Symptome

- Wahnideen (☞ oben)
- Hören von Stimmen: Rede und Gegenrede
- Gedankenlautwerden („Meine Gedanken werden von allen gehört")
- Es werden Stimmen gehört, die eigenes Tun kommentieren
- Gedankenentzug („Gedanken werden von anderen gestohlen")
- Gedankenausbreitung („Gedanken werden von anderen mitgedacht")
- Leibliche Beeinflussungserlebnisse („Körperliche Störungen werden von anderen verursacht").

15

Plus-Minus-Symptome (nach Häfner et al.)

Plus-Symptomatik (produktiv)	Minus-Symptomatik (Defizite)
Psychotisches Erleben • Halluzinationen • Leibliche Beeinflussungserlebnisse • Wahnbildung	Verarmung von Gefühlen, Affekten • Gefühle wirken flach und leer • Emotionale Ansprechbarkeit ist reduziert • Gefühlsverarmung wird negativ empfunden
Starke affektive Erregung • Sinn- und zweckloser Bewegungsdrang • Psychomotorische und sprachliche Unruhe • Katatoner Erregungszustand	Störungen des Antriebs • Einfallsreichtum, Entschlußkraft reduziert • Antrieb ist nicht mehr zielgerichtet • Kontakt- und Sprachverarmung
Ich-Störungen: Wahrnehmungen, Erinnerungen werden als von außen gesteuert erlebt	Kontakt- und Sprachverarmung führen zu sozialem Rückzug bis hin zur Isolation

Therapie bei Wahnerkrankungen

- Grunderkrankung behandeln: z. B. Schwerhörigkeit, Juckreiz bei Ungezieferwahn, Alkoholabhängigkeit
- Individuell Neuroleptika (Eunerpan®, Dipiperon®). Haldol® nur bei anhaltenden Halluzinationen und akuter psychischer Erkrankung
- Therapeutische Gespräche
- Sozialpsychiatrische Betreuung
- Beschäftigungstherapie
- Klinikeinweisung nur bei Selbst- und Fremdgefährdung (☞ 1.7.2).

Pflege bei Wahnerkrankungen

Beobachten bei Wahn

- Gefährdungen erkennen: Suizid, Nahrungsverweigerung, Isolation
- Medikamentengabe überwachen

- Nebenwirkungen der Medikamente dokumentieren
- Veränderungen im Verhalten dokumentieren.

- Einheitlich handeln im Team
- Wahnerkrankten ernst nehmen, ihn in seinem Wahn akzeptieren und trotzdem bei der eigenen Wahrheit bleiben (sagen, daß man selbst nicht wahrnimmt, was er hört oder sieht)
- Vertrauen aufbauen
  - Beziehungspflege (☞ 2.3.1)
  - Absprachen absolut verläßlich einhalten
- Vermeiden:
  - Wahnerkrankten zu korrigieren oder von unrealistischer Wahrnehmung überzeugen zu wollen: weckt Mißtrauen
  - Auf Wahninhalte einzugehen, z. B. keine Person „aus dem Zimmer jagen", die gar nicht da ist. Besser Gesprächsthemen außerhalb Wahnidee suchen
  - Sich in den Wahn einbeziehen zu lassen
  - Wahnerkrankte Person zu widersprechen: fördert Mißtrauen
- Medikamente im Beisein schlucken lassen
- Tagesablauf strukturieren
  - Ressourcenorientierte Beschäftigungsmöglichkeiten anbieten (nicht überfordern)
  - Auf Einhaltung von Mahlzeiten, Ruhezeiten, Tages-Nacht-Rhythmus achten
- Angehörige über Krankheit und deren Umgang informieren.

Tips, Tricks & Fallen

- Selbstreflexion: Eigene Ängste und Unsicherheiten nicht auf Wahnerkrankten übertragen
- Einsamkeit im Alter kann zu Kontaktmangelwahn führen.

15.3.5 Angstzustände

Angst ist normale Reaktion auf Bedrohung (Gefahrensignal). Krankhafte Angst ist gesteigerte Angst: sich bedroht fühlen, Einengungsgefühl, Ausgesetztsein, Existenzbedrohung. 10 % aller alten Menschen leiden unter Angst.

Angstformen

- Angst- und Panikattacken: treten plötzlich auf, begleitet von körperlichen Symptomen
- Furcht vor bestimmten Situationen (Phobien): z. B. vor Spinnen, Mäusen, großen Plätzen
- Zwänge: sind Angstvermeidungsstrategien, z. B. Wasch-, Putz-, Kontroll-, Sammelzwang
- Generalisiertes Angstsyndrom: andauernde Angst.

Ursachen

- Körperlich: Gefühl der Lebensbedrohung z.B. durch Herzinfarkt, Luftnot, Schwindel, Entzug von Tranquilizern und Neuroleptika, Schmerzen (☞ 2.10.2)
- Psychisch: psychiatrische Erkrankungen (z.B. Wahn, Depression, Demenz); Angst vor Abhängigkeit und Pflegebedürftigkeit; Angst vor Sterben und Tod; Angst vor Operationen; Angst vor Verarmung und Einsamkeit; Gewissensangst vor Schuld, Scham oder Versagen; Angst vor Kontrollverlust; Angst vor Leere und Sinnlosigkeit
- Sozial: Angst vor Ablehnung, Enttäuschungen, Krisen, Verlusten, Einsamkeit, Überfällen und Sanktionen im Altenheim
- Ökologische: Angst vor Umweltkrankheit und -zerstörung, Krieg.

Symptome

- Körperlich
  - Subjektiv empfundene Beschwerden wie Beklemmungen, Herzschmerzen, Atemnot, Kloß im Hals, Muskelanspannung, trockener Mund
  - Objektiv (nachweisbar) sind Anstieg von Puls und Blutdruck, Herzrhythmusstörungen, beschleunigte Atmung, Schwitzen, Zittern, Durchfall, erweiterte Pupillen, Harndrang, Blutzuckeranstieg
- Psychisch: Denkstörungen (Denkblockaden), Vergeßlichkeit, Gedankenfehler, voreilige Schlußfolgerungen, Hilflosigkeit, Verzweiflung, Unruhe, Schlafstörungen
- Verhalten: Angstmachende Gegenstände bzw. Situationen werden gemieden (z.B. wird Wohnung nicht mehr verlassen, Weglaufen vor angstauslösenden Situationen) Zwänge als Bewältigungsstrategie.

Diagnostik

Anamnese, aktuelle Beschwerden, Klärung körperlicher Angstursachen.

Therapie

- Gespräche, Entspannungsübungen, kurzzeitig Tranquilizer
- Soziale Unterstützung sichern
- Verhaltenstherapie: Angst verlernen.

Pflege

Beobachten bei Angst

- Gefährdungen erkennen: z.B. Rückzug, Weglaufen, Zwänge
- Positive Veränderungen erkennen
- Nebenwirkungen von Tranquilizern erkennen und dokumentieren (☞ 4.2.15).

- Vertrauensbeziehung aufbauen (Beziehungspflege ☞ 2.3.1)
- Die angstauslösende Situation erkennen und verändern: z.B. Kontakte vermitteln bei Einsamkeit, Besuch und soziale Integration fördern

- Gefühle von Angst und Furcht aussprechen lassen (aktives Zuhören ☞ 2.3.2)
- Positive Lebensgefühle stärken (Hobbys, Freude) z.B. mit Musik und Lieblingsgetränk entspannen; freundliche Umgebung schaffen; Selbstwertgefühl stärken (Angstkranker soll z.B. die Erfolge seines Lebens aufschreiben); für kleine Erfolge loben
- Verhaltensänderung einüben: Angstvermeidung allmählich abbauen; ermutigen, sich der angstauslösenden Situation zu stellen, dabei nicht allein lassen. Mit VerhaltenstherapeutInnen zusammenarbeiten und Verhaltensübungen absprechen
- Angehörige informieren, damit „alle an einem Strang ziehen".

! Erstmaßnahmen bei Panikattacken

- Zu Pflegenden in Arm nehmen, Körperkontakt geben
- Nicht allein lassen, bis Angst nachläßt
- Evtl. angstlösende Medikamente geben, z.B. Diazepam (Arztanordnung).

Tips, Tricks & Fallen

- Zwänge drücken Angst vor eigenen Gefühlen wie Aggressionen, Schuldgefühlen aus
- Bei Angriff auf eigene Person oder MitbewohnerInnen: zu Pflegenden beruhigen, andere Personen schützen.

15.3.6 Suchterkrankungen

Angewiesensein auf ein Suchtmittel mit unbezwingbarem Verlangen nach wiederholter Einnahme und Neigung zur Dosissteigerung. Entzugserscheinungen nach Abstinenz. In der Altenpflege sind Medikamenten- und Alkoholsucht von Bedeutung.

! Suchthinweise

- Anhaltendes, übermäßiges Verlangen nach Suchtmittel
- Steigerung der verwendeten Menge (Dosissteigerung), da das Suchtmittel immer weniger wirkt (Toleranzsteigerung)
- Entzugserscheinungen bei Absetzen des Suchtmittels
- Persönlichkeitsveränderungen mit Konzentration auf das Suchtmittel: Gedanken kreisen nur um Suchtmittel und dessen Beschaffung.

Phasen der Abhängigkeitsentwicklung

- Einleitung: nach Konsum Mißbrauch von Alkohol, Tabletten
- Kritische Phase: aus Mißbrauch wird Gewohnheit mit ausweichendem Verhalten
- Chronische Phase: stoffgebundene (z.B. Alkohol, Medikamenten) oder stoffungebundene Sucht (z.B. Fernseh-, Spiel-, Geltungs-, Macht-, Kauf-, Habsucht).

Ursachen und begünstigende Faktoren

- Gefährdete Persönlichkeit:
  - Körperliche Ursachen: z.B. erblich bedingt, Kontrollschwäche bei Demenz, Einnahmefehler bei Seh-, Hörstörungen
  - Psychische Ursachen: z.B. Suchtmittel als Ersatz für menschliche Zuwendung oder zur Stärkung des Selbstwertgefühls
- Gift: bestimmte Mittel können Sucht auslösen, z.B. Tranquilizer
- Gesellschaft und Umfeld: z.B. Partnerverlust, Vereinsamung besonders bei alleinlebenden alten Frauen, Mehrfachbenachteiligung im Alter (z.B. Armut), Arzneiwerbung, Trinksitten.

Alkoholabhängigkeit im Alter

Alkoholabhängigkeit, wenn durch anhaltenden, übermäßigen Alkoholkonsum körperliche, psychische und soziale Schäden auftreten und Alkoholkonsum nicht kontrolliert werden kann. Psychische Alterserkrankungen sind zu 10% durch Alkohol mitbedingt.

15

Einteilung des Trinkverhaltens (nach Jellinek)

Typ	Beschreibung	Verhalten
Alpha-Alkoholiker	Erleichterungstrinker	Kein Kontrollverlust
Beta-Alkoholiker	Gelegenheitstrinker	Passen sich an, evtl. körperliche Folgen
Gamma-Alkoholiker	Süchtige Trinker	Kontrollverlust, unfähig aufzuhören
Delta-Alkoholiker	Gewohnheitstrinker	Unfähig zur Abstinenz
Epsilon-Trinker	Quartalstrinker	Trinkt in Abständen exzessiv

Symptome

- Körperlich: „Fahne“, gelbe Bindehaut, rote Nase, Magenschmerzen, Brechreiz, unsicherer Gang, lallende Sprache, morgendliches Trinken, gieriges Trinken, heimliches Trinken. Bei Entzug bzw. Verzicht: Schwitzen, Zittern, Unruhe, Schlafstörung
- Psychisch: Depression, nach Alkoholkonsum Aggression, Gereiztheit, Verschwendersucht, Unruhe, Angst, nicht einsichtig, egoistisch, rücksichtslos, Delirgefahr, Filmriß, Stimmungslabilität, Verwirrtheit, Schuldgefühle
- Sozial: Vereinsamung, Verschuldung, Verwahrlosung, Familienzerrüttung, Beleidigung, Betrug, sozialer Abstieg.

Alkoholbedingte Störungen und Schäden

- Alkoholvergiftung: Enthemmung → Bewußtlosigkeit → Reflexlosigkeit → Atem- und Kreislaufversagen
- Alkoholentzugsdelir (Delirium tremens): ohne Behandlung bei 20% tödlich; beginnt 2–3 Tage nach Abstinenz
  - Vorstadium (Prädelir): Hände, Augenlider, Zunge zittern; Blutdruck, Puls, Temperatur steigen, Schwitzen, Schwäche, Reizbarkeit
  - Delirium tremens: Desorientierung, Unruhe, Angst, „Weiße Mäuse“, Be-

wußtseinstrübung, Krämpfe. Behandlung: Distraneurin®, bei Krämpfen Diazepam
- Alkohol-Halluzinose: Hören von Stimmen. Behandlung: Haldol®
- Eifersuchtswahn: Projektion von Schuldgefühlen des Alkoholikers wegen eigener Impotenz auf Partnerin
- Wernicke-Enzephalopathie: Denk- und Gangstörung, Verwirrtheit, Schielen
- Korsakow-Syndrom: Alkoholdemenz, Gedächtnisverlust, Konfabulation (Gedächtnislücken werden mit spontanen Einfällen gefüllt), Desorientierung.

Therapie

Vier Phasen der Behandlung
- Kontaktphase: Hausbesuch, Beratungs- und Kontaktstellen vermitteln, Behandlungsmotivation und Motivation zur Abstinenz versuchen zu erfahren
- Entgiftung: stationär ca. 2 Wochen (Distraneurin® gegen Delir)
- Entwöhnung: Kurz- oder Langzeittherapie (Behandlung psychischer Abhängigkeit durch Psychotherapie); meist Reha-Maßnahme
- Nachsorge: in teilstationärer Einrichtungen, Tagesklinik, Übergangsheim, Wohngemeinschaft; Selbsthilfegruppen; sozialpädagogische Betreuung.

15

Pflege

Beobachten bei Sucht
- Suizidgefährdung (☞ 15.3.3)
- Menge und Art des Alkohols bzw. Medikamentenmißbrauch (dokumentieren)
- Auffälliges Sozialverhalten
- Auf Vernachlässigung der Körperpflege achten.

- Bei Medikamentengabe dabeibleiben
- Sich nicht in Alkoholabhängigkeit einbeziehen lassen (Alkoholbeschaffung, Alkoholkonsum verharmlosen)
- Konsequentes Verhalten: z. B. angedrohte Sanktionen einhalten
- Tagesstruktur einhalten
- Einübung von Alltagskompetenz: z. B. Ernährung, Körperpflege, Wohnungspflege
- Über Gefühle, Probleme und Konflikte offen sprechen (☞ 2.3.2)
- In stationären Altenpflegeeinrichtungen Absprache mit betreuender PsychiaterIn treffen
- Sturzprophylaxe (☞ 2.10.3).

Medikamentenabhängigkeit im Alter

Grenzen zwischen Mißbrauch und Abhängigkeit sind schwer zu ziehen. Frauen sind häufiger betroffen als Männer. Meist Abhängigkeit von Benzodiazepinen (Schlafmittel) oder auch von verschiedenen Mitteln.

Ursachen

Vereinsamung, zunehmende Verluste, Armut im Alter, soziale Abwertung, Lebensverlängerung, Dauermedikation bei Multimorbidität, Verfügbarkeit von Selbstmedikation, fehlende Einsicht zur Dosisreduktion, unauffällige Suchtform.

Symptome

- Körperliche: Bewußtseinsstörungen (☞ 17.4.2), Schlafstörungen, schwankender Gang, Sturzgefahr (☞ 2.10.3), Verwirrtheit, Krämpfe bei Entzug, lallende Sprache, Neuropathie (☞ 15.2.7)
- Psychosoziale: keine Abstinenz möglich, Kontrollverlust, Dosissteigerung, besonders bei Angst und Streß wird Medikament eingenommen, Arztwechsel bei Rezeptverweigerung, Rezeptfälschung, Suchtverheimlichung, Tablettenverstecken, Angst, sozialer Rückzug.

Behandlung und Pflege

Wie bei Alkoholabhängigkeit ☞ oben.

Benzodiazepine

- Benzodiazepine als Schlafmittel nur kurz einsetzen und ausschleichend absetzen
- Bei Benzodiazepinen besteht oft Abhängigkeit ohne Dosissteigerung
- Entzugssymptome nach längerfristiger Einnahme: Angst, Unruhe, Schlaflosigkeit, Verwirrtheit, Halluzinationen, Kopfschmerzen, Übelkeit (bei plötzlichem Absetzen evtl. Krampfanfälle)
- Benzodiazepine verschleiern Angst und verhindern so ursächliche Behandlung.

Gisela Mötzing

16 Sterben und Tod

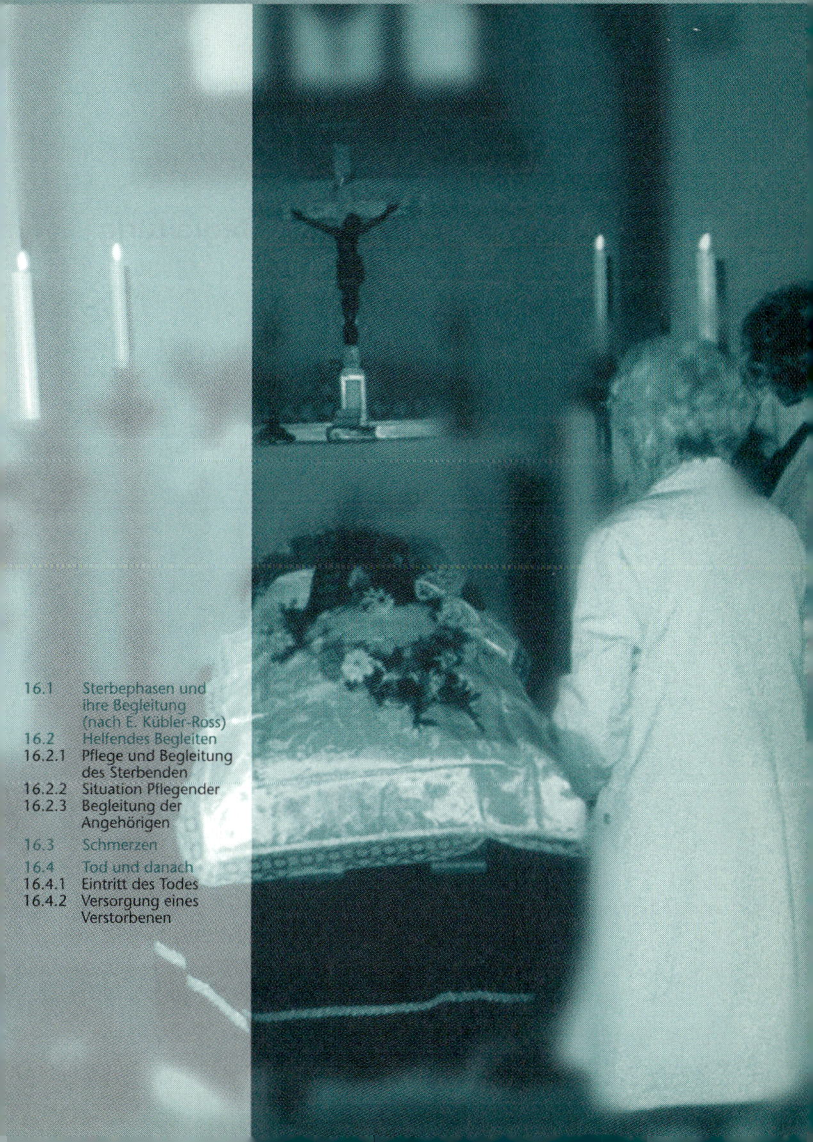

Die Begleitung sterbender alter Menschen und ihrer Angehörigen ist eine wichtige und wesentliche Aufgabe in der Altenpflege, die ein hohes Maß an Einfühlungsvermögen, Belastbarkeit und persönlichem Auseinandersetzungsvermögen mit dem Thema Tod erfordert.

Ziele der Sterbebegleitung

- Achtung der Menschenwürde und der Individualität
- Bedürfnisorientierte Pflege: seelische, soziale, körperliche und geistige Bedürfnisse gleichermaßen berücksichtigen.

16.1 Sterbephasen und ihre Begleitung (nach E. Kübler-Ross)

Der Sterbeprozeß verläuft in mehreren Sterbephasen (☞ Abb. 16.1). Phasen verlaufen nicht kontinuierlich und mit wechselnder Intensität. Ein Sterbender kann sehr lange in einer Phase verweilen, aber innerhalb kurzer Zeit eine neue Phase erreichen. Phasen können auch übersprungen oder mehrfach erlebt werden. Bei alten Menschen sind erste Phasen oft vorweggenommen. Ziel: jeweilige Bedürfnisse des Sterbenden aufmerksam beobachten und erkennen.

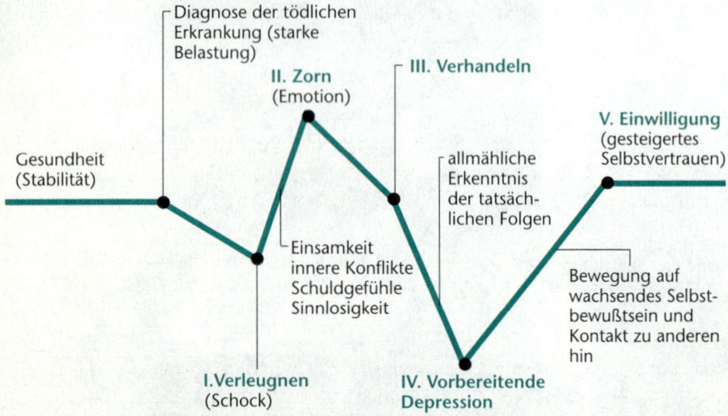

Abb. 16.1: Sterbephasen [V 227]

Phase 1: Nicht-Wahrhaben-Wollen

Kennzeichen
- Nicht-Wahrhaben-Wollen
- Isolierung
- Konfrontation mit der Wirklichkeit des unabwendbaren Todes.

Verhalten
- Wahrheit wird verdrängt
- Diagnose-Bestätigungen werden ausgewichen
- Schutzbehauptungen: „nicht ich", „Es ist ein Irrtum"
- Auffallende Aktivitäten z.B. zur Ablenkung.

Motivation
- Nicht-Wahrhaben-Wollen dient dem Aufbau einer inneren Verteidigung
- Wahrheit des Sterbens kann noch nicht angenommen werden.

Unterstützung
- Einfühlend beobachten: Befinden der Person beobachten, auf Signale achten, Gefühle und Verhalten wahrnehmen
- Dem Sterbenden nicht mit „vernünftigen" Argumenten seine „unvernünftigen" Reaktionen vor Augen führen
- Weitere Entwicklung abwarten und Gesprächsbereitsschaft signalisieren. Erkannte Wahrheit vorsichtig und einfühlsam bestätigen.

16

Phase 2: Zorn

Kennzeichen: Auflehnung und Zorn, Wut.

Verhalten
- Aggressives Verhalten. Bei alten Menschen oft nicht mehr so deutlich
- Eingestehen von Krankheit und Tod
- Unzufriedenheit: nörgeln, Pflegepersonal und Angehörige werden beschimpft, Kritik und Vorwürfe an Pflegende und Angehörige
- Anspruchsvolle Haltung: viele Sonderwünsche, Forderungen, Streit
- Ablehnung von Essen und Trinken.

Motivation
- Angst vor dem Sterben und vor dem, was danach kommt
- Mit dem Zorn bekunden: „Ich lebe noch!"

Unterstützung
- Anschuldigungen und Beschimpfungen nicht persönlich nehmen. Dies auch den Angehörigen verdeutlichen
- Einfühlende Zuwendung und Geduld: Was kann ich im Moment für Sie tun?
- Dem Sterbenden helfen, seine Gefühle wie Angst zu äußern
- Ungerechte Vorwürfe erdulden, ohne sich ganz den Nörgeleien auszusetzen,

und sie als Ausdruck der Auseinandersetzung des Sterbenden mit seinem Tod akzeptieren
- Selbstpflege des Pflegenden: Austausch mit MitarbeiterInnen suchen, Supervision, Hilfe von MitarbeiterInnen in Anspruch nehmen.

Phase 3: Verhandeln

Kennzeichen
- Oft sehr flüchtige Phase
- „Jetzt noch nicht"
- Tod wird erkannt, aber noch nicht akzeptiert, Hoffnung auf eine günstige Wende.

Verhalten
- Hoffen auf Wundermittel
- Verhandeln mit Gott z.B. um Schmerzfreiheit, um einen bestimmten Todeszeitpunkt
- Verhandeln mit der Medizin, z.B. besondere Therapieteilnahme.

Motivation
- Verlängerung der Lebenszeit als Hauptwunsch
- Angst vor Abschiednehmen.

16

Unterstützung
- Sterbenden nicht mit der „Wahrheit" überfordern
- Verstehen, aber Verhalten nicht unrealistisch unterstützen, so daß illusionäre Hoffnungen entstehen
- Trotzdem realistische Hoffnung geben, z.B. Hoffnung auf Schmerzfreiheit, Hoffnung auf Nichtalleinsein beim Sterben.

Phase 4: Depression

Kennzeichen
- Tod wird nicht mehr geleugnet
- Reduzierung von Abwehrmechanismen
- Abschiedsschmerz, Todesangst.

Verhalten
- Rückzug
- Erinnern und Abschiednehmen von Personen und Situationen
- Bedürfnis nach „Regelungen" von Dingen und Geschäften: Nachlaß, Klärung mit Personen, Angehörigen.

Motivation
- Sterbender trauert um Verlust seines Lebens, Verlust von Angehörigen
- Sterbender zieht Lebensbilanz, um sich auf Tod vorzubereiten.

Unterstützung
- Akzeptierende und annehmende Haltung
- Trauer beim Sterbenden zulassen, Weinen zulassen
- Konfrontation des Pflegenden mit eigener Trauer. Eigene Trauer reflektieren und zulassen, sich Hilfe in Form von Gesprächen holen
- Wünsche nach Kontakten mit Angehörigen, Freunden erfüllen. Der Sterbende bestimmt, nicht die Angehörigen
- Hilfe bei Bewältigung von unerledigten Dingen (Testament ☞ 1.7.2)
- Still dabeisein, Hoffnungslosigkeit und eigene Hilflosigkeit akzeptieren.

Phase 5: Zustimmung

Kennzeichen
- Sterbender ist gelassen und in ruhiger Erwartung
- Große Müdigkeit und Erschöpfung.

Verhalten
- Ruhiges Abschiednehmen
- Letzte Regelungen, z. B. Begräbnis
- Sterbender nimmt Verhalten seiner Umwelt sehr sensibel wahr.

Motivation
Sterbender hat sich mit seinem Sterben auseinandergesetzt und ist bereit, Abschied zu nehmen.

Unterstützung
- Ruhebedürfnis akzeptieren
- Nicht alleinlassen, Distanzwünsche aber akzeptieren. Hautkontakt und körperliche Nähe spüren lassen
- Keine Hektik
- Dem Sterbenden spüren lassen, daß er wichtig ist: Respekt und Akzeptanz zeigen, Wünsche erfüllen
- Gewissenhaftes Umgehen mit letzten Verfügungen.

Tips, Tricks & Fallen
- Nicht zwanghaft den Sterbenden in den „Phasen" unterstützen wollen: Es kommt darauf an, die Bedürfnisse des Sterbenden zu erkennen
- Sterbenden nicht belügen, aber auch nicht unbedingt mit Wahrheit überfordern: herausfinden, was Sterbender wissen möchte.

16.2 Helfendes Begleiten

Sterbebegleitung ist zugleich Begleitung des Sterbenden selbst und immer auch Begleitung der Angehörigen.

16.2.1 Pflege und Begleitung des Sterbenden

Zeitpunkt des Todes kann nicht vorhergesagt werden. Wie weit der Sterbeprozeß fortgeschritten ist, bedarf immer neuer Einschätzung. Es können sich körperliche Veränderungen und Beschwerden einstellen.

Müdigkeit und Erschöpfung

Zunehmende Müdigkeit und Erschöpfung, kleinste Pflegemaßnahmen werden als größte Anstrengung erlebt.

Maßnahmen

- Anstrengungen dosieren und gering halten. Bei anstrengenden Pflegemaßnahmen Pausen einlegen
- Für genügend Ruhe und erholsamen Schlaf sorgen
- Für angenehme, ruhige Zimmeratmosphäre sorgen, kein grelles Licht, keine Dunkelheit, keine Hektik.

16

Körperpflege

Kann oft nicht mehr alleine bewältigt werden. Besondere Sorgfalt und Behutsamkeit bei der Körperpflege.

Maßnahmen

- Ganz- oder Teilwaschung nach Wunsch und Bedarf
- Häufige Mund-, Lippen-, Augen- und Nasenpflege (☞ 2.5.3)
- Bei trockenen Augen Augentropfen zum Befeuchtung
- Sorgfältige Hautpflege (☞ 2.5.1)
- Erfrischende Hautpflege: Einreibungen mit Deodorantien, Hautfluids, Kräuteremulsionen.

Beschwerden beim Liegen

Das Liegen wird trotz guter Lagerung oft als schmerzhaft und unhaltbar empfunden.

Maßnahmen

- Oft Lage wechseln (☞ 2.4.5)
- Auf Lagerungswünsche eingehen, Geduld haben, kleine Veränderungen verschaffen oft schon Linderung
- Dekubitusprophylaxe (☞ 3.1.2).

Körpertemperatur

Oft Veränderung der Körpertemperatur: Fieber, Untertemperatur (☞ 2.13.1).

Maßnahmen

- Bei Schwitzen dünne Decken oder Baumwolltuch; häufiger Wäsche wechseln
- Bei Frösteln warme Decke; kalte Füße, Beine und Arme durch Socken, eingeschlagene Wärmflasche warmhalten.

Hunger und Durst

Sterbende haben zumeist kaum Hunger, aber sehr häufig Durst.

Maßnahmen

- Nahrung in leichter, evtl. breiiger Form anbieten: z.B. Rahmsuppen, Kartoffelbrei, Gemüsecremes
- Wunschkost
- Zerkleinerte Nahrung hübsch anrichten
- Kleine Portionen
- Nahrungsverweigerung akzeptieren und für ausreichend Flüssigkeit sorgen. Evtl. parenterale Flüssigkeitszufuhr
- Tee und Wunschgetränke anbieten
- Bei Schluckbeschwerden teelöffelweise oder tropfenweise mit Pipette oder Spritze Flüssigkeit zuführen oder Mund immer wieder befeuchten. Vorsicht: Aspirationsgefahr
- Zerhackte Teeeiswürfel in Baumwolläppchen einschlagen und aussaugen lassen. Lutschen fällt oft leichter
- In den letzten Stunden Infusionen neu überdenken, um Überwässerung zu vermeiden.

16

Atembeschwerden

Erschwerte Atmung oft durch vermehrte Schleimabsonderungen, die nicht mehr abgehustet werden können. Atembeschwerden lösen Angst aus, auch beim Pflegenden (☞ 2.12.1).

Maßnahmen

- Oberkörper hochlagern (☞ 2.12.4)
- Gründliche Mundpflege (☞ 2.5.3)
- Wenn nötig, Schleim aus Mund- und Rachenraum absaugen (☞ 2.12.7)
- Bei dem Sterbenden bleiben, ruhig sein und selbst tief und gleichmäßig durchatmen.

Bewußtseinsveränderungen

Oft zunehmende Bewußtseinseintrübung bis zur Bewußtlosigkeit (☞ 17.4.2).

Maßnahmen

- In Gegenwart des Sterbenden so reden, als ob er noch bei Bewußtsein wäre. Hörsinn ist der letzte Sinn, der schwindet

- Verständnisvolle verbale Ansprache: auch wenn der Sterbende nicht reagiert, versteht er noch
- Bei Bewußtlosigkeit Kopf zur Seite lagern, um Zurückfallen der Zunge zu verhindern
- Begleitung des komatösen Sterbenden durch Sitzen am Bett, Handhalten, Hand an Kopf legen. Signale des Sterbenden wahrnehmen und akzeptieren z. B. wenn dieser das Handhalten ablehnt.

Wichtig: selbst innerlich ruhig sein und auf eigene Empfindung achten, diese ernst nehmen.

Soziale Bedürfnisse

Sterbende ziehen sich meist innerlich von ihrer Umwelt zurück und möchten nur ganz vertraute Menschen um sich haben oder ganz allein sein.

Maßnahmen

- Sensibel sein für die Wünsche des Sterbenden
- Wünsche des Sterbenden z. B. nach Angehörigen akzeptieren und ermöglichen. Konflikte können entstehen, wenn der Sterbende keinen Kontakt zu Angehörigen wünscht. Der Sterbende bestimmt den Kontakt, nicht die Angehörigen
- Bei absehbarem Tod klären, welche Angehörigen zu welcher Zeit zu benachrichtigen sind. Name, Telefonnummer im Dokumentationssystem verzeichnen
- Ruhiges Beisammensein von Angehörigen und Sterbenden ermöglichen
- Privatsphäre ermöglichen: Einzelzimmer, immer Anklopfen, Schild: „Bitte nicht stören!"
- Sterbenden nicht allein lassen, aber trotzdem Wunsch nach Distanz und Rückzug respektieren
- Sozialen Rückzug akzeptieren. Ist notwendig, um innerlich Bilanz zu ziehen.

16

Seelisch-geistige Bedürfnisse

Sterbende haben Bedürfnis nach Zuwendung und Akzeptanz.

Maßnahmen

- Sterbenden in der gewohnten Umgebung belassen. Kein Umzug oder „Abschieben" in anderes Zimmer. Im Heim nach Absprache evtl. MitbewohnerIn für die Sterbezeit in ein anderes Zimmer ziehen lassen
- Gestaltung des Umfeldes nach Wünschen des Sterbenden: Blumen, leise Musik, Duftöle, Bild, evtl. Kreuz, Haustiere im Zimmer sind erlaubt
- Liebgewonnene Gegenstände im Zimmer, positive Erinnerungen
- Zeitliche Orientierungshilfen geben: Uhr, Kalender
- Als Gesprächspartner zur Verfügung stehen
- Nähe anbieten und herstellen, auch Körperkontakt
- Ablehnenden Körperkontakt nicht persönlich nehmen und akzeptieren
- Einfach „da sein", ohne irgendwelche Aktionen vorzunehmen
- Individuelles Sterben des alten Menschen akzeptieren. Jeder stirbt auf seine Weise. Pflegende können das Sterben des anderen nicht beeinflussen

- Für religiöse Bedürfnisse offen sein: mit Sterbenden beten, Psalme oder Bibelstellen vorlesen, z. B. Johannes-Evangelium, Psalm 23
- Bei Wunsch religiöse Rituale ermöglichen und Pfarrer, Geistlichen benachrichtigen (☞ 2.7.4)
  - Römisch-katholische Kirche: Sterbesakramente
  - Evangelische Kirche: keine besonderen Riten, Gebete, Lieder, Abendmahl
  - Evangelische Freikirchen: Gebete mit Seelsorger
  - Neuapostolische Kirche: Gebete, Beichte und Abendmahl durch Priester
  - Zeugen Jehovas: Besuch durch Gemeindemitglieder
  - Anthroposophische Christengemeinschaft: Beichte, Ölung und Kommunion durch Priester, nach dem Tod Aussegnung
  - Islamische Glaubensgemeinschaften: Sterbenden mit Gesicht Richtung Mekka legen, Beten („La ilaha illa llah", es gibt keinen Gott außer Gott). Angehörige und muslimischen Priester frühzeitig benachrichtigen
  - Jüdische Glaubensgemeinschaft: Begleitung durch Rabbiner, Riten bei Angehörigen erfragen, jüdische Gemeinde frühzeitig benachrichtigen.

16.2.2 Situation Pflegender

Pflegende werden mit eigenen Ängsten, Gefühlen der Trauer, Schmerz und Hilflosigkeit konfrontiert (hohe psychische Belastung). Hilflosigkeit wird von Pflegenden oft als Mangel an Kompetenz erlebt und kann Schuldgefühle verursachen. Die ständige Konfrontation mit Leid und Sterben kann zu Abwehrmechanismen der Pflegenden führen wie z. B.:

- Vermeiden von zu nahem Kontakt
- Übermäßige medizinisch-pflegerische Aktivität
- Absonderung des Sterbenden
- Übermäßige Verabreichung von Schmerzmedikamenten und Psychopharmaka
- Aggressionen gegenüber Angehörige, die „nicht genug tun".

Tips, Tricks & Fallen

- „Negative" Gefühle wie Angst, Trauer und Schmerz zulassen. Hilflosigkeit als ganz „normales" Gefühl und als eigene Grenze akzeptieren
- Nicht alles alleine schaffen wollen, sondern Unterstützung bei KollegInnen suchen
- MitarbeiterInnenrunde nach einem Sterbetag, um Erfahrungen und Gefühle zu reflektieren und Unterstützung durch KollegInnen zu erhalten
- Supervision und Balintgruppen erleichtern die Verarbeitung von Sterbesituationen und die Arbeit
- Sterbebegleitung ist keine Sterbehilfe. Bei Bitte um aktive Sterbehilfe diese als Ausdruck des Menschen, „so nicht weiterleben zu können", verstehen und sich selbst Hilfe im Team und im Gespräch suchen
- Sich selbst gut umsorgen, sich Gutes tun.

16.2.3 Begleitung der Angehörigen

Angehörige des Sterbenden oder Verstorbenen durchlaufen verschiedene Trauerphasen ähnlich wie Sterbephasen. Pflegende können Angehörige in der Trauerarbeit unterstützen.

Trauerphasen (nach Bowlby und Parkes)

Phase 1: Schock, Betäubung

- Reaktionslosigkeit und Apathie
- Ohnmacht
- Situation nicht wahrhaben wollen.

Phase 2: aufbrechende Emotionen

- Ausbrüche von Zorn und Wut, Geschrei
- Weinen, Traurigkeit
- Angst und Ruhelosigkeit
- Auch Erleichterung, daß Verstorbener nicht mehr leiden muß
- Verzweiflung und Orientierungslosigkeit.

Phase 3: Suchen, sich trennen

- Verstorbenen in Erinnerung aufsuchen
- Erinnerungsstücke und -plätze aufsuchen
- An Gewohnheiten, Eigenheiten erinnern
- Zwiegespräche mit Verstorbenen führen.

Phase 4: Neuorganisation

- Tod wird realisiert und verinnerlicht
- Verlust wird akzeptiert
- „Lebenssinn" wird neu gefunden und Leben wird neu bewältigt, z.B. hinterbliebener Ehepartner organisiert sein Leben neu, sucht neue Kontakte.

Unterstützung für Angehörige

Während der Sterbephasen

- Angehörige in die Betreuung Sterbender einbeziehen, z.B. Übernahme der ATL
- Anwesenheit von Angehörigen ermöglichen und für Bequemlichkeit, Trinken, evtl. kleine Zwischenmahlzeiten sorgen
- Bei Sterben zu Hause: Angehörige stützen, entlasten, Hilfen vermitteln und mit Angehörigen Hilfsliste erstellen
- Gesprächsbereitschaft haben
- Auf Wunsch für Alleinsein Angehöriger mit Sterbenden sorgen und auf Diskretion und Intimsphäre achten

- Als Gesprächspartner zur Verfügung stehen; Angehörigen die Reaktionen des Sterbenden erklären; Angehörige mit ihren Gefühlen akzeptieren, diese nicht bewerten oder kritisieren.

Hilfsliste für Sterben zu Hause

- Voraussetzungen für Sterben zu Hause sind abgeklärt
  - Sterbender möchte zu Hause sterben
  - Sterbender weiß, daß er stirbt und möchte keine lebensverlängernde Maßnahmen haben
  - im Haushalt ist eine Person, die Versorgung übernimmt
  - Angehörige möchten Sterben zu Hause ermöglichen und sind nicht im Zustand großer Verwirrung und Angst
- Kontakt zu HausärztIn: gemeinsames Gespräch, z. B. ÄrztIn, Sterbender, Angehörige, Pflegende. Regelmäßige Hausbesuche absprechen, Notdienste absprechen, lindernde Therapiemaßnahmen absprechen, Schmerztherapie absprechen, Wünsche, Erwartungen äußern, bei unkooperativem Verhalten der ÄrztIn auch andere ÄrztIn empfehlen
- Hilfen zur Weiterführung des Haushaltes vermitteln (☞ 2.2.1)
- Hilfen zur Wohnungsanpassung (☞ 1.2.12)
- Besuchsdienste organisieren, z. B. NachbarnIn, ehrenamtliche Helfer
- Essen auf Rädern (☞ 2.1.1)
- Hausnotruf (☞ 1.2.11, 2.1.1)
- Pflege durch ambulante Dienste sicherstellen (☞ 2.1.1)
- Hilfsmittel sicherstellen und mit Angehörigen eine Liste aller benötigten Hilfsmittel, Materialien erstellen.

Nach Eintritt des Todes

- Auf Wunsch Angehörige mit Verstorbenen alleinlassen. Abschiednehmen ermöglichen
- Gesprächsbereitschaft signalisieren
- Angehörige zu einer Gesprächsrunde einladen, um gemeinsam die Sterbeerfahrung zu reflektieren und nochmals über den Verstorbenen reden. Erleichtert die Trauerarbeit
- Viel über den Verstorbenen reden. Erleichtert die Trauerbewältigung
- Angehörige auch für eine spätere Zeit nochmals zum Gespräch einladen, z. B. 1–2 Wo. nach dem Tod.

Tips, Tricks & Fallen

- Angehörige haben gerade bei stationärer Pflege oft unbewußte Schuldgefühle und übertragen diese auf Pflegende, indem diese beschuldigt, kritisiert oder beschimpft werden: Anschuldigungen nicht persönlich nehmen, sondern als Ausdruck emotionaler Konflikte der Angehörigen verstehen; offenes Gespräch anstreben
- Unterstützung der Angehörigen durch Gruppen und Einrichtungen, die ehrenamtlich oder professionell Sterbebegleitung anbieten. In vielen größeren Orten bieten Hospizgruppen Begleitung für Sterbende und ihre Angehörigen an (☞ Kapitel 18)

- Angehörige von Sterbenden, die zu Hause sterben, haben oft Angst und sind zutiefst verunsichert: Gespräche anbieten, Angehörigen Informationen geben, Absprachen treffen, Hilfe vermitteln.

16.3 Schmerzen

Sterbende haben oft Schmerzen mit unterschiedlicher Schmerzempfindung. Ziel: Schmerzlinderung bzw. -freiheit ohne große Nebenwirkung von Benommenheit. Beobachten von Schmerz ☞ 2.10.2.

Schmerzbehandlung

☞ auch 4.2.2, Schmerztherapie, -linderung ☞ 2.10.2.

- Schmerzbehandlung mit Medikamenten nur nach ärztlicher Anordnung
- Schmerzlinderung und Schmerzfreiheit für den Sterbenden haben immer Vorrang
- Verabreichung von opioidfreien, opioidschwachen und opioidstarken Medikamenten
- Opiate machen nur bei „Suchtpersonen" süchtig
- Opiate beschleunigen nicht den Tod, sind keine Sterbehilfe
- Schmerzmedikamente nach festem Zeitplan und ärztlicher Anweisung verabreichen
- ÄrztIn, HausärztIn vermitteln, die Schmerztherapie durchführt.

16.4 Tod und danach

16.4.1 Eintritt des Todes

Grundsatz für Pflegende: dem Toten begegnen wie dem Lebenden.

Zeichen des herannahenden Todes

- Rascher, schwacher und unregelmäßiger Puls
- Erhöhte Temperatur, evtl. hohes Fieber, evtl. auch Untertemperatur
- Kalter, klebriger Schweiß und kalte Extremitäten
- Blasse und bläulich marmorierte Haut durch schlechte Hautdurchblutung
- Weißes Nasen-Mund-Dreieck
- Oberflächliche und unregelmäßige Atmung (Cheyne-Stokes-Atmung, Schnappatmung, ☞ 2.12.1)
- Blutdruckabfall
- Evtl. zunehmender Bewußtseinsverlust.

- Halboffene oder ganz offene Augen, die „in die Ferne schauen", nichts „richtig" anschauen
- Reduzierte Urin- und Stuhlausscheidung
- Unruhe, Desorientierung und Angst.

Unsichere Todeszeichen

- Atemstillstand und Pulslosigkeit, kein Herzschlag
- Weite, reaktionslose Pupillen
- Fehlender Muskeltonus
- Weichwerden des Augapfels und Trübung der Augenhornhaut.

Sichere Todeszeichen

- Totenflecken: nach 0–4 h, blaßrote bis rotviolette und blaugraue Flecken an tieferliegenden Körperstellen, die nach 24 h nicht mehr wegdrückbar sind
- Totenstarre: nach 2–6 h, schreitet vom Kopf abwärts und löst sich nach 2–3 Tagen. Bei Muskelanstrengung kurz vor dem Tod sehr schnelles Eintreten der Totenstarre.

Bei Eintritt des Todes

- Nicht gleich aktiv werden, sondern einen Moment in Stille verbleiben und den Augenblick wahrnehmen
- Je nach eigenem Bedürfnis vielleicht beten und Vaterunser sprechen
- Todeszeitpunkt dokumentieren
- ÄrztIn zur Feststellung des Todes benachrichtigen, wenn möglich HausärztIn, sonst Vertretung oder NotärztIn.
- Angehörige benachrichtigen. Falls Angehörige nicht beim Sterbenden waren, diese nach Absprache sofort oder am nächsten Morgen benachrichtigen
- Falls keine Angehörigen da sind, Betreuungsperson benachrichtigen
- Tod Angehörigen mit einfühlendem Verständnis mitteilen
- In stationären Einrichtungen: Tod MitbewohnerInnen mitteilen
- Mit dem Tod erlischt der Pflegevertrag. Nach dem Tod aber evtl. noch Beratung von Angehörigen über weitere Vorgehensweisen. Angehörige oder Betreuungspersonen müssen Bestattungsinstitut beauftragen und Tod beim Standesamt melden. Weitere Beratung durch das Bestattungsinstitut.

Tips, Tricks & Fallen

- Widerspruch durch Gesetzgebung: Tod soll sofort durch ÄrztIn festgestellt werden, Todesbescheinigung darf aber erst bei sicheren Todeszeichen, die ab ca. 2 Std. nach Tod auftreten, ausgestellt werden; Absprachen treffen
- Für eigenes Wohlbefinden sorgen (Psychohygiene ☞ 1.1.3).

16.4.2 Versorgung eines Verstorbenen

Ziel
Menschenwürde und Persönlichkeit der verstorbenen Person achten.

Vorbereitung
- 2 elastische Mullbinden, Klebestreifen, Schere
- Tupfer oder Wattebausch
- 2 Toilettenrollen, 1 kleiner Kissenbezug
- 2 saubere Bettlaken
- Einmalschürzen und Einmalschutzhandschuhe für Pflegekräfte
- 2 Inkontinenzvorlagen, Netzhose
- Material für Gesicht- und Intimwaschung
- Bei Bedarf Material für Rasur und Kamm
- Zahnprothese
- Mülleimer und Wäscheabwurfsack
- Kleine Schnittblumen
- Grablicht.

Durchführung
- Versorgung des Verstorbenen durch 2 Pflegekräfte
- Wegen der Totenstarre den Verstorbenen so bald wie möglich versorgen
- Versorgung im Zimmer der Verstorbenen, um Menschenwürde zu wahren
- MitbewohnerIn in stationärer Einrichtung vorbereiten und bitten, das Zimmer zu verlassen
- Angehörige auf Wunsch in die Versorgung miteinbeziehen
- Handschuhe und Schutzschürze anziehen
- Verstorbenen im Bett flach lagern; Bett auf Arbeitshöhe stellen; Kissen und alle Hilfsmittel entfernen; Infusionen, Magensonden, Katheter entfernen. Beim Flachlagern kann Luft aus der Lunge entwichen: seufzerähnlicher Laut
- Ganz- oder Teilwaschung je nach Pflegestandard der Einrichtung
- Den Verstorbenen mit Inkontinenzvorlage versorgen: Entleerung des Darmes oder der Blase möglich
- Saubere Bekleidung anziehen; sauberes Bettlaken einspannen; muslimische Verstorbene in weißes Baumwolltuch einschlagen
- Beim Drehen des Verstorbenen Handtuch vor Mund legen: Entleerung von Mageninhalt, Blut und Lungensekret möglich
- Zahnprothese einsetzen, evtl. Rasur von Barthaaren, Haare kämmen
- Kiefer mit angefeuchteter breiter Mullbinde hochbinden
- Augenlider vorsichtig schließen und mit feuchten Tupfern oder Wattebausch beschweren; Hände falten oder ineinanderlegen
- Toilettenrollen in Kissenbezug unter den Nacken legen und damit Kopf etwas hochlagern. Hochlagerung verhindert Blaufärbung des Gesichts
- Kärtchen mit Namen, Geburts- und Sterbedatum an Handgelenk, Nachthemd oder Fuß der verstorbenen Person befestigen

- Sauberes Laken bis zur Brusthöhe legen
- Blumen in gefaltete Hände legen.

Nachbereitung

- Alle gebrauchten Materialen entfernen, aufräumen, entsorgen
- Für Frischluft sorgen
- Grablicht neben Bett stellen
- Angehörigen und im stationären Bereich auch MitbewohnerInnen Gelegenheit zur Verabschiedung geben
- Verabschiedungsrituale ermöglichen: Lesung von Gedichten, Geschichten oder aus der Lebensgeschichte des Verstorbenen an dessen Bett lesen lassen
- Zeit für Verabschiedung einräumen: Verstorbener kann bis zu 1,5 Tagen in kühlem Raum aufgebahrt sein. Ausnahme: bei ansteckender Erkrankung
- Verstorbenen in einem kühlen Raum (im Heim gekühlte Aufbahrungshalle oder Kapelle, zu Hause das Schlafzimmer) belassen, bis Bestattungsinstitut kommt.

Totenbescheinigung (Leichenschauschein)

- Landesrechtliches Dokument. Wird von der ÄrztIn, die innerhalb von 24 Std. nach dem Tod die Leichenschau vornimmt, ausgefüllt
- Unterschreibende ÄrztIn muß den Toten untersucht haben
- Bescheinigung besteht aus einem offiziellen Teil für amtliche Zwecke und einem vertraulichen Teil mit Angaben zur Todesursache (für amtliche Todesursachenstatistik)
- Totenbescheinigung besteht aus vier Teilen (Durchschreibeverfahren): weißer Zettel an die Verwaltung, blauer Zettel an die Pathologie, gelber Zettel über die Verwaltung an Angehörige oder Bestattungsunternehmer, rosa Zettel zum Verbleib in der Dokumentation. Bei Vorlage des gelben Zettels stellt Standesamt Sterbeurkunde aus
- Die von einer ÄrztIn auszufüllende Totenbescheinigung muß enthalten:
  - Personalien des Toten, Todesfeststellung, Todeszeitpunkt
  - Todesart. Setzt Kenntnis der Vorgeschichte voraus
  - Ob feststellende ÄrztIn gleichzeitig behandelnde ÄrztIn ist
  - Angaben, ob ansteckende Erkrankung im Sinne des Bundesseuchengesetzes (☞ 2.10.1) vorlag. Wenn ja, muß AmtsärztIn des örtlichen Gesundheitsamtes benachrichtigt werden
  - Todesursache: unklar, natürlich, unnatürlich z. B. durch Gewalt, Verletzungen, Suizid, Vergiftung.

Tips, Tricks & Fallen

- Keinen Schmuck vom Verstorbenen entfernen. Angehörige können auf Wunsch den Schmuck vom Bestattungsinstitut erhalten oder selbst abnehmen. Dann quittieren lassen
- Psychohygiene für Pflegende wichtig: für eigenes Wohlbefinden sorgen, eigene Trauer zulassen, psychische Entlastung bei liebevollen Gesprächspartnern suchen

- Ausströmung von Leichengift ist Aberglaube: Gewebezersetzung, bakterielle Zersetzung setzt erst später ein und ist abhängig von Raumtemperatur
- Überführung der verstorbenen Person 36 Std. nach Eintritt des Todes durch Bestattungsinstitut.

Grit Wurlitzer

17 Erste Hilfe im Notfall

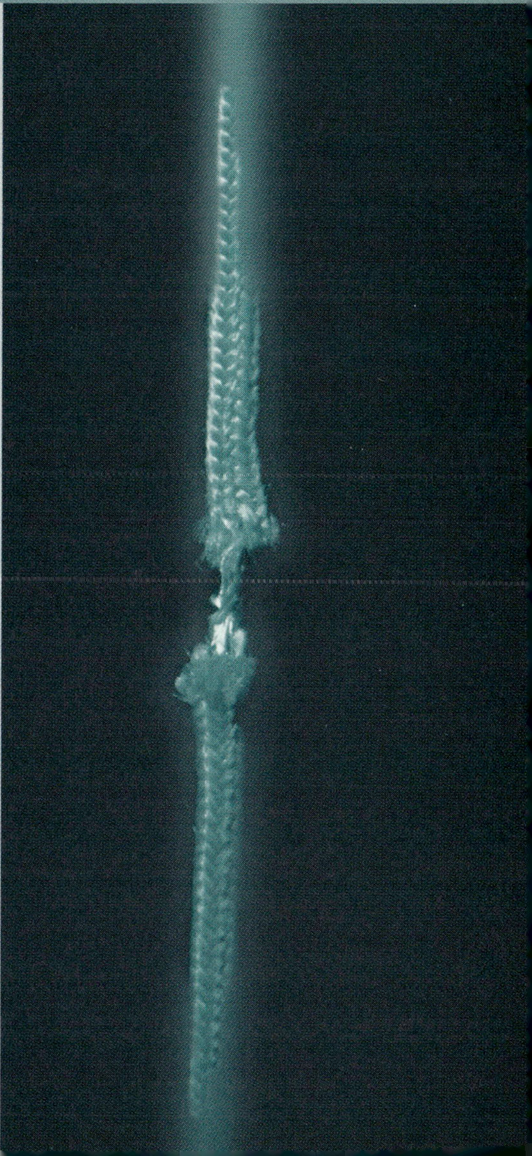

Wegweiser zu den Notfällen

Notfall-Symptom	Wo zu finden?	Notfall-Symptom	Wo zu finden?
Akute Verwirrtheit	☞ 15.3.1	Hörstörung	☞ 13.2.3
Atemnot	☞ 7.2.4	Kollaps: mit Pulsveränderung	☞ 5.2.3
Atemnot: mit hörbarem Atemgeräusch	☞ 7.2.6	Kollaps: mit Blutdruckveränderung	☞ 6.1.3
Atemnot: mit pfeifendem Ausatemgeräusch	☞ 7.2.3	Krämpfe	☞ 15.2.5
Atemnot: mit pfeifendem Einatemgeräusch	☞ 17.4.9	Lähmung	☞ 15.2.1
Atem- und Kreislaufstillstand; Bewußtlosigkeit	☞ 17.3	Schmerzen: Bauch	☞ 17.4.4
Bewußtseinsstörung	☞ 17.4.2	Schmerzen: Brust	☞ 7.2.7, 5.2.1
Bluterbrechen, Blut im Stuhl	☞ 17.4.7	Schmerzen: Extremität	☞ 17.4.5
Bluthusten	☞ 7.2.5	Schmerzen: Herz	☞ 5.2.1
Blutung: Krampfader	☞ 17.4.7	Schmerzen: Kopf	☞ 17.4.3
Blutung: unstillbares Nasenbluten	☞ 17.4.7	Schmerzen: Nieren	☞ 9.2.2
Blutung: Wunden	☞ 17.4.8	Schock	☞ 17.4.1
Durchfall: wässriger Stuhl	☞ 2.11.2	Schwindel	☞ 17.4.3
Durchfall: blutiger Stuhl	☞ 17.4.4	Sehstörung	☞ 13.1.4
Erbrechen: ohne Bauchschmerzen	☞ 2.11.3	Selbstmordgedanken, Suizidgefahr	☞ 15.3.3
Erbrechen: mit Bauchschmerzen	☞ 17.4.4	Verbrennungen, Verbrühungen	☞ 17.4.10
Fieber	☞ 2.13.2	Vergiftungen, Verätzungen	☞ 17.4.11
Harnverhalt	☞ 17.4.6	Verletzungen: offene Wunden, Knochenbrüche	☞ 17.4.8

17.1 Organisatorisches im Vorfeld

Notfall = akut einsetzende Erkrankung oder Verletzung, die durch die Störung einer Vitalfunktion zu einem lebensbedrohlichen Zustand führt. Notfälle in stationären und ambulanten Altenpflege-Einrichtungen ähneln sich: In beiden Fällen ist weder ständig eine ÄrztIn vor Ort, noch gibt es Notfallmedikamente. Ausnahme: Vorerkrankung ist bekannt und eine Bedarfsmedikation wurde von HausärztIn für den Notfall festgelegt, z. B. bei Angina pectoris, Asthma.

Hausinterne Absprachen

Um im Notfall schnellstmöglich wirksam erste Hilfe leisten zu können, sind vorbereitend Absprachen und Regelungen für den Ernstfall zu treffen:

- Telefonverzeichnis von HausärztInnen, Krankenhaus, Rettungsleitstelle, Feu-

erwehr, Polizei, Giftinformationszentrum, Rettungshubschrauberstation sowie hausinterne Notrufnummern anlegen und für alle MitarbeiterInnen zugriffbereit deponieren
- Erste-Hilfe-Kasten regelmäßig kontrollieren: vollständig, funktionstüchtig, Verfallsdatum?
- Transport- und Fluchtwege gut kennzeichnen und freihalten.

Regelmäßige Fortbildungen

- Abläufe bei Eintritt eines Notfalls klären, Umgang mit Geräten (z.B. Sauerstoffflaschen, ☞ 3.4.3) trainieren. Ansonsten Gefahr, daß z.B. neue Teammitglieder im Notfall nicht kompetent handeln können
- Kompetenzbereiche vor Eintritt eines Notfalls festlegen: Im stationären Bereich übernimmt *eine* examinierte Pflegefachkraft (im häuslichen Bereich evtl. ein Angehöriger) das Kommando. Sie legt fest, wer z.B. die Heimleitung informiert, wer den Erste-Hilfe-Kasten oder das RR-Gerät holt, wer beim alten Menschen bleibt.

Tips, Tricks & Fallen

- Telefonverzeichnis regelmäßig überprüfen und Änderungen eintragen
- Zufahrtswege des Rettungsdienstes mit einer Trage selbst auf Hindernisse „testen".

17.2 Basismaßnahmen beim Notfall

17

Viele Hilfsmaßnahmen müssen beim Notfall parallel ablaufen, deshalb ist die Koordination und Delegation der verschiedenen Aufgaben erforderlich:
- Notfallmeldung: Art und Umfang der Verletzung bzw. Erkrankung abschätzen
- Bergen und lagern
- Erstmaßnahmen am Erkrankten bzw. Verletzten einleiten
- Evtl. Wiederbelebung nach der ABCD-Regel veranlassen
- Beteiligung von Rettungskräften organisieren
- Notwendige Nacharbeiten, z.B. Organisation einer Verlegung in ein Krankenhaus.

Tips, Tricks & Fallen

- Wer die Koordination leitet, kann nicht selbst unmittelbar Erste Hilfe leisten
- Krankenhauseinweisung vorbereiten (☞ 1.3.12).

17.2.1 Notfallmeldung

Ruhe bewahren! Zuerst HausärztIn anrufen. Wenn nicht erreichbar, Notfallmeldung an Rettungsleitstelle. Hausarztinformation schnellstmöglich nachholen. Situation in ruhigem Ton und kurzgefaßt schildern. Vollständige Angaben übermitteln:

- **Wer** meldet den Notfall? Eigenen Namen und Telefonnummer, von der aus angerufen wird, für Rückfragen nennen
- **Was** ist passiert? Kurze Schilderung der Notsituation, z.B. „starke Schmerzen hinterm Brustbein“, „Treppensturz über 12 Stufen“
- **Wo** ist etwas passiert? Genaue Adresse und Namen der Betroffenen nennen
- **Welche** Erkankungen oder Verletzungen liegen vor? Einfache, aber exakte Beschreibung des Aussehens, des Zustandes und der Symptome, z.B. „schwallartiges, kaffeesatzähnliches Erbrechen“, „12 cm lange, stark blutende Kopfplatzwunde“. Keine Vermutungen mitteilen
- **Wieviel** Betroffene?

Tips, Tricks & Fallen

Antworten zu den genannten fünf Fragen vor dem Anruf auf einem Zettel kurz notieren, evtl. jemand anderem Zettel geben und bitten, Notfallmeldung auszulösen, um selbst weiter vor Ort bleiben zu können.

17.2.2 Bergen und lagern

Bergen

Verletzten oder Erkrankten aus gefährlicher Umgebung oder Zwangslage befreien, z.B.:

- In gasverseuchten Räumen keine Lichtschalter, keine Klingel, kein Telefon benutzen. Raum mit Atemschutz betreten, lüften. Evtl. Feuerwehr alarmieren
- Bei Stromunfällen Stromkreis unterbrechen: Netzstecker ziehen, Sicherung ausschalten
- Beim Befreien aus Zwangslagen, z.B. unter, hinter Möbelteilen, sind mindestens zwei Helfer erforderlich.

17

Tips, Tricks & Fallen

Die Bergung darf für den Verletzten nicht gefährlicher sein als die Verletzung selbst.

Lagern

Richtige Lagerung = erster Therapieschritt. Grundvoraussetzung ist eine grobe Ersteinschätzung von Art und Ausmaß einer Erkrankung oder Verletzung.

Erkrankungen mit erhaltenem Bewußtsein

- Atemnot (Asthma ☞ 7.2.3): Oberkörper erhöht lagern
- Atemnot + Rasselatmung (Lungenödem ☞ 7.2.6): Oberkörper erhöht und Beine tief lagern

- „Herzschmerzen“ (Herzinfarkt ☞ 5.2.1): Oberkörper leicht erhöht lagern
- Bluthochdruckkrise (☞ 6.1.2): Oberkörper erhöht lagern
- Extremitätenschmerz
  - + Pulslosigkeit (Embolie ☞ 6.2.3): betroffene Extremität tief lagern
  - + Schwellung (Thrombose ☞ 6.3.4): Extremität erhöht lagern.

Verletzungen mit erhaltenem Bewußtsein

- Kopfverletzung: Oberkörper erhöht und Kopf in Mittelstellung lagern
- Brustkorbverletzung: Oberkörper erhöht, auf der verletzten Seite lagern, damit gesunde Seite atmen kann
- Wirbelsäulenverletzung: Lage zunächst nicht verändern. Lagerung auf eine Vakuummatratze mit 4–5 Helfern
- Bauchverletzung: Kopfpolster und Knierolle
- Extremitätenverletzung: mit angepaßter Schiene ruhigstellen.

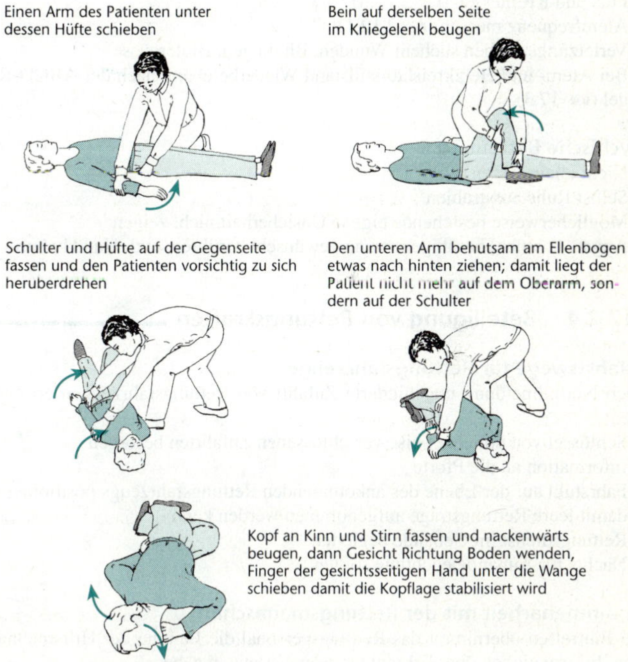

Abb. 17.1: Stabile Seitenlage [L 190]

Bewußtlosigkeit

- Bewußtlosigkeit mit Spontanatmung: stabile Seitenlage (☞ Abb. 17.1)
- Schock (☞ 17.4.1): auf harter Fläche, z.B. Fußboden, lagern.

17.2.3 Erstmaßnahmen einleiten

Nach Bergung und Lagerung: Erstuntersuchung der wichtigsten Organfunktionen und psychische Betreuung. Erstuntersuchung ermöglicht die Zuordnung unklarer Beschwerden zu krankhaften organischen Ursachen, z.B. Schwindelgefühl als Folge einer Bluthochdruckkrise. Psychische Betreuung kann zur Stabilisierung von Vitalfunktionen beitragen, z.B. bei Asthma.

Erstuntersuchung

- Bewußtseinslage prüfen (☞ 17.4.2)
- Puls und RR messen (☞ 2.12.8)
- Atemfrequenz messen (☞ 2.12.1)
- Verletzungszeichen suchen: Wunden, Blutungen, Blutergüsse
- Bei Atem- und Herzkreislaufstillstand Wiederbelebung nach der ABCD-Regel (☞ 17.3).

Psychische Betreuung

- Nicht allein lassen
- Selbst Ruhe ausstrahlen
- Möglicherweise bestehende eigene Unsicherheit nicht zeigen
- Ängste nehmen, beruhigen, wenn gewünscht berühren, evtl. Hand halten.

17.2.4 Beteiligung von Rettungskräften

Zufahrtswege für Rettungsfahrzeuge

Nach Notfallmeldung ungehinderte Zufahrt von Rettungsfahrzeugen ermöglichen:

- Schlüssel von üblicherweise verschlossenen Zufahrten besorgen
- Information an die Pforte
- Fahrstuhl auf der Ebene des ankommenden Rettungsfahrzeugs positionieren, damit leere Rettungstrage aufgenommen werden kann
- Rettungsdienst im Gebäude begleiten
- Nachts für Außenbeleuchtung sorgen.

Zusammenarbeit mit der Rettungsmannschaft

Bei Eintreffen übernimmt das Rettungspersonal die Leitung der Hilfsmaßnahmen. Informationen über Erkrankten oder Verletzten geben:

- Soweit bekannt Krankengeschichte darstellen
- Persönliche Wünsche des zu Pflegenden, z.B. Wahl eines Krankenhauses
- Veränderungen der letzten Zeit mitteilen
- Aktuelle Medikamente.

17.2.5 Notwendige Nacharbeiten

- Zimmer aufräumen, ggf. Bett beziehen. Wertsachen sicher verwahren. Zimmer verschließen, Schlüssel im Büro deponieren
- Mit Rückrufen (Anamnese, Medikamente) muß noch 1–2 Stunden gerechnet werden
- Nach Absprache mit der Hausleitung Angehörige informieren
- Notfall im Team auswerten: Was war gut, was weniger gut gelaufen?

17.3 Wiederbelebung (Reanimation) nach der ABCD-Regel

Symptome des Atem- und Herzkreislaufstillstandes

Bewußtlosigkeit ☞ 17.4.2.
- Atemstillstand: Atemlähmung oder auch Schnappatmung (☞ Abb. 2.12.1)
- Pulslosigkeit: Puls am Hals (Carotispuls) oder in der Leiste (Femoralispuls) tasten (☞ Abb. 17.3)
- Graue Hautverfärbung
- Weite Pupillen.

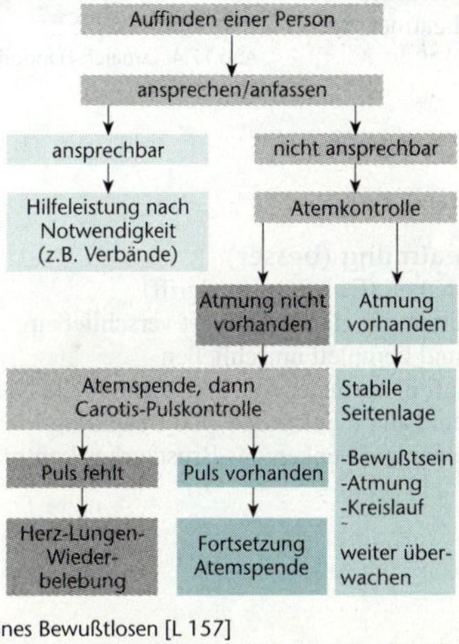

Abb. 17.2: Auffinden eines Bewußtlosen [L 157]

17

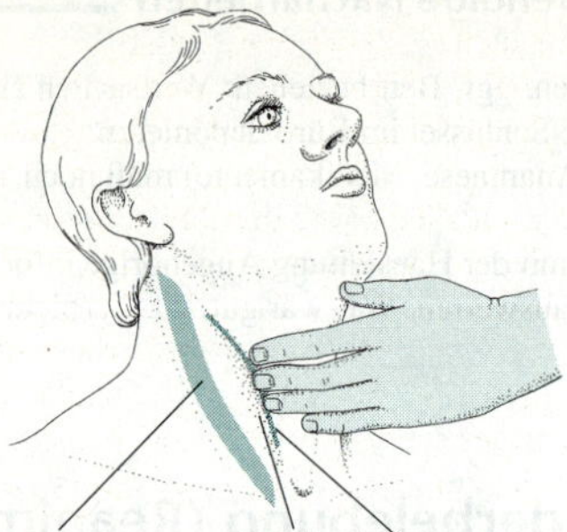

Abb.17.3: Carotispuls tasten [L 157]

A Atemwege freimachen

- Mund öffnen, Gebiß, Erbrochenes, Fremdkörper aus dem Mund-Rachen-Raum entfernen
- Kopf nackenwärts überstrecken und den Unterkiefer nach vorn und oben ziehen (Esmarch-Handgriff, ☞ Abb. 17.4)
- Setzt dann keine Atmung ein (Atemgeräusche, Brustkorbbewegung), muß beatmet werden.

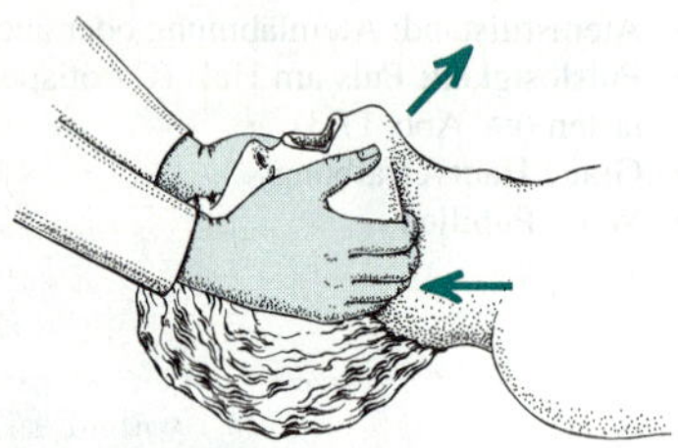

Abb.17.4: Esmarch-Handgriff [L 157]

17

B Beatmung

Mund-zu-Nase-Beatmung (besser)

- Kopf überstreckt halten (Esmarch Handgriff)
- Mund des Erkrankten mit einer Hand fest verschließen
- Nase mit dem Mund komplett umschließen
- Eigene Ausatemluft in normaler Ausatemstärke in die Nase ausatmen
- Beatmungsfrequenz: alle 6 Sekunden eine Beatmung
- Beatmung am Heben und Senken des Brustkorbes kontrollieren.

Mund-zu-Mund-Beatmung (weniger effektiv)

- Kopf überstreckt halten (Esmarch Handgriff)
- Mit einer Hand die Nase verschließen
- Mit der anderen Hand das Kinn nach unten ziehen und damit den Mund wenig öffnen
- Mit dem eigenen Mund den Mund des Bewußtlosen fest umschließen
- Beatmen in normaler Ausatemstärke
- Beatmungsfrequenz: alle 6 Sekunden eine Beatmung
- Beatmung am Heben und Senken des Brustkorbes kontrollieren.

Nach zweimaliger Beatmung 5 Sekunden auf Spontanatmung warten und Puls (Halsschlagader und Leistenpuls) kontrollieren. Falls keine Spontanatmung einsetzt, Beatmung fortführen. Falls kein Puls tastbar: Herzdruckmassage (Circulation = Kreislauf in Gang bringen).

C Cirkulation (Kreislauf)

Um den Kreislauf wieder in Gang zu bringen, zuerst kräftiger **Faustschlag** aus 15 cm Höhe auf Brustbein zwischen mittlerem und unterem Drittel. Unterbricht evtl. Kammerflimmern (☞ 5.2.3). Wenn nach Faustschlag kein Puls fühlbar ist, mit Herzdruckmassage beginnen.

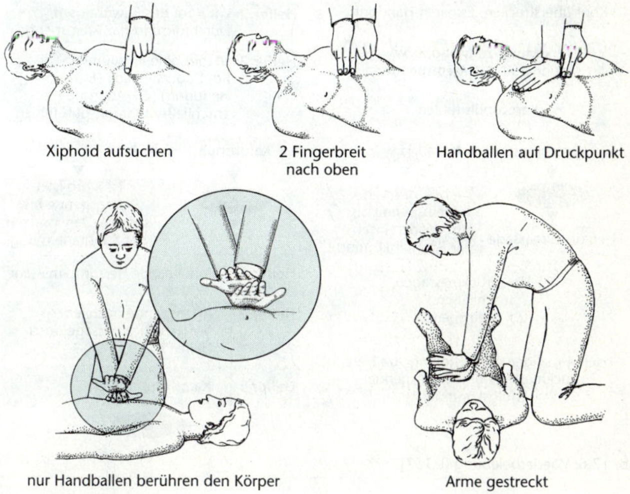

Abb.17.5: Herzdruckmassage [L 157]

17

Herzdruckmassage

- Herzdruckmassage auf harter Unterlage (nicht im Bett)
- Druckpunkt 2–3 querfingerbreit oberhalb der Brustbeinspitze
- Auf gleichlange Druck- und Entlastungsphase achten
- Beim Entlasten die Handballen auf dem Brustbein ruhen lassen
- Druckphase mit durchgestreckten Armen
- Zwischen 60–80 Herzmassagen/Minute.

Rhythmus von Atemspende und Herzdruckmassage einhalten

Herzdruckmassage immer nach Atemspende, sonst würde kein O_2-reiches Blut zirkulieren (☞ Abb. 17.6).

- Einhelfermethode: 2 Atemstöße – 15 Herzdruckmassagen
- Zweihelfermethode: 1 Atemstoß – 5 Herzdruckmassagen.

Wiederbelebungsmaßnahmen kontrollieren

Alle 3–5 Minuten Lebenszeichen kontrollieren:

- Wiederkehrende Pulse
- Verengung der Pupillen
- Einsetzende Spontanatmung
- Normalisierung der Hautfarbe.

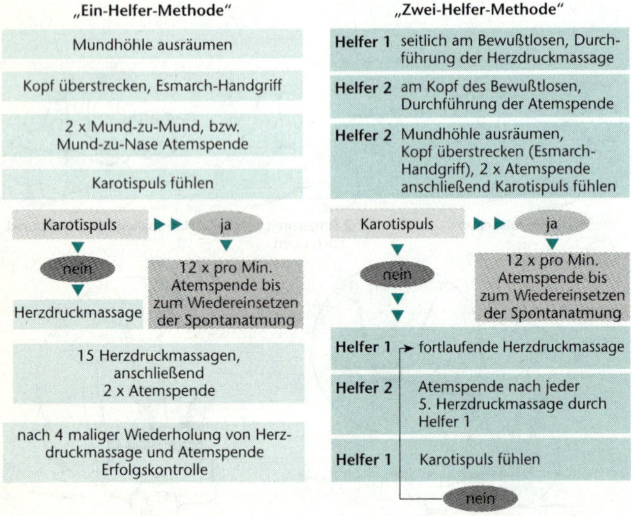

Abb. 17.6: Wiederbelebung [L 157]

Tips, Tricks & Fallen

- Wiederbelebungsmaßnahmen fortführen, bis NotärztIn eintrifft. Niemals selbständig abbrechen.
- Wiederbelebungsmaßnahmen sind auf einer weichen Unterlage (Bett) nicht möglich
- Ausreichend Platz schaffen. Atemspende und Herzdruckmassage erfordern Freiraum
- Alle nicht an der Wiederbelebung Beteiligten aus dem Zimmer schikken.

D Drugs (Medikamente)

- Venösen Zugang und Infusion vorbereiten (☞ 3.3.5, 3.3.6)
- Medikamente nur auf ärztliche Anordnung geben.

17.4 Spezielle Notfallsituationen

17.4.1 Schock

Akutes, lebensbedrohliches Herzkreislaufversagen durch zu geringes zirkulierendes Blutvolumen im Verhältnis zum Gefäßvolumen. Folge: verminderte Organdurchblutung mit nachfolgendem Untergang der Zellen. Alle Schockursachen führen zum gleichen Schockmechanismus und erfordern deshalb die gleichen Sofortmaßnahmen.

Ursachen

- Herz, Lunge: Herzinfarkt (☞ 5.2.1), Herzmuskelentzündung, Rhythmusstörung (☞ 5.2.3), Herzinsuffizienz (☞ 5.2.2), Lungenembolie (☞ 7.2.7)
- Blutvolumenmangel: Blutverluste, Flüssigkeitsverluste
- Schwere allergische Reaktion z.B. auf Medikamente
- Entzündungen z.B. des Bauchfells oder der Bauchspeicheldrüse
- Hypoglykämie (☞ 11.1.2).

Symptome

- Veränderte Bewußtseinslage (Benommenheit, Schläfrigkeit), Unruhe, Angst
- Schneller Puls, Herzfrequenz ≥ 100/min
- Niedriger Blutdruck: systolischer Wert ≤ 90 mmHg
- Feuchtkalte, blaßgraue Extremitäten. Bei Schock durch Entzündungen Haut anfangs warm
- Schnelle Atmung

17

- Fehlende Urinproduktion (Oligurie)
- Abnehmende Körpertemperatur (außer bei Schock durch Entzündungen)
- Zur Bewertung der Schockschwere dient der Schockindex.

! Schockindex

Schockindex = Puls/systolischer Blutdruck.

- Kein Schock: Schockindex = 0,5 (z.B. Puls 60/systolischer RR 120)
- Leichter Schock: Schockindex 0,5–1 (z.B. Puls 100/systolischer RR 110)
- Schwerer Schock: Schockindex ≥ 1 (z.B. Puls 140/systolischer RR 70).

Notfallmaßnahmen

- Notfallmeldung auslösen lassen (☞ 17.2.1)
- Beine hochlagern. Nicht bei herzbedingtem Schock
- Bei Verletzungen betroffene Region hochlagern
- Erstmaßnahmen durchführen (☞ 17.2.3)
- Puls und Blutdruck messen in kurzen Abständen
- Sauerstoff zuführen: 2 l/Min.
- Bei Temperatur ≤ 35 °C mit Decken erwärmen
- Nichts essen und trinken lassen. Ausnahme hypoglykämischer Schock: Traubenzucker erlaubt (☞ 12.1.2).

17.4.2 Bewußtseinsstörungen

Bewußtsein ist der Wachzustand eines Menschen. Bewußtseinsstörungen können Folge verschiedener Krankheitsbilder sein.

17

Ursachen

- Gehirn: akute Durchblutungsstörungen, Hirnblutung, Hirnhautentzündung, Hirntumoren
- Herz-Kreislauf: Bluthochdruck, Blutdruckabfall, Herzinsuffizienz
- Atmung: durch Störungen vermindertes Sauerstoffangebot im Gehirn
- Stoffwechsel: Blutzuckererhöhung, -abfall, Leber- oder Nierenfunktionsstörung, hohes Fieber
- Vergiftungen: Alkohol, Tabletten
- Unfälle: Sturz, Schädelprellung.

Schweregerade und Symptome bei Bewußtseinsstörungen

Schweregrad	Symptome
Benommenheit: leichte Bewußtseinstrübung	• Leichte Schläfrigkeit, gestörte Aufmerksamkeit • Sprache verwaschen, Lallen • Auffassung, Denken und Handeln verlangsamt • Evtl. mürrisch-gereizte Stimmung • Orientierung erhalten
Somnolenz: schwere Bewußtseinstrübung	• Deutliche Schläfrigkeit, erschwerte Weckbarkeit • Sprache schleppend, kloßig • Auffassung deutlich gestört, Verständigung nur eingeschränkt möglich • Orientierung gestört
Sopor: tiefschlafähnlicher Zustand	• Ausgeprägter Schlafzustand • Nur durch starke Reize vorübergehend erweckbar • Auf Schmerzreiz nur Lallen und schwache motorische Abwehrbewegung • Schutzreflexe vermindert • Primitivreflexe erhalten, z. B. Schmatz- und Greifreflex
Koma: Bewußtlosigkeit	• Tiefster Grad der Bewußtlosigkeit, Lebensgefahr (☞ 17.3, ABCD-Regel) • Reaktions- und Bewegungslosigkeit • Atemstörung • Auf Schmerzreiz keine Abwehrbewegung • Keine Kontrolle über Darm und Blase • Keine oder sehr schwache Reflexe

Bewußtsein beobachten

- Bewußtseinsinhalte prüfen und auf Sinnestäuschungen und Erinnerungsstörungen achten
- Orientierung zur Person, zum Ort, zur Zeit, zur Situation prüfen und Fragen stellen: Was für ein Datum ist heute, wie heißen Sie, wo befinden Sie sich?
- Auf Veränderungen der Sprache achten
- Weckbarkeit auch zur Verlaufskontrolle prüfen
- Wenn keine Reaktion, dann Schmerzreiz durch Kneifen, z.B. in den Unterarm, auslösen
- Puls und Blutdruck prüfen (Schockindex ☞ 17.4.1).

Notfallmaßnahmen

Leichte Bewußtseinstörung

- Notfallmeldung auslösen lassen (☞ 17.2.1)
- Strikte Bettruhe
- Erstmaßnahmen durchführen (☞ 17.2.3)
- Regelmäßig wecken, um den Verlauf der Bewußtseinslage zu kontrollieren
- Keine Nahrung zuführen: Erstickungsgefahr.

Schwere Bewußtseinsstörungen

Handeln wie bei leichter Bewußtseinsstörung. Zusätzlich:

- Zunächst stabile Seitenlage (☞ Abb 17.1), bei Verschlechterung harte Unterlage für notwendige Wiederbelebung

- Ständig Puls, Blutdruck und Atmung kontrollieren
- Vorbereitung für mögliche Wiederbelebungsmaßnahmen treffen (☞ 17.3).

Bewußtlosigkeit (☞ 17.2)
- Auf harter Unterfläche lagern
- Ständig Puls, Blutdruck und Atmung kontrollieren
- Wiederbelebungsmaßnahmen einleiten (☞ 17.3).

Tips, Tricks & Fallen
- Ein leichter Grad einer Bewußtseinsstörung kann jederzeit in eine schwere Form übergehen. Deshalb muß jede Bewußtseinsstörung untersucht und behandelt werden
- Sonderform Apallisches Syndrom: Komazustand mit einer funktionellen Trennung des Hirnmantels von den übrigen Hirnzentren. Kein Notfall
- Bewußtlosigkeit bedeutet nicht automatisch den Verlust der Wahrnehmung. Möglicherweise wird Sprache, Wärme, Berührung wahrgenommen.

17.4.3 Schwindel und Kopfschmerzen

Ursachen
Gehirnerkrankungen (Hirndurchblutungsstörung, Entzündung, Hirntumor, Migräne, Schädel-Hirn-Verletzung), Halswirbelsäulenblockierung, Augenerkrankung (z.B. Glaukomanfall), Blutdruckschwankungen, Herz und Kreislaufschwäche, BZ-Entgleisung, Nierenfunktionsstörung, Medikamentennebenwirkung, „einfache Grippe“.

Symptome
Anfallsartiger Halbseitenschmerz oder Dauerschmerz im gesamten Kopfbereich, evtl. Unsicherheitsgefühl, Fallneigung, Übelkeit, „Fahrstuhlgefühl“.

Notfallmaßnahmen
- Notfallmeldung auslösen lassen (☞ 17.2.1)
- Bettruhe
- Erstmaßnahmen durchführen (☞ 17.2.3)
- Wiederholt Puls und Blutdruck kontrollieren
- Auf Sehstörungen und Hörstörung achten
- Bewußtseinslage prüfen (☞ 17.4.2)
- Auf Schockgefahr vorbereitet sein (☞ 17.4.1)
- Auffanggefäß und Papiertaschentücher für evtl. Erbrechen bereitlegen.

Tips, Tricks & Fallen
Bei Hirnblutung wird oft das Gefühl einer „Explosion im Kopf“ angegeben.

17.4.4 Akute Bauchschmerzen

Ursachen

- Gutartige, bösartige Tumoren der Bauchorgane
- Entzündungen des Magen-Darm-Traktes und der Bauchorgane, z.B. Pankreatitis (☞ 8.2.4)
- Wanddurchbrüche von Geschwüren des Magen-Darm-Traktes
- Gefäßverschlüsse von Dünn- und Dickdarm
- Darmverschluß (Ileus, ☞ 8.1.9)
- Gallenkolik (☞ 8.2.3), Nierenkolik (☞ 9.2.2)
- Stoffwechselstörungen (Hyperglykämie ☞ 11.1.2, Elektrolytstörung)
- Leistenbrüche
- Starke Obstipation.

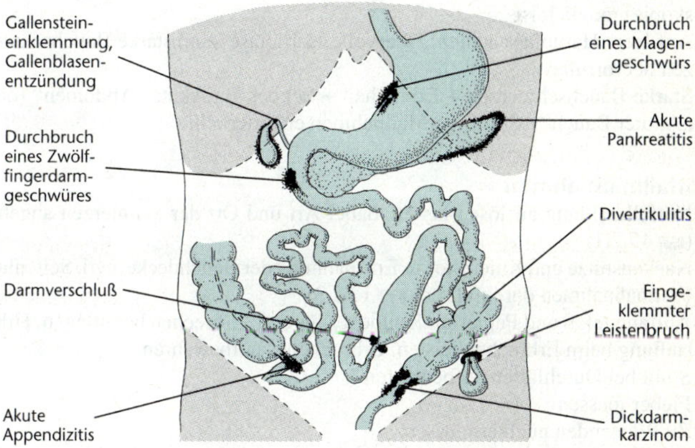

Abb. 17.7: Ursachen für akute Bauchschmerzen [B 101]

17

Symptome

Schmerzlokalisation

- Oberbauch: Erkrankungen von Leber, Gallenblase, Bauchspeicheldrüse, Magen
- Mittelbauch: Erkrankungen von Nieren, Zwölffingerdarm, Dünndarm, Dickdarm
- Unterbauch: „Blinddarm" (Appendix), Dickdarm, Mastdarm, Blase, Leistenbrüche, Geschlechtsorgane
- Vor dem Essen: Magenulkus
- Nach dem Essen: Gallensteine, Geschwüre des Zwölffingerdarms, Bauchspeicheldrüsenentzündung

- Beim Gehen: Wirbelsäulenerkrankungen
- Beim Stehen: Hernien, z.B. Leistenbruch.

Erbrechen, Obstipation, Durchfall
- Erbrechen von Magensaft, Galle oder Darminhalt: Ileus (☞ 8.1.9)
- Stuhlgangsunregelmäßigkeiten
- Fehlender Stuhl- und Windabgang: Obstipation, Ileus (☞ 8.1.9)
- Blutiger Durchfall: Dickdarmtumor oder Durchblutungsstörung des Darmes
- Massive Durchfälle bei Infektionen.

Tips, Tricks & Fallen
- Bretthart gespannte Bauchdecken sind Zeichen einer lebensgefährlichen Bauchfellentzündung
- Die Ursachen für Bauchschmerzen sind so vielfältig, daß eine genaue Klärung nur mit technischen Hilfsmitteln (Sonographie, Computertomographie, Endoskopie) möglich ist
- Auf leere Harnblase achten: Übervolle Harnblase kann starke Bauchschmerzen hervorrufen
- Starke Bauchschmerzen + Erbrechen + Schock = „Akutes Abdomen" (oder „Akuter Bauch"). Sofortige Maßnahmen erforderlich.

Notfallmaßnahmen
- Notfallmeldung auslösen lassen, dabei Art und Ort der Schmerzen angeben (☞ 17.2.1)
- Nackenstütze und Knierolle zur Entspannung der Bauchdecke, evtl. Seitenlage
- Erstmaßnahmen durchführen (☞ 17.2.3)
- Auffanggefäß und Papiertaschentücher für evtl. Erbrechen bereitlegen; Hilfestellung beim Erbrechen leisten. Erbrochenes aufbewahren
- Stuhl bei Durchfällen aufbewahren
- Fieber messen
- Zu Pflegenden nüchtern lassen.

17.4.5 Extremitätenschmerzen

Extremitätenschmerzen nach Unfall (Sturz) ☞ 17.4.8.

Ursachen und Symptome von Extremitätenschmerzen ohne Unfall
- Pulslose, kalte, grau-weiße Extremität, schmerzhafte Muskulatur: arterielle Embolie (☞ 6.2.3)
- Geschwollene schmerzhafte, warme, bläulich-rote Extremität: Beinvenenthrombose (☞ 6.3.4)
- Sichtbare Krampfaderbildung, offene Unterschenkelgeschwüre (☞ 6.3.2, 6.3.3)
- Teigig geschwollene, druckschmerzhafte, heiße Extremität: Thrombophlebitis (☞ 6.3.3)

- Anfallsartige Schmerzen und Rötung, meist Großzehengelenk: Gichtanfall (☞ 10.2.5)
- Anfallsartiges „Brennen“ der Füße, meist nachts: Polyneuropathie z.B. bei Diabetes mellitus (☞ 11.1.2)
- Plötzliche Fehlstellung und schmerzhafte Bewegungseinschränkung: spontane Knochenbrüche ohne Unfall (Osteoporose ☞ 10.2.1, Frakturen ☞ 10.2.2).

17.4.6 Harnverhalt

Ursachen

Prostataadenom (☞ 9.2.4), Blasenstein oder Blasentumor, akuter Harnwegsinfekt (☞ 9.2.1), Bandscheibenvorfall (☞ 15.2.6).

Symptome

- Seit mehreren Std. kein Wasserlassen möglich
- Quälender Harndrang
- Stärkste Unterbauchschmerzen
- Unruhe, Übelkeit, evtl. Erbrechen
- Kaltschweißigkeit, schneller Puls, Schockzeichen (☞ 17.4.1)
- Harnträufeln.

Notfallmaßnahmen

- Notfallmeldung auslösen lassen (☞ 17.2.1)
- Oberkörper hochlagern
- Erstmaßnahmen durchführen (☞ 17.2.3)
- Katheterisieren (☞ 3.4.1)
- Vorlagen wegen Harnträufeln bereitlegen
- Nicht trinken lassen.

Tips, Tricks & Fallen

Harnverhalt besonders häufig bei zu Pflegendem mit Prostataadenom nach Genuß von kaltem Bier.

17.4.7 Akute Blutungen

Blutung bei Verletzungen ☞ 17.4.8.

Blutung aus dem Magen-Darm-Trakt (Gastrointestinalblutung)

Blutungen aus Speiseröhre, Magen, oberen Dünndarm = obere Gastrointestinalblutung.
Blutungen aus unteren Dünndarm, Dickdarm, Enddarm, After = untere Gastrointestinalblutung.

Ursachen
- Tumoren
- Geschwüre: Magen, Zwölffingerdarm
- Entzündungen: Speiseröhre, Dickdarm
- Krampfadern (Varizen): Speiseröhre, Hämorrhoiden, Unterschenkel
- Blutgerinnungsstörungen
- Medikamente: Gerinnungshemmer (z. B. Marcumar®), Medikamente, die Ulkusentstehung begünstigen (z. B. Azetylsalizylsäure, Prednisolon).

Symptome
- Bluterbrechen
  - Hell-flüssiges Blut: bei Tumoren oder Einrissen der Speiseröhre, bei Ösophagusvarizen (☞ 8.2.2.), bei Massenblutung von Magengeschwüren
  - Schwarz-geronnenes Blut („Kaffeesatz"): bei Magen- und Zwölffingerdarmgeschwüren oder Tumoren
- Blut im Stuhl
  - Hell-flüssige Blutauflagerungen: bei Hämorrhoidenblutung, Tumoren im Mastdarmbereich
  - Hell-flüssige Blutbeimengungen: bei Tumoren, Entzündungen, Divertikel, Tuberkulose im Dickdarmbereich, Massenblutung von Magengeschwüren
  - Schwarze Stuhlmasse (Teerstuhl): bei Geschwüren und Tumoren von Magen, Dünndarm und Dickdarm möglich
- Schockzeichen: schneller, flacher Puls, niedriger RR, Bewußtseinstörung
- Schwindel, Atemnot, auffallend blasse Gesichtsfarbe.

Tips, Tricks & Fallen
- Bei Verzehr von Blutwurst, Rotwein, Johannisbeeren, Blaubeeren, Spinat, Kohletabletten, Eisentabletten ist Stuhl ebenfalls verfärbt: Verwechslungsgefahr
- Bei chronischen Blutverlusten treten Schockzeichen meist erst sehr spät auf.

17

Notfallmaßnahmen
- Notfallmeldung auslösen lassen (☞ 17.2.1)
- Oberkörper flachlagern, Beine hochlagern. Ausnahme: Herzerkrankungen
- Erstmaßnahmen durchführen (☞ 17.2.3)
- Auffanggefäß und Zellstoff für evtl. Erbrechen bereitlegen. Erbrochenes oder Stuhlprobe aufbewahren
- Bei Schock ☞ 17.4.1
- Krankenhauseinweisung vorbereiten.

Unstillbares Nasenbluten

Nasenbluten länger als 15 Min.

Ursachen
Verletzung der Gefäße durch Fremdkörper, Nasebohren, Austrocknung der Schleimhaut; hohes Fieber, Gerinnungsstörungen, Lebererkrankungen, Bluthochdruck.

Symptome

Dunkle (venöse) Blutung: meist einseitig. Helle (arterielle) Blutung: meist beidseitig.

Notfallmaßnahmen

- Notfallmeldung auslösen lassen (☞ 17.2.1)
- Oberkörper hochlagern, Kopf nach vorne beugen (Lagern ☞ 17.2.2)
- Erstmaßnahmen durchführen (☞ 17.2.3)
- Nasenflügel fest zusammendrücken
- Blut nicht schlucken, sondern ausspucken lassen
- Auffanggefäß und Zellstoff bereitlegen
- Eisbeutel in den Nacken und auf die Stirn
- Bei heller Blutung auf Schockgefahr vorbereitet sein (☞ 17.4.1).

Tips, Tricks & Fallen

- Bei dunklen (venösen) Blutungen genügt häufig ein Eisbeutel auf Stirn und Nacken.
- Bei hellen (arteriellen) Blutungen ist häufig eine Nasentamponade erforderlich.

17.4.8 Verletzung durch Unfall

Sturzprophylaxe ☞ 2.10.3.

Ursachen

- Sturz z. B. durch Straucheln oder Wegrutschen auf nassen oder glatten Flächen oder durch Gleichgewichtsverlust, z. B. bei Schwindel, Herzrhythmusstörungen, Hypoglykämie
- Einwirkung einer stumpfen oder scharfen Gewalt.

Symptome

- Verletzungszeichen: sichtbare Verletzungen der Körperoberfläche, schmerzhafte, örtlich begrenzte Schwellung, Hautverfärbung (zunächst blau-rot, nach einigen Tagen gelb-grün), Druckschmerz
- Blutende Verletzungen: langsame, dunkelrote Blutung bei Eröffnung venöser Gefäße (z. B. Handrückenvenen), spritzende, hellrote Blutung bei Eröffnung arterieller Gefäße (z. B. Kopfplatzwunden)
- Bei Frakturen: Fehlstellung von Armen und Beinen, schmerzhafte Bewegungseinschränkung oder kompletter Funktionsverlust, hörbares Knirschen bei Bewegungsversuchen, schmerzhafte Schwellung und Bluterguß
- Evtl. Schockzeichen (☞ 17.4.1)
- Zeichen einer sturzauslösenden Erkrankung: Apoplexie (☞ 15.2.1), Herzrhythmusstörung (☞ 5.2.3), Kollaps (☞ 6.1.3), BZ-Entgleisung (☞ 11.1.2), Herzinfarkt (☞ 5.2.1)
- Bei stumpfer Gewalteinwirkung evtl. keine sichtbaren Hautschäden, aber Verletzung in der Tiefe möglich, z. B. Sehnen- oder Muskelriß, innere Organe.

Notfallmaßnahmen

- Notfallmeldung auslösen lassen (☞ 17.2.1)
- Oberkörper flachlagern, bei Schock Beine hochlagern. Nicht bei Herzerkrankungen (☞ 17.4.1)
- Erstmaßnahmen durchführen (☞ 17.2.3)
- Jede Wunde mit einer sterilen Kompresse abdecken
- Bei stärkerer Blutung einen straffen Kompressionsverband anlegen. Nicht abschnüren
- Bei arteriellen Blutungen, die trotz Kompressionsverband weiterbluten, Arterie abdrücken. Abdrückpunkte: bei Beinverletzung in der Leiste; bei Armverletzung in der Achselhöhle
- Schwellungen kühlen, z. B. Alkoholumschläge
- Schmerzhafte Extremität ruhig lagern, möglichst auf einer Schiene
- Bewußtseinszustand beobachten (☞ 17.4.2)
- Bei äußeren Verletzungen Tetanusimpfstand klären, gegebenenfalls aktualisieren lassen, sterilen Verband anlegen.

Tips, Tricks & Fallen

- Bei jeder Wunde muß innerhalb von 12 Std. der Tetanusimpfstand überprüft und evtl. erneuert werden
- Jede Wunde länger als 2 cm chirurgisch versorgen lassen
- Bei Verdacht auf einen Knochenbruch Röntgen veranlassen
- Schockgefahr bei Knochenbrüchen: bei Oberschenkelbruch Blutverlust in die Weichteile von ca 1,5–2 l Blut
- Spontane Blutungen aus Varizen des Unterschenkels führen häufig zu großen Blutverlusten. Hier ist neben dem Kompressionsverband manchmal eine Blutübertragung notwendig.

17.4.9 Verschlucken

Verschlucken aller möglicher Gegenstände (Gebißteile, Geld). Der Gegenstand gerät in Speiseröhre oder Luftröhre.

Ursachen

- Zufälliges Verschlucken: durch Unachtsamkeit, bei Verwirrtheit
- Absichtliches Verschlucken: Zuwendung erzwingen, suizidale Absicht.

Symptome

Bei Lage in der Speiseröhre:

- Schmerzen hinter dem Brustbein
- Gefühl des „Steckenbleibens" der Nahrung
- Weitere Nahrungsaufnahme nicht möglich
- Bauchschmerzen evtl. mit Erbrechen (☞ 17.4.4)
- Darmverschluß (Ileus ☞ 8.1.9).

Bei Lage in der Luftröhre:
- Quälender, unproduktiver Hustenreiz
- Atemnot mit Erstickunggefühl
- Hörbares, pfeifendes Atemgeräusch bei der Einatmung
- Atem- und Kreislaufstillstand möglich.

Tips, Tricks & Fallen
- Bei bekannter Verwirrtheit oder suizidaler Gefährdung möglichst keine kleinen, verschluckbaren Gegenstände in greifbarer Nähe liegen lassen
- Bei gefährdeten zu Pflegenden evtl. kleinere Zahnprothesenteile nach den Mahlzeiten entfernen.

Notfallmaßnahmen
- Notfallmeldung auslösen lassen (☞ 17.2.1)
- Oberkörper tieflagern
- Erstmaßnahmen durchführen (☞ 17.2.3)
- Mundhöhle inspizieren und ggf. freiräumen
- Auffanggefäß und Zellstoff bereitlegen
- Bei Atemnot auf Schockgefahr vorbereitet sein (☞ 17.4.1).

17.4.10 Verbrennung, Verbrühung

Symptome
- Grad I: Rötung, Schwellung, Schmerzen
- Grad IIa: Rötung, Schwellung, Schmerzen, oberflächliche Blasenbildung
- Grad IIb: Rötung, Schwellung, Schmerzen, Blasenbildung mit Schädigung der Haarwurzeln und Talgdrüsen
- Grad III: graufleckige bis weiße Haut, Totalnekrose, keine Schmerzen im Nekrosezentrum.

17

Notfallmaßnahmen
- Notfallmeldung auslösen lassen (☞ 17.2.1)
- Sofort mit sauberem Leitungswasser (ca. 6–12 °C) über 15–20 Min. kühlen
- Erstmaßnahmen durchführen (☞ 17.2.3)
- Anschließend feuchte, kalte Kompressen über 1 Std. auflegen
- Oberkörper flachlagern
- Hautblasen steril abdecken
- Bei größeren Verbrennungen Schockgefahr (☞ 17.4.1).

Tips, Tricks & Fallen

Bei jeder Verbrennungswunde muß der Tetanusimpfstatus vollständig sein. Sonst ist eine Auffrischung erforderlich.

17.4.11 Vergiftung, Verätzung

Ursachen

Alkohol, Medikamente, Lebensmittel, Säuren und Laugen.

Symptome

- Benommenheit bis zum Koma, reaktionslose Pupillen, Krämpfe, evtl. Doppelbilder
- Herzrhythmusstörung, Pulsschwankung, Blutdruckschwankung
- Niedrige Atemfrequenz, flache Atmung; bei Säuren, Laugenvergiftung evtl. akutes Lungenödem (☞ 7.2.6)
- Schockgefahr (☞ 17.4.1)
- Bei Lebensmittelvergiftungen zusätzlich belegte Zunge, Erbrechen (evtl. Blut), schmerzhafte Durchfälle, Bauchkrämpfe, Fieber.

Tips, Tricks & Fallen

- Offene Medikamentenpackungen und Flaschen aus der näheren Umgebung sichern
- Wenn die eingenommene Substanz sicher bekannt ist, bei Notrufmeldung bekannt geben.

Notfallmaßnahmen

- Notfallmeldung auslösen lassen (☞ 17.2.1)
- Wenn sicher bekannt: Art und Menge der eingenommenen Substanz bekannt geben
- Erstmaßnahmen durchführen (☞ 17.2.3)
- Beruhigend einwirken
- Ständig auf Schock vorbereitet sein (☞ 17.4.1)
- Eingenommene Substanz und Erbrochenes sicherstellen
- Bei Verätzungen zu trinken anbieten, z.B. Tee, Leitungswasser. Kein Erbrechen auslösen.

Giftinformationszentren der Bundesrepublik Deutschland

Zentren mit durchgehendem 24-Stunden-Dienst (Stand September 1996).

Berlin: Landesberatungsstelle für Vergiftungserscheinungen und Embryonaltoxikologie
Pulsstr. 3–7, 14059 Berlin, Tel.: 030/19240.

Berlin: Virchow-Klinikum, Medizinische Fakultät der Humboldt-Universität zu Berlin, Abt. Innere Medizin mit Schwerpunkt Nephrologie und Intensivmedizin
Augustenberger Platz 1, 13353 Berlin, Tel.: 030/450–53555 und 030/450–53565.

Bonn: Informationszentrale gegen Vergiftungen, Zentrum für Kinderheilkunde der Rheinischen Friedrich-Wilhelms-Universität
Adenauerallee 119, 53113 Bonn, Tel.: 0228/287–3211 und 0228/287–3333.

Erfurt: Gemeinsames Giftinformationszentrum der Länder Mecklenburg-Vorpommern, Sachsen, Sachsen-Anhalt und Thüringen
Nordhäuser Str. 74, 99089 Erfurt, Tel.: 0361/730730.

Freiburg: Universitätskinderklinik, Informationszentrale für Vergiftungen
Mathildenstr. 1, 79106 Freiburg, Tel.: 0761/270–4361, Zentrale: 0761/270–4300/01.

Göttingen: Giftinformationszentrum-Nord (GIZ-Nord), Zentrum Pharmakologie und Toxikologie der Universität Göttingen
Robert-Koch-Str. 40, 37075 Göttingen, Tel.: 0551/383180 und 0551/19240.

Homburg: Universitätskliniken Klinik für Kinder- und Jugendmedizin, Informations- und Beratungsstelle für Vergiftungsfälle
66421 Homburg/Saar, Tel.: 06841/19240.

Mainz: Beratungsstelle bei Vergiftungen, II. Medizinische Klinik und Poliklinik Johannes Gutenberg-Universität, Langenbeckstr. 1, 55131 Mainz, Tel.: 06131/19240.

München: Giftnotruf München, Toxikologische Abteilung der II. Medizinischen Klinik rechts der Isar der Technischen Universität München
Ismaninger Str. 22, 81675 München, Tel.: 089/19240.

Nürnberg: II. Medizinische Klinik des Städtischen Krankenhauses Nürnberg Nord, Toxikologische Intensivstation
Flurstr. 17, 90419 Nürnberg, Tel.: 0911/398–2451.

18 Wichtige Adressen

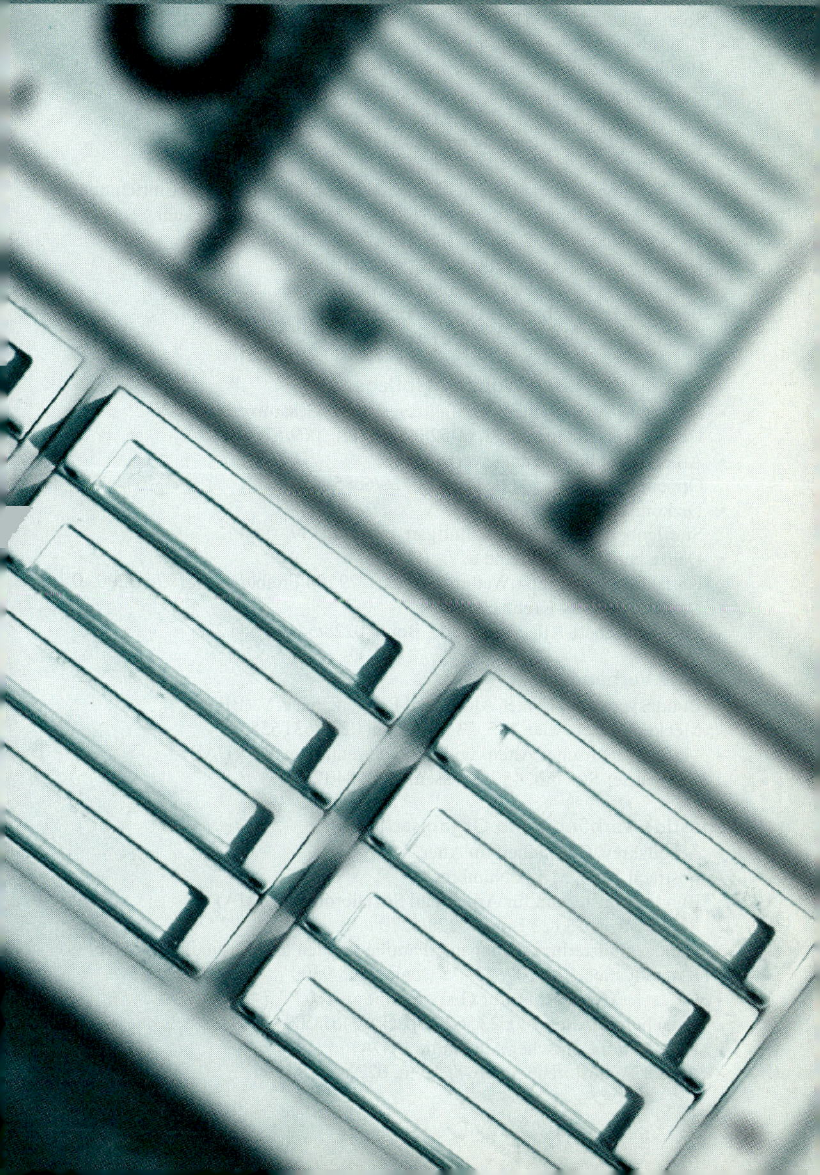

Berufsverbände, Arbeitnehmerorganisationen

- Deutscher Berufsverband staatlich anerkannter Altenpflegerinnen und Altenpfleger e. V. (DBVA)
  Sonnenwall 15, 47051 Duisburg, 0203/299427
- Deutscher Berufsverband für Pflegeberufe (DBfK)
  Hauptstr. 392, 65760 Eschborn, 06173/604-3
- Berufsverband Hauskrankenpflege in Deutschland e. V.
  Vahrenwalder Str. 205–207, 30165 Hannover, 0511/375701
- Deutscher Gewerkschaftsbund (DGB)
  Hans-Böckler- Str. 39, 40476 Düsseldorf, 0211/43010
- ÖTV, Hauptabteilung Gesundheitswesen, Kirchen und soziale Einrichtungen in der Gewerkschaft „Öffentliche Dienste, Transport und Verkehr"
  Theodor-Heuss-Str. 2, 70174 Stuttgart, 0711/20970
- DAG (Deutsche Angestellten Gewerkschaft)
  Karl-Muck-Platz 1, 20355 Hamburg, 040/349151
- Berufsgenossenschaft für Gesundheitsdienst und Wohlfahrtspflege
  Schäferkampsallee 24, 20357 Hamburg, 040/202070

Verbände der freien Wohlfahrtspflege

- Deutscher Paritätischer Wohlfahrtsverband – Gesamtverband e. V.
  Heinrich-Hoffmann-Str. 3, 60528 Frankfurt , 069/6706–0
- Arbeiterwohlfahrt Bundesverband e. V.
  Oppelner Str. 130, 53119 Bonn , 0228/6685–0
- Diakonisches Werk der EKD e. V.
  Stafflenbergstr. 76, 70184 Stuttgart 1, 0711/2159–0
- Deutscher Caritasverband e. V.
  Karlstraße 40, Lorenz-Wethmann-Haus, 79104 Freiburg i. Br., 0761/200–0
- Deutsches Rotes-Kreuz e. V.
  Friedrich-Ebert-Allee 71, 53113 Bonn, 0228/541–0/541236

Private Verbände

- Bundesverband privater Alten- und Pflegeheime e. V. (BPA)
  Meckenheimer Allee 145, 53115 Bonn, 0228/631655
- Verband Deutscher Alten- und Behindertenhilfe e. V. (VDAB)
  Heidhauser Str. 186, 45239 Essen, 0201/840260

Sonstige Verbände und Organisationen

- Arbeitskreis Gesundheit im Alter
  Postfach 1250, 51582 Nümbrecht
- Bundesministerium für Arbeit und Sozialordnung (BMA)
  Rochusstr. 1, 53123 Bonn, 0228/5270
- Bundesministerium für Jugend, Familie, Frauen und Gesundheit (BMJFFG)
  Kennedyallee 105–107, 53175 Bonn, 0228/9300
- Deutsche Gesellschaft für Gerontologie
  Ratzeburger Allee 160, 23562 Lübeck, 0451/500–2400
- Kuratorium Deutscher Altershilfe (KDA)
  An der Pauluskirche 3, 50677 Köln, 0221/9318470

- Deutsches Zentrum für Altersfragen e. V.
  Manfred-von-Richthofen-Str. 2, 12101 Berlin, 030/7866071
- Deutscher Verein für öffentliche und private Fürsorge
  Hans-Muthesius-Haus, Am Stockborn 1, 60439 Frankfurt, 069/9580701
- Senioren-Schutzbund „Graue Panther" e. V.
  Rathenaustr. 2, 42277 Wuppertal, 0202/6655–43
- Senioren-Bundes-Vertretungen der BRD
  Schüllerstr. 9, 65239 Hochheim, 06146/4826

Betroffenen- und Patientenverbände

- Alzheimer Gesellschaft Mittelhessen e. V.
  Geiersberg 15, 35578 Wetzlar, 06441/43742
- Alzheimer Gesellschaft München e. V.
  Richard-Strauss-Str. 34, 81677 München, 089/475185
- Blinden- und Sehbehindertendienst
  Lessingstr. 5, 35039 Marburg, 06421/42222
- Blindenhörbücherei GmbH
  Am Schlag 8, 35037 Marburg, 06421/6060
- burnOn e. V. (Verein gegen burnout)
  Loebellstr. 3, 33602 Bielefeld, 0521/62022
- Bundesverband der Kehlkopflosen e. V.
  Obererle 65, 45897 Gelsenkirchen, 0209/592282
- Bund zur Förderung Sehbehinderter
  In der Senke 13, 44793 Bochum, 0234/14272
- Deutsche Alzheimer Gesellschaft e. V. (Bundesverband)
  Büchsenstr. 34–36, 70124 Stuttgart, 0711/2268598
- Deutsche Arbeitsgemeinschaft Selbsthilfegruppen e. V.
  Friedrichstrasse 28, 35392 Gießen, 0641/7022478
- Deutsche Arthrose-Hilfe
  Postfach 110551, 60040 Frankfurt, 06831/6324
- Deutscher Blindenverband e. V.
  Bismarckallee 30, 53173 Bonn 2, 0228/955820
- Deutscher Diabetiker-Bund e. V.
  Bundesgeschäftsstelle, Danziger Weg 1, 58511 Lüdenscheid, 02351/989153
- Deutsche Gesellschaft für Ernährung
  Feldbergstr. 28, 60323 Frankfurt, 069/9768030
- Deutsche Herzhilfe e. V. Bundesgeschäftsstelle
  Pestalozzistr. 3 a, 80469 München 5, 089/2603636
- Deutsche Ileostomie-Colostomie-Urostomie-Vereinigung e. V. Bundesverband
  Kepser Str. 50, 853560 Freising, 08161/84909/11
- Deutsche Krebshilfe e. V.
  Thomas-Mann-Str. 40, 53111 Bonn, 0228/729900
- Gesellschaft für Inkontinenzhilfe e. V.
  Friedrich-Ebert-Str. 124, 34119 Kassel, 0561/780604
- Kuratorium Knochengesundheit e. V.
  Leipziger Str. 6, 74889 Sinsheim, 07261/92170

18

- Deutsche Parkinson Vereinigung e. V. Bundesverband
  Moselstr. 31, 41464 Neuss, 02131/41016
- Deutsche Rheuma-Liga e. V. Bundesverband
  Rheinallee 69, 53173 Bonn, 0228/957500
- Deutsche Schmerzliga e. V.
  Postfach 100834, 60008 Frankfurt, 069/29988075
- Multiple Sklerose Bundesverband DMSG
  Vahrenwalder Str. 205–207, 30165 Hannover, 0511/633887
- Schlaganfall (SEKIS) Selbsthilfe
  Albrecht-Achilles-Str. 65, 10709 Berlin, 030/8926602
- Patienten Schutzbund e. V.
  Adenauerallee 11, 53111 Bonn, 0228/215995
- Wissensbörse
  Karlsruher Str. 11, 10711 Berlin, 030/8913322

Hospizgruppen

- AMEG: Arbeitsgemeinschaft für med. Ethik und Gesellschaftsbildung e. V.
  Alteburger Str., 50678 Köln, 0221/313150
- Deutsche Hospizhilfe e. V.
  Reit 25, 21244 Buchholz, 04181/38855
- IGSL: Internationale Gesellschaft für Sterbebegleitung und Lebensbeistand
  Im Rheinblick 16, 55411 Bingen/Rh., 06721/10328
- OMEGA mit dem Sterben leben e. V.
  Postfach 1407, 34346 Hann. Münden, 05541/5356

Zeitschriften

- Altenheim. Vincentz Verlag, Postfach 6247, 30062 Hannover
- Altenhilfe. Deutsches Zentrum für Altersfragen e. V., Manfred-von-Richthofen-Str. 2, 12101 Berlin
- Altenpflege. Vincentz Verlag, Postfach 6247, 30062 Hannover
- Alterpflegerin und Altenpfleger. Deutscher Berufsverband für Altenpflege e. V. (DBVA), Sonnenwall 15, 47051 Duisburg
- Pflege aktuell. Fachzeitschrift des Deutschen Berufsverbandes für Pflegeberufe, 65760 Eschborn
- Dr. med. Mabuse. Mabuse Verlag GmbH, Kasseler Str. 1a, 60486 Frankfurt/M.
- Pflege. Verlag W. Kohlhammer GmbH, 70565 Stuttgart
- Evangelische Impulse – Altenpflegefachzeitschrift. Lithos Verlag GmbH, Postfach 104354, 70038 Stuttgart
- Häusliche Pflege. Vincentz Verlag, Postfach 6247, 30062 Hannover
- Forum Sozialstation. Luisenstr. 56, 53129 Bonn, 0228/264628
- Zeitschrift für Gerontologie. Dr. Dietrich Steinkopff Verlag, Postfach 111442, 64229 Darmstadt
- Zeitschrift für Gerontopsychologie und -psychiatrie. Verlag Hans Huber, Marktgasse 59, CH-3011 Bern

Index

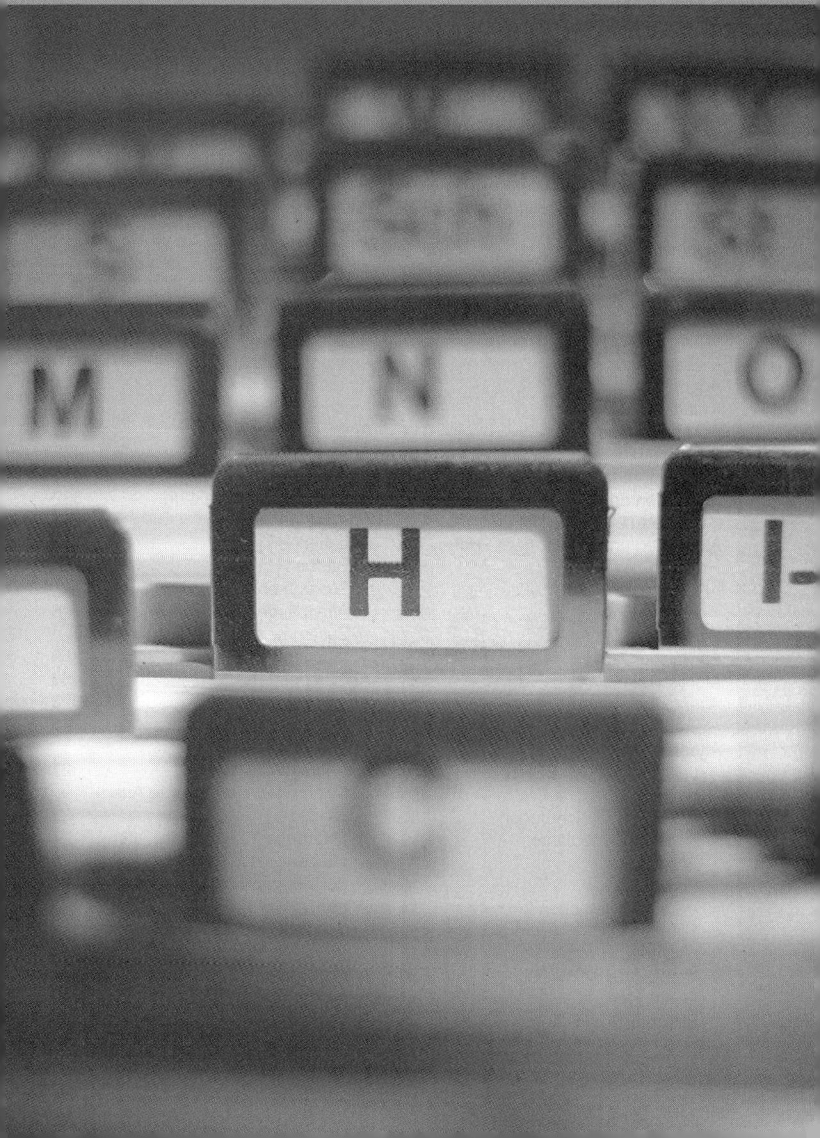

Index

E

Bildquellenverzeichnis

Die eckigen Klammern am Ende des Legendentextes unter den Abbildungen verweisen auf die verwendete Abbildungsquelle und die dazugehörigen Urheber.

Abbildungen

A 130 A. Schäffler, N. Menche, U. Bazlen, T. Kommerell (Hrsg.): Pflege heute, Gustav Fischer Verlag 1997
B 101 A. Schäffler, S. Schmidt (Hrsg.): Mensch, Körper, Krankheit, 2. Aufl., Gustav Fischer Verlag 1996
B 108 A. Schäffler, N. Menche (Hrsg.): Biologie, Anatomie, Physiologie, 2. Aufl., Gustav Fischer Verlag 1996
B 169 W. Maletzki, A. Stegmayer-Petry (Hrsg.): Klinikleitfaden Pflege, 2. Aufl., Gustav Fischer Verlag 1996
B 200 A. Schäffler, N. Menche (Hrsg.): Pflege konkret Innere Medizin, 2. Aufl., Gustav Fischer Verlag 1997
B 213 P. Müller-Lange, F. M. Hasse (Hrsg.): Klinikleitfaden Chirurgie, Jungjohann Verlag 1995
K 183 E. Weimer, Aachen
L 119 K. Wurlitzer, Greifswald
L 157 S. Adler, Lübeck
L 190 G. Raichle, Ulm
L 215 S. Weinert-Spieß, Neu-Ulm
M 114 Seehospital Sahlenburg, Cuxhaven
U 135 Hoechst AG, Bad Soden a. T.
U 182 MEDIMEX Holfeld GmbH & Co., Hamburg
U 222 Fresenius AG, Bad Homburg
V 121 W. Meyra GmbH & Co. KG, Vlotho
V 137 Siemens AG, Erlangen
V 143 Thomashilfen GmbH, Bremervörde
V 166 Standard Systeme GmbH, Hamburg
V 227 SRP, Ulm

Kapitelanfangsseiten

Kap. 1, 3, 4, 14: R. Bleschoefski, Hamburg [0 134]
Kap. 2: C. Müller, Geretsried [N 323]
Kap. 5, 7, 10, 15: Th. Oberheitmann, Witten [K 151]
Kap. 6: G. Mikes, Wien [K 199]
Kap. 8: A. Becker, Helmstedt [N 340]
Kap. 9, 17: E. Weimer, Aachen [K 183]
Kap. 11: Hoechst AG, Bad Soden a. T. [U 135]
Kap. 12: K.-D. Spangenberg, Wiesbaden [N 320]
Kap. 13: R. Bödecker, Solingen [O 161]
Kap. 16: U. Pochert, Geringswalde [N 432]
Kap. 18, Index: DOEHRINGs, Lübeck [K 225]

Notizen

Die 14 Grundbedürfnisse des Menschen (nach Vircginia Henderson, veränderte Reihenfolge)	Die 12 Lebensaktivitäten (LA) (nach Nancy Roper, veränderte Reihenfolge)
Zum Ausdruck bringen von Empfindungen, Nöten, Furcht oder Gefühlen im Umgang mit anderen	Kommunizieren
Bewegung und Einhaltung einer gewünschten Lage	Sich bewegen
Aufrechterhaltung normaler Körpertemperatur	Die Körpertemperatur regulieren
Sauberkeit und Körperpflege (Schutz des Äußeren)	Sich sauber halten und kleiden
Angemessene Nahrungs- und Flüssigkeitsaufnahme	Essen und trinken
Ausscheidung mittels aller Ausscheidungsorgane	Ausscheiden
Auswahl passender Kleidung, An- und Ausziehen	
Normale Atmung	Atmen
Ruhe und Schlaf	Schlafen
Befriedigende Beschäftigungen	Sich beschäftigen
Gott zu dienen entsprechend dem persönlichen Glauben	Sich als Mann oder Frau fühlen und verhalten
Vermeidung von Gefahren in seiner Umgebung und der Gefährdung anderer	Für Sicherheit der Umgebung sorgen
Lernen, Entdecken oder Befriedigen der Wißbegier, die zu „normaler“ Entwicklung der Gesundheit führt	Sterben
Spiel oder Teilnahme an verschiedenen Unterhaltungsformen	